Thieme

OP-Manual Gynäkologie und Geburtshilfe

Alles für den OP und die Station

Herausgegeben von
Bernhard Uhl

Klaus Brunnert
Michael Krause
Michaela Lehmanski
Mario Wunsch

2., aktualisierte und erweiterte Auflage

525 Abbildungen

Georg Thieme Verlag
Stuttgart · New York

Bibliografische Information
der Deutschen Nationalbibliothek
Die Deutsche Nationalbibliothek verzeichnet diese Publikation in der Deutschen Nationalbibliografie; detaillierte bibliografische Daten sind im Internet über http://dnb.d-nb.de abrufbar.

1. Auflage 2004

Rüdigerstraße 14
70469 Stuttgart
Deutschland
Telefon: + 49/(0)711/8931-0
Unsere Homepage: www.thieme.de

Printed in Germany

Zeichnungen: Christiane und Michael von Solodkoff, Neckargemünd
Umschlaggestaltung: Thieme Verlagsgruppe
Umschlaggrafik: Martina Berge, Bad König unter Verwendung einer Abbildung von © CandyBox Images – Fotolia.com
Redaktion: Dr. med. Sibylle Tönjes, Kiel
Satz: Ziegler und Müller, Kirchentellinsfurt gesetzt in APP/3B2, Version 9, Unicode
Druck: Grafisches Centrum Cuno GmbH & Co. KG, Calbe

ISBN 978-3-13-130832-0 2 3 4 5 6
Auch erhältlich als E-Book:
eISBN (PDF) 978-3-13-159382-5

Wichtiger Hinweis: Wie jede Wissenschaft ist die Medizin ständigen Entwicklungen unterworfen. Forschung und klinische Erfahrung erweitern unsere Erkenntnisse, insbesondere was Behandlung und medikamentöse Therapie anbelangt. Soweit in diesem Werk eine Dosierung oder eine Applikation erwähnt wird, darf der Leser zwar darauf vertrauen, dass Autoren, Herausgeber und Verlag große Sorgfalt darauf verwandt haben, dass diese Angabe **dem Wissensstand bei Fertigstellung des Werkes** entspricht.
Für Angaben über Dosierungsanweisungen und Applikationsformen kann vom Verlag jedoch keine Gewähr übernommen werden. **Jeder Benutzer ist angehalten**, durch sorgfältige Prüfung der Beipackzettel der verwendeten Präparate und gegebenenfalls nach Konsultation eines Spezialisten festzustellen, ob die dort gegebene Empfehlung für Dosierungen oder die Beachtung von Kontraindikationen gegenüber der Angabe in diesem Buch abweicht. Eine solche Prüfung ist besonders wichtig bei selten verwendeten Präparaten oder solchen, die neu auf den Markt gebracht worden sind. **Jede Dosierung oder Applikation erfolgt auf eigene Gefahr des Benutzers.** Autoren und Verlag appellieren an jeden Benutzer, ihm etwa auffallende Ungenauigkeiten dem Verlag mitzuteilen.

Vorwort zur 2. Auflage

Neue Operationsverfahren, überarbeitete Therapieempfehlungen und letztendlich auch der Erfolg der 1. Auflage haben diese 2. Auflage des OP-Manual notwendig gemacht.

Unser altes Autorenteam ist fast vollständig wieder dabei. Es freut uns, nun ein ausführlich überarbeitetes Werk an den geneigten Leser weitergeben zu können.

Bedanken möchte ich mich für das Engagement der Mitautoren, die Geduld und Liebe unserer Familien und die gute Umsetzung durch den Thieme-Verlag, namentlich Frau Carina Tenzer, bei der die Fäden zusammenliefen.

Wir hoffen, dass dieses Buch seinen Beitrag zur sicheren und guten Behandlung der sich uns anvertrauenden Patientinnen leisten wird.

Dinslaken, im November 2012

Bernhard Uhl

Vorwort zur 1. Auflage

Die Idee zu diesem Buch entstand aus den vielen Scripten, die sich im Laufe meiner operativen Ausbildung angesammelt hatten. Jedes mir neue OP-Verfahren wurde detailiert in Ablauf und möglichen Problemen zu Papier gebracht und vor jeder Operation nochmals intensiv studiert. Eine ähnliche Unterstützung soll dieses Manual für die operative Ausbildung und für die Rekapitulation vor selteneren Eingriffen sein. Ich freue mich über die Mitarbeit der anderen Autoren, die jeweils aus den speziellen Fachbereichen ihr Wissen eingebracht haben. Für das Engagement und die geopferte Zeit möchte ich mich an dieser Stelle besonders bedanken. Gleiches gilt für die engagierten Mitarbeiterinnnen und Mitarbeiter des Georg Thieme Verlages, die die Umsetzung des OP-Manuals erst möglich gemacht haben.

Ich möchte dieses Buch den Familien und Lebenspartnern der Mitautoren und besonders meiner Frau Beate und meinen Kindern Christoph und Elena widmen. Nur durch ihre Akzeptanz und Unterstützung ist ein solches Werk zu realisieren.

Dinslaken, im November 2003

Bernhard Uhl

Anschriften

Herausgeber

Uhl, Bernhard, Dr. med.
St. Vinzenz Klinik Hospital
Abteilung Gynäkologie und Geburtshilfe
Dr.-Otto-Seidel-Straße 31–33
46535 Dinslaken

Mitarbeiter

Brunnert, Klaus, Dr. med.
Klinik für Senologie
Lürmannstr. 28
49076 Osnabrück

Krause, Michael, Dr. med.
Klinikum Nürnberg Nord
Prof.-Ernst-Nathan-Str. 1
90471 Nürnberg

Lehmanski, Michaela
Klinik Bergmannsheil Buer GmbH
Schernerweg 4
45894 Gelsenkirchen

Wunsch, Mario, Dr. med.
Praxis für Gynäkologie, Onkologie
und Perinatalmedizin
Burgstr. 21–23
26603 Aurich

Abkürzungen

CIN	zervikale intraepitheliale Neoplasie
CMV	Zytomegalievirus
CRP	C-reaktives Protein
CW	Continuous Wave
DCIS	duktales Carcinoma in situ
DGGG	Deutsche Gesellschaft für Gynäkologie und Geburtshilfe
DIEA	Deep inferior epigastric artery (A. epigastrica inferior profunda)
DIEP	Deep inferior epigastric perforator
DIEV	Deep inferior epigastric vein (V. epigastrica inferior profunda)
EKG	Elektrokardiografie
EUG	Extrauteringravidität
GnRH	Gonadotropin releasing-Hormon
Hb	Hämoglobin
HF	Hochfrequenz
HIV	Human Immunodeficiency Virus
Hkt	Hämatokrit
HPV	Humanes Papillomavirus
IUP	Intrauterinpessar
kg KG	Kilogramm Körpergewicht
LAVH	laparoskopisch assistierte vaginale Hysterektomie
LCIS	lobäres Carcinoma in situ
LSK	Laparoskopie
MAK	Mamillen-Areola-Komplex
MRM	modifizierte radikale Mastektomie
NaCl	Natriumchlorid
PDA	Periduralanästhesie
PDS	Polydioxanon
PE	Probeexzision
PID	Pelvic inflammatory disease
QF	Querfinger
Rö-Thorax	konventionelle Röntgenaufnahme des Thorax
SIEA	Superficial inferior epigastric artery (A. epigastrica inferior superficialis)
SIEV	Superficial inferior epigastric vein (V. epigastrica inferior superficialis)
SLN	Sentinel-Lymphknoten-Biopsie
SPK	suprapubischer Katheter
SSm	Skin saving mastectomy
SSW	Schwangerschaftswoche
STMV	später totaler Muttermundverschluss
TRAM	Transversus-rectus-abdominis-Lappen
TVT	Tension-free-vaginal-tape
USP	United States Pharmakopeia
VIN	vulvale intraepitheliale Neoplasie
VE	Vakuumextraktion
W	Watt
ZVK	zentraler Venenkatheter

Inhaltsverzeichnis

OP-Vorbereitung

1 Patientenvorbereitung

M. Wunsch

1.1 Einleitung

Die Zusammenarbeit der verschiedenen Fachrichtungen, welche bei einer Operation tätig werden, wurde in den letzten Jahren zunehmend durch gemeinsame Empfehlungen der Fachgesellschaften, zum Teil auch durch Leitlinien geregelt. Diese Empfehlungen werden regelmäßig überprüft und aktualisiert. Die präoperative Anamnese einschließlich einer Blutungsanamnese sowie die körperliche Untersuchung sind Standard bei der Risikoeinschätzung einer Patientin.

Bewertet werden:
- Indikationsstellung zur Operation
- Risikofaktoren
- Dringlichkeit einer operativen Maßnahme

Bisher nicht erkannte oder nicht ausreichend behandelte Erkrankungen müssen diagnostiziert, nicht ausreichend behandelte Erkrankungen in ihrer Therapie optimiert werden. Erst nach einer solchen Bewertung kann entschieden werden, ob weitere technische Untersuchungen notwendig sind, um das operative Risiko zu reduzieren. Da eine Reihe von gynäkologischen Eingriffen ambulant durchgeführt werden kann, muss in diesem Zusammenhang auch geklärt werden, ob eine Patientin für eine ambulante Operation geeignet ist.

Wenn sich weder anamnestisch noch bei der körperlichen Untersuchung Anhaltspunkte für eine relevante, das perioperative Vorgehen beeinflussende Vorerkrankungen finden, sind weitergehende Untersuchungen in der Regel nicht notwendig. Zur allgemeinen Einschätzung und zur Indikationsstellung für evtl. weiterführende Untersuchungen sind eine Einteilung der gynäkologischen Operationen nach dem Ausmaß der Traumatisierung (▶ Tab. 1.1) sowie eine Risikoklassifizierung der Patientinnen nach den ASA-Kriterien (American Society of Anesthesiologists ▶ Tab. 1.2) hilfreich.

1.2 Anamnese

Anamnestisch besonders wichtig ist die Erfassung von Blutungsrisiken:
- Einnahme oraler Antikoagulanzien
- anamnestisch verlängerte Blutungen nach Operationen, Geburten, Zahnextraktionen, Nasenblutungen, petechiale Blutungen nach Infek-

Tab. 1.1 Einteilung der gynäkologischen Operationen nach Traumatisierungsausmaß.

Traumatisierungsausmaß	Operation
klein	Hysteroskopie, Abrasio, Abruptio, Abortkürettage, kleinere Eingriffe an Vulva, Vagina und Portio, einschließlich Konisation, Mamma-PE, Narbenkorrekturen, diagnostische Endoskopie
mittel	Hysterektomien, größere Mammaeingriffe einschließlich Ablatio, Axilladissektionen, Augmentationen, Reduktionen, ausgedehntere Eingriffe an Vulva und Vagina, Inkontinenzoperationen, ausgedehntere operativ-endoskopische Eingriffe
groß	erweiterte Hysterektomien, Vulvektomien mit Lymphadenektomie, Lappenplastiken, ausgedehnte intraabdominelle Eingriffe
ausgedehnt	Exenterationen, Operationen bei Ovarialkarzinom

Quelle: Schnürch

Tab. 1.2 Anästhesiologische Risikoklassifizierung der American Society of Anesthesiologists (ASA).

I	Normaler, gesunder Patient
II	Patient mit einer leichten Allgemeinerkrankung
III	Patient mit einer schwereren Allgemeinerkrankung und Leistungsminderung
IV	Patient mit einer inaktivierenden Allgemeinerkrankung, welche eine ständige Lebensbedrohung darstellt
V	moribunder Patient, von dem nicht erwartet wird, dass er die nächsten 24 Stunden unabhängig von einer Operation überlebt

tionen oder Medikamenteneinnahme, Lebererkrankungen
- positive Familienanamnese: Blutsverwandtschaft mit Personen, bei denen eine Blutungsneigung bekannt ist

Cave

Normwerte gängiger Blutgerinnungsuntersuchungen schließen eine hämorrhagische Diathese nicht aus! Beispiel: angeborene und erworbene Störungen der Thrombozytenfunktion sowie des Willebrandt-Faktors.

1.3 Weiterführende Untersuchungen

Unter dem Aspekt der Erkennungen bzw. Beurteilungen manifester oder potenzieller Risiken eines operativen Eingriffes können zusätzliche Untersuchungen sinnvoll sein (▸Tab. 1.3):
- laborchemische Diagnostik
- EKG
- Röntgen-Thorax
- Lungenfunktionsuntersuchungen
- Echokardiografie bzw. Dopplersonografie

▸**Labordiagnostik.** Ein routinemäßiges Laborscreening ist nicht sinnvoll. Bei Patientinnen mit bekannten oder vermuteten Erkrankungen ist ein daran orientierter Minimalstandard sinnvoll (▸Tab. 1.4).

Zusätzliche Laboruntersuchungen sind in folgenden Situationen sinnvoll:
- bestimmte Laborwerte (Kalium, Kreatinin) bei präoperativen Untersuchungen mit Einfluss auf diese Werte
- Gerinnungswerte bei Blutgerinnungsstörung in Eigenanamnese oder Familienanamnese
- Nüchternblutzucker bei Body-Mass-Index > 30 kg/m²
- spezifische Serologie (Hepatitis, HIV) bei entsprechenden Hinweisen
- Thrombozytenzahl und evtl. Kreatinin (heparininduzierte Thrombozytopenie, ggf. Dosisanpassung) bei geplanter Heparinisierung

▸**EKG.** Keine routinemäßige Durchführung bei anamnestisch und kardial unauffälligen Patientinnen. Die Indikationsstellung sollte grundsätzlich nach einer Risikoeinschätzung erfolgen. Nicht invasive Belastungstests sind nur bei mindestens drei kardialen Risikofaktoren und eingeschränkter (< 4 MET) bzw. unbekannter Belastbarkeit vor einer Hochrisikooperation indiziert, in allen anderen Fällen nur bei Patientinnen mit hohem kardialem Risiko.

Merke M!

Graduierung der Belastbarkeit (nach Empfehlung der Gesellschaft für Anästhesiologie und Innere Medizin) anhand des metabolischen Äquivalents (MET):
- ≥ 4 MET (> 100 W): ausreichende bis gute Belastbarkeit
- < 4 MET (< 100 W): schlechte Belastbarkeit

4 MET entsprechen z. B. der Belastung bei leichter Hausarbeit und dem Treppensteigen über 1 Stockwerk.

▸**Röntgen-Thorax-Untersuchung.** Keine Durchführung bei unauffälliger Anamnese und unauffälliger körperlicher Untersuchung.

Tab. 1.3 Indikation von Blutanalysen- und apparativen Untersuchungen.

Laborparameter	Indikationen
Blutbild und Gerinnung	abhängig von Operation und Alter präoperativer Wert: Hb ≥ 10 g/dl und Hkt ≥ 30 % anstreben, weil: • Kenntnis der hämatologischen Reserven bei älteren Patientinnen und zu erwartenden hohen Blutverlusten wichtig • Wundheilungsprobleme bei Anämie häufiger • erhöhte kardiale Belastung bei Anämie Thrombozyten: Ausgangswert für Kontrolle bei Heparintherapie
Elektrolyte	Kalium wegen möglicher kardialer und intestinaler Funktionsstörungen Kontrolle bei forcierten Abführmaßnahmen, Abführmittelabusus, Diuretikatherapie
Kreatinin	vor allem bei älteren Patientinnen Hinweis auf Volumenbelastbarkeit und Ausscheidungsfähigkeit von Medikamenten (Dosisanpassung)
Leberwerte	bei Hinweis auf Leberzellschäden (Alkoholabusus) oder Hepatitisanamnese
Schilddrüsenwerte	unter laufender Therapie oder bei klinischen Auffälligkeiten aktuelle Werte (besorgen)
Nüchternblutzucker	Ausschluss einer diabetischen Stoffwechsellage bei BMI > 30 kg/m²
Blutgruppe	vor mittelgroßen und großen Operationen sowie Laparoskopien: Befunde besorgen
Entzündungsparameter	Leukozyten/CRP bei entzündlichen Erkrankungen ggf. bei unklaren Adnexprozessen
β-HCG (humanes Choriongonadotropin)	nur wenn durch Sonografie keine klare Diagnose möglich EUG-Ausschluss
Urinstatus	vor jeder Inkontinenzoperation, wenn Dauerkatheter (DK) vorgesehen ist oder bei Beschwerden
Schwangerschaftstest (Urin)	Patientinnen < 50 Jahre (außer Abort)
Mammografie und Mammasonografie	vor Mammaoperationen abhängig von Alter und Befund
Nierensonografie	vor und nach Inkontinenzoperationen, Hysterektomie und Adnexoperationen i. v.-Pyelogramm bei Auffälligkeiten
Darmdiagnostik	Kontrastmitteleinlauf, Koloskopie, Rektoskopie abhängig von Erkrankung: • bei linksseitigen suspekten Adnexbefunden • bei Ovarialkarzinom, ausgedehnter Endometriose (ggf. rektale Sonografie)
Zystoskopie	Ausschluss Tumorinfiltration
Computer-/Kernspintomografie	bei Fragestellung, welche durch (vaginale) Sonografie nicht zu klären ist (z. B. Nachweis retroperitonealer und paraaortaler Lymphknoten)
Staging-Untersuchungen	präoperativ bei Mammakarzinom (Lebersonografie, Knochenszintigrafie, Rö-Thorax)
Urethrozystotonometrie	vor Inkontinenzoperationen

Tab. 1.4 Gemeinsame Empfehlung der Fachgesellschaften für Anästhesie und Intensivmedizin, Chirurgie und Innere Medizin für den Minimalstandard der Laborparameter.

Parameter	(Verdacht auf) Erkrankungen von			
	Herz	Leber	Niere	Blut
Hämoglobin	+	+	+	+
Leukozyten				+
Thrombozyten		+		+
Natrium, Kalium	+	+	+	+
Kreatinin	+	+	+	+
ASAT, Bilirubin, aPTT und INR				+

ASAT = Aspartataminotransferase, aPTT = aktivierte, partielle Thromboplastinzeit, INR = International Normalized Ratio

► **Lungenfunktionsuntersuchung.** Durchführungen nur bei manifesten bzw. akut symptomatischen pulmonalen Erkrankungen.

► **Echokardiografie und Doppler-Sonografie.** Eine grundsätzliche Empfehlung zur Durchführung einer Echokardiografie besteht bei Patientinnen mit neu aufgetretener Dyspnoe unklarer Genese sowie bei Patientinnen mit bekannter Herzinsuffizienz und Symptomverschlechterung innerhalb der letzten 12 Monate.

Eine präoperative Doppler-Sonografie der Halsgefäße ist bei Zustand nach ischämischem Insult oder einer zeitnah aufgetretenen transitorischen ischämischen Attacke (letzte 3 Monate) sinnvoll.

1.4 Umgang mit Dauermedikation

Im Rahmen der präoperativen Befunderhebung ist die Erfassung von Dauermedikationen wichtig. Die in ► Tab. 1.5 aufgeführten Empfehlungen geben einen Anhaltspunkt über das empfohlene Verfahren im Rahmen einer Operation, sie müssen im Einzelfall jedoch immer überprüft werden (modifiziert nach der gemeinsamen Empfehlung der Deutschen Gesellschaft für Anästhesiologie, der Intensivmedizin, Chirurgie und Inneren Medizin).

1.5 Auswahlkriterien zur Durchführung ambulanter Operationen

Im Katalog der ambulant durchführbaren Operationen der kassenärztlichen Bundesvereinigung sind die Eingriffe aufgeführt, die grundsätzlich zur ambulanten Durchführung geeignet und vorgesehen sind. Unabhängig davon muss eine individuelle Entscheidung darüber getroffen werden, ob eine erforderliche Operation tatsächlich ambulant durchgeführt werden kann oder ob eine stationäre Versorgung gegeben sein muss.

Grundsätzlich geeignet zur ambulanten Durchführung sind Eingriffe mit geringem Risiko einer Nachblutung, geringem Risiko von Atmungskomplikationen nach der Operation sowie Operationen, die keine spezielle postoperative Pflegebedürftigkeit hervorrufen. Nach der Operation muss eine zügige Flüssigkeits- und Nahrungsaufnahme möglich sein.

Patientenseitig sind soziale und medizinische Aspekte zu berücksichtigen:

- Soziale Aspekte
  - Einsichtsfähigkeit in Operation und Nachsorge vorhanden
  - telefonische Erreichbarkeit gewährleistet
  - Heimtransport durch verantwortliche Person ist organisiert
  - Anwesenheit einer Betreuungsperson in den ersten 24 Stunden

Tab. 1.5 Perioperative Dosierung von Dauermedikamenten.

Substanz	Perioperative Dosierung
Betablocker	Weitergabe
Kalziumantagonisten	Weitergabe
ACE-Hemmer	Einzelfallentscheidung. Absetzen bei möglichem hohem Volumenverlust und geplanter Sympathikolyse (PDA)
Digitalis	Absetzen (Ausnahme: normofrequente absolute Arrhythmie)
Diuretika	Absetzen (Volumenmangel, Kaliummangel) bei Herzinsuffizienz postoperativ zügig wieder einsetzen
Antiparkinsonmittel	Weitergabe
Antiepileptika	Weitergabe. Eventuell erhöhter Bedarf an Opioiden und Relaxanzien
Psychopharmaka	Weitergabe. Wechselwirkungen mit Narkose- und Schmerzmitteln beachten
Orale Antidiuretika	Weitergabe (Ausnahme: Metformin 48 Stunden präoperativ absetzen)
ASS	individuelle Entscheidung; absetzen nur 7 – 10 Tage präoperativ sinnvoll
Vitamin-K-Antagonisten	Absetzen. Umstellung auf Heparin. Im Notfall 5 – 10 mg Vitamin K geben, dadurch Besserung der Gerinnung innerhalb von 8 – 12 Stunden. Alternativ Frischplasma (FFP)
Kortikosteroide	Dauertherapie (< 5 Tage) nicht unterbrechen; evtl. perioperative Steroidgabe

- Medizinische Aspekte
  - körperliche und psychische Stabilität
  - keine klinisch relevanten Begleiterkrankungen
  - keine erkennbaren postoperativen Risiken
  - Auswahl grundsätzlich nach Allgemeinzustand und nicht nach Alter
- Am Operationstag können vor dem Eingriff mit einem Schluck Wasser oral applizierte Dauermedikamente und die verordneten Prämedikationspharmaka eingenommen werden.
- Die postoperative Zufuhr von Nahrung und Flüssigkeit ist abhängig von Narkose und Eingriff.

1.6 Operationsvorbereitung

Cave ⚠

Perioperatives Nüchternheitsgebot bei operativen Eingriffen.

- Bis 6 Stunden vor einer Narkoseeinleitung kann Nahrung in Form einer leichten Mahlzeit aufgenommen werden.
- Bis 2 Stunden vor einer Narkoseeinleitung können in kleinen Mengen (1 – 2 Gläser/Tassen) klare Flüssigkeiten ohne Fett, Partikel und Alkohol getrunken werden.

1.7 Untersuchungen vor gynäkologischen Eingriffen

Vor einem gynäkologischen Eingriff wird neben der gynäkologischen Organuntersuchung in der Regel eine Vaginalsonografie, im fertilen Alter einer Patientin ein Schwangerschaftstest durchgeführt. Da bei vaginalen gynäkologischen Eingriffen postoperative entzündliche Komplikationen häufiger auftreten, wenn eine Störung des Vaginalmilieus vorliegt, ist die Entnahme eines Nativabstriches, ergänzt durch eine Kalilaugenbereitung sowie evtl. eine einfache Methylenblaufärbung, sinnvoll. Die Bestimmung des ph-Wertes erfolgt aus einem Abstrich in der Region des seitlichen Scheidengewölbes. Festgestellte Störungen werden präoperativ behandelt.

1.8 Fast-track-Rehabilitation bei abdominellen Eingriffen

In den letzten Jahren hat sich das Vorgehen bei der postoperativen Frührehabilitation grundlegend geändert. Durch entsprechende Verfahrensweisen lassen sich vielfältige pathophysiologische Veränderungen beeinflussen, die im Rahmen eines operativen Traumas auftreten. Dies erfolgt durch Modifikationen im Bereich der perioperativen Nüchternheit und der parenteralen Flüssigkeitszufuhr. Auch die Frühmobilisierung und die Reduktion des operativen Traumas durch entsprechende Zugangswege sind Bestandteile des Konzepts.

Ein weiterer wichtiger Teil des Vorgehens ist eine strikte Alkohol- und Nikotinkarenz über mindestens 14 Tage. Alkohol- und Nikotinabusus sind wesentliche begünstigende Faktoren für eine erhöhte postoperative Morbidität und erhöhte Infektionsraten.

Merke **M!**

Die wichtigsten Punkte der Fast-track-Rehabilitation sind

- die frühzeitige Aufklärung der Patientin über dieses Konzept (ausreichende Alkohol- und Nikotinkarenz),
- die Einhaltung einer möglichst kurzen prä- und postoperativen Nüchternheit (feste Nahrung bis 6 Stunden präoperativ, Flüssigkeiten bis 2 Stunden präoperativ, orale Nahrungsaufnahme ab 4 Stunden postoperativ),
- eine ausreichende Analgesie,
- das Verhindern einer intra- und postoperativen Hypothermie,
- die Wahl möglichst schonender Zugangswege (Laparoskopie, Querlaparatomie),
- der weitgehende Verzicht auf Drainagen bzw. deren frühzeitige Entfernung ab dem OP-Tag, ggf. notwendige Magensonden werden am Ende der Operation entfernt,
- die frühzeitige postoperative Mobilisierung.

1.9 Team-time-out

Um eine Risikoreduktion bei operativen Eingriffen zu erreichen, sind die Strukturierung der Handlungsabläufe und der Kommunikationsprozesse zwischen den beteiligten Berufsgruppen und die Ordnung und Abfrage bestimmter Handlungs- und Kommunikationsabläufe per Checkliste sinnvoll. Eine der möglichen Verfahrensweisen ist das Team-time-out, bei dem durch die Vermeidung von Eingriffsverwechslungen oder Komplikationen die Patientensicherheit erhöht und gleichzeitig die Teamzusammenarbeit gestärkt wird. Eine der Voraussetzungen ist die sichere Patientenidentifikation z. B. durch Armbänder. Die Anamneseerhebung bezüglich relevanter Begleiterkrankungen, Medikationen und Allergien erfolgt standardisiert.

Im Operationsbereich wird nach erneuter Identifikation einer Patientin (klar geregelte Zuständigkeiten) eine nochmalige Überprüfung der Unterlagen veranlasst, insbesondere der für die Operation relevanten Daten der Patientin. Hierzu gehören eine Markierung der Eingriffsregion sowie bei geplanter Implantatoperation eine Überprüfung, ob notwendige Implantate verfügbar sind. Entsprechend standardisiert läuft der Abschluss der Operation ab. Es wird die Vollständigkeit des Instrumentariums sowie der verwendeten Materialien dokumentiert, postoperative Anordnungen abgestimmt und eine sichere Beschriftung entnommener Proben überprüft.

2 Instrumente, Nahtmaterialien und allgemeine Hinweise

M. Lehmanski

2.1 Hysteroskopie

2.1.1 Diagnostische Hysteroskopie mit CO_2 und anschließender fraktionierter Abrasio

▸ Instrumentarium.

- **Untersuchungshysteroskop nach Hamou:** bestehend aus Continuous-flow-Untersuchungsschaft und Innenschaft. Der Einsatz dieses Instrumentes ermöglicht ein flexibles Vorgehen. So kann bei Bedarf von einer CO_2- auf Flüssigkeitsdistension umgeschwenkt werden. Über einen Adapter wird das Einbringen von Operationsinstrumenten (z. B. Biopsiezange) ermöglicht.
- **Hysteroskop nach Bertocchi:** mit einem Durchmesser 4 mm, auf der Basis einer 2-mm-Optik und semiflexibler Instrumente für den meistens ambulant durchgeführten Eingriff. Dank der neuen Fiberglastechnik ist trotz des geringen Durchmessers die Lichtausbeute gut. Das Hysteroskop ist oval, entspricht somit mehr der Anatomie des Zervikalkanals und ist deshalb gut und schmerzfrei/-arm einzuführen. Benutzt man zur Distension statt des CO_2 eine Flüssigkeit, kann der Eingriff auch ohne Narkose durchgeführt werden.
- **Hopkins-Optik:** 30°, ⌀ 4 mm, mit eingebauter Fiberglas-Lichtleitung für optimale Lichtausbeute. Diese Optik ermöglicht eine gute Rundumsicht und somit eine gute Inspektion des Cavum uteri. Zur Beurteilung der Feinstruktur kann eine Optik mit Vergrößerungsmöglichkeit gewählt werden (z. B. mit einer Vergrößerung 1- und 60-fach).
- Fiberglaslichtleitkabel
- Insufflationsschlauch
- Kugelzangen nach Schröder, zum Anhaken der Portio
- Dilatationsstifte nach Hegar Fig. 2 – 8, zum Aufdehnen des Zervikalkanals, um das Hysteroskop ohne Traumatisierung einzubringen
- Scheidenspekulum nach Kristeller, oberes und unteres Blatt; zum Einstellen des Situs, um eine Inspektion, Desinfektion etc. zu ermöglichen
- scharfe Küretten z. B. nach Recamier, Fig. 1 – 4 je 2 ×, für die abschließende fraktionierte Kürettage
- Uterussonde z. B. nach Sims, zur Bestimmung der Uteruslänge, um Verletzungen des Uterus (Perforation) zu vermeiden
- Tupferzange und Metalltöpfchen zur Desinfektion

▸ Aufbereitung und Sterilisation des Instrumentariums. Die Reinigung des Instrumentariums sollte maschinell erfolgen, da computergesteuerte Waschprogramme die beste Reinigung und Desinfektion garantieren. Nach Inspektion und Pflege können alle Komponenten des Sets im Autoklaven bei 134 °C sterilisiert werden. Es empfiehlt sich, alle Instrumente (inklusive Optik) in einem Instrumentencontainer unterzubringen.

▸ Einmalartikel.

- Handschuhe
- Beinsäcke
- 3 Abdecktücher
- Einmalkatheter
- Tupfer, Kompressen

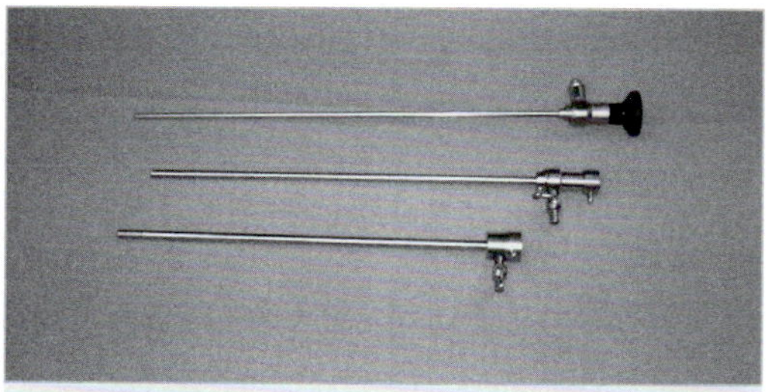

Abb. 2.1 Hysteroskop und Optik.

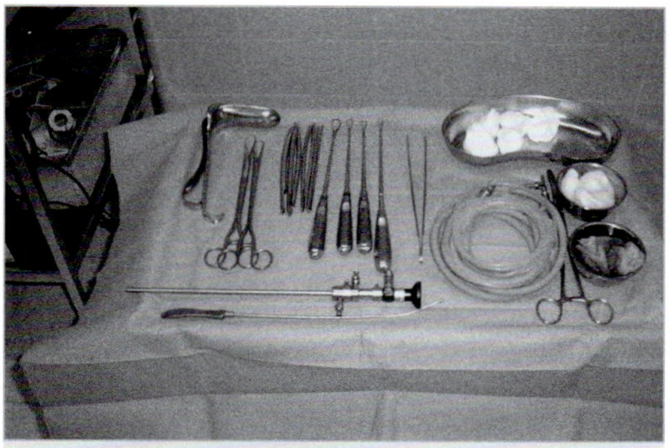

Abb. 2.2 Tischaufbau mit komplettem Instrumentarium (Hysteroskopie, Abrasio).

▸ **Lagerung.** Steinschnittlage

▸ **Desinfektion.** Schleimhautdesinfektionsmittel

▸ **Videoturm.** Bestehend aus:

- **Kamera** mit Steuereinheit, Bildschirm, Kaltlichtquelle
- **Videoprinter** zur Bilddokumentation des Befundes oder modernes Speicherverfahren, das die Bilder sofort in der elektronischen Patientenakte abspeichert. So können die Bilder ohne Probleme der richtigen Patientin zugeordnet und bei Bedarf für andere Ärzte reproduziert werden (z. B. Arztbrief).
- **Mikrohysteroflator nach Hamou:** arbeitet mit einem Maximaldruck von 200 mmHg und einem Maximalflow von 100 ml/min. Als Anfangseinstellung haben sich ein Druck von 125 mmHg und ein Flow von 75 ml/min bewährt. Ist der eingestellte Druck während der Distension erreicht, stoppt die Gaszufuhr automatisch. Das Gerät gibt bei Überdruck akustisch und optisch Alarm und gleicht Lecks im System automatisch aus. Arbeitet man mit Flüssigkeitsdistension, benutzt man einen Endomaten nach Hamou (Spül-Saugpumpe), wie er auch für die operative Hysteroskopie verwendet wird.

▸ **Hinweise zum Ablauf.** Nachdem die Patientin gelagert wurde, werden Scheide und Vaginalbereich desinfiziert und die Blase entleert. Es erfolgt die sterile Abdeckung der Beine, ein steriles Tuch wird über dem Anus und eins auf den Bauch geklebt.

Alle Geräte werden angeschlossen und der Gasflow durch Eintauchen in Flüssigkeit überprüft. Hysteroflator und Insufflationsschlauch müssen mit CO_2 vorgeflutet werden. Bei Flüssigkeitsdistension müssen Instrument und Schlauch mit Flüssigkeit gefüllt sein.

OP-Ablauf 7.1.

Nach erfolgter Hysteroskopie, evtl. mit Bilddokumentation, erfolgt die fraktionierte Abrasio, bei der getrennt Material aus Cervix und Corpus uteri gewonnen wird. Dazu müssen verschiedene Küretten benutzt und das Material mit korrekter Lokalisationsangabe zur histologischen Untersuchung abgegeben werden.

2.1.2 Operative Hysteroskopie

▸ **Instrumentarium.**

- Continous-flow-Resektoskop für intrauterine Hochfrequenz-(HF-)Elektrochirurgie, bestehend aus Arbeitselement mit beweglichem Daumenring, Schaft mit drehbarem Innenschaft und Sichtobturator
- Hopkins-Optik, 12°, ⌀ 4 mm (Großbildoptik)
- Hochfrequenzkabel mono- oder bipolar
- verschiedene Schneide- und Koagulationselektroden: Schlinge (90°/45°), Rollerball, Walze
- Kaltlichtkabel
- Schlauchsysteme für Rollenpumpe und Absaugung (als Einwegsystem, da ein Mehrwegsystem Probleme bei der Aufbereitung geben könnte)
- 2 Kugelzangen nach Schröder
- Uterusdilatationsstifte nach Hegar, 2 – 10 mm
- Scheidenspekulum nach Kristeller, oberes und unteres Blatt
- je 2 scharfe Küretten nach Recamier oder Sims, Fig. 1 – 4
- Uterussonde nach Sims
- Tupferzange und Metalltöpfchen zur Desinfektion
- Nierenschale zum Sammeln des gewonnenen Materials

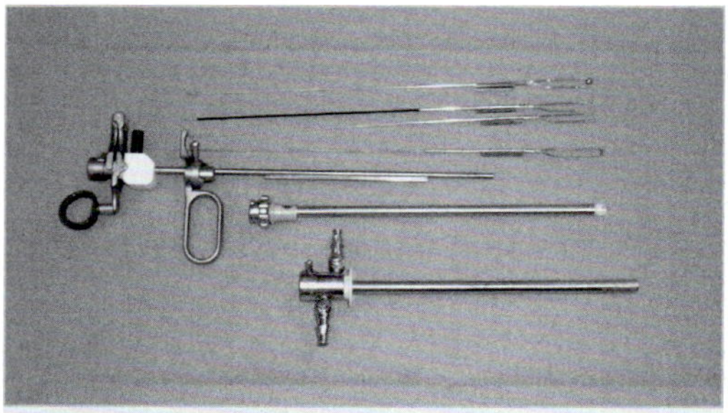

Abb. 2.3 Resektoskop mit Elektroden für Hysteroskopie.

Merke **M!**

- Es hat sich als praktisch erwiesen, einen Instrumentencontainer für Hysteroskopie und Abrasio zu gestalten und einen Zusatzcontainer für das Resektoskop, da dieses nicht bei jeder Hysteroskopie zum Einsatz kommt.
- Zu häufiges Sterilisieren schadet dem Instrumentarium.
- Das Instrumentarium gibt es sowohl für monopolaren als auch für bipolaren HF-Strom.
  Vorteile des Bipolarstroms:
  - Es erfolgt keine Ableitung des Stroms über den Körper der Patientin; er fließt nur zwischen den beiden Polen der Elektrode.
  - Durch die Verwendung physiologischer NaCl-Lösung besteht eine geringere Gefahr für ein TUR-Syndrom. Trotzdem kann es auch hier zu einer Überwässerung des Körpers kommen. Eine Bilanzierung sollte immer erfolgen.

▸ Einmalartikel.

- Handschuhe
- Beinlinge
- 3 Abdecktücher
- Einmalkatheter
- Gleitmittel für Einmalkatheter
- Spüllösung, wegen der HF-Chirurgie nicht leitend (Glycine, Purisole o. Ä.), bei Bipolarstrom ist eine NaCl-Lösung ausreichend.
- Tupfer, Kompressen

▸ Geräte zusätzlich zum üblichen Videoturm.

- Endomat nach Hamou (Spül- und Saugpumpe, geeignet für Hysteroskopie und Laparoskopie), Flow begrenzt auf 500 ml/min, intrauteriner Druck begrenzt auf 300 mmHg, Sog maximal 0,5 bar

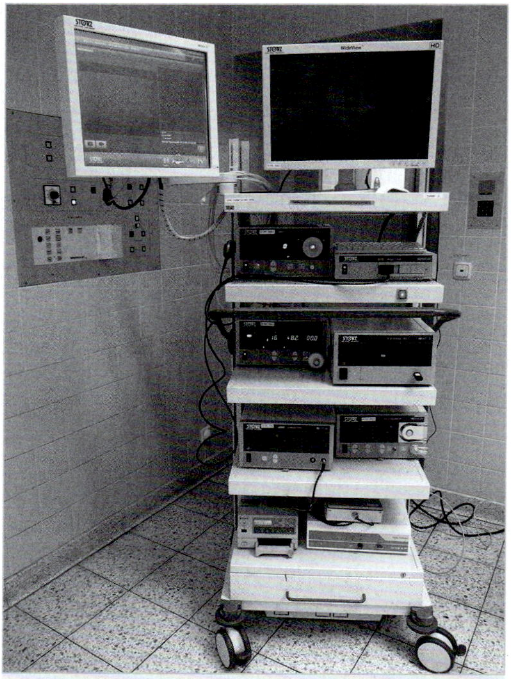

Abb. 2.4 Videoturm für Hysteroskopie.

- Saugerflaschen mit Graduierung zur genauen Flüssigkeitsbilanzierung, um die Gefahr eines TUR-Syndroms zu verringern
- HF-Chirurgiegerät, bedienbar über einen Fußschalter

▸ Hinweise zum Ablauf. Vorbereitung, Lagerung, Desinfektion der Patientin erfolgen wie bei einer Hysteroskopie. Als besondere Vorbereitung ist darauf zu achten, dass die Patientin, bei Benutzung des Monopolarstroms, mit einer Neutralelektrode versorgt ist. Es erfolgen nun die sterile Abdeckung und das Anschließen der Geräte.

Das spezielle Schlauchsystem enthält auch einen Drucksensor, der automatisch den Maximalflow für Hysteroskopien vorgibt. Der Endomat wird eingeschaltet und kalibriert sich selbst. Nun wird der Sensor vor den Druckfühler gehalten und das Gerät stellt sich automatisch auf Hysteroskopie ein. Folgende Grundeinstellung hat sich bewährt: Flow 300 ml/min, intrauteriner Druck 100 – 150 mmHg, Sog 0,3 bar. Das HF-Gerät wird auf Schneidestrom 120 Watt (W), Koagulation 60 W eingestellt.

Informationen über den OP-Ablauf 7.1.2.

2.2 Laparoskopie

2.2.1 Laparoskopie allgemein

▸**Standardinstrumentarium für ein Pelviskopiesieb.**

- Pneumoperitoneum-Kanüle nach Veress: kurz ca. 7 cm, lang ca. 15 cm für adipöse Patienten
- ein 11-mm-Trokar mit Multifunktionsklappenventil und Trokardorn mit kegeliger Spitze als Sicherheitstrokar für den 1. Einstich
- zwei 11-mm-Trokare, z. B. mit automatischem Klappenventil und Trokardorn mit kegeliger Spitze, für weitere Einstiche als Arbeitstrokare
- zwei 6-mm-Trokare mit Multifunktionsventil und kegeligem Trokardorn
- mindestens drei Reduzierhülsen 10/5, um ein zügiges Wechseln der Instrumente zu gewährleisten, und für das Einbringen von Nähten
- Fasszange nach Manhes, mehrfach gezahnt, zum atraumatischen, aber sicheren Fassen von Gewebe (sog. Allis-Fasszange)
- Eileiterfasszange nach Vancaillie
- Präparier- und Fasszange nach Kelly (Overholt)
- Hakenschere, z. B. Eröffnen von Zysten oder als Fadenschere zu verwenden
- Schere, gezahnt, löffelförmig gebogen, Maulteil 17 mm (Metzenbaum-Schere)
- zwei Zangen zur Probeexzision (PE), mit zwei Zähnen, auch gut geeignet zum Ausschälen von Zysten (PE-Zange) (1 ×)
- Taststab
- bipolare Koagulationszange
- zwei Punktionskanülen (1 ×)
- zwei Nadelhalter mit geradem Maul; es empfiehlt sich, diese so auszuwählen, dass die Nadel nach dem Einbringen ins Abdomen in Stichposition gedreht werden kann. Der zweite Nadelhalter kann auch zum intrakorporalen Knoten benutzt werden.
- Applikator für Endoschlingennähte
- Saugspülrohr
- Monopolares und bipolares HF-Kabel

▸**Grundinstrumente zum Eröffnen und Verschluss der Trokareinstiche.**

- zwei Nadelhalter nach Hegar (1 ×)
- zwei chirurgische Pinzetten, kurz
- vier Kocher-Klemmen, gebogen (2 ×)
- zwei Langenbeck-Haken
- zwei Roux-Haken, klein
- Präparierschere nach Metzenbaum
- Fadenschere nach Cooper
- zwei Kornzangen
- drei Metalltöpfchen

Merke M!

Mit diesem Instrumentarium ist auch eine offene Laparoskopie oder das Bergen von Präparaten mittels Bergebeutel möglich.

▸**Instrumentarium zur vaginalen Desinfektion und Einlage eines Portioadapters oder von Hegar-Stiften.**

- zwei Kugelzangen nach Schröder, zum Anhaken der Portio
- Uterussonde z. B. nach Sims
- Hegar-Stifte, Fig. 2 – 7
- Scheidenspekulum nach Kristeller, oberes und unteres Blatt
- Kornzange
- Metalltöpfchen
- Nierenschale

Bei der Anlage eines dafür geeigneten Portioadapters, z. B. nach Cohen, oder eines Uterusmanipulators nach Valcev, ist immer auch die Möglichkeit einer **Chromopertubation** gegeben.

- Insufflationsschlauch mit Filter, als Einmalartikel oder Mehrwegartikel. Filter sind als Infektionsprophylaxe zwingend vorgeschrieben, um das Insufflationsgerät vor Verkeimung zu schützten
- Hopkinsoptik, 30°, ∅ 10 mm
- Kaltlichtkabel

Merke M!

Bei längeren Operationen hat sich ein Anwärmen des CO_2 bewährt, hierfür werden von einigen Firmen Wärmegeräte angeboten. Am effektivsten ist eine Erwärmung des CO_2 über die gesamte Länge des Insufflationsschlauches.

▸**Aufbereitung und Sterilisation des Instrumentariums.** Die meisten modernen laparoskopischen Instrumente lassen sich in drei Teile zerlegen, bestehend aus Handgriff, isoliertem Schaft und Inlet. Dies ermöglicht einerseits eine gute Reinigung und Desinfektion in der Maschine (spezieller Wagen für minimal-invasive Eingriffe) und lässt andererseits ein partielles Austauschen defekter Teile zu. Die Instrumente werden nach der Reinigung geölt, wieder zusammengesetzt und im Container bei 134 °C autoklaviert.

Es hat sich bewährt, einen Pelviskopiecontainer zusammenzustellen, mit dem die meisten laparoskopischen Eingriffe durchgeführt werden können. Für rein diagnostische Laparoskopien oder für die Tubensterilisation kann ein kleinen LSK-Sieb zusammengestellt werden. Die empfohlenen Instrumente (s. o.) haben einen Stern*. Als Optik empfiehlt sich eine ⌀ 10 mm Winkeloptik, da diese bereits einen Arbeitskanal besitzt.

Spezialinstrumente, die nicht in größerer Anzahl bevorratet werden, sollten einzeln eingeschweißt oder in einem Zusatzcontainer aufbewahrt werden.

- zwei Heringsmaulzangen für das Lymphknotenpicking bei pelvinen oder paraaortalen Lymphadenektomien
- feine bipolare Koagulationszange
- Babcock-Klemme
- Darmretraktor, geformt wie eine Hand mit fünf Fingern
- feine, monopolare Nadel nach Messroghli, z. B. zum Eröffnen der Tube bei EUG
- zusätzliche 6-mm-Trokare
- Endonadelhalter mit geradem Maul, um mehrere Nähte gleichzeitig einspannen zu können
- monopolare Hakenelektrode

▸ **Einmalartikel.** Universalabdeckset (4 Tücher, Tischbezug, Tischabdeckung) oder Laparoskopieabdeckset (inklusive Tischbezug, Tischabdeckung), das von vielen Firmen angeboten wird:

- Beinlinge, bei Viertuchabdeckung
- Handschuhe (zum vaginalen Desinfizieren und Anlage des Portioadapters doppelt)
- OP-Mäntel
- Kamerabezug
- Kabelfixierer
- Dauerkatheter (DK) Ch. 14, bei kleinen laparoskopischen Operationen genügt ein Einmalkatheter
- Urinbeutel
- 10-ml-Einmalspritze zum Blocken des DK
- Gleitmittel für den DK
- 20-ml-Einmalspritze für die Wasserprobe
- 11er-Skalpell
- Pflaster für die Einstichstellen
- Tupfer, Kompressen

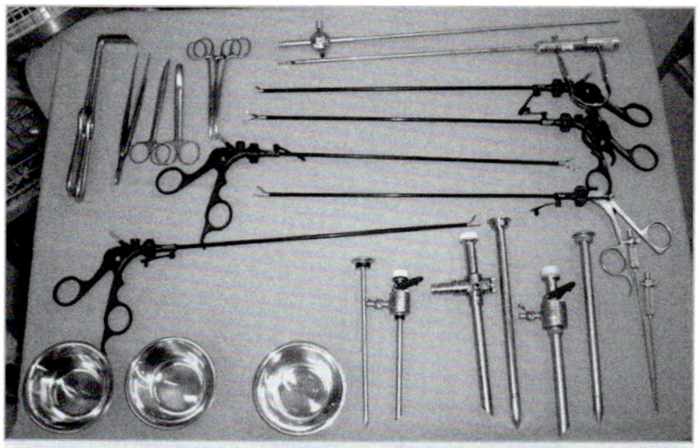

Abb. 2.5 Standardtisch für Laparoskopie.

Merke M!

Für die Abdeckung und die Einmalmaterialien bietet die Industrie Komplettsets (KIT-Packs) an. Darin ist alles enthalten, was für die Operation benötigt wird, die Wünsche des Kunden können 1 : 1 umgesetzt werden.

▸ **Nahtmaterial.**

- Polyglykolsäure resorbierbar, geflochten, USP 3/0, Nadel DS19, als Hautnaht für den Einstich am Nabel (Intrakutannaht oder Einzelknopfnaht)
- Polyamid monofil, nicht resorbierbar, USP 3/0, Nadel DS24, für den Verschluss der anderen Einstiche und als Annaht für Drainagen

▸ **Lagerung.** Steinschnittlage: Anlagern des linken Armes parallel zum Oberkörper der Patientin mittels eines Tuches oder spezieller Armhalter. Eine andere Möglichkeit der Armlagerung ist: Oberarm in 90° vom Oberkörper abduzieren, Unterarm nach hinten in 90° abwinkeln. So hat die Anästhesie z. B. einen zusätzlichen Infusionsarm. Der rechte Arm muss so gelagert werden, dass die Anästhesie freien Zugang hat. Diese Armlagerung gewährt dem Operateur ausreichend Platz.

Merke M!

Wichtig ist die Kontrolle der Beinlage in den Göpel-Beinschalen mit abgesenkten Beinen, es kann sonst zu Lagerungsschäden am N. peroneus kommen. Nur die Unterschenkel sollten in den Beinschalen aufliegen.

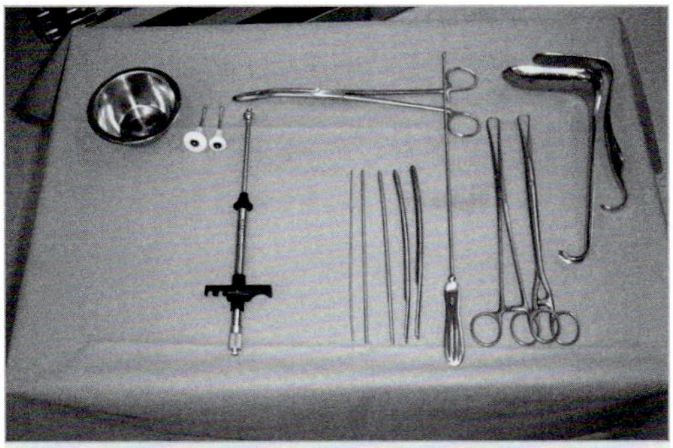

Abb. 2.6 Abwaschtisch mit Uterusmanipulator etc. bei Laparoskopie.

▸ Desinfektion.
- Schleimhautdesinfektionsmittel für die Scheide
- gefärbtes Hautdesinfektionsmittel für das Abdomen

▸ Videoturm. Bestehend aus (▸ Abb. 2.4):
- Dreichip-Kamera mit Steuereinheit
- ausreichend großem HD-Bildschirm
- Xenon-Kaltlichtquelle
- CO_2-Gasinsufflator
- Videoprinter zur Dokumentation von Befunden und einem Videorecorder zur Aufzeichnung ganzer Operationsabläufe oder einem anderen Dokumentationssystem
- Saugspüleinrichtung (z. B. Rollenpumpe)
- CO_2-Wärmegerät

▸ Hinweise zum Ablauf. Nach Lagerung der Patientin wird die Scheide desinfiziert, die Portio mit einer Kugelzange angehakt und ein Hegar-Stift eingelegt. Beide Instrumente werden mittels Pflaster verbunden. Alternativ erfolgt die Einlage eines Portioadapters. Der Dauerkatheter wird nach erneuter Desinfektion gelegt. Nun erfolgen die Desinfektion des OP-Gebietes, das Ankleiden der Operateure und das sterile Abdecken. Die Beine der Patientin werden so weit abgesenkt, dass sie mit dem Oberkörper eine Ebene bilden, und es erfolgt nach Einbringen der Trokare eine Kopftieflagerung. Der OP-Tisch muss ganz abgesenkt sein. Sollte der Operateur trotzdem keine angemessene Armfreiheit haben, kann ihm eine Fußbank hingestellt werden.

Alle Geräte werden angeschlossen.

Einstellung der Maximalwerte am CO_2-Insufflator: maximaler Druck intraabdominell 15 mmHg, maximaler Flow 3 l/min (bei der Anlage des Pneumoperitoneums automatisch durch das Lumen der Verress-Nadel begrenzt).

OP-Ablauf 7.1 und 8.1.

2.2.2 Laparoskopisch assistierte vaginale Hysterektomie (LAVH)

▸ Instrumentarium aus dem Pelviskopiesieb.
- 11-mm-Trokar mit kegeliger Spitze für die Optik
- zwei 6-mm-Trokare (Arbeitstrokare)
- bipolare Koagulationszange
- Metzenbaum-Schere
- Fasszange nach Kelly (Overholt)
- atraumatische Fasszange nach Manhes (Allis-Zange)

▸ Instrumentarium aus dem Vaginalsieb.
- Hängespekulum nach Scherback mit Gewicht, Rinnen (groß, mittel, klein) und Martin-Blatt
- zwei Seitenspekula nach Doyen
- Blasenhaken nach Simon als vorderes Blatt
- vier Absetzklemmen nach Wertheim
- vier Kugelzangen nach Schröder
- Präparierschere nach Metzenbaum, mittellang
- Schere nach Sims als kräftige Präparier- und Absetzschere
- Fadenschere nach Cooper, kurz
- je eine atraumatische Pinzette nach DeBakey, mittellang, fein und breit
- zwei chirurgische Pinzetten, mittellang fein
- chirurgische Pinzette, ⅔ Zahn, mittellang, kräftig
- vier Péan-Klemmen kurz, zum Anklemmen der Parametrien
- zwei Mikulicz-Klemmen, zum Anklemmen der Adnexstümpfe
- zwei Nadelhalter nach Hegar (Standard)

▸ Einmalartikel.
- Universalabdeckung (4 Tücher, 1 Tischbezug, eingeschlagen in ein Tischabdecktuch, 1 Tape) oder ein passendes KIT-Pack mit einem kombinierten Tuch für LSK und Vaginaleingriff
- Tischbezug für den 2. Instrumentiertisch
- Beinlinge (nur bei Universalabdeckung)
- 2 × selbstklebendes Abdecktuch, 75 × 90 cm

- OP-Mäntel
- Handschuhe je 2 ×, Operateur 3 ×
- Kamerabezug
- 2 Kabelfixierer (davon einmal, um den Hegar-Stift mit den Kugelzangen zu verbinden)
- Dauerkatheter Ch. 14
- 10-ml-Einmalspritze zum Blocken des DK
- Gleitmittel für den DK
- 20-ml-Einmalspritze für die Wasserprobe
- Urinbeutel
- Einmalkatheter
- 11er-Einmalskalpell
- 20er-Skalpellklinge
- Tupfer, Präpariertupfer, Kompressen 16-fach und 24-fach

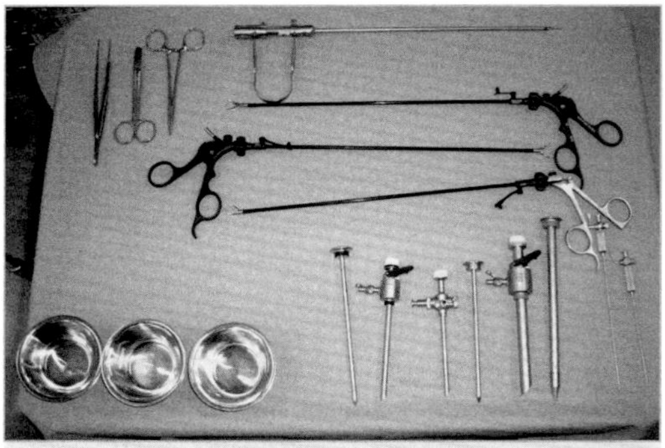

Abb. 2.7 Laparoskopie-Tisch bei LAVH.

▸ **Nahtmaterial.**
- für die Laparoskopie-Einstiche siehe Kapitel 2, Laparoskopie allgemein
- für die vaginale Hysterektomie: ausschließliche Verwendung von geflochtenem, resorbierbarem Nahtmaterial aus Polyglykolsäure
- 2 × USP 1 oder 0, 5 × 75 cm, Abziehfaden mit der HR-29 s-Nadel zum Absetzen des Uterus
- 1 × USP 2/0, 90 cm, mit Nadel HR-26 zum Verschluss des Blasenperitoneums mittels Tabaksbeutelnaht
- 1 × USP 0, 5 × 75 cm, Abziehfaden mit der HR-29 s-Nadel zum Verschluss und Säumen des Scheidenstumpfes

▸ **Lagerung.**
- Steinschnittlage
- Lagerung der Beine in abgesenkter Lage vor der Abdeckung kontrollieren

▸ **Desinfektion.**
- Scheide mit Schleimhautdesinfektionsmittel
- umgebendes Hautareal mit gefärbtem Hautdesinfektionsmittel
- Abdomen mit gefärbten Hautdesinfektionsmittel

▸ **Hinweise zum Ablauf.** Nachdem die Patientin in Göpel-Beinschalen gelagert ist, wird die Scheide mit Schleimhaut- und der Vaginalbereich mit Hautdesinfektionsmittel desinfiziert. Danach wird das kleine Klebetuch über den Damm geklebt und der Portioadapter gelegt. Die Blasenentleerung geschieht mittels Einmalkatheter. Die Patientin wird, wegen des möglichen Einsatzes von HF-Chirurgie, geerdet und danach im Abdominalbereich desinfiziert. Nach sterilem Anziehen der Operateure erfolgt die sterile Abdeckung der Patientin: Beinlinge über jedes Bein, seitliche Tücher bis über den Innenrand der Oberschenkel; großes Klebetuch oben, kleines Klebetuch über der Symphyse oder mit dem Komplettttuch.

Alle Geräte werden angeschlossen und ein Weißabgleich der Kamera durchgeführt.

OP-Ablauf 7.4.2

Nach Beendigung des laparoskopischen Teils werden die Beine hochgefahren, das kleine Klebetuch über das Abdomen geschlagen und über dem Damm ein großes Klebetuch geklebt. Die Geräte am Videoturm werden, bis auf den Insufflator, nicht abgestellt.

Beim Umsteigen von Laparoskopie (LSK) auf vaginal muss kein Handschuhwechsel erfolgen; für die abschließende LSK ist er aber aus hygienischer Sicht zwingend erforderlich. Sollte der OP-Mantel des Operateurs zu stark mit Blut kontaminiert sein, ist auch hier ein Wechsel anzuraten.

Nach erfolgter vaginaler Hysterektomie kann bereits beim Legen des Dauerkatheters die erneute CO_2-Insufflation erfolgen.

Den Aufbau des vaginalen Instrumententisches zeigt die ▸ Abb. 2.10.

Es ist vom hygienischen Standpunkt unerlässlich, sich für jeden Abschnitt der Operation einen separaten Instrumententisch zu decken. Die Instrumen-

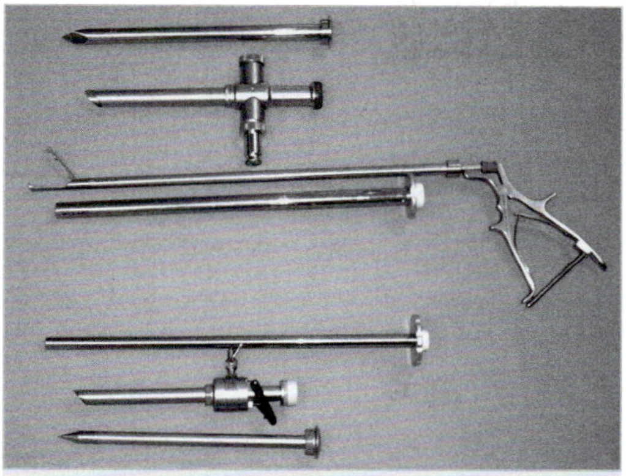

Abb. 2.8 Handmorcellator mit Trokaren für Myomenukleation.

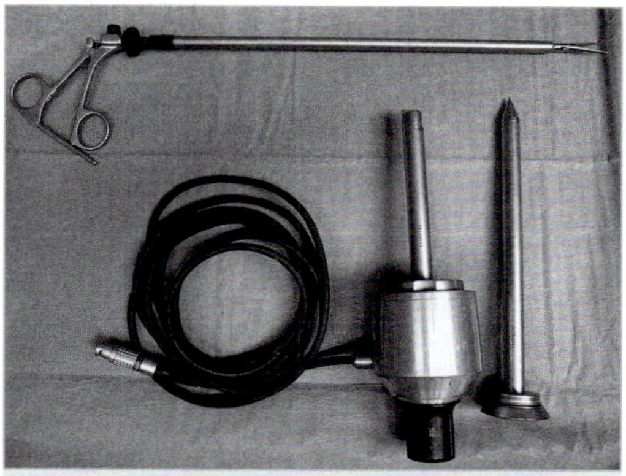

Abb. 2.9 Elektrischer Morcellator für Myomenukleation.

tensiebschalen finden auf einem 3. Tisch ihren Platz. So kann man im Bedarfsfall zusätzlich benötigte Instrumente schnell und sicher entnehmen. Nach Beendigung des Eingriffes sollten alle Instrumente den üblichen Reinigungs- und Sterilisationsvorgang durchlaufen.

2.2.3 Laparoskopische Myomenukleation

Die Vorbereitungen zu diesem Eingriff verlaufen wie bei jeder anderen Laparoskopie. Als Besonderheiten sollte man sich hier aber folgende Instrumente vorbereiten: wenn kein elektrischer Morcellator vorhanden ist:

- Wellenschliffmorcellator 15 mm
- Wellenschliffmorcellator 5 mm
- 16-mm-Trokar mit kegeligem Trokardorn
- Myomfasszange groß und klein
- **elektrischer Morcellator** 15 mm oder 12 mm mit passender Fasszange als zeitsparende Möglichkeit. Hierfür wird, je nach Modell, kein zusätzlicher Trokar benötigt, das Instrument ist sozusagen sein eigener Trokar.

Diese Instrumente dienen dazu, das enukleierte Myom zu zerkleinern und über das Instrument selbst oder einen 16-mm-Trokar zu exstirpieren. Der verbliebene Uterusdefekt wird mit einem geflochtenen, resorbierbaren Faden (Polyglykolsäure) USP 0 oder 2/0 mit einer HR-26-Nadel verschlossen. Eine größere Nadel kann nicht verwendet werden, da diese sonst nicht in die Reduzierhülse gezogen werden kann.

OP-Ablauf 7.3.

2.2.4 Laparoskopische Adnexektomie und Dermoidausschälung

Für diesen Eingriff wird alles so vorbereitet wie im Kapitel 2.2 beschrieben. Besonderheiten sind:

- **Vorbereitung eines Endobags** zur Bergung des entfernten Organs, um eine Verschleppung von Zellen oder Fremdmaterial zu vermeiden. Diese Bergebeutel werden von verschiedenen Firmen angeboten, entweder nur als Beutel oder als Kescher.
- **Vorbereitung einer Fasziennaht:** resorbierbar, geflochtenes Nahtmaterial (Polyglykolsäure) USP 1 oder 0 mit einer HR-27 s-Nadel, da es bei größeren Präparaten zur Erweiterung des Trokareinstiches kommt.
- **Vorbereitung einer Spülung,** um verbliebene Dermoidreste oder Blutkoagel zu entfernen: Dafür wird das Saugspülrohr, ein Absaugschlauch, ein steriles Infusionssystem sowie ein Beutel mit physiologischer NaCl-Lösung bereitgelegt. Mit einer Druckmanschette wird der nötige Spüldruck erzeugt. Ist eine Saug-Spülpumpe vorhanden, kann auch diese zum Einsatz kommen.

2.2.5 Laparoskopische Hysterektomie (TLH und LASH)

- In den letzten Jahren ist man immer mehr dazu übergegangen, die operative Entfernung des Uterus laparoskopisch vorzunehmen, sofern nicht medizinische Gründe dagegensprechen. Dieses Vorgehen wurde auch dadurch unterstützt, dass von verschiedenen Herstellern Instrumente zur Verfügung gestellt wurden, die per Ultraschall oder bipolarem HF-Strom koagulieren und gleichzeitig eine Schneidevorrichtung besitzen. Die Versiegelung von Gewebe und Gefäßen ist mit den neuen Instrumenten sicherer geworden. Außerdem vermindert der Einsatz dieser Instrumente, mit geringer thermischer Streuung, das Risiko der Verletzung von Sekundärorganen (Ureter oder Darm), die oft erst nach Tagen bemerkt werden.

Totale laparoskopische Hysterektomie (TLH)

- Diese Operation wird wie jede Laparoskopie (s. Kap. 2.2.1) vorbereitet. Besonderheiten sind:
- Auf dem vaginalen **Abwaschtisch:**
  - ein Uterusmanipulator nach Hohl
  - ein Nadelhalter nach Haegar Standard
  - Nahtmaterial Polyglykolsäure 0 HR-36-Nadel 90 cm, für den Verschluss der Portio
- Zusätzlich auf dem **Instrumentiertisch:**
  - Ultraschallbasierte Koagulationszange (z. B. Harmonic, Sonosurge)
  - bipolares Versiegelungsinstrument mit Schneidevorrichtung (z. B. Ligasure)
  - kräftige Fasszange für den Uterus
  - Polyglykolsäure 0 HR26-Nadel, für den Verschluss der Scheide intraabdominal, vorbereitet wie beim Endoburch

Ein elektrischer Morcellator ist nur dann angebracht, wenn der Uterus durch Myome so groß ist, dass er nicht durch die Scheide geborgen werden kann. Liegt ein Karzinom vor, darf unter keinen Umständen der Uterus im Abdomen zerteilt werden, um eine Streuung der Zellen zu verhindern. In diesem Falle ist auch eine Spülzytologie vorzubereiten (s. Kap. 7.4.3).

Laparoskopische subtotale Hysterektomie (LASH)

Zusätzlich zur Vorbereitung für eine Laparoskopie (s. Kap. 2.2) benötigt man:

- Uterusmanipulator auf dem vaginalen Abwaschtisch
- Ultraschallbasierte Koagulationszange (z. B. Harmonic, Sonosurge)
- bipolares Versiegelungsinstrument mit Schneidevorrichtung (z. B. Ligasure)
- kräftige Fasszange für den Uterus
- elektrischen Morcellator, um den Uterus zu extrahieren

Um den Uterus abzusetzen, kann man zwischen verschiedenen Möglichkeiten wählen:

- bipolare Koagulation, Metzenbaumschere, monopolarer Haken oder monopolare Schlinge
- Harmonic
- Bicision oder Enseal mit monopolarer Schlinge

Dementsprechend müssen auch die Instrumente vorbereitet werden. Alles Weitere wird im Kapitel Laparoskopie ausführlich beschrieben. Siehe dazu auch Kapitel 7.4.1.

2.3 Vaginale Eingriffe

2.3.1 Vaginale Eingriffe allgemein

▸ **Standardinstrumentarium.**

- vier Kornzangen, gebogen, als Tupfer- oder Abwaschzange
- zwei Kornzangen, gerade, für Präpariertupfer
- zwei Kocher-Klemmen, lang, gerade, kräftig, zum Fassen von Gewebe in der Tiefe und für das Anklemmen der Scheidenhaut bei der vorderen Plastik
- vier Kugelzangen nach Schröder, zum Anhaken der Portio, Stürzen des Uterus oder zur Enukleation von Myomen
- zwei Overholt-Klemmen Fig. 2
- zwei Overholt-Klemmen, fein, Fig. 0
- ein Overholt-Klemme, kräftig, 90° abgewinkelt, um an den Adnexen z. B. Sicherheitsligaturen anlegen zu können
- sechs Péan-Klemmen
- 10 Klemmchen nach Halsted-Mosquito, scharf, zum Anklemmen der Vaginalhaut bei vorderer

und hinterer Plastik (auch ersetzbar durch 10 Baby-Allis-Klemmchen)
- vier Baby-Allis-Klemmen, dienen ebenfalls zum Anklemmen der Vaginalhaut (können auch entfallen)
- zwei Mikulicz-Klemmen
- vier Absetzklemmen nach Wertheim, zum Absetzen des Uterus
- zwei Hakenzangen nach Museux, zur Myomenukleation
- zwei Nadelhalter nach Hegar, mittellang (180 mm)
- Nadelhalter nach Hegar, lang (245 mm)
- Nadelhalter nach Wertheim, lang (240 mm)
- Präparierschere nach Metzenbaum, gebogen (165 mm)
- Präparierschere nach Metzenbaum, gebogen (200 mm)
- Präparierschere nach Metzenbaum, gebogen (210 mm)
- zwei Uterusscheren nach Sims (200 mm)
- Fadenschere nach Cooper, kurz
- atraumatische Pinzette nach DeBakey, Maul 2 mm breit, 200 mm lang
- atraumatische Pinzette nach DeBakey, Maul 2,8 mm breit, 200 mm lang
- zwei chirurgische Pinzetten nach Gerard, 175 mm lang, als Koagulationspinzette
- zwei chirurgische Pinzetten, mittelbreit, 180 mm lang
- chirurgische Pinzette, ⅔ Zahn, kräftig, 180 mm lang
- Hängespekulum nach Scherback, mit Gewicht
- drei Rinnen (80 × 30 mm, 85 × 35 mm, 85 × 40 mm)
- Martin-Blatt, z. B. 70 × 45 × 70 mm
- zwei seitliche Blätter nach Doyen
- Wund- und Blasenhaken nach Simon, als vorderes Blatt nach Eröffnung des Blasenperitoneums
- je ein oberes und unteres Blatt nach Kristeller, kurz und mittel (zur Desinfektion der Scheide oder wenn kein Hängespekulum eingesetzt werden soll oder kann)
- zwei Scheidenspekula nach Breisky (Wiener Modell) lang, einsetzbar z. B. bei der sakrotuberalen Fixation der Vagina
- große Metallschale als Tupferbehälter
- mittelgroße Metallschale für NaCl-Spüllösung
- drei kleine Metalltöpfchen für Desinfektionsmittel
- Redon-Spieß Ch. 14
- vier atraumatische Backhaus-Klemmen zum Befestigen der Abdeckung an Operateur und Assistenten
- Handgriff mit Kugelelektrode, Messerelektrode und Kabel für die HF-Chirurgie

Ein mit diesen Instrumenten ausgestatteter Container ermöglicht die meisten vaginalen Eingriffe. So kann jederzeit der Eingriff erweitert werden, ohne dass ein großer Zeitverlust durch das Heranholen weiterer Instrumentencontainer entsteht. Die Instrumente sollten von bester Qualität sein. Ein etwas höherer Anschaffungspreis wird durch die längere Haltbarkeit gerechtfertigt.

▸ **Einmalartikel.**
- Vaginalabdeckung als Komlettset mit Tischbezug und Tischabdeckung als Einschlagtuch
- OP-Mäntel
- Handschuhe (zum Desinfizieren doppelt)
- Einmalkatheter
- Dauerkatheter Ch. 14
- Urinbeutel
- Einmalspritze 10 ml zum Blocken des DK
- Gleitmittel
- 20er-Skalpellklinge, bei vaginalen Plastiken 2 Klingen zusätzlich
- b. B. östrogenhaltige Salbe für die Tamponade
- Tupfer, Präpariertupfer, lange Kompressen (24-fach), Tamponade

▸ **Nahtmaterialien** sind in den entsprechenden Kapiteln aufgeführt

▸ **Lagerung.** Steinschnittlage, Beine so weit wie möglich nach außen gelagert

Cave ⚠

Gefahr der Hüftschädigung bei älteren Patientinnen oder Endoprothese (Luxationsgefahr).

▸ **Desinfektion.**
- vaginal innen: Schleimhautdesinfektionsmittel
- vaginal außen: gefärbtes Hautdesinfektionsmittel ohne Jod

Es hat sich bewährt, einen Extra-Abwaschtisch mit hinterem Blatt, Desinfektionslösungen und Einmalkatheter herzurichten.

▸ **Hinweise zum Ablauf.** Ist die Patientin gelagert und mit einer Neutralelektrode geerdet, wird das OP-Gebiet desinfiziert und die Blase mit dem Einmalkatheter entleert. Es erfolgt die sterile Abdeckung mittels Vaginalabdecktuch; wenn der Operateur sitzt, wird ein mittelgroßes Abdecktuch über dem Damm geklebt. Die HF-Chirurgie wird angeschlossen.

OP-Ablauf siehe in den entsprechenden Kapiteln.

2.3.2 Vaginale Hysterektomie

▸ **Instrumentarium.**
- drei Kornzangen, gebogen, für große Tupfer
- Kornzange, gerade, für Präpariertupfer
- zwei Kocher-Klemmen, lang, gerade, kräftig
- vier Kugelzangen nach Schröder
- Overholt-Klemme kräftig, 90°
- zwei Overholt-Klemmen, Fig. 2
- vier Péan-Klemmen, zum Anklemmen der Fäden
- vier Absetzklemmen nach Wertheim, zum Absetzen des Uterus
- zwei Mikulicz-Klemmen, zum Anhaken der Adnexstümpfe
- zwei Nadelhalter nach Hegar, mittellang
- Präparierschere nach Metzenbaum, mittellang
- Uterusschere nach Sims
- Fadenschere nach Cooper, kurz
- chirurgische Pinzette nach Gerard, als Koagulationspinzette
- zwei chirurgische Pinzetten, mittelbreit
- chirurgische Pinzette, ⅔ Zahn, kräftig
- Hängespekulum nach Scherback mit Rinne, je nach Operateur auch Martin-Blatt
- zwei seitliche Blätter nach Doyen
- Blasenhaken nach Simon als vorderes Blatt
- Handgriff, Kugelelektrode und Kabel für die HF-Chirurgie

▸ **Einmalartikel.**
- Vaginalabdeckung
- OP-Mäntel
- Handschuhe, für den Operateur, zum Desinfizieren und Entleeren der Blase doppelt
- Einmalkatheter
- Dauerkatheter Ch. 14
- Urinbeutel
- Gleitmittel zum DK legen
- Einmalspritze zum Blocken des DK
- 20er-Skalpellklinge
- Tupfer, Präpariertupfer, lange Kompressen (24-fach)

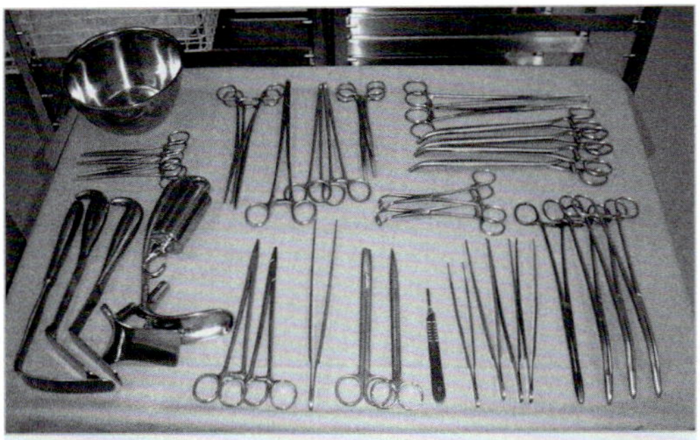

Abb. 2.10 Instrumententisch bei vaginaler Hysterektomie.

- b.B. Tamponade mit östrogenhaltiger Salbe getränkt

▸ **Nahtmaterial.** Es wird ausschließlich geflochtenes, resorbierbares Nahtmaterial aus Polyglykolsäure als Nadel-Faden-Kombination verwendet, da diese atraumatischer sind als eingefädeltes Nahtmaterial.
- 3 × USP 1,5 × 75 cm, mit Nadel HR-29 s, zum Absetzen des Uterus
- 2 × USP 2/0, 90 cm, mit Nadel HR-26, als Ecknähte im Bereich der Adnexstümpfe beim Verschluss des Blasenperitoneums
- USP 2/0, 5 × 75 cm, mit Nadel HR-29 s, zum Verschluss des Blasenperitoneums
- USP 0, 5 × 75 cm mit Nadel HR-29 s, zum Verschluss und Säumen des Scheidenstumpfes

▸ **Lagerung.** Steinschnittlage, Beine über 90° kopfwärts geneigt, so weit wie möglich abduziert

Cave ⚠

Gefahr der Hüftschädigung bei älteren Patientinnen oder Endoprothese (Luxationsgefahr).

▸ **Desinfektion.** Scheide mit Schleimhautdesinfektionsmittel, umgebendes Hautareal mit Hautdesinfektionsmittel

▸ **Hinweise zum Ablauf.** Die Patientin wird gelagert, mit einer Neutralelektrode geerdet, desinfiziert und steril abgedeckt. Nach erfolgter Hysterektomie wird bei Bedarf die Vagina mit einer Salbentamponade austamponiert und ein Verweilkatheter in die Blase eingelegt. Das Operationsgebiet wird von Blutresten gereinigt und die Patientin anschließend zurückgelagert.

Vollständiger OP-Ablauf siehe Kapitel 7.4.4, Vaginale Hysterektomie.

2.3.3 Abrasio und fraktionierte Abrasio

▸ **Instrumentarium.**

- je ein Uterusdilatationsstift nach Hegar 2 – 12 mm
- Uterussonde nach Sims, zur Längenmessung
- je zwei scharfe Küretten nach Recamier oder Sims, Fig. 1 – 4
- Kornzange gebogen, als Abwaschklemme
- anatomische Pinzette, mittelbreit, mittellang
- vorderes und hinteres Blatt nach Kristeller, schmal
- vorderes und hinteres Blatt nach Kristeller, breit
- zwei Kugelzangen nach Schröder
- Töpfchen, Nierenschale

Es hat sich bewährt, für Abrasiones spezielle Container vorzuhalten. Man kann sie aber auch so aufrüsten, dass damit kleine Eingriffe an Zervix oder Vulva durchgeführt werden können. Zusätzliche Instrumente siehe Kapitel 2.3.5.

▸ **Einmalartikel.**

- drei sterile Abdecktücher
- Handschuhe
- Einmalkatheter
- Gleitmittel für Einmalkatheter sinnvoll, da die Patientinnen hinterher nicht über Brennen bei Miktion klagen
- Tupfer, Kompressen

▸ **Lagerung.** Wie bei allen vaginalen Eingriffen Steinschnittlage

▸ **Desinfektion.** Schleimhautdesinfektionsmittel

▸ **Hinweise zum Ablauf.** Die Patientin wird in Steinschnittlage gebracht und mit Schleimhautdesinfektionsmittel desinfiziert. Die Blase wird mittels Einmalkatheter entleert. Nun wird ein steriles Tuch oberhalb des Anus geklebt und das andere auf das Abdomen gelegt. So ist ein steriles Untersuchen oder die Ablage von sterilen Instrumenten möglich.

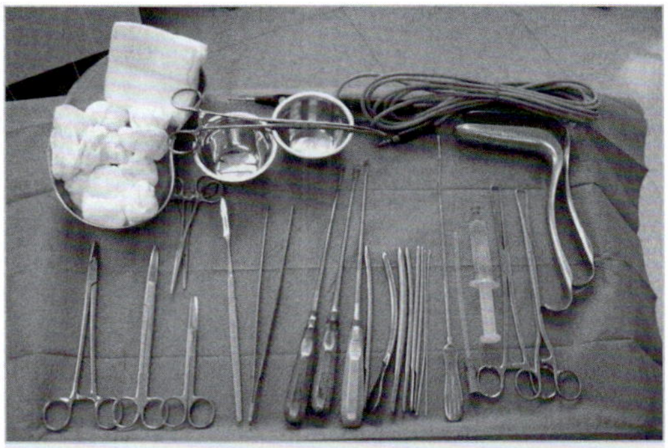

Abb. 2.11 Instrumente Konisation und Abrasio.

Bei einer fraktionierten Abrasio ist darauf zu achten, dass verschiedene Küretten für Zervix und Cavum uteri genommen werden, damit eine korrekte Zuordnung beim Pathologen erfolgen kann.

2.3.4 Abortabrasio

▸ **Instrumentarium.**

- je ein Uterusdilatationsstift nach Hegar, 3 – 20 mm
- Uterussonde nach Sims
- je ein stumpfe Kürette nach Recamier oder Sims, Fig. 1 – 6 (7,5 – 16,5 mm)
- Abort- und Plazentazange nach Winter, zur Entfernung von Abortresten aus dem aufdilatierten Uterus
- anatomische Pinzette, mittelbreit, mittellang
- vorderes und hinteres Blatt nach Kristeller, schmal
- vorderes und hinteres Blatt nach Kristeller, breit
- und/oder ein Hängespekulum nach Scherback, mit Rinne, schmal, mittel, breit
- zwei Kugelzangen nach Schröder
- Töpfchen für die Desinfektion
- Nierenschale zum Auffangen des gewonnenen Materials, das hier erfahrungsgemäß in großer Menge anfallen kann
- Tupfer, Kompressen

Es sollten für die Abortabrasiones auf jeden Fall eigene Container vorhanden sein, um eine Verwechslung der stumpfen mit scharfen Küretten zu vermeiden. Scharfe Küretten sind bei einem schwangeren, weichen Uterus in den meisten Fällen kontraindiziert. Die hier vorgeschlagenen Küretten sind starr. Es kann aber von Vorteil sein, einige flexible Küretten zu bevorraten, um bei einem schwierigen Situs kein Gewebe zurückzulassen.

▸ **Hinweise zum Ablauf.** Einmalartikel, Lagerung, Desinfektion erfolgen wie bei einer diagnostischen Abrasio, Operationsablauf siehe Kapitel 11.3.

2.3.5 Konisation

▸ **Instrumentarium.** Siehe auch Kapitel 2.3.3, dazu kommt zusätzlich:

- Skalpellgriff, winklig abgebogen, lang
- Uterusschere nach Sims
- Präparierschere nach Metzenbaum, mittellang
- Fadenschere nach Cooper
- chirurgische Pinzette, kräftig, mittellang
- zwei Péan-Klemmen
- zwei Kocher-Klemmen
- Handgriff, Kabel und Kugelelektrode für HF-Chirurgie
- HF-Schlingenelektrode, segelartig, für die Elektroresektion
- lange Kugelelektrode

Dieses Instrumentarium kann, wie beschrieben, in einen Abrasiocontainer seinen Platz finden oder einem anderen gynäkologischen Sieb entnommen werden. Sinnvoll erscheinen hier aber ein Kombinationscontainer für Abrasiones und kleine gynäkologische Eingriffe an Vulva und Vagina.

▸ **Einmalartikel.**

- drei sterile Abdecktücher
- Beinlinge
- Handschuhe
- Einmalkatheter
- Gleitmittel für Einmalkatheter
- Skalpellklinge, doppelschneidig, speziell für Konisationen vorgesehen, oder
- 11er-Stichskalpell
- Lugol-Lösung (Jodtinktur) zum Anfärben der Portiozellen
- Nahtmaterial, geflochten, nicht resorbierbar, atraumatisch, für die Markierung des Konus (z. B. bei 12 Uhr)
- evtl. Nahtmaterial, geflochten, resorbierbar, atraumatisch, aus Polyglykolsäure, USP 1 oder 0 als Umstechung, wenn die Blutstillung mit dem Kauter nicht ausreicht.

▸ **Hinweise zum Ablauf.** Lagerung und Desinfektion erfolgen wie bei einer Abrasio. Die Patientin muss aber mit einer Neutralelektrode geerdet werden, da für die Blutstillung HF-Strom verwendet wird. Starke Blutungen können mit einer Durchstichligatur versorgt werden. Nach aktueller Empfehlung wird die Schlingenkonisation bevorzugt. Hierzu werden segelartige Schlingenelektroden, in unterschiedlicher Größe, eingesetzt. (Die Schlingen sind unter anderem über die jeweiligen Hersteller der HF-Geräte zu beziehen.)

Vollständiger Operationsablauf siehe Kapitel 6.

2.3.6 Vulva – Probeexzision

▸ **Instrumentarium.**

- Kornzange gebogen, für die Desinfektion, Blaufärbung etc.
- chirurgische Pinzette kräftig, mittellang
- chirurgische Pinzette fein nach Gerard, zur Koagulation
- Präparierschere nach Metzenbaum
- Fadenschere nach Cooper
- Handgriff, Kabel, Kugelelektrode für HF-Chirurgie
- Nadelhalter nach Hegar

▸ **Einmalartikel.**

- drei Abdecktücher
- Einmalkatheter
- Gleitmittel für Einmalkatheter
- Handschuhe
- Einmalskalpell Fig. 11 (spitz) oder
- Einmalskalpell Fig. 15 (fein, rund)
- Toluidinblau-Lösung
- Essigsäure 3%
- evtl. Hautfaden, monofil, nicht resorbierbar, aus Polyamid USP 3/0 DS-19
- Biopsiestanze, für die tiefe PE (z. B. von der Firma PFM)

▸ **Hinweise zum Ablauf.** Lagerung und Desinfektion erfolgen wie bei allen vaginalen Kurzeingriffen (z. B. Abrasio).

Nach Entleerung der Blase wird die Vulva mit Toluidinblau abgetupft und im Anschluss mit Essigsäure abgewaschen. Die veränderten Zellen nehmen den blauen Farbstoff an, die gesunden Zellen nicht. Nun können die suspekten Herde als PE entnommen werden und, korrekt benannt und beschriftet, dem Pathologen zur Befundung eingesandt werden.

Um die tiefen Schichten besser zu beurteilen zu können, werden Punchbiopsien, mittels einer Biopsiestanze, durchgeführt.

Große Defekte werden mit einer feinen Hautnaht verschlossen, kleine heilen ohne weitere Behandlung ab. Mit einem Salbenverband versehen, kann die Patientin aus dem OP-Saal entlassen werden.

Weiteres zum Operationsablauf siehe Kapitel 4.1.

2.4 Abdominale Eingriffe

2.4.1 Abdominale Eingriffe allgemein

▸ **Standardinstrumentarium für einen Laparotomiecontainer.**

- vier Kornzangen, gebogen, als Tupferklemme
- zwei Kornzangen, gerade, für Präpariertupfer
- vier Kocher-Klemmen, lang, gerade, für das Fassen des Uterus oder der Scheidenecken
- zwei Péan-Klemmen, lang, gerade
- zwei Kugelzangen nach Schröder
- zwei Overholt-Klemmen, lang, Fig. 1, 260 mm
- vier Overholt-Klemmen, Fig. 2
- vier Overholt-Klemmen, fein, Fig. 0
- 10 Péan-Klemmen
- vier Mikulicz-Klemmen
- vier Absetzklemmen nach Wertheim
- Uterusfasszange nach Schröder, klein
- Uterusfasszange nach Pratt, kräftig
- zwei Gewebefasszangen nach Noto, z. B. zum Fassen der Adnexen und bei Lymphadenektomien
- zwei Hakenzangen nach Museux, für Myomenukleationen
- zwei Nadelhalter (Standard) nach Hegar, 180 mm
- Nadelhalter nach Hegar, lang, 245 mm
- Nadelhalter nach Wertheim, lang, 240 mm
- Nadelhalter lang, im Maul abgewinkelt, z. B. nach Fiochietto, lässt den Blick auf die Nadel frei
- Skalpellgriff, Fig. 1
- Metzenbaum-Schere gebogen, 165 mm
- Metzenbaum-Schere gebogen, 200 mm
- Metzenbaum-Schere gebogen, 210 mm
- Metzenbaum-Schere gebogen, 240 mm
- zwei Uterusscheren nach Sims
- zwei Fadenscheren nach Cooper
- atraumatische Pinzette nach DeBakey, mittellang, Maulbreite 2 mm
- atraumatische Pinzette nach DeBakey, mittellang, Maulbreite 2,8 mm
- zwei chirurgische Pinzetten nach Gerard, als Koagulationspinzette
- zwei chirurgische Pinzetten, mittelbreit, 160 mm
- chirurgische Pinzette, ⅔ Zahn, 160 mm
- zwei chirurgische Pinzetten, Standard, kurz
- hinteres Blatt nach Kristeller, zum Desinfizieren der Scheide
- Wund- und Blasenhaken nach Simon
- zwei Wundhaken nach Roux, groß
- zwei Wundhaken nach Kocher, halbscharf, Sechszinker
- zwei Scheidenspekula nach Breisky lang, zum Weghalten von Gewebe
- Bauchspatel, biegsam
- Handgriff und Kabel für die HF-Chirurgie, mit Kugel- und Nadelelektrode
- ausreichend Metalltöpfe für Tupfer, Desinfektionsmittel etc.
- Redon-Spieß Ch. 10 – 14

Dieser **Grundcontainer** ermöglicht die Instrumentation und Operation der abdominalen Standardoperationen in der Gynäkologie. Für spezielle Eingriffe, bei adipösen Patienten oder für radikalonkologische Eingriffe mit abdominalem Längsschnitt sollte ein Zusatzcontainer erstellt werden, in dem folgende Instrumente vorhanden sind:

- Nadelhalter nach Hegar, lang, kräftiges Maul (245 mm)
- zwei Pinzetten nach DeBakey, lang (260 mm)
- zwei Präparierklemmen nach Overholt, lang (295 mm) Fig. 0
- zwei Präparierklemmen nach Overholt, lang (295 mm) Fig. 1
- zwei Präparierklemmen nach Overholt, lang (260 mm) Fig. 4
- zwei lange Absetzklemmen nach Wertheim (Sonderanfertigung)
- zwei Péan-Klemmen, fein, lang
- zwei Clipzangen für Ligaturclips
- zwei Leberhaken z. B. nach Kelly, breit, lang
- zwei Leberhaken, breit, mittellang
- zwei Wundhaken, lang, geformt wie Leberhaken, zum Einhängen in den großen Bauchdeckenrahmen
- lange kräftige Präparierschere nach Metzenbaum

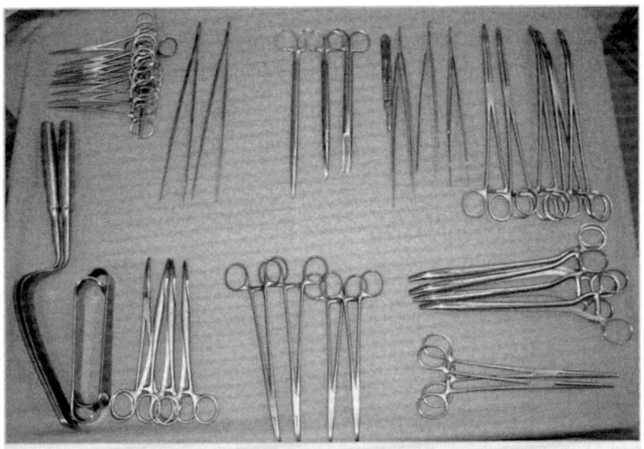

Abb. 2.12 Instrumententisch (Standard) bei Laparatomien.

- lange feinere Schere nach Metzenbaum, lang (240 mm)
- lange Uterusschere nach Sims
- zwei Babcock-Klemmen, fein, zum Anheben des Ureters

Dieser **Zusatzcontainer** kann nach Bedürfnis des einzelnen Operateurs erweitert werden.

Benötigt werden außerdem **Bauchdeckenrahmen** (klein und groß) mit den entsprechenden vier Walven in zwei Größen, entsprechend den subkutanen Fettverhältnissen. Der Bauchdeckenrahmen und die Walven werden in einem eigenen Container untergebracht. Für paraaortale Lymphadenektomien ist die Anschaffung eines **Abdominalretraktors** nach **Rochard** von Vorteil, alternativ Behrends-Haken oder Omnitrac.

► **Einmalartikel.**

- Universalabdeckung, bestehend aus 4 Tüchern, Tischbezug, Tischabdeckung. (Es kann aber auch ein Abdominalabdeckset verwendet werden, allerdings ist die nur zu empfehlen, wenn als Zugang ein Pfannstielschnitt geplant ist. Für eine Längsschnittlaparotomie empfiehlt sich die Universalabdeckung, da der Schnitt jederzeit verlängert werden kann.)
- Tischbezug, um bei größeren Eingriffen einen zusätzlichen Tisch für die Siebschalen zu haben
- Abdecktuch für den Abwaschtisch
- Beinlinge, nur bei Steinschnittlagerung
- OP-Mäntel
- Handschuhe, zum Legen des DK und zum vaginalen Desinfizieren doppelt
- Dauerkatheter Ch. 14, bei langen Eingriffen mit anschließender Überwachung auf der Intensivstation evtl. Temperaturdauerkatheter (Absprache mit Anästhesie)
- Urinbeutel
- Gleitmittel für den DK
- Einwegspritze 10 ml zum Blocken des DK
- Einwegspritze 20 ml für Spülzytologie bei Tumoroperationen
- 20er-Skalpellklinge
- b. B. Saugschlauch mit Saugeransatz
- Tupfer, Präpariertupfer, Bauchtücher, große Kompressen

► **Lagerung.** Abdominale Eingriffe sind sowohl in Rückenlage als auch in Steinschnittlage möglich. Dies ist von Operateur zu Operateur unterschiedlich. Bei Steinschnittlage sollten die Beine nur so weit wie nötig ausgelagert und die Lagerung nach Absenken der Beine kontrolliert werden. Außerdem wird auf eine korrekte Auslagerung der Arme geachtet (nicht über 90° abduzieren).

► **Desinfektion.** Zum Legen des Dauerkatheters und zur Desinfektion der Vagina wird ein Schleimhautdesinfektionsmittel gewählt. Für das Abdomen wird ein gefärbtes Hautdesinfektionsmittel genommen, so kann man das bereits desinfizierte Areal gut übersehen. Bei einer Laparotomie nach Pfannenstiel reicht es, bis zwei Querfinger über den Nabel zu desinfizieren. Ist eine Längsschnittlaparotomie geplant, muss bis zu den Mamillen desinfiziert werden, um jederzeit die Möglichkeit einer Schnittverlängerung zu haben.

► **Hinweise zum Ablauf.** Bei allen abdominellen Eingriffen wird die Patientin gelagert, die Neutralelektrode geklebt, von vaginal desinfiziert und ein Dauerkatheter gelegt. Abschließend wird das Abdomen ausreichend desinfiziert. Es erfolgen nun das sterile Einkleiden der Operateure, das sterile Abdecken des Operationsgebietes und der Anschluss der HF-Chirurgie und b. B. des Saugers. Weitere Hinweise befinden sich in den entsprechenden Kapiteln.

Um das Darmkonvolut nach kranial abzudrängen und hinter einer Walve zu platzieren, hat sich folgendes Prozedere bewährt: 2 – 3 feuchte Bauchtücher werden ausgebreitet über den Darm gelegt und dieses Paket wird nach kranial gedrückt. Ein zusammengelegtes Bauchtuch wird vor das Darmkonvolut gelegt und dann die obere Walve eingesetzt. So wird der Darm schonend zurückgehalten und man hat freie Sicht auf den Operationssitus.

2.4.2 Abdominale Hysterektomie mit oder ohne Adnexen

► **Instrumentarium aus dem Laparotomiecontainer.**

- drei Kornzangen, gebogen, für große Tupfer
- zwei Kornzangen, gerade, für Präpariertupfer
- zwei chirurgische Pinzetten nach Gerard, zur Koagulation von auftretenden kleinen Blutungen
- zwei chirurgische Pinzetten, mittelbreit, 180 mm
- chirurgische Pinzette, ⅔ Zahn, 180 mm, zum sicheren Fassen des Gewebes
- Skalpellgriff für 20er-Skalpellklingen
- Metzenbaum-Schere, mittellang, gebogen zum Präparieren
- evtl. eine Metzenbaum-Schere, lang, gebogen bei adipösen Patientinnen
- Uterusschere nach Sims, zum Absetzen des Uterus und zur Präparation
- Fadenschere nach Cooper
- zwei Mikulicz-Klemmen, zum Anklemmen der Faszie und des Peritoneums
- 10 Péan-Klemmen, zum Anklemmen der Fäden und zum Markieren der Bauchtücher
- vier Overholt-Klemmen, zur Präparation und zum Absetzen von Gewebe
- zwei feine Overholt-Klemmen, für die Fadenführung bei Ligaturen
- zwei Kocher-Klemmen, gerade, lang, zum Anklemmen des Uterus
- vier Absetzklemmen nach Wertheim, zum Absetzen des Uterus und als Gegenklemme
- zwei Nadelhalter nach Hegar, mittellang
- zwei Spekula nach Breisky, zum Abhalten des Gewebes in der Tiefe
- Wund- und Blasenhaken nach Simon, zum Weghalten der Blase
- zwei Wundhaken nach Roux
- ein eckiger Bauchdeckenrahmen mit vier Walven, je nach Beschaffenheit der Bauchdecke groß oder klein

► **Einmalartikel.** Siehe Kapitel 2.4.1.

► **Nahtmaterial.** Es wird auch hier ausschließlich resorbierbares, geflochtenes Nahtmaterial aus Polyglykolsäure als Nadel-Faden-Kombination verwendet:

- Absetzen von Uterus und Adnexen, Säumen der Scheide: USP 1 oder 0, 5 × 75 cm lang, als atraumatisches Nahtmaterial mit einer HRX-27-Nadel
- Verschluss des Blasenperitoneums: USP 2/0, 90 cm lang, mit einer HR-26- oder HR-27-Nadel, atraumatisch
- Bauchdeckenverschluss:
  - Peritoneum: USP 0, 90 cm, mit HRX-35-Nadel, atraumatisch
  - Muskelfaszie: USP 1, 90 cm, mit HRX-35-Nadel, atraumatisch
  - bei Bedarf subkutan: USP 2/0, 90 cm lang mit HR-40-Nadel, oder je nach Dicke der Subkutis auch mit einer größeren oder kleineren Nadel
- Hautverschluss: mittels eines Hautklammergerätes oder mit einer Intrakutannaht aus Polydioxanon, monofil, resorbierbar, USP 3/0 mit einer Hautnadel (DS-19)

► **Hinweise zum Ablauf.** Nach Lagerung, Anbringen einer Neutralelektrode, Desinfektion der Scheide und Legen eines Dauerkatheters erfolgt die sterile Abdeckung. In Steinschnittlage beginnt man mit der Abdeckung der Beine, bei Rückenlage benötigt man ausschließlich die Viertuchabdeckung (unten, seitlich, oben). Nun werden alle Gerätschaften angeschlossen und auf ihre Funktion überprüft.

Sind alle Vorbereitungen abgeschlossen, ist bei Beginn der Operation unbedingt darauf zu achten, dass nur noch abgezählte Verbandstoffe wie lange Kompressen und Bauchtücher mit Röntgenkontraststreifen verwendet werden. Die Bauchtücher können als zusätzliche Sicherung mit einer Péan-Klemme versehen werden.

Cave

Tupfer dürfen **nur** armiert in einer Kornzange angereicht werden. Bitte **nie** einen gebrauchten Tupfer abwerfen und die Kornzange leer auf den Instrumentiertisch zurücklegen, sondern den kompletten Stieltupfer an den Instrumentierenden zurückreichen.

Ist der Operationsverlauf problematisch, kann sich hinterher keiner der Beteiligten mehr daran erinnern, wo der Tupfer verblieben ist! Eine langwierige Suche wäre die Folge dieses Fehlverhaltens. Wichtig ist auch, die korrekte Anzahl des Verbandmaterials in einer OP-Dokumentation zu vermerken. Diese muss am Ende von allen Beteiligten (Operateur, Instrumentierschwester/-pfleger, Springer) unterschrieben werden und gehört in die Patientenakte.

Im Zeitalter der „Just-in-time"-Dokumentation wird das komplette Verbandmaterial in der entsprechenden OP-Dokumentation erfasst. Die Erfassung der verantwortlichen Kollegen gilt als Unterschrift.

Beschreibung des OP-Ablaufes siehe Kapitel 7.4.

2.5 Urogynäkologische Eingriffe

2.5.1 Vordere Plastik

▶ **Instrumentarium aus dem Vaginalsieb.**

- drei Kornzangen, gebogen, für große Tupfer
- eine Kornzange, gerade, für Präpariertupfer
- zwei Kocher-Klemmen, lang, gerade, kräftig zum Fassen von Gewebe in der Tiefe
- 10 Klemmchen nach Halsted-Mosquito, scharf, zum Anklemmen der Vaginalhaut, alternativ Baby-Allis-Klemmchen
- zwei Nadelhalter nach Hegar, mittellang (Standard)
- Präparierschere nach Metzenbaum, gebogen, 200 mm lang
- Fadenschere nach Cooper kurz
- atraumatische Pinzette nach DeBakey
- chirurgische Pinzette nach Gerard, zur Koagulation
- zwei chirurgische Pinzette, mittelbreit
- chirurgische Pinzette, ⅔ Zahn, kräftig, damit lässt sich das Gewebe gut und sicher festhalten
- Hängespekulum nach Scherback, mit Rinne
- zwei seitliche Blätter nach Doyen
- Klingenhalter oder Einmalskalpell Fig. 10

▶ **Einmalartikel.**

- Universalset
- Beinlinge
- OP-Mäntel

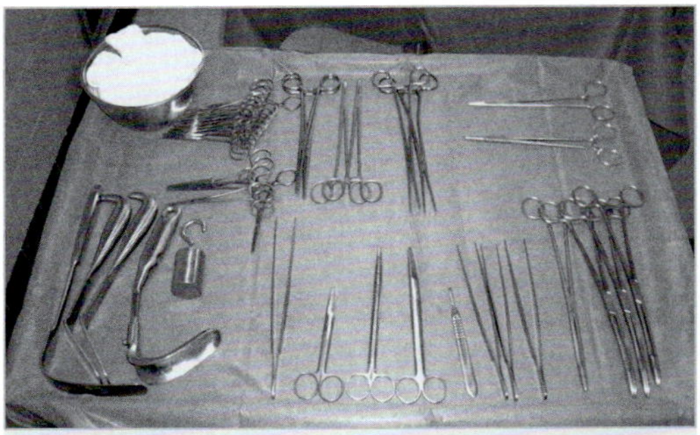

Abb. 2.13 Tisch für vaginale Plastik.

- Handschuhe (für die Desinfektion doppelt)
- Einmalkatheter
- Dauerkatheter Ch. 14
- Urinbeutel
- Blockerspritze für DK
- 20er-Klinge oder oder Einmalskalpell Fig. 10
- Tamponade mit östrogenhaltiger Salbe
- Tupfer, Präpariertupfer, lange Kompressen (24-fach)

▶ **Nahtmaterial.** Das verwendete Nahtmaterial ist geflochten, resorbierbar und besteht aus Polyglykolsäure.

- 2 × USP 2/0, 75 cm lang, atraumatisch mit Nadel HR-26 für die Blasenraffnähte
- 1 × USP 2/0, 75 cm, HS-30 (Lanzettspitze) zum Verschluss der Scheidenhaut.

▶ **Hinweise zum Ablauf.** Die Vorbereitungen zur Operation erfolgen wie bei jedem vaginalen Eingriff. Lagerung und Desinfektion sind im Kapitel 2.3.1 nachzulesen.

Operationsablauf siehe Kapitel 9.11.

Nach Beendigung der vorderen Plastik wird entweder ein Dauerkatheter oder eine suprapubische Harnableitung eingelegt. Die Scheide wird mit der Salbentamponade gut austamponiert.

2.5.2 Hintere Plastik

▶ **Instrumentarium aus dem Vaginalsieb.** Es wird dasselbe Instrumentarium wie bei der vorderen Plastik benötigt. Zusätzlich:

- zwei Kugelzangen nach Schröder, zum Anhaken des Scheidenendes
- Uterusschere nach Sims
- Blasenhaken nach Simon

▸ **Nahtmaterial.** Es wird resorbierbares, geflochtenes Nahtmaterial aus Polyglykolsäure verwendet.

- USP 2/0, 5 × 75 cm, Nadel HRX-29, atraumatisch, für die Vereinigung der Rektumpfeiler
- USP 2, 90 cm, atraumatisch mit HR-35 (oder größer) für die Naht des M. levator ani. Diese Naht wird vorgelegt und mit einer Péan-Klemme angezügelt.
- USP 2/0, 75 cm, atraumatisch mit einer HS-30-Nadel (Lanzettschliff), für den Verschluss der Scheidenhaut

▸ **Hinweise zum Ablauf.** Die benötigten Einmalartikel, die Lagerung und die Desinfektion unterscheiden sich nicht von denen anderer vaginaler Eingriffe. Der vollständige Ablauf der Operation ist im Kapitel 9, Hintere Plastik, nachzulesen. Nach Beendigung der Operation wird ein Dauerkatheter in die Blase eingelegt und die Scheide austamponiert.

2.5.3 Vaginaefixatio sacrotuberalis

Dieser Eingriff wird in der Regel in Zusammenhang mit einer hinteren Plastik durchgeführt. Daher werden dasselbe Nahtmaterial, das gleiche Instrumentarium und dieselben Einmalartikel benötigt. Ebenso wird die Patientin, wie für vaginale Eingriffe üblich, gelagert und vorbereitet.

Zusätzlich benötigt man die im Folgenden genannten Utensilien.

▸ **Instrumentarium.**

- Redon-Spieß Ch. 14
- 2 Breisky-Spekula, lang (Wiener Modell), um das Gewebe zur Seite zu halten, wenn die Präparation bis zum Os sacrum erfolgt
- langer Nadelhalter nach Wertheim, zum Legen der Fixationsnähte
- langer Nadelhalter nach Hegar, zum Fassen der gestochenen Nadel

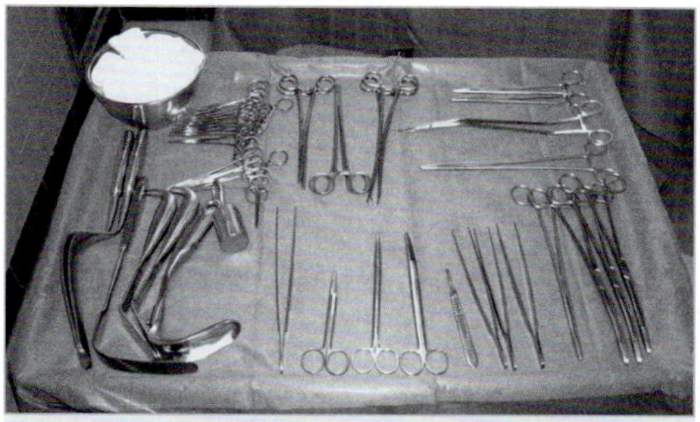

Abb. 2.14 Instrumentarium für Vaginaefixatio sacrotuberalis.

▸ **Nahtmaterial.**

- spät resorbierbar, monofil, aus Polydioxanon (PDS)
- 3 × USP 1, 90 cm, HRX27
- nicht resorbierbares, geflochtenes Nahtmaterial für die Redon-Naht: Polyester USP 0 mit scharfer Nadel
- ledige Nadel HRX27

▸ **Zusätzliches Einmalmaterial.**

- Redon-Drainage Ch. 14
- Redon-Flasche

▸ **Hinweise zum Ablauf.** Nach Präparation und Einstellung des Situs erfolgt das Legen der Nähte. Sind alle drei Nähte vorgelegt, ist es zweckmäßig, diese mit unterschiedlichen Klemmchen zu fixieren und auf eine Overholt-Klemme aufzufädeln. Diese verhindert ein Verdröseln der Fäden. Die Redon-Drainage wird mit der Perforation auf den Spieß aufgesteckt und von außen nach innen gestochen.

Um die Fixationsfäden in die Scheide auszustechen, müssen ein lediger Nadelhalter und ein Nadelhalter mit lediger Nadel bereitgehalten werden.

Nach Beendigung des Eingriffes wird auch hier ein Dauerkatheter eingelegt und die Scheide mit einer östrogenhaltigen Salbentamponade gut austamponiert.

Vollständiger OP-Ablauf siehe Kapitel 9.13.

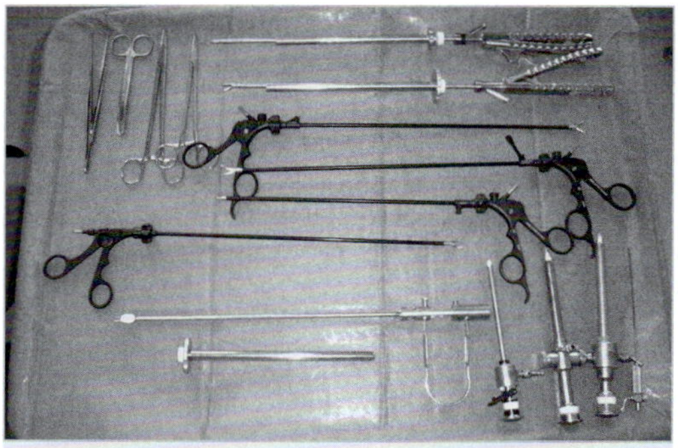

Abb. 2.15 Tischaufbau für transperitoneale Kolposuspension nach Burch.

2.5.4 Kolposuspension nach Burch

Endoburch transperitoneal

▸ **Instrumentarium aus dem Pelviskopiesieb.**

- zwei Pneumoperitonealkanülen nach Veress, kurz, ca. 7 cm
- 11-mm-Trokar mit Multifunktionsventil mit kegeligem Dorn, als erster Einstich
- 11-mm-Trokar mit automatischem Klappenventil und kegeligem Dorn
- 6-mm-Trokar mit automatischem Klappenventil und kegeligem Dorn
- zwei Reduzierhülsen 10/5; es ist darauf zu achten, dass die Reduzierhülse eine HR-26-Nadel vollständig aufnehmen kann, um eine Verletzung im Abdomen oder eine Beschädigung der Nadel beim Einführen zu verhindern.
- Fasszange nach Manhes (Allis-Fasszange)
- Overholt (Präparier- und Fasszange nach Kelly)
- Metzenbaum-Schere, zum Präparieren
- Hakenschere, als Fadenschere
- bipolare Koagulationszange oder ein entsprechender Einmalartikel, der von verschiedenen Firmen angeboten wird (z. B. Biclamp)
- zwei Nadelhalter, gerade

Zusätzlich benötigt man:

- Kaltlichtkabel
- Insufflationsschlauch mit der Möglichkeit der CO_2-Erwärmung
- Hopkins-Optik, 30°, 10 mm
- Fadenclipzange
- Nadelhalter nach Hegar
- chirurgische Pinzette (Standard)
- Fadenschere nach Cooper
- 4 Metalltöpfchen, für Flüssigkeiten
- Kornzange gebogen
- hinteres Blatt, für die vaginale Desinfektion

▸ **Einmalartikel.**

- Laparoskopieabdeckung mit vaginalem Eingriff, als Einmalabdeckset mit Tischbezug
- Abdecktuch, für den Abwaschtisch
- Abdecktuch, selbstklebend
- Handschuhe, für den Operateur 3 ×
- OP-Mäntel
- Dauerkatheter Ch. 20
- Urinbeutel
- 20-ml-Einwegspritze
- 11er-Einmalmesser
- steriler Kamerabezug
- Kabelfixierer
- Pflaster für die Einstiche
- Infusionssystem
- NaCl-Spüllösung, mit Methylenblau angefärbt
- Fadenclipse (z. B. Lapraty-Clips)
- Tupfer, Kompressen

▸ **Nahtmaterial.**

- für die Burchnähte: Polyesterfaden geflochten, nicht resorbierbar, USP 0, HR-26-Nadel, wenn möglich zweifarbig z. B. weiß und grün eingefärbt. Dies erleichtert die Identifikation der einzelnen Fäden beim intrakorporalen Knüpfen.
- für die Trokareinstiche: Polyamidfaden monofil, nicht resorbierbar, USP 3/0, DS-19-Nadel
- für den Einstich am Nabel: Polyglykolsäure geflochten, resorbierbar, USP 3/0 DS-19

▸ **Desinfektion.**

- Schleimhautdesinfektionsmittel für die Scheide
- Hautdesinfektionsmittel für das Abdomen und den Umgebungsbereich der Scheide

▸ **Lagerung.** Die Lagerung entspricht der für andere laparoskopische Eingriffe.

▸ **Hinweise zum Ablauf.** Die laparoskopische Kolposuspension nach Burch verläuft im Prinzip wie jede Laparoskopie und wird auch so vorbereitet. Nach der Abdeckung wird der Dauerkatheter gelegt, die Blase entleert und das Infusionsbesteck mit Infusion angeschlossen. Als Letztes wird ein selbstklebendes Abdecktuch im Bereich der Symphyse geklebt.

Der Videoturm wird vor dem rechten Bein in Position gebracht, sodass der Operateur dorthin einen optimalen Blickwinkel hat und während des Eingriffes nicht den Kopf verdrehen muss. Nun werden alle Geräte angeschlossen. Die Blase wird nach dem Einbringen der Trokare mit 60 ml Blaulösung aufgefüllt. Dies dient der Orientierung beim Präparieren im Blasenbereich.

Der Vorbereitung des Nahtmaterials kommt ein hoher Stellenwert zu, da eine optimale Länge des Fadens und ein optimales Einspannen der Nadel in den Nadelhalter die Dauer der Operation erheblich verkürzen. Die Fäden werden auf die Länge der Reduzierhülse gekürzt (ca. 12 cm). Dies hat sich als optimale Fadenlänge für das spätere intrakorporale Knoten herausgestellt. Der Faden wird zuerst mittels Nadelhalter in die Reduzierhülse eingeführt. Die Nadel wird so in den Nadelhalter eingespannt, dass sie ganz in die Reduzierhülse eingezogen und später im Abdomen am Overholt in Stichposition gedreht werden kann, ohne erneut eingespannt werden zu müssen. Es empfiehlt sich, die korrekte Positionierung der Nadel vor dem Einziehen in die Reduzierhülse zu überprüfen.

Zum Stechen der Fäden zieht der Operateur einen zweiten Handschuh über die linke Hand und geht mit einem Finger in die Scheide. Da diese Position sehr unbequem ist, sollten beide Nadelhalter mit Nadeln bestückt und die Instrumente zügig in den Trokaren gewechselt werden.

Vollständiger OP-Ablauf siehe Kapitel 9.2.

Kolposuspension nach Burch per Laparotomie

▸ **Instrumentarium aus dem Laparotomiesieb.**
- drei Kornzangen, gebogen, für große Tupfer
- Kornzange, gerade, für Präpariertupfer
- zwei chirurgische Pinzetten nach Gerard, zur Koagulation
- zwei chirurgische Pinzetten, mittelbreit, 180 mm lang
- chirurgische Pinzette, ⅔ Zahn, 180 mm lang
- zwei atraumatische Pinzetten nach DeBakey, 200 mm lang
- Messergriff für Skalpellklingen
- Metzenbaum-Schere gebogen, 200 mm lang
- Uterusschere nach Sims
- Fadenschere nach Cooper
- zwei Wundhaken nach Roux, groß
- zwei Scheidenspekula nach Breisky, lang, zum Weghalten des Gewebes beim Arbeiten im Cavum Retzii
- sechs Péan-Klemmchen
- zwei Mikulicz-Klemmen
- zwei Overholt, gebogen, 220 mm lang
- zwei Nadelhalter nach Hegar, mittellang (Standard)
- Nadelhalter nach Hegar, lang
- Nadelhalter lang nach Fiochietto; dieser ist im Maul abgewinkelt und lässt so den Blick auf die Nadel frei.
- Redon-Spieß Ch. 14
- viereckiger Bauchdeckenrahmen mit zwei Walven

▸ **Einmalartikel.**
- Universalabdeckset oder Abdominalabdeckset, dieses beinhaltet ein Abdecktuch mit viereckigen Ausschnitt
- Tischbezug für 2. Instrumententisch
- Beinlinge, nur bei Universalset
- Abdecktuch selbstklebend
- Abdecktuch für den Abwaschtisch
- OP-Mäntel
- Handschuhe, für den Operateur 3-fach, zum Abwaschen und zum Stechen der Burch-Fäden
- Dauerkatheter Ch. 20, wird steril nach dem Abdecken gelegt
- Urinbeutel
- Dauerkatheter Ch. 14 oder 16
- Blasenfüllung (1000 ml NaCl-Lösung 0,9 %)
- steriles Infusionsbesteck
- Gleitmittel für Dauerkatheter
- 20er-Messerklinge
- Redon-Drainage Ch. 14
- Redon-Flasche
- Tupfer, Präpariertupfer, lange Kompressen (24-fach), Bauchtücher

▸ **Nahtmaterial.**
- für die Burch-Nähte: 4 × Polyester, geflochten, nicht resorbierbar, atraumatisch, USP 0, 90 cm lang, HR-27S-Nadel
- Faszienverschluss: Polyglykolsäure, geflochten, resorbierbar USP 1, HR-35-Nadel, 90 cm lang
- b.B. subkutan: Polyglykolsäure, geflochten, resorbierbar, USP 2/0, HR-35-Nadel, 90 cm lang
- Hautverschluss: entweder mittels Hauttacker oder mit einem Polypropylenfaden, monofil,

nicht resorbierbar USP 1, 90 cm lang mit einer Hautnadel

▸ **Hinweise zum Ablauf.** Vorbereitungen, Desinfektion und Lagerung der Patientin erfolgt wie beim Endoburch (siehe Kapitel 2.5.4.2 und 9.2.2). Es ist darauf zu achten, dass der Dauerkatheter steril **vor** dem Kleben des kleinen Abdecktuches über der Symphyse gelegt wird.

Die Burchfäden werden in den langen, abgewinkelten Nadelhalter eingespannt und ein zweiter langer Nadelhalter wird zum Nachgreifen bereitgehalten. Nach dem Stechen wird jeder Faden mit einer Klemme fixiert, die Nadel verbleibt am Faden.

Gesamter OP-Ablauf siehe Kapitel 9.2, Kolposuspension nach Burch per Laparotomie.

2.5.5 Laterale Kolpopexie

Dieser Eingriff kann sowohl von abdominal als auch von vaginal durchgeführt werden.

Per Laparotomie

Bei abdominalem Zugang unterscheidet sich das **Instrumentarium** nicht von der für einen Burch per Laparotomie. Auch das Einmalmaterial, die Patientenvorbereitung, Desinfektion und Abdeckung sind identisch.

An **Nahtmaterial** benötigt man:

- Polyester, geflochten, nicht resorbierbar USP 0 Nadel HRs-27, 90 cm, mindestens 6 Fäden
- Polyglykolsäure, geflochten, resorbierbar
- USP 1, Nadel HRs-35, für die Faszie
- b.B. USP 2/0, Nadel HRs-35 oder größer für subkutane Adaptationsnähte
- Polypropylen USP 0 oder 2/0, DS-24, für den intrakutanen Hautverschluss

Vaginaler Zugang

Bei vaginalem Zugang benötigt man das **Instrumentarium** wie für eine hintere Plastik mit sakrospinaler Vaginaefixatio. Einmalmaterial, Patientenvorbereitung, Desinfektion und Abdeckung sind gleich und nachzulesen in den vorangegangenen Kapiteln.

An **Nahtmaterial** benötigt man hier:

- Polyester, geflochten, nicht resorbierbar, USP 0, Nadel HRs-27, bis zu 6 Fäden
- Polyglykolsäure, geflochten, resorbierbar, USP 2/0, Nadel DS-24, 70 cm lang

2.5.6 Sakropexie der Vagina

Sakropexie der Vagina per Laparotomie

▸ **Instrumentarium aus dem Laparotomiesieb.**

- drei Kornzangen, gebogen, für große Tupfer
- zwei Kornzangen, gerade, für Präpariertupfer
- zwei Overholt, mittellang, Fig. 2
- zwei Overholt, fein, zum Anklemmen kleiner Gefäße oder zum Fadenführen bei Ligaturen
- 10 Péan-Klemmen
- vier Mikulicz-Klemmen, zum Anklemmen der Faszie und des Peritoneums
- zwei Nadelhalter nach Hegar, Standard
- Nadelhalter nach Wertheim, lang
- Nadelhalter nach Hegar, lang
- Skalpellgriff Fig. 1
- Präparierschere nach Metzenbaum, 200 mm
- Uterusschere nach Sims
- Fadenschere nach Cooper
- zwei atraumatische Pinzetten nach DeBakey
- zwei chirurgische Pinzetten nach Gerard, zum Koagulieren
- zwei chirurgische Pinzetten mittellang, mittelbreit
- chirurgische Pinzette ⅔ Zahn
- zwei Roux-Haken
- zwei Scheidenspekula nach Breisky
- Bauchdeckenrahmen mit vier kleinen und vier großen Walven

Merke M!

Bei adipösen Patientinnen empfiehlt es sich, langes Instrumentarium für die Präparation in der Tiefe und für das Durchziehen des makroporösen Polypropylennetzes griffbereit zu haben.

▸ **Einmalartikel.**

- Universalset
- 2 Abdecktücher selbstklebend
- Beinlinge
- OP-Mäntel doppelt

- Handschuhe doppelt, für das vaginale Desinfizieren dreifach
- Dauerkatheter Ch. 14
- Urinauffangbeutel
- Einmalspritze 10 ml, zum Blocken
- Gleitmittel für den DK
- 20er-Messerklinge
- Tupfer, Präpariertupfer, lange Kompressen, Bauchtücher
- makroporöses Polypropylennetz 12 × 15 cm

▸ **Nahtmaterial.**
- Polyesterfaden, geflochten, nicht resorbierbar, USP 0, HRs-27-Nadel, zur Fixation des makroporösen Polypropylennetzes
- Polyglykolsäure, geflochten, resorbierbar, USP 2/0, HR-26-Nadel, zum Verschluss des Retroperitoneums über dem makroporöses Polypropylennetz
- Polyglykolsäure, geflochten, resorbierbar, USP 0, HR-35-Nadel, als Peritonealverschluss
- Polyglykolsäure, geflochten, resorbierbar, USP 1, HR-35-Nadel, für die Faszie
- Polypropylen, monofil, nicht resorbierbar, USP 0, DS-30-Nadel, für den Hautverschluss, oder ein Hauttacker

▸ **Hinweise zum Ablauf.** Lagerung, Desinfektion und Abdeckung erfolgen wie bei jedem abdominalen Eingriff. Wichtig ist, dass nach der vaginalen Desinfektion und Einlage eines Dauerkatheters ein Tupfer in die Scheide eingelegt wird, um sie zur Fixation an ihren richtigen Platz zu bringen.

Beim Einnähen des Netzes muss darauf geachtet werden, dass es nicht verdreht wird. Die Fäden werden zur Identifikation mit Klemmchen markiert.

Endoskopische Sakropexie der Vagina

▸ **Instrumentarium aus dem Pelviskopiecontainer.**
- zwei 11-mm-Trokare mit Klappenventil und Trokardorn mit kegeliger Spitze
- zwei 6-mm-Trokare mit Klappenventil und Trokardorn mit kegeliger Spitze
- zwei Reduzierhülsen 10/5 (durchgängig für Nadel HR-26)
- Metzenbaum-Schere
- Allis-Fasszange
- Hakenschere, als Fadenschere
- Overholt-Klemme
- zwei Nadelhalter, gerade
- Veress-Kanüle kurz oder lang, je nach Patientin
- bipolare Koagulationszange
- Saugspülrohr
- evtl. ein Darmretraktor (Mehrweg- oder Einweginstrument)
- zum Verschluss der Inzisionsstellen:
  - Nadelhalter nach Hegar, kurz
  - Fadenschere nach Cooper
  - zwei chirurgische Pinzetten, kurz
- drei Metalltöpfchen für Flüssigkeiten
- für die vaginale Desinfektion:
  - Metalltöpfchen für die Desinfektionsmittel
  - hinteres Blatt
  - Kornzange

▸ **Einmalartikel.**
- Universalabdeckset oder ein Laparaskopieabdeckset
- zwei Abdecktücher, selbstklebend, bei Universalabdeckung
- Abdecktuch für den Abwaschtisch
- Beinlinge, nur bei Universalabdeckung
- OP-Mäntel
- Handschuhe, zum Abwaschen doppelt
- Dauerkatheter Ch. 14
- Urinbeutel
- Gleitmittel für den DK
- 11er-Stichskalpell
- b. B. Saugerschlauch, Infusionssystem, Spülbeutel mit NaCl 0,9% oder Ringer-Lösung
- Robinson-Drainage
- makroporöses Polypropylennetz

▸ **Nahtmaterial.**
- zum Einnähen des makroporösen Polypropylennetzes:
  - 6 × Polyester geflochten, nicht resorbierbar, USP 0, Nadel HR-26 oder
  - Hernienstapler, für endoskopische Herniotomien
- zum Verschluss des Einstichs am Nabel:
  - Polyglykolsäure, USP 3/0, Nadel DS-18
- zum Verschluss der anderen Einstiche und als Annaht für die Drainage:
  - Polyamid, USP 3/0, Nadel DS-18

▸ **Hinweise zum Ablauf.** Lagerung, Vorbereitung und Desinfektion der Patientin erfolgen wie bei einer LAVH. Der Tupfer zum Positionieren der Scheide wird, ebenso wie der Dauerkatheter, **nach** der sterilen Abdeckung gelegt und ein kleines Klebetuch zur Abschirmung der Vaginalregion über der Symphyse geklebt. Zum Operationsablauf siehe Kapitel 9.10, Sacropexie der Vagina.

Um das makroporöse Polypropylennetz in den Situs einzubringen, muss es mit der Allis-Klemme in eine Reduzierhülse eingezogen werden. Die „geladene" Reduzierhülse wird über den 11-mm-Trokar in den Bauch geschoben. Das Netz wird in den Situs eingebracht und mit der Allis-Klemme und bspw. einem Overholt positioniert. Die Fäden werden, wie beim Endoburch beschrieben, vorbereitet. Die spezielle Assistenz des Instrumentierenden erfolgt ebenso.

2.6 Radikalonkologische Eingriffe

2.6.1 Eingriffe per Längsschnittlaparotomie mit pelviner Lymphadenektomie

Radikalonkologische Eingriffe unterscheiden sich in der instrumentellen Vorbereitung erst einmal nicht von einer abdominalen Hysterektomie. Wichtig ist es, das benötigte Instrumentarium in ausreichender Länge bereitzustellen, siehe dazu auch den Vorschlag für Instrumentarium im Kapitel 2.4.1.

Zusätzlich wird ein großer runder Rahmen benötigt, in den die Walven eingehängt werden können, um die Bauchdecke auseinander- und den Darm zurückzuhalten.

▸ **Einmalartikel.**
- Universalabdeckset
- zusätzlicher Tischbezug für den zweiten Instrumentiertisch
- Abdecktuch für den Abwaschtisch
- Beinlinge, bei Steinschnittlagerung
- Handschuhe, zum Abwaschen doppelt
- OP-Kittel
- Dauerkatheter Ch. 14
- Urinbeutel
- Gleitmittel
- 20-ml-Einwegspritze zum Blocken des DK
- 20-ml-Einwegspritze für die Spülzytologie
- 20er-Messerklinge
- Saugerschlauch und -ansatz
- zwei Robinson-Drainages zur Einlage in die Obturatoriuslogen oder als Alternative:
- zwei Easy-Flow-Drainagen mit Abflussbeutel
- Redon-Drainage Ch. 12 oder 14, zum Einlegen ins subkutane Fettgewebe
- große Tupfer, Präpariertupfer, lange Kompressen (24-fach), Bauchtücher
- ausreichend warmes NaCl 0,9%, warmgehalten in einer Metallschüssel auf einem Wärmegerät

▸ **Nahtmaterial.**
- Polyglykolsäure, geflochten, resorbierbar
  - USP 0, Nadel HR-27, zum Absetzen der Parametrien, wenn nah an der Beckenwand abgesetzt werden muss
  - USP 0, 5 × 75, Nadel HRX-29, zum Absetzen des Uterus und zum Verschluss der Scheide
  - USP 2/0, 5 × 70, als lange Ligaturen
  - USP 3/0, 5 × 70, als feine Ligaturen
  - USP 2/0, 12 × 45, als kurze Ligaturen, z. B. beim Absetzen des Netzes
  - USP 2/0, Nadel HR-27, als Durchstichligatur
  - USP 3/0, Nadel HR-27, als feine Durchstichligatur oder für Schleimhautläsionen am Darm
  - USP 0, Nadel HR-35, Verschluss des Peritoneums
  - USP 1, Nadel HR-35, Faszienverschluss
  - oder USP 1, Nadel HR-35, zum gleichzeitigen Verschluss von Peritoneum und Faszie
  - b. B. USP 2/0, Nadel HR-35 oder -40, für adaptierende Subkutannähte
- Polypropylen, monofil, nicht resorbierbar
  - USP 5/0, Nadel HR-17, als Gefäßnaht
  - USP 2/0, Nadel DS-24, als fortlaufender Hautverschluss oder
- Hauttacker
- Titangefäßclips groß

▸ **Lagerung.** Steinschnitt- oder Rückenlage. Ist eine Rektumbeteiligung nicht auszuschließen, empfiehlt es sich, in Steinschnittlage zu lagern, um b. B. eine rektale Darmanastomose ohne Neuabdeckung zu ermöglichen.

▸ **Desinfektion.**
- vaginal und zum Legen des Dauerkatheters: Schleimhautdesinfektionsmittel
- abdominal: Hautdesinfektionsmittel, gefärbt

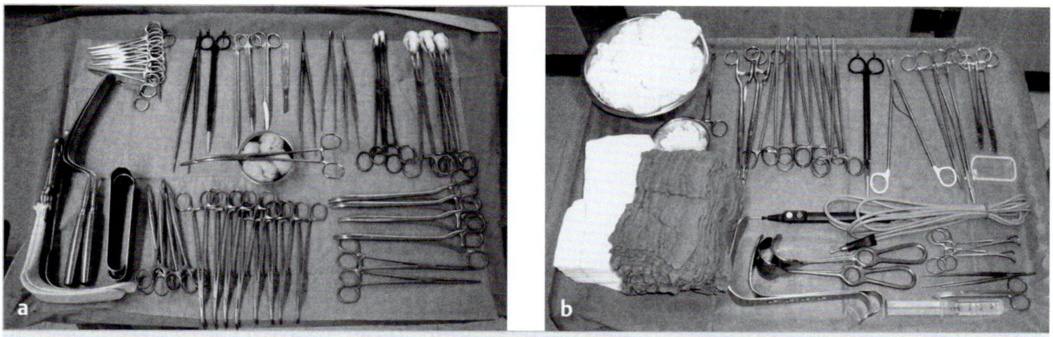

Abb. 2.16

a Tischaufbau Instrumentiertisch bei Laparotomie mit pelviner Lymphadenektomie.
b Tischaufbau Nahttisch bei Laparotomie mit pelviner Lymphadenektomie.

- evtl. Einlage einer mit 90%igem Alkohol getränkten Kompresse, um die Verschleppung von Karzinomzellen zu vermeiden (beim Zervix- und Endometriumkarzinom)

▸**Hinweise zum Ablauf.** Die Patientin wird wie für jeden anderen abdominalen Eingriff vorbreitet und, je nach Operateur, in Steinschnitt- oder Rückenlage gelagert. Da der Eingriff mehrere Stunden dauert, ist bei Steinschnittlagerung besonders auf die Lage der Beine in den Göpel-Beinschalen zu achten. Sinnvoll ist es, die Beinschalen mit Gelkissen gut auszupolstern, um Druckstellen im Bereich der Unterschenkel zu vermeiden.

Der Instrumententisch wird wie für eine abdominale Hysterektomie vorbereitet, zusätzlich sind langes Instrumentarium und – für die pelvine Lymphadenektomie – das Instrumentarium aus dem Zusatzcontainer bereitzustellen.

Operationsablauf siehe Kapitel 10.3.5.

Zum Absetzen der Adnexen können traumatische oder atraumatische Durchstichligaturen gewählt werden. Wird nahe an der Beckenwand radikal reseziert, sollten für die Durchstichligaturen ausschließlich Nadel-Faden-Kombinationen gebraucht werden, da diese das Gewebe nicht noch zusätzlich traumatisieren. Die meisten Operateure sind generell auf Nadel-Faden-Kombinationen umgestiegen, da diese das Gewebe weniger traumatisieren.

Sobald die Präparation der Lymphknoten erfolgt, muss immer eine Gefäßnaht (5/0) griffbereit sein, ebenso Ligaturclips, um auftretende Blutungen schnell zu stillen.

2.6.2 Vulvektomie mit inguinaler Lymphadenektomie

▸**Instrumentarium.** Das benötigte Instrumentarium befindet sich in dem hier beschriebenen Instrumentensiebaufbau im Vaginal- und Laparotomiecontainer. Oft gibt es in den Operationsabteilungen aber auch kleinere Siebe mit dem entsprechenden Zubehör. Für diese Operation empfiehlt es sich, folgende Instrumente auf dem Tisch zu haben:

- drei Kornzangen, gebogen, für große und mittlere Tupfer
- zwei Kornzangen, gerade, für Präpariertupfer
- Präparierschere nach Metzenbaum, gebogen, 165 mm
- Uterusschere nach Sims
- Fadenschere nach Cooper
- zwei chirurgische Pinzetten nach Gerard, zur Koagulation
- zwei chirurgische Pinzetten, mittellang
- chirurgische Pinzette, ⅔ Zahn
- zwei chirurgische Pinzetten, kurz
- atraumatische Pinzette nach DeBakey
- vier Klemmchen nach Halsted-Mosquito
- acht Kocher-Klemmen
- zwei Wundhaken nach Roux, groß

- Weichteilsperrer
- zwei Overholt, Fig. 2
- vier Overholt, fein
- zwei Nadelhalter nach Hegar, Standard
- Nadelhalter nach Hegar, fein, für die evtl. Gefäßnaht
- Organfasszange

▸ **Einmalartikel.**

- Universalset oder ein Vaginalset
- Beinlinge, nur bei Universalset
- OP-Kittel
- Handschuhe doppelt, da nach der inguinalen Lymphadenektomie ein Handschuhwechsel erfolgen sollte, um bei positiven Lymphknoten eine Zellverschleppung zu vermeiden.
- vier Abdecktücher, selbstklebend
- Dauerkatheter Ch. 14
- Urinauffangbeutel
- Gleitmittel für den DK
- zwei Einmalkatheter
- Diathermiebeutel
- drei 20er-Skalpellklingen
- 11er-Einmalskalpell
- vier Redon-Drainagen, Ch. 14
- vier Redon-Flaschen
- große, mittlere Tupfer, Präpariertupfer, lange Kompressen (24-fach), Bauchtücher
- warme physiologische Kochsalzlösung oder Ringerlösung

▸ **Nahtmaterial.**

- Polyglykolsäure, geflochten, resorbierbar
  - USP 2/0 und 0, 12 × 45, als Ligaturen
  - USP 2/0, Nadel HR-27, als Durchstichligaturen und als subkutane Adaptationsnähte
  - USP 3/0, Nadel HR-27, als feine Durchstichligatur
  - USP 0, Nadel HR-35, zur Muskelfixation am Leistenband
  - USP 1, Nadel HR-35, für Situationsnähte beim Hautverschluss nach der Vulvektomie
- Polydioxanon, monofil, spätresorbierbar, USP 2/0, Nadel DS-30, für den Hautverschluss vaginal
- Polypropylen, monofil, nicht resorbierbar
  - USP 0 oder 2/0, Nadel DS-24, für den intrakutanen Hautverschluss inguinal
  - USP 4/0, Nadel HR-17, als Gefäßnaht
- Polyester, geflochten, nicht resorbierbar als Annaht für die Drainagen

▸ **Lagerung.** Steinschnittlage mit abgesenkten Beinen für die inguinale Lymphadenektomie und hochgefahrenen Beinen für die Vulvektomie.

Cave ⚠

Wegen der Gefahr von Lagerungsschäden, z. B. Lähmung des N. peroneus, muss eine gute Kontrolle der Beinlagerung in beiden Stellungen erfolgen, bevor abgedeckt wird.

▸ **Desinfektion.** Siehe Kapitel 2.2.2.

▸ **Abdeckung.** Man schiebt als Erstes ein steriles Abdecktuch unter das Gesäß, um auch bei einem Ablösen der Klebetücher eine sterile Zone zu behalten. Dann bezieht man die Beine, klebt zwei Tücher seitlich bis in den Vaginalbereich, ein großes Klebetuch unterhalb des Nabels und ein mittleres Klebetuch unten, knapp unterhalb des Anus und quer über die Oberschenkel. Sollte ein Vaginaltuch als Abdeckung genommen werden, erfolgt alles in einem Schritt.

Da mit der inguinalen Lymphadenektomie begonnen wird, schirmt man den Vaginalbereich mit einem Klebetuch knapp über der Klitoris ab. Nach Beendigung des inguinalen Eingriffs wird dieses Tuch entfernt und durch ein anderes, das quer auf Höhe der Spinae geklebt wird, ersetzt. Dieses Klebetuch wird nach oben geschlagen.

▸ **Hinweise zum Ablauf.** Die Patientin wird auf dieselbe Weise vorbereitet wie für eine LAVH. Wichtig ist, genügend Verbandstoffe wie Bauchtücher und Kompressen vorbereitet zu haben, da dieser Eingriff sehr blutig verlaufen kann. Ebenso sollte auch immer die Gefäßnaht griffbereit eingespannt sein.

Die anfallenden Präparate müssen sehr sorgfältig für den Pathologen gekennzeichnet werden. Die weitere postoperative Behandlung der Patientin hängt davon ab.

Einzelheiten über den Operationsverlauf siehe Kapitel 10.2.

2.6.3 Paraaortale Lymphadenektomie

▸ **Instrumentarium.** Da dieser Eingriff oft mit einer radikalen Hysterektomie und pelviner Lymphadenektomie einhergeht, wird das Instrumentarium wie für jeden abdominalen Eingriff vorbereitet. Dieses Instrumentarium wird ausführlich im Kapitel 2, Abdominale Hysterektomie allgemein, beschrieben. Zusätzlich benötigt man:

- zwei atraumatische Pinzetten nach DeBakey, mittellang, fein
- zwei Clipzangen für Ligaturclips oder eine Einmalclipzange, die schnell nachlädt
- Abdominalretraktor nach Rochard, mit entsprechender Walve
- Bauchdeckenrahmen, groß, mit großen und kleinen Walven
- feiner Nadelhalter nach Hegar, für die Gefäßnaht

▸ **Einmalartikel.** Siehe Kapitel 2.4 und 2.6.

▸ **Nahtmaterial.**

- Polyglykolsäure, geflochten, resorbierbar
  - USP 3/0, 12 × 45, als feine Ligaturen
  - USP 2/0, 12 × 45, als Ligaturen
  - USP 2/0, Nadel HR-27, als Durchstich
  - USP3/0, HR-27, als feine Durchstichligatur
  - USP 1, HR-35, zum allschichtigen Verschluss von Peritoneum und Faszie
- Polypropylen, monofil, nicht resorbierbar
  - USP 5/0, Nadel HR-17, als Gefäßnaht, fein
  - USP 2/0 oder 0, DS-24, als Hautverschluss
- Hauttacker, als Alternative zur Intrakutannaht
- Titanclips groß oder Einmalclipzange

▸ **Lagerung.** Üblicherweise in Rückenlage; zum Legen des Dauerkatheters wird die Patientin kurzfristig in Steinschnittlage gebracht. In Kombination mit anderen radikalonkologischen Eingriffen kommt auch eine Steinschnittlagerung mit abgesenkten Beinen in Betracht (siehe entsprechende Kapitel).

▸ **Desinfektion.** Wie für jeden abdominalen Eingriff üblich.

▸ **Hinweise zum Ablauf.** Da bei diesem Eingriff an den großen Hauptgefäßen präpariert wird, sollte immer eine Gefäßnaht griffbereit im Nadelhalter eingespannt sein. Ebenso müssen die Gefäßclips vorbereitet werden. Als hilfreich hat es sich erwiesen, heiße Kompressen zur Hand zu haben, um kleine Blutungen zum Stillstand zu bringen. Werden diese in die Gefäßlogen eingebracht, ist wie bei allen abdominalen Eingriffen hinterher auf Vollständigkeit des Verbandmaterials zu achten.

2.6.4 Eingriff per Laparoskopie

Heutzutage werden radikalonkologisch Eingriffe von versierten Operateuren auch laparoskopisch durchgeführt. Die Hysterektomie erfolgt häufig in Form einer TLH, die pelvinen und paraaortalen Lymphknoten werden ebenfalls laparoskopisch entfernt. Auch notwendige Eingriffe am Rektum können in gleicher Sitzung vom Viszeralchirurgen ausgeführt werden.

Die Vorbereitung erfolgt wie für alle laparoskopischen Eingriffe (siehe Kapitel 2.2.1). Auch benötigt man keine anderen Instrumente als die aus dem Laparoskopie- und dem Lap.-Zusatz.

Auch die Einmalartikel und die Abdeckung sind identisch.

▸ **Lagerung.** Dieser Eingriff erfolgt über lange Strecken in einer extremen Kopftieflagerung. Um die Patientin in einer stabilen Lage auf dem OP-Tisch zu lagern, empfiehlt sich eine Vakuummatratze. In dieser ist die Patientin stabil positioniert und kann beim Kippen des Tischs nicht ins Rutschen geraten. Wichtig dabei ist, zwischen Tisch und Vakuummatratze keine Auflage zu legen. Die übliche Tischauflage kommt direkt auf die Matratze. Beim Anmodellieren der Matratze an die Patientin dürfen die Kügelchen nicht durch stopfende Bewegungen anmodelliert werden, sondern **nur** durch Aufkrempeln der Matratze. Dadurch werden auch kleinste Falten beseitigt.

Beide Arme müssen angelagert werden, damit der Operateur nicht zu weit vom Tisch weg steht und durch zu weites Auslagern kein Lagerungsschaden entstehen kann. Bei Verwendung der Vakuummatratze können die Arme mit in der Matratze gelagert werden.

Ist keine Vakuummatratze vorhanden, kann stattdessen mit Keilkissen und Manschetten für die

Arme gearbeitet werden. Wichtig ist auf jeden Fall, dass die Arme während der Operation nicht durch das Anlehnen der Operateure gequetscht werden und es zu Nervenschäden kommen kann.

▸ **Hinweise zum Ablauf.** Das Präparieren der Lymphknoten erfolgt sehr nahe an den großen Gefäßen wie V. cava und Aorta. Deshalb muss die Möglichkeit des Umsteigens immer einkalkuliert werden. Es empfiehlt sich deshalb, **immer** alle Instrumente und Materialien für eine Laparotomie in Reichweite zu haben. In Absprache mit dem Operateur sollte evtl. ein Extra-Instrumentiertisch mit den Instrumenten für eine Eröffnung der Bauches gedeckt werden.

Operationsverfahren

3 Mammachirurgische Eingriffe

K. Brunnert

3.1 Augmentation zur Brustvergrößerung

▶ **OP-Prinzip.** Vergrößerung und Formkorrektur einer oder beider weiblichen Brüste durch die Einlage von Brustimplantaten unter die Brustdrüse oder den M. pectoralis major, sog. Dual-plane-Implantation. Alternativ erfolgt die Einlage unter die Faszie des M. pectoralis major, die allerdings sehr variabel ausgeprägt ist.

▶ **Indikationen.**

- angeborene und erworbene Fehlbildungen der Brust
- kontralaterale Angleichung im Rahmen einer Brustrekonstruktion
- Wunsch der Patientin bei normaler Brust
- Wunsch der Patientin bei sekundärer Hypoplasie der Brustdrüse mit Ptose

▶ **Kontraindikationen.**

- entzündliche Prozesse der Brustdrüse
- Autoimmunerkrankungen
- psychische Erkrankung

▶ **Patientenaufklärung. Allgemeine Hinweise** zur Aufklärung bei elektiven Eingriffen:

- Bei elektiven, ästhetisch motivierten operativen Eingriffen muss die Aufklärung besonders umfangreich und eingehend sein und sowohl eingriffstypische Komplikationen wie Kapselfibrose als auch allgemeine Operationsrisiken wie thromboembolische Ereignisse umfassen. Außerdem Hinweise auf Verhältnismäßigkeit der Komplikationen, Häufigkeit, Korrekturmöglichkeit.
- Ergänzend zu Aufklärungsvordrucken (z. B. Perimed-Bögen) sind handschriftliche Skizzen und Aufzeichnungen wichtig, also Hinweise auf eine individuelle Information und Erörterung der personenbezogenen Besonderheiten. Ferner Beispiele zeigen, evtl. sogar Kontakte mit bereits operierten Frauen anbieten oder vermitteln.
- Nicht nur schöne Bilder zeigen, sondern auch auf die Möglichkeit ungünstiger Verläufe hinweisen.
- Wichtig ist der Hinweis auf etwaige Folgeoperationen wie Implantataustausch, Narbenkorrekturen etc.
- Erklärung der zu erwartenden Beschwerden und Einschränkungen in der postoperativen Phase
- Aufklärung vor Zeugen
- Zeitpunkt: spätestens 24 Stunden vor dem operativen Eingriff und nicht nach 20 Uhr. Es sollte ein Vorgespräch dieser Aufklärung vorangehen mit einer ausreichenden Bedenkzeit.
- Fotodokumentation: vor der Operation, vor der Entlassung sowie nach Abheilung. Brustbild frontal, seitlich und Schrägaufnahmen von beiden Seiten. Am besten Digitalkamera mit der Möglichkeit der Ablage in der Krankenakte.

Spezielle Patientenaufklärung:

- Abklärung der Motivation und Erwartungen der Patientin:
  - einfühlsame Exploration ohne Zeitdruck
  - Augmentation ungeeignet zur Lösung seelischer Identitätskonflikte, Sexualstörungen oder Partnerschaftsprobleme
  - Die Patientin muss genügend Zeit haben, den Eingriff in seiner ganzen Tragweite zu überdenken.
  - 3D-Imaging kann hilfreich sein bei der Exploration der Erwartung der Patientin und der Vermittlung des möglichen postoperativen Resultates.
- Klärung der Kostenübernahme (Augmentation ist keine behandlungsbedürftige Erkrankung im Sinne der Reichsversicherungsordnung)
- **Brustimplantate:** Alle Brustimplantate haben eine Hülle aus Silikongummi. Füllsubstanzen sind Silikongel und/oder Kochsalz
  - **Silikongel:** empfehlenswert, da die günstigsten und am besten dokumentierten Langzeitergebnisse

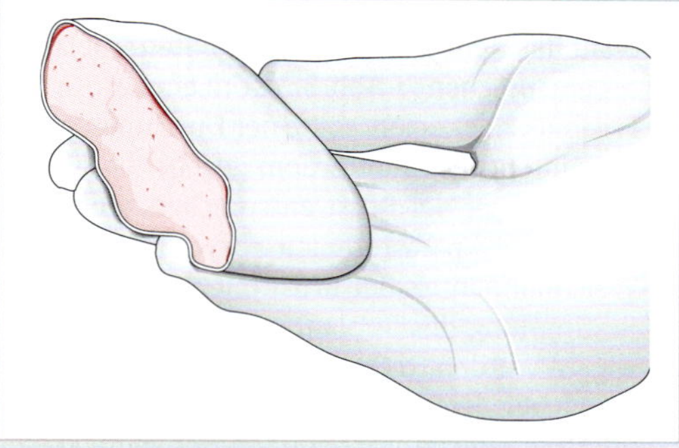

Abb. 3.1 Brustimplantat (aufgeschnitten), Füllung Kohäsivgel.

Merke M!

Um eine sog. Silikonwanderung zu verhindern, sollte nur **Kohäsivgel** verwendet werden (▸ Abb. 3.1).

- ○ **Kochsalz:** zweite Wahl, da fehlende Elastizität und Geschmeidigkeit, höheres spezifisches Gewicht als Silikongel, fehlende Lubrifikation der Silikonhülle und damit schnellerer Verschleiß, Volumenverlust möglich wegen Durchlässigkeit von Silikongummi für Wasser. Daher höhere Reoperationsrate als bei Silikongelbrustimplantaten.
- ○ Es gibt kombinierte **Gel-Kochsalzimplantate,** d.h. veränderliche Implantate mit einer zentralen, von Silikongel umgebenden nachfüllbaren Kammer. Diese sind besonders geeignet, wenn die Symmetrisierung beider Brüste schwierig zu erzielen ist oder eine verzögerte Ausformung des Gewebemantels notwendig ist, wie z.B. bei angeborenen Fehlbildungen.
- ○ **„Ideal Implant":** neue Technologie; ein modifiziertes kochsalzgefülltes Implantat mit verschiedenen, teilweise perforierten, inneren Hüllen und Kammern, um ein mehr natürliches Gewebegefühl zu erzeugen. Wird auch Hybrid-Implantat genannt. Eine FDA-Zulassungsstudie läuft.

- Risiken und Komplikationen

Merke M!

- Es konnte **kein** Zusammenhang zwischen Silikon und Autoimmunerkrankungen, Systemerkrankungen, wie Rheuma, oder Krebserkrankungen gefunden werden.
- Silikon ist nicht teratogen.
- Silikon hat keine negativen Auswirkungen auf Schwangerschaft, Stillzeit, Reisen oder die Vorsorge von Brusterkrankungen.

▸ **OP-Planung.**

- körperliche Untersuchung
- Defektanalyse: Form, Gewebe- und Hautkonsistenz (Brusttyp) und Durchmesser der Brustbasis sind für die Wahl der operativen Technik bzw. die Implantatauswahl wichtig.
- **Vorgehen bei Ptose:**
  - ○ Ptose Grad 1: MAK etwa in Höhe der Brustumschlagfalte (BUF) → nur Implantat mit extra hohem Profil
  - ○ Ptose Grad 2: MAK unterhalb BUF, aber oberhalb der unteren Brustkontur → hochprofiliges Implantat mit Mastopexie (evtl. periareoläre Schnittführung ausreichend)
  - ○ Ptose Grad 3: MAK unterhalb BUF und an oder unterhalb der unteren Brustkontur → hochprofiliges Implantat und perivertikale Mastopexie.

Merke M!

- Bei konzentrischer Brustform ohne Ptose und schlanker Patientin mit wenig subkutanem Gewebe am Brustansatz **subpektorale Implantation**.
- Bei schlaffer/ptotischer Brust **präpektorale Implantation**, da nur so eine direkte Ausformung des schlaffen Brustgewebes durch das Implantat erfolgt.

- **Operationsplanung** mit **Anzeichnung** im Stehen oder Sitzen: Bei der präoperativen Anzeichnung werden die Mittellinie prästernal, die aktuelle und geplante Zirkumferenz der Brust, die aktuelle Umschlagfalte auf beiden Seiten und die beabsichtigte neue Umschlagfalte eingezeichnet. Die Patientin muss auf etwaige Unterschiede der Umschlagfalten hingewiesen werden. Der Abstand der definitiven Umschlagfalte

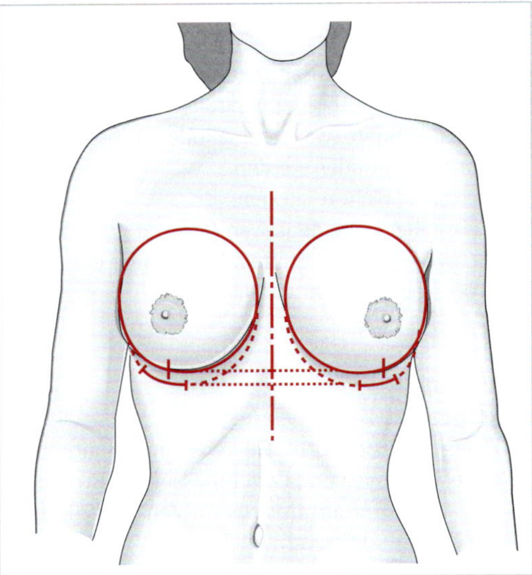

Abb. 3.2 Präoperative Anzeichnung vor Augmentation.

zur Mamille sollte z. B. im Falle eines runden Implantates dem Radius des gewählten Implantates entsprechen (▶ Abb. 3.2). Um ein natürliches Ergebnis zu erzielen, sollte der Durchmesser des gewählten Implantates dem gegebenen queren Durchmesser der Brust entsprechen, wobei die Dicke des parasternalen bzw. präaxillären Weichteilmantels der Brust mit 1 – 2 cm bei der Bestimmung des Implantatdurchmessers abgezogen werden müssen. Moderne Implantate bieten bei gleichen Basisdimensionen und Form unterschiedliche Projektionen des Punktes der maximalen Projektion und damit unterschiedliche Füllmengen an. Der Bogen des kaudalen Brustpols muss dem des Implantates entsprechen. Ist dieser zu kurz, muss evtl. die Umschlagfalte abgesenkt werden.

- Fotodokumentation

OP-Technik

▶ Intraoperative Lagerung. Rückenlage mit symmetrischer Auslagerung der Arme um ca. 80°. Zur Überprüfung der korrekten Platzierung der Implantate muss die Möglichkeit gegeben sein, die Patientin in eine stabile sitzende Position zu bringen.

Die Brustwarze sollte zu Beginn der Operation und nach der Hautdesinfektion mit einer Tegaderm-Folie abgeklebt werden, um eine Kontamination des OP-Feldes und der Implantatoberfläche mit Bakterien aus den Milchgängen zu verhindern (Biofilm).

▶ Tumeszenz. Nach Hautdesinfektion und steriler Abdeckung der Patientin wird die Brust an der Basis pro Seite mit ca. 50 ml eines Lokalanästhetikums mit Adrenalin zur Reduzierung der Blutungsbereitschaft unterspritzt (z. B. 50 ml Xylonest 0,5 % mit Adrenalin 1 : 250 000). Alternativ kann eine 1 : 200 000 verdünnte Suprareninlösung mit physiologischer Kochsalzlösung verwendet werden.

▶ Zugangswege für die Implantateinlage. Der Zugang zur Brust von der Umschlagfalte aus ist der allgemein bevorzugte und der mit der geringsten Komplikationsrate.

Vorteile:

- direkter und kürzester Zugang zur Brustunterlage (prä- und subpektoral)
- erlaubt genaue Platzierung des Implantates
- vermeidet direkten Kontakt mit dem Drüsenparenchym
- ermöglicht direkte Sicht in das Implantatlager
- beste Ausgangslage für eine Korrektur der Umschlagfalte
- kurze Schnittlänge von ca. 4 cm
  - Schnittlokalisation: Die Inzision wird in der existierenden oder geplanten Umschlagfalte 1 – 2 cm medial von der Medianlinie beginnend nach lateral geführt.
  - Alternativen: Areolarand- oder -querschnitt (für die prä- oder subpektorale Implantation): Unterer Areolarand über ca. 4 cm Länge; Präparation auf dem Drüsenkörper bis zum unteren Pol der Brustdrüse. Von hier aus schwenkt die Präparation nach kranial entweder auf oder unter dem M. pectoralis major (▶ Abb. 3.3). **Cave:** Zurückweichen des Drüsenkörpers nach kranial möglich. Eröffnung von Milchgängen mit möglicher Kontamination des Implantatlagers.
  - axillärer Querschnitt (für die subpektorale Implantation, ▶ Abb. 3.4)

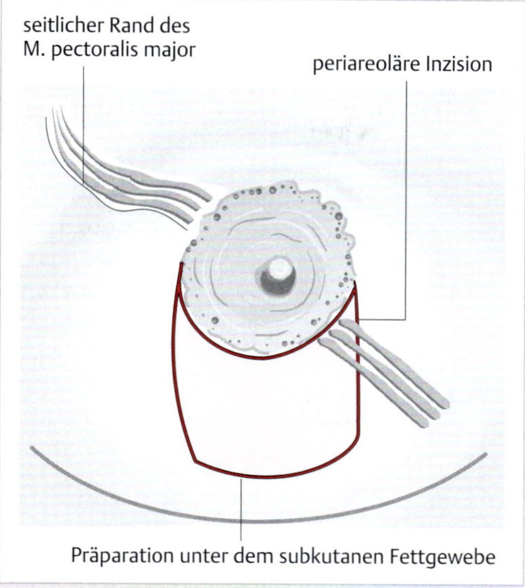

Abb. 3.3 Periareolärer Zugangsweg für Implantation.

▶ **Wahl der Implantatloge.** Die bevorzugte Implantatloge liegt kranial subpektoral und kaudal unter der Brustdrüse. Hierdurch kann die Muskulatur den Brustansatz ohne Stufenbildung natürlich formen und abdecken. Dies gilt besonders für Brüste mit wenig Drüsenparenchym und spärlichem subkutanem Fettgewebe.

Bei erschlaffter Haut und ptotischer Brustdrüse sollte eine präpektorale Implantatposition gewählt werden, um eine direkte Füllung und Ausformung der vorhandenen schlaffen Brust zu gewährleisten und tastbare Implantatränder zu vermeiden.

Bei stärkerer Ptose der Brust muss eine zusätzliche Mastopexie der Brust durchgeführt werden (s. dort).

▶ **Präparation der Implantatloge.** Die Inzision der Haut erfolgt mit dem Skalpell, die weitere Präparation mit dem elektrischen Messer. Die Hautränder werden schonend mit Zweizinkern gehalten, das subkutane Fettgewebe und die Fettfaszie werden zu gleichen Teilen separiert, um später einen gleichmäßigen Wundverschluss zu ermöglichen. Präparation auf den M. pectoralis major.

Bei **subpektoraler** Augmentation (▶ Abb. 3.5) werden die Muskelfasern in Höhe der Inzision elektrochirurgisch durchtrennt. Die so geschaffene Lücke am unteren Muskelrand nimmt den Zeigefinger des Operateurs auf, der durch stumpfes Beiseiteschieben den in seiner Größe präoperativ festgelegten Raum unter dem Muskel ablöst. Widerstände werden unter guter Sicht eines Lichthakens elektrisch durchtrennt. Die interkostale Innervation wird nicht durchtrennt, sondern nach lateral verschoben, um die Sensibilität des Mamillen-Areola-Komplexes (MAK) zu erhalten. Die Umschlagfalte liegt in der Regel kaudal der unteren Pektoraliskante und wird, wie vorgezeichnet, subkutan präpariert.

Bei **präpektoraler** Augmentation erfolgt die Präparation der Implantathöhle auf der Muskeloberfläche und wiederum genau in den Grenzen der auf der Haut vorher festgelegten Brustbasis oder deren Korrekturen.

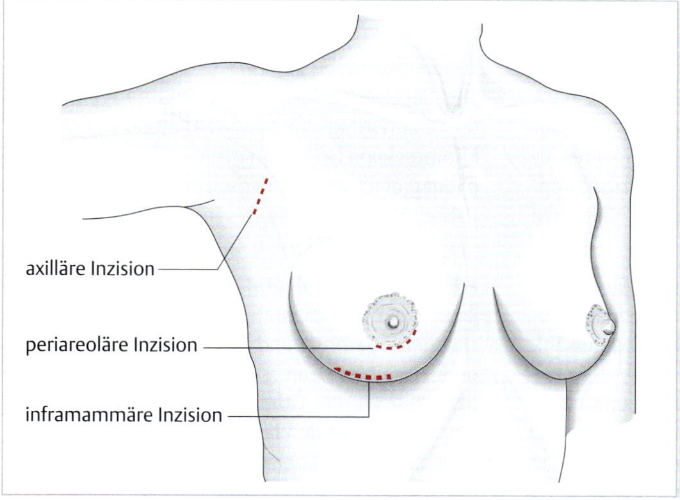

Abb. 3.4 Axillärer, periareolärer und inframammärer Zugangsweg für Implantation.

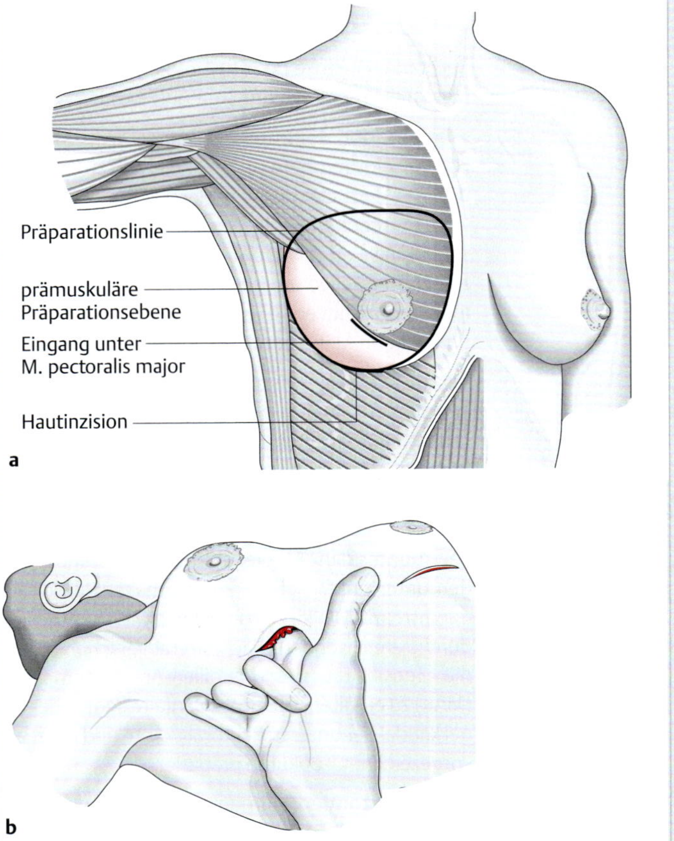

Abb. 3.5 Subpektorale Präparation der Implantationsloge.

► **Wahl des Implantates.** 3 Faktoren sind wichtig bei der Implantatauswahl: die Basisdimensionen der Brust, d. h. querer und vertikaler Basisdurchmesser; die Elastizität des Brustgewebes bzw. der Haut; die Entfernung zwischen der Umschlagfalte der Brust und der Mamille unter Zug. Sind Haut bzw. das Brustgewebe straff, wird weniger Implantatvolumen eingebracht werden können als bei lockerem Gewebemantel. Je mehr an Brustparenchym vorhanden ist, desto kleiner fällt die Volumenauswahl aus.

Größe und Form des Implantates orientieren sich am Durchmesser der Brust und der benötigten Projektion. Probeimplantate in der Form des gewählten Implantattyps werden vorübergehend eingelegt, um die gewählte Implantatgröße und -form zu überprüfen. Die Patientin wird hierzu aufgesetzt. Das Implantat muss der Loge entsprechen, um eine Stauchung des Implantates mit Faltenbildung oder ein Verrutschen bei zu großer Loge zu vermeiden. Polyurethanbeschichtete Implantate zeigen eine geringe Tendenz zur Dislokation aufgrund eines erhöhten Reibungskoeffizienten und des Einwachsens von Bindegewebe in den Schaumstoff der Oberfläche. Bei texturierten Implantaten ist nur bei gröberer Texturierung eine gewisse Haftung zu erwarten. Mitunter kann bei texturierten Implantaten die Ausbildung einer inneren Kapsel, der sog. Kapsel in der Kapsel, die Oberfläche des Implantates so glätten, dass dieses wie in einem Kugellager rotiert.

► **Einlage des Implantates.** Vor der Implantateinlage wird die Implantatloge sorgfältig auf Bluttrockenheit überprüft und mit einer desinfizierenden oder antibiotischen Lösung gespült. Der Operateur überprüft vor der Öffnung der Originalverpackung des Implantates den Inhalt anhand des Aufklebers, denn eine Resterilisierung irrtümlich entnommener Implantate ist nicht möglich. Das Implantat soll so wenig wie möglich berührt werden und wird in der intakten Sterilverpackung dem Operateur gereicht. Nach dem Öffnen der inneren Verpackung verbleibt das Implantat in seiner Schale und es wird z. B. Taurolin 6% oder verdünntes Povidon Jod zugeführt, um die Oberfläche zu spülen und von eventuellen Produktionsrückständen zu säubern.

Der Operateur entnimmt nach Handschuhwechsel das Implantat der Plastikschale und schiebt es in die Einführhilfe, falls diese der Originalverpackung beiliegt und vorher mit einem sterilen Gleitmittel – z. B. Instillagel – lubrifiziert wurde. Die Verwendung der sog. Einführhilfe nach Dolsky ermöglicht eine Implantation ohne Hautkontakt mit dem Implantat bei der Einführung in die Operationshöhle. Das Implantat liegt am proximalen Ende der Einführhilfe, welche um etwa 1 – 2 cm umgeschlagen in die Operationshöhle eingeführt wird. Hierbei liegt die Wand der Plastikhülle dem Implantat durch mehrfache Drehung des distalen Endes straff an. In einer kombinierten Bewegung von Druck auf das Implantat in Richtung OP-Höhle und vorsichtigem Straffziehen der Einführhilfe wird dann das Implantat schonend eingeführt. Nach Positionierung des Implantats wird die Einführhilfe entfernt und auf Vollständigkeit überprüft. Falls eine solche Einführhilfe nicht zur Verfügung steht, sollte die Schnittregion der Haut, die mit dem Implantat in Berührung kommen könnte, mit einer sterilen Tegaderm-Folie abgedeckt werden. Abschließend wird das Implantat auf korrekte Lage überprüft, etwaige Falten werden korrigiert und ausgestrichen. Ferner Überprüfung von gutem Implantatsitz und Symmetrie nach Aufsetzen der Patientin.

▶ **Naht.** Erst danach kann die Wunde dreischichtig vernäht werden (monofiles resorbierbares Nahtmaterial, z. B. Biosyn):

- subkutanes Fettgewebe mit Einzelknopfnähten (2/0, 3/0),
- Korium der Haut mit Einzelknopfnähten (4/0) oder fortlaufend; Oberhaut intrakutan fortlaufend (4/0,5/0)

Bei der Einlage des endgültigen Implantates wichtig:

- sorgfältige Blutstillung, dann ist Verzicht auf Drainage möglich. Merke: Blutreste werden mit der Ausbildung einer Kapselfibrose in Zusammenhang gebracht.
- Spülung von Wundhöhle und Implantat mit desinfizierender Lösung, z. B. Taurolin Ringer 0,5%
- Berührung des Implantats so wenig wie möglich und nur durch den Operateur. **Cave:** Biofilm
- Handschuhwechsel vor der Handhabung des Implantats
- Kontrolle des Implantates auf Unversehrtheit
- Einlage des Implantates mit steriler Einführhilfe (z. B. nach Dolsky oder Tegaderm-Abdeckung)
- Kontrolle von korrekter Implantatlage und Symmetrie mit Aufsetzen der Patientin
- Verband: Steristrip oder Dermabondkleber, evtl. fixierender Pflasterverband mit Micropore 2,5 cm breit, fixierender Büstenhalter und – sehr wichtig bei Verzicht auf Drain: Druckverband z. B. mit Lohmann-Permanentbinde, für 24 Stunden

Merke **M!**

- Verletzung der subkutanen Fettschicht, Stufenbildung am Brustansatz bei dünner subkutaner Fettschicht ≤ 1,5 cm, instabiler kranialer Implantatrand. Dann Sicherung evtl. durch Netzfixation, azelluläre Dermis (ADM) oder Faszie oder muskulären Streifen.
- Bei axillärem Zugang ist eine Endoskopie notwendig. Beschichtete Implantate eignen sich aufgrund des hohen Reibungskoeffizienten nicht für diese Technik.
- Implantate > 400 ml Volumen haben eine höhere Komplikationsrate als kleinere Implantate.

▶ **Probleme und deren Lösung bzw. Prävention.** Zu **hoher Implantatsitz** bei transaxillärer subpektoraler Augmentation → sorgfältige Ablösung der kaudalen Fasern des M. pectoralis major unter endoskopischer Sicht

Doppelkontur im Bereich der Umschlagfalte, sog. Double-bubble → subkutane Platzierung des Implantates mit Lösung fester Bindegewebs- und Muskelfasern oder submuskuläre Implantation und Ablösung des Drüsenkörpers bis etwa Mamillenhöhe

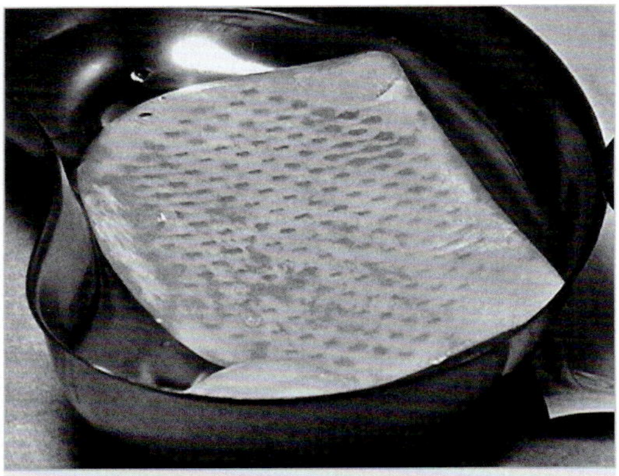

Abb. 3.6 Azelluläre Dermis – fötale Rinderdermis Surgimend® – im Kochsalzbad (NaCl 0,99 %).

Faltenbildung (sog. Wrinkling) durch mangelnde Gewebeabdeckung des Implantats → bei präpektoraler Implantatlage Konversion der Loge nach subpektoral. Alternative bei Verschleiß einer abdeckenden Gewebeschicht, z. B. geschwundenes subkutanes Fettgewebe bei lange anhaltendem Druck infolge schwerer Kapselfibrose, Einschwenken eines endoskopisch präparierten Latissimus-dorsi-Muskellappens oder moderner: Abdeckung durch azelluläre Dermis (ADM), z. B. Surgimend® PRS.

Ptose 2. und 3. Grades: Eine Augmentationsmastopexie gilt als eine der schwierigsten Operationen in der ästhetischen Chirurgie. Grundsätzlich werden hierbei zwei verschiedenartige Operationsschritte miteinander kombiniert, die auch unterschiedliche Zielsetzungen haben: auf der einen Seite die Vergrößerung der Brust, auf der anderen die Rekonstruktion einer Formveränderung. Es gibt Argumente dafür, zuerst die Mastopexie durchzuführen und dann in einem zweiten Eingriff die Implantateinlage. Wichtig ist es, das erneute Abgleiten der Brustdrüse über das fixierte Implantatlager hinweg im Voraus einzuplanen und damit ein stabiles Gleichgewicht der einzelnen Gewebekomponenten zu schaffen. Ist ein einzeitiges Vorgehen geplant, wird zunächst das angestrebte Volumen durch die Implantateinlage erreicht, dann die Brust geformt und danach die überschüssige Haut reseziert.

- **leichte Ptose:** präoperativ Markierung der angestrebten Mamillenposition auf der Mittelachse. Da grundsätzlich die Durchblutung von kranial her angestrebt wird und eine Geweberesektion kaudal, nämlich dort, wohin das Gewebe abgerutscht ist, wird die Inzision am kaudalen Areolarand vorgenommen, die Ebene des Implantatlagers aufgesucht und ein Sizer eingelegt. Nun kann die notwendige Formung durch Resektion oder Gewebeverschiebung erfolgen und die zu resezierende Haut markiert werden, in der Regel durch alleinige periareoläre Schnittführung bei einer MAK-BUF-Distanz von 6 – 8 cm.
- **stärkere Ptose:** periareoläre und vertikale Schnittführung, evtl. mit Resektion kaudal durchhängender Partien, wobei eine gute kaudale Unterstützung bzw. Abdeckung des Implantates wichtig ist.
- **schwere Ptose:** z. B. bei starker Gewichtsreduktion, u. U. Querresektion in der Umschlagfalte erforderlich, um die Streckenlänge zwischen MAK und BUF zu begrenzen.

▸ **Komplikationen.**

Kapselfibrose: Vermeidung von subklinischen Infektionen (Biofilm), Seromen und Hämatomen bei der Implantateinlage

Biofilm: entsteht bei der Handhabung der Implantate durch Abrasion von Zellmaterial und Keimbesiedlung. Daher „No touch"- oder „Minimal touch"-Techniken bei der Implantateinlage, Verwendung von Einführhilfen, Tegaderm, angemessene antimikrobielle Prophylaxe und Spülungen von Implantathöhle und Implantat, peinlich exakte Blutstillung

Implantatruptur (Silikonbleeding): Verwendung von modernen, dickwandigen sog. Barrier-Implantaten, vorsichtiges Handling der Implantate bei der Einlage mit der Vermeidung von scharfen und kantigen Gegenständen. Keine punktuelle starke Druckerhöhung der Implantatwand z. B. durch „bohrenden Finger"

Dislokation des Implantates: exakte Präparation der erforderlichen Implantatloge unter Beachtung des Durchmessers

Merke M!

Polyurethanbeschichtete Implantate haben eine niedrigere Kapselfibroserate als andere Oberflächen.

▸ **Postoperative Behandlung.**

- sonografische Kontrolle zum Ausschluss eines Hämatoms oder Seroms in den ersten 4 Wochen nach der Operation
- Punktion größerer Serome unter Ultraschallkontrolle und sterilen Bedingungen
- frühzeitige Revision eines Hämatoms
- körperliche Schonung von 4 Wochen postoperativ mit Vermeidung häufigen Anhebens der Arme über die Schulterhöhe
- Follow-up: jährlich mit Palpation und Ultraschall, Mammografie und/oder MRT der Brust je nach Erfordernis der allgemeinen Vorsorge

3.1.1 Revisionsoperation – sekundäre Augmentationsplastik – Implantatwechsel

▸ **Indikation.**

- Implantatversagen (Ruptur, Dislokation etc.)
- Kapselfibrose
- Weichteilprobleme
- Symmastie
- Unzufriedenheit der Patientin mit dem ästhetischen Ergebnis, z. B. Implantatgröße

▸ **Problematik.** Die Interaktion zwischen dem Brustimplantat und dem umgebenden Weichteilgewebe der Brust kann einen Gewebeschwund des Weichteilmantels zur Folge haben, so z. B. durch Druck einer Kapselfibrose, oder eine Überdehnung durch Gewicht, schwere kochsalzgefüllte Implantate (sog. Wasserhammereffekt) und somit eine Ausdünnung des Weichteilmantels bewirken. Daher haben Beschränkung des Implantatgewichts und die Fixierung des Implantats mit Hilfe der Polyurethanbeschichtung eine prophylaktische Bedeutung.

Moderne Hilfsmittel zur Verbesserung des Weichteilmantels sind die azelluläre Dermis (ADM) und die subdermale Injektion von Eigenfett (Lipofilling). Hierdurch ist der Einsatz von Lappenplastiken, wie der Latissimus-dorsi-Lappen, in den Hintergrund getreten.

▸ **ADM.** Ein aus menschlichem oder tierischem Hautmaterial gewonnener Gewebeersatz, aus dem sämtliche Zellen oder virale Infektionsträger und Antigene entfernt wurden. Besteht aus einem Gewebegerüst, das vom Gastgewebe durchwachsen und inkorporiert wird. Die angebotenen Materialien haben unterschiedliche Verträglichkeiten. Sie sollten steril sein, Kollagen Typ 1 und Typ 3 enthalten für eine gute Zugbelastbarkeit bzw. eine rasche Einheilung, keine künstliche chemische Vernetzung aufweisen und möglichst keine postoperative Irritation verursachen („red breast syndrome").

▸ **Lipofilling.** Die Injektion von Eigenfett zum Defektausgleich oder zur Verbesserung des Weichteilmantels ist in der plastischen Chirurgie seit Jahrzehnten in Gebrauch, galt aber als unzuverlässig infolge Resorption. Verbesserungen der Technik der Fettgewinnung, Aufarbeitung und Reinjektion haben zu besseren Ergebnissen geführt. Offenbar führen die Stammzellen, sog. Präadipozyten, zum längeren Überleben von injiziertem Fett und einer verbesserten Angiogenese in geschädigtem Gewebe.

3.1.2 Operative Technik verschiedener Indikationen

▸ **Implantatversagen.** Bei Ruptur und nicht kohäsivem Gel oder unklarer Gelkonsistenz möglichst komplette Kapsulektomie in toto mit dem defektem Implantat, um eine Silikonausbreitung im Wundgebiet zu verhindern. Bei eingeengtem Implantatlager mit abgerundeten Übergängen auf der Thoraxwand muss die Ausdehnung des Implantatlagers entsprechend den Dimensionen des neuen Implantates aufpräpariert werden.

▸ **Kapselfibrose.** Der überhöhte Druck einer Kapselfibrose auf das umgebende Gewebe führt zu einem Gewebeschwund dort. Daher ist eine zeitnahe operative Korrektur notwendig, wobei die Kapsel möglichst komplett entfernt werden sollte, abgesehen von solchen Partien, an denen das umgebende Weichteilgewebe zu ausgedünnt ist. In diesem Fall kann die Verwendung von ADM erwogen werden zur Verbesserung der Abdeckschicht und zur Prävention einer erneuten Kapselfibrose. (Es gibt Hinweise in der Literatur, dass im Bereich der ADM keine erneute Kapselfibrose auftritt.) Auf jeden Fall muss die ADM auf eine gut durchblutete Fläche aufgenäht werden. Bei der Implantatoberfläche ist die Polyurethanbeschichtung zu bevorzugen.

▶ **Weichteilprobleme.** Insuffiziente Weichteilabdeckung über einem Implantat kann durch ADM und Lipofilling verbessert werden. Dadurch können Perforationen und Faltenbildung verhindert werden. Unter Umständen kann ein mehrzeitiges Vorgehen sinnvoll sein, d.h. das Lipofilling wird erst nach Einwachsen der ADM durchgeführt.

▶ **Symmastie.** Korrektur durch ADM und/oder von der Thoraxwand hochpräpariertes Kapselgewebe.

3.2 Reduktionsplastiken

▶ **OP-Prinzip.** Verkleinerung und Formkorrektur einer oder beider weiblichen Brüste durch die Entfernung von Drüsengewebe und überschüssiger Haut.

▶ **Indikationen.**
- Hypertrophie der Brustdrüse mit/ohne Ptose
- Asymmetrie der Brüste mit Volumendifferenz
- onkoplastische Operationen im Rahmen einer brusterhaltenden Therapie

▶ **Kontraindikationen.**
- junge Mädchen mit noch nicht abgeschlossenem Brustwachstum
- akute Entzündung der Brustdrüse
- instabile psychische Situation – Probleme mit der sexuellen Identifikation
- unrealistische Erwartungshaltung

▶ **Aufklärung. Allgemeine Hinweise** zur Aufklärung:
- Bei der Reduktionsplastik handelt es sich in der Regel um einen elektiven Eingriff mit den entsprechenden Erfordernissen an die Aufklärung im Hinblick auf Umfang und Darstellung der möglichen Komplikationen wie z.B. die Mamillennekrose (siehe hierzu auch das Kapitel über die Augmentationsplastik).
- individuelle Beratung und Information vor Zeugen
- Erörterung personenbezogener Besonderheiten
- handschriftliche Skizzen und Aufzeichnungen
- Bildmaterial demonstrieren, gelungene und weniger gelungene Beispiele
- Hinweis auf Ablauf der Nachsorge und Folgeoperationen
- Fotodokumentation prä- und postoperativ
- zeitliche Distanz zur OP mit ausreichend Zeit, die Entscheidung zur Operation reifen zu lassen; schriftliche Einverständniserklärung spätestens am Vortag der Operation

Spezielle Patientenaufklärung:
- Abklärung der Motivation für die Operation und der medizinischen Gründe und Beschwerden
- Abklärung der Erwartungen der Patientin, z.B. der erwarteten Größe und Form der Brust
- Erörterung der entstehenden Narben (Es gibt narbensparende Verfahren!)
- Klärung der Kostenübernahme im Vorfeld. Die Krankenkassen sind immer seltener zur Kostenübernahme bereit. Die Brustsituation muss Krankheitswert haben, z.B. Gigantomastie mit Brustgewicht über 1500 g.
- ärztliches Attest oder Gutachten über die medizinische Indikation zum Eingriff
- Hinweis an die Patientin, dass evtl. Vorstellung beim Medizinischen Dienst der Krankenkassen (MdK) erforderlich ist mit der etwaigen Konsequenz, dass die Kosten für die Operation von der Patientin selbst getragen werden müssen.
- ausführliche Erörterung der geplanten Technik unter Berücksichtigung der Funktionserhaltung der Brust, z.B. Stillfähigkeit, Sensibilität

Merke **M!**

Es gibt **keine** Technik der Reduktion, die für alle Indikationen und Brüste geeignet ist.

▶ **OP-Planung.**
- körperliche Untersuchung
- **Problemanalyse:** Form, Größe, Haut- und Gewebequalität, Durchblutung der Brust und die Wünsche der Patientin sind für die Wahl der operativen Technik wichtig.
  - Größe und Position des MAK
  - Beurteilung der Ptose der Brust. Sie entscheidet darüber, über welche Strecke hinweg der MAK versetzt werden muss.
  - Vorhandensein einer Asymmetrie
  - Alter der Patientin
- **Wahl der Technik:** Der Operateur muss verschiedene Methoden der Brustreduktion beherrschen, die für die individuelle Problematik der Patientin geeignet sind.
  - **Verkleinerung der Brustdrüse**
    - **zentrale Stielung:** bei jungen Frauen mit Wunsch nach Funktionserhaltung, gute Vaskularisation, optimales Resektions-

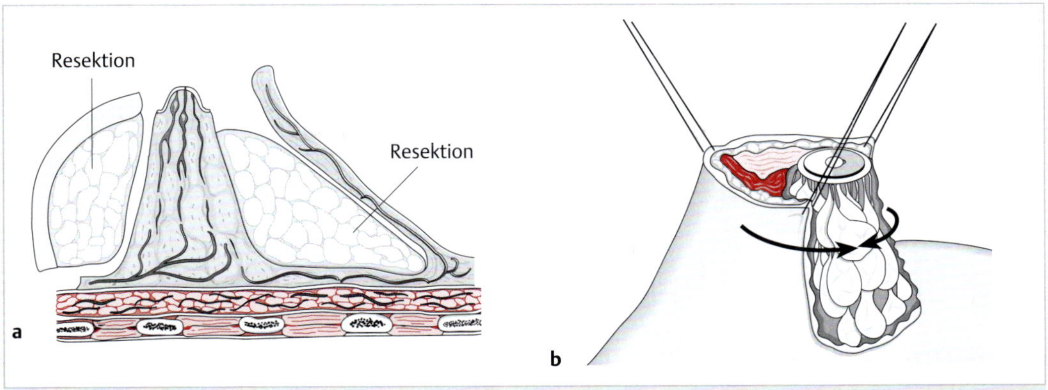

Abb. 3.7 Zentrale Stielung.

a Querschnitt mit Drüsenpyramide und den Resektionsarealen.
b Verschluss des reduzierten Hautmantels über der reduzierten Drüsenpyramide, klassisches Schnittbild.

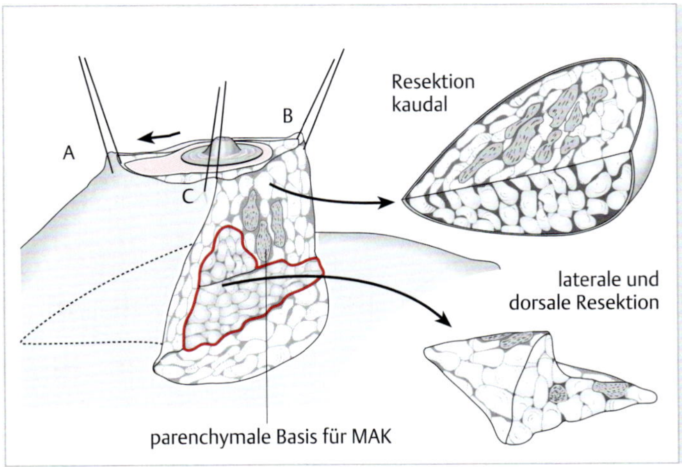

Abb. 3.8 Zentrosuperiore Stielung.

volumen: bis 50% des Brustgewichtes (▸ Abb. 3.7)

- **zentroinferiore Stielung:** Frauen mit Wunsch nach Funktionserhaltung, reduzierte Durchblutungsverhältnisse (z. B. starke Raucherinnen oder ältere Patientinnen in der Postmenopause), Reduktionsmenge > 50%, sehr vielseitig einsetzbar
- **zentrosuperiore Stielung:** Frauen jeden Alters mit leichter bis mittelgradiger Hyperplasie, elastischen, lockeren Gewebeverhältnissen, gut geeignet für die kontralaterale Symmetrisierung bei Brustrekonstruktion (▸ Abb. 3.8)
- **superiomediale Stielung:** prä- oder perimenopausale Frauen mit dichtem Drüsengewebe und geringer Mobilität des MAK, aber guter Blutzirkulation, große Resektionsvolumina (▸ Abb. 3.9)
- **freier Mamillentransfer:** postmenopausale Frauen mit großem Resektionsvolumen, fortgeschrittener Involution des Drüsenkörpers, reduzierter Durchblutung der Brust, große Distanz bei der Anhebung des MAK über 10 cm (▸ Abb. 3.10)

◦ **Verkleinerung des Hautmantels:** periareoläre Schnittführung (▸ Abb. 3.11 a und ▸ Abb. 3.11 b), perivertikale Schnittführung (▸ Abb. 3.11 c und ▸ Abb. 3.11 d), klassische modifizierte T-Schnittführung (▸ Abb. 3.11 e und ▸ Abb. 3.11 f) und klassische T-Schnittführung (▸ Abb. 3.11 g und ▸ Abb. 3.11 h)

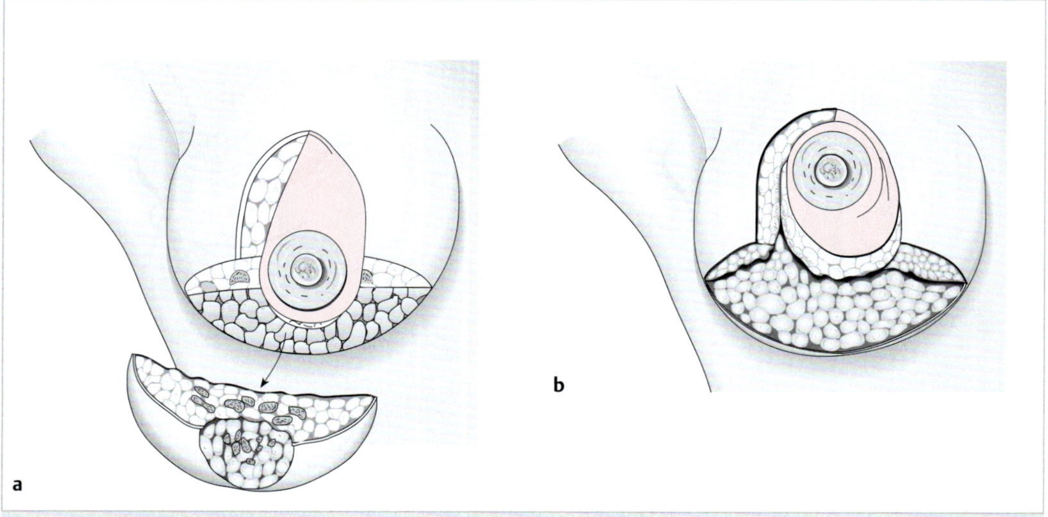

Abb. 3.9 Superiomediale Stielung.

a kaudale Resektion
b Hautverschluss

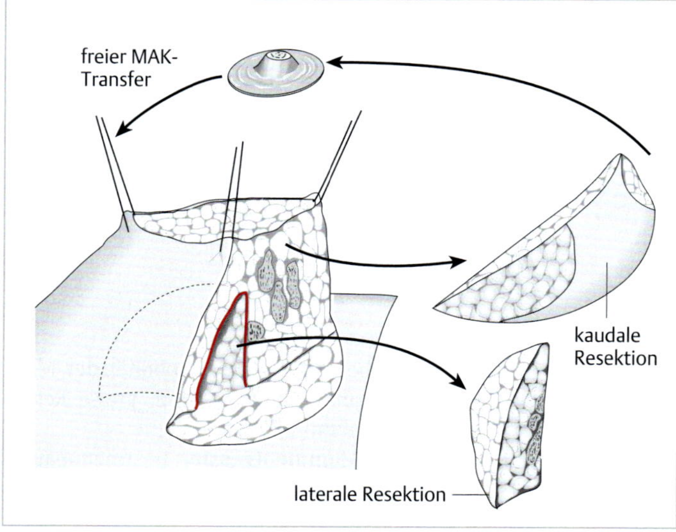

Abb. 3.10 Freier Mamillentransfer.

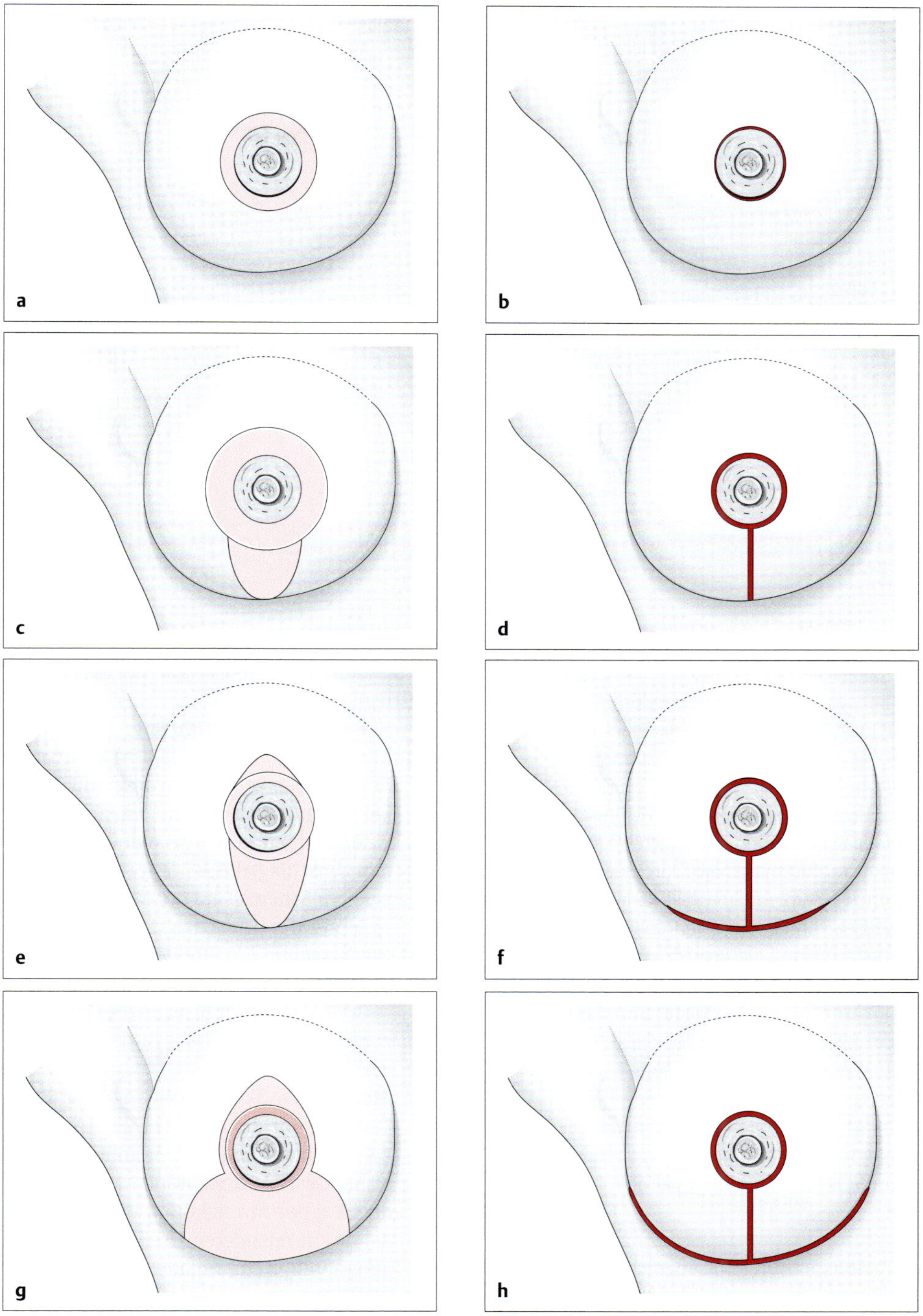

Abb. 3.11 Verkleinerung des Hautmantels.

a periareoläre Schnittführung
b periareoläre Schnittführung
c perivertikale Schnittführung
d perivertikale Schnittführung
e klassische modifizierte T-Schnittführung
f klassische modifizierte T-Schnittführung
g klassische T-Schnittführung
h klassische T-Schnittführung

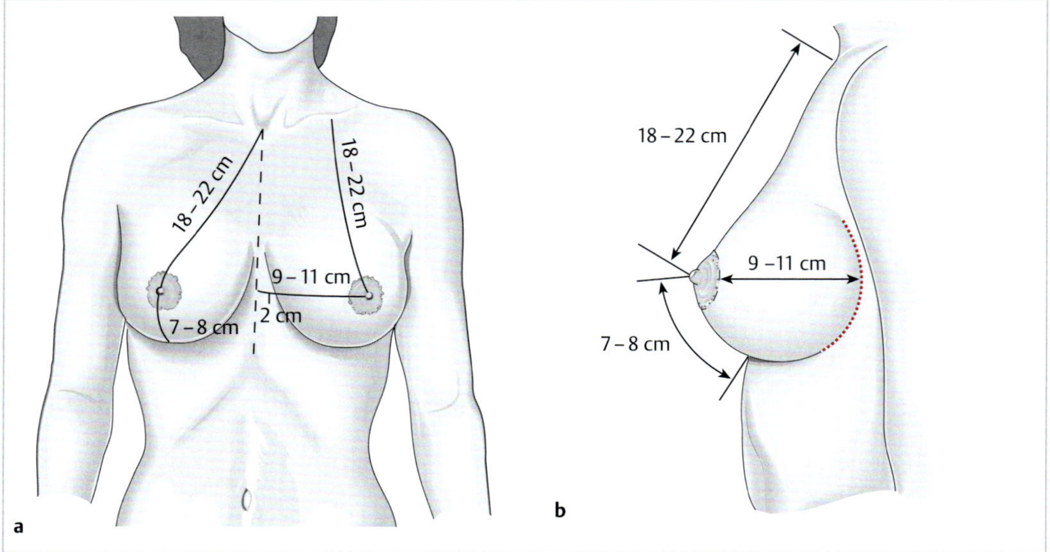

Abb. 3.12 Normalmaße der weiblichen Brust (Front- und Seitansicht).

> **Merke** M!
>
> - Narbensparende Verfahren bedürfen einer guten Qualität und Elastizität der Haut und bauen auf eine gute spontane Rückbildung eines Hautüberschusses.
> - Die alleinige periareoläre Schnittführung erfordert eine Limitierung der Hautresektion auf einen Hautring mit einem Durchmesser von maximal 10 cm. Anderenfalls kann die Projektion der zentralen Brust verloren gehen.
> - Bei der Ablösung der Brustdrüse von der Haut der unteren Brusthälfte bleibt dort ein größerer Hautmantel übrig als geplant. Bestehen Zweifel an der Rückbildungsfähigkeit dieses Hautsacks, sollte dieser Überschuss im Zuge der perivertikalen Technik verringert werden.
> - Grundsätzlich können alle Techniken der Drüsenkörperreduktion mit einer narbensparenden Hautreduktion kombiniert werden.

- **Operationsplanung** mit Anzeichnung im Stehen oder Sitzen. Präoperative Anzeichnung mit Markierung der Brustbasis inklusive der Umschlagfalte, der prästernalen thorakalen Mittellinie und der Mittellinie der Brust. Die Höhe der Umschlagfalten beider Brüste wird auf der Mittellinie des Thorax eingezeichnet. Bestimmung und Einzeichnen der neuen Position des MAK (oberer Rand der Areola) auf der Mittellinie der Brust.
  - **Klassische Schnittführung:** Die neue MAK-Markierung bildet die Spitze eines Dreiecks, dessen Schenkel ca. 8 cm lang sind. Die Schenkel verlaufen in einem leichten Bogen auf einer Linie, die, würde man sie in Richtung der Umschlagfalte verlängern, sich mit dem zweiten Schenkel auf der Mittellinie der Brust in Höhe der Umschlagfalte treffen würden. Die Basislinie des Dreiecks wird nach medial und lateral, unterstützt durch leichten waagerechten Zug an der Brust in die Gegenseite, bis zur Basislinie der Brust in der Umschlagfalte verlängert.
  - **Modifizierte Schnittführung:** sog. Freihand-Technik, um die Narbe in der Umschlagfalte zu verkürzen und dort Spannung und damit Nahtdehiszenz bzw. breite Narben zu vermeiden. Bei der Anzeichnung werden die Schenkel des gezeichneten Dreiecks über die oben genannten 8 cm hinaus verlängert und jeweils auf den Schnittpunkt der Medianlinie der Brust mit der Umschlagfalte geführt, womit eine den MAK umfahrende Ellipse als Schnittlinie gebildet wird (▶ Abb. 3.14).
  - **Narbensparende Schnittführung** (periareolär oder perivertikal): Einzeichnung eines

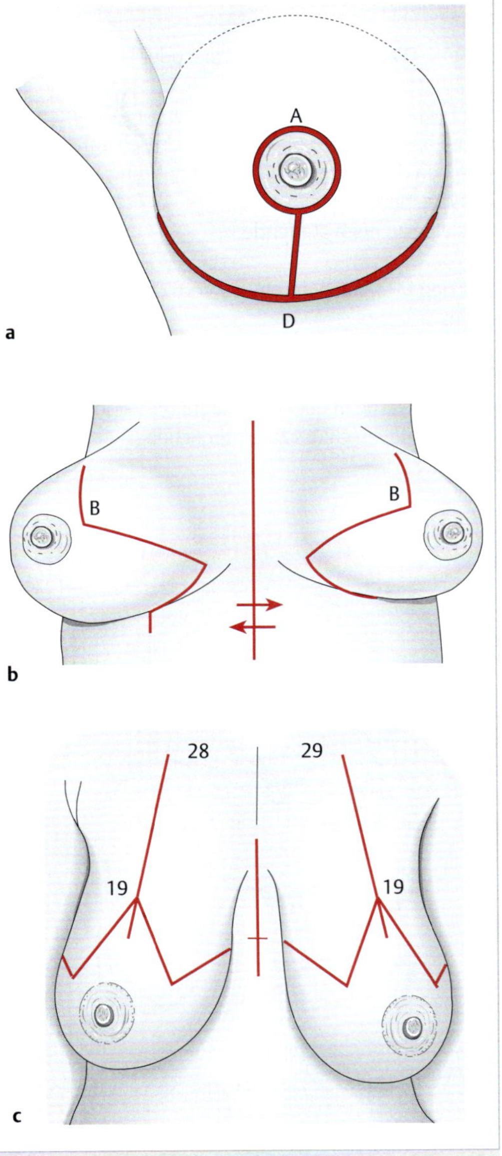

Abb. 3.13 Klassische Schnittführung.

a definitiver Narbenverlauf
b OP-Zeichnung im Liegen
c OP-Zeichnung im Stehen

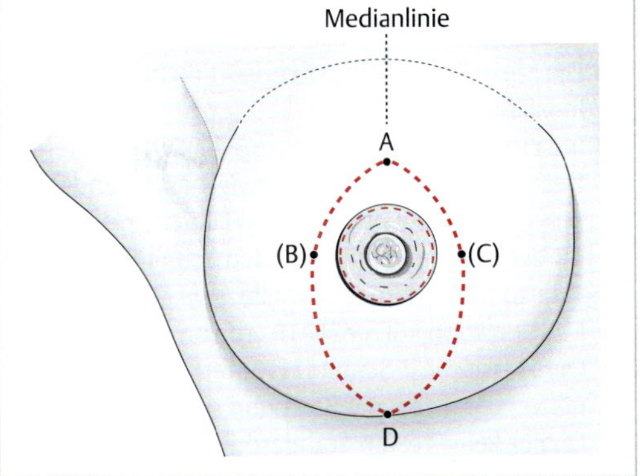

Abb. 3.14 Modifizierte Schnittführung: präoperative Anzeichnung.

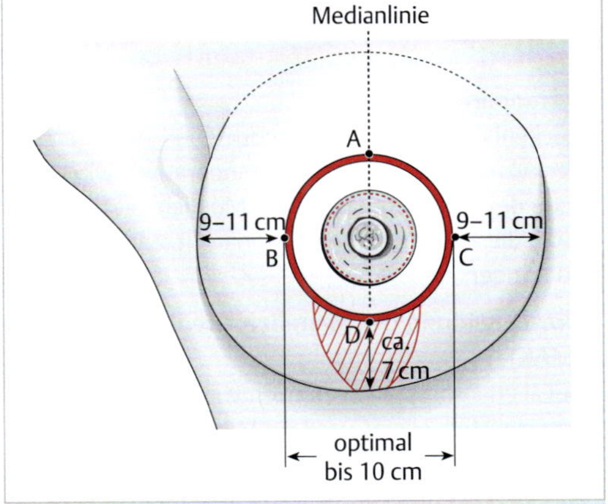

Abb. 3.15 Narbensparende periareoläre oder perivertikale Schnittführung.

Kreises bei runder Brust ohne Ptose oder eines senkrecht gestellten Ovals bei ptotischer Brust um den MAK, wobei der 12-Uhr-Punkt des Kreises durch den neu festgelegten MAK-Punkt verläuft. Der Durchmesser des Kreises hängt von der Menge der zu resezierenden Haut ab und liegt im Idealfall unter 10 cm. Ein größerer Durchmesser bedeutet ein höheres Aufkommen an periareolären Fältchen bei der plissierenden Verschlussnaht. Die Naht wird durch die Verwendung eines Quillfadens erleichtert. Die Medianlinie der Brust sollte durch die Mitte des Kreises führen. Der Abstand zwischen dem 6-Uhr-Punkt des Kreises und der Umschlagfalte beträgt 7 – 9 cm und kann ebenfalls durch einen Quillfaden mit Leichtigkeit verkürzt werden (▶ Abb. 3.15).

- Fotodokumentation

Merke M!

- Die Mittellinie der Brust verläuft nicht immer durch den MAK. Dieser kann nach medial oder lateral der Ideallinie liegen.
- Idealmaße der Brust (▶ Abb. 3.12): Der Abstand zwischen Fossa jugularis und dem oberen Areolarand bei frei hängender Brust sollte zwischen 18 und 22 cm betragen bzw. ca. 2 cm oberhalb der Umschlagfalte der Brust liegen. Bei der weiteren Hautschnittführung ist zwischen der klassischen T-Schnittführung und den moderneren narbensparenden Schnittführungen zu unterscheiden.
- Eine zu tief stehende Mamille ist leichter zu korrigieren als eine zu hoch stehende.
- MAK-Position kürzer als 16 cm von der Fossa jugularis!
- Der klassische T-Schnitt erweitert die Brustbasis und zieht den MAK nach unten, die vertikale Schnitttechnik verschmälert die Basis und schiebt den MAK nach oben.
- Es gibt keine festen Standarddistanzen für die Anzeichnung. Wichtiger sind die Proportionen, die Größe der Brust und das Körpergewicht.
- Die neue MAK-Linie entscheidet über die Qualität der späteren Narbe in der Umschlagfalte. Sie sollte nicht bogen- oder S-förmig verlaufen, um einen spannungsfreien Wundverschluss zu ermöglichen (▶ Abb. 3.13).

OP-Technik

Intraoperative Lagerung

Rückenlagerung mit symmetrischer Auslagerung der Arme um ca. 80°. Zur intraoperativen Überprüfung der Symmetrie muss die Möglichkeit gegeben sein, die Patientin in eine stabile sitzende Position zu bringen.

Umschneidung des Mamillen-Areola-Komplexes (MAK)

Bei allen Reduktionstechniken wird zuerst der MAK umschnitten. Hierzu wird ein Mamillenring benutzt: bevorzugter Durchmesser: ca. 4 cm (▶ Abb. 3.16). **Merke:** Durchmesser einige Millimeter größer wählen, falls größeres periareoläres Hautareal desepithelisiert werden soll (Vermeidung von Spannung), Haut bei der Impression mit dem Mamillenring nicht stark extendieren, MAK **nicht** unterminieren und niemals die Wundränder mit traumatisierenden Pinzetten greifen, sondern stets nur mit Wundhäkchen.

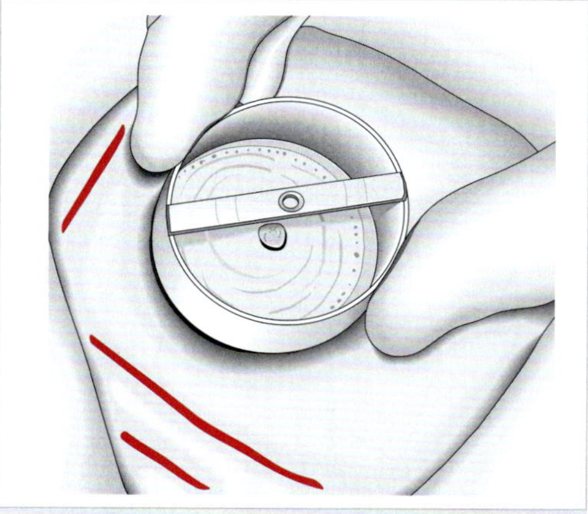

Abb. 3.16 Umschneidung des MAK mit einem Mamillenring.

Zentraler Drüsenstiel mit klassischem Schnittbild

▶ **Hautpräparation.** Zum Schutz vor einer Unterminierung erfolgt die periareoläre Desepithelisierung eines 2 cm breiten Hautstreifens. Danach werden die vorgezeichneten Schnittlinien inzidiert, die Freilegung des Drüsenkörpers kann beginnen. Die kraniale Hälfte der Brusthaut wird unter Schonung einer ca. 2 cm dicken subkutanen Fettschicht von der Brustdrüse abgelöst, am besten in der vorgegebenen Fettfaszie. Die Präparation endet ca. 2 cm in Distanz zur Thoraxwand zum Schutz der auf der Thoraxwand verlaufenden Gefäße.

▶ **Reduktion des Drüsenkörpers.** Die Drüsenpyramide wird zirkulär verkleinert, wobei die Resektionslinien wiederum in Distanz zur Thoraxwand auslaufen. Das Gros der Resektionsmenge wird in der Regel im oberen äußeren Quadranten gewonnen. **Merke:** Zuschneiden des Drüsenkörpers als Pyramide und nicht wie eine Sanduhr, Blutversorgung des MAK (▶ Abb. 3.17).

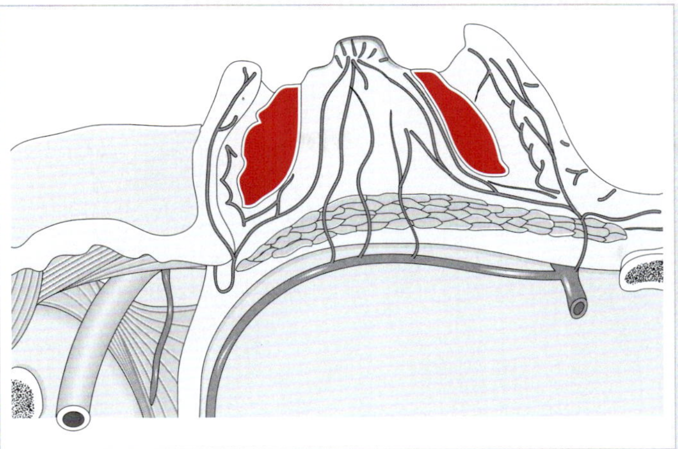

Abb. 3.17 Reduktion des Drüsenkörpers. Beachte pyramidenartige Form (nicht sanduhrförmig) und Blutversorgung.

▸ **Modellierung der Brust.** Das Gewebe nahe der vorderen Kante des M. latissimus dorsi wird durch kräftige PDS-Nähte (Stärke 1), einzeln oder fortlaufend, ventralisiert und an der Thoraxwand fixiert, um die Brustbasis zu verschmälern und seitlich abzustützen. Fixierung des MAK an der Resektionslinie der Haut in der Mittellinie mit einer Hautklammer, danach Abstecken der Haut in Höhe der Umschlagfalte (ebenfalls mit Hautklammern) von lateral nach medial unter vorsichtigem Plissieren der kranialen Resektionskante (i. d. R. länger als die kaudale Hautkante). Hierdurch kann die Narbenlänge in der Umschlagfalte kürzer gehalten werden; sie sollte auf keinen Fall lateral oder medial der Umschlagfalte sichtbar sein. Etwaiger Hautüberschuss kann in der Medianlinie reseziert werden.

▸ **Symmetrisierung der Brust.** Hierzu wird die Patientin aufgesetzt (möglichst um 90°), nur so können das Gefälle und die Symmetrie der Brust beurteilt werden. Symmetrisches Einzeichnen der MAK mit dem Mamillenring in gleicher Größe oder mit einem der Hautspannung angemessenen Durchmesser. Der markierte Hautring wird ausgeschnitten, der MAK durchgezogen, eingepasst und mit intrakorealen Einzelknopfnähten eines resorbierbaren monofilen Fadens (z. B. 4/0 Biosyn) fixiert. Endgültiger Hautverschluss intrakutan (z. B. 5/0 Biosyn) fortlaufend oder besser mit einem fortlaufenden Quillfaden. Die übrigen Schnitte werden ebenfalls in gleicher Weise vernäht.

▸ **Drainage.** Fakultativ Jackson-Pratt- oder Redon-Drainage. Liegezeit einige Tage bis Förderleistung < 50 ml/24 h.

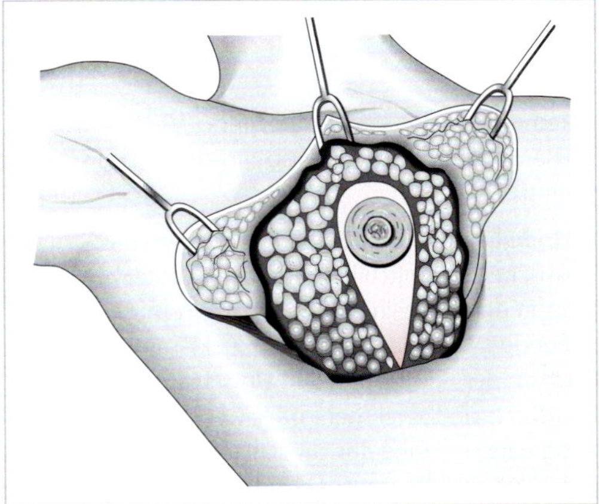

Abb. 3.18 Modifiziertes Schnittbild: Freilegen des Drüsenkörpers.

▸ **Verband.** Topischer Hautkleber (Dermabond®) oder Steristrip 2,5 cm breit und formender Pflasterverband mit Micropore 2,5 cm. Spezieller Reduktionsbüstenhalter (z. B. postoperatives Bustier der Fa. Polytech).

Zentraler Drüsenstiel mit modifiziertem Schnittbild

▸ **Hautpräparation.** Umschneidung des MAK und periareoläre Desepithelisierung wie oben geschildert. Umschneidung der vorgezeichneten Hautspindel und zirkuläres Freilegen des Drüsenkörpers in geschilderter Distanz zu Haut und Thoraxwand: beginnend medial, danach lateral und kranial (▸ Abb. 3.18).

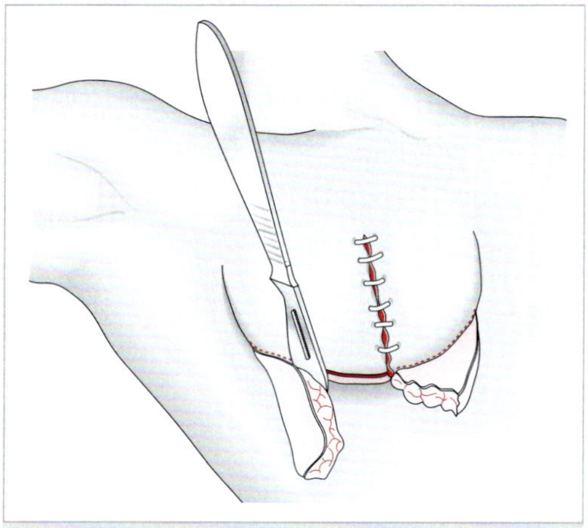

Abb. 3.19 Modellierung der Brust, Resektion von überschüssiger Haut in der Umschlagfalte.

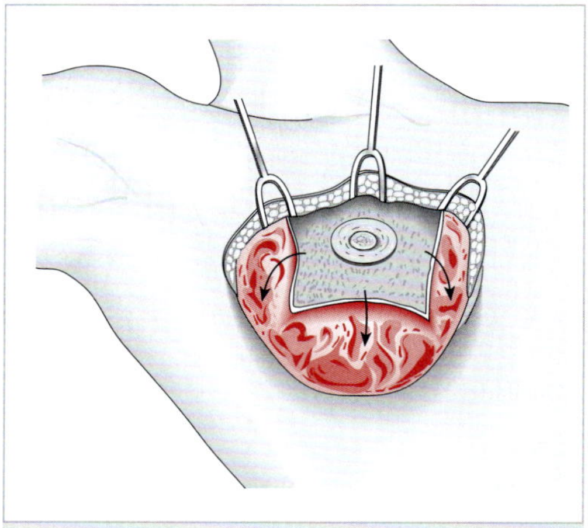

Abb. 3.20 Präparation und Fixation von deepithelisierter periareolärer Haut zum inneren BH.

► **Reduktion des Drüsenkörpers.** Vorgehen zur Drüsenkörperreduktion wie beim klassischen Schnittbild.

► **Modellierung der Brust.** Im Unterschied zum klassischen Schnittbild vertikales Abstecken der Haut in der Mittellinie über ca. 10 cm mit vorübergehenden Hautklammern. Der geklammerte Steg wird in der Mittellinie der Umschlagfalte fixiert. Hierdurch sind zwei mehr oder weniger große sog. „Dog ears" in Höhe der Umschlagfalte entstanden, deren kaudale Begrenzung in Höhe der Umschlagfalte inzidiert wird. Die dadurch entstandenen „Frackschöße" werden in Höhe der Umschlagfalte reseziert, was einen spannungsfreien Verschluss der Wunde und in der Regel auch eine Verkürzung der Narbe dort im Gegensatz zum klassischen T-Schnitt erlaubt (► Abb. 3.19). Der weitere operative Ablauf bleibt wie beim klassischen Schnittbild.

► **Drainage.** Fakultativ Jackson-Pratt-Drainage. Liegezeit einige Tage bis Förderleistung < 50 ml/24 h.

► **Verband.** Topischer Hautkleber (Dermabond) oder Steristrip 2,5 cm breit und formender Pflasterverband mit Micropore 2,5 cm. Spezieller Reduktionsbüstenhalter (z. B. Bustier der Fa. Polytech).

Zentraler Drüsenstiel mit narbensparender (periareolärer) Schnittführung

► **Hautpräparation.** Umschneidung des MAK und des eingezeichneten äußeren periareolären Rings, der anschließend deepithelisiert wird. Zirkuläres Freilegen des Drüsenkörpers in geschilderter Distanz zu Haut und Thoraxwand, beginnend medial, danach lateral und kranial.

► **Reduktion des Drüsenkörpers.** Vorgehen wie beim klassischen Schnittbild, wobei zur Vorbereitung des sog. „inneren BH" die periareoläre deepithelisierte Haut vom Drüsengewebe vorsichtig bis in 2 cm Sicherheitsdistanz zum MAK abpräpariert wird.

► **Modellierung der Brust.** Es ist hilfreich, den reduzierten Drüsenkörper mit Einzelknopfnähten (1/0 – 2/0, Biosyn bzw. PDS) zu formen und an der Thoraxwand – besonders kranial und medial – zu fixieren, wobei durchaus eine Überkorrektur sinnvoll ist. Hierbei wird der sog. „innere BH" über dem geformten Drüsenkörper ausgebreitet und mit den gleichen Fäden fixiert (► Abb. 3.20). Auf diese Weise kann der anfallende Hautüberschuss besser eingeschätzt und der Hautmantel am verkleinerten MAK mit vorübergehenden Klammern in allen 4 Richtungen symmetrisch fixiert werden.

- Bei elastischer Haut wird sich ein mäßiger Hautüberschuss der geformten Unterlage entsprechend zurückbilden. Eine vorübergehende periareoläre Faltenbildung regeneriert sich in der Regel über Wochen und Monate spontan.
- Der größere äußere Hautring wird durch eine sog. „Purse-string"-Naht mit Gore-Faden (CV 3–4) und gerader Nadel gerafft, um eine Spannung durch Zug an der weicheren Areolahaut aufzufangen. Im Übrigen typische Areolaeinnaht mit Intrakoreal- und Intrakutannaht, Letztere mit Quillfaden (Monoderm 3 × 0).

►**Drainage.** Fakultativ Jackson-Pratt- oder Redon-Drainage. Liegezeit einige Tage bis Förderleistung < 50 ml/24 h.

►**Verband.** Topischer Verbandkleber oder Steristrip 2,5 cm breit und – bei narbensparender Technik mit faltenbildendem Hautüberschuss besonders wichtig – **formender Pflasterverband mit Micropore 2,5 cm**. Spezieller Reduktionsbüstenhalter (s. o.).

Zentraler Drüsenstiel mit narbensparender (perivertikaler) Schnittführung

►**Hautpräparation, Reduktion des Drüsenkörpers.** Hautpräparation und Reduktion des Drüsenkörpers werden wie bei der periareolären Technik vorgenommen. Im Zuge der Drüsenkörperpräparation kann die vertikale Haut- bzw. Drüsenkörperpräparation en bloc erfolgen und damit die Präparation vereinfachen.

►**Modellierung der Brust.** Formen und Fixieren des reduzierten Drüsenkörpers wie bei der periareolären Technik. Die zusätzliche Resektion von Haut an der unteren Brusthälfte erfolgt unter folgenden Überlegungen: Zur Formung der Brust ist die zentrale Resektion von so viel Haut notwendig, dass ein periareolärer Ring mit einem Durchmesser größer als 10 cm entsteht, was eine zu große Spannung periareolär und eine starke Fältelung der Haut mit sich brächte. Durch die vertikale Nachresektion wird dieser Ring verkleinert und die untere Brusthälfte gestrafft, die Brust erhält die typische konische Form (► Abb. 3.21).

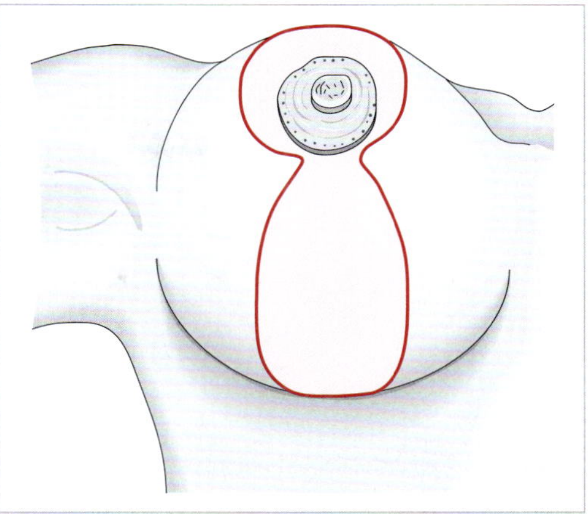

Abb. 3.21 Schnittmuster der perivertikalen Reduktionsplastik.

Der Hautüberschuss der unteren Brusthälfte wird in der Mittellinie der Brust mit Hautklammern gerafft, d. h. der überschüssige Hautteil eingestülpt von der Areola bis zur Umschlagfalte. Auf beiden Seiten wird symmetrisch vorgegangen, die Symmetrie im Sitzen überprüft. Erst danach Resektion der markierten Hautareale und erneutes Abklammern der Brüste. Der periareoläre Hautverschluss erfolgt wie bei der periareolären Technik mit Gore-„Purse-string"-Naht. Der zusätzliche vertikale Schnitt ist häufig länger als die gewünschten 7 cm und endet oberhalb der Umschlagfalte. Zur Verkürzung dieser Schnittlinie sind Fettresektion am kaudalen Pol und die Raffung mit einem Quillfaden hilfreich.

►**Verschluss, Drainage, Verband.**

- Fettgewebe am kaudalen Schnittpol weitgehend entfernen
- Raffung des kaudalen abgerundeten Wundpols durch eine ca. 6 cm lange halbkreisförmige Tabaksbeutelnaht mit Biosyn (2/0–3/0)
- fortlaufende Intrakorealnaht mit 4/0 Biosyn, mit welcher der vertikale Schnitt auf die gewünschte Länge von 7 cm verkürzt wird
- endgültiger Hautverschluss mit 5/0 Biosyn-Intrakutannaht, besser Quillfaden und Verband mit einem topischen Hautkleber
- alternativ mit einem fortlaufenden Quillfaden und Verband mit einem topischen Hautkleber (► Abb. 3.22)

Drainage und Verband wie bei periareolärer Technik beschrieben.

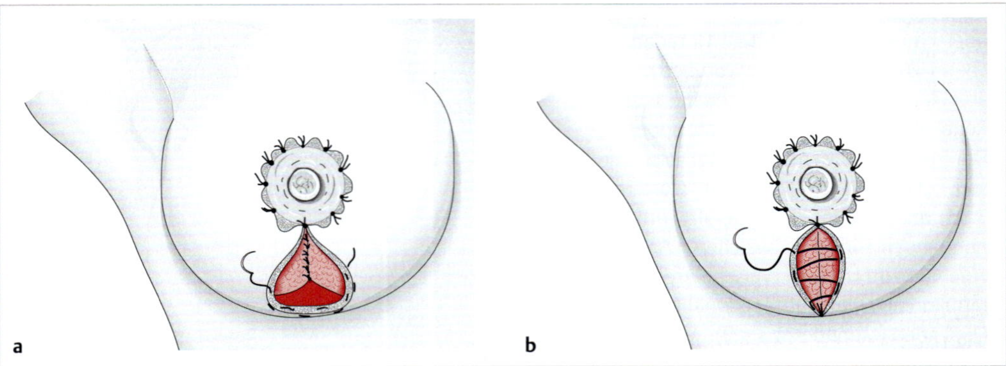

Abb. 3.22 Perivertikale Reduktionsplastik: raffende, senkrechte, intrakoreale Naht und Hautverschluss.

Zentroinferiore Drüsenstielung

Diese Technik stellt eine Variation der zentralen Drüsenstielung dar, die mit allen oben genannten Hautschnitttechniken kombiniert werden kann. In diesem Falle wird ein 5 – 7 cm breiter deepithelisierter Steg vom MAK zur Umschlagfalte belassen, um die Blutversorgung des MAK zu optimieren. Die Gewebebrücke kann von darunterliegendem Fettgewebe befreit oder als solider Block präpariert werden (▶ Abb. 3.23).

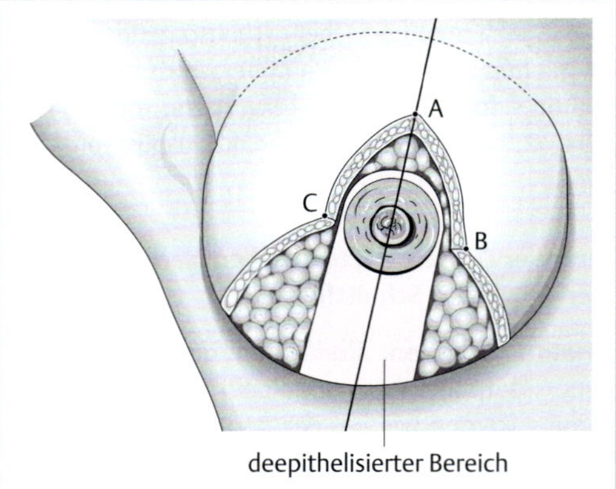

Abb. 3.23 Zentroinferiore Drüsenstielung.

Zentrosuperiore Drüsenstielung

Die Resektion von Drüsengewebe erfolgt vornehmlich kaudal und lateral. Im Falle einer klassischen Schnittführung der Haut kann die kaudale Resektion horizontal ohne gesonderte Deepithelisierung der Haut durchgeführt werden, wobei anschließend die Brustdrüse vom M. pectoralis major abgelöst wird und der obere äußere Quadrant retrograd reseziert wird. Hierdurch erreicht man eine Verschmälerung der Brustsilhouette. Der ausgeschnittene MAK wird an der Spitze des deepithelisierten periareolären Dreiecks fixiert, die Haut darüber senkrecht mit vorläufigen Klammern verschlossen. Das Hautfenster für die Areola wird in Symmetrie zur kontralateralen Seite in entsprechender Größe ausgeschnitten. Sollte die Mobilität des MAK bei der Verschiebung nach kranial erschwert sein, kann an der unteren Zirkumferenz und im Bereich der Spitze eine Inzision der Dermis erfolgen, ohne die Blutversorgung zu gefährden.

Superiomediale Drüsenstielung

Variante der zentrosuperioren Stielung im Falle der Notwendigkeit, den MAK über eine größere Distanz zu verschieben. Der deepithelisierte Gefäßstiel zur Versorgung des MAK setzt am medialen Schenkel des periareolären Dreiecks bei kompletter Durchtrennung der Verbindung zum lateralen Schenkel an. Auch wird der mediale Schenkel kaudal ca. 1 cm inzidiert, um die laterokraniale Rotation des MAK und den späteren Wundverschluss zu erleichtern. Sorgfalt ist auf die Schonung der subkutanen Gefäße des MAK-Stiels und einen spannungsfreien Einsatz in das zukünftige Gewebsbett zu verwenden. Die mediale Stielung gilt als sehr sicher, was die Blutversorgung betrifft.

Freier Mamillentransfer

- **Vorteile:**
  - großvolumige Reduktion möglich
  - minimale Unterminierung
  - schnellere Abheilung
- **Nachteile:**
  - Abflachen der Mamille
  - Depigmentierung möglich
  - Sensibilitätsverlust
  - Funktionsverlust (Laktation)

Der freie Mamillentransfer erlaubt die großzügige Resektion von Brustgewebe, ohne Rücksicht auf die Ernährung des MAK nehmen zu müssen. Eine frei als Hauttransplantat verpflanzte Mamille heilt auf dem neuen Gewebesockel nahezu zu 100% ein. Eine überschießende Vernarbung mit Verdickung des MAK-Sockels ist selten. Zu Beginn der Reduktion kann bei breit ausladender fettreicher Brust durch eine Standard-Lipoaspiration die Brust im Bereich der Thoraxwand und der lateralen Partien entleert und verschmälert werden.

► **Hautpräparation.** Klassisches Schnittbild, von dem aus nach Abtragen des MAK die gesamte untere umschnittene Brusthälfte reseziert werden kann. Gewebe vom oberen äußeren Quadranten kann vom gleichen Schnitt aus entfernt werden, wobei auf die Erhaltung einer zentralen Brustmasse geachtet werden muss, um die natürliche Projektion einer Brust zu bewahren. Dies gelingt am besten, wenn die Schnittrichtung senkrecht in Richtung Thoraxwand geführt wird.

► **Modellierung der Brust.** Die Schnittlinien werden von lateral bzw. medial zur Brustmitte zunächst mit Hautklammern abgesteckt, überschüssige Haut kann hierbei in der Mittellinie markiert und reseziert werden. Nach Aufsetzen der Patientin werden die Mamillenpositionen bestimmt, in gleicher Größe wie das MAK-Transplantat eingezeichnet sowie oberflächlich umschnitten und deepithelisiert. Die MAK-Transplantate werden jeweils mit Einzelknopf-Haltefäden, z. B. Vicryl rapid 4/0 5/0, angenäht (ca. 16 Haltefäden, die später den Drucktupfer fixieren sollen). Um ein Ankleben des Drucktupfers zu vermeiden, wird eine Fettgaze (z. B. Jelonet) unterlegt. Der Tupfer wird nach ca. 1 Woche entfernt.

► **Probleme und deren Lösung. Breite Narben** haben mehrere vermeidbare Ursachen:

- **Nikotinabusus:** Auswirkungen können mit dem Aussetzen des Rauchens wenigstens 3 Wochen vor der Operation günstig beeinflusst werden. Auch über die Operationszeit hinweg und 6 Wochen danach gilt ein strenges Rauchverbot.
- **Spannung auf den Wundrändern:** kann durch entsprechende präoperative Planung mit sparsamer bzw. individuell angepasster Hautreduktion und besonders durch Freihandverfahren vermieden werden. So wird z. B. bei der modifizierten Schnitttechnik die Querresektion in Höhe der Umschlagfalte streng nach dem aktuellen Bedarf und erst nach der Reduktion der Brustdrüse vorgenommen. Die quer verlaufende Narbe in der BUF bei dem T-Schnitt wandert häufig aus der BUF heraus nach kranial und wird dadurch sichtbarer. Diese Wanderung kann durch die exakte Markierung der BUF präoperativ im Stehen und deren sorgfältige intraoperative Beachtung minimiert werden.
- **ungeeignetes Fadenmaterial:** nur monofile Fäden verwenden, da geflochtenes Fadenmaterial mehr Gewebereaktionen verursacht. Auf der Hautebene feines Fadenmaterial (4/0 – 5/0, langsam resorbierbar). Die Fäden müssen zur Prophylaxe einer Hautperforation geschmeidig sein. In der Tiefe können zur Fixation auch nicht resorbierbare Fäden (0 oder 2/0) verwendet werden.
- **nicht sichere Nahttechnik:** Um ein Auseinanderweichen der Wundränder zu verhindern, muss der Wundverschluss fest und in mehreren Schichten erfolgen. Zunächst muss das unterliegende Drüsengewebe in sich ruhen und geformt sein. Diese Nähte können mit einer monofilen resorbierbaren 2/0-Naht durchgeführt werden. Eine gesonderte Naht des subkutanen Fettgewebes ist in der Regel nicht erforderlich. Das Korium wird fest mit einer fortlaufenden monofilen 4/0-Naht, z. B. Biosyn adaptiert. Einzelknopfnähte an der Oberfläche werden umgekehrt gelegt, sodass die Knoten und die ganz kurz am Knoten abgeschnittenen Fäden nach unten (von

der Haut abgewendet) liegen. Den Abschluss bildet eine fortlaufende 4/0- oder 5/0-Intrakutannaht oder, besser, eine fortlaufende und verkürzende 3/0-Quillnaht (Monoderm) mit anschließender topischer Hautverklebung (Dermabond Kleber).

Dog ears: Die Verlängerung der Narben in der Umschlagfalte der Brust durch Ausschneiden eines „Dog ear" können vermieden werden, indem dieses subkutan „entfettet" wird, entweder durch scharfe Exzision des Fettes oder besser durch Lipoaspiration (insb. bei Fortsetzung der Umschlagfalte auf Thoraxwand). Asymmetrien, die beim Abklammern der Brust noch vorhanden sind, und Fettansammlungen im Randbereich der Brust können ebenfalls – besonders bei fettreichem Drüsenkörper – durch Lipoaspiration gut kontrollierbar ausgeglichen werden.

Asymmetrie: Die Symmetrie ist für eine gelungene Reduktionsplastik essenziell. Brustreduktionen können grundsätzlich „à deux équipes" vorgenommen werden, was aber nur bei einem sehr gut eingespielten Team sinnvoll ist. Die besten Ergebnisse werden erzielt, wenn eine Brust als Vorlage geformt und dann erst die kontralaterale Seite angegangen wird. Optimale Formung und Symmetrie erfordern das Aufsetzen der Patientin um 90°. Ein entsprechender OP-Tisch mit dieser Option ist unverzichtbar. Das Gleiche gilt für die Lagerung und die Fixierung von Kopf und Armen.

Verstärkte Blutungsneigung: Die Patientin sollte bei der Terminvereinbarung zur Operation darauf hingewiesen werden, 4 Wochen vor der Operation kein ASS oder Vitamin E einzunehmen. Regelmäßig eingenommenes Ibuprofen kann einen ähnlichen blutungssteigernden Effekt haben. Auch die prämenstruelle Phase und die ersten Tage der Menstruation sind aus diesem Grund zu vermeiden.

▸ Komplikationen. Mamillennekrose

- **Prävention:** sorgfältige präoperative Planung, Wahl der geeigneten Stielung: bei einer MAK-Verschiebung von > 10 cm die alternative Erwägung zur Durchführung eines freien Mamillentransfers. Sollten sich intraoperativ Durchblutungsstörungen oder starke venöse Stauungszeichen am MAK zeigen, sollte von der gestielten MAK-Verschiebung auf den freien Transfer übergegangen werden.
- **Therapie:** grundsätzlich defensiv abwartend, nur sparsame Nekrosenabtragung, da sich häufig vieles unter konservativer Therapie erholen kann. Enzymatische oder hydrogelassistierte Wundreinigung, hydrozellulärer antimikrobieller Wundverband; bei größerem Defekt: Vakuumverband. Nach spontaner Ausheilung Rekonstruktion.

Hautnekrosen: Vermeidung der Präparation von Hautlappen < 2 cm Dicke, Vorsicht bei der Elektrokoagulation unter der Haut, vorsichtiger Umgang mit den Wundrändern, keine quetschende Manipulation in diesem Bereich, z. B. Fassen des Wundrandes mit der Pinzette.

Infektion mit/ohne Abszessbildung.

- **Prävention:** perioperative Antibiose mit einem Cephalosporin der 1. Generation
- **Therapie:** Antibiose je nach Antibiogramm
- **Abszessbildung:** typische Inzisionsbehandlung, möglichst im Hautspaltenverlauf mit großzügiger Eröffnung und ggf. einer Gegeninzision. Intraoperative Spülung mit Taurolin oder verdünnter Betaisodona-Lösung, sorgfältige Eröffnung aller Abszessmembranen. Tägliche Spülung mit Kochsalz. Zur Wundreinigung Instillation von Hydrogel z. B. IntraSite Gel, oder Betaisodona-Salbe o. Ä.

▸ Postoperative Behandlung.

- Belassen des am Ende der Operation aufgetragenen topischen Hautklebers für ca. 3 – 4 Wochen.
- alternativ: Entlastung der Narben und Formen der Brust mit einem Pflasterverband für möglichst 3 – 4 Monate mit Micropore 2,5 cm
- hydrozellulärer Wundverband bei Wundreizungen und nässenden Wundabschnitten; für diese Zeit Aussetzen des Abklebens mit Micropore in dem betroffenen Bereich
- bei allgemeinen Hautreizungen infolge Micropore vorübergehendes Aussetzen des Abklebens
- Tragen eines Reduktionsbüstenhalters (postoperativ Bustier) für 3 Monate Tag und Nacht; für weitere 3 Monate Tragen eines straffen Sport-BHs tagsüber
- kein Fadenzug (lediglich Abschneidung überstehender Fadenenden oder hervorstehender Knoten in Hautniveau)
- fakultative Anwendung von silikonhaltigen Narbenverbänden oder Gelen über ca. 2 Monate;

nicht beginnen, bevor die Wunde geschlossen und komplett abgetrocknet ist
- sonografische Kontrolle zum Ausschluss eines Hämatoms oder Seroms in den ersten 4 Wochen postoperativ
- Punktion größerer Serome unter Ultraschallkontrolle und sterilen Bedingungen
- frühzeitige Revision eines größeren Hämatoms
- körperliche Schonung von 4–6 Wochen postoperativ mit Vermeidung häufigen Anhebens der Arme über die Schulterhöhe
- Follow-up: jährlich mit Palpation und Ultraschall; Mammografie je nach Erfordernis der allgemeinen Vorsorge

3.3 TRAM-Lappen zur Brustrekonstruktion

▸ **OP-Prinzip.** Brustrekonstruktion mit Eigengewebe (TRAM-Lappen = Transversus-rectus-abdominis-Muskellappen). Vorteile einer TRAM-Rekonstruktion:
- gut kalkulierbares und formbares Eigengewebe
- sehr gute Symmetrie (in der Regel keine kontralaterale Angleichung notwendig)
- sehr stabiles Langzeitergebnis
- niedrige Komplikationsrate (bei guter Technik und erfahrenem Operateur)

▸ **Indikationen.**
- Volumenersatz im Rahmen einer hautsparenden Mastektomie (Sofortrekonstruktion)
- Ersatz von Fettgewebe und Haut im Rahmen einer Intervallrekonstruktion, besonders bei vorgeschädigtem ortsständigem Gewebe
- Defektdeckung bei ausgedehnten Resektionsflächen im Thoraxwandbereich
- Zustand nach Halsted-Mastektomie
- Ablehnung der Verwendung von Silikonimplantaten durch die Patientin
- besondere Eignung einer Patientin und Präferenz gegenüber anderen rekonstruktiven Methoden aus folgenden Gründen:
  - Gewebeüberschuss an der Bauchdecke, z.B. nach Schwangerschaft
  - Probleme mit Implantaten
  - Rezidiv nach brusterhaltender Therapie

▸ **Kontraindikationen.**
- **Absolute:**
  - ausgedehnte Narbenfelder an der Bauchdecke
  - Zustand nach Bauchdeckenplastik
  - schwerer Nikotinabusus
  - ausgedehnte Fettschürze
  - generalisierte Gefäßerkrankungen
  - unerfahrener Operateur
- **Relative:**
  - Adipositas
  - Alter über 70 Jahre
  - psychische Instabilität
  - Nikotinanamnese
  - erhöhtes Thromboembolierisiko
  - schwache Bauchdeckenmuskulatur

▸ **Patientenaufklärung.**
- strenges Rauchverbot 3 Wochen vor und 6 Wochen nach der OP
- Gefahr des Gewebeuntergangs am transplantierten Lappen
- Gefahr der Bauchdeckenhernie oder Schwächung der Bauchdecke
- Notwendigkeit der postoperativen Bauchdeckengymnastik (isometrische Übungen)
- Vermeidung von Hitzeeinwirkung, starker Sonneneinstrahlung auf die TRAM-Brust wegen Verbrennungsgefahr
- Möglichkeit einer Eigenblutspende, da u.U. ein größerer Blutverlust möglich

▸ **OP-Planung.**
- sorgfältige Patientenauswahl
- **Defektanalyse:** Verlauf der Mastektomienarbe und die Hautqualität der Thoraxwand sind wichtig für die Wahl der Schnittführung sowie die Bestimmung der Areale an Haut, die entfernt werden müssen, um einen möglichst ästhetisch gelungenen Einsatz des Transferlappens zu gewährleisten. Hautareale mit fraglicher Zukunft, z.B. Radioderm, sollten durch Haut von der Bauchdecke ersetzt werden.
  - **Narben im abdominellen Bereich:**
    - Kocher-Narbe (Z.n. Cholezystektomie): führt meist zu einer Atrophie des M. rectus abdominis in diesem Bereich mit Verschluss der dortigen epigastrischen Gefäße. **Abhilfe:** kontralaterale Stielung oder freier Gewebstransfer.
    - Appendektomienarbe o.Ä.: Das Gewebe lateral der Narbe auf der dem Versorgungsgefäß abgewandten Seite ist un-

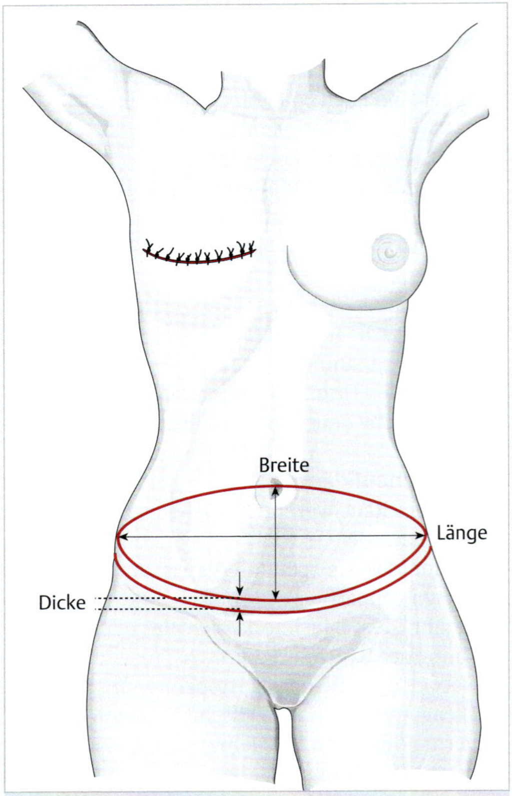

Abb. 3.24 TRAM: Berechnung des Lappengewichts.

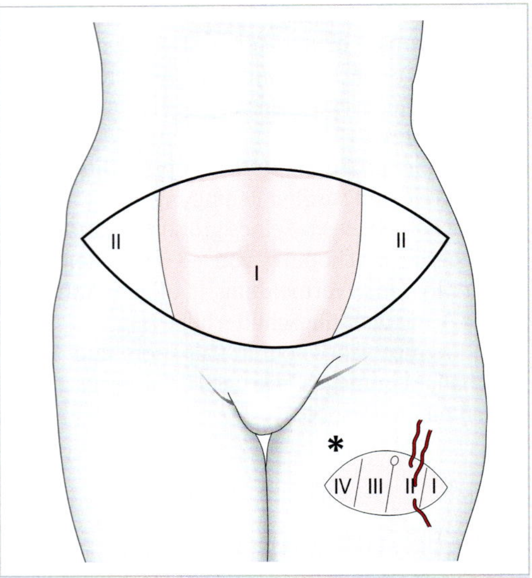

Abb. 3.25 Doppelstieliger TRAM-Lappen. Die Areale über den Gefäßen (Zone I) sind am besten durchblutet. Bei nur einem Gefäßstiel (*) reduziert sich die Durchblutungssituation entsprechend.

sicher, sollte nur in Ausnahmefällen und nach Überprüfung einer ausreichenden Durchblutung verwendet werden.
- medianer Unterbauchlängsschnitt: Beide TRAM-Hälften sind für sich überlebensfähig; Kollateralen über die Narbe hinweg auf die kontralaterale Seite sind fragwürdig.
- Querschnitt nach Pfannenstiel: unproblematisch

  ◦ Wie viel Gewebe und Haut werden benötigt, um eine symmetrische Brust zu erzielen? Ist genügend Gewebe vorhanden für eine bilaterale Rekonstruktion? Sollte eine prophylaktische Mastektomie kontralateral durchgeführt werden (familiäre Belastung, BRCA, lobuläres Karzinom, Mikrokalzifikationen)

- Analyse des Spenderareals: Narben, Durchblutung, Dicke der Fettschicht (Cave > 5 cm Dicke), Auffinden der sicheren Gewebsareale

Merke **M!**

- Mithilfe einer Formel kann das ungefähre Lappengewicht berechnet werden: Lappenlänge × Breite × Dicke × 0,8 (▸ Abb. 3.24).
- Die am besten durchbluteten Areale des TRAM-Lappens liegen über den Perforatoren und fallen unter die sog. Zone I. Die Nachbarregionen der gleichen Seite (Zone II) weisen eine etwas geringere Durchblutungssicherheit auf mit zunehmender Entfernung. Jenseits der Mittellinie bei nur einem Gefäßstiel beginnt die Zone III mit einer fragwürdigen Sicherheit (▸ Abb. 3.25).

- Wahl der TRAM-Technik in Hinblick auf benötigte Gewebemenge, Risikosituation, anatomische Gegebenheiten, Vorschalten eines sog. „Delays“. Der Operateur sollte verschiedene Techniken der TRAM-Rekonstruktion beherrschen.
  - ◦ gestielter TRAM: einstielig, ipsi- oder kontralateral bzw. doppelstielig, ein- oder beidseitig
  - ◦ freier TRAM
  - ◦ Perforatorlappen, DIEP

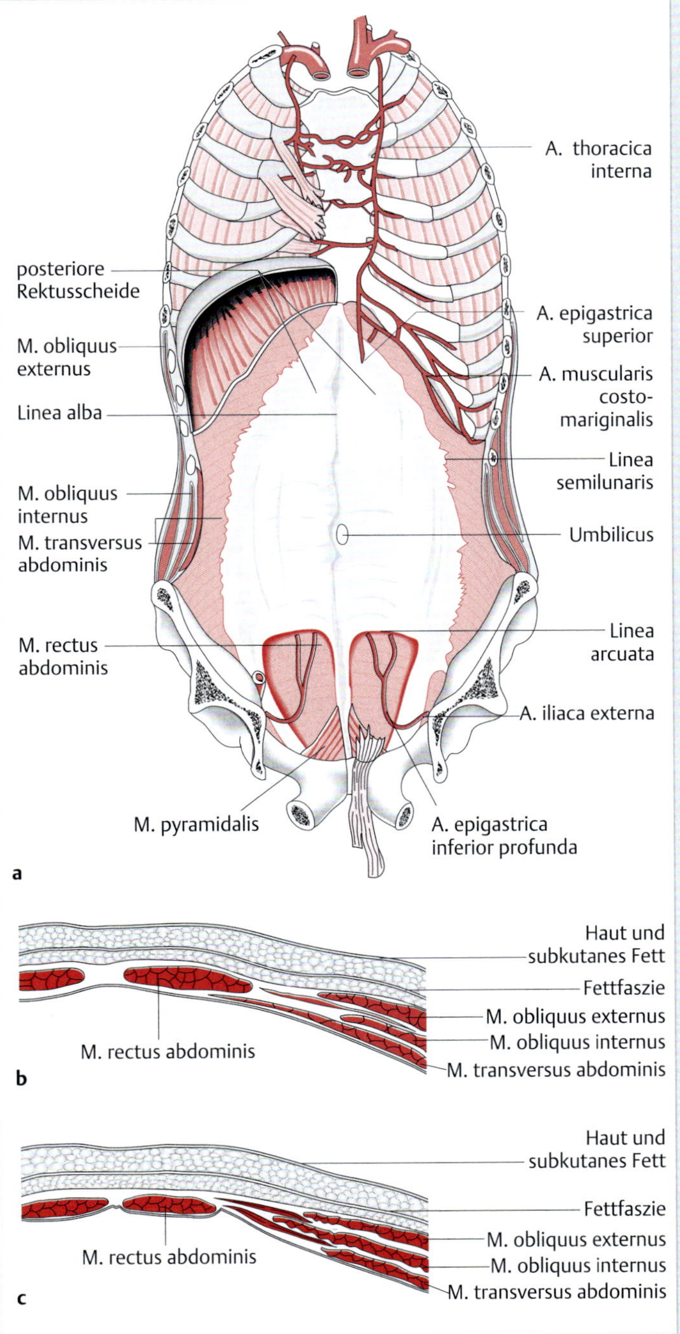

Abb. 3.26 Anatomie der Bauchdecke.

a Frontalansicht
b Querschnitt oberhalb des Bauchnabels
c Querschnitt unterhalb der Linea arcuata

- Genaue Kenntnisse über die Anatomie der Bauchdecke und die Lokalisation von Gefäßen und Perforatoren sind essenziell (▸ Abb. 3.26).
  - Für die Stabilität der Bauchdecke sind 5 Muskelpaare und die Bindegewebsstrukturen der Linea alba und der Linea semilunaris verantwortlich.
  - Die untere Hälfte der Bauchdecke wird von den inferioren epigastrischen Gefäßen versorgt. Diese Tatsache macht sich der freie

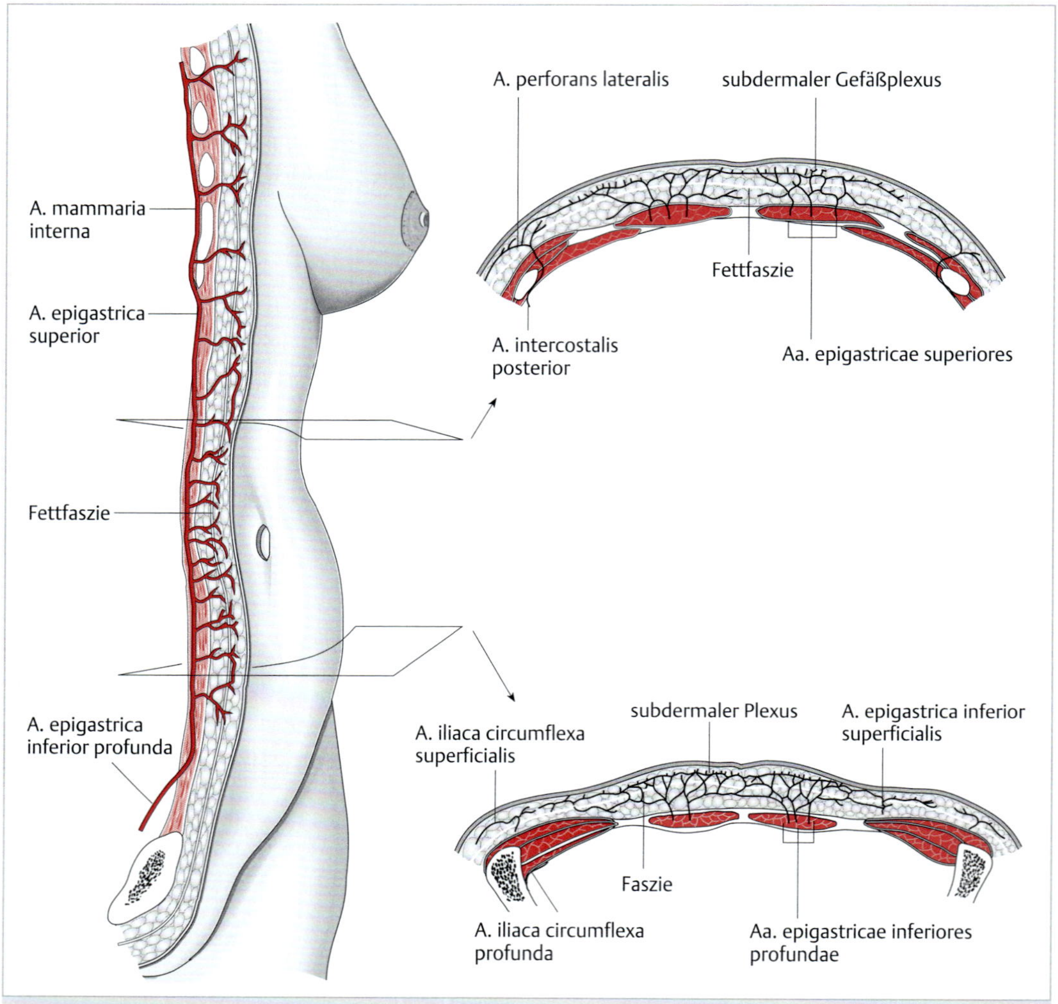

Abb. 3.27 Gefäßversorgung der Bauchschnitte (Lateralansicht mit Querschnitten ober- und unterhalb des Bauchnabels).

TRAM zunutze, der über eine Gefäßanastomose die abgetrennten Aa. und Vv. epigastricae inferiores mit einem Gefäß im Thoraxbereich verbindet.

- ○ Beim gestielten TRAM wird die Gefäßversorgung auf die A. epigastrica superior umgestellt, was in der Regel ohne Probleme verläuft, aber im venösen Schenkel verzögert ablaufen kann, da die Entstehung einer Insuffizienz der venösen Klappen Voraussetzung für den venösen Abfluss ist.
- ○ An dieser Stelle kommt der Algorithmus des sog. „Delays" zum Tragen.
- ○ Die Verbindung von der tiefen A. epigastrica superior zum Fettgewebe und der Haut des gestielten Lappens läuft über die Perforatoren der epigastrischen Arkade in der Rektusmuskulatur (► Abb. 3.27).

- Operationsplanung mit Anzeichnen im Stehen
- Fotodokumentation

OP-Technik

► **Intraoperative Lagerung.** Rückenlagerung mit symmetrischer Auslagerung der Arme um ca. 80°. Zur intraoperativen Überprüfung der Symmetrie muss die Möglichkeit gegeben sein, die Patientin in eine stabile sitzende Position zu bringen. Zur Entlastung der Bauchdecke beim Verschluss der Schnittränder ist ein Anwinkeln der Beine sinnvoll, hier ist die sog. „Saunalagerung" hilfreich.

Bis zum Abschluss der Rekonstruktion der inneren Bauchdecke sollte die Patientin flach gelagert bleiben, danach beim Verschließen der äußeren Bauchdecke ist eine Anhebung des Oberbauches bzw. der Oberschenkel hilfreich.

► **Arbeiten mit zwei Operationsteams.** Um die Operationszeit abzukürzen, können weite Passagen des Eingriffs parallel mit 2 Teams vorgenommen werden.

- Bei Sofortrekonstruktion Durchführung der Mastektomie/Axilladissektion parallel zur Präparation des TRAM-Lappens an der unteren Bauchdecke
- Rekonstruktion der Brust und Verschluss der Bauchdecke
- Präparation der Empfängergefäße beim freien TRAM

► **Arbeitsstil.** Durchweg ist während der gesamten Operation gewebeschonendes, gewebeeinsparendes und blutarmes Operieren angezeigt. Für die Ablösung der Bauchdecke sollte ein Hochfrequenzschneidegerät, am besten in Verbindung mit Argongas, verwendet werden. Haut und unmittelbare Nachbarschaft von wichtigen Perforatoren sollten aber schonend mit Skalpell oder Schere präpariert werden, um thermische Schäden zu vermeiden. Blutungen sollten mit der bipolaren Pinzette unverzüglich gestillt werden, denn bei der großen Wundfläche einer TRAM-Präparation muss sonst mit einem beträchtlichen Blutverlust und als Konsequenz mit Bluttransfusionen gerechnet werden. Für die Muskel- bzw. Gefäßpräparation ist eine bipolare Schere hilfreich, zumal eine Überwärmung des Muskelgewebes zu einem Gefäßspasmus im Versorgungsbereich führen kann.

Gestielter TRAM-Lappen (sog. MS2-TRAM) – einstielige Variante

► **Lappenpräparation.** Die kraniale Begrenzung des TRAM-Lappens muss in Nabelhöhe liegen oder darüber, um möglichst viele Perforatoren der periumbilikalen Arkade für die Versorgung des Lappens zu erhalten. Die kaudale Begrenzung sollte aus ästhetischen Gründen in der Schamhaargrenze suprasymphysär liegen, sofern die Position des Nabels dies erlaubt. Bei lockerem Gewebeüberschuss an der unteren Bauchdecke kann die kraniale Begrenzung des Lappens nach supraumbilikal verschoben werden, wodurch weitere Perforatoren für den Lappen gewonnen werden können. Ist die Bauchdecke straff oder die Position des Nabels relativ hoch, wird u.U. die kaudale Lappenbegrenzung weiter nach kranial wandern müssen: eine Narbenführung, die in der Regel bei der 2. Phase der Brustrekonstruktion abgesenkt werden kann. Die kraniale Umschneidung des Lappens wird nach oben (vom Lappen weg) angeschrägt, um mehr Fettgewebe und zusätzliche Perforatoren mit einzubeziehen, aber ohne den oberen Hautrand zu unterminieren. Am kaudalen Rand verläuft die Schnittrichtung senkrecht auf die Faszie (► Abb. 3.28 a, b).

Die obere Bauchdecke wird bis ca. 2 cm oberhalb des Rippenbogens von der Faszie abgelöst, nach kranial hin spitzbogig zulaufend, um die von lateral einsprossenden Nerven und Gefäße so weit wie möglich zu schonen und damit die manchmal postoperativ so als störend empfundene Anästhesie der Bauchdecke zu vermindern (► Abb. 3.28 c, d).

Anschließend werden die Lappenspitzen bds. von der Seite her präparierend bis hin zur lateralen Perforatorenreihe angehoben. Das kaudale Lappendrittel wird von der unteren Schnittkante aus ebenfalls bis in die Höhe der Linea arcuata abgelöst. Der Nabel muss elliptisch umschnitten und vorsichtig ausgelöst werden. Die Schnittlinie liegt am Rand der Nabelgrube.

Verwendung eines kleinen scharfen Skalpells Nr. 11 oder eine kleine, kräftige Schere. Die periumbilikale Haut ist fester als die übrige Bauchhaut.

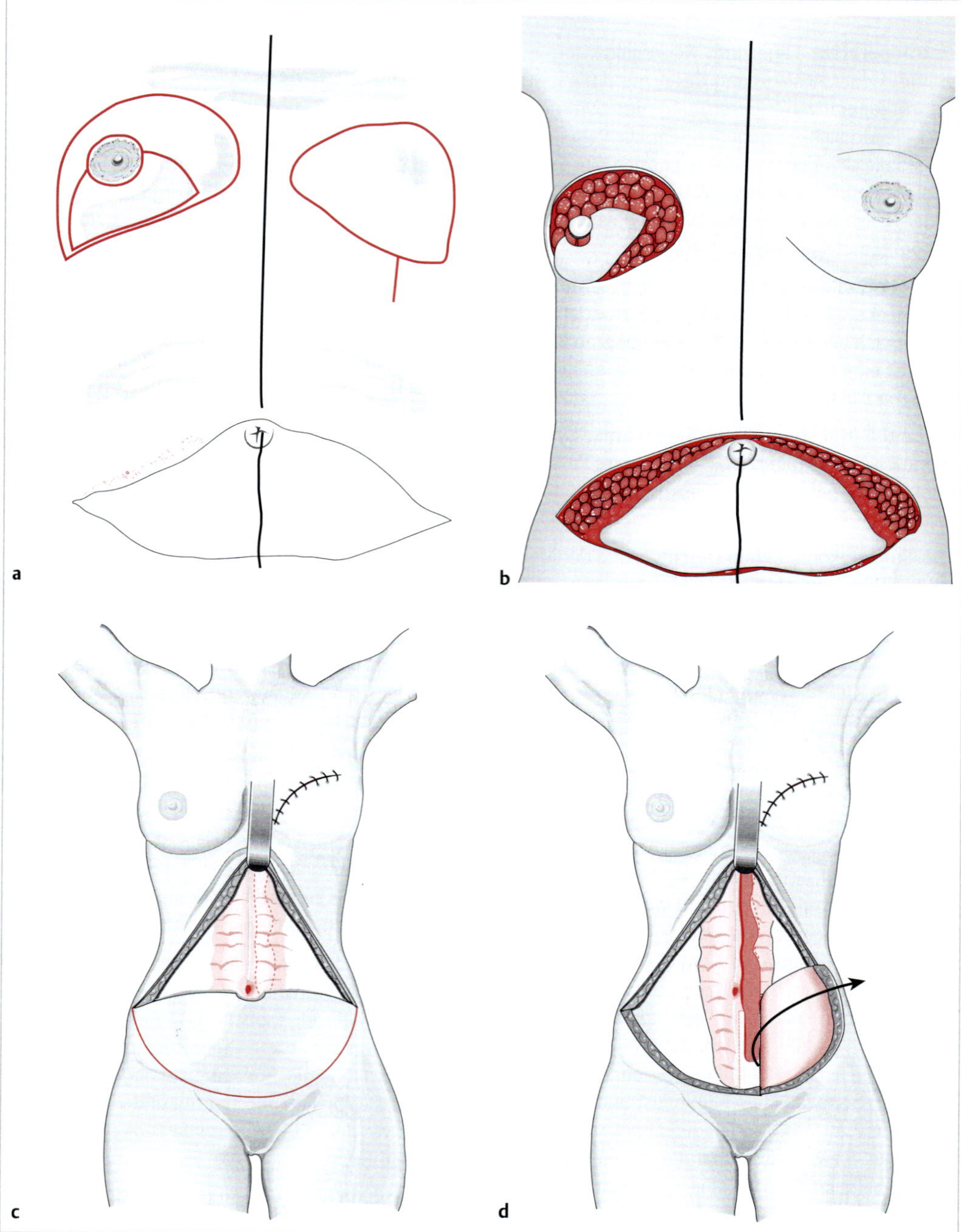

Abb. 3.28 Präparation des einstieligen ipsilateralen TRAM-Lappens.

a Inzision des oberen Lappenrandes oberhalb des Bauchnabels
b simultan durchgeführte Mastektomie und Lappenpräparation (Sofortrekonstruktion)
c subkutane Präparation
d Muskelstielpräparation

► Lokalisation der Versorgungsgefäße. Für die weitere Präparation des Lappens ist eine genaue Kenntnis der Gefäßverläufe wichtig, zumal so wenig Muskulatur wie möglich entfernt werden soll. Es gibt zahlreiche Variationen der Verläufe der epigastrischen Gefäße, auch sind beide Seitenhälften einer Patientin nicht unbedingt symmetrisch. Für jede Seite wird eine Dopplerlokalisation vorgenommen, beginnend kaudal an den Gefäßen der tiefen A. epigastrica inferior, möglichst dort, wo das Gefäßbündel in die Rückseite des M. rectus abdominis einmündet, bis hinauf zum Rippenbogen. Die gedoppelten Positionen werden mit Farbe markiert. Die Signale der A. epigastrica superior fallen in der Regel deutlicher aus, sobald die A. epigastrica inferior ligiert wurde.

► Präparation des Muskelstiels. Über dem Signal der zuführenden A. epigastrica inferior profunda und in der Linie der lateralen Perforatorenkette wird die Rektusfaszie längs oder leicht angeschrägt inzidiert, mit einem Overholt die Rektusmuskulatur vorsichtig auseinandergeschoben und das darunterliegende, meist kräftige Gefäßbündel doppelt ligiert (z. B. mit Vicryl 2/0). Kontrolle die Einmündung des Gefäßbündels in die Muskulatur und anschließende Durchtrennung von Faszie und Muskulatur wenige Millimeter lateral der Signale bzw. der äußeren Perforatorenkette mit einem Skalpell oder mit dem elektrischen Messer. Der geübte Operateur vermag die Präparation direkt am Versorgungsgefäß vorzunehmen unter Einsatz der Lupenbrille und schonender Ligatur der abgehenden, nicht benötigten Gefäße. Besondere Beachtung verdienen dabei das Hauptgefäß und die Austritte der Perforatoren aus der Muskulatur.

In der Regel gelingt es, bei der Präparation streng in Faserrichtung vorzugehen und somit die Traumatisierung des Muskelgewebes zu vermindern. Ist die laterale Präparation bis auf die Rippenkurvatur erfolgt, beginnt die mediale. Start knapp oberhalb des Nabels, wobei normalerweise ein breiter Streifen Muskulatur medial erhalten werden kann. Dicke des Lappenstiels ca. Fingerbreite. Aufgrund des Erhalts eines lateralen und medialen Muskelanteils wird diese Technikvariante zweifach muskelsparender TRAM (MS2-TRAM) genannt. Die Präparation wird dann nach kranial unter Beachtung der Integrität der zuführenden Vasa epigastrica bis zum Rippenbogen ausgeführt, die einfach oder mehrfach verästelt verlaufen können. Wie viele Äste erhalten werden, hängt von der allgemeinen Durchblutung bzw. dem Kaliber der Gefäße ab.

Nun wird der Lappen zur Gegenseite umgeklappt und die weitere Stielpräparation von retrograd, d. h. von der Unterseite des Lappens aus, weiterhin unter ständiger Dopplerkontrolle, durchgeführt. Hierbei können wichtige Perforatoren der medialen Reihe identifiziert und erhalten werden. Die Durchtrennung der Faszie wird ebenfalls von der Unterseite aus vorgenommen. Danach kann das Fettgewebe des Lappens in seinem Mittelbereich auf der Faszie – soweit erforderlich – unter direkter Sicht abgelöst werden. Die Auslösung des Muskelstiels wird mit der konischen Durchtrennung in Höhe der Linea arcuata abgeschlossen. Zur Sicherheit und Stabilisierung kann die quere Resektionskante des Stiels mit einer monofilen 2/0-Naht an der Resektionskante der Faszie fixiert werden. Hiermit ist im Fall eines einstieligen TRAM-Lappens die Stielpräparation beendet, die kontralaterale Lappenhälfte wird von der Faszie abpräpariert (► Abb. 3.29).

- Der schmale ausgeschnittene Faszienstreifen auf dem Muskelstiel bleibt erhalten, einmal zur Stabilisierung der Muskelfasern, zum anderen zum Schutz der Muskelgefäße, die in der Höhe der Intersektionen nahe an der Oberfläche verlaufen.
- Der 8. Interkostalnerv, der die obere Hälfte des Rektus innerviert, kann erhalten bleiben, da er mit dem lateralen Anteil der Muskulatur in situ verbleibt. Sollte der Eintrittsbereich des Nervs, der knapp unterhalb des Rippenbogens liegt, aufgrund des Gefäßverlaufs mit in den Stiel inkorporiert werden müssen, so muss er durchtrennt werden, um eine Atrophie des Muskelstiels zu ermöglichen.
- Bevor beim einstieligen TRAM die Entscheidung für einen bestimmten Stiel gefällt wird und die kontralateralen Perforatoren endgültig durchtrennt werden, sollte sichergestellt sein, dass die Gefäßversorgung ungestört ist. Es ist manchmal notwendig, dass aufgrund intraoperativer Erkenntnisse die Planung bzgl. des Gefäßstiels geändert werden muss. Eine Kontrolle der Lappenperfusion kann heute elegant mithilfe der laserinduzierten Indocyaningrün-Fluoreszenz vorgenommen werden.

► Lappentransfer. Beim einstieligen TRAM ist die ipsilaterale Stielung zu bevorzugen, wobei der Transfer durch die gleichseitige Umschlagfalte der

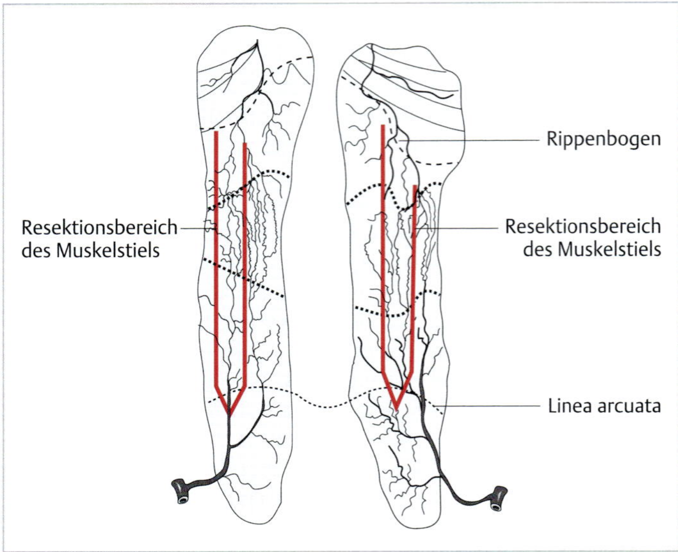

Abb. 3.29 Präparation des Muskelstiels.

Brust erfolgt. Der Transfertunnel muss so breit sein, dass er soeben die Passage des Lappens erlaubt, ca. 2 – 3 Querfinger breit, in der Mitte der Umschlagfalte und ohne diese zu zerstören. Nach dem Transfer kann der Tunnel wieder durch Nähte verkleinert werden, ohne jedoch den Muskelstiel zu komprimieren. Der Stiel darf außerdem nicht unter Spannung stehen, sollte einen lockeren Bogen ohne Knicke einnehmen. Beim einstieligen TRAM erfolgt der Transfer im Fall der Rekonstruktion der rechten Brust mit dem Uhrzeigersinn, bei einem Eingriff im Bereich der linken Brust gegen den Uhrzeigersinn. Die optimale Drehung liegt zwischen 70 und 90°. Der Lappen wird in dieser Position vorübergehend eingepasst; vor der endgültigen Fixierung sollte die Bauchdecke zumindest abgesteckt sein, um eine spätere Verziehung der Brust infolge einer Spannung im Bereich der Bauchdecke zu verhindern.

▸**Rekonstruktion der Bauchdecke.** Zunächst muss der muskuläre Defekt sorgfältig verschlossen werden, beginnend am unteren Pol des Muskeldefekts in Höhe der Linea arcuata. Die muskulären Ränder der konischen Resektion werden mit einer PDS-1-Naht und großer Nadel in einer Tabaksbeutelnaht aufgeladen und zusammengerafft, hierbei wird die Linea arcuata mitgefasst und fixiert. Danach werden mit gleichem Faden die muskulären Resektionsränder durch U-Nähte vorsichtig aneinandergelegt. Gleichartige U-Nähte verschließen dann in einer zweiten Schicht die Faszie. Eine dritte Nahtreihe wird mit einer PDS-1-Schlingennaht armiert, mit einer Everett-Nadel fortlaufend darübergelegt (fester Verschluss).

Durch die einseitige Raffung der Faszie ist die innere Bauchdecke asymmetrisch geworden, die kontralaterale Hälfte wölbt sich leicht vor, der Nabel ist um ca. 3 cm aus der Mittellinie abgewichen. Ausgleich schafft eine einschichtige PDS-1-Schlingennaht, symmetrisch und parallel zu der kontralateralen gelegt, mit der ein spindelförmiges Faszienareal versenkt wird (▸Abb. 3.30).

Zum Abschluss wird die Bauchdecke bei einem auf ca. 50° angehobenen Oberkörper und leicht angewinkelten Oberschenkeln von lateral nach medial mit breiten Hautklammern vorübergehend abgesteckt. Die Nabelposition wird in der Mittellinie quer eingezeichnet, inzidiert und an der Unterlage von einem Teil des subkutanen Fettgewebes befreit. Die beiden Ränder des eingeschnittenen Nabelinzision werden dann mit einer monofilen 2/0-Naht an der Faszie fixiert, wobei in der Mitte der Hautkante versenkt eingestochen wird. Der Nabel selbst wird mit monofilen Nähten (4/0 – 5/0) eingenäht – randnah eingestochen. Hierzu sollte der Nabel so reduziert werden, dass die Narbe möglichst innen unterhalb des Randes der Nabelgrube platziert wird. Der Querschnitt wird anschließend nach Einlage von 2 Niedrigsog- oder Redon-Drainagen von unten aufbauend verschlossen, zuerst mit einer Reihe von weit greifenden Einzelknopfnähten (mo-

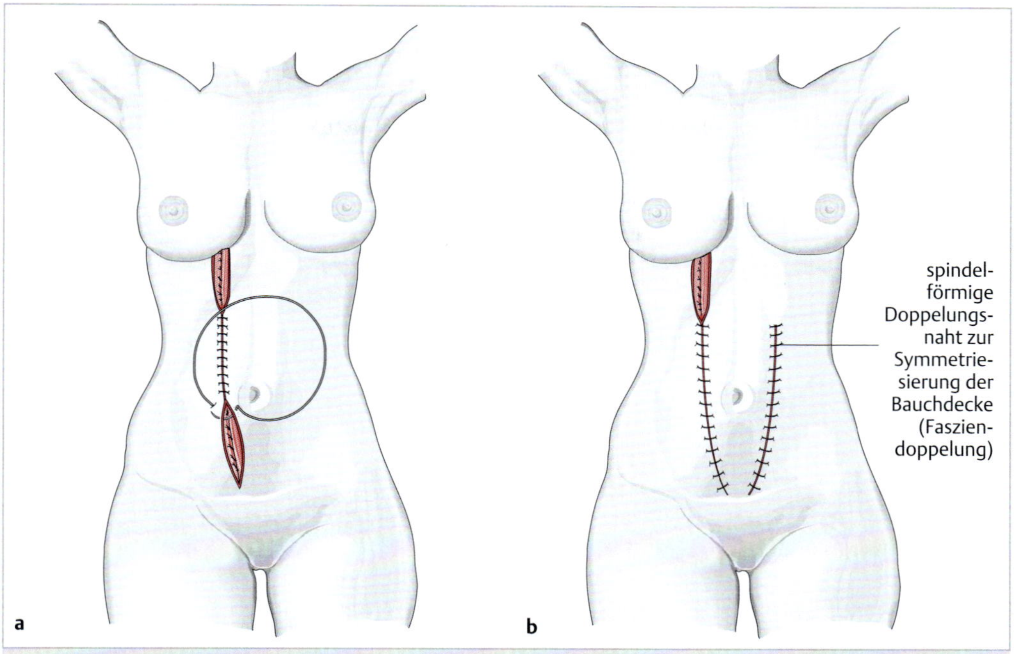

Abb. 3.30 Rekonstruktion der Bauchdecke beim einstieligen TRAM.

nofil 2/0), wodurch das subkutane Fettgewebe unter dem Hautschnitt zusammengezogen wird: wichtig, um bei der gegebenen Spannung ein Einsinken der Narbenregion zu vermeiden. Die Haut selbst wird intrakoreal mit einer fortlaufenden monofilen 4/0-Naht und danach mit einer fortlaufenden Intrakutannaht (4/0 – 5/0) oder Quillnaht (PDO 3/0) verschlossen.

- Die Faszie kann leicht einreißen, deshalb nicht zu nahe am Faszienrand einstechen sowie stetig und nicht ruckartig den Faden durchziehen.
- Am kranialen Pol ist darauf zu achten, dass der Gefäßstiel nicht eingeschnürt wird.
- Niemals Kunststoffnetze zu Interposition und Überbrückung der Faszienlücke verwenden! Auch die zusätzliche Abdeckung mit einem synthetischen Netz ist bei sparsamer Muskelpräparation, guter Relaxierung der Bauchdecke durch die Anästhesie und korrekter Nahttechnik nicht erforderlich.
- Bevor die Bauchdecke verschlossen wird, ist darauf zu achten, dass die Faszienoberfläche gleichmäßig gewölbt ist. Ungleichmäßige Vorwölbungen sollten analog zur kontralateralen Fasziendoppelung in gleicher Weise versenkt werden.
- Der Verlauf des Querschnitts nach Pfannenstiel kann sich durch unterschiedliche, narbenbedingte Spannungsverhältnisse verziehen. Vor dem Hautverschluss ist dies zu beachten und u. U. zu korrigieren.
- Dicke PDS-Knoten müssen bei schlanken Bauchdecken versenkt werden, da sie sonst für eine längere Zeit störend getastet werden können.
- Bei der Schlingennaht wird diese am Schluss als Einzelnaht geknüpft; vor dem letzten Einstich wird ein Faden an der Nadel durchtrennt.

Doppelstielige Variante des TRAM (MS2-TRAM)

► **Lappenpräparation.** Im Falle einer doppelten Stielung wird die Präparation, die oben für den einstieligen Lappen geschildert wurde, kontralateral in gleicher Weise ausgeführt. Hier muss die Ablösung der Bauchdecke bis hoch in das Epigastrium vorangetrieben werden, weil dort der Lappentransfer in den Brustbereich stattfindet (► Abb. 3.31).

► **Lappentransfer.** Der Transfertunnel liegt ebenfalls in der Umschlagfalte der zu rekonstruierenden Brust, nur etwas mehr an der medialen Grenze. Die Breite des Transfertunnels wird vom Volumen des

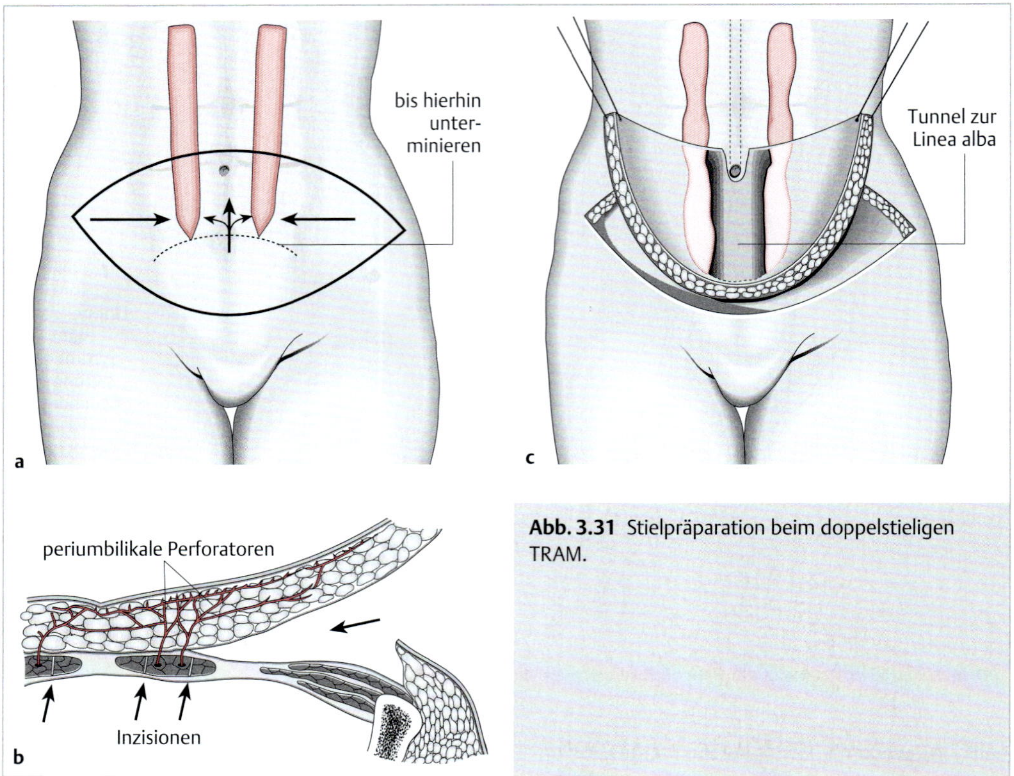

Abb. 3.31 Stielpräparation beim doppelstieligen TRAM.

Lappens bestimmt: so breit wie nötig, so schmal wie möglich. Der doppelstielige TRAM wird meist en bloc transferiert, wobei der Nabel zur Mittellinie zeigt. Das bedeutet, dass die ipsilaterale Lappenspitze beim Transfer führt. Der Lappen wird durch eine Kombination von Zug mit einer Backhausklemme an der führenden Lappenspitze und vorsichtigem Schub mit der anderen Hand durch den Transfertunnel hindurchgeleitet. Ein großer gebogener breiter Bauchhaken, z. B. nach Deaver, kann hierzu die Bauchdecke anheben bzw. den Transfertunnel aufhalten. Meist wird der transferierte Lappen nach Kontrolle der Stiele um weitere 90° gedreht und in der 180°-Position vorübergehend platziert bzw. mit Hautklammern fixiert, wobei der Nabel nach kaudal schaut, d. h. in der 6-Uhr-Position zu liegen kommt (▶ Abb. 3.32).

Hemi-TRAM-Variante

Mit einer beidseitigen Gefäßversorgung kann der TRAM-Lappen in der Mitte oder nach einer Seite versetzt, je nach Bedarf, geteilt werden, um kombiniert auf einer Seite oder aber beidseitig eingesetzt zu werden. Indikationen wären z. B. die primäre hautsparende Mastektomie auf der einen Seite und die kontralaterale prophylaktische Mastektomie bei einem hohen familiären Risiko. Die operative Technik entspricht der von zwei ipsilateral gestielten TRAM-Lappen (▶ Abb. 3.33).

Eine Trennung in der Mittellinie mit dem Transfer beider Lappenhälften auf eine Seite ist in manchen Situationen hilfreich, so z. B. bei Vorliegen einer medianen Unterbauchlängsschnittnarbe und/oder bei einem Volumenbedarf im oberen Thoraxbereich bzw. präaxillär, wobei die getrennten Lappen unabhängig voneinander, einmal durch die Umschlagfalte ipsilateral, zum anderen epigastrisch transferiert werden können und somit eine bessere Beweglichkeit bekommen.

Der muskelreduzierte doppelstielige TRAM-Lappen stellt bei erhöhtem Volumenbedarf in geübter Hand eine sehr sichere und langfristig formstabile natürliche Rekonstruktionsmethode der Brust dar. Sie ist weniger aufwendig, kostengünstiger und auch komplikationsärmer als der freie TRAM-Lappen oder der sog. DIEP-Lappen.

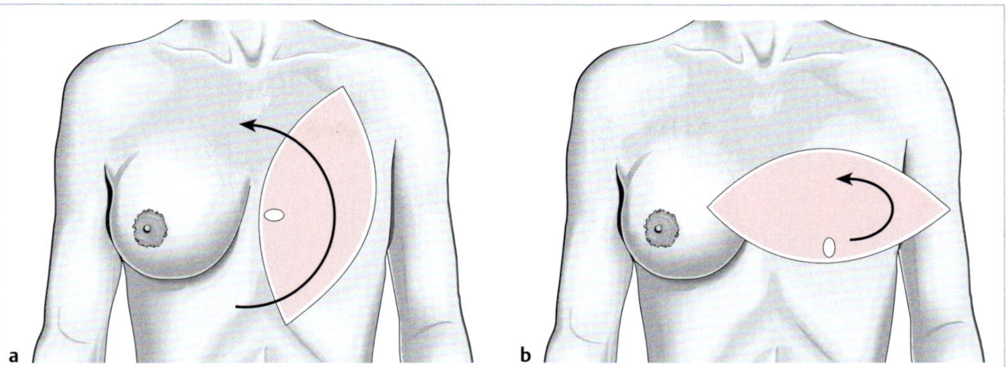
a
b

Abb. 3.32 Rotation eines doppelstieligen TRAM um 90° und 180°.

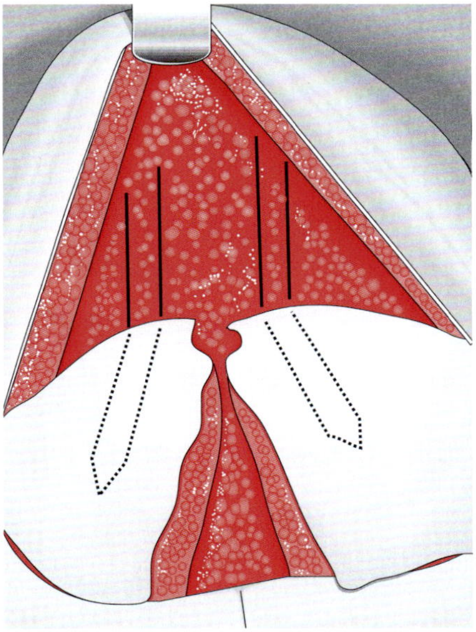

Abb. 3.33 Hemi-TRAM (beidseitige TRAM-Rekonstruktion): Präparation von 2 TRAM-Lappen, sog. Hemiflaps, durch Halbierung der Medianlinie.

Midabdominale Variante

Bestehen Zweifel an der Durchblutung im Bereich der unteren Bauchdecke, wie z.B. beim Vorliegen einer Fettschürze oder von Narben, kann der TRAM-Lappen nach kranial verschoben werden. Es muss aber bedacht werden, dass die Stiellänge ausreichend sein muss, um einen spannungsfreien Transfer zu gewährleisten. Ferner ist mit der Patientin die unattraktive Höhe der Narbe quer über die Bauchdecke in der Nähe des Nabels zu besprechen. Von der Technik der Präparation bestehen keine Unterschiede, abgesehen davon, dass der perforatortragende Muskelbereich am Lappen verlängert ist und damit mehr Perforatoren für die Versorgung zur Verfügung stehen (▸ Abb. 3.34 b).

Vertikale Variante (VRAM)

Die vertikale Lappenorientierung (▸ Abb. 3.34 d) ist die Variante der Wahl für die Hochrisikopatientin, da diese Technik bei kürzerer Operationsdauer mehr Sicherheit bietet. Die oberen zwei Drittel des Lappens sind von einem perforatortragenden Muskelstiel unterlegt, der eine hervorragende Blutversorgung und eine sehr gute Beweglichkeit für den Einsatz des Lappens an der Thoraxwand garantiert. Es kann die ipsilaterale Stielung ebenso wie die kontralaterale gewählt werden.

Die Inzision der vorgezeichneten VRAM-Spindel wird wie beim TRAM schräg vom Lappen weggeführt, einmal, um mehr Gewebe in den Lappen zu inkorporieren, zum anderen, um eine Unterminierung des Lappens zu verhindern. Ipsilateral wird die Präparation an die äußere Perforatorenreihe herangeführt, die A. epigastrica inferior profunda wird per Doppler aufgesucht und ligiert, wie beim TRAM beschrieben. Kontralateral wird der Lappen bis über die Mittellinie abgelöst, der Nabel wird im Zentrum des Lappens umschnitten und ausgelöst. Die Präparation endet an der medialen Perforatorenreihe. Die Auslösung erfolgt wie beschrieben unter Schonung der Perforatoren und der Hauptgefäße. Epigastrisch wird ein kurzer Transfertunnel präpariert und der Lappen transferiert. Die Rekon-

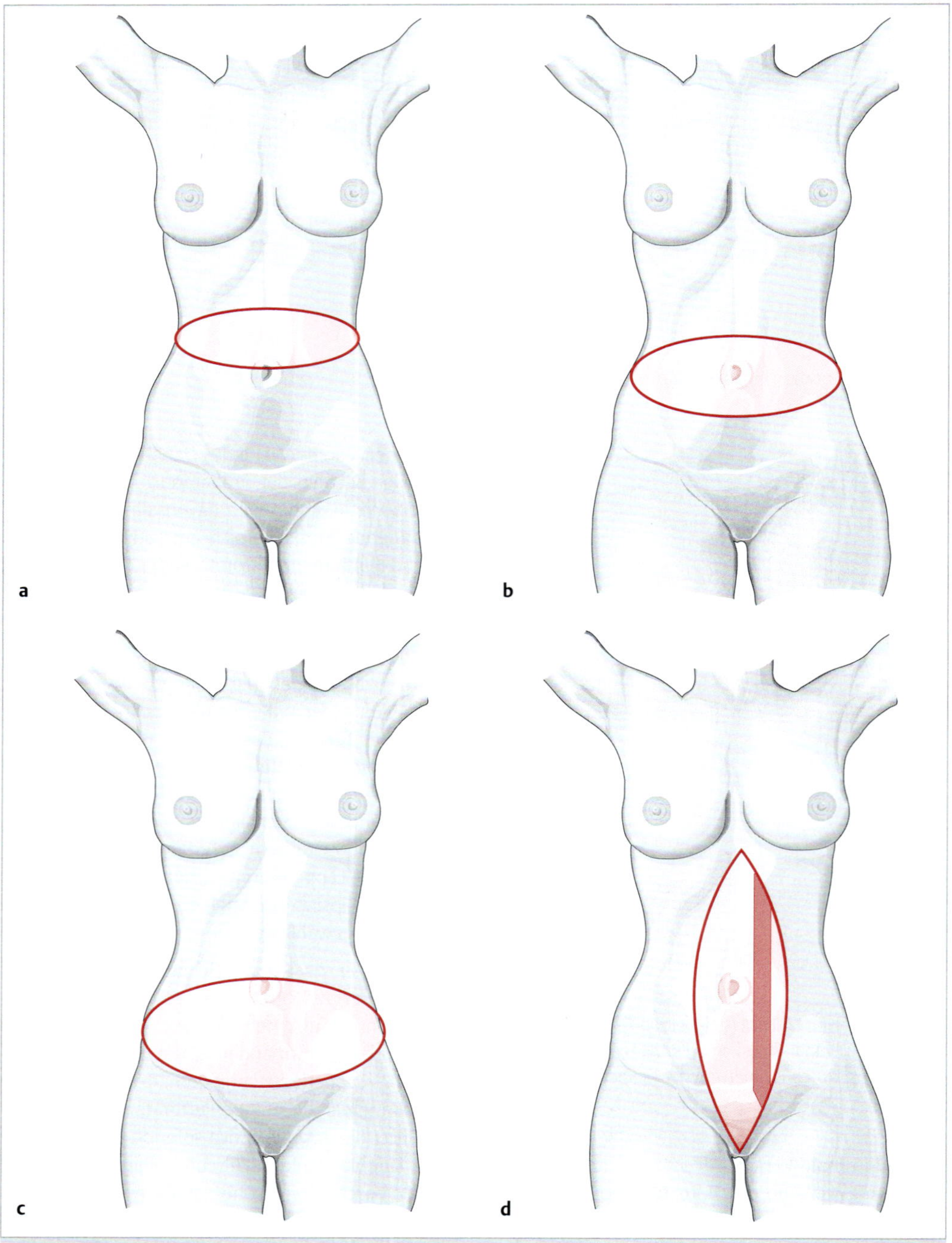

Abb. 3.34 Unterschiedliche TRAM-Formen.

a oberer TRAM
b midabdominaler TRAM
c unterer TRAM
d VRAM (vertikale Variante)

struktion der Spenderregion erfolgt wie beim einstieligen TRAM. Der Nabel wird in die Narbe integriert.

Freier TRAM-Lappen

► **Vorteile.**

- Die untere Bauchdecke wird über die tiefe A. epigastrica inferior (DIEA) versorgt, wie auch der freie TRAM-Lappen, daraus resultiert möglicherweise ein erhöhter intravasaler arterieller Druck im Lappen mit einer besseren Versorgung bis in die Spitzenregionen.
- Der Lappentransfer durch die Umschlagfalte der Brust oder das Epigastrium entfällt.
- Die Rektusmuskulatur im Bereich des Oberbauches bleibt unberührt.

► **Nachteile.**

- Gefäßanastomose mit ihrer zusätzlichen Morbidität und der Konsequenz einer höheren Rate an totalem Lappenverlust
- Notwendigkeit eines zweiten OP-Teams zur Präparation der Empfängergefäße
- höhere Kosten durch größeren technischen Aufwand, zweites OP-Team, längere OP-Dauer, aufwendiges postoperatives Monitoring und höhere unmittelbare postoperative Morbidität

► **Kontraindikationen.**

- Vorsicht bei Z. n. gynäkologischen Operationen mit Querschnitt nach Pfannenstiel. Präoperative Gefäßdarstellung sinnvoll.
- generalisierte Gefäßerkrankungen mit Neigung zu refraktorischen Gefäßspasmen

► **Lappenpräparation.** Die Auslösung des Lappens sowie die Gefäßpräparation im Spenderbereich können simultan mit der Brust-OP und der Präparation der Empfängergefäße durchgeführt werden. Die Wahl der ipsi- oder kontralateralen Gefäßstielung hängt davon ab, ob der Lappen horizontal oder vertikal eingesetzt werden soll: Bei horizontaler Implantation wird der kontralaterale Gefäßstiel gewählt, bei vertikaler Implantation der ipsilaterale. Die Lappenpräparation erfolgt wie beim gestielten TRAM, die laterale Perforatorenreihe wird aufgesucht und lateral davon das vordere Blatt der Rektusfaszie zwischen Nabel und Linea arcuata durchtrennt. Parallel zur Perforatorenreihe wird die Rektusmuskulatur gesplittet und nach medial angehoben, um den Verlauf der DIEA und DIEV zu verfolgen. Die mediale Perforatorenreihe wird von der kontralateralen Seite aus präpariert und der Rektus von kranial nach kaudal vorsichtig vom hinteren Blatt der Rektusfaszie abgelöst. Medial und lateral können Streifen von Rektusmuskulatur erhalten bleiben. Die quere Durchtrennung des Rektus erfolgt in Höhe des Nabels, aber erst dann, wenn das Vorhandensein von ausreichenden Empfängergefäßen gesichert ist und damit sich eine Muskelstielung erübrigt. Die quere Durchtrennung erfolgt kaudal vom größten Perforator etwa in Höhe der Linea arcuata. Zur Erleichterung der Freilegung des Gefäßstiels hin zur A. und V. iliaca externa wird die vordere Rektusscheide bis zur Symphyse gespalten und das Gefäßbündel über 8–10 cm Länge unter Lupensicht freigelegt und an seinem tiefsten Punkt abgetrennt. Benötigt werden jeweils eine Arterie und eine Vene, wobei das Kaliber 2–3 mm beträgt. Ist ein zweiter Venenast vorhanden, ist dieser in der Regel dünner und wird ligiert. Der Lappen ist nun bereit für den Transfer (► Abb. 3.**35**).

► **Präparation der Empfängergefäße.** Bevorzugt werden die thorakodorsalen Gefäße. Falls nicht verfügbar, kann die A. mammaria interna gewählt werden.

- **thorakodorsales Gefäß:** hintere Axillarlinie bzw. vorderer Rand des M. latissimus dorsi: Präparation unter Lupensicht für eine End-zu-Seit- oder End-zu-End-Anastomose oberhalb des Serratusastes. Alternative: weiter proximal die A. circumflexa scapularis, die subskapularen oder axillären Gefäße als End-zu-Seit-Anastomosen.
- **A. mammaria interna:** Exzision des Knorpels der 3. Rippe; die Mammaria-Gefäße liegen direkt unter dem Perichondrium und werden über einige Zentimeter freigelegt.
- **Anastomose:** in der Regel unter dem Mikroskop; Fixierung des Lappens mit Klammern, sodass die Anastomosenenden spannungsfrei einander genähert werden können. Venenanastomose mit dem Gefäßkoppler. Arterie und Vene werden voneinander getrennt anastomosiert. Reinigung der Stümpfe mit heparinisiertem Kochsalz. Bei Kaliberdifferenzen ist eine End-zu-Seit-Anastomose zu bevorzugen. Zug an der Anastomose muss durch Fixierung des Muskelstumpfes an der Thoraxwand verhindert werden. Nach Öffnen der Anastomose durch Entfernen der Gefäßklemmen kann zum Abschwellen 1 g Methylprednisolon verabreicht werden.

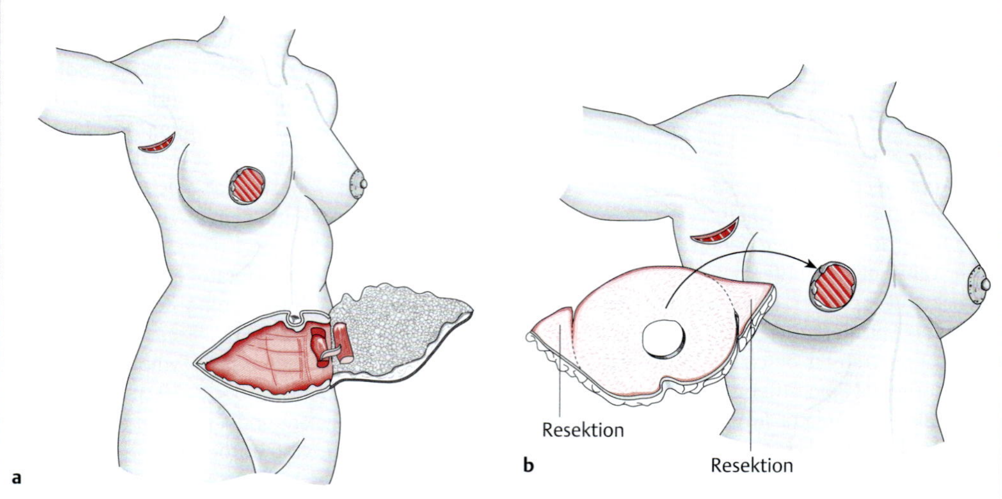

Abb. 3.35 Sofortrekonstruktion mit freiem TRAM.

- strenge und engmaschige postoperative Lappenkontrolle und Monitoring der Durchblutung. Bei Verdacht auf Anastomosenproblematik ist eine sofortige Revision erforderlich.
- Hilfreich ist die präoperative Gefäßdarstellung der Bauchdecke mit der Lokalisation und Auswahl der geeigneten Perforatoren (MR/CT-Angiografie).

„Turbo-TRAM“

Variante des freien bzw. des einstieligen TRAM. Kombiniert einen gestielten Rektus mit einem kontralateralen und mikrochirurgisch präparierten basierend auf der DIEA. Indiziert bei Z. n. klassischer Cholezystektomie mit Rippenbogenrandschnitt und großem Volumenbedarf (▸ Abb. 3.36).

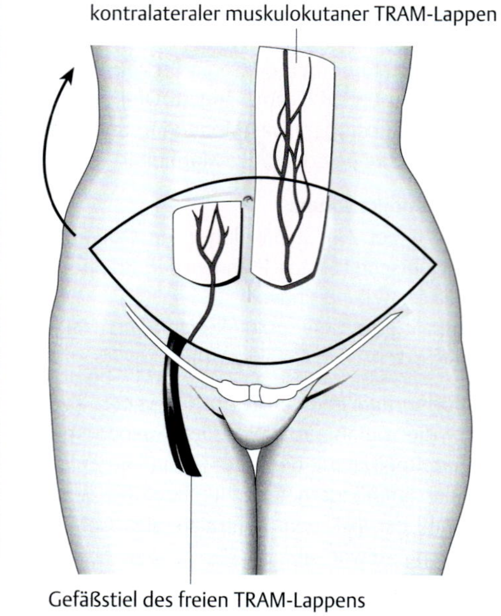

Abb. 3.36 Turbo-TRAM.

Perforatorlappen

Gewebe von der Bauchdecke und anderer Regionen wie z. B. dem Gesäßbereich oder der Innenseite der Oberschenkel können mithilfe mikrovaskulärer Perforatorlappen transplantiert werden. Diese chirurgisch aufwendigeren Techniken entstanden aus dem Versuch, die Morbidität der Spenderregion auf ein Minimum zu reduzieren. Im Idealfall werden die Fasern des zugrunde liegenden Muskels lediglich separiert und der ausgelöste Perforator mit dem entsprechenden Angiosom frei transplantiert. Die bekanntesten Perforatorlappen sind der DIEP- und der SIEA-Lappen von der Bauchdecke, der SGAP und der IGAP aus dem Gesäßbereich. Allerdings kann bei der Präparation des Perforators, z. B. in der Rektusmuskulatur, der Muskel so geschädigt werden, dass eine Hernie oder muskuläre Schwäche entsteht. Demgegenüber haben muskelsparende Techniken beim TRAM die Beeinträchtigung der Rektusmuskulatur stark reduziert. Ferner hat der SIEA-Lappen, der keinen muskelgestützten Perforator benutzt, eine höhere Thromboserate im

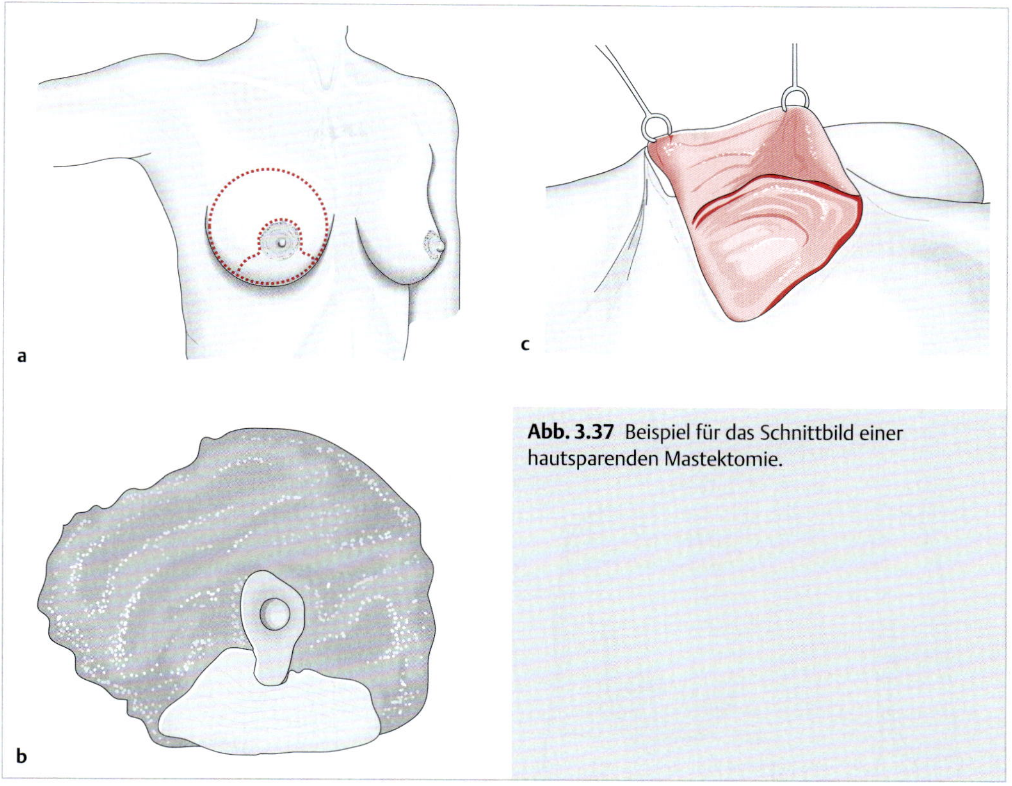

Abb. 3.37 Beispiel für das Schnittbild einer hautsparenden Mastektomie.

Lappen und in 20% ein Versorgungsgefäß, das ein zu kleines Kaliber aufweist oder ganz fehlt. Ferner muss bei Perforator- im Vergleich mit den gestielten Lappen mit einer höheren Rate an Fettgewebsnekrosen gerechnet werden. In verschiedenen Analysen der Ergebnisse von gestielten versus Perforatorlappen gestützten Brustrekonstruktionen ergaben sich keine Vorteile für die Perforatorlappen.

► **Kontraindikationen.**

- multiple Narben im Spenderareal (Vorsicht bei „Pfannenstiel")
- Komorbiditäten wie Diabetes mellitus, (kardio-) vaskuläre Erkrankungen
- Nikotinabusus
- Adipositas mit Fettschürze

Lappenformung im Empfängerbereich (Brustrekonstruktion mit dem TRAM-Lappen)

Sofortrekonstruktion

Das formbare Gewebe des TRAM-Lappens ist wie ein lebendes Implantat und besonders bei der hautsparenden Mastektomie geeignet, den Volumen- bzw. Hautdefekt komplett auszugleichen. Jeder Hautdefekt, ganz gleich wo an der Brust, kann ohne Niveauunterschied individuell ersetzt werden. Haut und, falls Erhaltung möglich, der MAK können scharf unterschnitten werden, zumal gut durchblutetes gesundes Gewebe für den Ersatz zur Verfügung steht (► Abb. 3.37).

Intervallrekonstruktion

Die Lage der Narbe spielt eine bedeutende Rolle bei der Entscheidung, ob diese wieder geöffnet und für den Einsatz des Lappens genutzt wird oder nicht. Ideal ist die schräg von oben außen nach unten innen verlaufende Narbe. Geöffnet gibt sie dem Lappen eine gute Entfaltungsmöglichkeit, das Dekolleté kann ohne sichtbare Narbe wieder aufgefüllt

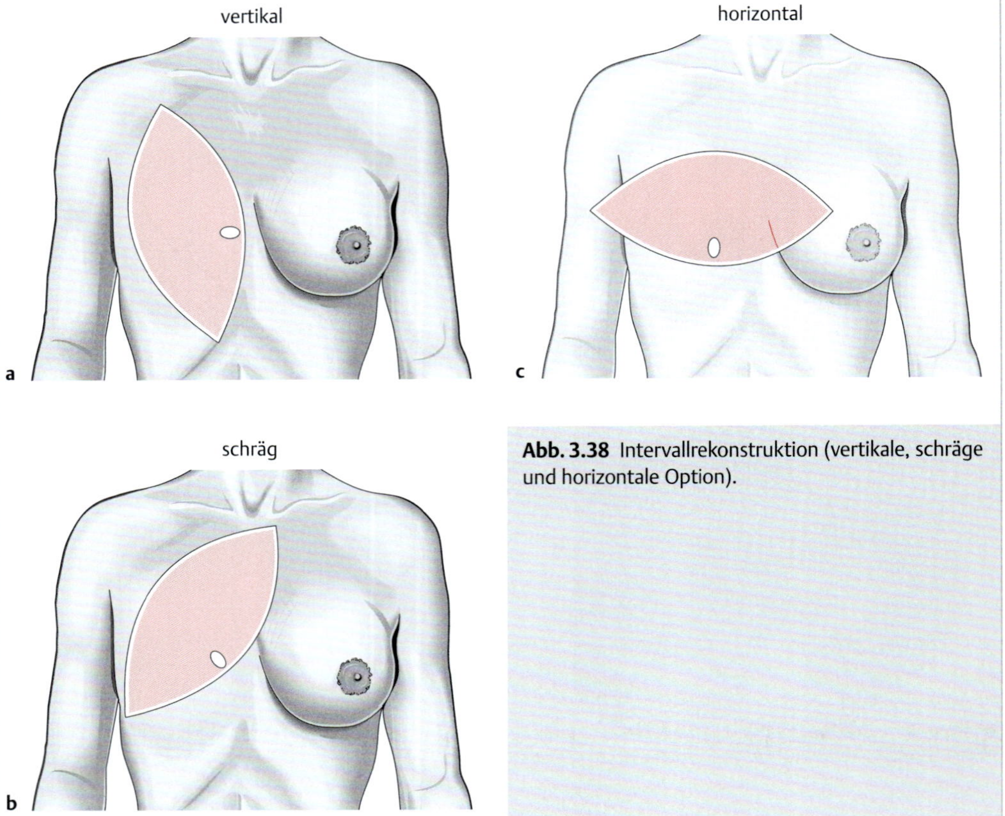

Abb. 3.38 Intervallrekonstruktion (vertikale, schräge und horizontale Option).

werden. Zur guten Ausformung des unteren äußeren Quadranten wird die ortsständige Haut laterokaudal der Narbe bis fingerbreit oberhalb der Umschlagfalte bzw. lateralen Brustkontur reseziert. Damit fällt die kaudale Begrenzung der Lappeninsel mit der Umschlagfalte zusammen und ist somit gut versteckt. Dieses Einsatzprinzip zur Vermeidung eines sog. „Patch-Effektes" gilt auch für andere Narbentypen, z. B. bei der horizontalen Narbe. Hier wird diese von einer schräg verlaufenden Inzision gekreuzt und die lateral der Inzision stehende Haut reseziert, der mediale Narbenausläufer wird belassen. Liegt eine am Brustansatz verlaufende Narbe vor, so muss diese u. U. zugunsten eines Schrägschnitts ignoriert werden.

Neben dem Narbenverlauf müssen auch ihre Qualität und die der umgebenden Haut mit berücksichtigt werden. Eingezogene und konstriktive Narben sowie geschädigte Haut, z. B. durch Bestrahlung, müssen so weit wie möglich entfernt werden.

Ist die Lage der Pektoralismuskulatur verändert worden, so z. B. nach einer subpektoralen Implantatrekonstruktion, sollte die ursprüngliche Lage auf der Thoraxwand wiederhergestellt werden, um Muskelaktivitäten im Hautbereich zu vermeiden.

Der Grad der Rotation des Lappens ist entscheidend für die Form der Brust, die rekonstruiert werden soll. Grundsätzlich gibt es 3 Optionen für den Einsatz: schräg, vertikal und horizontal. Die **vertikale Option** ist besonders geeignet, wenn es gilt, eine schmale oder lang gezogene Brust zu rekonstruieren oder einen entsprechend lang gezogenen Gewebedefekt auf der Thoraxwand auszufüllen. Entsprechend erfordert die breitbasige Brust eine **horizontale Einpassung** des Lappens, d. h. eine Rotation um 180°. Die **schräge Option** ist eine Variante der vertikalen Lappenorientierung und ist sowohl geeignet, dem inneren oberen wie dem unteren äußeren Quadranten mehr Fülle zu geben (► Abb. 3.38).

Ist die Bauchdecke abgesteckt, wird der TRAM-Lappen aus seiner vorübergehenden Lage befreit und auf seine Durchblutung überprüft. Besonders venöse Stauungszeichen müssen beachtet werden. Sind solche vorhanden, können korrigierende Manipulationen und Veränderungen an der Platzierung der Versorgungsstiele das Problem beheben. Besonders kritisch müssen die Grenzregionen des Lappens beobachtet werden, grundsätzlich sollten die Lappenspitzen als Problemzonen angesehen und reseziert werden. Das bedeutet nicht, dass nicht auch diese gut durchblutet sein können; sicherheitshalber sollte man sie aber dann deepithelisieren und nur als Unterfüller verwenden. **Merke:** Hautpartien des TRAM-Lappens sollten nur dann als Ersatz für Brusthaut verwendet werden, wenn sie zweifelsfrei eine normale Zirkulation aufweisen und im zentralen Durchblutungsfeld liegen (Zone I und II). Eine Kontrolle der Lappenperfusion kann heute intraoperativ elegant mithilfe der laserinduzierten Indocyaningrün-Fluoreszenz vorgenommen werden.

Arterielle und auch stärkere venöse Blutungen müssen selbstverständlich gestillt werden, besonders am Gefäßstiel. Am Lappen selbst kann aber eine gewisse venöse Absonderung hingenommen werden, zumal es einer Stauungssymptomatik entgegenwirken kann.

Der transplantierte Lappen muss den präthorakalen Defekt in den gewünschten und vorgezeichneten Dimensionen vollständig ausfüllen, ohne Zug oder Spannung am Lappen selbst zu verursachen. Hierzu sollte evtl. das Korium des Lappens mit resorbierbaren monofilen Fäden an der Thoraxwand befestigt werden, um ein späteres Abrutschen zu verhindern. Der Lappen kann vornehmlich im Bereich der Spitzen und des Fettes unterhalb der Fettfaszie reduziert werden, falls erforderlich. Grundsätzlich sollte etwas mehr Lappenvolumen vorgehalten werden, als es notwendig erscheint, da mit einer gewissen Schrumpfung des Transplantates gerechnet werden muss. Grundsätzlich sollte die kontralaterale Brust als Vorlage für die neu zu formende dienen. Kontralaterale Formkorrekturen sind aber in der Regel zu einem späteren Zeitpunkt, wie z. B. nach einem halben Jahr im Zuge einer Feinkorrektur an der rekonstruierten Brust, wie z. B. der MAK-Rekonstruktion, vorzunehmen. Die ehemalige Region des Nabels am Lappen ist ausgedünnt und sollte mit feinen, nicht traumatisierenden Fäden aufgenäht werden. Hierdurch könnte auch die Projektion des Lappens verbessert werden. Im Falle der Platzierung in der 180°-Position kann eine dreieckige Desepithelisierung mit senkrechter Naht auf 6 Uhr analog zur Schnitttechnik bei der Brustreduktion die Brustprojektion verbessern.

Der TRAM-Lappen wird zunächst mit Hautklammern so in den Brustdefekt eingepasst, wie es der gewünschten Form entspricht. Es erfolgt die Fixation in der vorbereiteten Wundhöhle, die Symmetrie wird im Sitzen überprüft. Danach wird die Hautinsel aus Lappenhaut mit Farbe markiert und die Klammern Areal um Areal entfernt, die markierte Hautinsel umschnitten und die zu unterlegenden Hautareale deepithelisiert. Die erneut eingeklammerte Lappeninsel wird danach intrakoreal mit Einzelknopfnähten fixiert und nach Legen von ein bis zwei Drainagen in Hautniveau intrakutan fortlaufend mit einer 4 – 5/0-Naht eingenäht oder besser, mit einer Monoderm-Quillnaht 3/0 (▶ Abb. 3.39).

▶ **Verband.** Abkleben der Nähte mit Dermabond Hautkleber, evtl. bei hautsparender Mastektomie formender und fixierender Pflasterverband mit Micropore (2,5 cm breit) im Bereich der Brust, wobei das Papierpflaster nicht direkt auf die Lappenhaut geklebt werden sollte.

▶ **Probleme und deren Lösung.** Zu **tiefe Umschlagfalte** der rekonstruierten Brust: Um ein Absinken der Umschlagfalte durch Spannung und Traktionen zu vermeiden, sollte diese stets etwa 2 cm höher als auf der Gegenseite avisiert werden.

Venöse Stauung des Lappens:

- Prophylaxe: durch sog. Delay-Eingriffe, extended oder einfach, 8 – 14 Tage vor der definitiven TRAM-Rekonstruktion
- intraoperativ: Zeigen sich Stauungszeichen am Lappen, sollte zuerst die Lage des Lappens verändert werden mit Überprüfung der Stiele auf Spannung oder andere Abflussbehinderungen. Bei Persistenz der Stauung sollten die Ligaturen

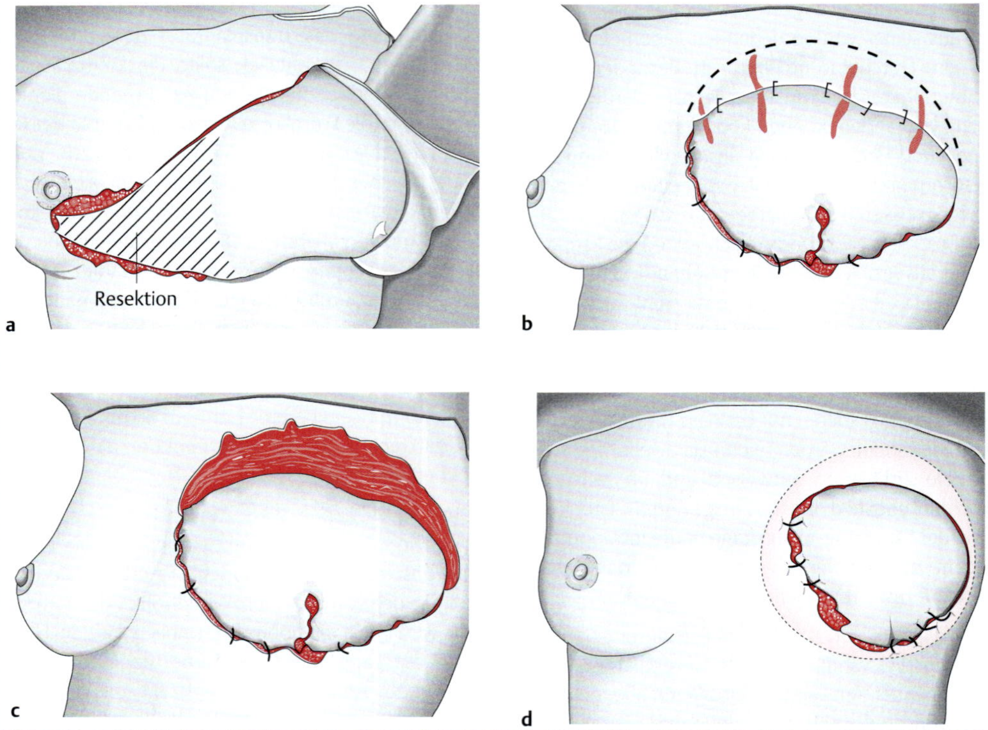

Abb. 3.39 Intervallrekonstruktion: Einpassung des TRAM-Lappens an der Thoraxwand.

a Resektion der Randbezirke
b Lappengewebe wird zur Probe unterlegt
c Deepithelisierung des kranialen Lappenbereichs

der durchtrennten epigastrischen Gefäße eröffnet und die gestaute Blutmenge abgelassen werden.

- postoperativ: Revision des Lappens im OP mit Kontrolle der Versorgungsgefäße, Ausschluss eines Hämatoms etc. Als letzter Versuch: Anlegen von Blutegeln.

Gefäßspasmus im Lappen: Vermeidung von großer Wärmeentwicklung bzw. thermischer Schädigung beider Muskel(-Gefäß-)Stiele durch Verwendung von monopolarer Schere oder Ultrazision.

Risikofaktoren:

- Bei der präoperativen Abwägung der Risikofaktoren sollte der Einsatz eines Delay-Eingriffs in Erwägung gezogen werden, um die venöse Abflusssituation zu verbessern.
- **einfacher Delay:** In einem vorgeschalteten Eingriff werden nach Doppler-Lokalisation über eine kurze, schräg verlaufende Faszieninzision im Leistenbereich die tiefen inferioren epigastrischen Gefäßbündel ligiert (DIEA, DIEV). Im Zugriff darauf können auch gezielt die superfizialen Hauptäste der A. epigastrica durchtrennt werden (SIEA, SIEV). Zeitpunkt 1–2 Wochen, maximal 4 Wochen, vor dem TRAM (▸ Abb. 3.40).
- **extended Delay:** Vorschalt-OP für höhere Risikosituation. Zeitlicher Abstand zur Hauptoperation wie beim einfachen Delay. Zusätzlich zur Ligatur der inferioren epigastrischen Gefäße wird der gesamte TRAM-Lappen mit Anhebung der

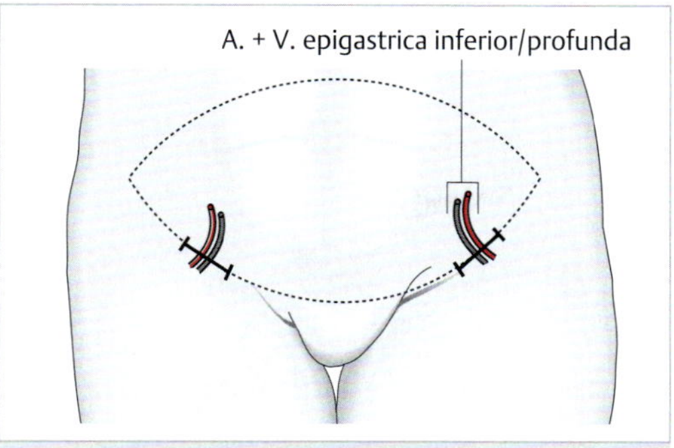

Abb. 3.40 Einfacher Delay: 5 cm lange Schnitte über die A.+ V. epigastrica inferior profunda beidseits in der geplanten TRAM-Inzision.

Lappenspitzen bis an die äußere Perforatorenkette umschnitten. Der ausgelöste Lappen wird danach oberflächlich mit einer fortlaufenden Intrakutannaht provisorisch eingenäht. Kurzzeitige Drainage und perioperative Antibiose.

▸ Komplikationen. Lappennekrosen

- **Prophylaxe:**
  - sorgfältige präoperative Planung mit Beurteilung der Risikosituation und der Durchblutungsverhältnisse an der Bauchdecke
  - Vorschalten eines Delays
  - Wahl der Technik: Stielung, freier Transfer oder Turbo-TRAM
  - intraoperative Resektion aller TRAM-Areale mit reduzierter Durchblutung
- **Therapie:** Sobald sich eine TRAM-Nekrose markiert hat, sollte sie reseziert werden. Plastische Deckung durch einfaches Advancement der benachbarten Gewebeareale, evtl. Verschiebe-Rotationslappen oder Z-Plastik. Falls notwendig: Einbringen eines Latissimus-dorsi-Lappens (▸ Abb. 3.41). Kleinere trockene Randnekrosen können zur spontanen Abheilung kommen. Die Krusten sollten allmählich von den Rändern her abgetragen werden. Superinfektion durch peinliche Hygiene unbedingt vermeiden. Besonders bei feuchter (superinfizierter) Nekrose: frühzeitiger Einsatz eines Vakuumverbandes.

Fettgewebsnekrose

- **Prophylaxe:** siehe Ausführungen über die Lappennekrose
- **Therapie:** Fettgewebsnekrosen sind grundsätzlich ungefährlich, gelegentlich aber schmerzhaft, können diagnostische Probleme bei der Nachsorge verursachen. Gute Differenzialdiagnose durch Sonografie. Im Zweifel: Stanzbiopsie oder Exstirpation.

Bauchwandhernie

- **Prophylaxe:** Die beste Prophylaxe ist ein sorgfältiger und möglichst spannungsfreier primärer Defektverschluss ohne Interposition von Kunststoffmaterial. Voraussetzung hierzu ist eine sparsame Resektion von Muskulatur und Faszie.
  - Verwendung von monofilen, nichtresorbierbaren Fäden oder resorbierbaren Fäden mit langer Halbwertzeit wie PDS oder Biosyn (Stärke 1 oder 0)
  - Verwendung einer zweiten Nahtreihe mit einer 1er-Schlingennaht (z. B. PDS)
  - beachte Ausführungen über die Rekonstruktion der Bauchdecke
  - postoperative Krankengymnastik mit isometrischen Übungen
- **Therapie:** Darstellung des Defektes mit Präparation der auseinandergewichenen Strukturen
  - erneute doppelschichtige Naht wie in der Prophylaxe beschrieben
  - zusätzliche Abdeckung mit einem Fadennetz (beste Ergebnisse mit TiMesh)
  - postoperative Krankengymnastik mit isometrischen Übungen

▸ Postoperative Behandlung.

Merke **M!**

In der Anfangsphase kann eine Pflasterunverträglichkeit zu Blasenbildung, Verkrustungen und damit zu Hautdefekten und Infektionen/Nekrosen am Lappen führen.

- Entlastung der Narben mit einem Plasterverband für möglichst 3 – 4 Monate mit Micropore 2,5 cm oder Dermabond-Hautkleber, direkt zum Ende der Operation aufgetragen und bis zur spontanen Lösung belassen (im Schnitt ca. 4 Wochen).

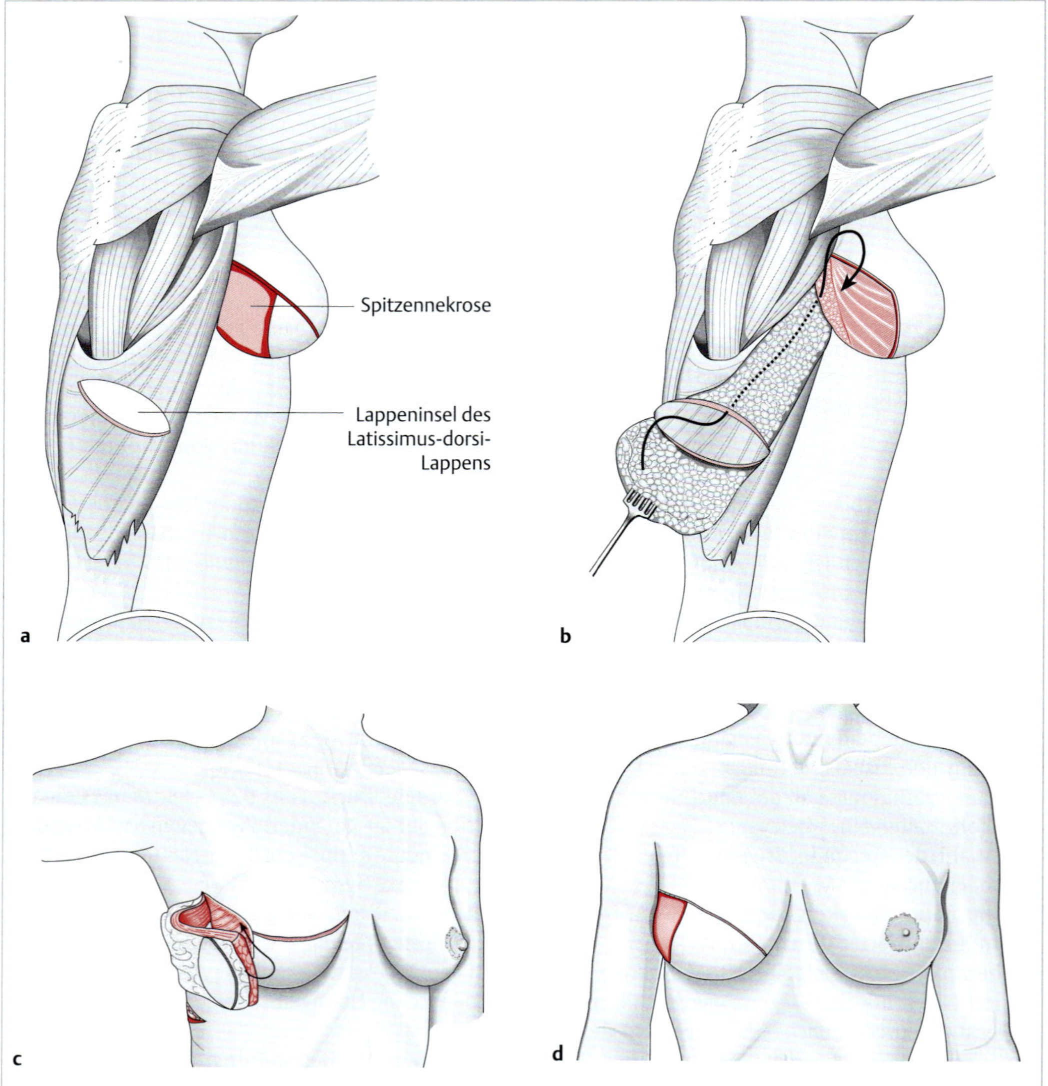

Abb. 3.41 Decken einer Spitzennekrose durch Latissimus-dorsi-Lappen.

a Ausgangssituation
b Abtragung der Spitzennekrose und Heben des Latissimus-dorsi-Lappens
c Transfer und Einsatz des Latissimus-dorsi-Lappens
d eingenähte Lappeninsel des Latissimus-dorsi-Lappens

- Wundreizungen und nässende Wundabschnitte werden desinfiziert und mit hydrozellulärem Wundverband (z. B. Allevyn) behandelt. Für diese Zeit Aussetzen des Abklebens mit Micropore in dem betroffenen Bereich.
- bei allgemeinen Hautreizungen infolge Micropore Aussetzen des Abklebens
- Tragen eines weichen Büstenhalters ohne Bügel oder besser eines weichen, elastischen Bustiers, möglich, besonders bei größerem Lappengewicht
- Fäden werden nicht gezogen. Es werden lediglich überstehende Fadenenden oder hervorstehende Knoten in Hautniveau abgeschnitten.
- sonografische Kontrolle zum Ausschluss eines Hämatoms oder Seroms im Spender- und Empfängerbereich in den ersten 4 Wochen nach der Operation
- Punktion größerer Serome unter Ultraschallkontrolle und sterilen Bedingungen
- frühzeitige Revision eines Hämatoms, ggf. auch einer Lappennekrose
- körperliche Schonung von 4–6 Wochen postoperativ mit Vermeidung häufigen Anhebens der Arme über die Schulterhöhe; keine Überbelastung der Bauchdecke, besonders in den ersten 6 Monaten
- Follow-up: im normalen onkologisch bedingten Rhythmus mit Palpation und Ultraschall. Die Durchführung einer Mammografie ist wegen der hohen Gefahr von Fehlinterpretationen problematisch und, wenn überhaupt, nur in einer erfahrenen Institution sinnvoll im Kontext mit einer sonografischen Kontrolle.

3.4 Latissimus-dorsi-Lappen zur Brustrekonstruktion

▸ **OP-Prinzip.** Brustrekonstruktion mit Eigengewebe, meist unter Zuhilfenahme von Silikonbrustimplantaten wegen Volumenmangel.

Vorteile

- universelle Einsetzbarkeit, sog. „Workhorse" der plastischen Chirurgie
- hoher Sicherheitsfaktor durch hervorragende Durchblutung und somit auch für Raucher einsetzbar
- kann aufgrund der guten Durchblutung vielfältig geformt werden
- gut geeignet für Hautersatz und zur Abdeckung von Implantaten
- sehr gute Flexibilität aufgrund der Stiellänge
- stabiles Langzeitergebnis, allerdings meist mit deutlicher Muskelatrophie
- niedrige Komplikationsrate
- auch für ältere Patientinnen geeignet

Nachteile

- in der Regel nur wenig Eigengewebe zur Verfügung
- gut kalkulierbar, aber eingeschränkt formbares Eigengewebe
- meist zur Herstellung einer Symmetrie zusätzliche Verwendung eines Implantates notwendig (kombiniertes Rekonstruktionsverfahren)
- Hautqualität zu der von der Brust unterschiedlich
- Muskelaktivitäten, z. B. Muskelpull/-zucken

▸ **Indikationen.**

- Haut und Implantatabdeckung und (eingeschränkt) Volumenersatz im Rahmen einer hautsparenden Mastektomie (Sofortrekonstruktion)
- Einsatz einer Hautspindel zur Wiederherstellung einer Ptose im Rahmen einer Intervallrekonstruktion, auch bei vorgeschädigtem ortsständigem Gewebe
- Defektdeckung bei ausgedehnten Resektionsflächen im Thoraxwandbereich
- Defektdeckung im Rahmen von Salvage-Eingriffen, z. B. Hautperforation über Implantaten, Spitzennekrosen beim TRAM-Lappen
- Ersatz des Brustmuskels nach Halsted-Mastektomie
- Ablehnung der Verwendung von Silikonimplantaten durch die Patientin (mit Einschränkung aufgrund der geringen Gewebemasse)
- angeborene oder erworbene Deformität, z. B. Poland-Syndrom
- besondere Eignung einer Patientin und Präferenz gegenüber anderen rekonstruktiven Methoden aus folgenden Gründen:
  - erhöhtes Risiko oder Kontraindikation für einen TRAM
  - sehr schlanke Patientin
  - starkes Wrinkling durch mangelnde Implantatabdeckung
  - Rezidiv nach brusterhaltender Therapie

  - Nikotinabusus
  - eingeschränkte Belastbarkeit der Patientin, z. B. durch Alter
  - Wunsch der Patientin

▸ Kontraindikationen.

- **Absolute:**
  - ausgedehnte Narbenfelder im Spenderareal
  - Z. n. Thorakotomie im Latissimusbereich
  - Z. n. Durchtrennung der Versorgungsgefäße im thorakodorsalen Bereich
  - generalisierte Gefäßerkrankungen
  - unerfahrener Operateur
- **Relative:**
  - Alter über 80 Jahre
  - psychische Instabilität
  - erhöhtes Thromboembolierisiko

▸ Patientenaufklärung.

- Nikotinkarenz perioperativ erwünscht
- Gefahr des Gewebeuntergangs am transplantierten Lappen
- Möglichkeit der Schwächung des betroffenen Armes
- Möglichkeit einer störenden muskulären Aktivität im transplantierten Muskel oder angrenzendem M. pectoralis
- Hinweis auf eine möglicherweise verlängerte Serombildung am Rücken
- Notwendigkeit der postoperativen Krankengymnastik
- Vermeidung von Hitzeeinwirkung, starker Sonneneinstrahlung, wegen Verbrennungsgefahr
- Vermeidung von UV-Licht wegen Hyperpigmentierung der Narbe
- Notwendigkeit der Einlage eines Permanentimplantates, eines Permanentexpanders oder eines passageren Gewebedehners mit der Folge eines späteren Implantatwechsels

▸ OP-Planung.

- sorgfältige Patientenauswahl
- **Defektanalyse:** Verlauf der Mastektomienarbe und die Hautqualität der Thoraxwand sind wichtig für die Wahl der Schnittführung, die Bestimmung der Areale an Haut, die entfernt werden müssen, um einen möglichst ästhetisch gelungenen Einsatz des Transferlappens zu gewährleisten, ohne die ortsständige Haut zu gefährden. Der günstigste Einsatzort für die Lappenspindel ist die Umschlagfalte der zu rekonstruierenden Brust wegen der Optimierung der Ptose und der Vermeidung eines sog. Patch-Effektes. Hautareale mit fraglicher Zukunft, z. B. Radioderm, sollten durch Lappenhaut ersetzt werden, evtl. unter Einsatz von Gewebedehnern für den Fall, dass die Breite der Insel ungenügend ist. Wie viel Gewebe und Haut werden benötigt, um eine symmetrische Brust zu erzielen? Ist genügend Gewebe vorhanden für eine autologe Rekonstruktion?
- **Implantatwahl:** Für den Fall eines größeren Volumenbedarfs als durch das Lappengewebe gegeben muss der Einsatz von Silikonimplantaten erwogen werden. Das ist die Regel wegen der geringen Fettmenge am Latissimuslappen und der Tatsache, dass mit einer Schrumpfung der reichlich vorhandenen Muskulatur gerechnet werden muss. Bevorzugte Implantatwahl:
  - doppelkammeriger Becker-Expander (als Permanenteinlage geeignet)
  - Differenzialexpander, z. B. Doppelkammerexpander von Polytech (muss nach ca. 6 Monaten ausgetauscht werden)
  - polyurethanbeschichtete permanente Silikongelbrustimplantate
- **Analyse des Spenderareals:** Narben, Funktion der Muskulatur (Durchtrennung der Versorgungsgefäße im Rahmen einer axillären Voroperation?), Durchblutung, Dicke der subkutanen Fettschicht
- **Wahl der Schnitttechnik** im Hinblick auf
  - anatomische Gegebenheiten
  - gewünschte Positionierung der Narbe bzw. der Lappeninsel
  - benötigte Gewebemenge
  - erforderliche Länge des Muskelstiels, um einen spannungsfreien Einsatz der Lappeninsel zu gewährleisten
  - Wird eine Lappeninsel überhaupt benötigt? Der M. latissimus dorsi kann auch endoskopisch als reiner Muskellappen ohne Narbe am Rücken präpariert werden.
- Analyse der kontralateralen Brust als Modell in 4 Dimensionen
  - meistens symmetrisierende Anpassung für kontralaterale Brust erforderlich
  - Reduktion oder Mastopexie mit einer Berücksichtigung der zeitlichen Dimension (→ Überkorrektur nötig)
  - kontralaterale Implantateinlage in Erwägung ziehen

Merke M!

- Der Autor bevorzugt die Einlage eines veränderlichen Implantats, um einer Schrumpfung in der rekonstruierten Brust entgegenarbeiten zu können oder aber irgendwelchen Traktionen, wie sie in der Anwesenheit von verpflanzter Muskulatur mit ihrer immanenten Spannung auftreten können. Außerdem sind auf diese Weise ein Volumen- und Formausgleich leichter möglich.
- Die Lappeninsel kann im Bereich des M. latissimus dorsi beliebig positioniert werden von vertikal, schräg bis horizontal. Grundsätzlich sind die natürlichen Hautlinien und Gewebefalten bei der Schnittführung zu berücksichtigen.

- Genaue Kenntnisse über die **Anatomie** der hinteren Thoraxwand und die Lokalisation von Gefäßen und Perforatoren sind essenziell (▸ Abb. 3.42 a).
  - Der M. latissimus dorsi versorgt sich über die thorakodorsalen Gefäße und zugleich über eine Serratusanastomose bzw. -kollaterale. Letztere ist bei Durchtrennung des Hauptgefäßes mit gewissen Einschränkungen allein in der Lage, den Lappen zu versorgen.
  - Der Latissimus bildet eine große trianguläre Muskelfläche lokal und individuell unterschiedlicher Dicke, die sich von der Achselhöhle die Skapula entlang bis zur Wirbelsäule und zur Taille bzw. Darmbeinschaufel erstreckt. Der Ansatz ist sehnig, ca. 3 cm breit, und haftet an der Innenseite des kranialen Humerus. Zusammen mit dem M. teres major bildet der Latissimus die hintere axilläre Falte. Wird der Latissimus entnommen, bleibt ein Teil dieser Falte dennoch erhalten.
  - Der Latissimus geht unterschiedlich enge Verbindungen mit umgebenden faszialen und muskulären Strukturen ein, die bei der Präparation beachtet werden müssen. Drei Punkte sind für die Auslösung des Muskels entscheidend: die vordere Begrenzung im Bereich der hinteren Axillarlinie, die Spitze des Schulterblatts und der kaudale lumbosakrale Winkel.
  - Die nervale Versorgung des Latissimus erfolgt über den N. thoracodorsalis aus dem Plexus brachialis C6 – 8 und ist für die muskuläre Motorik verantwortlich (▸ Abb. 3.42 b).
- Operationsplanung mit Anzeichnen im Stehen
- Fotodokumentation

▸ **Intraoperative Lagerung.** Stabile Seitenlagerung mit frei beweglichem Arm auf die nicht betroffene Seite. Der Arm wird dazu steril in einer Stockinette abgedeckt. Auf diese Art und Weise kann sowohl an der Brust wie am Rücken gearbeitet werden, wenn nötig auch in 2 Teams. Nach Transfer des Lappens in den Brustbereich und Versorgung der Spenderregion wird die Patientin in die typische oben beschriebene Rückenlage mit um ca. 80° abgewinkelten Armen verbracht. Das unmittelbare OP-Feld Brust/Axilla wird mit einer sterilen Folie für die Zeit der Umlagerung abgeklebt. Zur intraoperativen Überprüfung der Symmetrie muss die Möglichkeit gegeben sein, die Patientin in eine stabile sitzende Position zu bringen. **Cave:** Aufgrund der längeren OP-Zeit und der Lagerung in einer erzwungenen Position sollten besondere Sorgfalt auf eine Unterfütterung von Gelenken und eine Vermeidung von Druck und Spannung gelegt werden, um Lagerungsschäden zu vermeiden!

OP-Technik

▸ **Arbeitsstil.** Durchweg ist während der gesamten Operation gewebeschonendes, gewebeeinsparendes und blutarmes Operieren angezeigt. Zur Präparation der Muskulatur wird eine bipolare Schere verwendet, im Übrigen ein Hochfrequenzschneidegerät, am besten in Verbindung mit Argongas. Die Haut sollte aber schonend mit Skalpell durchtrennt und nur mit Wundhaken gefasst werden, um thermische oder quetschende Traumen zu vermeiden. Blutungen sollten unverzüglich gestillt werden, denn bei der großen Wundfläche muss sonst mit einem beträchtlichen Blutverlust und als Konsequenz mit Bluttransfusionen gerechnet werden.

Gestielter Latissimus-dorsi-Lappen – Variante mit Lappeninsel

▸ **Wahl der Inzision.** Lokalisation, Länge und Breite der Lappeninsel sind individuell und abhängig von der Deformität im Thoraxwand- oder Brustbe-

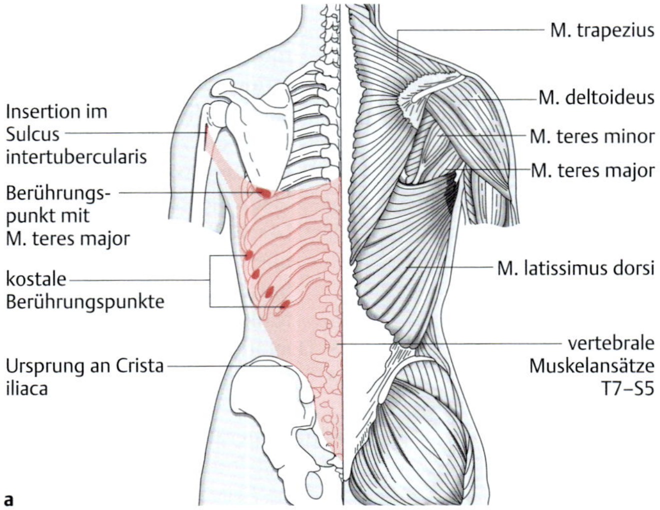

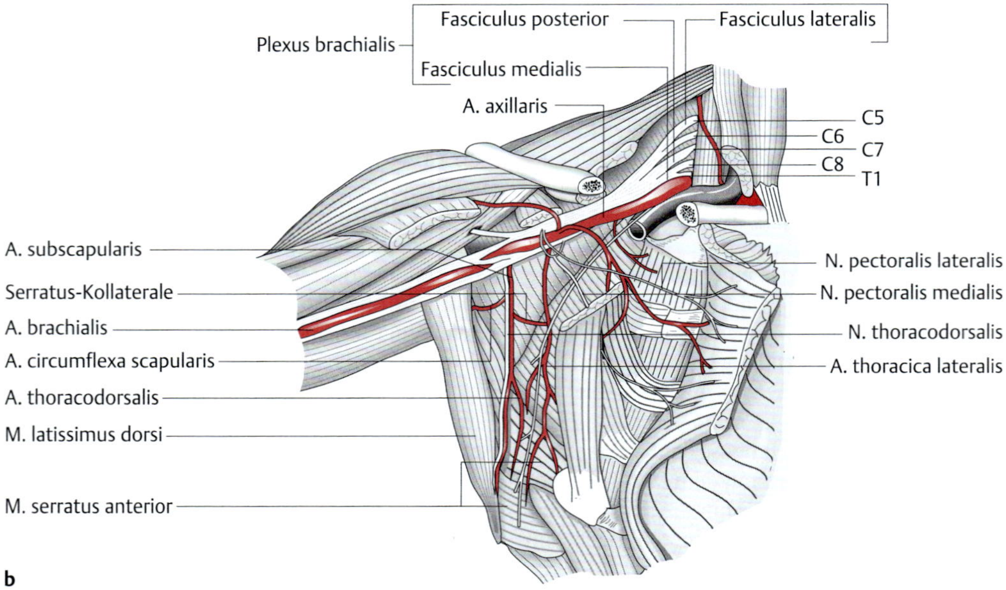

Abb. 3.42 Anatomische Verhältnisse der Latissimus-dorsi-Heberegion.

a dorsale Ansicht mit Muskelansatzpunkten des M. latissimus dorsi (links) und den benachbarten Rückenmuskeln (rechts)

b Ansicht in Abduktion der oberen Extremität mit zugehörigen Muskeln, Gefäßen und Nerven.

reich. Die Position kann vertikal im Bereich der hinteren Axillarlinie platziert werden, wenn ein schmaler Muskel und Gewebestreifen benötigt werden. Wird eine lange Hautspindel gebraucht, bringt eine schräge Position in den natürlichen Hautlinien und längs den Fasern der Latissimusmuskulatur die günstigsten Spannungsverhältnisse. Eine quere Inzision ermöglicht es, die Narbe in der BH-Linie zu verstecken (▶ Abb. 3.43).

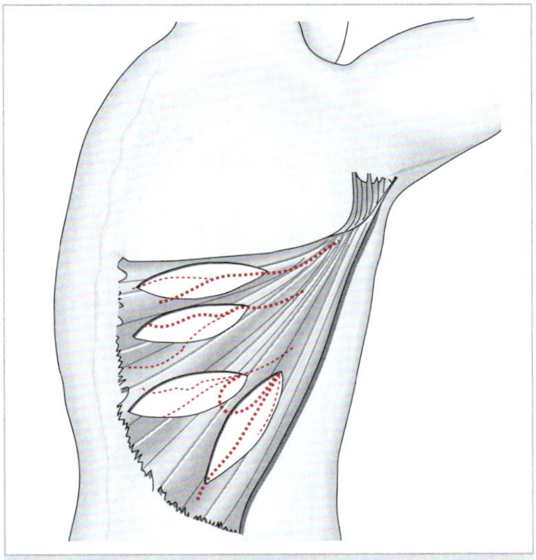

Abb. 3.43 Varianten der Lappeninsel.

▶ **Lappenpräparation.** Die Breite der Lappeninsel ist abhängig von der individuellen Situation, sollte sich aber an den Spannungsverhältnissen orientieren, um eine Dehiszenz der Narbe zu vermeiden, besonders im Falle einer horizontalen Inzision. Die Breite von ca. 8 cm sollte in der Regel nicht überschritten werden, die durchschnittliche Breite nach Erfahrung des Autors beträgt etwa 5 cm. Die Hautinzision erfolgt mit dem Skalpell, wobei die Schnittkante im subkutanen Fettgewebe von der Lappeninsel schräg weggeführt wird, um zusätzliches Fettgewebe und Perforatoren in den Lappen mit einzubeziehen und eine Unterminierung der Insel zu vermeiden. Die Lappeninsel wird zirkulär umschnitten, wobei der Arm nach kranial abduziert wird. Die weitere Präparation erfolgt auf der Muskulatur, wobei entschieden werden muss, ob der gesamte Latissimus oder nur ein inseltragender Teil entnommen werden soll, wobei die Lappenspitzen den muskulären Teil überragen dürfen. Grundsätzlich werden die Grenzen des Latissimus aufgesucht, zunächst die ventrale Kante, welche auch die Grenze der Präparation darstellt. Von hier aus kann die Muskelkante weiter nach kranial bis in die Axilla und nach kaudal bis zur Taille bzw. bis zum Beckenkamm verfolgt werden. Danach wird die mediale Begrenzung des Latissimus im Bereich der Spitze der Skapula aufgesucht und von dort nach kranial zur Axilla und kaudal zur Wirbelsäule die Muskelbe-

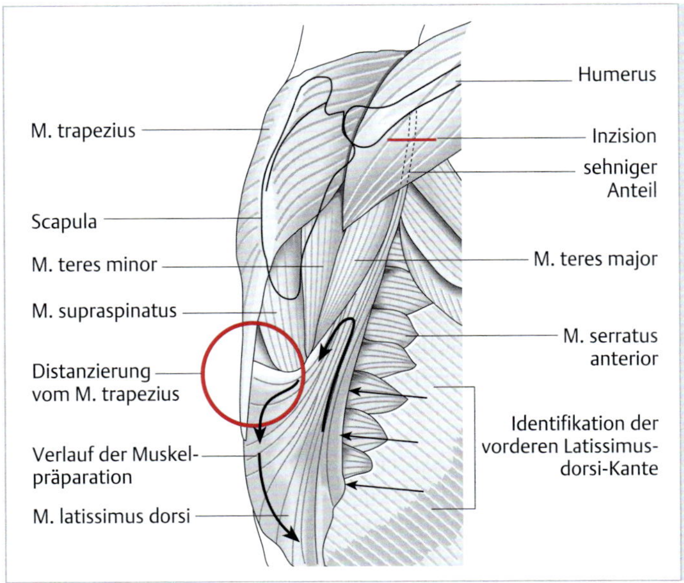

Abb. 3.44 Lappenpräparation.

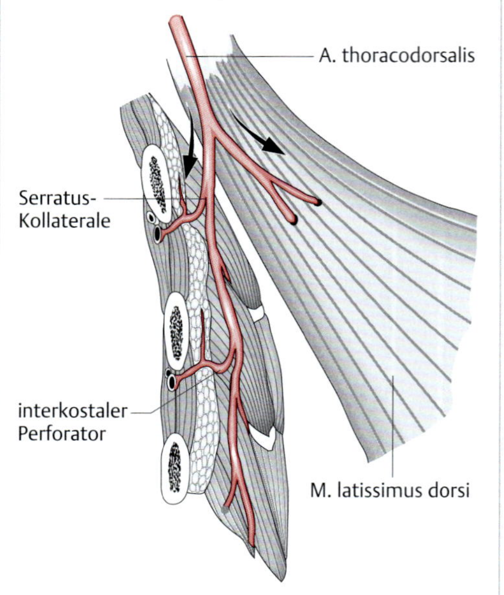

Abb. 3.45 Darstellung der Serratus-Kollateralen.

grenzung freigelegt (▶ Abb. 3.44). Von diesen Punkten aus kann nun der Latissimus von der Unterlage abgehoben, d. h. von M. teres major und M. serratus abgelöst werden. Hierbei sind zahlreiche kräftige Perforatoren elektrochirurgisch zu durchtrennen, wobei kranial auf die Serratus-Kollaterale geachtet werden muss, die – zumindest vorläufig – erhalten bleibt (▶ Abb. 3.45). **Merke:** Die Serratus-Kollaterale darf nur bei erhaltenem thoracodorsalem Gefäßbündel durchtrennt werden. Der Latissimus wird mit der flachen Hand angehoben, danach die kaudale Begrenzung im Bereich der Taille von paravertebral nach ventral durchtrennt. **Vorsicht** bei der Ablösung paravertebral; hier müssen die Ausläufer des M. trapezius identifiziert und geschont werden. Die Präparation läuft parallel zu den Fasern des Trapezius (▶ Abb. 3.44).

Der Latissimus ist nun kaudal abgelöst und wird zur weiteren Präparation unter Spannung nach kaudal gezogen oder – je nach Bedarf – angehoben oder nach lateral oder medial luxiert. In Richtung Axilla wird einer großer Haken eingesetzt (hilfreich ist ein Lichthaken) und der sich verjüngende Muskel bis in die hohe Achselhöhle verfolgt.

▶ **Lokalisation der Versorgungsgefäße.** Die Präparation in Richtung auf die Achselhöhle an der Unterseite des Latissimus darf nur nach Lokalisation der Versorgungsgefäße erfolgen. **Merke:** Das thorakodorsale Gefäßbündel tritt ca. 8 – 10 cm kaudal der axillären Gefäßebene und 2 – 3 cm medial der ventralen Muskelkante in die Unterseite des Latissimus ein. Die Verbindungskollaterale zum Serratus darf erst dann durchtrennt werden, wenn die Unversehrtheit des thoracodorsalen Gefäßbündels gesichert und der Lappentransfer abgeschlossen ist.

▶ **Präparation des Muskelstiels.** Der Latissimus wird dann dem ventralen Muskelrand und dem Verlauf des M. teres major entlang bis zum Ansatz am Humerus verfolgt, der sehnige Ansatz komplett freigelegt und in der Regel auch durchtrennt, um die Beweglichkeit des Muskellappens zu erhöhen und dem Muskel die Möglichkeit zu nehmen, sich später nach dem Einpassen in der Brust gegen sein altes Widerlager am Oberarm zu kontrahieren. Trägt die sehnentragende Spitze des Latissimus in der Achselhöhle auf, kann sie reseziert werden, wiederum unter Beachtung des Versorgungsgefäßes (▶ Abb. 3.44). Um eine postoperative Muskelaktivität zu vermeiden, ist es notwendig, den N. thoracodorsalis zu durchtrennen.

▶ **Lappentransfer.** Parallel zur Lappenpräparation wird im Brustbereich die Mastektomie oder im Falle einer sekundären Rekonstruktion oder einer Defektdeckung die Thoraxwand vorbereitet. Der kraniale Hautlappen wird bis in die Axilla hinauf abgelöst und ein schmaler Transfertunnel zum Spenderbereich des Lappens hergestellt, wobei essenzielle axilläre Strukturen streng geachtet und erhalten bleiben. Anschließend wird der mobilisierte Lappen, ohne diesen zu torquieren oder unter starke Spannung zu setzen, in den Thoraxwandbereich transferiert. Die ausreichende Länge des Muskelstiels und die spannungsfreie Einsatzmöglichkeit der Lappeninsel an ihrem vorbestimmten Ort werden überprüft.

▶ **Rekonstruktion des Spenderareals.** Sorgfältige Blutstillung ist notwendig, da die Region sehr kräftige Perforatoren aufweist, die durchtrennt wurden. Die Resektionskanten der Muskulatur werden mit monofilem 2/0-Faden gesäumt unter Abdeckung der Skapulaspitze und evtl. an der Thoraxwand fixiert. Einlegen von 2 Drainagen (Jackson-Pratt). Die Hautränder werden vorübergehend mit Hautklammern adaptiert, die Klammern durch eine dreischichtige Naht ersetzt:

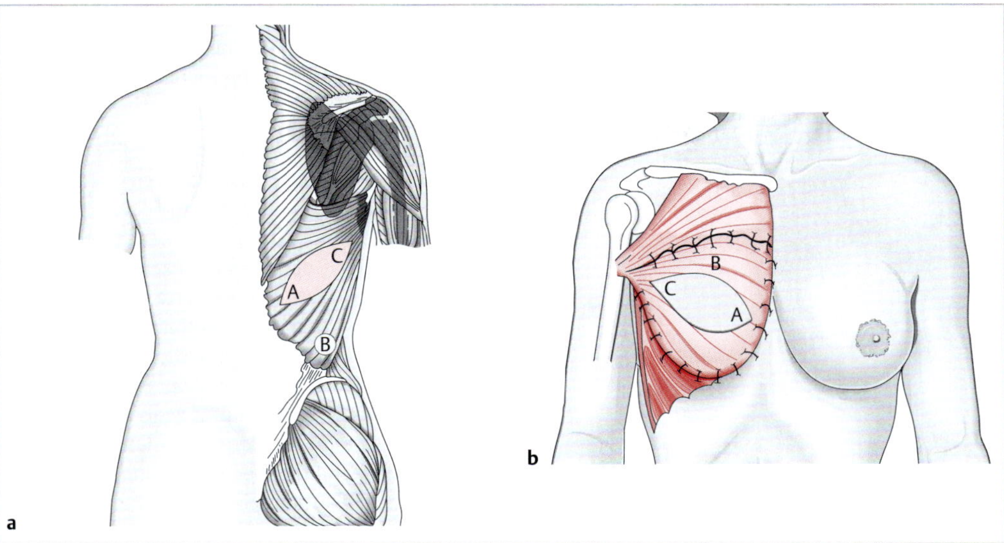

Abb. 3.46 Einsatz des Latissimus-dorsi-Lappens im Rahmen der Brustrekonstruktion (Front- und Rückansicht).

- 1. Reihe: 2/0 PDS oder Biosyn subkutan
- 2. Reihe: 4/0 Biosyn intrakoreal einzeln oder fortlaufend
- 3. Reihe: 4/0 Biosyn oder Quillnaht mit Monoderm 3/0 intrakutan fortlaufend

▶ **Umlagerung der Patientin.** Um eine symmetrische Brustform zu erzielen, muss die Patientin für den Fortgang der Operation in eine Rückenlagerung gebracht werden (siehe intraoperative Lagerung).

▶ **Sofortrekonstruktion Empfängerregion.** Der Latissimus-dorsi-Insellappen eignet sich im Rahmen einer Sofortrekonstruktion zum Ersatz eines entstandenen Hautdefektes oder aber, wenn der Hautmantel völlig erhalten blieb, zur Unterfütterung des Hautmantels bzw. zur Distanzierung der Haut von der darunterliegenden Muskulatur. Damit reduziert sich die Gefahr der Übertragung einer Muskelaktion vermittelt über den M. pectoralis major auf die darüberliegende Haut. Mit der eingebrachten Muskulatur wird im Rahmen eines rein autologen Vorgehens Volumen ersetzt oder aber die Implantatabdeckung ergänzt bzw. gewährleistet.

Zunächst wird der transferierte Lappen nach der Umlagerung aus dem Empfängerareal hervorluxiert und auf Durchblutung bzw. Bluttrockenheit überprüft. Die Lappenmuskulatur wird dann derart im Brustbereich ausgebreitet, wie sie eingenäht werden soll, wobei der Lappen beliebig gedreht und gewendet werden kann. Hier muss allerdings auf Spannung und Durchblutungsbehinderungen im Gefäßbereich geachtet werden. Jedoch kann im Gegensatz zum TRAM-Lappen dem Latissimuslappen viel mehr Spannung und Faltung zugemutet werden. Sollte eine zu große Spannung entstehen, muss der Muskelstiel zusätzlich mobilisiert werden, damit es später nicht zu entstellenden Verziehungen an der rekonstruierten Brust kommt.

Die günstigste Einsatzvariante für den Latissimusmuskel für den Fall, dass eine Implantatloge gebildet werden soll, ist seine kaudolaterale Ergänzung an den von der Unterlage abgelösten M. pectoralis major (▶ Abb. 3.46). Der Pektoralis wird an seiner Kante von lateral bis an den zirkulären Randbereich der Brustbasis vorsichtig abgelöst, die vor der Operation durch Einzeichnen eingezeichnet wurde. Hierbei werden die kaudalen Fasern des Brustmuskels in der Regel separiert, um eine spannungsfreie Entfaltung der Implantatloge und eine Ausformung der inneren Brustkontur zu ermöglichen. In die spitzwinklig zulaufende neu entstandene kaudale Muskellücke wird dann der Latissimus spannungsfrei eingepasst und ringsherum mit teilweise fortlaufenden, z. T. einzeln geknüpften monofilen PDS- oder Biosyn-Fäden (2/0) an der Thoraxwand und am Pektoralis fixiert. Ist ein Latissimusüberschuss im

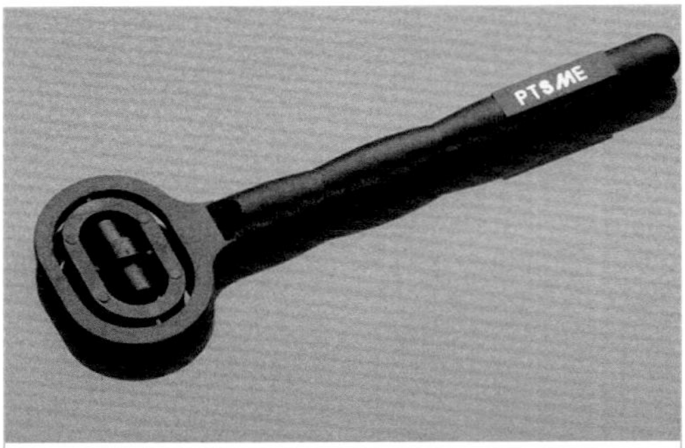

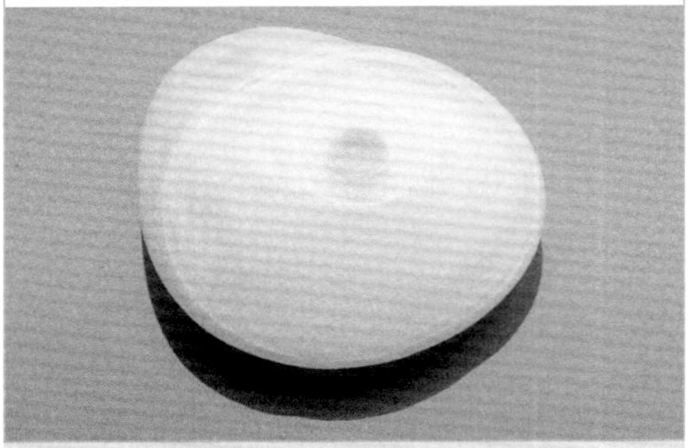

Abb. 3.47 Polytech-Doppelkammer-Expander rechts, zugehöriger Ventilsucher links.

Verhältnis zum Pektoralis vorhanden, was meist der Fall ist, wird der Rand des Latissimus plissiert, gefaltet und teilweise so weit wie nötig über den Pektoralis gelegt. **Merke:** Während des Einnähens der Muskulatur dafür sorgen, dass keine Verziehungen im Verhältnis zu der vorgesehenen Position der Hautinsel entstehen.

Eine Lücke wird zunächst für die Passage des Implantates gelassen. Vor der Einlage wird die Implantatloge mit Taurolin 2% gespült und auf absolute Bluttrockenheit überprüft. Das Implantat soll so wenig wie möglich und nur durch den Operateur berührt werden. Die Handschuhe werden gewechselt und das Implantat bzw. der Expander auf Unversehrtheit überprüft. Einlage des Implantates, evtl. mit steriler Einführhilfe (z. B. nach Dolsky) und Kontrolle von korrekter Implantatlage. Die Symmetrie der Brüste wird im Sitzen der Patientin überprüft. Wird ein Becker-Expander verwendet, so muss nach der Einlage das externe Füllventil am Rand der Brust (meist kaudolateral) in einer gesonderten und zu verschließenden kleinen Tasche platziert werden. In der Regel verwendet der Autor das kleine Füllventil, möglichst hautnah gelegen zur Erleichterung der Nachfüllprozedur. Der Becker-Expander muss vor der Einlage entlüftet und mit einer individuell zu bestimmenden Menge vorgefüllt werden.

Im Falle eines größeren Gewebedefizits und der Notwendigkeit einer gerichteteren Gewebedehnung zur Herstellung einer natürlichen Ptose kann ein reiner Expander verwendet werden. Hier empfiehlt sich der Doppelkammerexpander von Polytech, der eine echte differenzierte Aufdehnung des Gewebes ermöglicht. Die Auffüllung erfolgt über 2 integrierte Ventile, die mithilfe eines Magneten lokalisiert werden können (▶ Abb. 3.47). Im Gegensatz zum Becker-Implantat, das als Permanentimplantat verwendet werden kann, muss die Patientin beim einfachen Expander darauf hingewiesen werden, dass ein Austausch gegen ein Permanentimplantat nach ca. 6 Monaten oder wenige Monate später erfolgen muss. Dies kann mit den sog. „Final touch ups“, d. h. einer Feinkorrektur und einer evtl. Mamillenrekonstruktion kombiniert werden. **Merke:** Zum Ende der Operation soll der Expander bzw. das Becker-Implantat so weit wie möglich nachgefüllt werden, ohne eine zu starke Spannung am Gewebe zu bewirken. Das bedeutet praktisch auch eine Endkontrolle des Füllsystems. Der zum Ventil führende Schlauch darf nicht abgeknickt werden. Abriss des Steckkontaktes am Schlauch durch erhöhten Druck im Schlauchsystem. Außerdem muss die Austrittsstelle des Füllschlauches am Implantat in Richtung des Ventils zeigen, um eine eventuelle Entfernung des Schlauchsystems zu erleichtern.

Nach der Endkontrolle einer optimalen Position des eingelegten Implantates wird unter Zurücklassung einer Jackson-Pratt-Drainage der Implantatraum komplett verschlossen, auch nach kranial zur Axilla hin. Es ist darauf zu achten, dass durch den Muskelstiel des Latissimus in der oberen Brustregion oder der vorderen Axillarlinie kein Wulst zurückbleibt. **Merke:** Infolge einer Durchtrennung des N. thoracodorsalis kann sich der Latissimus um bis zu 80% seines ursprünglichen Volumens zurückbilden.

Bei einem Hautdefekt wird die Hautinsel so eingepasst, dass keine Spannung an dessen Rändern entsteht. Anschließend wird das benötigte Defektmuster auf der Inselhaut eingezeichnet, umschnitten und der Hautüberschuss deepithelisiert. Die Einnaht erfolgt in zwei Schichten: intrakoreal mit 4/0-

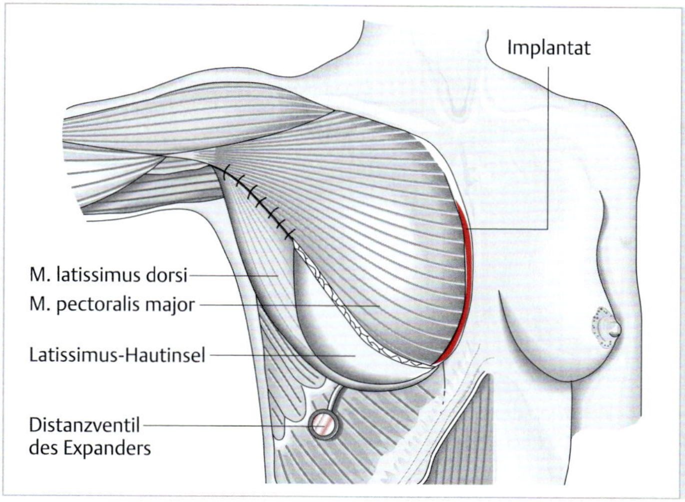

Abb. 3.48 Bevorzugter Einsatz der Latissimus-dorsi-Hautinsel bei der (sekundären) Intervallrekonstruktion mit Expander.

Biosyn-Einzelknopfnähten, um das Niveau von Lappeninsel und umgebender Haut exakt anzupassen, Zentimeter für Zentimeter; ferner intrakutan fortlaufend mit einer Quillnaht Monoderm 3/0.

▶ **Intervallrekonstruktion Empfängerregion.** Für das Vorgehen muss die Lage der Narbe an der Thoraxwand berücksichtigt werden. Zwar wird die Lappeninsel in der Regel in die Umschlagfalte platziert, um eine bessere Ptose zu erzielen; ist aber nur ein schmaler Hautstreifen zwischen Mastektomienarbe und neuer Inzision vorhanden, muss eine Verminderung der Durchblutung in dem Hautstreifen berücksichtigt werden. Dies gilt besonders, wenn eine Thoraxwandbestrahlung vorausgegangen ist. In diesem Falle ist es hilfreich, die Haut nicht von der darunterliegenden Muskulatur abzulösen, sondern diese mit der Haut zusammen von der Thoraxwand abzuheben. Liegt die Mastektomienarbe nahe und parallel zur Umschlagfalte oder ist das Überleben des interponierten Hautareals zweifelhaft, sollte es mitreseziert werden. Die Hautinsel am Lappen muss dann entsprechend breiter ausfallen oder durch einen Expander gedehnt werden (▶ Abb. 3.48).

Die Länge der Inzision im Bereich der präoperativ festgelegten Umschlagfalte entspricht exakt der Länge des Insellappens, der am Rücken entnommen wird. Von dieser Inzision aus wird ein dermomuskulärer Lappen nach kranial und in Richtung Axilla von der Thoraxwand abgelöst. Der transferierte Insellappen wird in die neue Umschlagfalte eingesetzt, der muskuläre Rand kaudal an der Thoraxwand und kranial an der abgelösten Muskelkante oder – falls ausreichend Latissimus vorhanden – am Oberrand der Implantatloge fixiert.

Die Einlage des Implantats oder des Expanders und die Einnaht des Lappenfensters entsprechen dem Vorgehen bei der Sofortrekonstruktion.

Endoskopische Variante ohne Lappeninsel

▶ **Wahl der Inzision.** Infolge des Wegfalls der Lappeninsel ist eine Inzision am Rücken nicht erforderlich. Die Präparation mit dem Endoskop wird in typischer Seitenlage von der Inzision an der betroffenen Brust aus durchgeführt, die möglichst, falls horizontal, bis in die Nähe der vorderen Axillarlinie erweitert oder dort vertikal angelegt wird (▶ Abb. 3.49).

▶ **Vorbereitung der Empfängerregion.** Von der gewählten Inzision aus erfolgt zunächst die individuell erforderliche Operation an der Brust, z. B. die Explantation eines Implantats mit kompletter Kapsulektomie wegen schwerer Kapselfibrose und mangelhafter Implantatabdeckung. Die Präparation wird dann bis zum Rand des M. latissimus dorsi in ganzer Breite bis hinauf zum Ansatz in der Axilla fortgeführt.

▶ **Lappenpräparation.** Die Präparation kann durch eine Unterspritzung des Latissimus-Areals mit verdünnter Suprareninlösung in der Verdünnung 1 : 200 000 erleichtert werden. Die Größe des benötigten Areals, welches zuvor bestimmt und auf die Haut des Rückens eingezeichnet wurde, bestimmt den Umfang der Resektion, die mit zunehmendem Fortgang des Eingriffs den Einsatz eines Endoretraktors bzw. eines Endoskops erfordert, der von einem

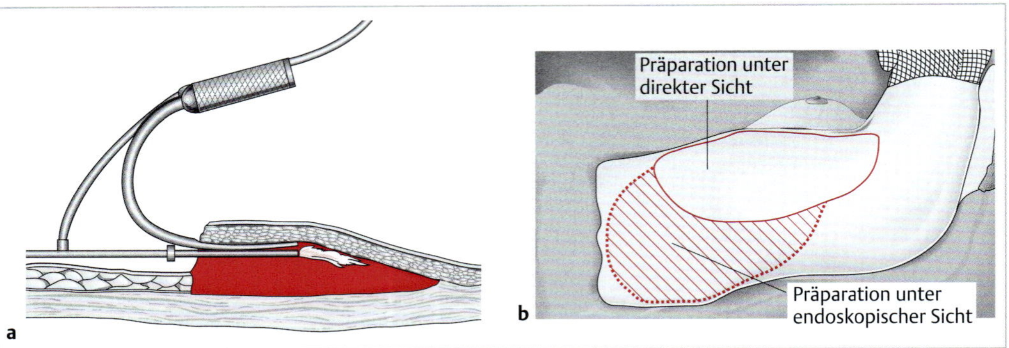

Abb. 3.49 Offene Endoskopie mit dem Endoretraktor.

a schematische Darstellung des Einsatzes eines Retraktors
b präoperative Anzeichnung der Präparationsbereiche: Bereich „Untersicht" für die offene, gestrichelter Bereich für die endoskopische Präparation

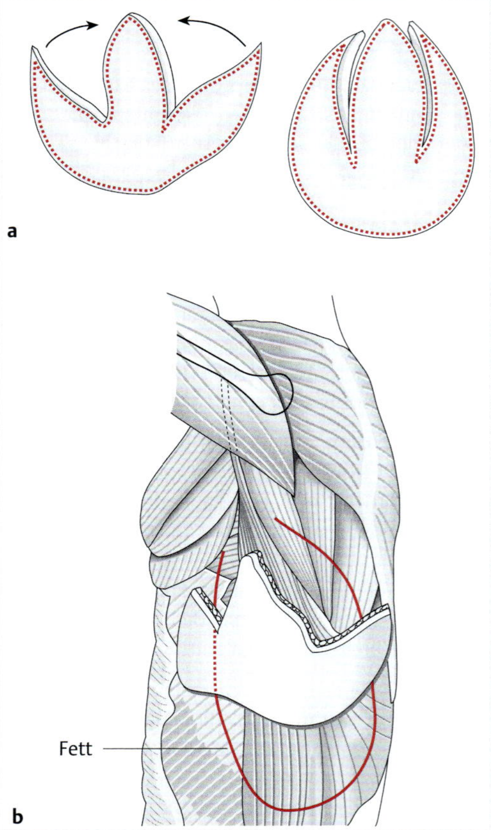

Abb. 3.50 Schematische Darstellung der Brustrekonstruktion mit einem „Fleur-de-lis"-Latissimus-Lappen.

a Operationsprinzip
b Prinzip der Transplantatentnahme

Assistenten geführt werden muss. Zuerst wird die subkutane Fettschicht von der Muskulatur, dann die Muskulatur von der Unterlage abgelöst. Abschließend wird von unten her die Muskulatur mit dem Elektrokauter paravertebral und kaudal ausgelöst. Jetzt erfolgt die Präparation des Muskelstiels in Richtung Axilla, wobei die Verbindungen zu Serratus und Teres major gelöst werden. Nach Identifikation der Versorgungsgefäße (s. o.) wird der sehnige Ansatz des Latissimus freigelegt und scharf durchtrennt; ferner erfolgt, falls sinnvoll die Durchtrennung des N. thoracodorsalis. Hierzu kann mitunter eine wenige Zentimeter lange Zusatzinzision in der Axilla hilfreich sein. Nach dem Lappentransfer in den Brustbereich sorgfältige Kontrolle auf Bluttrockenheit und Einlage einer Jackson-Pratt-Drainage. Danach wird die hintere Axillarlinie subkutan mit einer fortlaufenden 2/0-Biosyn-Naht verschlossen und zur Vorbereitung der Umlagerung die OP-Wunde vorübergehend geklammert und abgeklebt.

Falls notwendig, kann in gleicher Sitzung die kontralaterale Brust in gleicher Art versorgt werden.

▸ **Einnaht des Lappens.** Für den rekonstruktiven Eingriff an einer oder beiden Brüsten wird die Patientin wieder auf den Rücken mit abgewinkelten Armen und der Möglichkeit gelagert, sie zur Symmetrieabstimmung aufzusetzen. Der eingeschwenkte Muskel wird wie gewünscht zur Defektdeckung, Implantatabdeckung oder zum Volumenersatz eingepasst bzw. eingenäht (siehe auch oben).

▶ **Verband.** Abkleben der Nähte mit Dermabond Kleber oder Steristrip (Leukostrip), evtl. formender und fixierender Pflasterverband mit Micropore 2,5 cm breit; fixierender Büstenhalter (z. B. Polytech Bustier), darüber ein Druckverband mit Lohmann-Permanentbinde für wenigstens 24 h, besser 2 – 3 Tage.

Autologe Brustrekonstruktion (Fleur-de-lis)
„Fleur-de-lis"-Rekonstruktion (▶ Abb. 3.50): Versuch, durch den Aufsatz eines Gewebedreiecks auf die Latissimusspindel mehr Gewebe für eine möglichst rein autologe Brustrekonstruktion ohne zusätzliche Verwendung eines Implantats zu gewinnen. Handikap dieser Methode ist die unattraktive Narbe im Spenderbereich des Rückens.

▶ **Probleme und deren Lösung. Venöse Stauung** des Lappens: Stauungsproblematik am Lappen ist selten und wenn, dann eher durch Druck von außen infolge eines zu straffen postoperativen Druckverbands; Prävention durch regelmäßige postoperative Kontrolle der Lappendurchblutung und ggf. Lockerung des Verbands

Implantatproblematik

- **Expanderruptur:** Die Verwendung eines Gewebeexpanders ist aufgrund einer technisch komplizierten Bauweise und des erhöhten Verschleißes durch Reibung infolge Faltenbildung bei Unterfüllung mit einer erhöhten Rupturgefahr verbunden. Postoperative Nachkontrollen alle 4 Wochen, bis eine Stabilisierung der Implantatlage eingetreten ist. Treten beunruhigende Falten auf, sollte durch Nachfüllen mit Kochsalz versucht werden, diese auszugleichen. Bei Persistenz der Falten und dünner Abdeckung sollte eine frühere Auswechslung des Expanders in Erwägung gezogen werden. Grundsätzlich sollte die Liegezeit des Expanders nicht ein halbes Jahr überschreiten.
- **Dislokation:** Die Problemlösung für eine Dislokation ist die Verwendung eines beschichteten Permanentimplantates, welches aufgrund des hohen Reibungswiderstands und einer raschen Einheilung in das umgebende Gewebe bei korrekter initialer Platzierung eine sekundäre Dislokation verhindert.
- **Kapselfibrose:** Zur Verhütung der Kapselfibrose ist die Vermeidung von subklinischen Infektionen (Biofilm), Seromen und Hämatomen bei der Implantateinlage wichtig; außerdem die Verwendung von oberflächenstrukturierten Implantaten, besser: polyurethanbeschichteten Implantaten.

Serome: Serombildung im Spenderbereich des Rückens ist eine normale Folge der Latissimushebung. Die Verwendung eines Argonbeamers bei der Präparation, eine peinlichste Blutstillung mit Säumung der Muskelstümpfe und die Einlage von Drains reduzieren der Erfahrung des Autors nach die Inzidenz eines persistierenden Seroms. Die Drains werden nacheinander, d. h. nicht am selben Tag gezogen und erst bei einer Fördermenge von dauerhaft unter 30 – 50 ml auf 24 Stunden. Der Unterdruck, der durch die Drainagen verursacht wird, hilft bei der raschen Verklebung der abgelösten Gewebeschichten. Druckverbände und Bewegungseinschränkung bewirken meiner Erfahrung nach keine wesentliche Besserung. Ich mache die Patientinnen darauf aufmerksam, dass eine spätere Serompunktion möglich ist, und führe diese in mehrtäglichen Abständen auch ambulant durch bei gleichzeitiger Injektion einer Ampulle eines Tetrazyklins zur Verödung der Seromhöhle. Ausnahmsweise kann eine Patientin auch einmal mit liegender Drainage entlassen werden.

Sekundärveränderungen der Form über die Zeit (4. Dimension): Bei allen rekonstruktiven Implantateinlagen muss mit Veränderungen über die Zeit gerechnet werden. Das geht meist zulasten der Symmetrie und muss bei der Planung berücksichtigt werden. Das gilt besonders, wenn nur auf einer Seite ein Implantat zur Anwendung kommt und kontralateral z. B. eine Mastopexie oder Reduktion erfolgt. Abhilfe können eine beidseitige Implantateinlage und/oder eine Überkorrektur formverändernder Eingriffe evtl. mit gleichzeitiger Fixierung bzw. Abdeckung der Brustdrüse mithilfe eines synthetischen Extralight-Netzes schaffen. Der Form und Symmetrie abträglich ist ferner die Schrumpfung der transplantierten Muskulatur. Aus diesem Grunde könnte man in Erwägung ziehen, die nervale Versorgung bei der Transplantation zu erhalten, um dadurch den Muskelschwund zu vermindern. Treten störende Muskelaktivitäten auf, so könnte der N. thoracodorsalis noch zu einem späteren Zeitpunkt durchtrennt werden. Aufgrund der in den letzten Jahren gemachten Erfahrungen nehmen wir derzeit die Neurolyse regelmäßig vor.

Narbendehiszenz am Rücken wegen

- Spannung auf den Wundrändern infolge zu breiter Lappeninsel
- Inzision gegen die Richtung der Hautspannungslinien
- festere Konsistenz der Rückenhaut
- nachlässige Wundversorgung
- Abhilfe durch Adaptierung an die Inselbreite, die sich ohne große Spannung entnehmen lässt, und Platzierung der Narbe möglichst in die Spannungslinien der Haut. Alternativ kann die Narbe in die BH-Linie und horizontal platziert werden, wodurch sie gut verdeckt werden kann. Überdies entspannen und verbessern sich die Narben über die Zeit. Notfalls Narbenkorrektur nach einem Jahr oder später mit/ohne Kortisonunterspritzung. Sorgfältige adaptierende Wundversorgung in Schichten mit langsam resorbierbaren monofilen Fäden, z. B. Biosyn.

▸ **Komplikationen. Lappennekrosen** sind bei sorgfältiger Präparation und Überprüfung der Versorgungsgefäße eine absolute Rarität. Gelegentlich können bei starken Rauchern geringfügige Verkrustungen im Randbereich auftreten.

- **Prophylaxe:** sorgfältige präoperative Planung mit Beurteilung der Risikosituation und der Durchblutungsverhältnisse in der Axilla und am Rücken
- **Therapie:** Sobald sich eine größere Lappennekrose markiert hat, sollte sie reseziert werden. Plastische Deckung durch einfaches Advancement der benachbarten Gewebeareale, evtl. Verschiebe-Rotationslappen oder Z-Plastik. Falls notwendig: Einbringen eines alternativen Lappens, z. B. TRAM. Kleinere trockene Randnekrosen oder sog. Spitzennekrosen können zur spontanen Abheilung kommen. Die Krusten sollten allmählich von den Rändern her abgetragen werden. Superinfektion durch peinliche Hygiene unbedingt vermeiden.

▸ **Postoperative Behandlung.**

Merke **M!**

- Kontrolle des Druckverbandes und der Lappeninsel. **Cave:** Abklemmen des zuführenden Lappengefäßes in der Axilla
- Bei Hautreizungen oder Unverträglichkeit von Pflaster sollte die Anwendung nicht erzwungen werden.

- Entlastung der Narben mit einem Pflasterverband für möglichst 3 – 4 Monate mit Micropore 2,5 cm, aufgrund der Spannungssituation besonders wichtig am Rücken. Alternative: Dermabond-Kleber für ca. 4 Wochen.
- Wundreizungen und nässende Wundabschnitte werden gereinigt, desinfiziert und zum Abtrocknen gebracht; evtl. (Einsatz von Allevyn o. Ä.) Für diese Zeit Aussetzen des Abklebens mit Micropore in dem betroffenen Bereich.
- bei allgemeinen Hautreizungen infolge Micropore Aussetzen des Abklebens
- Fäden werden nicht gezogen. Es werden lediglich überstehende Fadenenden oder hervorstehende Knoten in Hautniveau abgeschnitten.
- sonografische Kontrolle zum Ausschluss eines Hämatoms oder Seroms im Spender- und Empfängerbereich in den ersten 4 Wochen nach der Operation
- Punktion größerer Serome unter Ultraschallkontrolle und sterilen Bedingungen mit Injektion eines Tetracyclins
- frühzeitige Revision eines Hämatoms, ggf. auch einer Lappennekrose
- körperliche Schonung von 4 – 6 Wochen postoperativ mit Vermeidung häufigen Anhebens der Arme über die Schulterhöhe
- Follow-up im normalen onkologisch bedingten Rhythmus mit Palpation und Ultraschall. Die Durchführung einer Mammografie ist wegen der hohen Gefahr von Fehlinterpretationen nicht sinnvoll.

3.5 Brustrekonstruktion mit ortsständigem Gewebe und Implantaten

▶ **OP-Prinzip.** Brustrekonstruktion mit ortsständigem Gewebe unter Einsatz von Silikonbrustimplantaten mit/ohne Zuhilfenahme von Expandern.

- **Vorteile einer Implantatrekonstruktion:**
  - geringer operativer Aufwand
  - keine zusätzlichen Narben durch Lappenhebung
  - auch für Patientinnen mit eingeschränkter Belastbarkeit geeignet
  - beidseitige Rekonstruktion mit guter Symmetrie
  - Formverbesserung im Falle einer starken Ptose oder Mammahyperplasie
  - Verwendung von Expanderimplantaten als Entscheidungshilfe bei der Suche nach der gewünschten Brustgröße
  - mehr Erhalt an originaler Haut und natürlicher Sensibilität bei hautsparender Mastektomie und Sofortrekonstruktion
- **Nachteile einer Implantatrekonstruktion:**
  - größere Dominanz des Implantataspekts durch dünnere Gewebeschicht
  - geringere Langzeitstabilität des ästhetischen Ergebnisses
  - höhere Versagerquote durch perioperative Komplikationen
  - häufig kontralaterale Angleichung notwendig
- **Nachteile einer Expanderrekonstruktion:**
  - zweizeitiges Verfahren (bei normalen Gewebeexpandern)
  - verstärkte Ausdünnung des abdeckenden Gewebes
  - höhere Versagerquote wegen technischen Versagens
  - erhöhte Infektionsgefahr

▶ **Indikationen.**

- hautsparende Mastektomie, mit/ohne MAK-Erhalt
- ältere Patientin mit Rekonstruktionswunsch, aber geringer körperlicher Belastbarkeit
- junge Frauen mit einem erhöhten familiären Risiko (BRCA-Trägerinnen)
- Mammahyperplasie mit der Möglichkeit eines Reduktionsschnittbilds
- Frauen, die eine kontralaterale prophylaktische Mastektomie oder Mastopexie/Reduktion wünschen

▶ **Kontraindikationen.**

- reduzierte Dehnungsfähigkeit des lokalen Gewebes, z. B. Zustand nach Bestrahlung
- stark ausgedünnte lokale Gewebeverhältnisse
- Ablehnung von Silikonimplantaten
- relative Kontraindikation: postoperative Radiatio

▶ **Patientenaufklärung.**

- Nikotinkarenz perioperativ erwünscht
- Gefahr einer Wunddehiszenz mit Exposition des Implantats durch eine relativ oberflächliche Implantatposition, besonders im Falle einer periareolären oder kranialen Schnittführung
- Hinweis auf implantattypische Komplikationen wie Kapselfibrose, Implantatruptur etc.
- Vermeidung von Hitzeeinwirkung, starker Sonneneinstrahlung, wegen Verbrennungsgefahr
- Vermeidung von UV-Licht wegen Hyperpigmentierung der Narben
- Möglichkeit eines späteren Implantatwechsels
- evtl. zweizeitiges Vorgehen notwendig, z. B. bei Expandereinlage
- Hinweis auf wahrscheinliche Veränderungen an der/den operierten Brust/Brüsten über die Zeit, mit der Beeinträchtigung von Symmetrie und ästhetischem Resultat

▶ **OP-Planung.**

- sorgfältige Patientenauswahl
- **Defektanalyse:** Verlauf und Art der Mastektomienarbe und die Hautqualität der Thoraxwand sind wichtig für die Entscheidung, diese Operationstechnik zu wählen. Klärung der Frage, ob eine Symmetrie bzw. eine natürliche Ptose erzielt werden kann. Wie viel Gewebe und Haut werden benötigt, um eine symmetrische Brustform zu erzielen? Muss ein Zwischenschritt mit der Verwendung eines Gewebeexpanders eingeplant werden? Ist der Verzicht auf eine autologe Rekonstruktion realistisch?
  Ist die subkutane Fettschicht stark reduziert, muss die Verwendung von azellulärer Dermis als Gewebeersatz mit der Patientin besprochen werden. Die ADM wird in den Defektbereich subkutan eingenäht, kann somit die Abdeckschicht des Implantats verbessern, damit die Perforationsgefahr vermindern, eine Faltenbil-

dung verhindern und das Risiko einer Kapselfibrose vermindern. Fötale Rinderdermis (Surgimend) ist rasch einsetzbar, zeigt eine rasche Vaskularisierung, keine gesteigerte Seromentwicklung und nur selten eine postoperative Hautrötung („red breast syndrome"). Alternative bei fehlender Kostendeckung: Seragyn-Netz (teilresorbierbares Bikomponentennetz mit monofilem leichtgewichtigem Kern)
- **Implantatwahl:** Zuerst muss entschieden werden, ob eine einzeitige Technik oder ein zweiphasiges Verfahren angewendet werden kann.
  - Im Falle einer hautsparenden Mastektomie oder gleichzeitigen Formveränderung, z. B. bei einer Mammahyperplasie, kann ein einfaches Permanentimplantat gewählt werden oder ein sog. Permanentexpander, wie z. B. der CP Becker-Expander, der die zusätzliche Option auf eine korrigierende Volumenveränderung enthält.
  - Ist Haut reduziert worden, wie z. B. bei einer modifizierten Mastektomie, muss ein Expander gewählt werden. Am besten sind hier die rein kochsalzgefüllten Differenzial-Expander, z. B. der Doppelkammerexpander von Polytech, der eine differenzierte und beschleunigte Gewebedehnung ermöglicht. Nachteil: Expanderwechsel nach 6 Monaten.
  - Alternative: Becker-Expander, der nicht nach einem halben Jahr gewechselt werden muss, aber auch eine geringere und langsamere Ausformung bietet. Bessere differenzierte Dehnung durch anatomischen Contour Profile Becker 35 Expander.

Merke M!

- Der Autor bevorzugt, auch bei ausreichendem Hautmantel oder einer Formveränderung, die Einlage eines veränderlichen Implantats, um einer Schrumpfung in der rekonstruierten Brust entgegenarbeiten zu können oder aber irgendwelchen Traktionen, wie sie in der Anwesenheit von verpflanzter Muskulatur mit ihrer immanenten Spannung auftreten können. Außerdem ist auf diese Weise ein Volumen- und Formausgleich leichter möglich.
- Die Größe des Implantats orientiert sich an den Dimensionen der Brust.

- **Operationsplanung** mit Anzeichnen im Stehen: Besondere Sorgfalt muss auf die Umrisse der Brustdrüse und die Umschlagfalte gelegt werden. Bei der Festlegung der Umschlagfalte der betroffenen Brust ist darauf zu achten, dass bei der simultanen Mastektomie diese nicht akzidentell unterschritten wird. Bei der Einlage eines Implantates wird die Umschlagfalte geringfügig um ca. 1 cm abgesenkt.
- Fotodokumentation

OP-Technik

▶ Intraoperative Lagerung.
- Rückenlagerung mit symmetrischer Auslagerung der Arme um ca. 80°
- Möglichkeit, Patientin in eine stabile sitzende Position zu bringen

▶ Arbeitsstil.
- Tumeszenz unterhalb der subkutanen Fettschicht mit 100 ml einer verdünnten Adrenalinlösung 1 : 400 000
- bester operativer Zugang mit der geringsten Komplikationsrate ist die Umschlagfalte der Brust
- Durchtrennung der Haut mit Skalpell; alte Narbe wird ausgeschnitten
- Erhalt eines intakten subkutanen Fettpolsters im Inzisionsbereich als Vorbereitung für einen sicheren Wundverschluss
- gleichmäßige und schonende Präparation zwischen subkutanem Fettgewebe und Brustdrüse, hautwärts mit der Schere (Vermeidung von thermischen Schäden), auf der Thoraxwand elektrochirurgisch
- Schutz für die Wundränder bei der Präparation

Sofortrekonstruktion

Hautsparende Mastektomie – normaler Hautmantel

Der einfachste Weg ist der Ersatz der entfernten Drüsenmenge 1 : 1 durch ein Implantat mit gleichem Volumen. Ein Implantat der entsprechenden Größe oder ein Becker-Expander bzw. ein anatomischer Becker wird in die Operationshöhle gelegt nach sorgfältigster Blutstillung und Einlage einer

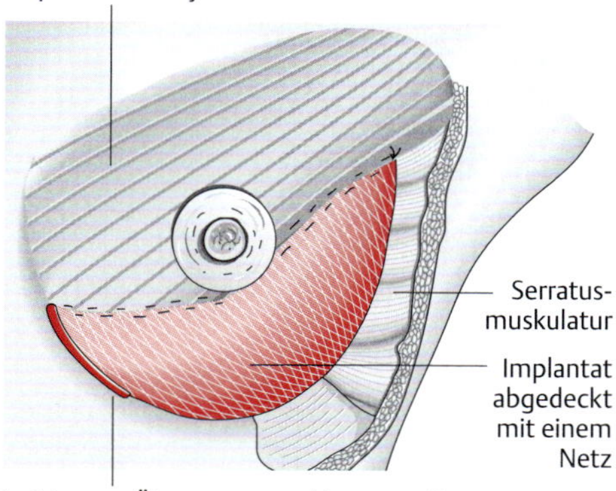

Abb. 3.51 Hautsparende Mastektomie und Sofortrekonstruktion durch Implantateinlage. Zugang zum Drüsenkörper durch die Umschlagfalte der Brust.

Jackson-Pratt- bzw. einer Drainage ohne Sog. Es gelten die oben geschilderten Bedingungen für die Einlage von Implantaten, das sog. „No touch regimen“ (Kapitel Augmentation, s. o.). Wird ein Permanentimplantat gewählt, sollte es polyurethanbeschichtet sein, da mit dieser Beschichtung ein sog. aktives Einheilen stattfindet und laut Literatur die geringste Inzidenz einer Kapselfibrose gegeben ist. **Merke:** Falls der Hautmantel reduziert werden muss, z. B. bei Resektion des MAK mit einer entsprechenden Hautspindel, kann es vorteilhaft sein, in dieser Situation ein veränderliches Implantat einzusetzen mit der Möglichkeit der Unterfüllung, um für die unmittelbare postoperative Phase eine Entlastung der Hautlappen und der Wunde zu erreichen.

Ist kein Lappentransfer geplant, um eine zusätzliche Gewebeabdeckung für das Implantat in den OP-Bereich einzubringen, sollte zumindest eine partielle Abdeckung durch die Muskulatur angestrebt werden (sog. dual-plane position). Eine komplette Abdeckung ist problematisch, da hierdurch das Implantat rundherum durch kontraktiles Gewebe eingeengt würde. **Gefahr:** Spannungsgefühl, Dislokation nach kranial. Durch die muskuläre Abdeckung in der oberen Brusthälfte wird das Implantat gegen die Haut der unteren Brusthälfte gedrückt und somit die Ausbildung einer natürlichen Ptose gefördert. Es ist sinnvoll, die Ränder der angehobenen Pektoralismuskulatur durch ein Netz mit einer abgelösten Randstruktur der Serratusfaszie zu verbinden, z. B. Seragyn-Netz oder TiLOOP Bra (Netz aus titanisiertem Polypropylen). So wird verhindert, dass das Implantat aus seiner Loge herausrutscht oder der Muskel sich unkontrolliert retrahiert Eine Alternative zum Netz, besonders bei dünner subkutaner Fettschicht, ist die azelluläre Dermis (▸ Abb. 3.51).

Hautsparende Mastektomie – mit mäßigem Hautüberschuss

Liegt ein Hautüberschuss vor im Sinne einer Ptose 1. bis 2. Grades, kann man diese im Rahmen eines z. B. perivertikalen Schnittbilds benutzen, um die Gewebeabdeckung zu verstärken; d. h. der Gewebeüberschuss wird markiert, deepithelisiert und unterlegt. **Merke:** Auf keinen Fall wird der Gewebeüberschuss reseziert! Die kontralaterale Seite muss evtl. zur Symmetrisierung angeglichen werden.

Hautsparende Mastektomie – mit reichlich Hautüberschuss (Mammahyperplasie)

Liegt ein großer Hautüberschuss vor, eine Ptose 3. Grades oder Mammahyperplasie, ist ein klassisches Schnittbild sinnvoll, wobei der kaudale deepithelisierte Fettlappen von der Brustdrüse abpräpariert und als zusätzliche Abdeckung des Implantats verwendet wird. Hierzu wird der kraniale Rand an die kaudolaterale Kante des abgelösten Pectoralis major angenäht. Hierdurch entsteht eine Implantathöhle, die der Brustbasis entspricht und eine sichere Abdeckung garantiert (▸ Abb. 3.52).

Intervallrekonstruktion bei Z. n. Mastektomie – Rekonstruktion mit Gewebeexpandern

Bei der präoperativen Anzeichnung wird die Umschlagfalte nur geringfügig gegenüber der Gegenseite abgesenkt. Auspflanzen der alten Mastektomienarbe, zumindest über eine Strecke von ca. 8 – 10 cm, Präparation prämuskulär bis zur festgelegten Umschlagfalte, nach kranial Eingehen unter die Pektoralismuskulatur und Ablösen derselben in den vorher festgelegten Grenzen der Brustbasis. Der Zugang in den submuskulären Raum erfolgt in der Faserrichtung des Brustmuskels, wobei so präpariert wird, dass die Muskelfasern durch die Fixierung an die Haut und Teile der Serratusfaszie, die nach lateral abgelöst werden, gehalten werden. Narbenstrikturen, welche die Entwicklung der Brustform behindern können, sollen möglichst jetzt

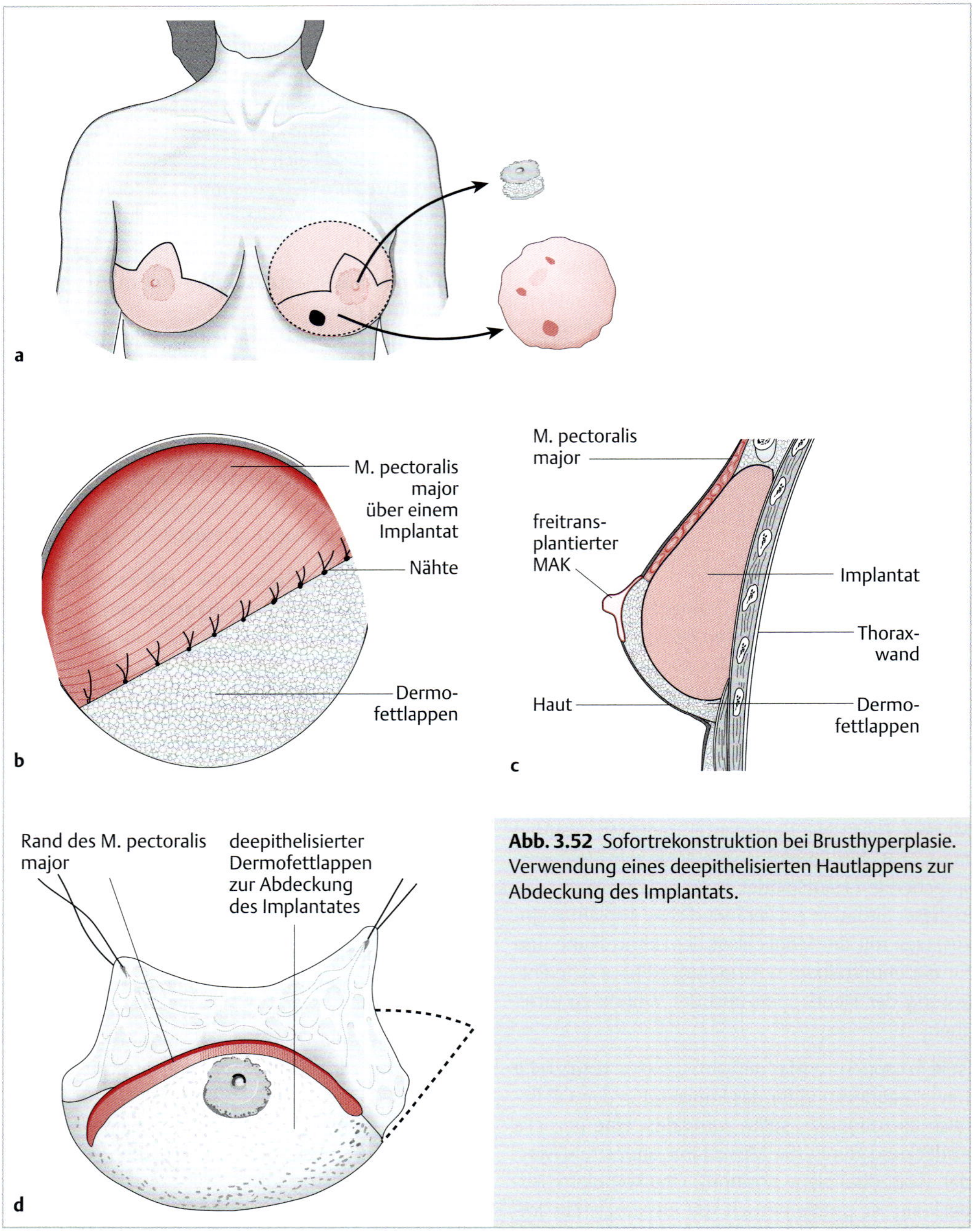

Abb. 3.52 Sofortrekonstruktion bei Brusthyperplasie. Verwendung eines deepithelisierten Hautlappens zur Abdeckung des Implantats.

gelöst werden, besonders im kaudalen Brustbereich (▶ Abb. 3.53).

Der Expander, dessen Grundfläche dem Grundriss der Brust entsprechen muss, wird unter den Bedingungen des „No touch regimen" eingelegt, z. B. ein Doppelkammerexpander. Die Füllung sollte intraoperativ schon vorangetrieben werden, ohne zu große Gewebespannung zu erzeugen.

Der Wundverschluss erfolgt in Schichten mit Biosyn-Fäden (2/0 – 5/0).

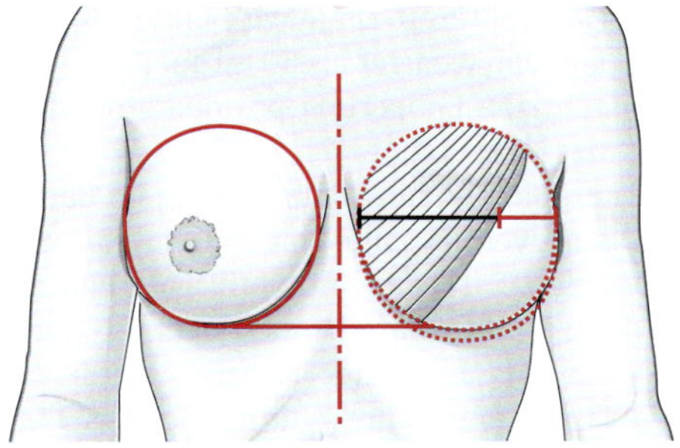

Abb. 3.53 Intervallrekonstruktion mit Gewebeexpandern.

a Markierung von Brustdimension und Hautinzision präoperativ

b Ablösen der Pektoralismuskulatur zur Bildung des Implantatlagers

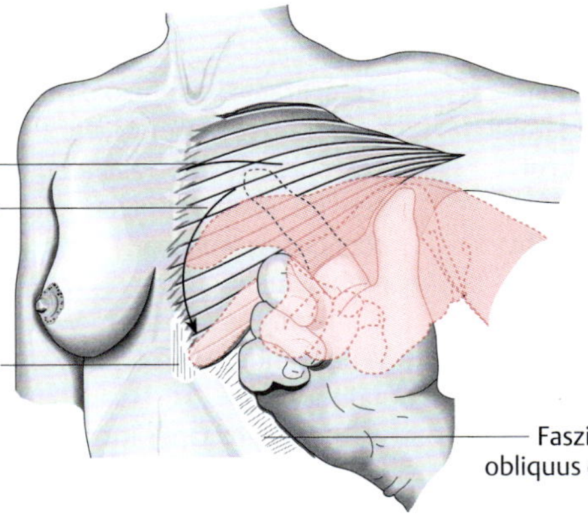

▸ **Verband.** Abkleben der Nähte mit Dermabond Kleber oder Steristrip (Leukostrip); fixierender Büstenhalter (z. B. Polytech Bustier), darüber evtl. ein Druckverband mit Lohmann-Permanentbinde für 24 h.

▸ **Probleme und deren Lösung.** Siehe auch Kapitel 3.4.

Schmerzen: Schmerzen im Implantatlager können durch erhöhte Spannung in einem submuskulären Implantatraum auftreten, z. B. wenn das Implantat ringsherum durch Muskulatur umschlossen ist. Abhilfe schafft die „dual-plane position", bei der die kaudale Implantathälfte nicht durch Muskulatur abgedeckt ist. Jetzt kann das Implantat bei Anspannung der Muskulatur nach unten ausweichen. Die Kapselfibrose ist in ihrer stärksten Ausprägung (Baker IV) schmerzhaft. Die beste Therapie sind die Prophylaxe der Kapselfibrose, wie Implantatwahl, Infektionsverhütung, „No touch regimen", Vermeidung eines Biofilms und von Hämatomen und Seromen etc.

Implantatproblematik

- **Expanderruptur:** Vermeidung von vorzeitigem Verschleiß, z. B. Faltenbildung; rechtzeitige Auswechslung nach 6 Monaten. Beim Permanentexpander (Becker) kann im Rahmen der Ventilentfernung eine Beschädigung des Ventils durch Zug gegen den Verlauf des Schlauchs stattfinden. Die Empfehlung des Herstellers lautet auf Entfernung des Schlauchsystems bzw. Ports nach 6 Monaten.

- **Deflation:** durch Probleme im Füllsystem, z. B. Abknicken des Schlauchs. In diesem Fall kann die Druckerhöhung im Schlauchsystem zu einer Leckage führen, z. B. durch Nachgeben der Schlauchverbindung. Durch Punktion mit Kanülen großen Durchmessers kann es zum Leck im Ventilbereich kommen. Nur feine Nadeln Größe ca. 24 G benutzen.
- **Füllprobleme:** Schwierigkeiten können bei der Suche nach Distanz-, aber auch den integrierten Ventilen auftreten: Distanzventile müssen relativ hautnah platziert werden, besonders die kleinen Ventile des Becker-Expanders, aber möglichst nicht dort, wo sie Druckbeschwerden auslösen können, z. B. im Auflagebereich des BH-Bügels. Außerdem müssen sie so eingenäht werden, dass sie sich nicht drehen oder verkanten und nicht in die Expanderloge zurückrutschen können. Bei integrierten Ventilen muss darauf geachtet werden, dass die Abdeckschicht nicht zu dick ist, damit die Eindringtiefe des Magnetfinders und auch die Kapazität einer dünnen Nadel nicht überschritten werden. Bei der Einlage von Expandern mit integrierten Ventilen muss die Ventilposition mit einer Mindestfüllung an Kochsalzlösung stabilisiert werden.
- **Dislokation:** kann durch die Verwendung, z. B. von beschichteten Implantaten, die einen hohen Reibungskoeffizienten haben, verhindert werden. Texturierte Implantate, z. B. mit Siltex-Texturierung, haben diese Haftung nicht.
- **Faltenbildung** (Wrinkling) tritt vornehmlich bei dünner Implantatabdeckung am Brustansatz und medial auf. In diesen Bereichen sollte demnach eine submuskuläre Platzierung des Implantats erfolgen oder eine zusätzliche Abdeckung durch azelluläre Dermis.

▸**Komplikationen. Infektionen:** Infolge der geringeren Gewebeabdeckung des Implantates und der wiederholten Punktionen der Haut, um Kochsalz nachzufüllen, ist die Infektionsgefahr erhöht. Serome sind an der Entwicklung von Infektionen häufig beteiligt.

- **Prophylaxe:**
  - perioperative Antibiotikagabe bis zur Entfernung aller Drainagen
  - sorgfältige sterile Füllprozedur mit Fixierung des Ventils nach der Lokalisation zwischen zwei Fingern
  - Seromprophylaxe durch Legen einer Drainage (Jackson-Pratt-Drainage); Entfernung bei Ablauf von weniger als 50 ml auf 24 h
  - zeitnahe Entleerung postoperativ entstandener Hämatome
- **Therapie:** Entzündliche Reizung im Bereich des Distanzventils sollte mit Antibiotika behandelt werden. Tritt trotz Antibiotikagabe eine Entzündung im Implantatbereich oder Expander auf, muss das Implantat entfernt werden. Ruhephase zur Ausheilung für mindestens 3 Monate.

Hautnekrose oder **Wunddehiszenz** mit Exposition des Implantats

- **Prophylaxe:**
  - vorsichtige Gewebeexpansion in der unmittelbaren postoperativen Phase. Zeigen sich postoperativ überraschend Perfusionsstörungen im Wundbereich, sollte Expanderinhalt abgelassen werden.
  - mehrschichtiger und, wenn möglich, kulissenförmig versetzter Wundverschluss. Die Wundränder werden etwas aufgeworfen vernäht.
  - während der Operation schonender Umgang mit den Wundrändern
  - Vermeidung einer periareolären Schnittführung. Die beste Lokalisation der Inzision bei der SSM ist die Umschlagfalte
  - Vermeidung einer Serombildung im Implantatraum oder Nahtbereich, Drainage und Punktion nach Entfernung der Drainage unter Ultraschallkontrolle
- **Therapie:** bei stärkerer Reizung des Implantatlagers Implantatentfernung und Neueinlage nach 3 Monaten. Alternativ und bei frühzeitiger Intervention ohne Entzündungszeichen Auswechslung des Implantats und Anfrischung des umgebenden Gewebes, soweit es Granulationen zeigt. Bei beschichteten Implantaten ist aufgrund der Haftung des Implantats die Umgebung weitgehend reizlos und braucht daher beim Implantatwechsel nicht gesondert behandelt zu werden. Beim erneuten Hautverschluss darf keine Spannung auf den Wundrändern liegen. Zur Entlastung wird eine geringere Expanderfüllung vorgegeben. Ist das subkutane Fettgewebe im Nahtbereich stark ausgedünnt, sollte eine Gewebeeinschwenkung vorgenommen werden, z. B. Schwenklappen oder Latissimus-dorsi-Lappen.

Hämatome und Serome

- **Prophylaxe:**
  - sorgfältigste Blutstillung und Legen einer Drainage
  - Fortsetzung der Antibiotikagabe während der Liegezeit einer Drainage
- **Therapie:**
  - Hämatome: wegen der Möglichkeit von Wundheilungsstörungen und einer konsekutiven Kapselfibrose frühzeitige operative Entfernung, z.B. durch Absaugen, Spülung und Legen einer Drainage unter Narkose
  - Serome: entstehen nach dem Ziehen der Drainage und werden unter Sono-Kontrolle punktiert. Eventuell Instillation von Tetrazyklinen nach Entleerung. Eine operative Revision nur bei hartnäckiger Persistenz und Ausbildung einer Kapsel.

▸ **Postoperative Behandlung.**

- Nachfüllen des Expanders in rascher Folge innerhalb weniger Tage und Wochen, je nach Nachlassen der Gewebespannung
- durchschnittliche Füllmenge und empfohlenes Füllmedium: 50 ml physiologische Kochsalzlösung. Die Verwendung anderer Füllsubstanzen wird nicht empfohlen.
- Austausch des Expanders nicht früher als 6 Monate nach Implantation, um das umgebende Gewebe „reifen“ zu lassen. Dieses Zeitfenster sollte wegen der steigenden Gefahr einer Expanderdeflation nicht wesentlich überschritten werden.
- Tragen eines Bustiers für ca. 4 Wochen
- Narbenpflege z.B. Dermabond-Kleber oder durch Abkleben von Micropore 2,5 cm breit für ca. 3 Monate zur Entlastung der Spannung und Verhinderung eines Aufquellens (**Cave:** Allergie, lokale Reizung). Spätere Narbenpflege z.B. mit Contractubex Gel, Freiöl, silikonhaltigem Gel, Johanniskrautöl etc.
- Entfernen oder Abschneiden von überstehenden Knoten, kein Fädenziehen
- sonografische Kontrollen zum Ausschluss eines Hämatoms/Seroms
- größere Serome müssen unter Ultraschallkontrolle und sterilen Bedingungen punktiert werden (**Cave:** Infektion und Kapselfibrose)
- frühzeitige Revision eines größeren Hämatoms
- körperliche Schonung von 4–6 Wochen postoperativ mit Vermeidung häufigen Anhebens der Arme über die Schulterhöhe
- Follow-up: im normalen onkologisch bedingten Rhythmus mit Palpation und Ultraschall. Die Durchführung einer Mammografie entfällt, allenfalls in dringenden Fällen Kernspin.

3.6 Rekonstruktion des Mamillen-Areola-Komplexes (MAK)

▸ **OP-Prinzip.**

- Wiederherstellung der Brustwarze mit ortsständigem Gewebe oder Teilung der kontralateralen Brustwarze
- Wiederherstellung der Areola durch Hauttransplantation, teilweise unter Einsatz von Mikropigmentierung, Spenderregionen: kontralaterale Areola, Schenkelbeuge, sog. „dog ears“ (Abnäher an einem Narbenpol)
- **Vorteile** einer MAK-Rekonstruktion:
  - vollendet den natürlichen Aspekt einer weiblichen Brust
  - verdeckt einen Teil der entstandenen Narben bzw. lenkt davon ab
  - geringe operative Belastung, auch in Lokalanästhesie und ambulant möglich
  - kann mit Narben- bzw. Formkorrekturen und Implantatwechsel kombiniert werden
- **Nachteile** einer MAK-Rekonstruktion: keine, zumal minimales Operationsrisiko

▸ **Indikationen.** Z.n. Entfernung oder Verlust des MAK oder von Teilen davon

▸ **Kontraindikationen.**

- **Absolute**
  - Bei ausgedehnteren durchgeführten Formveränderungen der Brust sollte die Wiederherstellung des MAK nicht simultan, sondern auf einen späteren Zeitpunkt verschoben werden.
  - Hautreizungen oder Störungen der Wundheilung im Operationsgebiet
- **Relative**
  - Radioderm oder
  - minimale Gewebeschichtdicke im Operationsfeld: In diesen Fällen sind lokale Lappenplastiken zur Mamillenrekonstruktion nicht zu empfehlen, sondern eher Transplantation einer geteilten Mamille von kontralateral.

► **Patientenaufklärung.**

- Rückbildung der Mamillenprojektion
- beste Stabilität bzgl. einer Mamillenprojektion bietet der sog. „Skate nipple“
- entzündliche Reaktionen selten, z. B. Talgretention
- Schmerzhaftigkeit der Spenderregion für Areolahaut in der Schenkelbeuge
- spätere Pigmentierung von ungefärbten Hautarealen notwendig (Zeitpunkt ca. nach 3 Monaten)

► **OP-Planung.**

- Diskussion der einzelnen Optionen in individueller Abstimmung mit der gegebenen Anatomie
- Defektanalyse mit Berücksichtigung des Narbenverlaufs, die Mastektomienarbe darf z. B. nicht durch den geplanten Versorgungsstiel des Skate-Lappens laufen
- Präoperative Anzeichnung im Stehen. Die Patientin muss in den Entscheidungsprozess mit einbezogen werden.
- Fotodokumentation

OP-Technik

► **Intraoperative Lagerung.**

- Rückenlagerung mit symmetrischer Auslagerung der Arme um ca. 80°
- Möglichkeit, Patientin in eine stabile sitzende Position zu bringen

Mamillenrekonstruktion

Teilung der kontralateralen Brustwarze. Der **einfachste** Weg mit dem natürlichsten Ergebnis ist die Teilung der kontralateralen Brustwarze und die Transplantation auf die rekonstruierte Brust. Die Brustwarze kann quer oder längs gespalten werden:

- Die quere Durchtrennung (► Abb. 3.54) wird gewählt, wenn die Projektion der Brustwarze größer ist als der Durchmesser; der Defekt bleibt unverschlossen für die spontane Granulation. Abdeckung mit Fettgaze (Jelonet) oder Dermabond Kleber.
- Die Längsspaltung (► Abb. 3.54) erfolgt bei einem breitbasigen oder gespaltenen Nippel. Zum Wundverschluss wird die Restmamille umgeklappt und mit Einzelknopfnähten (5/0 Vicryl rapid) vernäht.
- Auf der Empfängerbrust wird an zuvor im Stehen festgelegter Stelle ein passendes Mamillenpodest deepithelisiert und das Transplantat mit 5/0-Vicryl-rapid-Einzelknopfnähten fixiert.
- Verband: Fettgaze wird aufgelegt und darüber ein Drucktupfer mit Fixomull straff fixiert. Verbandwechsel nach 5 Tagen.

Wiederherstellung der Brustwarze mit der Skate-Technik

Der Skate-Lappen (► Abb. 3.55) wird am Ort des zukünftigen Brustwarzensitzes aufgenäht und stellt bzgl. Projektion die **stabilste** Methode einer Mamillenrekonstruktion dar. Dennoch muss mit einem Projektionsverlust von 50 % über die Zeit gerechnet

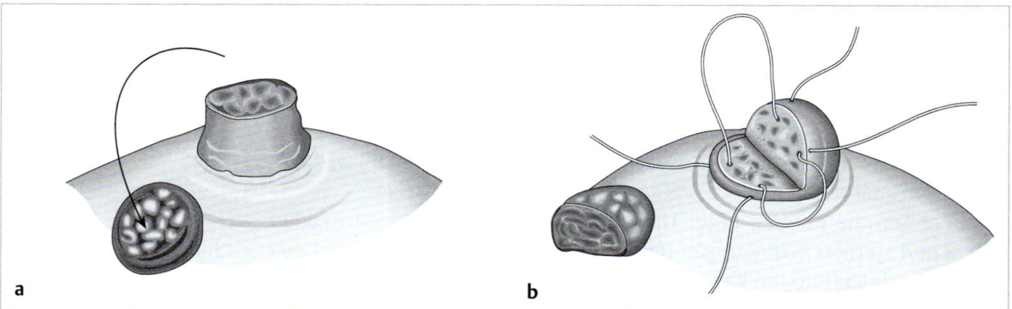

Abb. 3.54 Teilung der kontralateralen Brustwarze.

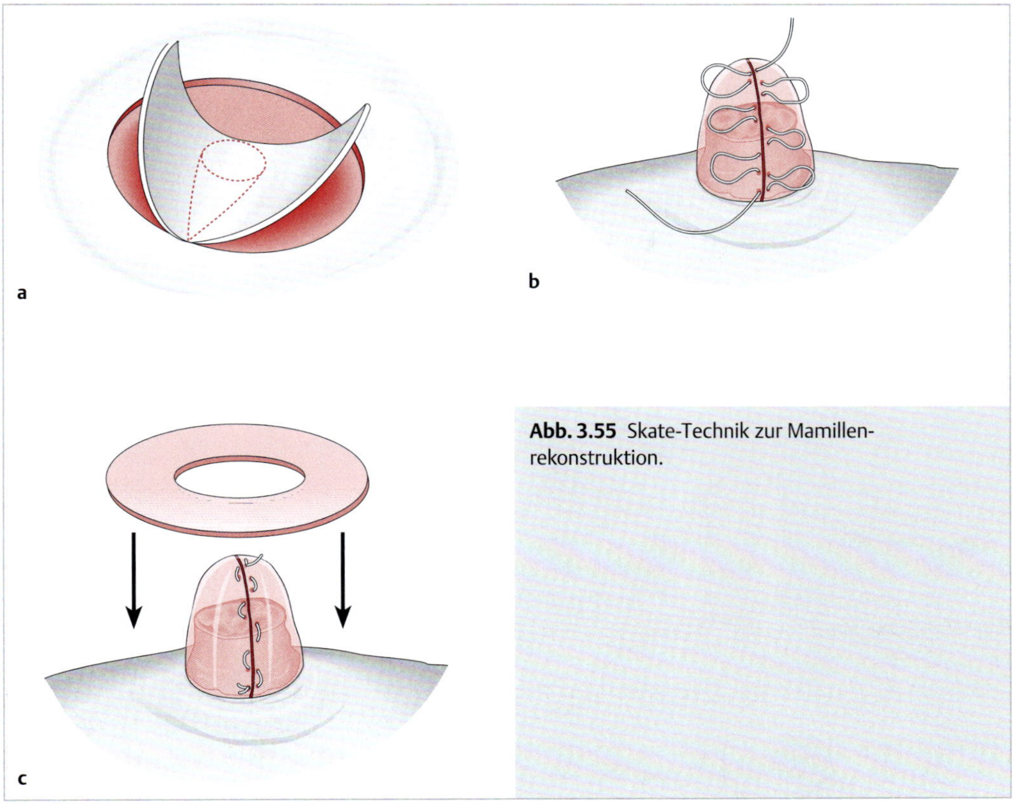

Abb. 3.55 Skate-Technik zur Mamillenrekonstruktion.

werden. Die Größe der präparierten Lappenflügel bestimmt die Größe des Nippels. Zur Komplettierung dieser Technik ist eine Hauttransplantation für die Areolarekonstruktion erforderlich.

Das Areolarund wird wie vorgezeichnet umschnitten und das obere Drittel desepithelisiert. Mit eingezeichnetem Stiel des kleinen Lappens in der Medianlinie werden die Flügel des Skate-Lappens als Vollhautpräparat von der Unterlage abgelöst und der Stiel durch leicht angeschrägte Schnittführung aus dem Untergrund herauspräpariert. Die Menge an präpariertem Fett bestimmt die Mamillenstärke. **Cave:** Präparation bei Prothesenunterlage und reduzierter Dicke des subkutanen Fettgewebes. Kranial bleibt der Versorgungsstiel mit der deepithelialisierten Hautfläche verbunden.

Der kleine Lappen wird mit einem Einzinker senkrecht gestellt, die Lappenflügel werden um den Fettkern herumgeschlagen und eine senkrechte Linie bildend mit 5/0-Biosyn-Einzelknopfnähten vernäht. Die Spitze des Läppchens wird nach vorn geklappt und bildet das Dach der Mamille. Hautüberschuss wird zugeschnitten. Die Exzisionsstelle im Fettgewebe wird adaptiert, ebenfalls mit 5/0-Nähten.

Abschließend wird ein Vollhauttransplantat um die Neomamille fixiert, wobei einzelne Fäden lang gelassen werden, um einen Drucktupfer einzuknoten (siehe unten).

Verband: Die Basis bildet gelochte Fettgaze, z. B. Jelonet, 5 × 5 cm groß; über die Neomamille wird zum Schutz eine Mamillenschiene gestülpt (abgeschnittene Basis einer Spritze), in die etwas Fettsalbe gegeben wird. Fixiert werden Schiene und das Hauttransplantat mit einem eingeknoteten Drucktupfer, der für etwa 1 Woche in situ verbleibt.

Wiederherstellung der Brustwarze mit dem Star-Lappen

Die Star-Mamille (▶ Abb. 3.56) ist eine Modifikation der Skate-Mamille, besitzt aber nicht wie diese die Stabilität einer dauerhaften Projektion. Es wird zen-

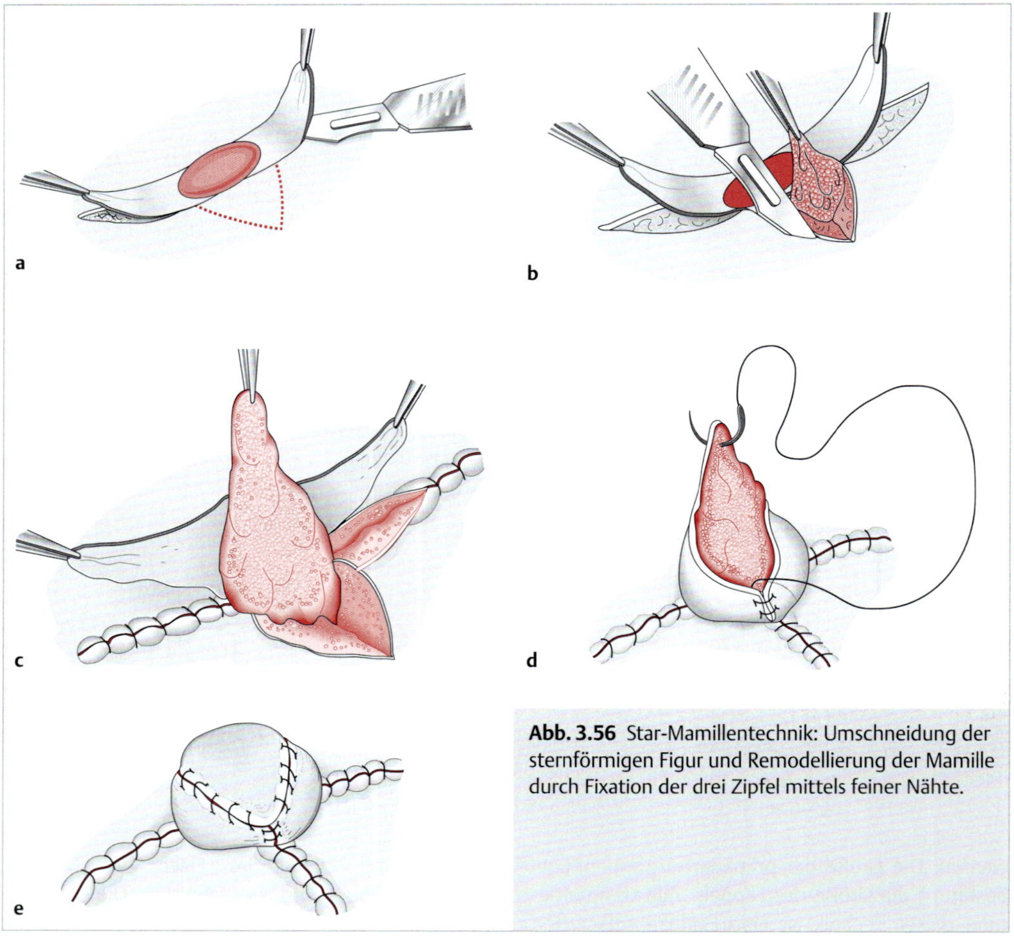

Abb. 3.56 Star-Mamillentechnik: Umschneidung der sternförmigen Figur und Remodellierung der Mamille durch Fixation der drei Zipfel mittels feiner Nähte.

tral im designierten Areolabereich eine dreizipflige Sternfigur umschnitten, wobei das Ärmchen, das auf 6 Uhr zeigt, wiederum wie beim Skate konisch aus dem Fettgewebe herausgeschnitten wird. Die beiden waagerechten Arme werden kaudal parallel um das senkrechte Ärmchen gelegt und mit feinen Nähten fixiert (5/0 Biosyn). Die Dicke der Neomamille wird durch die Breite der Basis der kleinen zentrifugalen Ärmchen definiert. Es wird keine Haut deepithelisiert und somit ist auch keine Hauttransplantation erforderlich. Die Exzisionsstellen werden primär mit Einzelknopfnähten gleicher Fadenstärke verschlossen.

Verband: Auflage von gelochter Jelonet-Gaze mit Mamillenschiene und Salbe wird wie bei der Star-Mamille vorgenommen. Die kleinen radiären Inzisionen werden mit Dermabond-Kleber oder Steristrips versorgt. Weitere Abdeckung durch kleine Mullkompresse und Fixomull.

Es gibt zahlreiche individuelle Varianten zur Rekonstruktion der Areola. Die gebräuchlichsten werden hier exemplarisch im Folgenden dargestellt.

Areolarekonstruktion

Wiederherstellung der Areola durch *Mikropigmentierung*

Die einfachste Art der Areolarekonstruktion ist ihre intradermale Mikropigmentierung, die in den natürlichen Grenzen vorgenommen wird. Sie lässt sich z. B. mit der Mamillenrekonstruktion durch Teilung der kontralateralen Seite gut kombinieren. Die Mikropigmentierung ist ein ambulanter Vorgang, der in der Sprechstunde durchgeführt wird. Die Far-

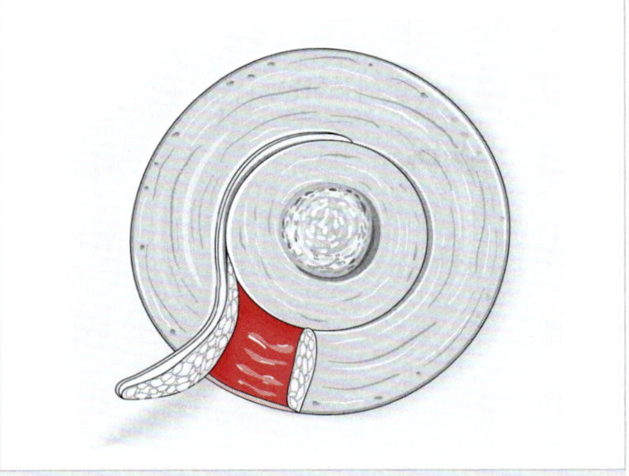

Abb. 3.57 Teilung der kontralateralen Areola zur Wiederherstellung des Warzenhofkomplexes.

ben werden in areolatypischen Nuancen von der Industrie angeboten, z. B. steril in kleinen Plastikphiolen der amerikanischen Fa. Permark, und mithilfe von sterilen Nadelsets zum einmaligen Gebrauch in die Haut eingebracht. Verschiedene Hersteller bieten die notwendigen Maschinen an; der Autor verwendet die von der Fa. Polytech, die ein sehr gefälliges Handstück besitzt.

Zusammen mit der Patientin wird die Farbe ausgesucht. Dazu werden Proben tropfenweise neben der intakten Areola mit einem kleinen, zusammen mit den Nadeln gelieferten Plastikspatel in die Haut eingerieben, Überstände abgewischt und bei natürlichem Licht betrachtet. Die Farben können auch gemischt werden und mit Alkohol entfernt werden. Wenige Tropfen Farbe, in eine sterile Schale eingebracht, genügen, um eine Fläche wie die Areola zu pigmentieren.

Nach Desinfektion wird die zu pigmentierende Haut mit Xylonest 1 % mit Adrenalin unterspritzt, danach in den festgelegten Grenzen die Farbe dünn mit dem Spatel in Segmenten aufgetragen und mit kreisenden und strichförmigen, radiären und zirkulären Zügen unter die Haut gebracht. Zwischendurch werden die Farbüberstände mit Alkohol abgewischt, um die gleichmäßige Verteilung der Farbe zu kontrollieren. Infolge der Adrenalinbeimengung können kleine, aber störende Blutaustritte verhindert werden.

Die Mamillen, z. B. Skate-Nipple, müssen häufig in einer anderen Farbe angefärbt werden. Die Pigmentierung kann auch beidseitig erfolgen, ggf. wird eine blasse Areola überpigmentiert. Anfangs sollte der eingebrachte Farbaspekt etwas kräftiger sein, um das natürliche Verblassen aufzufangen.

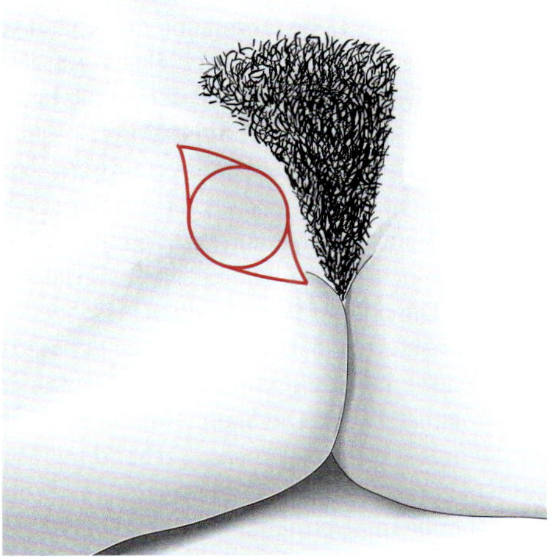

Abb. 3.58 Entnahme von Haut aus der Oberschenkelbeuge als Transplantat.

▸ **Verband.** Fettsalbenverband oder Fettgaze, 2 × täglich gewechselt. Die Salbe wird dünn aufgetragen und mit sterilen Mullkompressen abgedeckt. Krustenbildung sollte verhindert werden. Duschen ist ab 1 Tag nach der Pigmentierung erlaubt. Verbandwechsel, bis die Areola abgeheilt ist (nach ca. 1 – 3 Wochen).

Wiederherstellung der Areola durch *Hauttransplantation*

▸ **Teilung der kontralateralen Areola.** Ideale Spenderregion ist die kontralaterale Areola (▸ Abb. 3.57), sofern sie groß genug ist und eine Mastopexie gewünscht wird. Hierzu wird die Areola in der Größe von ca. 4 cm umschnitten und der randständige Hautüberschuss mit ca. 2 cm Breite als Vollhauttransplantat abgetragen. Von Fett- und Bindegewebsüberständen befreit, wird das Transplantat auf der Auflagefläche mit Vicryl-rapid-Nähten (5/0, einzeln geknüpft) ausgespannt. Dehiszente Zwischenräume können mit einer fortlaufenden 5/0-Biosyn-Naht ausgeglichen werden. **Verband:** Die langen Vicrylfäden fixieren einen Drucktupfer für 5 Tage über einer Jelonet-Gaze-Auflage.

▸ **Entnahme von Haut aus der Schenkelbeuge.** Ähnliche Hautverhältnisse wie an der Areola in Art und Farbe finden sich auch in der Schenkelbeuge (s. ▸ Abb. 3.58). Allerdings treten manchmal trotz günstiger Lokalisation der Narbe aufgrund der Mobilität des Areals Dehiszenzen und postoperative Beschwerden auf oder es wachsen Haare auf dem Transplantat. Deshalb müssen mit dem subkutanen Fett auch die Haarwurzeln von der Unterlage entfernt werden. Der Durchmesser des Hauttransplantates sollte nicht kleiner sein als die Empfängerregion. Das elliptische Vollhauttransplantat wird in der Mitte gelocht und über die Neomamille gesteckt. Die Einnaht erfolgt wie oben beschrieben mit Seidennähten und Drucktupfer, in der Mitte wird die Haut mit 5/0-Biosyn-Einzelknopfnähten an der Neomamille fixiert. Die Spendernarbe wird mit Biosyn in drei Schichten vernäht. **Verband** mit Mamillenschiene und Drucktupfer wie oben, in der Schenkelbeuge mit Dermabond-Kleber.

▸ **Entnahme von Haut aus einem sog. „Dog ear".** Überschüssige Haut von einem Narbenpol (▸ Abb. 3.59) ist gut geeignet, zumal dort keine neue Narbe entsteht, sondern allenfalls eine geringe Verlängerung und Korrektur der Narbe. Im Übrigen erfolgen Entnahme und Transplantation wie oben beschrieben. Eine spätere Mikropigmentierung ist in der Regel notwendig.

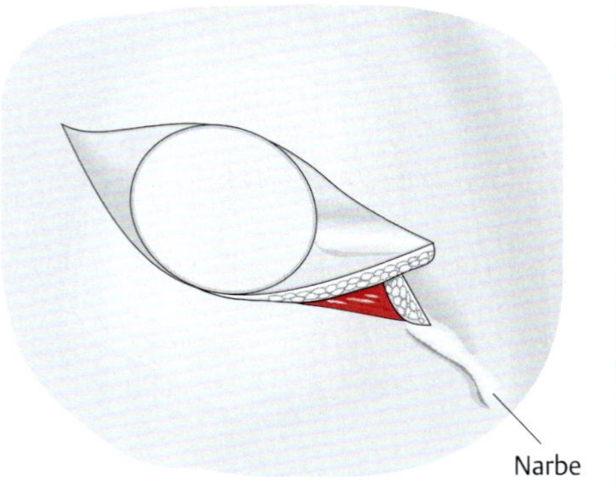

Abb. 3.59 Hautentnahme aus einer Narbe („dog ear").

3.7 Operative Verfahren im Rahmen der Brusterhaltung – onkoplastische Operationen

▸ **OP-Prinzip.** Die vollständige Entfernung einer bösartigen Geschwulst aus der Brust mit dem Ziel der Brusterhaltung und Defektdeckung zur Erhaltung einer ästhetisch befriedigenden Brustform unter Wahrung der größtmöglichen onkologischen Sicherheit.

▸ **Indikationen.**

- Standardtherapie für die lokale Behandlung operabler und solitärer bösartiger Tumoren der Brust bei günstiger Relation von Tumorgröße zu Brustvolumen
- nichtinvasive Karzinome der Brust (DCIS, LCIS)
- invasive Karzinome mit intraduktaler Begleitkomponente, solange die Resektionsränder im Gesunden verlaufen

▸ **Kontraindikationen.**

- **Absolute**
  - multizentrische bösartige Brusttumoren (in mehreren Quadranten)
  - Hinweise auf ein inflammatorisches Mammakarzinom
  - knappe oder befallene Resektionsränder trotz mehrmaliger Nachresektion
  - Wunsch der Patientin nach Mastektomie
- **Relative**
  - multifokale bösartige Läsionen in ausgesuchten Fällen
  - Z. n. primärer Chemotherapie bei initial nicht zur brusterhaltenden Therapie geeigneten Tumoren und gutem klinischem Ansprechen

▸ **Patientenaufklärung.**

- Alle Patientinnen sollen über die Möglichkeit der brusterhaltenden Therapie und der Mastektomie mit und ohne Sofortrekonstruktion aufgeklärt werden.
- Aufklärung über die Rezidivrate einer brusterhaltenden Therapie (ca. 1 % pro Jahr)
- Notwendigkeit einer prophylaktischen Strahlentherapie der Brust

- Möglichkeit einer Strahlenfibrose mit Schrumpfung der Brust.
- Hinweis auf eine evtl. erschwerte Formkorrektur **nach** erfolgter Radiatio

Merke M!

Die Möglichkeit einer primären Chemotherapie und/oder die onkoplastischen Techniken können in ausgewählten Fällen über eine Tumorrückbildung, Formveränderung und/oder einen Volumenersatz den Einsatz der brusterhaltenden Therapie erweitern.

▶ **OP-Planung.**

- **präoperative Diagnostik**
  - Palpation
  - bds. Mammografie in mindestens 2 Ebenen
  - Sonografie der Mammae und Lymphabflüsse der Brust
  - evtl. MRT der Mamma
  - Planungserleichterung durch minimal-invasive Verfahren (z. B. Stanzbiopsie)
  - zusätzlich Labor, Rö-Thorax, ggf. CT-Abdomen oder Abdomensonografie, Knochenszintigrafie
- Beurteilung des zu erwartenden Volumenverlusts und der Defektdeckung
- Lokalisation des Tumors und Beziehung zu Nachbarstrukturen (z. B. Infiltration von Haut oder Muskulatur). Problemzonen sind die inneren Quadranten, Nähe Sternum, besonders bei Hautnähe oder Fixation in diesen Bereichen. **Cave:** Dislokation des MAK.
- **Intraoperative Schnellschnittdiagnosen** können nicht als Basis für definitive onkoplastische Operationsschritte wie Volumenersatz durch Latissimus-dorsi-Lappen herangezogen werden. Solche weiterführenden Maßnahmen können erst nach Vorliegen der endgültigen histologischen Aufarbeitung, also im Intervall, durchgeführt werden.
- Operationsplanung mit Anzeichnen ggf. im Stehen
- Fotodokumentation bei Formveränderungen

Merke M!

Für die operative Behandlung sollten in der Regel nicht mehr als 3 operative Eingriffe benötigt werden.

OP-Technik

Minimal-invasive Mammadiagnostik

Der erfahrene Untersucher und Senologe wird anhand von Tastbefund, Mammografie und Sonografie häufig schon die richtige Diagnose vor der histologischen Aufarbeitung stellen. Ausnahme sind nicht palpable und wenig prägnante Befunde sowie auch Mikrokalzifikationen.

Tumorcharakteristika, Prognosefaktoren und eine präzise therapeutische Planung, wie z. B. bei der Planung einer primären Chemotherapie, erfordern eine präoperative Diagnostik mittels Stanz-, Vakumbiopsie oder in Ausnahmefällen eine offene Biopsie.

Feinnadelbiopsie

Nicht geeignet als diagnostische Standardmethode ist die sog. **Feinnadel-Aspirations-Zytologie (FNAC)**, die nur Einzelzellen und keine Zellverbände liefert, die für eine exakte Diagnostik unabdingbar sind.

Hochgeschwindigkeits-Stanzbiopsie

- **Indikation:** Methode der Wahl bei palpablen oder sonografisch lokalisierbaren Brustläsionen.
- Stanzzylinder von 1,6 bis 2 mm Durchmesser, ausreichend für eine Schnellschnittdiagnostik und eine histologische und immunhistologische Bestimmung der Prognosefaktoren.
- Das sog. BARD-Magnum-Biopsie-Gerät (▶ Abb. 3.60) ist einfach in der Handhabung und besteht aus einer Hohlnadel, in der ein Trokar mit einer Biopsiekammer vor- und zurückschnellt und mehrere Zentimeter lange Stanzzylinder fördert.
- **Technik:** Der Eingriff erfolgt auf der Untersuchungsliege mithilfe der Ultraschalllokalisation oder durch Palpation. Nach Desinfektion und oberflächlicher Lokalanästhesie wird der Tumor mit der linken Hand fixiert bzw. mithilfe des Schallkopfes dargestellt und mit anderen Hand die Nadel an den Tumor herangeführt und der Stanzmechanismus ausgelöst. Bei geübter Pathologie ist eine Stanzfrequenz von 3 – 5-mal ausreichend.

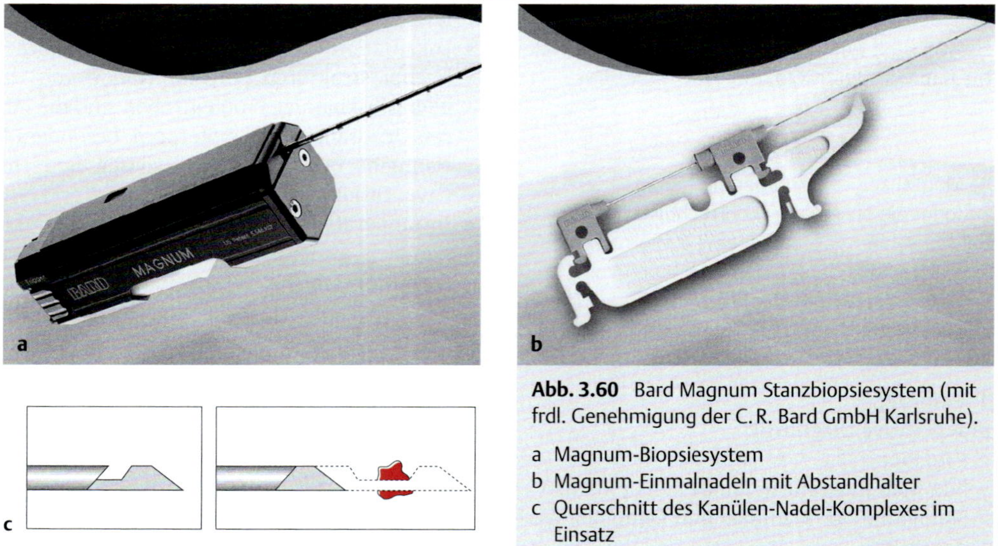

Abb. 3.60 Bard Magnum Stanzbiopsiesystem (mit frdl. Genehmigung der C. R. Bard GmbH Karlsruhe).

a Magnum-Biopsiesystem
b Magnum-Einmalnadeln mit Abstandhalter
c Querschnitt des Kanülen-Nadel-Komplexes im Einsatz

Vakuum-Stanzbiopsie

- **Indikation:** Frühdiagnostik. Geeignet bei nicht palpablen Tumoren, Mikrokalk und eher gutartigen Veränderungen.
- **Technik:** Bei der Vakuumbiopsie wird in Lokalanästhesie über eine kleine Hautinzision eine z. B. 11 G-Hohlnadel unter sonografischer, mammografischer (Stereotaxie) oder MRT-Kontrolle in die Tumorregion vorgeschoben. Die Nadel enthält eine Biopsiekammer, in der über eine Vakuumpumpe ein Unterdruck erzeugt und Gewebe angesaugt wird. Eine rotierende und vorschiebbare Schneidevorrichtung trennt das angesaugte Gewebe ab. Durch Drehen der Biopsiekammer kann eine zirkuläre Resektion erfolgen.

Einfache Tumorexstirpation

▶ **Intraoperative Lagerung.** Rückenlagerung mit symmetrischer Auslagerung der Arme um ca. 90°.

Lumpektomie

Ist genügend Gewebemasse in der Brust vorhanden und der zu entfernende Tumor nicht größer als die Gewebemenge eines Quadranten (den gesunden Randsaum mit eingerechnet), ist eine Tumorexstirpation mit mehr oder weniger ausgedehnten Gewebeadaptationen in der Umgebung der Tumorhöhle der einfachste Weg, eine sanierende brusterhaltende Operation vorzunehmen.

▶ **Technik.** Tumor und geplanter Schnitt (bogenförmig entlang der Langer-Linien [s. ▶ Abb. 3.61]

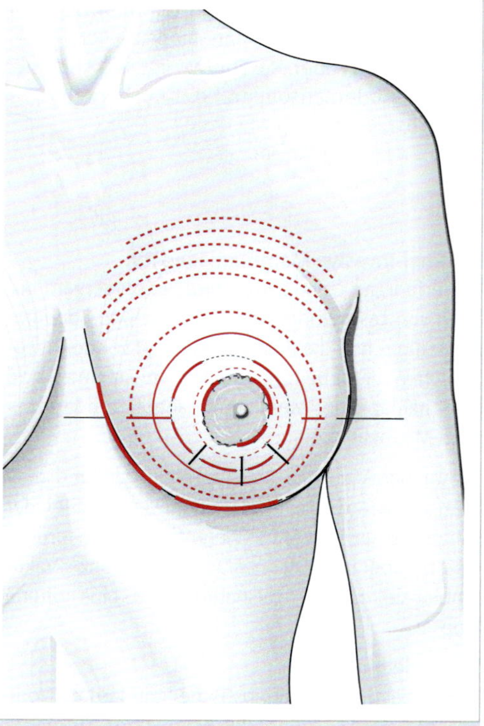

Abb. 3.61 Tumorexstirpation: Schnitt entlang der bogenförmig verlaufenden Langer-Linien.

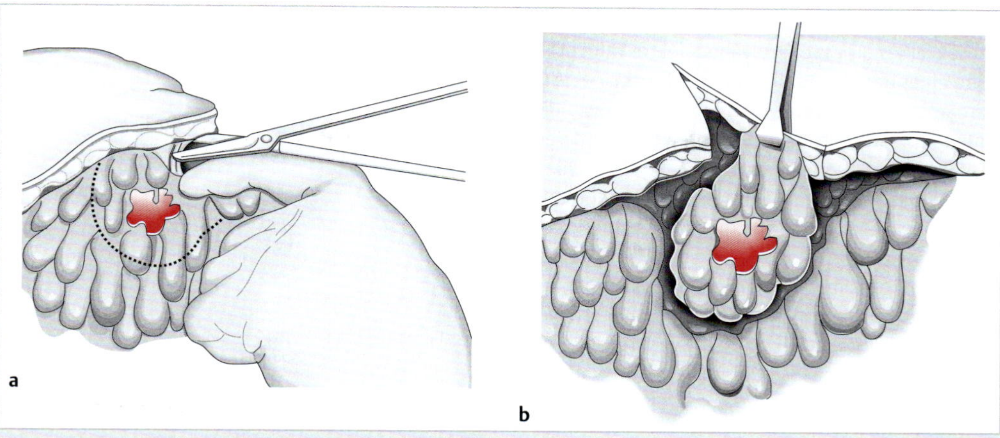

Abb. 3.62 Tumorpräparation (Lumpektomie).

über dem Tumor) werden mit einer verdünnten Suprarenin-Lösung 1:200 000 umspritzt bzw. unterspritzt. Ist eine Sentinel-Lymphknoten-Biopsie geplant, muss die Farbstoff oder Technetium-99-Injektion vorangestellt werden. Bei der Präparation auf den Tumor sollten die subkutane Fettschicht möglichst erhalten bleiben und die Wundränder nicht mit Pinzetten, sondern mit Wundhäkchen gehalten werden. Liegt der Tumor hautnah oder ist er an der Haut fixiert, sollte eine Hautspindel umschnitten werden. Ist die subkutane Fettschicht beschädigt, wird Ersatz über eine Gewebeverschiebung gestellt. Die Tumorentfernung ist vorzugsweise segmental vorzunehmen, um etwaige DCIS-Anteile in Richtung MAK mit zu erfassen.

▶ **Tumorpräparation.** Möglichst atraumatisch; mit einer Schere wird der Tumor samt einem gesunden Randsaum von makroskopisch ½–1 cm von der Umgebung distanziert; durch Spreizen der Schere, scharf, wenn nötig, aber ohne durch Ausläufer des Tumors zu schneiden oder diesen zu traumatisieren (▶ Abb. 3.62).

Auf keinen Fall wird der Knoten mit einer scharfen Fasszange traumatisiert!

▶ **Markierung des Tumors.** Der Tumor muss in seiner räumlichen Zuordnung eindeutig markiert werden, entweder mit mehreren Fäden oder mit Farbe, um eine gezielte Nachresektion zu ermöglichen. Eine Skizze kann dem Pathologen die Beurteilung erleichtern. Zur Prophylaxe von Schwierigkeiten bei der pathologischen Beurteilung der gesunden Schnittränder sollte eine Elektrochirurgie vermieden werden. Die Wundhöhle kann durch Titanclips markiert werden.

▶ **Defektverschluss.** Sorgfältige Blutstillung und postoperative Kompression vermeiden die Notwendigkeit, eine Drainage zu legen. Die Wundränder der Biopsiehöhle werden approximiert, aber die Wundhöhle nicht unbedingt fest verschlossen. Hierbei ist darauf zu achten, dass die Brustkontur nicht verformt wird oder Einziehungen entstehen. Das bedeutet, dass die Haut von bestimmten involvierten Drüsenarealen abpräpariert, aber eine Beschädigung des subkutanen Fettmantels vermieden werden muss.

Bei fettreicher Brust und kleinerem Defekt genügt der Verschluss des subkutanen Fettgewebes, die tieferen Schichten legen sich spontan aneinander.

Bei starren mastopathischen Wundrändern ist dagegen der Defektverschluss in der Tiefe durch Mobilisierung von Drüsengewebe wichtig, da bei Klaffen des Resektionsspalts später eine störende Lücke resultiert.

▶ **Axilladissektion.** Liegt die Tumorhöhle axillanah, kann die axilläre Dissektion von der Tumorhöhle aus vorgenommen werden. Das gilt besonders im Falle einer Sentinel-Lymphknoten-Biopsie: In diesem Falle können z. B. die blau angefärbten Lymphbahnen direkt von der Tumorhöhle aus verfolgt werden. Zum Schluss muss die Achselhöhle zur Tumorhöhle hin verschlossen werden.

Größerer Tumor und innere Mastopexie

Im Falle eines größeren Gewebedefektes mit Entfernung eines ganzen Quadranten der Brust ist eine intramammäre Gewebeverschiebung notwendig. Eine gut planbare Zugangsvariante ist der periareoläre Schnitt mit einer Freilegung des Drüsenkörpers. Wie bei der Reduktionsplastik mit zentralem Drüsenstiel wird der tumortragende Quadrant wie ein Tortenstück reseziert, der Randbereich des Drüsenkörpers mobilisiert und durch Einzelknopfnähte verschlossen. Der periareoläre Schnitt bietet einen optimalen Zugang zum gesamten Drüsenkörper und einen ebenso guten Defektverschluss (▶ Abb. 3.63).

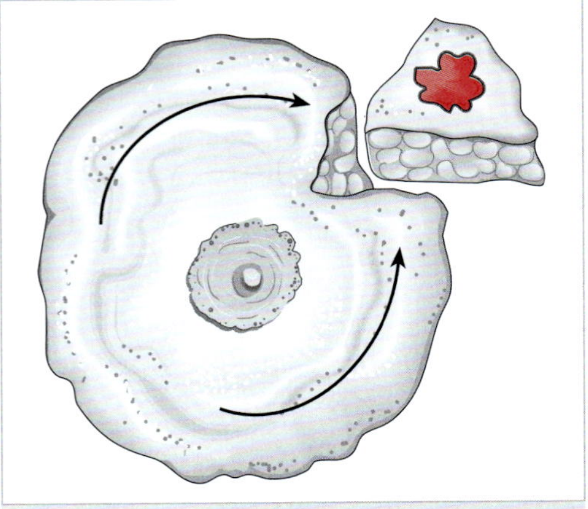

Abb. 3.63 Innere Mastopexie: segmentale Resektion des tumortragenden Quadranten.

Tumorexstirpation mit Brusterhaltung durch Formveränderung

Liegt eine größere Ptose der Brust mit/ohne Hyperplasie vor, kann eine Formveränderung den Defektverschluss erleichtern und gleichzeitig eine großzügige Gewebeentnahme ermöglichen. Allerdings sollten dann symmetrisierende Maßnahmen kontralateral mit eingeplant werden.

Zentraler Tumorsitz mit Entfernung des MAK

Im Falle einer Ptose und der Notwendigkeit, einen zentralen Tumor zu entfernen, können die sog. B-Technik oder eine kaudale Stielung den zentralen Gewebeersatz liefern:

- **B-Technik:** Es handelt sich um einen kaudal und lateral gestielten Rotationslappen, der einen Hautkreis in der zum entfernten MAK entsprechenden Größe trägt. Nach Mobilisierung wird der Lappen in den zentralen Defekt eingeschwenkt und dort mit monofilen 2/0-Einzelknopfnähten verankert (▶ Abb. 3.64, ▶ 3.65).
- **Kaudale Stielung:** Anstelle einer Rotationslappenplastik kann auch ein zentrales Advancement in Form eines partiell deepithelisierten Dermofettlappens gestielt von kaudal erfolgen mit dem Resultat einer klassischen Reduktions-T-Schnitt-Figur (▶ Abb. 3.66).

Kaudaler Tumorsitz mit freiem Mamillentransfer

Liegt ein kaudaler Tumorsitz bei Mammahyperplasie vor, kann das kaudale Brustdrittel, entsprechend dem Resektionsfeld einer klassischen Reduktionsschnittfigur mit kranialer Stielung, entfernt werden. Der freie Mamillentransfer erlaubt eine spannungsfreie Verschlusssituation mit hoher onkologischer Sicherheit (▶ Abb. 3.67).

Tumorexstirpation mit Brusterhaltung durch Lappenplastik

Ist eine partielle Mastektomie notwendig, die Möglichkeit einer Formveränderung aber nicht möglich oder auch eine Formveränderung mit dem Zwang zur kontralateralen Symmetrisierung von der Patientin nicht gewünscht, so ist der Einsatz eines Latissimus-dorsi-Lappens, mit oder ohne Hautinsel, sinnvoll (s. Kap. 3.4). **Merke:** Der Einsatz einer TRAM-Lappen-Plastik im Rahmen der brusterhaltenden Therapie ist nicht sinnvoll, da infolge der an der Bauchdecke vorhandenen Gewebemenge in der Regel ein kompletter Ersatz des Drüsenkörpers ohne Nachbestrahlung einer brusterhaltenden Therapie vorzuziehen wäre.

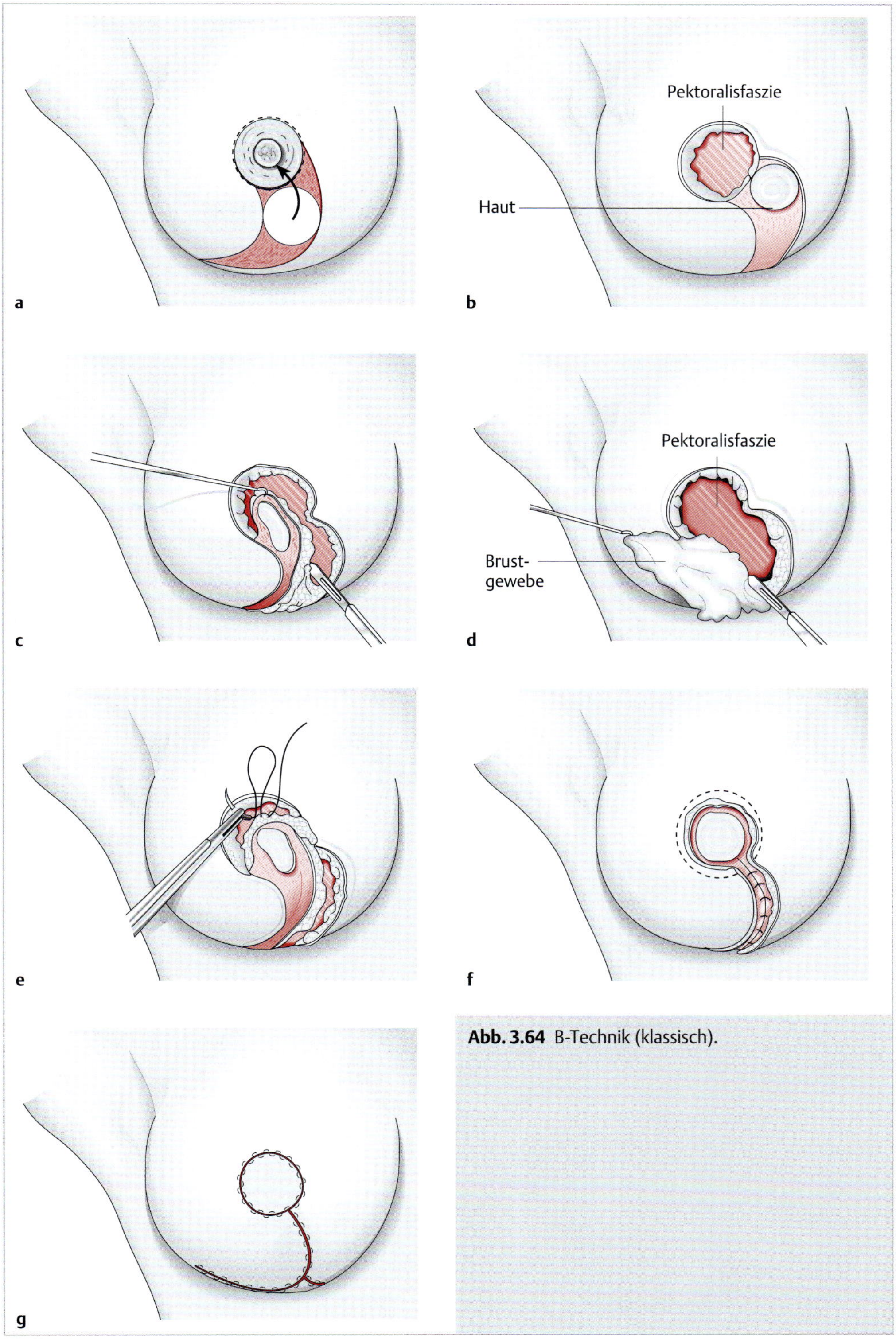

Abb. 3.64 B-Technik (klassisch).

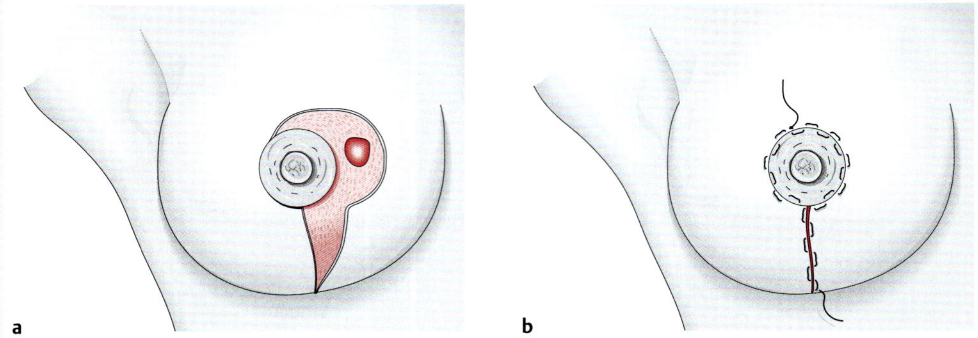

Abb. 3.65 B-Technik (modifiziert).

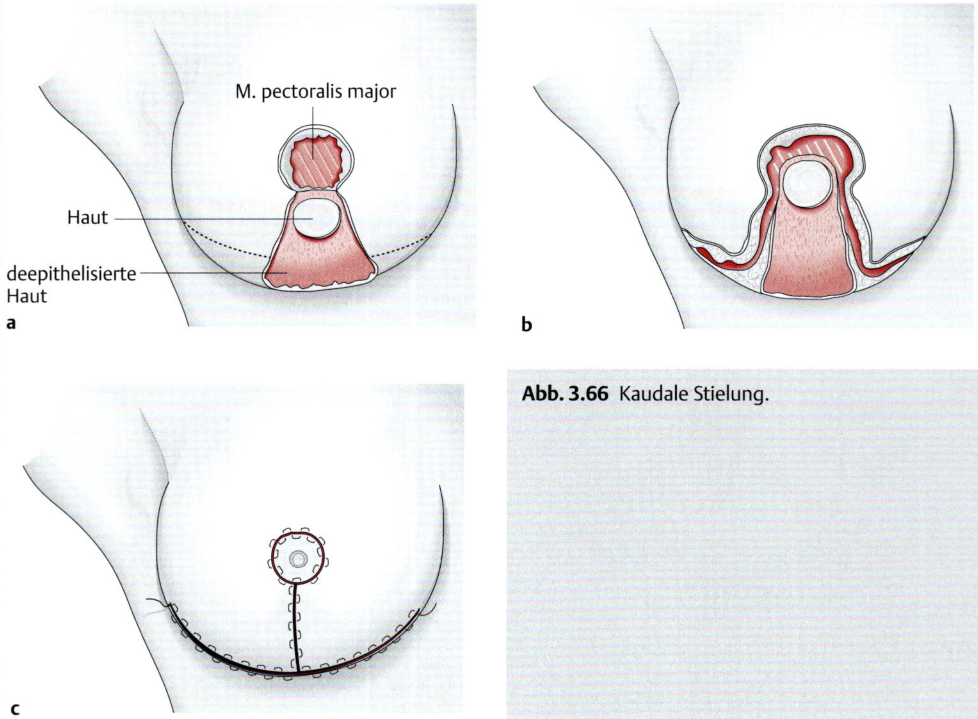

Abb. 3.66 Kaudale Stielung.

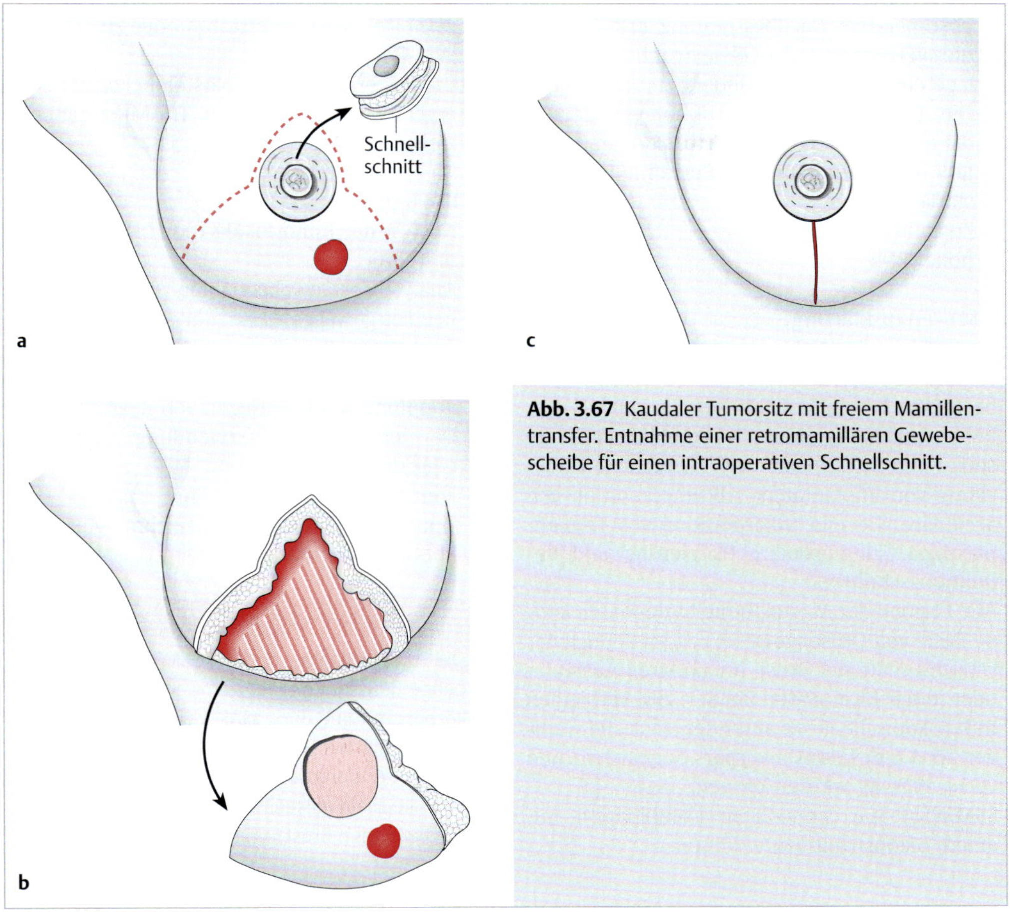

Abb. 3.67 Kaudaler Tumorsitz mit freiem Mamillentransfer. Entnahme einer retromamillären Gewebescheibe für einen intraoperativen Schnellschnitt.

3.8 Ablative Mammachirurgie – ergänzende operative Verfahren

3.8.1 Hautsparende Mastektomie (SSM oder NSM)

▸ **OP-Prinzip.** Die vollständige Entfernung des Drüsenkörpers mit (SSM)/ohne Entfernung des MAK (NSM) zur Prophylaxe oder Therapie des Mammakarzinoms

- mit dem Ziel der Erhaltung der Brusthaut zu weiten Teilen in der Absicht der Sofortrekonstruktion
- mit Erhaltung einer ästhetisch befriedigenden Brustform unter Wahrung der größtmöglichen onkologischen Sicherheit

▸ **Indikationen.**

- multizentrische nichtinvasive Karzinome der Brust (DCIS, LCIS)
- multizentrische bösartige Brusttumoren (in mehreren Quadranten)
- knappe oder befallene Resektionsränder trotz mehrmaliger Nachresektion
- Wunsch der Patientin nach Mastektomie mit Sofortrekonstruktion, Prophylaxe

▸ **Kontraindikationen.**

- **absolute:** Hinweise auf ein inflammatorisches Mammakarzinom

- **relative:**
  - postoperative Nachbestrahlung erforderlich: hier verzögerte Sofortrekonstruktion mit Einlage eines Gewebeexpanders zu bevorzugen. Die Eigengewebsrekonstruktion ist danach die erste Wahl der Rekonstruktion ein halbes Jahr nach Beendigung der Bestrahlung.
  - starke Raucher
  - Zustand nach Radiatio
  - hoher BMI

▸ **Patientenaufklärung.**

- Möglichkeit der Nekrosebildung oder des Auftretens von Epitheliolysen an Haut oder MAK, besonders bei starken Rauchern
- bei schlanken Patientinnen verbleiben ca. 3 mm subkutane Fettschicht → ggf. zusätzliche Abdeckung von Implantaten; z. B. Implantation von azellulärer Dermis, Inkorporation von Lappenplastiken, submuskuläre Platzierung und Reduktionsschnittbild
- Alle Formen der Mastektomie hinterlassen kleine Reste von Drüsengewebe, z. B. im Bereich der Umschlagfalte der Brust, im axillären Ausläufer oder in der Muskulatur. Bei der SSM verbleiben mikroskopische Reste unter der Haut, die weniger als 1% des Drüsenkörpers ausmachen und vernachlässigt werden können.
- SSM/NSM nur sinnvoll in Kombination mit einem rekonstruktiven Verfahren
- bei der einfachen Implantateinlage mehr Implantatpräsenz zu ertasten oder zu sehen, z. B. Wrinkling
- Die besten bzw. natürlichsten Rekonstruktionsergebnisse sind mit einem TRAM-Lappen zu erzielen.

▸ **OP-Planung.**

- Analyse der Tumorlokalisation in Bezug auf Haut und MAK
- Analyse der Gewebequalität, Dicke des subkutanen Fettgewebes, Elastizität der Haut etc.
- Analyse der Brustform im Hinblick auf die Möglichkeiten der Formveränderung bzw. Gewebedopplung mit Unterlegen von deepithelisierten Dermofettlappen, Verwendung von Netzen oder ADM
- kontralaterale Formkorrektur
- Operationsplanung mit Anzeichnung im Stehen
- Photodokumentation

Merke M!

Die Standardkonzeption der SSM beinhaltet folgende Bedingungen: Entfernung des Drüsenkörpers mit und ohne MAK, d. h. bei unauffälliger retromamillärer Histologie kann der MAK erhalten werden. Anderenfalls ist evtl. die Entfernung der Mamille allein ausreichend. Haut über oberflächlich liegenden Brusttumoren sollte u. U. entfernt werden.

OP-Technik

▸ **Intraoperative Lagerung.** Rückenlagerung mit symmetrischer Auslagerung der Arme um ca. 80°. Intraoperatives Aufsetzen muss möglich sein, entsprechende Fixierung der Arme. Für den Fall der Kombination mit einer Latissimus-dorsi-Plastik kann die SSM in Seitenlage durchgeführt werden.

SSM bei normaler Brustform oder nur geringer Ptose

▸ **Unterspritzung.** Unterspritzung von Brustbasis und Haut bzw. Axilla mit verdünnter Suprareninlösung 1:400 000.

▸ **Inzision.** Verschiedene Optionen möglich: Den besten Zugang im Falle einer Entfernung des MAK bietet die **periareoläre** Schnittführung. Von hier aus hat man einen sehr guten Zugang zu allen Drüsenarealen. Bleibt der MAK erhalten, ist eine Inzision in der Mammaumschlagfalte der beste Zugang mit der niedrigsten Komplikationsrate. Alternativ kann bei kaudaler Positionierung der Biopsieschnitt verwendet bzw. erweitert werden.

▸ **Präparation der Hautlappen.** Vorsicht bei der Präparation der Inzisionsränder: Der subkutane Fettmantel muss intakt bleiben. Die weitere Auslösung des Drüsenkörpers erfolgt in der subkutanen Fettfaszie unter sorgfältiger Beachtung der Schichtdicke und der Notwendigkeit der Entfernung sämtlicher Drüsenausläufer. Der Autor bevorzugt die Präparation mit einer Lexer-Schere, wobei die Präparation teils stumpf, teils scharf erfolgt. Die Faszie des großen Brustmuskels wird entfernt, die Ablösung von der Unterlage kann in der richtigen

Schicht von kranial nach kaudal teilweise stumpf oder elektrochirurgisch erfolgen. Die Grenzen der Präparation werden präoperativ eingezeichnet und streng beachtet. Besonders wichtig sind die Erhaltung der Umschlagfalte und des 2. interkostalen Perforators.

▶ **Axilladissektion.** Die Entfernung des Wächterlymphknotens bzw. eine **axilläre Dissektion** kann vom selben Schnitt aus erfolgen oder aber von einem kleinen axillären Schnitt aus. Nach Beendigung wird die Achselhöhle verschlossen und die Sofortrekonstruktion durchgeführt. Im Fall der Latissimus-dorsi-Rekonstruktion wird zuvor der Stiellappen durch die Axilla durchgeleitet. Alternativen sind die alleinige Implantatrekonstruktion und als erste Wahl der TRAM-Lappen.

SSM bei Hyperplasie oder starker Ptose der Brust (▶ Abb. 3.52, S. 96 f)

▶ **Unterspritzung.** Unterspritzung von Brustbasis und Haut bzw. Axilla mit verdünnter Suprareninlösung 1 : 400 000.

▶ **Inzision.** Nach der **Unterspritzung** mit verdünnter Suprareninlösung wird eine klassische Reduktionsschnittfigur als **Inzision** verwendet. Zunächst wird der Mamillen-Areola-Komplex in der gewünschten Größe umschnitten und als freies Transplantat abgetragen. Ein retromamillärer Schnellschnitt entscheidet über die Wiederverwendung des MAK. Bei kranialer Stielung und eingeschränktem Narbenbild mit periareolärer und vertikaler Inzision kann der MAK auf der Unterlage belassen werden.

▶ **Präparation der Hautlappen.** Die Auslösung des Drüsenkörpers erfolgt entlang der Reduktionsschnittlinien mit der klassischen T-Schnittfigur. Die kaudale Brusthälfte wird als deepithelisierter Dermofettlappen erhalten und vom Drüsenkörper abgelöst. Die Präparation ist wegen der stärkeren Verflechtung des Drüsengewebes im Subkutanbereich kaudal schwieriger.

▶ **Implantatrekonstruktion mit lokal verfügbarem Gewebe.** Nach erfolgter Mastektomie und SNB bzw. Axilladissektion wird die Achselhöhle mit Einzelknopfnähten oder einer fortlaufenden 2/0-Biosyn- oder PDS-Naht verschlossen, die Wundhöhle mit physiologischer Kochsalzlösung gespült. Anschließend wird der M. pectoralis major beginnend an der lateralen Kante von der Thoraxwand entsprechend der eingezeichneten Brustbasis abgelöst. Hierbei müssen kaudolateral einzelne Muskelansätze abgelöst werden, um eine natürliche Ausformung der Brust zu ermöglichen. Der deepithelisierte Dermofettlappen wird kaudal an die Muskelkante des Pektoralis mit 2/0-Biosyn-Einzelknopfnähten angenäht und nach Handschuhwechsel, Taurolinspülung etc. das vorbereitete Brust- oder Expanderimplantat in die so neu geschaffene Implantathöhle eingelegt. Bei gutem subkutanem Fettmantel und größerem kaudalem Dermofettlappen kann evtl. die Implantateinlage unterbleiben, sofern die Patientin mit einem kleineren Brustvolumen einverstanden ist.

Legen einer Jackson-Pratt-Drainage und vollständiger Verschluss der Brustinzisionen. Nach kontralateraler Anpassung wird dann, falls eine Retransplantation des MAK möglich ist, die Mamillenposition bei aufgesetzter Patientin bestimmt und eingezeichnet. Umschneidung und Deepithelisierung des MAK-Kreises. Zwischenzeitlich wurde das Transplantat von überschüssigem Bindegewebe und Fett befreit. Es wird auf die deepithelisierte Position mit langgelassenen Vicryl-rapid-Nähten der Stärke 4/0 oder 5/0 (etwa 16 Stück) aufgenäht. Mit diesen wird der Drucktupfer abschließend über einer Auflage von Jelonet-Gaze fixiert.

Bei eingeschränktem Narbenverlauf, d. h. perivertikalem Schnittbild, wird der MAK kranial gestielt eingenäht. Hier darf die periareoläre Inzision kraniomedial und lateral nur oberflächlich geführt werden unter Deepithelisierung der zu versenkenden Haut.

► **Probleme und deren Lösung.**
- **gesunde** und **gleichmäßig** präparierte Hautlappen: schonende Behandlung der Wundränder, kein Quetschen mit Pinzetten, scharfen Haken etc. Am besten nimmt der Operateur den Hautlappen in die linke Hand, die rechte präpariert, wobei die linke ständig die Hautdicke überwacht. **Cave:** Beschädigung des subkutanen Gefäßgeflechts.
- **dünne Gewebeschicht** über dem Implantat: Möglichst die Inzision so platzieren, dass doppelte Gewebeabdeckung, z.B. durch deepithelisierten Dermofettlappen oder Muskulatur, möglich ist. Auf jeden Fall sorgfältigste und atraumatische Naht der Hautwunde in 3 Schichten, z.T. fortlaufend, z.T. als Einzelknopfnaht mit monofilen resorbierbaren Fäden.

► **Komplikationen.**
- **Hämatom-, Serombildung:** Prophylaxe durch Legen einer Jackson-Pratt-Drainage für einige Tage, bis Förderleistung < 50 ml/24 h. Ultraschallkontrolle zum Ausschluss eines Seroms oder Hämatoms. Serompunktion nur unter Ultraschallsicht bei liegendem Implantat und unter sterilen Kautelen. Bei nennenswertem Bluterguss frühzeitige Entleerung bzw. Revision, um eine verzögerte Wundheilung, eine Superinfektion oder eine verstärkte Vernarbung zu verhindern.
- **Infektion:** Prophylaxe durch perioperative Gabe von Cephalosporinen der 1. Generation

3.8.2 Modifiziert radikale Mastektomie (MRM) – einfache Mastektomie

► **OP-Prinzip.** Die vollständige Entfernung des Drüsenkörpers mit elliptischer Entfernung des MAK und der umgebenden Haut, evtl. mit Inkorporierung einer Hautspindel über dem Tumor zur Prophylaxe oder Therapie des Mammakarzinoms.

► **Indikation.**
- Patientinnen, die für eine brusterhaltende Therapie nicht geeignet sind und keine Sofortrekonstruktion wünschen
- lokal fortgeschrittenes Mammakarzinom und Ablehnung oder Versagen einer primären Chemotherapie
- Wunsch der Patientin nach Mastektomie zur Prophylaxe ohne Rekonstruktion
- inflammatorisches Mammakarzinom nach vorausgegangener Radiochemotherapie

► **Patientenaufklärung.**
- Darstellung der alternativen Optionen, wie z.B. primärer Chemotherapie, Möglichkeit der Sofortrekonstruktion etc.

► **OP-Planung.**
- Analyse der Tumorlokalisation in Bezug auf Haut und MAK, um die Form und Position der Hautspindel festzulegen (► Abb. 3.68). **Cave:** präaxilläre oder parasternale Abnäher oder Faltenbildung
- Analyse der Gewebequalität, Dicke des subkutanen Fettgewebes, Elastizität der Haut etc.
- Operationsplanung mit Anzeichnung im Stehen
- Fotodokumentation

OP-Technik

Die zurzeit gebräuchlichste Variante einer MRM ist die nach **Auchincloss-Madden**, bei der die Brustdrüse mit MAK, die Haut über dem Tumor und die axillären Lymphknoten entfernt werden. Die Pektoralismuskulatur bleibt erhalten. Im Zuge der zunehmenden Verwendung der Sentinel-Lymphknoten-Biopsie (SNB) mit Unterbleiben der Axilladissektion wird die MRM in eine einfache Mastektomie umgewandelt.

► **Resektionsgrenzen.** Die Resektionsgrenzen bilden medial der Sternumrand, kranial die Klavikula, lateral die Latissimuskante und kaudal die Umschlagfalte der Brust.

► **Technik.** Im Regelfall werden MAK und die Biopsieregion(en) zusammen in einer Spindel umschnitten und zusammen mit der Brustdrüse in toto in der Fettfaszie ausgeschält, wie bei der SSM geschildert. Durch Verkürzung oder Schrägstellung der Inzision

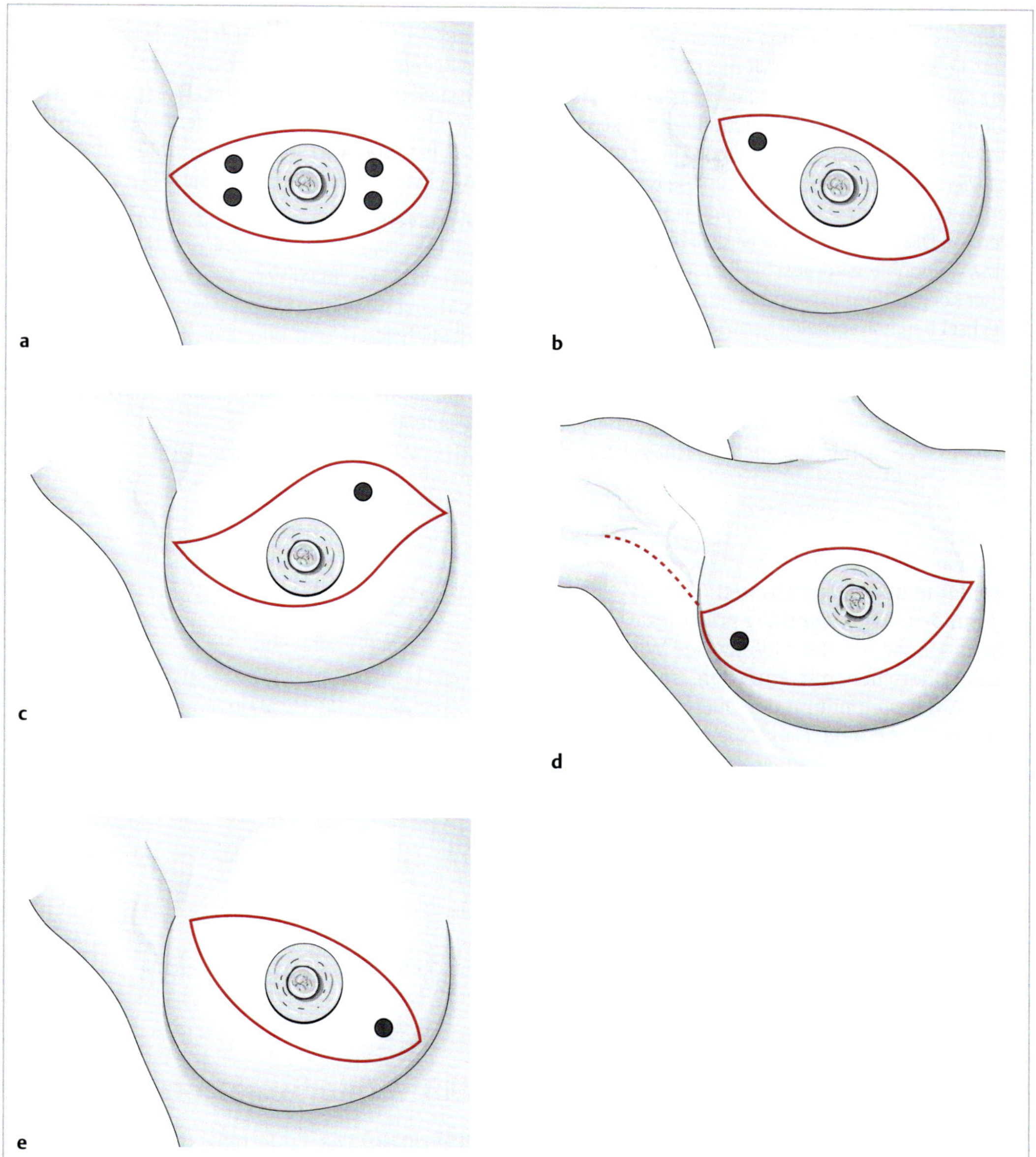

Abb. 3.68 Verschiedene Inzisionsvarianten der modifiziert-radikalen Mastektomie.

kann das Dekolleté frei von Narben gehalten werden. In Sonderfällen, z. B. Tumorsitz am Brustansatz, muss die Schnittrichtung vertikal verlaufen. Auf eine gleichmäßige Präparation der subkutanen Fettschicht ist zu achten. Hautüberschuss, der nicht reseziert werden muss, kann deepithelisiert zur Unterpolsterung der Mastektomieregion verwendet werden. Die Pektoralisfaszie wird ebenfalls entfernt. Die Wundhöhle wird abschließend mit physiologischer Kochsalzlösung gespült und nach Handschuhwechsel beginnt von gleichem Schnitt aus die Axilladissektion.

▸ **Axilladissektion.** Verliert zunehmend an Bedeutung für die Therapie und Therapieentscheidung des primären Mammakarzinoms, nicht zuletzt aufgrund der Etablierung der SNB und der zunehmenden Bedeutung von Genexpressionsanalysen für die Entscheidung der Art der Therapie. Technik wird unten beschrieben. Verschluss der Achselhöhle zur Brust hin wie oben beschrieben unter Zurücklassung einer Jackson-Pratt-Drainage.

▸ **Wundverschluss.** Entlang der Umschlagfalte wird ein weiterer Jackson-Pratt-Drain gelegt. Die Haut wird mit Klammern vorübergehend abgesteckt, überschüssige Haut – wie oben beschrieben – deepithelisiert und unterlegt. Die Hautnaht erfolgt in Schichten: mit Biosyn, 2/0 subkutan Einzelknopf, intrakoreal 4/0 fortlaufend und intrakutan fortlaufend 5/0.

▸ **Probleme und deren Lösung.**

- **gesunde** und **gleichmäßig** präparierte Hautlappen: schonende Behandlung der Wundränder, kein Quetschen mit Pinzetten, scharfe Haken etc. Am besten nimmt der Operateur den Hautlappen in die linke Hand, die rechte präpariert, wobei die linke ständig die Hautdicke überwacht. **Cave:** Beschädigung des subkutanen Gefäßgeflechts.
- **Abnäher** parasternal oder präaxillär: entsprechende Planung der Resektionsspindel. Ausdünnen des subkutanen Fettgewebes im Bereich der Wundwinkel. Eventuell Nachresektion und Verlängerung der Mastektomienarbe, Deepithelisieren und Unterlegen von überschüssiger Haut. Straffen und Fixieren der zurückgewichenen und abgelösten Haut der Thoraxwand im Bereich der vorderen Axillarlinie sowie Verschluss der Axilla mit einer fortlaufenden 1/0-Biosyn- oder PDS-Naht.

▸ **Komplikationen.**

- **Hämatom-, Serombildung:** Prophylaxe durch Legen einer Jackson-Pratt-Drainage für einige Tage bis Förderleistung < 50 ml/24 h (▸ Abb. 3.69). Ultraschallkontrolle mit gelegentlicher Punktion für den Fall einer Serombildung; bei größerem Hämatom frühzeitige Entleerung bzw. Revision
- **Infektion:** Prophylaxe durch perioperative Gabe von Cephalosporinen der 1. Generation

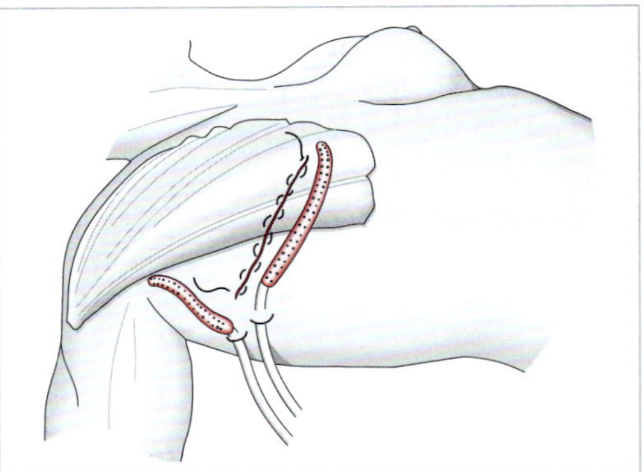

Abb. 3.69 Drainagen nach Mastektomie.

3.8.3 Axilladissektion

▸ **OP-Prinzip.** Die Entfernung von Lymphknoten der axillären Level 1 und 2 zum Zwecke eines Staging des Mammakarzinoms und zur regionalen Kontrolle der Erkrankung (▸ Abb. 3.70).

▸ **Indikationen.** Invasive Karzinome der Brust.

▸ **Kontraindikationen.**

- DCIS, LCIS bzw. LIN
- Patientinnen mit einer klinischen N0-Situation: Für diesen Fall ist eine Abklärung des axillären Status über die SNB durchzuführen.
- für SNB: klinischer Befall der Axilla

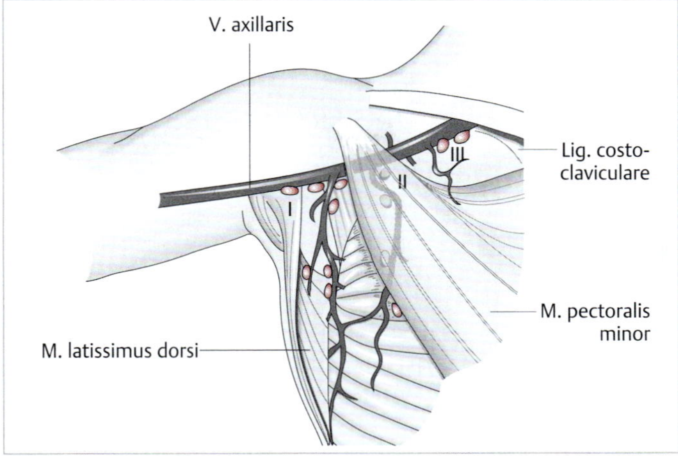

Abb. 3.70 Verschiedene Level der axillären Lymphknoten.

► **Patientenaufklärung.**

- Möglichkeit der Entstehung eines Lymphödems oder von Parästhesien
- Ungenauigkeit einer Schnellschnittdiagnostik des Sentinel-Lymphknotens, d.h. der Möglichkeit eines Zweiteingriffs bei falsch negativem Befund im Schnellschnitt.

► **OP-Planung.**

- klinische Einschätzung des axillären Status (Tastbefund, Sonografie und Mammografie) im Hinblick auf das axilläre Prozedere
- Operationsplanung mit Anzeichnung der axillären Inzision im Stehen oder Sitzen

OP-Technik

Klassisch

Zur typischen Axilladissektion gehört die Entfernung der Lymphknoten im Level 1 und 2. Der Level 3 wird nicht geräumt, es sei denn, hier liegen auffällige Lymphknoten vor. Hierbei sollte vom Tastsinn ausgiebig Gebrauch gemacht werden.

► **Technik.** Unterspritzung mit verdünnter Suprareninlösung 1 : 200 000. Präparation von der Mastektomieregion aus oder von einem ca. 5 – 6 cm langen Querschnitt in der Axilla und in der Faltenrichtung. Zunächst wird die abdeckende Fettfaszie eröffnet, die Strukturen der Axilla mit der Schere gespreizt, ohne etwas zu durchtrennen, und die großen Gefäße lokalisiert. Freilegen der Lymphknotenketten und -bahnen, die mit dem unmittelbar umgebenden Fettgewebe entfernt werden.

Hierbei werden Nerven und Gefäße geschont, besonders

- der N. intercostobrachialis, der quer durch den Level 1 zieht.
- der N. pectoralis medialis, der um den Rand des M. pectoralis minor läuft und in den seitlichen M. pectoralis major einmündet.
- der laterale Versorgungsast des M. pectoralis major, der an dessen Unterseite entlang verläuft.

Größere Lymphbahnen werden bei der Auslösung der Lymphknoten koaguliert. Bei Retraktion des M. pectoralis major wird – ausgehend vom lateralen Rand des kleinen Brustmuskels – die Präparation systematisch bis zum Latissimus fortgeführt (Level 1). Durch Retraktion des kleinen Brustmuskels nach medial wird der Level 2 unterhalb des Muskels präpariert. Lymphknoten oder Fettgewebe oberhalb der axillären Gefäßebene oder jenseits des Level 2 werden nur bei Verdachtssituation entfernt. Die thorakodorsalen Gefäße und Nerven und der N. thoracicus longus am Boden der Axilla werden ebenfalls geschont.

Sentinel-Lymphknoten-Biopsie (SNB)

Die SNB ist international und in Deutschland aufgrund der umfangreichen wissenschaftlichen Datenlage Standard. Der bzw. die sog. Wächterlymphknoten sind die ersten Lymphknoten, die in der Abflussbahn eines Tumors der Brust angesteuert werden und somit eine repräsentative Aussage über den axillären Lymphknotenstatus mit einer akzeptablen Versagerquote von falsch negativen Befunden von 2,5 % erlauben (Veronesi, Lancet 1997).

Merke: Die Trefferquote der SNB ist stark abhängig von der Erfahrung des Operateurs und gehört nicht in die Hände eines Unerfahrenen.

Durch die SNB kann die Traumatisierung und damit die potenzielle Morbidität des diagnostischen Eingriffs der Axilladissektion bei lymphknotennegativem Mammakarzinom erheblich gesenkt werden.

Es gibt zwei Methoden der Durchführung einer SLN:
- mithilfe der Lymphabflussszintigrafie
- mit der Farbstoffmarkierung

Die höchste Trefferquote wird der Kombination beider Methoden zugeschrieben, aber auch die einzelne Anwendung der Methoden ist bei entsprechender Erfahrung statthaft.

SNB mit Farbstoffmarkierung

Einfache, zeitsparende und kostengünstige Applikation, Identifikation des Sentinel-Lymphknotens aber schwieriger. Die Markierung erfolgt unmittelbar präoperativ mit der peritumoralen Injektion von ca. 5 ml Farbstofflösung, z. B. Patentblau. Nach einer Wartezeit von ca. 10 Minuten erfolgt im Normalfall die Tumeszenz der Brust. Anschließend kann die Suche nach dem Sentinel-Lymphknoten beginnen. Wegweisend ist die Ausbreitung des Farbstoffs in den Lymphbahnen bzw. der Haut. Hierbei wird in der Regel von einem isolierten Schnitt in der zentralen Axilla aus das Fettgewebe in der fraglichen Region gespreizt und die angefärbten Lymphbahnen verfolgt, bis der angefärbte Sentinel-Lymphknoten gefunden ist. Die isolierten ein oder zwei Lymphknoten werden in der Regel im Schnellschnitt untersucht. Bei unauffälligem Befund bzw. Vorliegen von Mikrometastasen und sonst unauffälliger Axilla unterbleibt vereinbarungsgemäß die weitere Axilladissektion; bei Nachweis von Makrometastasen im Sentinel-Lymphknoten wird eine klassische Axilladissektion angeschlossen. Die Patientin muss präoperativ darüber aufgeklärt werden, dass bei der Schnellschnittdiagnostik Metastasen übersehen werden können bzw. erst in der Paraffinhistologie entdeckt werden und evtl. eine Zweit-OP erforderlich ist (▶ Abb. 3.71).

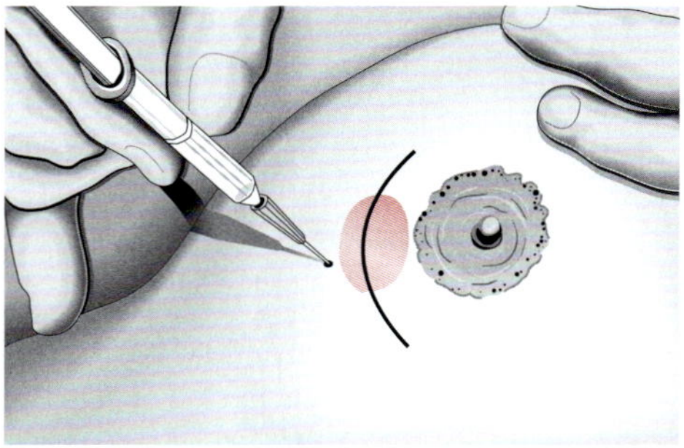

Abb. 3.71 Farbstoffmethode: Detektion des Sentinel- bzw. Wächter-Lymphknotens.

SNB mit nuklearmedizinischer Markierung

Größerer apparativer Aufwand. Markierung erfolgt in der Regel am Vortag mit Technetium^{99} (meist Nanokoll), das (wie beim Farbstoff) peritumoral appliziert wird. Mithilfe einer anschließend durchgeführten Lymphabflussszintigrafie kann die Lokalisation des oder der markierten Sentinel-Lymphknoten mit entsprechender Farbmarkierung auf der Haut erfolgen. Am folgenden Operationstag wird die Lokalisation des zuvor markierten Sentinel-Lymphknotens mit einer mobilen γ-Handsonde markiert und dort oder über dem Punkt mit dem stärksten Signal ein wenige Zentimeter langer Schnitt gelegt. Wiederum wird das subkutane Fettgewebe beiseitegeschoben und der oder die entsprechenden Lymphknoten mit der Handsonde aufgespürt, identifiziert und entfernt. Bei mehreren Lymphknoten mit Aktivität werden diese alle entfernt, nach Intensität der Strahlung geordnet, nummeriert und zur Pathologie weitergegeben. Weitergehende operative Maßnahmen hängen vom Ergebnis der Histologie ab. Die Strahlenbelastung für Patientin und Operateur bzw. Anwender kann nach bisherigen Erkenntnissen vernachlässigt werden.

▶ **Probleme und deren Lösung.**

- **Treffsicherheit** bei der SNB: Entdeckungsrate von 95 % und Rate von < 5 % falsch negativer Sentinel-Lymphknoten müssen erreicht werden. Für jeden Operateur ist eine persönliche Lernphase (20 – 30 Fälle), möglichst unter Anleitung, notwendig.
- **Tumorsitz** in den **inneren Quadranten:** Auch die in den inneren Quadranten sitzenden Tumoren drainieren überwiegend in die Axilla. Eine Beeinflussung der Prognose durch den parasternalen Tumorsitz konnte bislang nicht nachgewiesen werden.

▶ **Komplikationen.**

- **Serombildung:** Prophylaxe durch Legen einer Jackson-Pratt-Drainage für einige Tage, bis Förderleistung < 50 ml/24 h. Bei der oben beschriebenen gewebeschonenden Operationstechnik der Axilladissektion mit Spreizen des Gewebes anstelle scharfer Präparation und der sorgfältigen Koagulation der durchtrennten Lymphgefäße ist die Serombildung geringer. So kann häufig auf das Legen einer Drainage verzichtet werden. Ultraschallkontrolle der Axilla mit gelegentlicher Punktion für den Fall einer Serombildung.
- **Infektion:** Prophylaxe durch perioperative Gabe von Cephalosporinen der 1. Generation

4 Eingriffe an der Vulva

M. Wunsch

4.1 Vulvabiopsie

► **Indikation.** Jede klinisch nicht sicher einzuordnende Veränderung muss biopsiert werden.

OP-Technik

Die **Wahl der Biopsietechnik** hängt von der Art der abzuklärenden Läsion ab.

- Ringkürette: zur Abtragung exophytischer Läsionen
- Knipsbiopsie: zur Abklärung nicht exophytischer Läsionen. Zur Vermeidung von Gewebequetschungen (histologische Beurteilung erschwert) muss die Biopsiezange 2 scharfe Branchen aufweisen
- Stanzbiopsie: zur Erfassung tieferer Gewebsschichten bei entzündlichen Veränderungen oder bei Gewebsinduration Stanzbiopsie mit Gewebestanze (z. B. Hautstanze nach Keyes oder Biopsy-Punch, Einmalhautstanzen ⌀ 2 – 4 mm): Durch drehende Bewegungen unter leichtem Druck wird die gesamte Dermis durchtrennt. Der entstehende Hautzylinder tritt nach Durchtrennung der Kollagenfasern über das Hautniveau hervor und wird mit einem spitzen Skalpell abgetrennt.

► **Anästhesie.** In der Regel ist die topische Applikation von Anästhetika ausreichend (z. B. Emla-Creme). Nach entsprechender Einwirkzeit sind Biopsien bis ca. 6 mm Tiefe zu anästhesieren. Bei Infiltrationsanästhesie verwendet man eine dünne Nadel (z. B. 30 Gauge).

► **Wundversorgung.** Blutstillung durch Kompression mit einem Watteträger, wenn dies nicht ausreicht: Eisen-III-Chlorid-Lösung, Eisensulfat-Lösung (Monsels-Lösung) oder Silbernitrat (auf kleine Watteträger appliziert). Bei Stanzen über 4 mm Durchmesser: Einzelknopfnaht (4/0, resorbierbar, scharfe Nadel), danach Sprühverband.

► **Fehler und Gefahren.**

- **Quetschen des Gewebes** durch Pinzette oder das Entnahmeinstrument: Die Beurteilung durch den Pathologen wird erschwert; hilfreich ist die Benutzung eines Hauthakens.
- PE durch **Elektroschlingen** und **Laser:** Die Schnittrandbeurteilung ist nicht ausreichend möglich.
- **ungünstige Biopsiestelle:** keine Biopsie in sekundären Veränderungen, z. B. Entzündungen oder in nekrotischen Bezirken
- **zu geringe Biopsietiefe** und **Durchmesser:** Bei entzündlichen Prozessen, Gewebsindurationen und unklarem klinischen Bild muss der Biopsiedurchmesser mindestens 4 mm betragen.

4.2 Tumorexstirpation

► **Indikation.** Die Exstirpation eines Vulvatumors ist in Fällen unklarer Dignität und bei funktionellen Beschwerden indiziert. Naevi werden bei Farbveränderungen oder ungünstigem Sitz (mechanische Irritation) entfernt.

OP-Technik

► **Vorbereitung.** Umschneidungslinien parallel zu den Hautfalten. Präparat markieren (z. B. 12 Uhr)!

► **Präparation.** Um größere Gewebsdefekte zu vermeiden, ist bei tief im Gewebe liegenden Tumoren (Neurofibrome, Lipome, Fibrome) die Präparation direkt am Tumor durchzuführen.

► **Wundversorgung.** Haut bzw. Subkutis werden mit resorbierbaren Fäden (3/0 oder 4/0) versorgt; ggf. wird eine dünne Drainage oder Silikonlasche eingelegt.

► **Fehler und Gefahren.**
- **falsche Schnittführung**, nicht an den Hautfalten orientiert
- Entfernung von **gesundem Gewebe**, dadurch unnötig große Gewebsdefekte
- **Gewebsverziehungen** durch tiefe und durchgreifende Nähte
- Verwendung zu **starker Fäden**

4.3 Kondylomabtragung

► **Indikation.** Bei ausgedehntem Kondylombefall oder Befunden, welche sich nicht medikamentös beherrschen lassen, ist die operative Entfernung von Kondylomen indiziert.

► **Probleme und deren Lösung.**
- bei **gegenüberliegenden Läsionen** Verklebung der Wundflächen
- bei **ausgedehnten Kondylomrasen** ggf. zweitseitiges Vorgehen
- **korrespondierende Wundflächen** werden durch Einlage eines Salbenstreifens distanziert (Östrogen-Salbe)

► **Fehler und Gefahren.**
- zu **tiefe Abtragungsebene** (elektrische Schlinge): Vernarbungen, Stenosen und funktionelle Störungen
- **fehlende Nachbehandlung:** Verklebung gegenüberliegender Wundflächen

OP-Technik

Einzelne Kondylome werden in Lokalanästhesie mit einem spitzen Skalpell reseziert. Ansonsten kommt die elektrochirurgische oder die Laserabtragung zum Einsatz (► Abb. 4.1). Die Abtragung erfolgt **oberflächlich**. Dies ist mit der Lasertechnik am besten zu erreichen, denn das Kondylomwachstum beschränkt sich auf die Epithelschicht.

Erkennungsmerkmal: Beim Abtragen der Kondylombasis treten punktförmige Blutungen aus einer weißlichen Epithelschicht aus.

► **Elektrochirurgische Abtragung.** Möglichst dünne Schlinge verwenden, mit einer feinen Pinzette Kondylom fassen, anspannen und an der Basis abtragen. OP-Gebiet zwischenzeitlich mit feuchtem Tupfer abwischen.

► **Laserabtragung.** Die Exzision und Vaporisation von Kondylomen erfolgen optimal unter kolposkopischer Kontrolle mit einem Mikromanipulator; die Freihand-Technik ist möglich: Focus 1 mm, zur Vaporisation 2 mm. Geräteleistung 15 Watt, CW.

Die Ablation wird von dorsal nach ventral durchgeführt. Blutstillung durch Vaporisation nach Kompression mit feuchtem Wattetupfer.

- Histologische Beurteilung ist obligat (Differenzialdiagnosen: Bowenoide Papillose, Papillomatosis vulvae)!

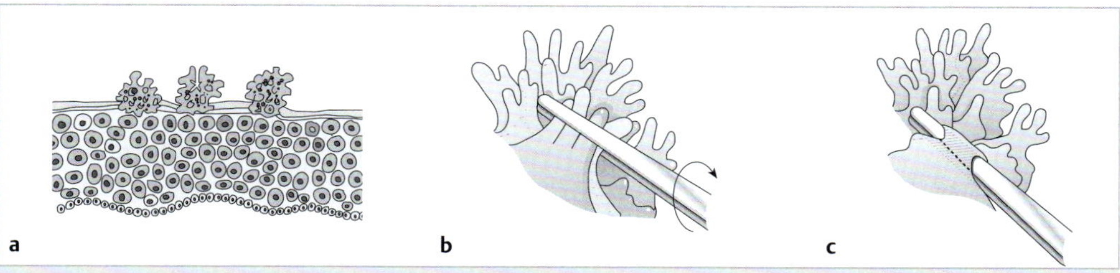

Abb. 4.1 Laserabtragung von Kondylomen.

a Abtragungstiefe
b Fassen, Drehen
c Dissezieren

▸ **Postoperative Behandlung.**
- offene Wundbehandlung
- lokale Behandlung durch Spülung z. B. mit Octenisept-Lösung
- bei Schmerzen lokale Kühlung
- evtl. Auftragung von Anästhesin-Salbe
- frühzeitige Östrogen-Salbenbehandlung mehrfach täglich bis zur Abheilung

4.4 Abszessinzision

Abszesse im Vulvabereich entstehen meist in den Bartholin-Drüsen, deren Ausführungsgänge außerhalb des Hymenalringes bei 5 und 7 Uhr liegen. Ausgangspunkt können aber auch andere schleimsezernierende Drüsen im Bereich des Vestibulums sowie infizierte Haarbälge im Vulvabereich (z. B. bei Diabetes mellitus) sein.

OP-Technik

▸ **Zugang und Ausräumung.** Ausreichend weite Inzision parallel zu den Hautfalten (15er-Skalpell), Abstrichentnahme. Blutstillung elektrisch, möglichst keine Nähte in infiziertem Gewebe. Austasten der Abszesshöhle. Alle Septen sind **stumpf** zu durchtrennen.

▸ **Wundversorgung.** Einlegen einer Lasche (z. B. Finger eines Handschuhs), diese wird an 2 Stellen durch locker geknüpfte resorbierbare Fäden (außerhalb des Wundrandes durch die Haut gelegt) fixiert.

▸ **Fehler und Gefahren.**
- **nicht ausreichend weite Inzision, unvollständige Durchtrennung von Septen:** kurzfristige Rezidivgefahr
- bei **rezidivierenden Abszessen** und **Ulzerationen** im hinteren Bereich der großen Labien sowie im Dammbereich: Darmbeteiligung (z. B. Crohn-Krankheit) ausschließen

▸ **Postoperative Behandlung.**
- offene Wundbehandlung durch tägliches Duschen bzw. Abspülen z. B. mit Octenisept-Lösung
- Sitzbäder z. B. mit Kamillenlösung
- Entfernung der Lasche nach 2 – 3 Tagen
- bei diffusen Indurationen des Weichteilgewebes evtl. antibiotische Behandlung

4.5 Marsupialisation

Durch Retention von Eiter oder Sekret im Ausführungsgang der Bartholin-Drüsen entsteht eine entweder hoch schmerzhafte oder blande Anschwellung. Eine Abszedierung wird **inzidiert** und **drainiert**, bei blander Schwellung bzw. in Rezidivsituationen wird **marsupialisiert**.

▸ **Fehler und Gefahren.**
- 1. **Längsinzision zu weit außerhalb** des Hymenalringes in Richtung der Labien
- 2. **Inzision zu klein**, Septen nicht komplett durchtrennt: Rezidivgefahr
- 3. Eröffnung der Zyste **mit einem Schnitt** (zu großes Skalpell): Der Zystenbalg ist für die Marsupialisation schlechter darstellbar.

OP-Technik

▸ **Zugang.** Anlegen einer 3 cm langen Längsinzision ca. 1 cm außerhalb des Hymenalsaums parallel zu den Hautfalten. Zur Darstellung des Zystenbalgs wird zunächst nur die Labialhaut inzidiert (15er-Skalpell). Anspannen der Haut macht den Zystenbalg gut sichtbar.

▸ **Inzision.** Längsinzision des Zystenbalges, evtl. Fassen der Ränder mit zarten (Moskito-)Klemmen, Abstrichentnahme. Austasten des Zystenbalges, Septen werden **stumpf** durchtrennt.

▸ **Wundversorgung.** Adaptation von Zystenbalg und Haut mit Einzelknopfnähten (4/0 resorbierbar, scharfe Nadel). Zunächst Nähte bei 12, 3, 6 und 9 Uhr, weitere nach Situation; evtl. Einlegen einer weichen Silikonlasche (z. B. Finger eines Handschuhs), diese wird an einem Faden fixiert (▸ Abb. 4.2).

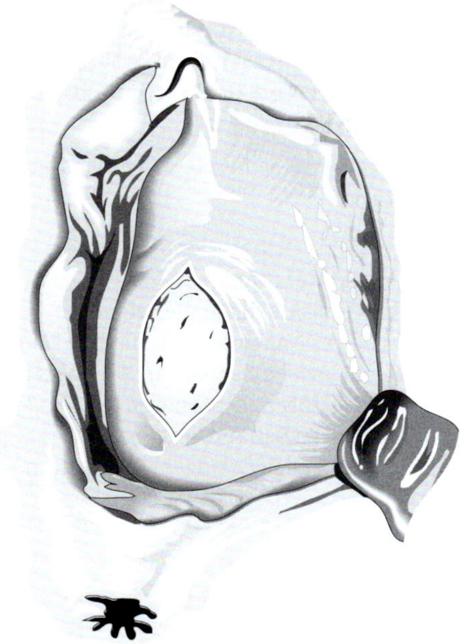

a

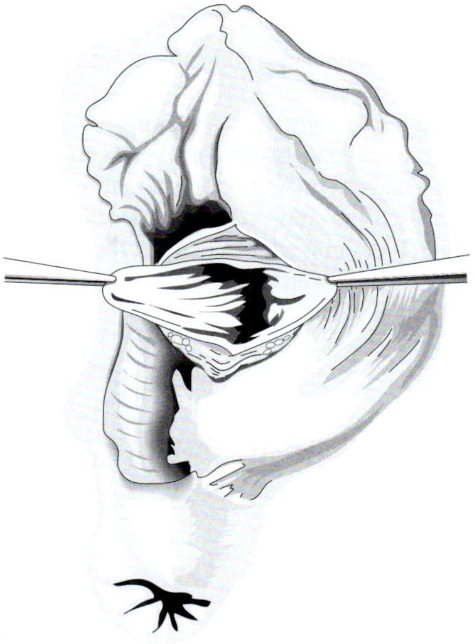

b

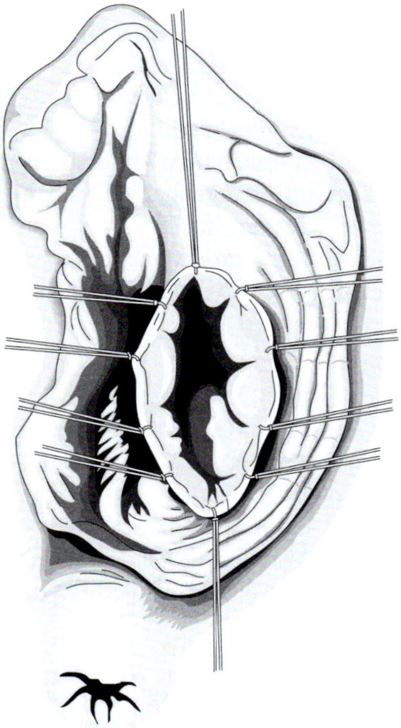

c

Abb. 4.2 Marsupialisation.

a nur Inzision der Haut
b Inzision des Zystenbalgs: Septen stumpf durchtrennen
c Abschlussbild

4.6 Introituserweiterung

► **Indikation.** Eine Einengung des Introitus kann durch

- eine atypische Hymenentwicklung,
- Narben nach geburtshilflichen Verletzungen,
- Narben nach vaginalen Operationen sowie
- Gewebeschrumpfung nach strahlentherapeutischer Behandlung oder Lichen sclerosus

ausgelöst werden. Abhängig von der Ursache werden unterschiedliche Anforderungen an die Operationstechnik gestellt.

4.6.1 Hymenalstenose/ Hymen imperforatus

OP-Technik

► **Zugang und Fixierung.** Bei rigidem Hymen wird mit dem Skalpell oder dem elektrischen Messer (Nadelelektrode) radiär, mehrfach bis zur Hymenalbasis inzidiert. Die Scheidenhaut wird ggf. mit feinem Nahtmaterial (5/0 resorbierbarer Faden, scharfer Nadel) an die Introitushaut fixiert (möglichst **wenig** Nähte!).

► **Anspannen des Hymen.** Hilfreich ist das Anspannen des Hymenalringes. Bei kleiner Hymenalöffnung wird ein möglichst großer Foley-Katheter eingelegt und geblockt mit 10 – 15 ml. Zug auf den Katheter.

► **Inzision und Dehnung.** Die Inzisionen werden nun über das angespannte Hymen gelegt. Die Grenze zur Scheidenhaut stellt sich gut dar. Bei Hymen imperforatus kreuzförmige Inzision, danach zirkuläre, partielle Exzision knapp über der Basis des Hymens.

Nach der Hymenalinzision wird der Introitus **digital** gedehnt.

► **Fehler und Gefahren.**

- zu **tiefe Inzision** bis in die Scheide
- zu **kräftiges Nahtmaterial**, zu **viele Nähte**
- Hymenalgewebe **zu nahe an der Basis** reseziert: Gefahr ringförmiger Stenosen

► **Postoperative Behandlung.**

- mehrfach täglich Östrogen-Applikation
- Spülungen, evtl. Sitzbäder

4.6.2 Narbige Stenosen

► **Fehler und Gefahren.** Bei Stenosen ist die Wahl der Operationstechnik entscheidend. Bei schwierigen Ausgangssituationen muss von vornherein eine Lappenplastik geplant werden.

► **Postoperative Behandlung.**

- offene Wundbehandlung
- tägliches Spülen bzw. Abduschen
- frühzeitig östrogenhaltige Salben für mindestens 6 Wochen
- bei ausgedehnten Lappenplastiken Darmvorbereitung und parenterale Ernährung (s. o.)

OP-Technik

Die Operationstechnik ist dem individuellen Problem anzupassen:

► **Längsinzision mit Quervernähung.** Bei einer einfachen **ringförmigen Stenose** oder engem Vaginaleingang wird die sog. „Längsinzision mit Quervernähung" durchgeführt (► Abb. 4.3): mediane Spaltung der hinteren Kommissur (15er-Skalpell), Kontrolle der Introitusweite durch Einlegen von 2 Fingern, evtl. Mobilisation der Dammnaht nach lateral. Dann quere Vernähung, zunächst mittlere Naht, dann nach lateral nähen (4/0 resorbierbares Nahtmaterial, scharfe Nadel).

► **Z-Plastik.** Bei **ausgeprägteren Stenosen** ist durch eine „Z-Plastik" ein größerer Durchmesser des Introitus zu erreichen. Die Umschneidungslinie wird mit einem Hautmarker angezeichnet. Der Z-förmige Schnitt bildet 2 gleichseitige Dreiecke, die Basis wird erhalten, die Hautlappen mobilisiert (► Abb. 4.4). Die Spitzen des Gewebes dürfen nicht gequetscht werden, sie werden mit einem Hauthaken oder Faden angezügelt, nicht zu dünn präparieren! Dann Überkreuzen der Lappen, Naht (4/0 resorbierbare Fäden, scharfe Nadel, siehe ► Abb. 4.4).

► **Hautlappenplastik. Stärkste Stenosen** und **nach Radiatio** entstandene Verengungen werden durch eine Hautlappenplastik aus dem perianalen oder Vulvabereich versorgt. Zum Einsatz kommen Transpositionslappen (► Abb. 4.5) oder myokutane Lappen.

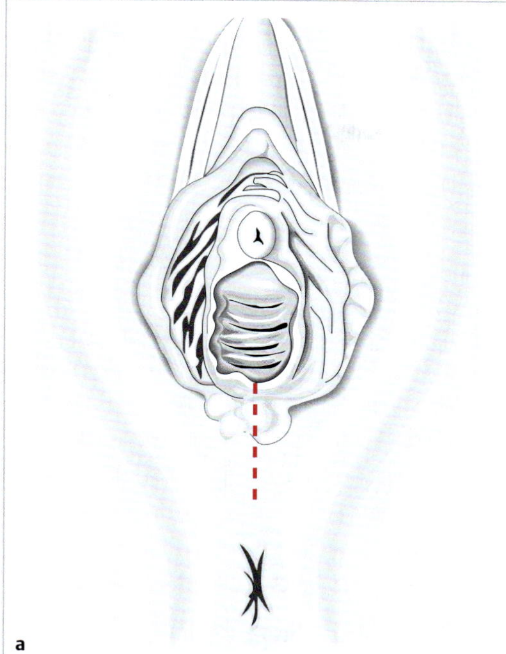

a

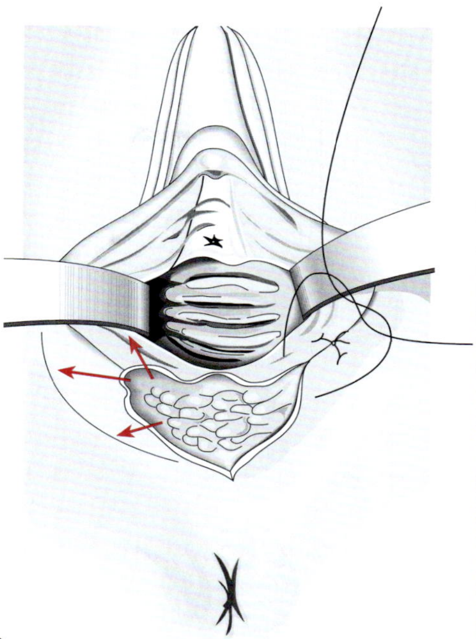

b

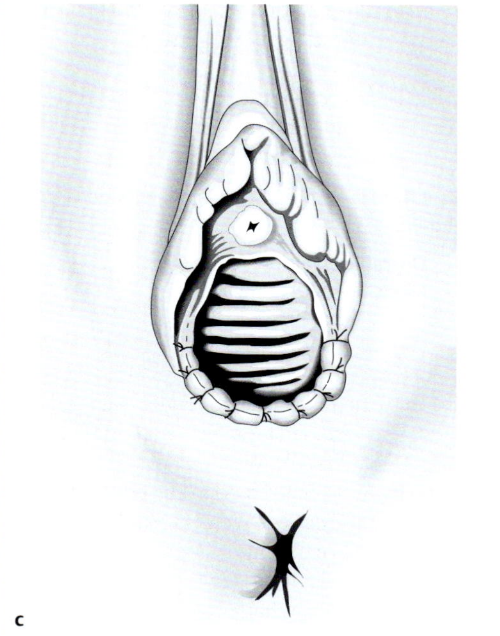

c

Abb. 4.3 Ringförmige Hymenalstenose.

a Längsinzision
b quere Vernähung nach seitlicher Unterminierung
c Abschlussbild

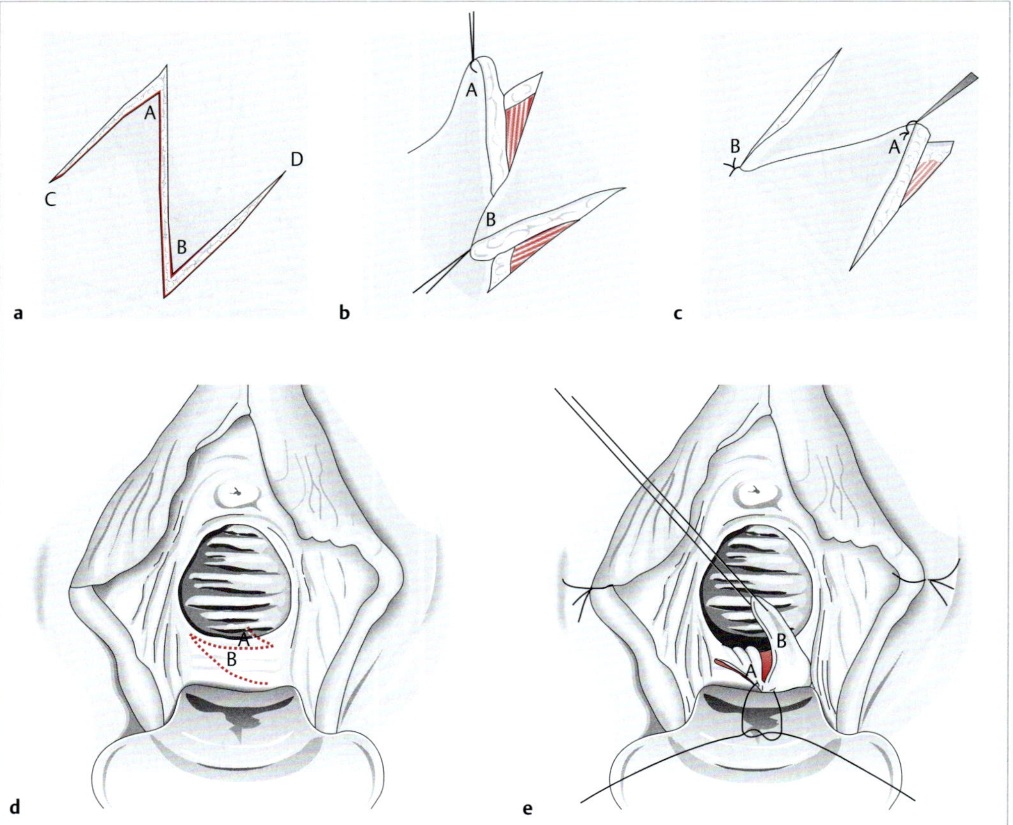

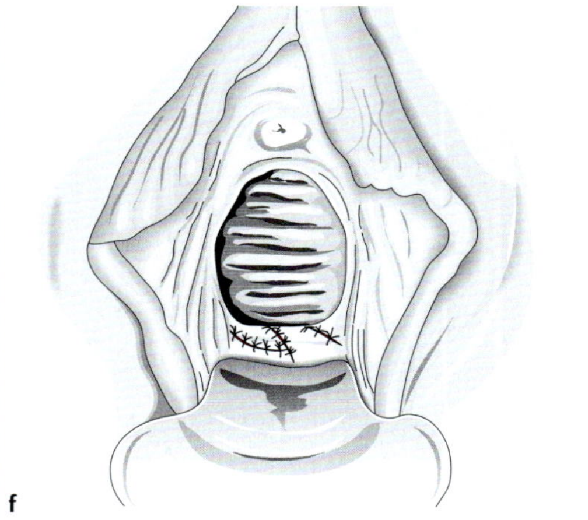

Abb. 4.4 Z-Plastik bei ausgeprägteren Hymenalstenosen.

a–c Operationsprinzip
d–f klinische Anwendung

Abb. 4.5 Transpositionslappen. a–c Operationsprinzip, d–g klinische Anwendung

a Verhältnis an der Lappenbasis: Länge im Verhältnis 1:2, Lappen ca. 20% größer als Defekt
b ausreichende Mobilisierung
c spannungsfreies Einnähen
d Ausgangslage
e perivulvärer Transpositionslappen, Ernährung durch Äste der A. pudenda externa
f Schonung der ernährenden Gefäße an der Lappenbasis
g Schlussbild

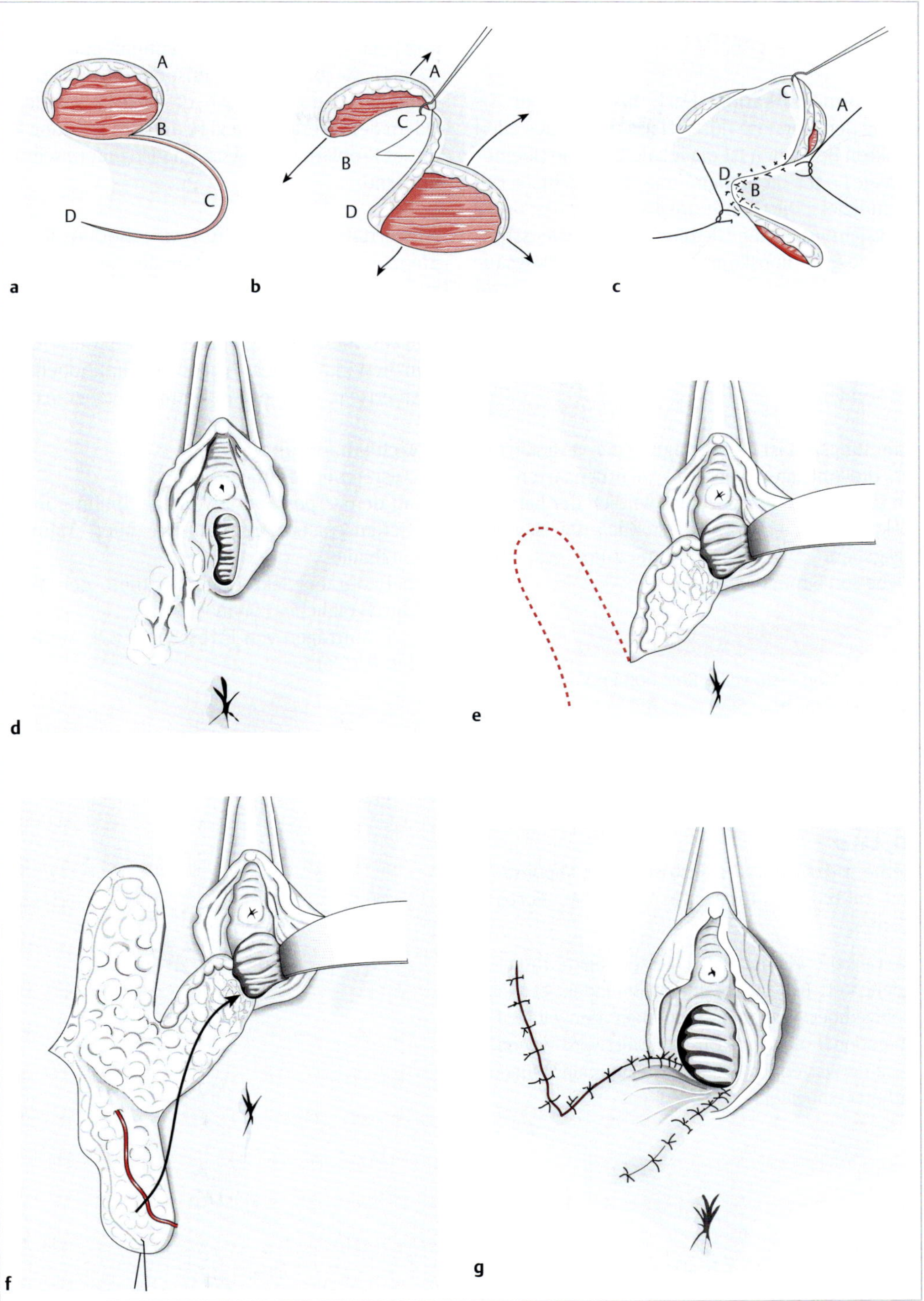
A
B
C
D
a
A
C
B
D
b
C
A
D
B
c
d
e
f
g

4.7 Vulvare intraepitheliale Neoplasie (VIN)

► **Operationsindikation.** Nach histologischer Sicherung der Diagnose durch Hautstanzen aus allen suspekten Bereichen ist die lokale Exzision (kleinere Areale) oder die Behandlung großflächiger Bezirke indiziert. Die Operationsplanung erfolgt unter Berücksichtigung der Histologie der Gewebsstanzen sowie des kolposkopischen Befundes (Essigsäure-Probe mit 3%iger Essigsäure). Behandelt werden Fälle von VIN2 oder VIN3, welche sich entweder HPV-assoziiert oder auf dem Boden des Lichen sclerosus oder einer Plattenepithelhyperplasie entwickeln können.

Behandlungsziel ist die Abtragung der veränderten Haut, die Abtragungstiefe im nichtbehaarten Bereich muss 2 mm betragen, im Bereich der behaarten Hautregion 4 mm (einschließlich der Hautanhangsgebilde). Der Randsaum zum gesunden Gewebe soll 5 mm betragen.

Cave

Unspezifische essigweiße Reaktion im Vulvabereich möglich.

OP-Technik

CO_2-Laser

Methode der Wahl ist die Exzision bzw. Vaporisation mittels CO_2-Laser: 15 Watt CW, Focus 1,5 mm.

Das Gewebe wird durch kochsalzgetränkte Tupfer befeuchtet. Bei ausgedehnten Befunden ist ein mehrzeitiges operatives Vorgehen sinnvoll. Bei Operationen nahe am Urethralwulst wird wegen der zu erwartenden Wundschwellung ein Dauerkatheter eingelegt.

► **Probleme und deren Lösung.** Nach vorangegangener Vulvabiopsie wird die Laserbehandlung erst nach Abheilung der PE-Wunden durchgeführt. Wenn nahe am Urethralwulst operiert wird, ist ein Dauerkatheter einzulegen, da nach 12 Stunden ein Ödem der Operationsregion auftritt. Kühlung kann dieses Problem verringern und ist zudem schmerzlindernd.

► **Alternative Behandlungsmethoden.** Bei begrenzten Befunden wählt man die chirurgische Exzision mit primärem Wundverschluss. Bei ausgedehnten Befunden kann die „Superficial skinning Vulvektomie" durchgeführt werden, diese Operation bewirkt jedoch erhebliche funktionelle und kosmetische Veränderungen im Vulvabereich.

► **Nachbehandlung.**

- **ausreichende Analgesie!**
- ab dem 2. postoperativen Tag Spülung mit z. B. Octenisept-Lösung, Kamille oder Tannolact-Sitzbäder
- bei starker Sekretion Trocknen der Wunde durch tägliches Fönen
- ggf. Auftragen von Farbstoffen (z. B. Methylviolett 0,25%)

Merke M!

Wundheilungsdauer 4 – 6 Wochen

5 Eingriffe an der Vagina

M. Wunsch

5.1 Vaginalzysten

Bei Zysten im Vaginalbereich handelt es sich um

- Retentionszysten aus der paraurethralen Region
- Zysten aus dem Bereich des Vestibulums sowie
- Zysten des Gartner-Ganges (oberes Scheidendrittel zwischen 3 und 9 Uhr)

OP-Technik

Marsupialisation

Vaginalzysten werden mittels Längsinzision (15er-Skalpell) marsupialisiert. Die Marsupialisation ist besser durchführbar, wenn zunächst nur die Vaginal- und erst dann die Zystenwand durchtrennt wird.

Lösung der Septen und Fixierung des Zystenbalgs

Austasten, Septierungen stumpf lösen. Der Zystenbalg wird mit Einzelknopfnähten an der Vaginalwand fixiert (4/0, resorbierbares Nahtmaterial). In Einzelfällen kann eine wetzsteinförmige Ausschneidung der Scheidenhaut über der stärksten Vorwölbung den Eingriff erleichtern.

▸ **Probleme und deren Lösung.** Bei engen Scheidenverhältnissen und schlechter Darstellbarkeit des Operationsgebietes sind eine Östrogen-Vorbehandlung sowie eine mediane Kolpotomie hilfreich.

▸ **Fehler und Gefahren.**

- Bei den im oberen Scheidendrittel gelegenen Zysten **Ureternähe** beachten: keine Zystenausschälung, keine durchgreifenden Nähte.
- Kein Präparieren im **paravaginalen Gewebe:** Diese Region ist sehr gut vaskularisiert. Besonders gefährlich sind große, ins Retroperitoneum ziehende Hämatome. Wenn trotzdem präpariert werden muss (Myome, Fibrome der Scheide), ist auf gute Darstellung sowie akribische Blutstillung zu achten. Präparation nah am Tumor.

▸ **Nachbehandlung.** Östrogene lokal

5.2 Erweiterung einer Stenose

Ursache von Vaginalstenosen sind:

- geburtshilfliche Verletzungen
- operative Eingriffe mit zu großzügiger Resektion von Scheidenhaut

▸ **Vorbereitung.** Immer Östrogenvorbehandlung (7 Tage). Vor der Operation prüfen, welche Form einer Stenosierung besteht:

- ringförmige, begrenzte Stenose
- Stenosierung über längere Distanz
- Stenosierung der gesamten Scheide

OP-Technik

Wie bei der Stenose des Introitus (s. Kap. 4) gibt es drei mögliche Vorgehensweisen:

- Längsinzision mit Quervernähung
- Z-Plastik
- Lappenplastiken

Längsinzision mit Quervernähung

Bei begrenzten, ringförmigen Stenosen ist die Längsinzision mit querer Vernähung ausreichend. Es können ggf. mehrere Inzisionen gelegt werden. Sorgfältige Blutstillung zur Vermeidung paravaginaler Hämatome, je nach Gewebe 3/0- oder 4/0-Nahtmaterial (resorbierbar, scharfe Nadel).

Z-Plastik

Zusätzlicher Durchmesser der Scheide ist durch eine Z-Plastik zu erhalten, die operative Vorgehensweise entspricht der bei Vulvaeingriffen (▸ Abb. 5.1).

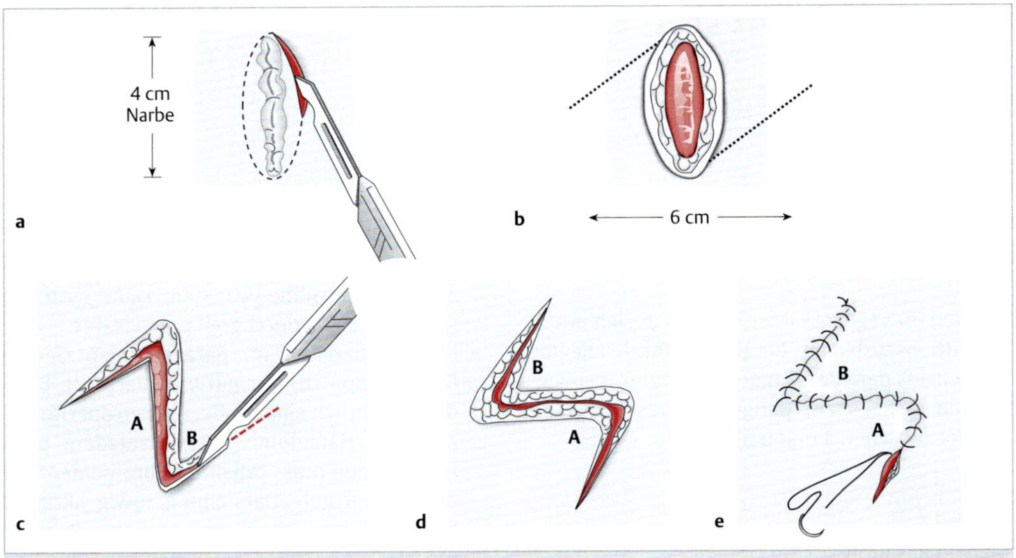

Abb. 5.1 Z-Plastik bei Vaginalstenosen.

a Ausschneiden einer Narbe
b Schnittführung: horizontal ca. 6 cm
c Schnittführung: horizontal ca. 6 cm
d Gewebeanteile werden ausgetauscht
e Abschlussbild: horizontaler Gewebegewinn

Lappenplastik

Im unteren Scheidenbereich lässt sich eine Erweiterung des Scheidenrohres durch den Einsatz von Transpositionslappen erreichen (▶ Abb. 4.5), im mittleren und oberen Scheidendrittel müssen gestielte Hautinsellappen (▶ Abb. 5.2) verwendet werden.

Transpositionslappen

Das Verhältnis Basis : Länge beträgt etwa 1 : 2. Unter der Haut verbleibt eine ca. 2 cm dicke Fettschicht, in welcher Äste der Arteria pudenda verlaufen. Der Lappen muss ausreichend mobilisiert werden. Die unteren Labienanteile werden unter Erhalt eines 1 – 2 cm dicken Fettgewebssaumes mobilisiert. Danach erfolgt die Transposition. Der Lappen muss spannungsfrei eingenäht werden (4/0, resorbierbar, scharfe Nadel). Nach Mobilisierung der Ränder der Entnahmeregion erfolgt der spannungsfreie Verschluss (zweischichtig, resorbierbare Fäden, 3/0 oder 4/0, scharfe Nadel).

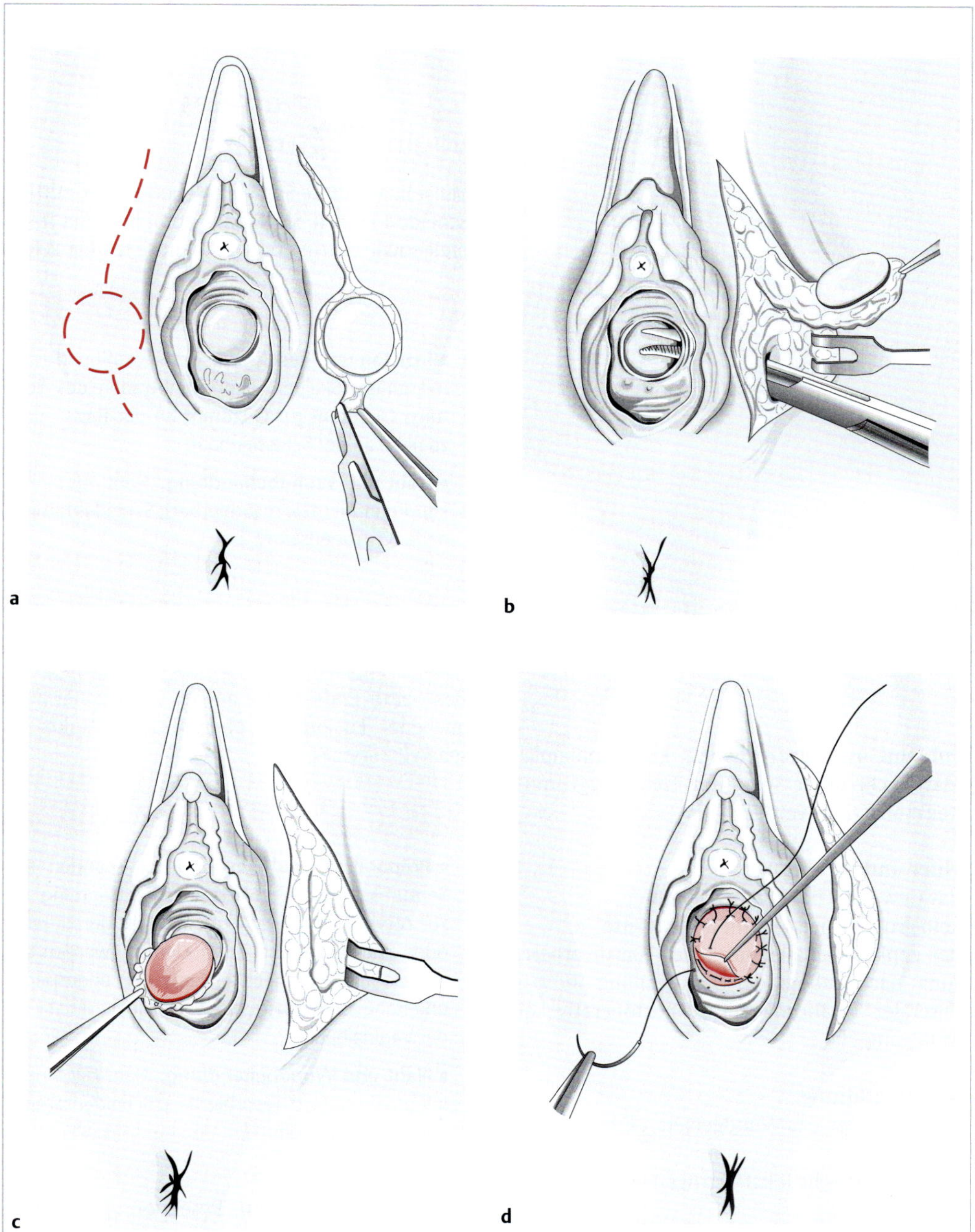

Abb. 5.2 Hautinsellappen: Bulbo-cavernosus-Fettlappen.

a Entnahme aus dem medialen Anteil der großen Labie (Cave: Behaarung!)
b Verbindungstunnel in die Vagina
c Einschwenkung des ausreichend mobilen Lappens
d spannungsfreies Einnähen

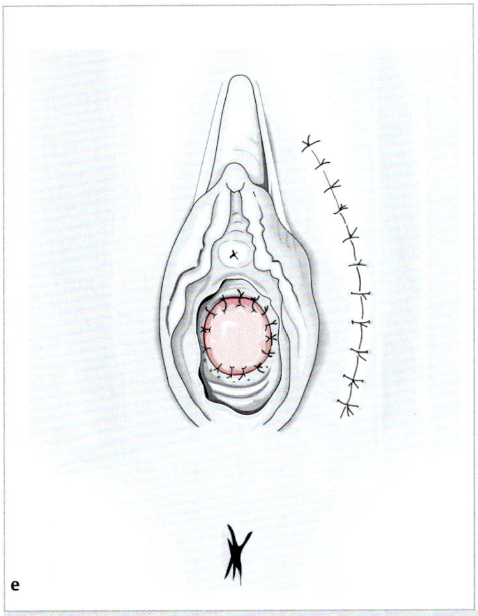

Abb. 5.2
e Abschlussbild

▸ Probleme und deren Lösung. Eine Lappenplastik darf nicht unter Spannung stehen, ggf. muss weiter mobilisiert werden.

▸ Fehler und Gefahren.

- das Gewebe schonend behandeln
- kein grobes Anfassen mit der Pinzette
- bei geplanten Lappenplastiken Darmvorbereitung: nach orthograder Darmspülung und parenteraler Ernährung 4 Tage postoperativ kein Stuhlgang

▸ Nachbehandlung.

- Trockenhalten des Wundgebiets, evtl. Fönen der Wunde
- nach ca. 1 Woche lokal Östrogensalbe

5.3 Vaginalsepten

5.3.1 Transversales Vaginalseptum

Meist liegen diese Septen im oberen oder mittleren Scheidenbereich. Sie können komplett oder inkomplett sowie als ringförmige Stenose tastbar sein.

OP-Technik

▸ Inzision und Resektion. Kreuzförmige Inzision mit einem Skalpell, danach Abtragen des Septums Quadrant für Quadrant an der Basis: nicht zu nahe an der Scheidenhaut!

▸ Naht und Wundbehandlung. Naht mit Einzelknopfnähten (4/0, resorbierbar), Scheidentamponade (Östrogensalbe)

5.3.2 Longitudinales Septum

Das obere Ende endet an der Zervix, bei ausgebliebener Fusion des oberen Genitaltrakts zwischen 2 Zervizes.

OP-Technik

▸ Präparation und Resektion. Anspannen des Septums (Spekula). **Mittige** Durchtrennung bis zur Zervix (Präparierschere). Mit kräftiger Pinzette oder einer langen scharfen Klemme werden der dorsale und ventrale Septumanteil angespannt und nahe an der Basis reseziert. Nicht zu nahe an der Vaginalhaut!

▸ Naht und Wundbehandlung. Naht mit Einzelknopfnähten (4/0, resorbierbar). Scheidentamponade (Östrogensalbe)

▸ Fehler und Gefahren. Resektion von Scheidenhaut muss vermieden werden. Die Grenze zur Scheidenhaut ist besser erkennbar, wenn das Septum **vor** der Resektion durchtrennt wird.

▸ Nachbehandlung. Östrogene lokal (Ovula, Salbe)

5.4 Scheidenstumpfrevision

▶ **Indikation.** Eine Revision des Scheidenstumpfes kann nötig werden
- postoperativ oder
- zur Diagnostik und Therapie von Auffälligkeiten, welche im Rahmen der Vorsorge erhoben werden.

5.4.1 Carcinoma in situ des Vaginalstumpfes

OP-Technik

▶ **Vorbereitung.** Kolposkopie und Schiller-Jodprobe. Anhaken des Scheidenendes mit langen scharfen Klemmen.

▶ **Präparation und Naht.** Umschneidung des zu entfernenden Gebietes (15er-Skalpell, schlanke Präparierschere). Abpräparieren der Scheidenhaut, Gewebe unter Zug halten, zu tiefes Präparieren vermeiden. Naht mit Einzelknopfnähten oder fortlaufend (3/0, resorbierbar, scharfe Nadel; ▶ Abb. 5.3).

5.4.2 Postoperative Scheidenstumpfrevision

Frühphase

Oft handelt es sich um Vaginalstumpfabszesse, meist am 3. Operationstag (i. d. R. sekundär infizierte Hämatome).

OP-Technik

▶ **Vorbereitung.** Rektovaginale Palpation und vaginale Sonografie.

▶ **Abszessdrainage.** Wenn eine Abszesshöhle erkennbar ist, wird der Vaginalstumpf mit einer Kocher-Klemme gespreizt. Bei verschlossenem Vaginalstumpf evtl. Lösen eines Fadens. **Abstrichentnahme**, evtl. Einlage eines T-Drains.

▶ **Probleme und deren Lösung.** Bei nicht ausreichendem Effekt der Spreizung (es läuft nichts ab) ggf. frühzeitiger Entschluss zur laparoskopischen Abklärung.

▶ **Fehler und Gefahren.**
- kein **Stochern in der Tiefe:** Perforationsgefahr des Peritoneums, Blutungsrisiko

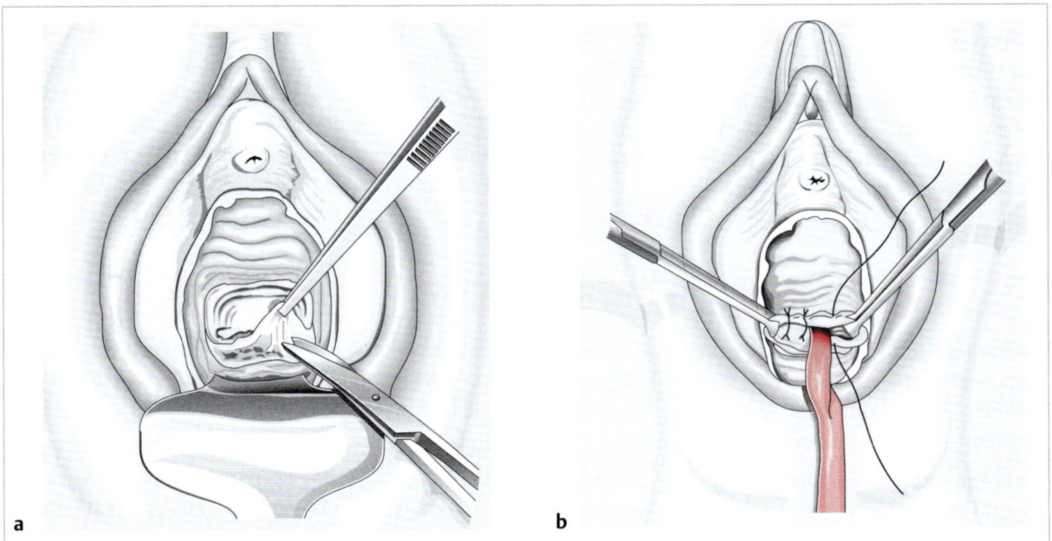

Abb. 5.3 Carcinoma in situ am Scheidenende.

a Umschneiden der Läsion am Scheidenende

b Verschluss der Wunde nach Exzision mit Einzelknopfnähten

- keine **Spülungen**
- Entscheidung zur **Laparoskopie** oder **Laparotomie** bei Erfolglosigkeit anderer Maßnahmen **nicht zu spät**

▶ **Nachbehandlung.**
- lokale Anwendung von Vaginalsuppositorien (z. B. Fluomycin, Betaisodona)
- Antibiose bei entsprechendem klinischem Bild, orientiert am zu erwartenden Keimspektrum

Spätphase

Narben des Scheidenfundus nach vaginaler Hysterektomie können Beschwerden verursachen. Typisch: Kohabitationsbeschwerden und Schmerzen im Bereich von Narbenknoten bei der vaginalen Untersuchung (Vorgehensweise s. o.).

OP-Technik

Granulationspolypen
Persistierende Fluorbeschwerden und Schmierblutungen nach Hysterektomie können durch Granulationspolypen (Differenzialdiagnose Tubenprolaps) ausgelöst werden. Granulationen epithelisieren meist nach lokaler Behandlung mit Eisen-III-Chlorid und Östrogenen. Bleiben dolente Veränderungen zurück, werden diese ggf. entfernt.

Tubenprolaps
Ein Tubenprolaps muss operativ behandelt werden: Freilegen der Tube, Absetzen über Overholt-Klemmen und Scheidenverschluss. Bei Ätzung einer prolabierten Tube werden von der Patientin in der Regel Schmerzen angegeben.

5.4.3 Teilkolpektomie

▶ **Indikation.** Eine teilweise oder komplette Exzision durch Kolpektomie wird bei der vaginalen intraepithelialen Neoplasie Grad 2 und 3 (VAIN 2 und 3) durchgeführt. Nur die Exzision ermöglicht die Erkennung einer Frühinvasion. In Einzelfällen können jedoch auch ausschließlich destruierende Verfahren durchgeführt werden.

▶ **Spezielle Aufklärung.** Je nach Ausdehnung der Exzision muss mit dem Verlust der Kohabitationsfähigkeit gerechnet werden. Rekonstruktive Maßnahmen sind möglich.

▶ **Fehler und Gefahren.**
- **zu tiefe Inzision** der Vaginalhaut: Verletzungen von Nachbarorganen, Blutungen aus paravaginalen Gefäßen
- **scharfe Präparation:** Blutungsgefahr

▶ **Alternative Behandlungsmethoden.** CO_2-Laserexzision bzw. Vaporisation unter kolposkopischer Kontrolle (nach Jod- und Essigsäureprobe). Behandelt werden jodnegative Areale, Leukoplakiebezirke sowie essigweißes Epithel mit Mosaik und Punktierungsmuster. Die Lasermethode ist in der Lage, Stenosenbildungen zu vermeiden. Zusätzlich ist bei allen Vorgehensweisen eine langfristige intensive lokale Östrogenbehandlung wichtig.

Die Indikation für die Laserbehandlung ist bei jungen Patientinnen und guter Übersichtlichkeit des OP-Gebiets gegeben. Die Abtragungstiefe darf max. 3 mm betragen, Verletzungen von Nachbarorganen sind möglich (Kontrolle mit Messsonde). Gleichfalls

OP-Technik

▶ **Vorbereitung und Präparation.** Gute Darstellung durch ausreichend breite Spekula, Essigsäureprobe, Schiller-Jodprobe. Die Resektionsgrenzen werden mithilfe des Kolposkops festgelegt.

▶ **Präparation und Abschälung der Scheidenhaut.** Durch Fäden (Z-Stiche, 2/0) wird das zu entfernende Gewebe unter Zug gehalten, die Vaginalwand durchtrennt (15er-Skalpell). Mit einem feuchten, über dem Zeigefinger gehaltenen Mullstreifen wird die Scheidenhaut stumpf abgeschält. Gegebenenfalls sind weitere Hilfsfäden durch das zu entfernende Gewebe zu legen, um ausreichend Zug ausüben zu können.

▶ **Naht und Wundbehandlung.** Naht mit 3/0, resorbierbar, scharfe Nadel. Scheidentamponade (Östrogensalbe). Einlegen eines Dauerkatheters, solange die Tamponade liegt (▶ Abb. 5.4).

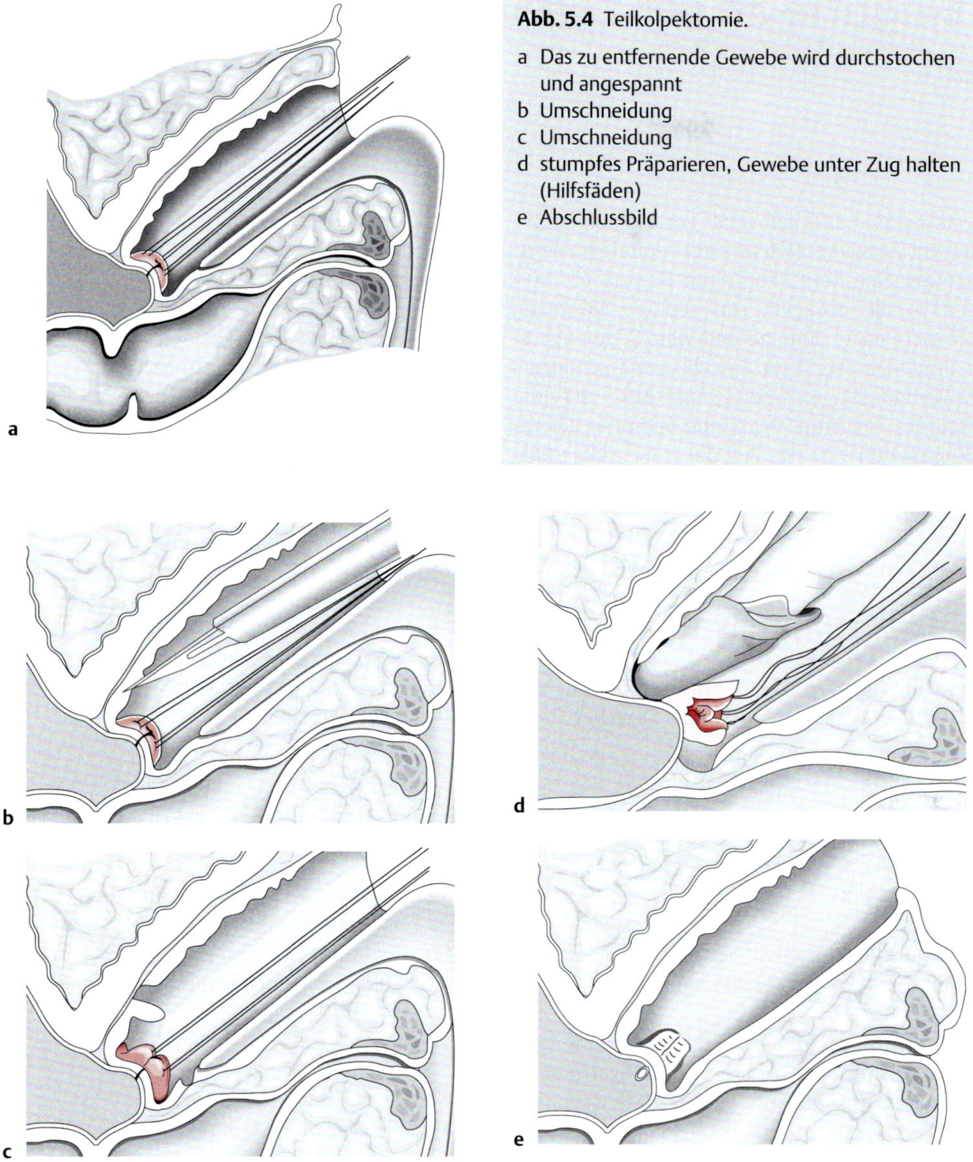

Abb. 5.4 Teilkolpektomie.

a Das zu entfernende Gewebe wird durchstochen und angespannt
b Umschneidung
c Umschneidung
d stumpfes Präparieren, Gewebe unter Zug halten (Hilfsfäden)
e Abschlussbild

können inoperable Patientinnen so behandelt werden, in diesen Fällen kann auch eine Kontaktbestrahlung erfolgen.

Cave

Bei ausgedehnten multifokalen Befunden:
Bei nicht ausreichend sicherer Darstellung des Vaginalepithels können **Restbefunde** verbleiben. Bei über 50-jährigen Patientinnen muss mit **invasiven Anteilen** gerechnet werden.

6 Eingriffe an der Zervix

M. Wunsch

Nach aktuellen Leitlinien muss bei auffälligen Befunden im Zervixbereich vor der weiteren Therapieplanung eine Kolposkopie mit Biopsie der auffälligen Areale erfolgen. Das weitere Vorgehen richtet sich nach dem gefundenen Schweregrad einer Präkanzerose, ihrer Einsehbarkeit (endozervikale Veränderungen?) sowie nach Alter und dem Wunsch der Patientin. Wird eine operative Therapie durchgeführt, ist das Ziel die vollständige Entfernung der Transformationszone mit allen auffälligen Veränderungen.

6.1 Laservaporisation

▸ **Operationsprinzip.** Durch eine Temperatur von über 300 °C wird die Ablation von Gewebeschichten erreicht.

▸ **Indikation.**

- symptomatische benigne Portioveränderungen
- CIN (zervikale intraepitheliale Neoplasie) 1 – 2 der Ektozervix

▸ **Kontraindikation.** Nicht einsehbare Areale im endo-/ektozervikalen Grenzbereich.

▸ **Vorbereitung.** Zytologie und Kolposkopie, ggf. HPV-Typisierung, Portio-PE aus auffälligen Regionen. Der Eingriff sollte kurz nach der Menstruation erfolgen.

OP-Technik

▸ **Vorbereitung.** Unter kolposkopischer Kontrolle (Jodprobe, 3 %ige Essigsäure) wird das Ablationsareal mit dem Laserstrahl markiert, 3 mm im Gesunden.

▸ **Vaporisation.** Danach quadrantenweise Vaporisation: Leistung 15 W, CW, Focus 1,5 mm. Kontrolle der Ablationstiefe mit einer Messsonde (1 mm). Blutstillung durch punktuelle Anwendung des defokussierten Laserstrahls, Wundfläche zwischenzeitlich mit feuchten Tupfern (Kochsalzlösung) komprimieren.

▸ **Häufige Fehler und Gefahren.**

- **falsche Patientenwahl:** Prätherapeutische Diagnostik muss komplett vorliegen.
- Gewährleistung von **Nachkontrollen** (Zytologie und Kolposkopie)

▸ **Postoperative Behandlung.**

- **Abheilung** ca. 6 Wochen
- erheblicher **Fluor** durch Nekrosezonen: lokale Anwendung von Scheidenzäpfchen (Antiseptika, Östrogene, Milchsäurepräparate)
- erste zytologische und kolposkopische **Kontrolle** nach 6 Monaten

6.2 Portio-PE

▸ **Indikation.**

- bei klinisch vermutetem Zervixkarzinom (Ulkus/Exophyt)
- zur Abklärung kolposkopisch auffälliger Areale

OP-Technik

- Entnahme mit Biopsiezange
- Blutstillung durch Elektrokoagulation, Eisensulfat-Lösung (Monsel-Lösung) oder Silbernitrat
- abhängig von der Einsehbarkeit der Transformationszone ggf. Zervixkürettage

6.3 Konisation

▸ **Operationsprinzip.** Das gesamte veränderte Gewebe wird entfernt. Die Basis des Konus umfasst den äußeren jodnegativen Bereich, die Spitze des Konus das gesamte pathologisch veränderte Gewebe im Zervikalkanal. Es wird die im Laufe des

Lebens veränderte Plattenepithel-/Zylinderepithelgrenze berücksichtigt. Eventuell muss eine Zervixkürettage durchgeführt werden.

▸ **Indikation.** Eine Konisation wird durchgeführt bei

- CIN1 bei Befundpersistenz über 24 Monate und HPV-high-risk-Situation bzw. bei Wunsch der Patientin.
- CIN2 bei Befundpersistenz über 12 Monate und HPV-high-risk-Situation bzw. bei Wunsch der Patientin.
- CIN3 Ausnahme: Schwangerschaft.

▸ **OP-Planung.** Es stehen 3 Methoden zur Verfügung: Messer-, Schlingen- und Laserkonisation. Aufgrund der selteneren Früh- und Spätkomplikationen ist die Schlingenkonisation die Methode der Wahl. Je nach Ausdehnung des Befundes kann endozervikal mit speziellen kleinen Schlingen nachexzidiert werden.

OP-Technik

Messerkonisation

▸ **Vorbereitung.** Nach guter Darstellung des Operationsgebietes (seitliche Spekula, Assistenz) Jodprobe mit Lugol-Lösung. Durchgreifende Naht außen an die Zervix bei 3 und 9 Uhr. Der Faden wird angeklemmt und als Haltefaden benutzt (Stärke 0, ausreichend große Nadel). Eventuell Injektion von NaCl (10 – 20 ml) auf 4 Stellen verteilt (▸ Abb. 6.1 a).

▸ **Konisation.** Sagittale Inzision mit spitzem Skalpell (etwa 5 mm tief). Anschließend Umschneidung in Richtung Zervikalkanal mit dem gewinkelten Konisationsmesser (▸ Abb. 6.1 b). Die Spitze des Konus muss im Zervikalkanal liegen. Der Konus wird, insbesondere bei klobiger Portio, an seiner Spitze mit der Schere abgetrennt.

▸ **Blutstillung und Wundversorgung.** Blutstillung möglichst mit der elektrischen Kugel oder einer Thermokoagulationssonde (▸ Abb. 6.1 d). Bei stärkeren Blutungen werden außen geknotete, U-förmige Nähte (▸ Abb. 6.1 c) angelegt. Einstich außen z. B. bei 2 Uhr in Höhe des Wundgrundes, Ausstich innen bei 4 Uhr.

Elektrochirurgische Schlingenexzision

▸ **Vorbereitung.** Vorbereitung wie bei Messerkonisation.

▸ **Konisation.** Es wird eine dünne elektrische Schlinge verwendet (keine ausgedehnten thermischen Schäden der Gewebsgrenzen). Die Größe der Schlinge ist der Größe der Portio und dem zu entfernenden Gewebsbezirk anzupassen. Intrazervikale Veränderungen werden mit speziellen schlanken Schlingen nachexzidiert. Mit hoher elektrischer Leistung wird der Konus in einer Bewegung von oben nach unten ausgeschnitten (▸ Abb. 6.2). Blutstillung erfolgt mit elektrischer Kugel oder Thermosonde, die Rauchbildung ist mit dem Operationssauger abzusaugen.

Laserkonisation

▸ **Vorbereitung.** Die Laserkonisation wird mit einem Handstück oder unter kolposkopischer Steuerung durchgeführt. Vorbereitung wie bei den anderen Konisationstechniken.

▸ **Laserkonisation und Absetzen des Konus.** Mit hoher Leistung (bis 40 W, CW) und fokussiertem Laserstrahl (0,5 mm) zirkuläre Inzision der Portio (7 – 8 mm tief). Anspannen des Inzisionsspaltes mit einem Hauthäkchen, danach Exzision im Zervikalkanal (flach oder spitz). Der obere Pol des Konus wird mit einem spitzen Skalpell herausgetrennt (▸ Abb. 6.3).

▸ **Blutstillung.** Blutstillung mittels defokussierten Laserstrahls (2 mm Durchmesser, 15 W Leistung), Absaugen des Rauches.

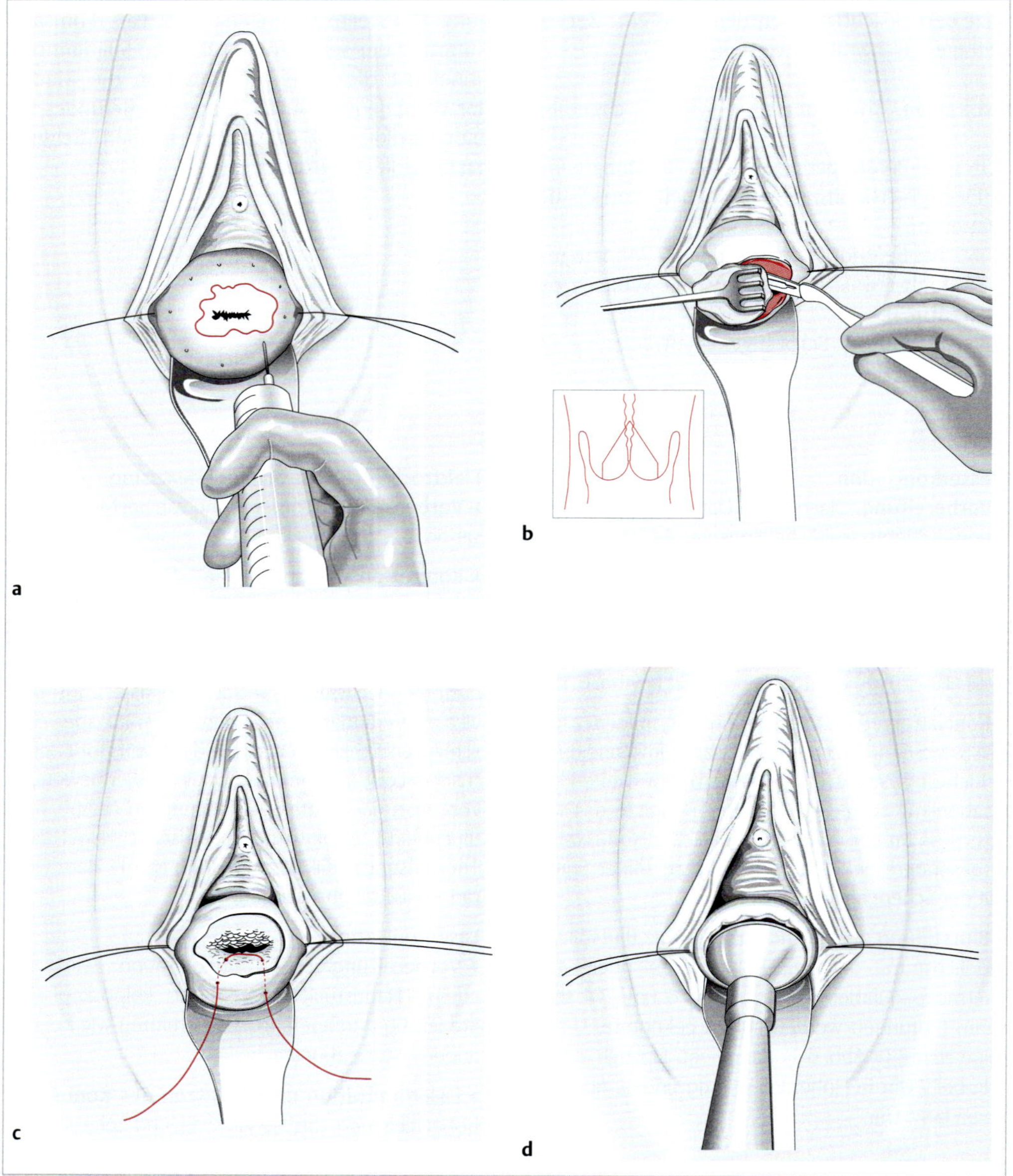
a b c d

Abb. 6.1 Messerkonisation.

a Infiltration der Zervix außerhalb des jodnegativen Bereichs
b Ausschneiden des Konus mit dem abgewinkelten spitzen Messer; Inset: schematische Darstellung der Schnittführung
c bei stärkerer Blutung: außen geknotete U-Nähte
d Thermokoagulation der Konisationswunde zur Blutstillung (**Cave:** Vorsicht bei Austritt von erhitztem Blut)

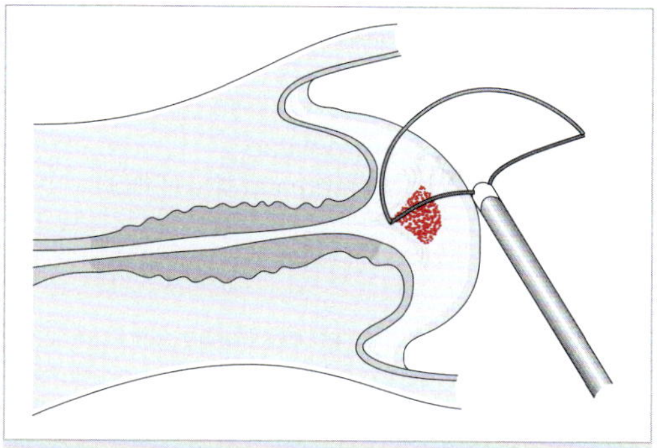

Abb. 6.2 Konisation: Exzision mit der elektrischen Schlinge. **Wichtig:** Die Schlinge muss breiter sein als der „jodnegative" Bezirk.

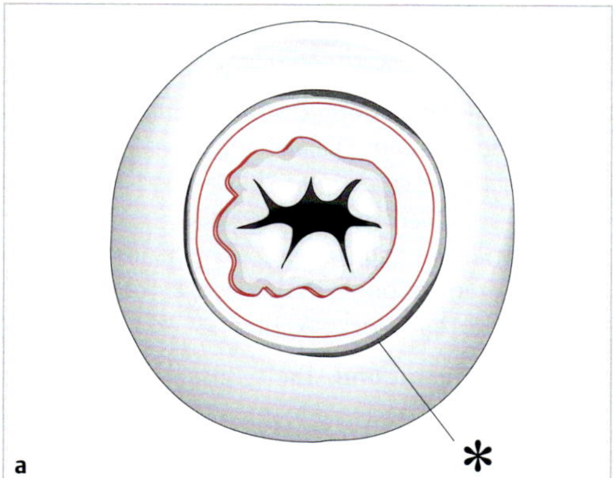

a

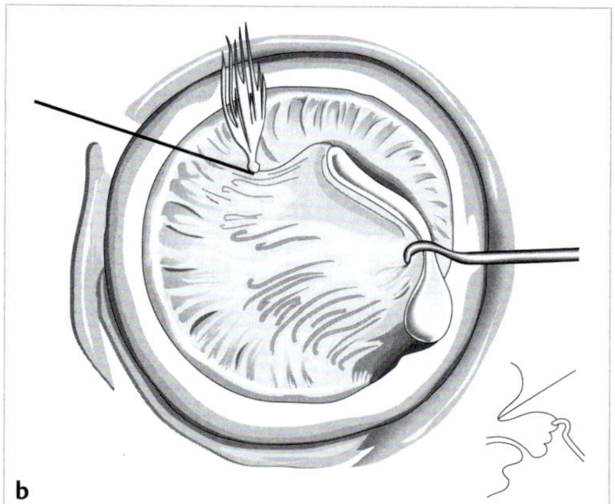

b

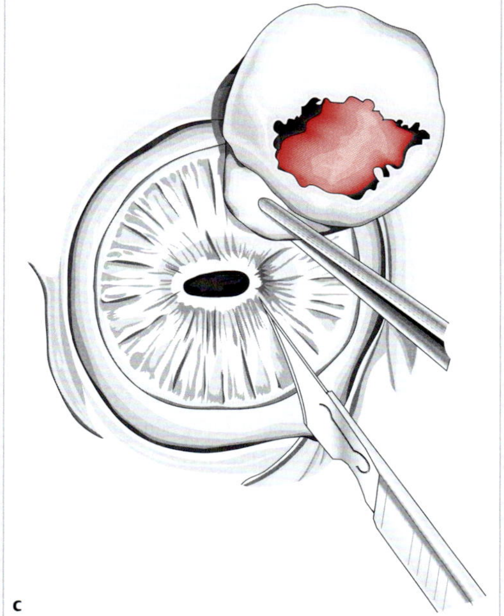

c

Abb. 6.3 Laserkonisation.

- a Festlegen der Inzisionslinie (*)
- b Ausschneiden des Konus, Anspannen des Gewebes mit Hauthaken
- c Abtrennen des Konisationspräparates

► **Häufige Fehler und Gefahren.**

- **nicht ausreichende Darstellung** des Operationsgebietes: Zerstückelung des Konus oder inkorrekte Lage der Konusspitze
- **Traumatisierung des Gewebes** durch grobes Anfassen mit Pinzetten, **Dilatation des Zervikalkanals** vor der Konisation, Einlegen von **Konisationsstiften:** Die Beurteilung durch den Pathologen wird erschwert oder unmöglich gemacht; → evtl. Hauthaken verwenden, Dilatation erst **nach** Konisation.
- Injektion innerhalb des **jodnegativen Bereiches**: Beurteilung des Epithels erschwert
- bei Thermokoagulation **Austritt von erhitztem Blut: Gefahr von Verbrennungen, bei starken Blutungen Kompresse in den oberen Scheidenbereich**

- **zu straffe Tamponade:** Schmerzen oder Harnverhalt möglich
- **Sturmdorfnähte:** Zervixstenosen und Schwierigkeiten bei zytologischen Nachkontrollen möglich

▸ **Postoperative Nachbehandlung.**
- **Tamponade** für 24 Stunden
- **Abheilungsdauer** 6 Wochen
- gegen **Fluorbeschwerden:** Vaginalsuppositorien (z. B. Fluomycin, Östrogene)
- zytologische und kolposkopische **Nachkontrolle** nach 6 Monaten

6.4 Emmet-Plastik

▸ **Operationsindikation.** Fluorbeschwerden nach früheren geburtshilflichen Zervixrissen.

OP-Technik

▸ **Vorbereitung.** Gute Darstellung des Risses durch Anspannen mittels zweier Kugelzangen und seitlichen Spekula. Der obere Wundwinkel muss zu sehen sein. Exzision der Narbe, Anfrischen. Eventuell muss der obere Wundwinkel mit einer Präparierschere über eine kurze Strecke (1 cm) mobilisiert werden.

▸ **Emmet-Plastik.** Der Riss wird durch durchgreifende einschichtige Nähte (2/0, scharfe Nadel) verschlossen. Die Fäden werden zur besseren Darstellung lang gelassen und erst nach Legen aller Fäden geknotet.

Merke M!

Bei unübersichtlichen Verhältnissen wird zunächst die oberste Naht unterhalb des oberen Wundwinkels gelegt und das Gewebe dann schrittweise nach unten gezogen, bis der Wundwinkel sicher erreicht ist.

▸ **Häufige Fehler und Gefahren.**
- unzureichende Darstellung des Wundgebietes
- mangelnde Erfassung des oberen Wundwinkels

▸ **Postoperative Nachbehandlung.** Vaginalsuppositorien (Fluomycin, Östrogene)

6.5 Portioamputation

▸ **Indikation.**
- ausgedehnte Erythroplakie
- ausgedehntes Carcinoma in situ (CIN3)

OP-Technik

▸ **Vorbereitung.** Fassen der Portio mit Kugelzangen, evtl. werden vorderer und hinterer Muttermundsbereich getrennt gefasst. Dilatation des Zervikalkanals bis Hegar 9.

▸ **Umschneidung und Umstechung.** Zirkuläre Umschneidung wie bei Hysterektomie, die Scheidenhaut wird über 1,5 cm mit der Präparierschere mobilisiert, Bilden einer Manschette. Durchgreifende Umstechungen seitlich bei 3 und 9 Uhr (Fadenstärke 0, resorbierbar, kräftige und ausreichend große Nadel). Je nach Gewebefestigkeit einfache Durchstechung oder Z-Nähte.

▸ **Portioamputation.** Der vorgesehene Portioanteil wird mit dem Skalpell abgetrennt. Säumung durch je eine vordere und hintere Sturmdorfnaht (2/0, resorbierbar, scharfe Nadel, ▸ Abb. 6.4 a). Die vordere und hintere Scheidenmanschette werdn zungenförmig in den Zervikalkanal hineingezogen, Fäden locker knoten.

▸ **Wundversorgung.** Die seitlichen Wundränder werden mit Einzelknopfnähten (2/0, resorbierbar, scharfe Nadel) vereinigt. Prüfung der Durchgängigkeit des Zervikalkanals mittels Hegarstift (Stärke 9, ▸ Abb. 6.4 b).

▸ **Häufige Fehler und Gefahren.**
- keine ausreichende **Aufdehnung des Zervikalkanals** zu Beginn der Operation: keine exakte Platzierung der Sturmdorfnähte möglich
- **Zervixstenose** durch Sturmdorfnähte: Verwendung von **nichtresorbierbarem** Nahtmaterial (Entfernung nach 14 Tagen)

▸ **Postoperative Nachbehandlung.** Vaginalsuppositorien (Fluomycin, Östrogene) bis zur Abheilung

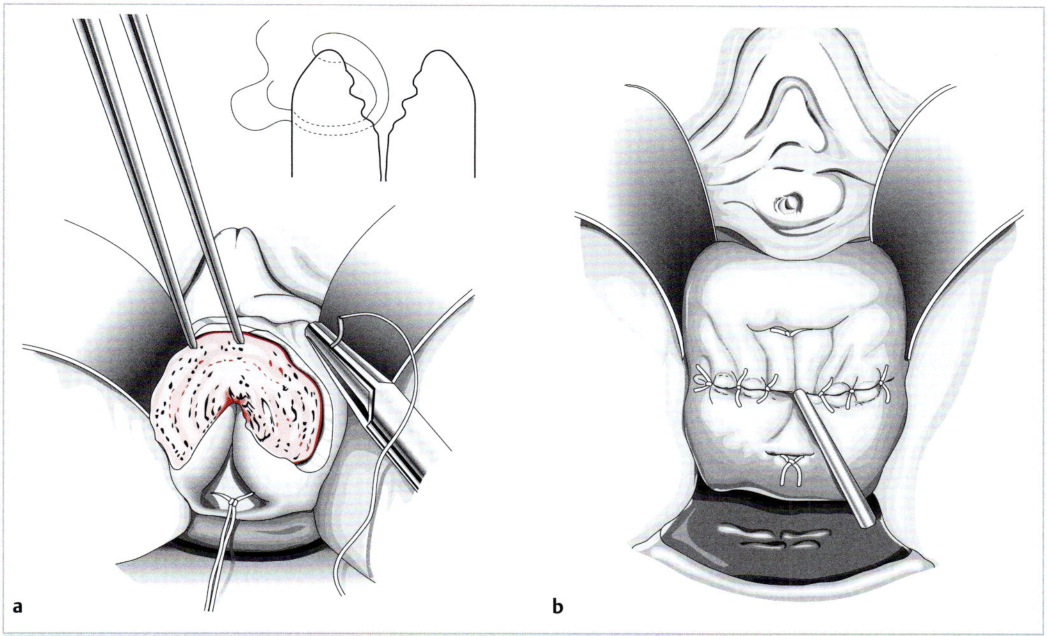

Abb. 6.4 Portioamputation.

a erste Sturmdorfnaht geknotet
b Abschlussbild, Prüfung der Zervikalkanalöffnung

6.6 Zervixstumpf-exstirpation

▶ **Indikation.** Indikationen für eine Zervixstumpfexstirpation bestehen bei

- zytologischen Auffälligkeiten
- im Rahmen der Deszensuschirurgie nach früherer supravaginaler Hysterektomie

OP-Technik

▶ **Präparation.** Anhaken der Portio mit Kugelzangen, Umschneidung wie bei vaginaler Hysterektomie. Zervix zirkulär mit der Präparierschere abschälen, Bilden einer Scheidenmanschette. Die Zervix wird straff unter Zug gehalten.

▶ **Exstirpation.** Blasenboden und seitlicher Ureterwulst sind ausreichend weit vom Zervixstumpf abzupräparieren. Beständiges Prüfen der Zervixlänge zwischen Daumen und Zeigefinger. Es wird auf dem Zervixrest als Leitstruktur präpariert.

▶ **Nachbarstrukturen.** Gegebenenfalls werden das Lig. sacrouterinum sowie evtl. Reste des Lig. cardinale über Klemmen abgesetzt und umstochen (2/0, resorbierbar). Präparation **ausschließlich** scharf. Größere Gefäße finden sich meist nicht.

▶ **Wundverschluss.** Nach scharfem Absetzen des Zervixstumpfes vom darüberliegenden Gewebe erfolgt der Scheidenverschluss (Einzelknopfnähte 2/0, scharfe Nadel).

▶ **Häufige Fehler und Gefahren.**

- Versuch, die **Peritonealhöhle zu eröffnen:** Verletzungsgefahr von Nachbarorganen
- zu **große Klemmen** und zu **große Operationsschritte:** mögliche Miterfassung angrenzender Organe (Blase, Ureter und Darm) durch die Umstechungen

▶ **Postoperative Nachbehandlung.** Vaginalsuppositorien bis zur Abheilung (Fluomycin, Östrogene)

7 Eingriffe am Uterus

B. Uhl

7.1 Hysteroskopische Eingriffe

▸ **OP-Prinzip.** Endoskopische Darstellung des Cavum uteri nach dessen Entfaltung mit einem Distensionsmedium. Im Rahmen der Endoskopie können verschiedene operative Eingriffe vorgenommen werden. Angestrebtes Ergebnis ist neben einer organerhaltenden Therapie zuvor eine gezielte Diagnostik (im Gegensatz zur „blinden" Abrasio, bei der unter Umständen am eigentlichen pathologischen Befund vorbeikürettiert werden kann; Therapeut und Patientin wägen sich dann in einer falschen Sicherheit). Die räumliche Orientierung fällt dem Anfänger zunächst schwer und erfordert eine entsprechende Ausbildung und Trainingszeit. Für die Patientinnen sind die meist ambulant durchführbaren Eingriffe ein enormer Gewinn.

▸ **Distension.** Für die Entfaltung des Cavum uteri können flüssige oder gasförmige Distensionsmedien eingesetzt werden.

- **flüssige Medien:** Aufbau des notwendigen Drucks zur Kavumdistension mit
  - **Druckmanschette:**
    - kurze Rüstzeit durch schnellen Aufbau
    - 80 – 120 mmHg
    - Druckschwankungen, je nach Füllungszustand des Flüssigkeitsbehältnisses
    - ideal für die diagnostische Hysteroskopie, besonders bei Blutungen (Spüleffekt)
    - geringerer peritonealer Reiz als bei CO_2-Übertritt ins Abdomen → ideal bei Eingriffen in Lokalanästhesie
  - fluss- und druckkontrollierter **Rollenpumpe:**
    - aufwendiger Aufbau mit längerer Rüstzeit
    - konstanter Druck während des gesamten Eingriffs
    - ideal für operative Eingriffe im Kavum → 100–(130) mmHg; 200 ml/min
  - Verwendung körperwarmer Flüssigkeiten, um eine Auskühlung zu vermeiden
  - Wahl der **Flüssigkeitsmenge** je nach Eingriff
    - diagnostische HSK → 500 – 1000 ml
    - Septumdissektion → 1000 ml
    - Endometriumablation → 1500 ml
    - Endometriumresektion → 3000 ml
    - Polypresektion oder einzelnes Myom Grad 0 – 1 → 3000 ml
    - großes Myom, Grad-2-Myome oder mehrere Myome → 3000 – 5000 ml
  - **Distensionsmedien:**
    - **physiologische Kochsalzlösung oder Ringer-Lösung:** ideal für die diagnostische Hysteroskopie und operative Hysteroskopien mit bipolarem Strom. Keine Komplikationen bekannt
    - **Purisole** (Sorbit/Mannit) oder **Glykokol** (1,5 %ige Glycinlösung): elektrolytfrei → nicht leitend, ideal für operative Hysteroskopien mit monopolarem Strom. Risiko der hypotonen Hyperhydratation (TUR-Syndrom, s. u.), kein Einsatz von Sorbit bei hereditärer Fruktoseintoleranz. Risiko einer Hypoglykämie und Laktazidose durch Blockade der Glykolyse und Glukoneogenese. Berichte über Komplikationen bisher nur in Bezug auf Fructose- oder Mannitinfusionen, nicht aber bei operativen Hysteroskopien
    - **Glycin:** Abbau in der Leber zu Ammoniak und Oxalsäure, daher bei vermehrter Einschwemmung von Spüllösung ins Kreislaufsystem Risiko einer Ammoniakintoxikation, daher Gabe von L-Arginin bei neurologischer Problematik zur Beschleunigung des Ammoniakabbaus. Bei Oxalsäureausfällungen langfristig Steinbildungen im harnableitenden System. Gefahr reversibler Sehstörungen
  - **Bilanzierung:** Diese ist zur Vermeidung einer hypotonen Hyperhydratation (s. u.) bei elektrolytfreien Distensionsmedien dringend erforderlich und erfolgt alle 15 min (▸ Abb. 7.1):

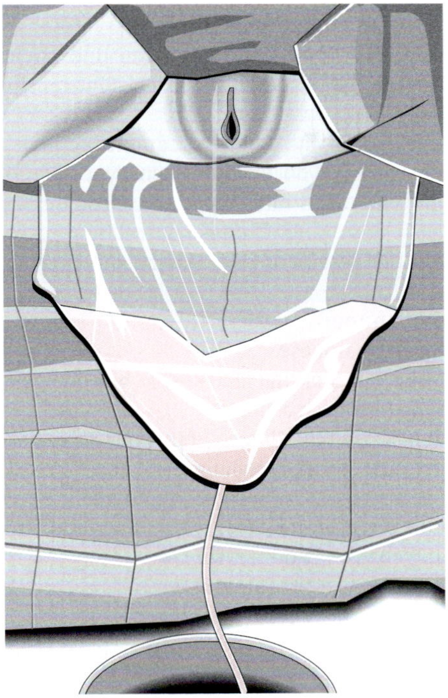

Abb. 7.1 Bilanzierung der verwendeten Distensionsmedien. Auffangen der vaginal ablaufenden Flüssigkeit über trichterförmige Plastikklebefolie.

trichterförmige Plastikklebefolie unterhalb der hinteren Kommissur des Introitus vaginae mit Ablaufschlauch, Auffanggefäß der Vakuumpumpe oder des passiven Ablaufs. Registrierung der eingelaufenen Flüssigkeitsmenge
  - Negativbilanz von 1000 ml erreicht → Serumnatrium bestimmen, bei Hyponatriämie schnelles Beenden oder Abbrechen des Eingriffs
  - Negativbilanz > 1500 ml → schnelles Beenden oder Abbrechen des Eingriffs
- **gasförmige Medien:** Als einziges Distensionsgas wird CO_2 benutzt. Zur Vermeidung einer CO_2-Embolie muss ein spezieller CO_2-Insufflator (Hysteroflator) eingesetzt werden. Dieser begrenzt den maximalen Gasfluss auf 100 ml/min und den maximalen Druck auf 200 mmHg. Im Allgemeinen ist jedoch ein Druck von 100 mmHg ausreichend.

Cave

Hypotone Hyperhydratation

Als TUR-Syndrom aus der Urologie bekannt. Risiko ab 1,5 – 2 l Einschwemmung.

► **Pathophysiologie.**
- Zunahme des Kreislaufvolumens bei gleichzeitiger Verdünnung
- Aufnahme von Distensionsflüssigkeit über Venen und Lymphgefäße ins Kreislaufsystem, weniger über das Peritoneum durch Übertritt aus den Tuben. OP-Dauer, Distensionsdruck und Wundflächen beeinflussen die Aufnahmemenge → intravasal hypoosmolare Situation und Volumenüberlastung → Einstrom von Flüssigkeit in normosmolares Gewebe (u. a. Lunge und Gehirn) und kardiale Belastung → Lungenödem, Hirnödem und kardiale Dekompensation
  - Hirnvolumen + 5 % → Einklemmung
  - Hirnvolumen + 10 % → Tod

► **Klinik.**
- Übelkeit, Erbrechen, Verwirrtheit, Sehstörungen
- Krampfanfälle, Koma, Tod
- Labor: Hyponatriämie, Hypokaliämie, erniedrigter Hkt
- EKG: zunächst Verbreiterung des QRS-Komplexes, dann T-Negativierung
- Anstieg des ZVD (zentralvenöser Druck) und des arteriellen Blutdrucks

► **Maßnahmen.**
- Stopp der Operation, wenn:
  - Defizit 1500 – 2000 ml oder
  - Natrium < 135 mval/l (untere Norm)
- Harnblasenverweilkatheter zur weiteren Bilanzierung
- 10 – 20 mg Furosemid i. v.
- bei **schwerer Hyponatriämie** (< 110 mval/l):
  - intensivmedizinische Betreuung
  - zentralvenöser Zugang
  - Kontrolle des ZVD
  - langsam 20 – 40 ml 20 %iges NaCl oder 120 – 150 ml einer 3 %igen NaCl-Lösung via ZVK (zentraler Venenkatheter) über 1 – 2 Stunden bis zu einem Serumnatrium von 130 mval/l

- Bilanzierung (s. o.)
- keine elektrolytfreien Infusionen (z. B. Glukose 5 %ig) intra- oder postoperativ
- niedrigstmöglicher Distensionsdruck
- OP nur mit Übersicht
- Natriumkontrolle bei Defizit > 1000 ml
- Einsatz bipolarer Instrumente und elektrolythaltiger Distensionsmedien. Hier sollte bei einem Flüssigkeitsdefizit von 3000 ml abgebrochen werden

▸ **Lagerung und Abdeckung.** Die Patientin wird in Steinschnittlage gelagert. Vulva und Vagina werden mit einem schleimhautverträglichen Desinfektionsmittel desinfiziert, die Blase mit einem Einmalkatheter entleert. Die Abdeckung der Beine erfolgt mit sterilen Beinsäcken. Ein kaudales Klebetuch unterhalb des Introitus deckt die Analregion ab. Kranial wird ein steriles Tuch auf Höhe der Symphyse geklebt. Zur Bilanzierung bei operativen Hysteroskopien mit monopolarem Strom wird knapp oberhalb des kaudalen Tuches ein steriles Auffangsystem (s. „Flüssige Medien; Bilanzierung") fixiert. Monitor in Blickrichtung, Tisch auf korrekte Höhe und Fußpedalen gut erreichbar.

▸ **Kontraindikation.**
- Schwangerschaft
- Kolpitis und Zervizitis
- bei dekompensierter Herzinsuffizienz enge Indikationsstellung für eine operative Hysteroskopie (insbesondere bei Einsatz von elektrolytfreien Distensionsmedien); Gefahr der Volumenüberlastung und deren Folgen

▸ **Patientenaufklärung.** Information über folgende Risiken:
- Schmerzen durch einen CO_2-bedingten peritonealen Reiz
- hypotone Hyperhydratation (s. o.)
- CO_2-Embolie (sehr selten)
- Luftembolie
- Uterusperforation, ggf. Notwendigkeit einer Laparoskopie oder Hysterektomie
- Hautverbrennungen beim Einsatz von monopolarem Strom
- Blasen- oder Darmverletzungen
  - indirekt durch Kriechströme bei monopolarem Strom
  - direkt durch Operationsinstrumente nach Uterusperforation
- starke intraoperative Blutungen und Nachblutungen, ggf. Notwendigkeit von Bluttransfusionen (Infektionsrisiko)
- Infektionen und dadurch bedingte Sterilität
- Ausbildung von intrauterinen Synechien → bei jungen Frauen mit Kinderwunsch sollte ¼ Jahr nach dem Eingriff eine Kontrollhysteroskopie, ggf. mit Beseitigung der Synechien, erfolgen.

▸ **OP-Planung.**
- Zyklusanamnese
- bisherige Sterilitätsdiagnostik bei unerfülltem Kinderwunsch erfragen
- gynäkologische Untersuchung mit vaginaler Sonografie zur Beurteilung der Uterusgröße, des Myometriums (Myome und deren Lokalisation) und des Kavums (Polyp, V. a. Karzinom, hochaufgebautes Endometrium?)
- Ausschluss einer Schwangerschaft, ggf. β-HCG

OP-Technik vor und nach dem speziellen Eingriff

Bei operativen und diagnostischen Hysteroskopien junger Frauen mit Kinderwunsch ist eine präoperative einmalige Antibiotikagabe (z. B. Cephalosporin der 2. Generation wie Cephazolin oder Cefuroxim) zu empfehlen.

▸ **Vorbereiten des Instrumentariums.** Alle Einheiten (Distension, Licht, Videoeinheit, HF oder Laser) sollten auf ihre Funktionstüchtigkeit geprüft sein. Das Schlauchsystem ist luftleer, ggf. wird der CO_2-Durchfluss in einer Schale mit Flüssigkeit geprüft.

▸ **Zugang zur Zervix.** Darstellen der Portio mit zwei getrennten Scheidenspekula. Die Portio wird mit dem vorderen Spekulum so positioniert, dass der äußere Muttermund gut sichtbar ist. Bei sehr dünnen Instrumenten (z. B. 2,4 mm 12°-Fiberoptik) für die diagnostische Hysteroskopie ist häufig keine Zervixdilatation und damit evtl. auch keine Analgesie notwendig. Das Instrument wird dem äußeren Muttermund aufgesetzt, die Spekula werden entfernt und die Optik unter Zufluss des Distensionsmediums unter Sicht vorgeschoben.

▸ **Dilatation des Zervikalkanals.** Bei stenotischem Zervikalkanal, einem dickeren Schaft oder dem Einsatz des Resektoskops muss der Zervikalkanal dilatiert werden. Hierzu wird die Portio mit einer oder zwei Kugelzangen angehakt, das vordere Spekulum entfernt und für den normalen Diagnostikschaft auf Hegar 6 (ggf. 8) und für das Resektoskop auf Hegar 8 (ggf. 10) dilatiert.

► **Zugang zum Uterus.** Nun wird unter leichtem Zug an den Kugelzangen das Hysteroskop oder das Resektoskop unter Sicht vorgeschoben. Besonders bei stark anteflektiertem Uterus wird der Zug an den Kugelzangen etwas verstärkt und der Optikschaft am Kameraansatz stark nach unten gesenkt. Ein problemloses Vorschieben ist jetzt meist möglich. Nun beginnt der spezielle Eingriff. Nach Beendigung des Eingriffs wird der Zervikalkanal beim Zurückziehen des Instrumentes nochmals genau inspiziert.

Cave

Eine zu weite Dilatation führt zum Verlust von Distensionsmedium während der Hysteroskopie.

► **Probleme und deren Lösung.**

- Zufluss über die Rollenpumpe ist geringer als die von der Vakuumpumpe abgeführte Menge → **Kavum kollabiert**; verstärkt Blutungen
  - Regulation des Abflusses durch leichtes Zudrehen des Hähnchens, bis der gewünschte intrakavitäre Druck erreicht und die Sicht durch ausreichenden Ab- und Zufluss klar ist.
  - Reduzierstück zur Reduktion des Durchmessers im Abflussschlauch (nicht regelbar) und Verzicht auf die Vakuumpumpe → passiver Abfluss
- **Kavum nicht eindeutig zu entfalten**, spinnennetzartige Strukturen → dringender V.a. Via falsa → Entfernen des Hysteroskops, vorsichtige Sondierung des Zervikalkanals mit der Kopfsonde und Dilatation bis Hegar 6, dann erneuter Versuch mit dem Hysteroskop

► **Häufige Fehler und Gefahren.**

- keine Bilanzierung bzw. unbilanzierter Flüssigkeitsverlust neben dem Instrument durch die Zervix in Tücher oder auf den Fußboden, sowie lange Operationszeit bei operativer HSK mit monopolarem Strom → Risiko der **hypotonen Hyperhydratation** (s. o.)
- häufiger Wechsel des Operationsschafts (→ häufiges Hochschieben der zervikalen Luftsäule) oder Luft im Schlauchsystem erhöht das Risiko der **Luftembolie** → Luftblasen vor Operationsbeginn aus dem Schlauchsystem entfernen und vor dem Einführen des Resektoskops (bereits beim ersten Einführen!) den Abflusshahn öffnen
- Die **räumliche Orientierung** fällt durch Fehlstellung der Kamera schwer. Die Kamera sollte immer so aufgesetzt sein, dass die optischen Richtungen oben, unten, rechts und links korrekt sind. Bei Drehung des Hysteroskopes muss die Kamera in ihrer Lage bleiben, da sonst das Bild „auf den Kopf" wandert.

► **Postoperative Behandlung.**

- Blutungskontrolle
- sonografische Kontrolle des Uterus
- Weiteres je nach Art des speziellen Eingriffs

7.1.1 Diagnostische Hysteroskopie

► **OP-Prinzip.** Endoskopische Darstellung des Zervikalkanals und des Cavum uteri, ggf. mit der Entnahme einer Endometriumbiopsie oder in Kombination mit einer nachfolgenden fraktionierten Abrasio.

► **Indikation.**

- uterine Blutungsstörungen
- unerfüllter Kinderwunsch (dann häufig in Kombination mit einer Laparoskopie und Chromopertubation)
- auffällige sonografische Befunde

► **Kontraindikation.**

- Schwangerschaft
- Patientin in der zweiten Zyklushälfte bei gewünschter Sterilitätsdiagnostik
- Infektionen im Bereich von Vagina, Zervix oder Uterus

► **Patientenaufklärung.**

- Infektion, Blutung, Perforation (vgl. Aufklärung Hysteroskopie allgemein)
- selten Schmerzen im Schulterbereich durch einen peritonealen Reiz bei Übertritt von CO_2 ins Abdomen

► **OP-Planung.**

- Zyklusanamnese, ggf. Basaltemperaturkurve und Hormonstatus

OP-Technik

► **Intrakavitäre Positionierung des Hysteroskops.** Die Passage des Zervikalkanals ist meist die schwierigste Phase. Nach Erreichen des Cavum uteri wird bei einer 30°-Optik das Hysteroskop zirkulär gedreht, um alle Bereiche des Kavums einsehen zu können. Die Kamera wird dabei mit der anderen Hand fixiert. Die Darstellung der Tubenostien ist der sicherste Beweis der intrakavitären Lage (► Abb. 7.2).

► **Untersuchung von Kavum/Endometrium.** Nun werden vom inneren Muttermund ausgehend systematisch unter zirkulärem Drehen der Optik Kavum und Endometrium beurteilt. Durch vorsichtiges Vorschieben des Schaftes in das Endometrium der Hinterwand und die Beurteilung der Tiefe der entstandenen Spur kann die Endometriumdicke eingeschätzt werden. Beschreibung von Pathologien mit Größenangabe und Lage (z. B. Polypen oder Myome). Submuköse Myome werden nach der ESH-Klassifikation eingeteilt.

- ESH-Klassifikation der Myome:
  - Grad 0 = intrakavitär
  - Grad 1 = überwiegend intrakavitär
  - Grad 2 = überwiegend intramural

► **Untersuchung Zervikalkanal.** Der Zervikalkanal wird durch zirkuläre Bewegungen der Optik beim Zurückziehen beurteilt. Sowohl ein unauffälliger als auch pathologische Befunde sollten fotodokumentiert werden.

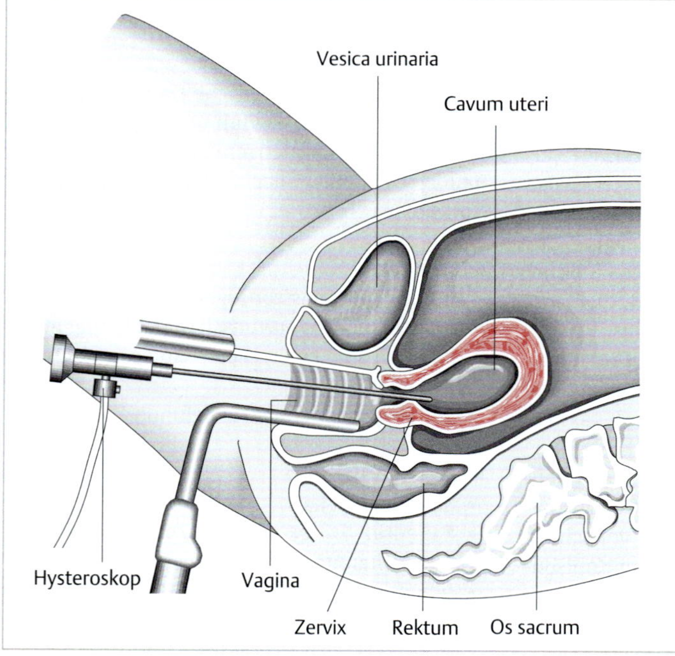

Abb. 7.2 Schematische Darstellung der anatomischen Verhältnisse bei der diagnostischen Hysteroskopie (Aufklärungsbogen).

- nichtinvasive Sterilitätsdiagnostik bei der Patientin und dem Partner ohne pathologischen Befund abgeschlossen; **oder** Pathologie ist ohne Eintritt einer Schwangerschaft behoben
- gynäkologische Untersuchung, insbesondere mit vaginalsonografischer Darstellung des Uterus

► **Probleme und deren Lösung.**

- Kavum lässt sich nicht entfalten:
  - Dichtigkeit des Instrumentariums prüfen
  - problemlosen Fluss des Distensionsmediums prüfen
  - Geräteeinstellung überprüfen
  - Via falsa? Spinnennetzartige Strukturen?

- keine Übersicht im Kavum durch Blutung bei der CO_2-Hysteroskopie: Wechsel des Mediums, z. B. auf physiologische Kochsalzlösung → Möglichkeit zum Spülen

► **Alternativmethoden.**
- fraktionierte Abrasio: „blindes" Verfahren, bei dem pathologische Befunde der Diagnose entgehen können
- Hysterosalpingografie: häufige Fehldiagnosen und Problem der Strahlenbelastung
- Kontrastmittelsonografie: keine histologische Sicherung pathologischer Befunde

► **Postoperative Behandlung.**
- Blutungskontrolle
- bei Temperatur > 38 °C erneute Wiedervorstellung, ggf. Behandlung einer Endo-/Myometritis
- bei Schmerzen und/oder verstärkten Blutungen ebenfalls erneute Wiedervorstellung

7.1.2 Operative Hysteroskopie

Hysteroskopische Sanierung erreichbarer pathologischer Befunde des Uterus.

Merke M!

Vorteile von bipolaren Instrumenten (Stromfluss zwischen aktiver und passiver Elektrode):

- TUR-Risiko deutlich reduziert → keine Elektrolytverschiebung bei Überwässerung
- keine Neutralelektrode → kein Risiko der Hautverbrennung durch mangelhaft sitzende Elektrode
- NaCl 0,9 % als Distensionsmedium möglich (alternativ Ringerlösung)

Polypabtragung

► **OP-Prinzip.** Resektion eines vom Endometrium ausgehenden Polypen. Die Polypen können gestielt sein oder breitbasig aufsitzen. Sie imponieren als weiche tumoröse Raumforderung mit einer Färbung, die dem übrigen Endometrium ähnlich ist. Eine hysteroskopische Unterscheidung zum submukösen Myom ist nicht immer möglich. Symptomatisch werden Polypen durch uterine Blutungen in der Postmenopause oder als Sterilitätsursache. Manchmal wird die Diagnose auch nur durch ein sonografisch deutlich verbreitertes Endometrium gestellt. Ein Polypenstiel sollte zur Rezidivprophylaxe immer tief mitreseziert werden.

► **Indikation.** Zervixpolyp oder Endometriumpolyp des Cavum uteri.

► **Kontraindikation.** Übliche Kontraindikationen für einen operativen Eingriff und eine operative Hysteroskopie (s. o.).

► **Patientenaufklärung.**
- Infektion, Blutung, Perforation (vgl. Aufklärung Hysteroskopie allgemein)
- Möglichkeit eines Rezidivs

► **OP-Planung.**
- gynäkologische Untersuchung mit Vaginalsonografie und, falls möglich, Größenbestimmung des Polypen. Eine gleichzeitige Auffüllung des Kavums mit NaCl über einen kleinen Inseminationskatheter kann bei der Diagnosefindung hilfreich sein
- Ausschluss einer Schwangerschaft bei prämenopausalen Patientinnen

OP-Technik

► **Vorbereitung, Darstellung und Dokumentation.** Nach Einbringen des Resektoskopes mit der Resektionsschlinge (90° oder 45°, ► Abb. 7.3) erfolgt zunächst die Fotodokumentation. Der Operateur sollte sich über die Lage des Polypen (z. B. Hinterwand) im Klaren sein.

Die Abflussmenge des Distensionsmediums wird mit dem Hahn des Abflusskanals so eingestellt, dass das Kavum gut entfaltet ist. Flottiert der Polyp frei im Strom des Dissektionsmediums, handelt es sich wahrscheinlich um einen gestielten Polypen. Eventuell ist der Stiel durch Verschieben des Polypen mit der Schlinge darstellbar. In diesem Fall wird versucht, mit der Schlinge hinter dem Polypen vorbei an den Stiel zu kommen und diesen mit einem Schnitt (monopolarer Schneidestrom, max. 100 W, oder vorgegebene Programme für die monopolare HF- oder Bipolar-Resektion) zu resezieren.

► **Resektion des Polypen.** Der Polyp wird dann mit der Resektoskopschlinge am Resektoskop angeklemmt und herausbefördert (► Abb. 7.4). Alternativ kann er mit einer in den Resektoskopschaft einsetzbaren Fasszange oder einer Kürette entfernt werden. Ist der Polyp zu groß, um an den Stiel zu gelangen, oder sitzt er breitbasig auf, muss mit der Schlinge schrittweise reseziert werden. Hierzu wird die Schlinge komplett ausgefahren, hinter dem Polypen angesetzt und unter Auslösen des monopolaren Schneidestroms zurückgezogen. Bei unübersichtlichem Situs durch zu viele Gewebestücke erfolgt die Entfernung wie oben beschrieben. Wichtig ist, dass der Stiel bzw. die Basis tief genug im Endometrium reseziert wird. Niemals mit ausfahrender Schlinge resezieren oder beim Schneiden die Schlinge zu tief ins Myometrium drücken.

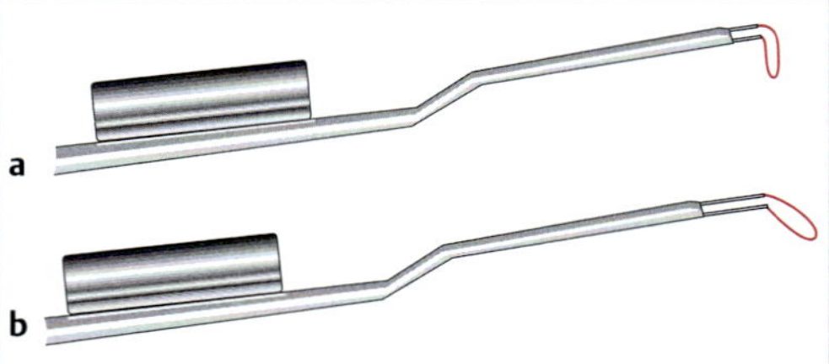

Abb. 7.3 Resektionsschlingen (in 90 und 45° abgewinkelt).

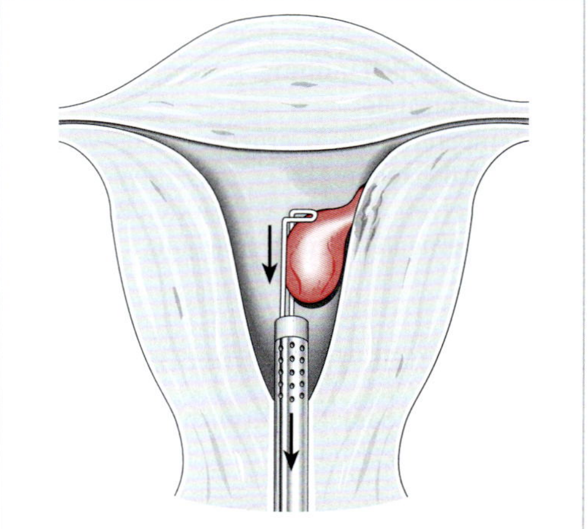

Abb. 7.4 Anlegen der Resektionsschlinge hinter dem Polypen (Quelle siehe Bildnachweis [1]).

► **Probleme und deren Lösung.**

- unübersichtlicher Situs durch Blutungen aus dem Resektionsbereich
  - Reduktion der Abflussmenge durch Veränderung des Abflusshähnchens, bis Sicht klar wird
  - ggf. vorsichtige Erhöhung des Distensionsdrucks (**Cave:** Einschwemmung von Distensionsmedium ins Gefäßsystem)

► **Häufige Fehler und Gefahren.**

- Durch falsche Haltung des Resektoskopes wird die Schlinge zu tief ins Myometrium gedrückt → **Perforationsgefahr.**
- Polyp wird basal nicht ausreichend reseziert → **Rezidivrisiko**
- großer Polyp wird an der Basis reseziert (anstatt chipweise zu resezieren) (Bergung schwierig oder unmöglich)

► **Alternativmethoden.**

- **Abdrehen eines Zervikalpolypen** und anschließende **Kürettage** → Risiko, dass der Stiel des Polypen verbleibt (Rezidivrisiko)
- **Kavumkürettage** → häufig unvollständige Entfernung mit Persistenz der Blutungsstörung oder Rezidivrisiko

► **Postoperative Behandlung.**

- Blutungskontrolle
- bei Temperatur > 38 °C erneute Wiedervorstellung, ggf. Behandlung einer Endo-/Myometritis
- bei Schmerzen und/oder verstärkten Blutungen ebenfalls erneute Wiedervorstellung
- regelmäßige Vaginalsonografie zum Ausschluss eines Rezidivs

Myomresektion

► **OP-Prinzip.** Resektion von submukösen oder intramuralen Myomen mit dem Resektoskop. Gestielte, submuköse Myome lassen sich relativ leicht resezieren. Große intramurale Myome, die sich ins Kavum vorbuckeln, müssen evtl. zweizeitig und unter laparoskopischer Kontrolle reseziert werden. Hier ist eine medikamentöse Verkleinerung mit GnRH-Analoga über 3 Monate präoperativ sinnvoll. Die Zweizeitigkeit kann durch eine intraoperative Zeitüberschreitung mit hohem Verlust von Distensionsmedium oder durch einen serosanahen Sitz des Myoms bedingt sein.

Merke **M!**

Nur submuköse Myome, die intrakavitär (Grad 0) oder vorwiegend intrakavitär (Grad 1) liegen, sollten routinemäßig per HSK reseziert werden. Die Entfernung vorwiegend intramuraler Myome (Grad 2) ist evtl. per LSK risikoärmer. Zudem kann per LSK das Risiko für eine Defektheilung durch endoskopische Naht vermindert werden. Dies ist besonders bei Frauen mit Kinderwunsch zu berücksichtigen. Bei hysteroskopischer Resektion sollte der sonografisch gemessene Sicherheitsabstand zur Serosa 5 mm (besser 8 mm) betragen.

► **Indikationen.**
- hysteroskopisch erreichbares Myom mit Symptomatik
  - Wachstumstendenz
  - Blutungsstörungen
  - Dysmenorrhö und/oder Unterbauchschmerzen
  - unerfüllter Kinderwunsch
- myombedingte Probleme während einer Schwangerschaft
  - Abortbestrebungen
  - vorzeitige Wehentätigkeit
  - Abruptio placentae

► **Voraussetzungen.**
- Myome mit < 50 % intramuralem Anteil:
  - Sondenlänge nicht mehr als 10 – 12 cm
  - zu erwartender Endometriumsdefekt kleiner als 4 cm
  - Vorbehandlung mit GnRH-Analoga
- Myome mit > 50 % intramuralem Anteil: mindestens 5 mm (besser 8 mm) subseröser Myometriumsaum sonografisch nachweisbar
- keine Infektion des Genitales oder Karzinomverdacht

► **Kontraindikationen.**
- übliche Kontraindikationen für eine operative Hysteroskopie
- Myom ohne Symptomatik
- oben genannte Voraussetzungen nicht erfüllt
- Wunsch der Patientin, mit Sicherheit keine Blutungsstörungen mehr zu erfahren → hier eher Hysterektomie empfehlen

► **Patientenaufklärung.** Neben den bei operativen Hysteroskopien üblichen Risiken (s. o.) sollte über folgende Risiken aufgeklärt werden:
- bei tief sitzenden und/oder großen Myomen evtl. komplette Abtragung beim ersten Eingriff **nicht** möglich → Zweiteingriff notwendig
- Ausbildung weiterer Myome möglich
- Synechien in 10 % der Fälle, bis hin zum Asherman-Syndrom (= komplette Kavumobliteration)
- Uterusruptur in der Schwangerschaft; besonders nach Perforation während der Resektion. Hier kann sich die Notwendigkeit einer Naht per Laparotomie oder Laparoskopie ergeben.
- Notwendigkeit einer begleitenden Laparoskopie zum frühzeitigen Erkennen einer drohenden Perforation
- Placenta accreta oder increta durch lokalen Endometriumdefekt bei einer späteren Schwangerschaft

► **OP-Planung.**
- GnRH-Analoga zur medikamentösen Vorbehandlung über mindestens 3 Monate (2 – 3 Injektionen im Abstand von 4 Wochen) zur Verkürzung der Eingriffszeit (kleineres Myom) und zur Reduktion der intraoperativen Blutungsneigung. Nicht obligatorisch vor hysteroskopischer Myomresektion, indiziert bei:
  - submukösen Myomen > 3 cm bei Fertilitätspatientinnen
  - größeren, vorwiegend intramural liegenden Myomen
  - sekundärer Anämie durch Blutungsstörungen → Regeneration durch lange blutungsfreie Zeit, die in Kombination mit einer Eisensubstitution zur Verbesserung der Hb-Werte führt

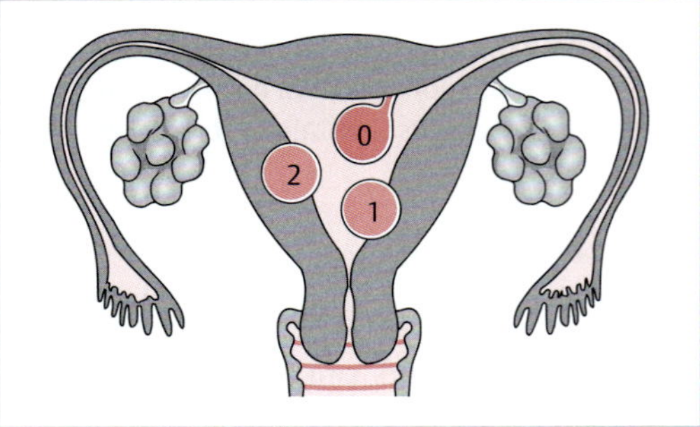

Abb. 7.5 ESH-Klassifikation der submukösen Myome. Grad 0: kein intramuraler Anteil; Grad 1: intramuraler Anteil < 50 %; Grad 2: intramuraler Anteil > 50 %.

- vaginalsonografische Bestimmung von Lage und Größe des/der Myome, insbesondere Abstand zur Serosa. Gegebenenfalls anderes OP-Verfahren (laparoskopisch) bei tief intramuralem Sitz mit geringer Vorwölbung ins Kavum
- Zeitpunkt:
  - ohne Vorbehandlung: 1.–2. blutungsfreier Tag post menstruationem
  - GnRH-Analoga-Vorbehandlung (2–3 Injektionen im Abstand von 4 Wochen): 2–3 Wochen nach der letzten Injektion
- diagnostische Hysteroskopie zur Beurteilung der intrakavitären OP-Möglichkeit (▶ Abb. 7.5)
  - günstig: gestieltes submuköses Myom ohne intramuralen Anteil (Grad 0) oder Myom mit intramuralem Anteil < 50 % (Grad 1); Winkel zwischen Kavumwand und Myom < 90°
  - schwierig: Myom mit intramuralem Anteil > 50 % (Grad 2); Winkel zwischen Kavumwand und Myom ist > 90°. Wölbt sich das Myom ebenfalls an der Serosa nach außen (lt. Vaginalsonografie), ist eher ein intraabdominales OP-Verfahren zu empfehlen.
- präoperative Single-shot-Antibiotikagabe

OP-Technik

▶ **Zugang und Darstellung des Situs.** Nach Einführen des Resektoskopes mit der 90°-Schlinge wird zunächst der Situs (ggf. nach vermehrter Spülung des Kavums mit dem Distensionsmedium) dargestellt.

▶ **Abtragung gestielter Myome.** Bei kleineren gestielten Myomen wird die Schlinge hinter dem Myom vorbeigeführt und am wandnahen Anteil des Stiels angesetzt. Unter Auslösen des Schneidestroms wird der Stiel abgesetzt. Die Schlingenführung sollte dabei bis in die kavumnahen Myometriumanteile erfolgen.

▶ **Resektion größerer oder intramuraler Myome.** Größere gestielte oder intramurale Myome werden streifenweise reseziert (▶ Abb. 7.6). Hierzu wird die Schlinge komplett ausgefahren, hinter dem Myom angesetzt und unter Aktivierung des Schneidestroms wieder eingefahren. Es hat sich bewährt, bei großen Myomen das Resektoskop hierbei etwas zurückzuziehen, sodass der Schneidevorgang unter guter Sicht und entfernt von der Optik (Gefahr des Beschlagens) beendet werden kann.

Die Myomstreifen verbleiben zunächst frei flottierend im Kavum und werden erst bei Störung der Sichtverhältnisse oder Beendigung der Resektion entfernt. Intramurale Anteile werden in derselben Technik reseziert. **Merke:** Die Schlinge darf beim Schneiden nie vom Operateur weggeführt werden (Perforationsgefahr).

▶ **Rezidivprophylaxe.** Das weißliche Myomgewebe muss komplett aus dem rötlicheren Myometrium herausgeschält werden, um ein Rezidiv zu vermeiden. Damit nicht zu viel gesundes Gewebe reseziert wird, sollte sich der Operateur aus dem Situs und den Voruntersuchungen über den intramuralen Anteil im Klaren sein.

- Ist der intramurale Anteil < 50 %, braucht die Resektionsfläche nicht größer zu werden als die Fläche, die nach Resektion des intrakavitären Anteils erreicht ist.
- Ist der intramurale Anteil > 50 %, wird die Resektionsfläche vorsichtig erweitert, bis alle weißlichen Myomanteile komplett entfernt sind.
- Reicht das Myom weit ins Myometrium hinein, macht es Sinn, das Kavum durch Ablassen des Drucks, z. B. während der Entfernung von Gewebefragmenten, zu entspannen.

Durch Kontraktion des Myometriums wird evtl. ein intramuraler Anteil des Myoms ins Kavum gedrückt.

Dieser Effekt ist besonders in einer zweiten Sitzung nach unvollständiger Resektion zu beobachten. Durch die Gabe von 1 Amp. Methergin kann der Effekt verstärkt werden (off-label use; nicht bei koronarer Herzerkrankung).

▶ **Blutstillung und Entfernung der Gewebsfragmente.** Eine Blutstillung im Wundbett kann mit Aufsetzen der Schlinge und Betätigung des Koagulationsstromes versucht werden. Die Gewebsfragmente werden entweder gezielt mit der Schlinge an der Optik festgeklemmt und herausbefördert (bei Einschieben der Luftsäule Gefahr der Luftembolie) oder mit einer stumpfen Kürette bzw. einer Abortfasszange blind gewonnen. Alternativ kann eine Vakuumabsaugung genutzt werden. Das Gewebematerial wird **immer** zur histologischen Untersuchung (Ausschluss eines Leiomyosarkoms) eingesandt.

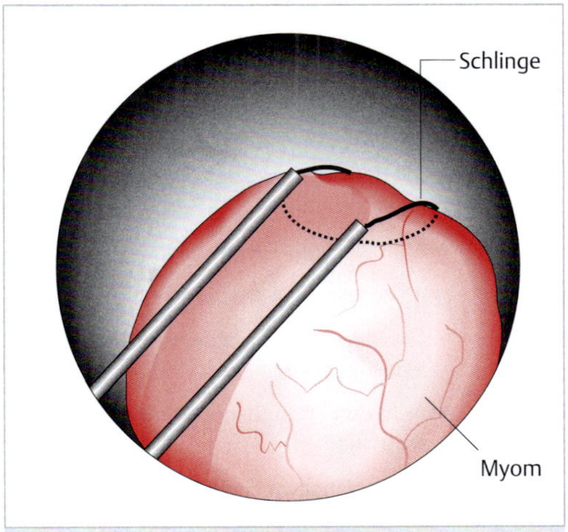

Abb. 7.6 Intramurales Myom mit Schlinge und halbreseziertem Streifen.

▶ **Probleme und deren Lösung.**

- Grenze des Flüssigkeitsverlusts einer elektrolytfreien Lösung laut Bilanz überschritten (Risiko insbesondere bei großem intramuralem Anteil des Myoms): Abbruch des Eingriffs und Beendigung der Resektion in einer zweiten Sitzung zwei Monate später. Prophylaxe des TUR-Syndroms durch Einsatz der bipolaren Technik
- starke postoperative Blutung: intrakavitäre Einlage eines geblockten Foley-Katheters (16 – 18 Ch)

▶ **Häufige Fehler und Gefahren.**

- Perforationsgefahr besonders bei größeren intramural sitzenden Myomen
  - begleitende Laparoskopie mit reduzierter Lichtquelle, um eine drohende Perforation durch den heller werdenden Lichtschein des Resektoskopes bei der Laparoskopie frühzeitig zu erkennen
  - ggf. Resektion in zwei Sitzungen

▶ **Alternativmethoden.**

- Hysterektomie
  - kein Kinderwunsch
  - sichere Beseitigung der Blutungsstörungen gewünscht
- transabdominelle, meist laparoskopische Enukleation; besonders bei großen intramuralen Myomen

▶ **Postoperative Behandlung.**

- Blutungskontrolle
- klinische Kontrolle (TUR-Syndrom, abdominelle Beschwerden durch primäre oder sekundäre Darmläsion)
- Vaginalsonografie (alle Myomanteile entfernt? Hämatometra?)
- Kontrollhysteroskopie zur Beurteilung des Kavums und ggf. Lösen von Synechien
  - nach 2 Monaten
  - besonders bei Patientinnen mit Kinderwunsch

Lösen von Synechien

Synechien können durch jede Form des operativen Eingriffs im Bereich des Cavum uteri bedingt sein. Kürettagen in Verbindung mit einer Schwangerschaft (Abortabrasio, Abruptio) oder Entbindung (Kürettage bei unvollständiger Geburt der Plazenta) stehen dabei in der Liste der Ursachen ganz oben. Bei der Endometriumablation wird die Ausbildung von Synechien billigend in Kauf genommen und hat keinen Krankheitswert. Eine entzündliche Genese ist nur für die Genitaltuberkulose bekannt. Leitsymptom ist die sekundäre Hypo- oder Amenorrhö. Die Diagnose erfolgt über eine diagnostische Hysteroskopie. Für die Stadieneintei-

Tab. 7.1 Intrauterine Adhäsionen (Klassifikation der Europäischen Gesellschaft für Hysteroskopie [1990]).

Typ	Beschreibung
I	dünne/zarte Adhäsionen • mit dem Hysteroskopschaft leicht durchtrennbar • normaler kornualer Bereich
II	einzelne stärkere Adhäsionen • verbinden Uteruswände, Tubenostien jedoch einsehbar • nicht durchtrennbar mit dem Hysteroskopschaft
II a	nur Adhäsionen im Bereich der inneren Zervix, Cavum uteri sonst normal
III	mehrere stärkere Adhäsionen • verbinden Uteruswände • Verschluss eines Tubenostienbereichs
III a	ausgedehnte Narben der Uteruswände mit Amenorrhö oder deutlicher Hypermenorrhö
III b	Kombination von III und III a
IV	ausgedehnte starke Adhäsionen mit Verklebung der Uteruswände • zumindest beide Tubenostien einbezogen

lung existieren zwei unterschiedliche Schemata (► Tab. 7.1 und ► 7.2).

► OP-Prinzip. Hysteroskopische Durchtrennung von Synechien im Cavum uteri.

► Indikation.
- uterine Sterilität oder Abortneigung durch Synechien des Cavum uteri
- Unterbauchschmerzen durch partielle Hämatometra
- Strenge Indikationsstellung bei Grad III oder Grad IV Adhäsionen, da sehr schwieriger, komplikationsreicher Eingriff notwendig wäre

► Kontraindikation.
- übliche Kontraindikation für eine operative HSK
- abgeschlossene Familienplanung und Beschwerdefreiheit

Tab. 7.2 Hysteroskopische Klassifikation des Asherman-Syndroms (nach March).

leicht	weniger als ein Viertel des unteren Cavum uteri betroffen dünne schleierartige Adhäsionen Tubenostien und oberer Fundusbereich minimal involviert
mittelschwer	¼ – ¾ des Cavum uteri betroffen keine Verklebung der Wände miteinander (nur Synechien) Tubenostien und oberer Fundusbereich nur partiell verschlossen
schwer	mehr als ¾ des Cavum uteri betroffen Verklebung der Wände miteinander oder Ausbildung fester derber Synechien Tubenostien und oberes Cavum uteri verschlossen

► Patientenaufklärung.
- Einlage eines Intrauterinpessars als Rezidivprophylaxe
- Möglichkeit erneuter Synechien
- schlechte Prognose bezüglich der Fertilität bei schwerem Asherman-Syndrom
- Komplikationen bei Schwangerschaften nach behandeltem Asherman-Syndrom:
  - Abort, Frühgeburt, intrauteriner Fruchttod
  - Uterusruptur
  - Placenta increta (ggf. Notwendigkeit der postpartalen Hysterektomie)

Cave

Bei einer Placenta increta ist von einer Hausgeburt oder einer Geburt in einem Geburtshaus dringend abzuraten. Ein komplettes OP-Team sollte schnell zur Verfügung stehen.

► OP-Planung.
- Zyklusanamnese und bisherige Sterilitätsdiagnostik erfragen
- übliche gynäkologische Untersuchung mit Vaginalsonografie
  - untypisches oder fehlendes Endometriumecho evtl. hinweisend
  - partielle Hämatometra?
- nichtinvasive Sterilitätsdiagnostik bei primärer Sterilität

OP-Technik

▸ **Diagnostische Hysteroskopie, zervikale Adhäsiolyse.** Zunächst erfolgt eine diagnostische Hysteroskopie, am besten mit einem flüssigen Distensionsmedium. Befinden sich Synechien im unteren Uterinsegment mit Verlegung des inneren Muttermundes, muss dieser Bereich mit dem Hysteroskop vorsichtig stumpf durchstoßen werden. Bei schwerem Asherman-Syndrom ist dies meist gar nicht möglich.

▸ **Intrakavitäre Adhäsiolyse.** Die intrauterine Adhäsiolyse kann mit dem Resektoskop und einer monopolaren Elektrode, einer bipolaren Elektrode (besonders bei schwerem Asherman-Syndrom), dem Neodym-YAG-Laser oder mechanisch mit einer Schere erfolgen.

▸ **Wahl des Distensionsmediums.** Für die monopolare Elektrode wird ein elektrolytfreies Distensionsmedium benötigt, für die anderen Methoden ist Kochsalz- oder Ringerlösung geeignet, wodurch das Risiko einer hypotonen Hyperhydratation gesenkt wird. CO_2 ist als Distensionsmedium eher ungeeignet, da der notwendige Spüleffekt fehlt. Zur optimalen Spülung ist ein Hysteroskop mit Zulauf- und Ablaufkanal sowie Arbeitskanal zu empfehlen. Bei leichten und mittleren Stadien hat sich der Einsatz einer mechanischen Schere bewährt. Der Situs bleibt übersichtlich und es treten wegen der geringen Vaskularisierung der Synechien selten Blutungen auf.

▸ **Quer verlaufende Synechien.** Dünnere Synechien, die quer durch das Cavum uteri verlaufen, können oftmals schon mit dem Schaft des diagnostischen Hysteroskops mit einer Schwenkbewegung stumpf durchtrennt werden. Andernfalls wird ein Operationshysteroskop eingebracht. Zunächst erfolgt die Darstellung der Tubenostien, um sich über die intrakavitäre Lage zu vergewissern. Die Synechien werden gezielt mit der mechanischen Schere durchtrennt.

▸ **Begleitende Abdominalsonografie bei unklarem Situs.** Liegt ein schweres Asherman-Syndrom vor und sind nicht beide Tubenostien zu identifizieren, sollte wegen der hohen Perforationsgefahr und des Risikos der Via falsa eine begleitende transabdominale Sonografie mit gefüllter Blase oder eine Laparoskopie durchgeführt werden. Vorteil der Sonografie ist die bessere Orientierung, falls ein Endometriumecho nachweisbar ist. Die intrakavitäre Präparation erfolgt dann am besten Schritt für Schritt mit der Versapoint-Elektrode, bis im Idealfall beide Tubenostien darstellbar sind oder im Ultraschall die Fundusnähe des intrauterinen Instruments zu erkennen ist.

- keine teure Hormon- und Funktionsdiagnostik bei sekundärer Sterilität und einem Eingriff bei einer vorausgegangenen Schwangerschaft → diagnostische, ggf. therapeutische Hysteroskopie als erster Schritt

▸ **Probleme und deren Lösung.** Unübersichtlicher Situs ohne klar erkennbare Strukturen (u. a. Tubenostien) → begleitende transabdominale Sonografie zur Leitung des intrakavitären Instrumentes

▸ **Häufige Fehler und Gefahren.** Perforationsgefahr bei unübersichtlichem Situs

▸ **Alternativmethoden.**
- keine Alternative zur hysteroskopischen Lösung von Synechien bei Kinderwunsch
- bei abgeschlossener Familienplanung und Beschwerden Hysterektomie, v. a. beim Rezidiv

▸ **Postoperative Behandlung.**
- Einlegen eines **Intrauterinpessars** (IUP) zur Rezidivprophylaxe am Ende des Eingriffs
- Offenhalten des Kavums mit einem geblockten **Foley-Katheter**, der täglich entblockt und erneut geblockt wird. Der Katheter wird nach einigen Tagen entfernt, das IUP bleibt bis zur Kontrollhysteroskopie (nach 3 Monaten) liegen. Während der Liegezeit eines Foley-Katheters sollte ein Antibiotikum (z. B. Cefazolin) gegeben und die Entzündungsparameter kontrolliert werden.

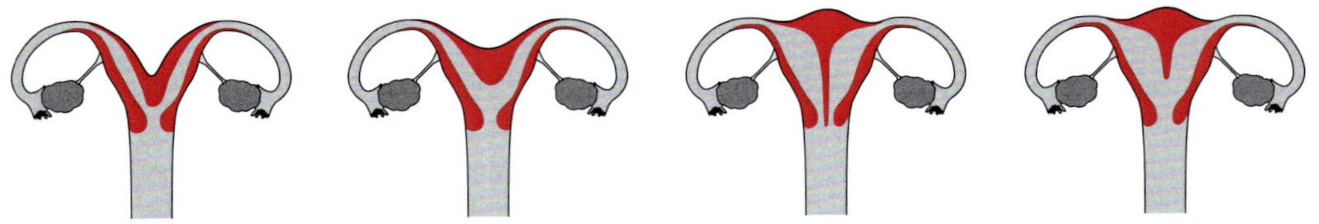

Abb. 7.7 Schematische Darstellung septierter Uterusfehlbildungen.

a Uterus bicornis (komplett)
b Uterus bicornis (partiell)
c Uterus septus
d Uterus subseptus

- **Estrogenisierung** über 3 Monate: nach dem Prinzip eines Sequenzpräparates: Estrogen (z. B. Estradiol 2 – 4 mg) und ab dem 10. Tag Gestagen in der notwendigen Transformationsdosis für 12 Tage
- Kontrollhysteroskopie, ggf. mit Lösung von Rezidivsynechien

Septumdissektion

► **OP-Prinzip.** Hysteroskopische Durchtrennung eines Uterusseptums (► Abb. 7.7). Das Septum wird nicht reseziert. Die Dissektion erfolgt bis knapp vor den Fundus, sodass ein kleiner Rest dort zurückbleibt. Eine Durchtrennung bis ins originäre Myometrium hinein ist wegen der Perforationsgefahr zu vermeiden. Eine simultane Laparoskopie ist zum Ausschluss eines Uterus bicornis und zur Kontrolle während der Dissektion zu empfehlen. Ein Uterus subseptus oder septus führt in 75 % der Schwangerschaften zum Abort, ⅘ davon im 1. Trimenon. Durch die hysteroskopische Septumdissektion kann eine nahezu normale Abortrate erreicht werden.

► **Indikationen.**
- Kinderwunsch bei Uterus septus oder subseptus
  - bei habituellen Aborten
  - bei Diagnose und bekanntem Kinderwunsch

► **Kontraindikationen.**
- übliche Kontraindikationen für eine operative Hysteroskopie
- abgeschlossene Familienplanung

► **Patientenaufklärung.**
- simultane Laparoskopie evtl. notwendig
- Risiko der Perforation
- Risiko der Uterusruptur bei nachfolgender Schwangerschaft (selten)
- vermehrt Plazentalösungsstörungen
- belassenes zervikales Septum muss ggf. unter der Geburt durchtrennt werden
- keine Indikation zur elektiven Sectio

► **OP-Planung.**
- gynäkologische Untersuchung mit Vaginalsonografie
  - Ausschluss sichtbarer Fehlbildungen bei der Spekulumeinstellung
  - häufig Darstellung eines doppelten Endometriumechos
  - Darstellung des Uterusfundus zum Ausschluss eines Uterus bicornis oder anderer Doppelmissbildungen
  - Ausschluss einer Schwangerschaft
- ergänzende Untersuchungen:
  - Hysterokontrastsonografie mit Echovist
  - Hysterosalpingografie (eher obsolet)
  - Laparoskopie in gleicher Sitzung zum Ausschluss eines Uterus bicornis oder anderer Doppelmissbildungen
  - diagnostische Hysteroskopie zur Sicherung der Diagnose mit Darstellung beider Tubenostien. Falls nur ein Tubenostium darstellbar: entweder komplettes Uterusseptum oder andere Doppelmissbildung (in diesem Fall ist **immer** eine Laparoskopie angezeigt)
- Terminierung des Eingriffs in die frühe Proliferationsphase, d. h. kurz nach dem Ende der Menstruation → bessere Sicht durch flaches Endometrium
- Antibiotika-Prophylaxe präoperativ

OP-Technik

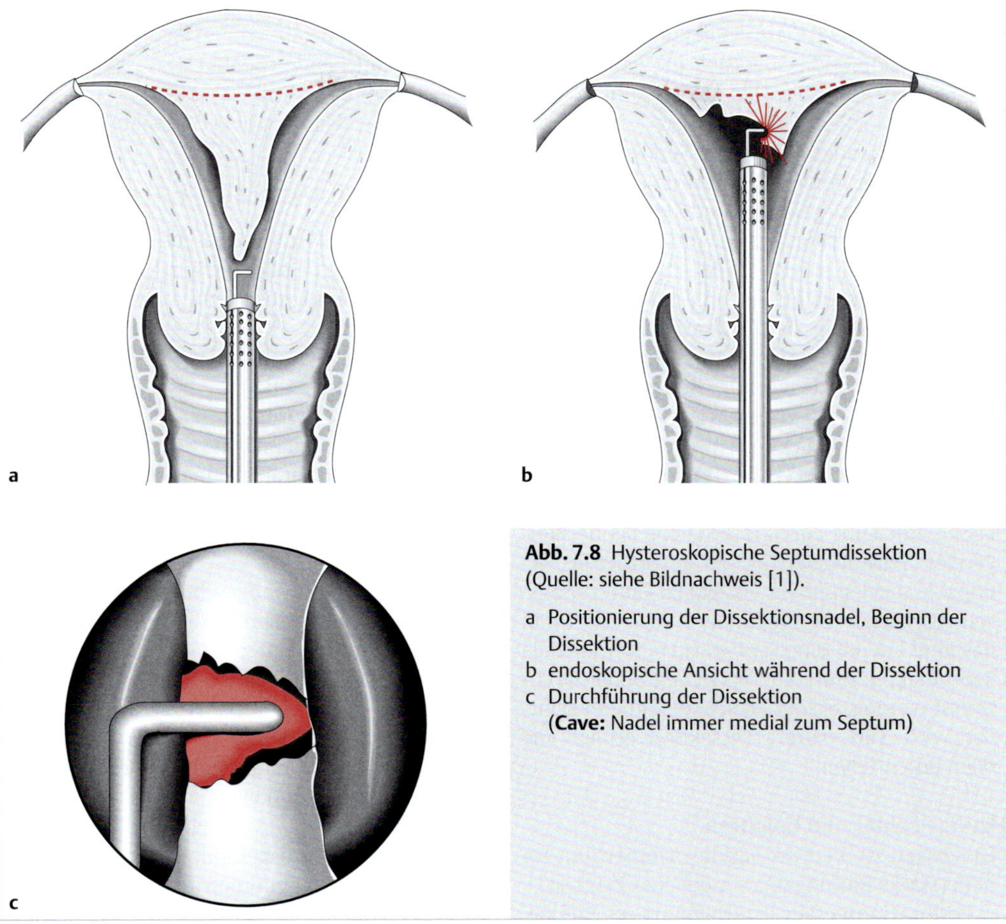

Abb. 7.8 Hysteroskopische Septumdissektion (Quelle: siehe Bildnachweis [1]).

a Positionierung der Dissektionsnadel, Beginn der Dissektion
b endoskopische Ansicht während der Dissektion
c Durchführung der Dissektion (**Cave:** Nadel immer medial zum Septum)

▸ **Diagnostische Hysteroskopie und Laparoskopie.** Nach der diagnostischen Hysteroskopie erfolgt zunächst die diagnostische Laparoskopie, die auch während der Septumdissektion simultan mit reduzierter Lichteinstrahlung durchgeführt wird.

Einbringen des Resektoskops mit der rechtwinklig gebogenen Nadelelektrode (▸ Abb. 7.8 a). Nochmals Orientierung unter Darstellung beider Tubenostien.

▸ **Dissektion.** Nun wird das Septum von kaudal nach kranial durchtrennt. Die Dissektionsnadel wird hierbei unter Auslösen des monopolaren oder bipolaren Schneidestroms von der einen Kavumhälfte zur anderen geführt (▸ Abb. 7.8 b, c). Je weiter man nach kranial kommt, umso mehr Gewebe muss durch die breiter werdende Septumbasis durchtrennt werden.

▸ **Orientierungsmöglichkeiten.** Stets ist die räumliche Orientierung an den Tubenostien wichtig, um nicht ins Fundusmyometrium zu schneiden. Denkt man sich eine sagittal verlaufende Linie zwischen den Tubenostien, sollte die Dissektion ca. 5 mm davor beendet werden, sodass vom Eindruck her ein kleiner Septumrest am Fundus zurückbleibt. Bei ausgeschaltetem laparoskopischem Licht wird nun das Resektoskop von einem Tubenostium zum anderen bewegt. Optimal ist eine gleichmäßige Durchleuchtung des Fundus. Gegebenenfalls wird die Dissektion vorsichtig fortgeführt.

▸ **Probleme und deren Lösung.** Nur ein Tubenostium ist darstellbar, es findet sich kein gemeinsamer unterer Kavumanteil. Hier empfiehlt sich immer eine simultane Laparoskopie, um eine andere Doppelmissbildung, bei der sich die geplante OP verbietet (z. B. Uterus bicornis, Uterus duplex), auszuschließen. Mögliche Ursachen:

- **weit nach kaudal** reichendes Septum: Es wird versucht vom inneren Muttermund aus in das zweite Kavum zu gelangen und dieses darzustellen. Nun wird vorsichtig der untere Septumanteil mit der Dissektionsnadel durchtrennt. Da der Resektoskopschaft noch in der Zervix liegt, kann es nötig sein, den Distensionsdruck **kurzfristig** zu erhöhen (bis max. 200 mmHg), um einen Spüleffekt zu erzielen. Die weitere Dissektion erfolgt wie oben beschrieben (bei **normalem** Distensionsdruck).
- **durchgehendes** zervikales und uterines Septum: Der zervikale Anteil des Septums wird belassen, um keine Zervixinsuffizienz bei nachfolgender Schwangerschaft zu provozieren. Bei doppelt angelegtem Zervikalkanal kann zur besseren Orientierung ein dünner Foley-Katheter in das eine Kavum eingelegt werden. Der kaudale Septumanteil muss nun vorsichtig blind durchtrennt werden, bis der geblockte Katheter sichtbar wird. Die weitere Dissektion erfolgt wie oben beschrieben.

▸ **Häufige Fehler und Gefahren.**

- Dissektion zu weit ins Fundusmyometrium hinein (starke Blutungen als mögliches Zeichen)
  - **Perforationsgefahr** (milchglasartiges Bild bei Erreichen der Serosa → sofortiger Stopp, evtl. endoskopische Übernähung des Myometriumdefektes)
  - **Risiko einer Uterusruptur** bei nachfolgender Schwangerschaft

▸ **Alternativmethoden.**

- hysteroskopisch:
  - Operationshysteroskop mit Arbeitskanal: Einsatz einer monopolaren Faserelektrode oder bipolaren Elektrode
  - Neodym-YAG-Laser: schlechte Schneideigenschaften → längere OP-Zeit
- transabdominale Metroplastik: vergleichbare Ergebnisse bei größerer Invasivität (eher obsolet)

▸ **Postoperative Behandlung.**

- IUP-Einlage ist bei kurzen und schmalen Septen nicht notwendig
- Blutungskontrolle
- Bei tiefreichenden Septen
  - Einlage einer Kupferspirale
  - Estrogenisierung über 3 Monate

Endometriumablation, -resektion

▸ **OP-Prinzip.** Hysteroskopische Resektion oder Koagulation des Endometriums zur Behandlung ansonsten therapieresistenter uteriner Blutungsstörungen.

▸ **Voraussetzungen.**

- abgeschlossene Familienplanung
- unauffälliges Myometrium und Cavum uteri
- hormonelle Therapie ohne Erfolg oder kontraindiziert oder wegen der Nebenwirkungen nicht erwünscht

▸ **Indikationen.** Bei abgeschlossener Familienplanung und unauffälligem Myometrium und Kavum:

- Hypermenorrhö
- Menor-/Metrorrhagie

▸ **Kontraindikationen.**

- klar erkennbare und therapierbare Pathologien
  - Endometriumpolyp
  - Myome
  - unklare Kavumbefunde → histologische Klärung vor der Endometriumablation
  - adenomatöse Hyperplasie oder Malignome
- Patientin gehört zur Risikogruppe für ein Endometriumkarzinom, z. B. Adipositas
- Familienplanung nicht sicher abgeschlossen

▸ **Patientenaufklärung.**

- Amenorrhö wird nur bei 30 % der Frauen erreicht.
- Therapieversager in 10 – 20 %. Häufigste Ursache ist die Adenomyosis uteri interna, deren Leitsymptom die Dysmenorrhö ist.
- Nachlassen des Therapieerfolges über die Zeit ist möglich.
- Kontrazeption weiter notwendig; ggf. laparoskopische Sterilisation oder postoperative Mirena-Einlage anbieten
- Probleme bei einer nachfolgenden Schwangerschaft durch unvollständige Endometriumauskleidung und Synechien

OP-Technik

► **Generelles Vorgehen.** Einbringen des Resektoskops mit dem Rollerball/der Resektionsschlinge. Es wird immer systematisch vorgegangen. Zuerst werden die Tubenostien und der Fundusbereich mit dem Rollerball koaguliert, anschließend bearbeitet man die Vorderwand, die Seitenwände und zum Ende die Hinterwand mit dem Rollerball oder der Schlinge.

► **Technik mit dem Rollerball.** Der Koagulationsstrom wird bei monopolarer Arbeitsweise auf 60 – 80 W eingestellt. Bei der Koagulation sollte das Gewebe nicht karbonisieren, da sonst die Tiefenwirkung fehlt. Meist gibt es voreingestellte Programme für den monopolaren oder **bipolaren Einsatz**. Durch langsame Bewegungen und korrekte Geräteinstellung wird eine weiß-gelbliche Koagulationsbahn erreicht (► Abb. 7.9). Mit voll ausgefahrenem Instrument wird kranial angesetzt und unter Auslösen des Koagulationsstromes sowohl der Rollerball in das Resektoskop als auch der gesamte Schaft zurückgezogen, bis der innere Muttermund erreicht ist.

Der Rollerball sollte nie ganz eingefahren werden, da es sonst zu lästigem Beschlagen der Optik kommt. In gleicher Weise werden überlappende Koagulationsbahnen angelegt. Wichtig ist, dass der Rollerball immer in einem gleichmäßigen Kontakt zum Endometrium geführt wird.

► **Schlingenresektion.** Der Schneidestrom wird bei monopolarer Arbeitsweise auf 80 – 120 W und der Koagulationsstrom auf 60 W eingestellt. Meist gibt es voreingestellte Programme für den monopolaren oder **bipolaren Einsatz**. Nachdem die Tubenostien und der Fundus mit dem Rollerball (2 mm) koaguliert worden sind, arbeitet man mit der Schlinge in der oben beschriebenen Systematik weiter (► Abb. 7.10 a). Die Schlinge wird voll ausgefahren, kranial angesetzt und unter Auslösen des Schneidestroms in das Resektoskop zurückgezogen. Kurz vor dem Ende der Bewegung hebt man die Schlinge leicht an, um den Streifen abzuschneiden und ihn danach im Fundusbereich zu deponieren. Ist das Endometrium im kranialen Kavumbereich reseziert, erfolgt in derselben Systematik die Bearbeitung des kaudalen Kavums bis zum inneren Muttermund.

► **Entfernen des Gewebes.** Das Gewebe wird mit der Kürette ausgeräumt. Alternativ kann das Resektoskop ebenfalls zurückgezogen werden, sodass ein Streifen vom Fundus bis zum inneren Muttermund (► Abb. 7.10 b) entsteht, der ggf. direkt am Resektoskop eingeklemmt und herausgezogen wird (Gefahr der Luftembolie durch häufiges Einführen des Resektoskops). Die Resektionstiefe soll so angelegt sein, dass das faserige Myometrium sichtbar wird. Festhängende Gewebeteile werden an der Kavum-

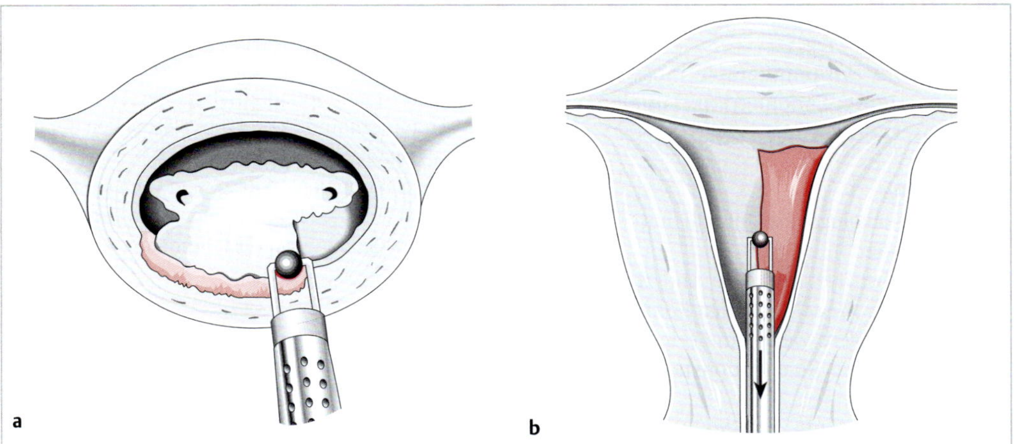

Abb. 7.9 Rollerballkoagulation: parallele, sich überlappende Bahnen, gleichmäßiger Kontakt, langsame Bewegung (Quelle: siehe Bildnachweis [1]).

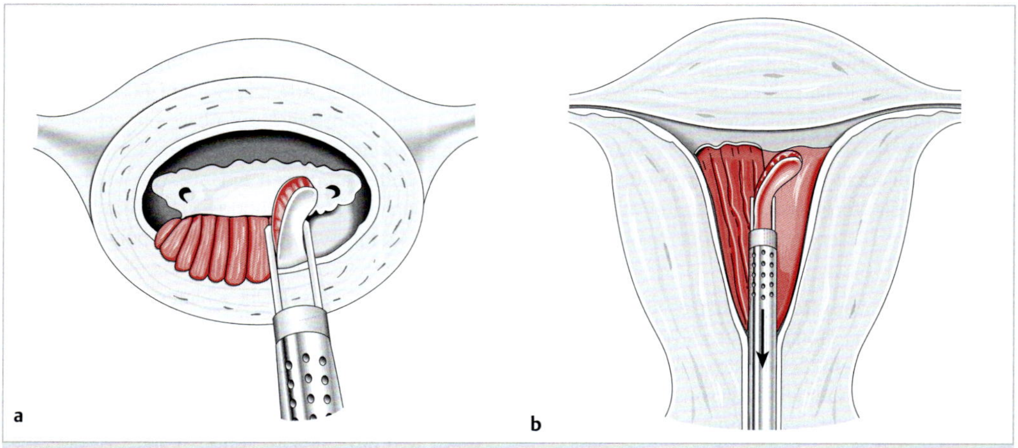

Abb. 7.10 Schlingenresektion (Quelle: siehe Bildnachweis [1]).

a nach Koagulation des oberen Cavum uteri mit Rollerball: Schlingenresektion an Hinter- und Vorderwand zuerst kranial, dann kaudal

b Resektion vom Fundus bis innere Zervix (Technik des langen Streifens)

wand abgestreift oder durch Schlingenbewegungen abgeschüttelt.

► **Abschließende Hysteroskopie.** Bei der nochmaligen Hysteroskopie werden stehen gebliebene Endometriumsinseln reseziert und Blutungen koaguliert.

- Risiko der Hämatometra durch gestörten Abfluss des Menstrualblutes
- erschwerte Diagnostik bei später auftretender Pathologie im Cavum uteri (durch mögliche Obliteration)
- Eine spätere Hormontherapie muss wie beim nicht operierten Endometrium mit einem Gestagenzusatz erfolgen.

► **OP-Planung.**

- übliche gynäkologische Untersuchung mit Vaginalsonografie
- diagnostische Hysteroskopie und fraktionierte Abrasio zum Ausschluss von Kontraindikationen, insbesondere wenn eine reine Endometriumablation (also Koagulationstechnik) geplant ist
- GnRH-Analoga (z. B. Zoladex oder Enantone) zwei Zyklen und Endometriumablation 4 Wochen nach der letzten Gabe, alternativ Danazol 600 mg/d (zurzeit nicht mehr erhältlich) mit Beginn der Menstruation über 4 Wochen und anschließender OP (**Cave:** Veränderung der Stimmlage durch Danazol möglich). Eine Gestagenvorbehandlung ist nicht so effektiv.

Merke M!

- Ideal ist eine sonografisch gemessene doppelte Endometriumdicke < 4 mm als Zeichen der ausreichenden Suppression.
- Bei einer geplanten Resektion kann postmenstruell am 1. oder 2. blutungsfreien Tag ohne Vorbehandlung operiert werden.

Cave

Bei der Ablation im Bereich der Tubenostien ist die erhöhte **Perforationsgefahr** wegen des dünneren Myometriums zu beachten. Andererseits muss gerade hier wegen des Risikos einer **Hämatometra** eine sehr sorgfältige Ablation erfolgen.

Merke M!

- Notwendig ist die vollständige Resektion des Endometriums sowie von 2 – 4 mm Myometrium.
- Ideal ist die Kombination aus Ablation (Fundus und Tubenecken) und Resektion (Vorder-, Hinter- und Seitenwände).
- Wurde in den letzten 6 Monaten präoperativ keine Histologie gewonnen, sollte immer Material zur histologischen Untersuchung gewonnen werden.

▸ **Probleme und deren Lösung.**

- **Sichtbehinderung** durch bei der Koagulation entstehende Luftblasen: Vorderwand möglichst früh im OP-Verlauf behandeln; störende Luftblasen können mit dem Resektoskopschaft gezielt abgesaugt werden.
- Auftreten **postoperativer Hämatometra:** Dilatation des Zervikalkanals auf Hegar 16 am Ende der Endometriumablation
- starke **postoperative Blutung**, z. B. durch zu tiefe Resektion: Kavumtamponade mit geblocktem Foley-Katheter, Ch 16

▸ **Häufige Fehler und Gefahren.**

- **fehlende Systematik** bei der Ablation → Gefahr, dass einzelne Bereiche verbleiben
- **nahes Heranführen** der Schlinge oder des Rollerballs an die Optik → lästiges Beschlagen
- zu **hohe Koagulationsenergie** mit Karbonisierung des Gewebes → fehlende Tiefenwirkung mit dem Risiko des Therapieversagens
- zu **tiefe Resektion** mit folgender Blutung → Koagulation der Gefäße
- zu **tiefe Behandlung** der dünnen Myometriumsbereiche (Tubenostien und kaudal der Aa. uterinae) → erhöhte Perforationsgefahr
- Behandlung im **Zervikalkanal** → Risiko der Hämatometra erhöht

▸ **Alternativmethoden.**

- Einlage einer Mirena
- Gestagensubstitution bei Corpus-luteum-Insuffizienz
- andere Ablationsverfahren: Thermalballons, Mikrowellenanwendung, direktes Einbringen erhitzter Flüssigkeit u. a.
- Hysterektomie

▸ **Postoperative Behandlung.**

- Blutungskontrolle
- Entzündungsparameter bei Symptomatik
- Endomyometritis → Antibiotika und Kürettage

7.2 Fraktionierte Abrasio

▸ **OP-Prinzip.** Gewinnung von Gewebe aus dem Zervikalkanal und dem Uteruskavum mit einer Kürette. Hilfreich und sinnvoll ist eine vorausgehende diagnostische Hysteroskopie zur besseren Lokalisation von pathologischen Befunden, da bei einer alleinigen Kürettage der wesentliche Befund evtl. unentdeckt bleibt.

▸ **Indikation.** Notwendigkeit der histologischen Beurteilung des Endometriums von Zervix und Uterus. Häufig ist die Entfernung des pathologisch veränderten Gewebes gleichzeitig ein Teil der Therapie.

- Rückschlüsse auf hormonelle Störungen bei:
  - unerfülltem Kinderwunsch
  - prämenopausalen Blutungsstörungen
- Menor-/Metrorrhagie
- Postmenopausenblutung
- sonografisch suspektes Endometrium
- im Rahmen einer Konisation zum Ausschluss uteriner Ursachen der zytologischen Veränderung

▸ **Kontraindikation.**

- Schwangerschaft
- Patientin in der zweiten Zyklushälfte bei erwünschter Sterilitätsdiagnostik
- Infektionen im Bereich von Vagina, Zervix oder Uterus

▸ **Patientenaufklärung.** Information über folgende Risiken:

- Blutungen, insbesondere nach Perforation
- aufsteigende Infektion, ggf. Antibiotikatherapie
- Perforation und evtl. Organverletzungen (Darm, Blase)
  - ggf. Notwendigkeit der Laparoskopie oder Laparotomie
  - Hysterektomie im Extremfall einer nicht stillbaren Blutung

► **OP-Planung.**

- Zyklusanamnese, ggf. Basaltemperaturkurve und Hormonstatus
- nichtinvasive Sterilitätsdiagnostik bei Patientin und Partner ohne pathologischen Befund abgeschlossen; **oder:** Pathologie ist behoben, ohne Eintritt eine Schwangerschaft
- gynäkologische Untersuchung, insbesondere mit vaginalsonografischer Darstellung der Uteruslage und des Kavums, ggf. Schwangerschaftsausschluss

► **Lagerung und Abdeckung.** Die Patientin wird in Steinschnittlage gelagert und vom Operateur bimanuell untersucht, um sich der Lage des Uterus bewusst zu sein. An Vulva und Vagina wird ein schleimhautverträgliches Desinfektionsmittel aufgetragen, die Blase mit einem Einmalkatheter entleert. Ist eine diagnostische Hysteroskopie geplant, erfolgt die Abdeckung der Beine mit sterilen Beinsäcken. Ein kaudales Klebetuch unterhalb des Introitus deckt die Analregion ab. Kranial wird ein steriles Tuch auf Höhe der Symphyse geklebt.

OP-Technik

► **Vorbereitung.** Spekulumeinstellung und Darstellen der Portio, die mit einer oder zwei Kugelzangen angehakt wird. Ist die Portio ausreichend mobil, kann meist das vordere Spekulum entfernt werden. Zunächst wird mit der kleinsten Kürette der Zervikalkanal von 12 Uhr im Uhrzeigersinn kürettiert.

► **Einführen des Hysterometers.** Nun wird entsprechend der Lage des Uterus das gebogene Hysterometer (z. B. Uterus anteflektiert → Biegung des Hysterometers und der anderen Instrumente nach vorne zeigend) in den Uterus eingeführt und die Sondenlänge abgelesen.

► **Kürettage der Zervix und Dilatation des Zervikalkanals.** Nun erfolgt die Kürettage der Zervix mit einer kleinen Kürette systematisch im Uhrzeigersinn, ohne dabei ins Cavum uteri vorzudringen. Die Dilatation des Zervikalkanals beginnt mit dem

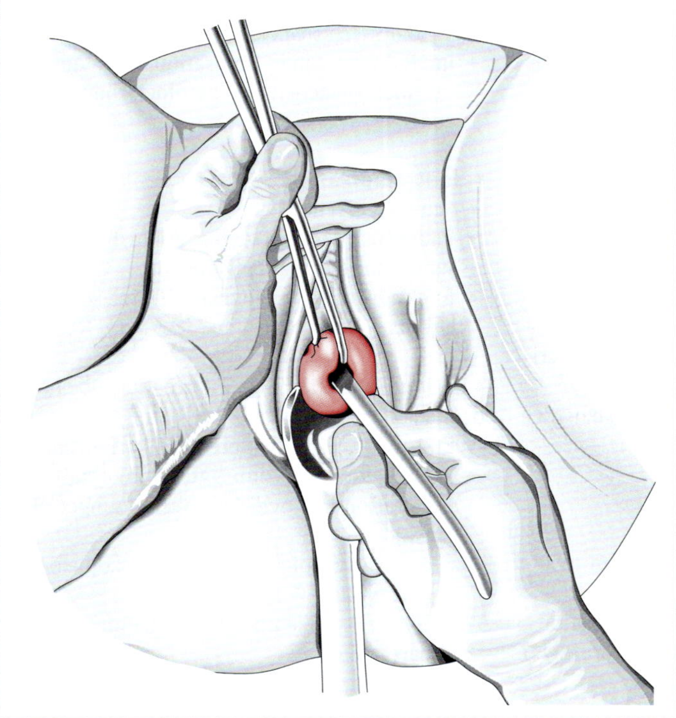

Abb. 7.11 Abstützen der Hände bei der Dilatation des Zervikalkanals (Quelle: siehe Bildnachweis [3]).

größten, noch ohne Kraft einzuführenden Dilatationsstift (z.B. Hegar-Stift) und endet bei Hegar 7–9. Hierbei wird die Portio kräftig nach unten gezogen, um den Uterus etwas zu strecken und ein gutes Widerlager zu haben. Die Hände werden entsprechend der Abbildung abgestützt, um ein unkontrolliertes Eindringen ins Kavum zu vermeiden (▸ Abb. 7.11).

▸ **Kürettage des Kavums.** Für die Korpusabrasio wird die größte noch ohne Widerstand einführbare Kürette gewählt. Einführen der Kürette bis zum Fundus (▸ Abb. 7.12) entsprechend der gemessenen Sondenlänge. Die Kürette liegt so in der Hand, dass beim Zurückziehen ein entsprechender Druck auf die Uteruswand ausgeübt werden kann. Die Abrasio beginnt bei 12 Uhr und erfolgt dann mit nebeneinanderliegenden Strichen im Uhrzeigersinn. Mit jedem Strich sollte die Kürette vor die Portio gezogen werden, um das Gewebematerial herauszubefördern und makroskopisch zu begutachten. Dabei ist auf Unebenheiten der Kavumwand zu achten. Zum Schluss werden mit einer kleinen Kürette noch Fundus und Tubenwinkel gezielt kürettiert.

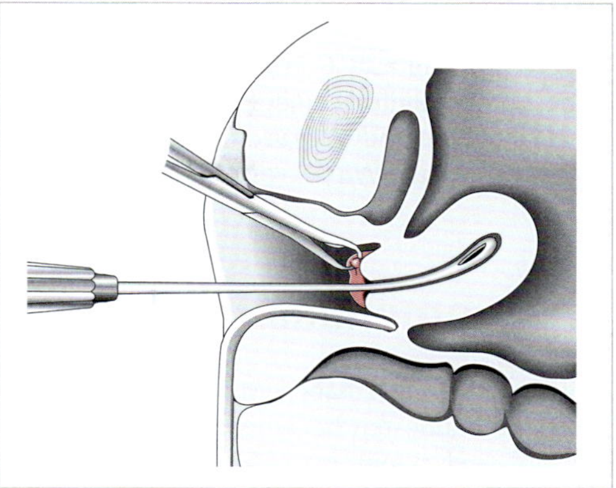

Abb. 7.12 Einführen der Kürette (Quelle: siehe Bildnachweis [3]).

▸ **Probleme und deren Lösung.**

- **Stenose des Zervikalkanals:** Aufsuchen des äußeren Muttermundes und vorsichtiges Einführen des dünnsten Hegar-Stiftes: Da dieser fast wie eine dickere Nadel ins Gewebe eindringt, ist viel Gefühl und Erfahrung notwendig, um im Zervikalkanal zu bleiben. Diese Situation sollte nicht dem Anfänger überlassen werden, da eine einmal eingeschlagene Via falsa eine korrekte Kürettage oft unmöglich macht. Schlimmstenfalls ist bei suspektem sonografischem Befund eine Hysterektomie in Erwägung zu ziehen. Alternativ kann der stenotische Zervikalkanal mit einem sehr dünnen diagnostischen Hysteroskop (z.B. 2–3 mm Hysteroskop nach Bettocchi) unter Flow des Distensionsmediums und unter Sicht sondiert werden → geringeres Perforationsrisiko
- **„Lost of resistance"** beim Einführen von Instrumenten. Bei Verdacht auf Perforation:
  - vorsichtige Beendigung der Kürettage, ohne das Instrument weiter als die gemessene Sondenlänge einzuführen
  - Laparoskopie zur Beurteilung des Defektes; ggf. Koagulation oder Naht
  - bei starken, nicht beherrschbaren Blutungen Laparotomie mit Übernähung oder bei älteren Frauen Hysterektomie
  - Bei sicherem Korpuskarzinom (ggf. durch Schnellschnitt gesichert) sollte direkt der notwendige onkologische Eingriff erfolgen; perforierten Uterus wegen des Risikos einer weiteren intraabdominalen Zellaussaat möglichst nicht im Körper belassen.

▸ **Häufige Fehler und Gefahren.**

- Unkenntnis des Operateurs über die Lage des Uterus → **Perforationsgefahr**
- keine Systematik bei der Kürettage → **pathologische Befunde** entziehen sich der Diagnose
- keine diagnostische Hysteroskopie vor der Abrasio → pathologische Befunde werden evtl. übersehen

▸ **Alternativmethoden.** Hysteroskopie mit gezielter Endometriumbiopsie. Nachteile:

- keine Entfernung von pathologisch verändertem Endometrium
- keine Entdeckung unter der Endometriumoberfläche liegender Befunde
- falsche visuelle Beurteilung, welchem Bereich die PE entnommen werden sollte

▸ **Postoperative Behandlung.**

- Blutungskontrolle
- bei Temperatur > 38 °C erneute Wiedervorstellung, ggf. Behandlung einer Endo-/Myometritis
- bei Schmerzen und/oder verstärkten Blutungen ebenfalls erneute Wiedervorstellung

7.3 Myomenukleation

20 – 50% aller Frauen haben Myome. Damit sind Myome die häufigsten benignen Genitaltumoren. Nicht alle sind symptomatisch oder zeigen eine Wachstumstendenz, sodass die Diagnose allein für die Indikation zur operativen oder medikamentösen Intervention nicht ausreichend ist. Aufgrund der Östrogenabhängigkeit schrumpfen die Myome nach der Menopause. In der Schwangerschaft zeigen sie gelegentlich eine Wachstumstendenz mit dem Risiko von Komplikationen (in 10% der Fälle) während der Schwangerschaft und bei der Entbindung. Von einer Myomenukleation am graviden Uterus oder im Rahmen einer Sectio ist wegen des Blutungs- und Abortrisikos abzuraten.

Mögliche Ursachen der myombedingten Sterilität sind:

- gestörte Spermienaszension
- verminderte uterine Kontraktilität
- Kompression der Tubenostien oder der Endozervix
- Ausdünnung des Endometriums (besonders durch intramurale und submuköse Myome)

7.3.1 Laparoskopische Myomenukleation

▸ **OP-Prinzip.** Laparoskopisches Ausschälen eines Uterusmyoms. Dieses organerhaltende Vorgehen ist besonders bei Kinderwunsch oder dem Wunsch nach Uteruserhalt sinnvoll. Bei sorgfältiger Patientenselektion und korrekter OP-Technik (insbesondere mit korrekter mehrschichtiger Nahttechnik) ist die minimal-invasive laparoskopische Technik dem konventionellen offen-chirurgischen Verfahren gleichwertig.

▸ **Indikation.**

- rasch wachsendes Myom
- vor geplanter hormoneller Stimulation
- unerfüllter Kinderwunsch
  - Sterilität
  - habituelle Aborte (bei weniger als 5 Myomen, von denen keines größer als 7 cm ist)
- vor geplanter Schwangerschaft
- bei Symptomatik
  - Blutungsstörungen
  - Dysmenorrhö
  - Schmerzen
  - Druckgefühl
  - Verdrängung von Nachbarstrukturen (z. B. Blase, Ureter)
- im Rahmen einer LAVH zur Verkleinerung des Uterus

▸ **Kontraindikation.**

- asymptomatisches Myom, keine Wachstumstendenz, kein Kinderwunsch
- keine akzeptable Uterusrekonstruktion möglich
- abgeschlossene Familienplanung und kein Wunsch nach Uteruserhalt
- submuköses Myom, welches hysteroskopisch gut erreichbar ist (bessere Schwangerschaftsraten als bei der Laparoskopie)
- Uterus größer als entsprechend der 14. – 16. SSW (Uterusgewicht ca. 300 – 400 g)
- bei nicht abgeschlossener Familienplanung bzw. Kinderwunsch:
  - mehr als zwei bis drei Myome mit mehr als 5 cm Durchmesser
  - einzelnes Myom größer als 7 – 15 cm
  - Myome in der Nachbarschaft der Aa. uterinae oder der Tubenwinkel

▸ **Patientenaufklärung.**

- Rezidivrate innerhalb der ersten drei Jahre bei 25%
- 8 – 12 Monate Wartezeit zwischen OP von intramuralen Myomen und der Planung einer Schwangerschaft
- Schwangerschaftsrate bei unerfülltem Kinderwunsch und keinen weiteren Ursachen ca. 60%
- Indikation zur Sectio bei nachfolgender Schwangerschaft bei:
  - Eröffnung des Kavums
  - multiplen transmuralen uterinen Inzisionen
  - Defektheilung
- Risiko einer Uterusperforation bei nachfolgender Schwangerschaft

- Blutungsrisiko, ggf. Notwendigkeit der Bluttransfusion
- Risiko von operationsbedingten Adhäsionen

▶ **OP-Planung.**
- gynäkologische Untersuchung mit Vaginalsonografie und transabdominalem Ultraschall mit gefüllter Blase: Beschreibung der Anzahl, Lage und Echogenität der Myome
- Eine Vorbehandlung mit GnRH-Analoga über 3 Monate wird von einigen Autoren insbesondere bei großen intramuralen Myomen empfohlen; Beginn im mittlutealen Teil des Zyklus (→ Vermeidung der Zunahme der Beschwerden durch den initialen Östrogenanstieg)
  - hydropische Degeneration der Myome mit Nekrotisierung und Obliteration der Trennschicht zwischen Myom und Myometrium → schlechtere Voraussetzungen für die Präparation
  - unzureichender Effekt in 20 – 30 % der Fälle
  - Myome nach Schrumpfung evtl. schlecht lokalisierbar
  - öfter Therapieabbruch oder zusätzliche Hormonsubstitution (Add-back-Therapie) wegen starker Nebenwirkungen erforderlich
  - präoperative Stabilisierung des Hb-Wertes bei Blutungsanämie (Eisensubstitution!)
  - Verminderung des intraoperativen Blutverlustes

OP-Technik

▶ **Darstellung des Uterus, Vorbereitungen.** Nach dem Einbringen der üblichen Trokare erfolgt die Inspektion des gesamten Abdomens. Dann wird der Uterus mit den bereits sonografisch beschriebenen Myomen dargestellt. Myome an der Uterus- oder Zervixhinterwand lassen sich durch den Einsatz des Uterusmanipulators nach Valcev besser präsentieren. Das weitere Vorgehen hängt von dem Sitz des Myoms ab. Am Ende des Eingriffs kann zur Blutungskontrolle eine Robinson-Drainage eingelegt werden.

Gestielte Myome

▶ **Ligatur des Myomstiels.** Der meist gut zugängliche Stiel wird entweder bipolar koaguliert oder mit einer Röderschlinge ligiert. Bei kurzem Stiel besteht nach der Durchtrennung die Gefahr, dass die Ligatur durch Retraktion des Gewebes abrutscht. Bei Einsatz der Schlingenligatur wird durch den linken Unterbauchtrokar mittels Applikatorhülse eine Endoschlinge (1 oder 0, resorbierbar) mit Führungsstab ins Abdomen eingebracht. Die Schlinge wird mithilfe eines Overholts um das Myom herumgeführt, an der uterusnahen Basis des Myomstiels positioniert und zugezogen (▶ Abb. 7.13 a).

▶ **Fassen des Myoms, Transport in Douglas-Raum.** Das Myom wird dabei mit einer Allis-Klemme oder einer 10-mm-Krallenzange gefasst und der Stiel angespannt. Dann wird dieser unter weiterem Zuziehen der Schlinge an der myomnahen Basis mit der Hakenschere (▶ Abb. 7.13 b) abgesetzt und das Präparat zunächst in den Douglas-Raum verbracht.

▶ **Inzision und Absetzen des Myoms.** Bei breiten kurzen Stielen wird die Myomserosa knapp 1 cm von der Ligatur entfernt zirkulär inzidiert. Durch das gleichzeitige Zuziehen der Schlinge wird das Myom hochgedrückt und es entsteht ein guter Stumpf. Nun kann das Myom an der Basis abgesetzt werden (▶ Abb. 7.13 c), ohne dass die Ligatur abrutscht. Ein zu großer Stumpf kann nachreseziert werden. Falls notwendig, wird eine Sicherheitsligatur über die erste Ligatur gelegt.

▶ **Bipolarkoagulation.** Bei der Bipolarkoagulation wird analog verfahren, wobei der gefäßführende Stiel mit lang andauernder Koagulation (60 W) im kompletten Querschnitt verödet wird. Das Absetzen erfolgt schrittweise, um evtl. blutende Gefäße nachkoagulieren zu können, bevor sie retrahieren.

Subseröse/intramurale Myome

▶ **Subkapsuläre Injektion von verdünntem Adrenalin.** Zur Verminderung der Blutungsneigung und gleichzeitigen Aquadissektion der Trennschicht zwischen Myom und Myometrium können je nach Größe des Myoms 20 – 40 ml einer Suprarenin-Lösung (1 Amp. auf 100 ml NaCl) mit einer Injektionskanüle subkapsulär eingespritzt werden.

▶ **Inzision von Serosa und Myometrium.** Dann werden die Serosa und das Myometrium über dem Myom in Längsrichtung mit der Hakenschere, dem Ultraschallskalpell (z. B. Harmonic) oder der monopolaren Nadel bis auf das Myom inzidiert (▶ Abb. 7.14 a, b). Der Schnitt darf nicht zu klein gewählt werden, da besonders bei tieferem Sitz der

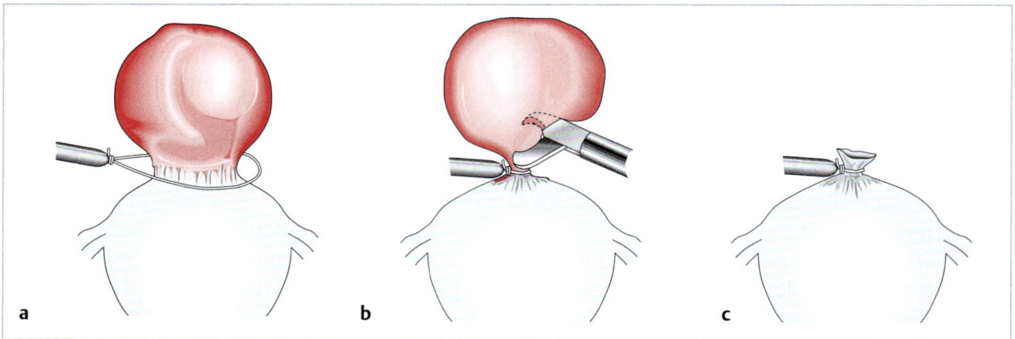

Abb. 7.13 Resektion eines gestielten Myoms (Quelle: siehe Bildnachweis [1]).

a Platzierung der Schlinge um die Myombasis
b Zuziehen der Schlinge bewirkt Gefäßkompression, Absetzen mit Hakenschere
c endgültige Platzierung der Schlinge, Z. n. Myomresektion

größten Zirkumferenz ein Herauslösen des Myoms erschwert wird. Besonders bei intramuralen Myomen sollte jedoch zur Erhaltung der Wandstabilität zurückhaltend inzidiert werden. Gegebenenfalls muss bei Schwierigkeiten der myometrale Schnitt etwas erweitert werden. Um unnötige Blutungen zu vermeiden, ist eine korrekte Präparation direkt auf dem Myom notwendig.

▸ **Fassen und Anspannen des Myoms.** Liegt ein Teil der Myomhemisphäre frei, wird es mit einer Fasszange (z. B. 10-mm-Krallenzange) oder dem Myombohrer fixiert und angespannt. Gelegentlich ist es sinnvoll, das Myom an der Oberfläche zu inzidieren, um einen besseren Angriff für die Zange zu haben. Große Myome werden evtl. sogar komplett halbiert. Dies erleichtert die Resektion und Übersicht bei der Blutstillung.

▸ **Ausschälung, Koagulation.** Unter Anspannung mit der Krallenzange wird das Myom nun stumpf mit der bipolaren Koagulationszange oder der Metzenbaum-Schere herausgeschält (▸ Abb. 7.14c). Blutende Gefäße werden direkt koaguliert. Während der Präparation mit der Bipolarzange oder dem Harmonic ist eine ständige Koagulation bei der Trennung der Schichten hilfreich. Vor dem endgültigen Absetzen des Myoms müssen die an der Basis befindlichen Blutgefäße gut koaguliert werden (▸ Abb. 7.14d, e). Das Präparat wird dann an gut sichtbarer Stelle im Abdomen deponiert und später geborgen (s. u.). Das Wundbett wird nochmals dargestellt und blutende Gefäße koaguliert.

▸ **Wundverschluss.** Der Wundverschluss erfolgt je nach Tiefe des Wundbettes ein-, zwei- oder mehrschichtig, um eine Defektheilung zu vermeiden. Die Fadenstärke wird nach der Fadenbelastung und der Vulnerabilität des Gewebes ausgewählt: Stärke 0 bei großer Spannung und/oder leicht einreißendem Gewebe, Stärke 2/0 bei leichter Adaptation und/oder stabilem Gewebe. Es werden Einzelknopfnähte mit versenktem Knoten (Stichrichtung: innen, außen, außen, innen) bei der oberflächlichen Nahtreihe gesetzt und intrakorporal geknotet (▸ Abb. 7.14f). Um eine gute Kompression im Wundbett zu erreichen, werden die Stiche der oberen Nahtreihe deutlich lateral der Inzisionslinie vorgenommen. Löst sich der erste Knoten aufgrund einer hohen Fadenspannung, wird dieser jeweils mit einem Overholt (über einen zusätzlichen Trokar im mittleren Unterbauch) fixiert, bis der zweite intrakorporale Knoten den ersten sichert. Bei **extrakorporaler** Knotung wird ein Röder-Buess-Knoten vorgelegt und mit dem Knotenschieber ins Wundgebiet vorgeschoben.

Alternativ kann die oberflächliche Naht fortlaufend (▸ Abb. 7.14g) erfolgen. Hier können statt der Knoten am Anfang und Ende Fadenclips eingesetzt werden (z. B. Lapra-Ty) → durch entsprechende Fadenspannung wird eine gute Kompression im Wundgebiet erreicht. Stülpen sich die Wundränder nicht gut ein, sollte zur Adhäsionsprophylaxe die oberflächliche Naht fortlaufend sero-serös erfolgen.

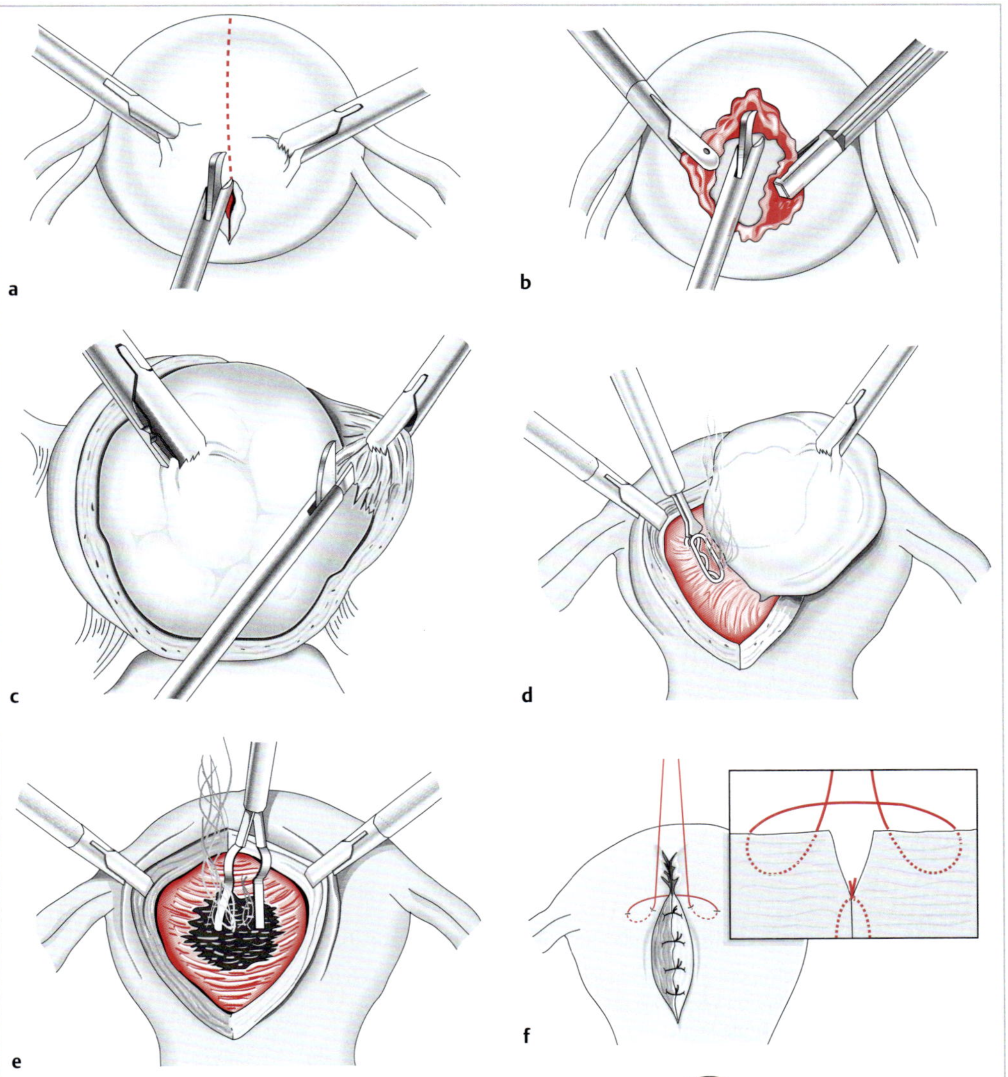

a

b

c

d

e

f

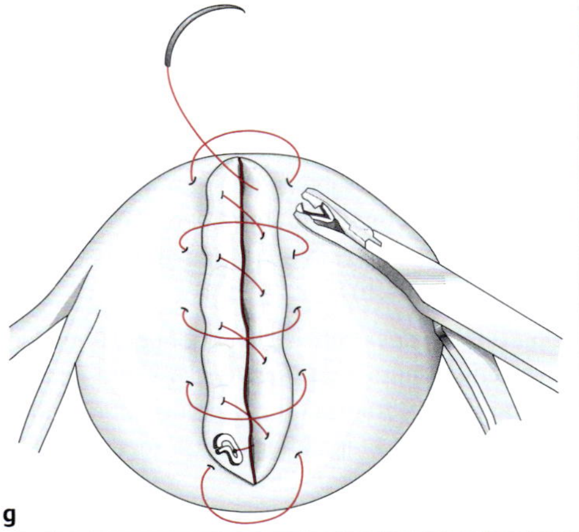

g

Abb. 7.14 Enukleation eines subserösen/intramuralen Myoms (Quelle: siehe Bildnachweis [1] und [6]).

a Eröffnung
b Längsspaltung des Perimysiums (Hakenschere)
c Freipräparation stumpf und scharf (monopolare Schere oder bipolare Koagulationszange)
d bipolare Koagulation verbliebener gespannter Bindegewebsfasern im tiefen Myombett, anschließende Durchtrennung
e Abschlussbild des intramuralen Myombetts nach Myomenukleation
f Wundverschluss der Uterotomie mit Einzelknopfnähten
g Wundverschluss der Uterotomie mit fortlaufender Naht

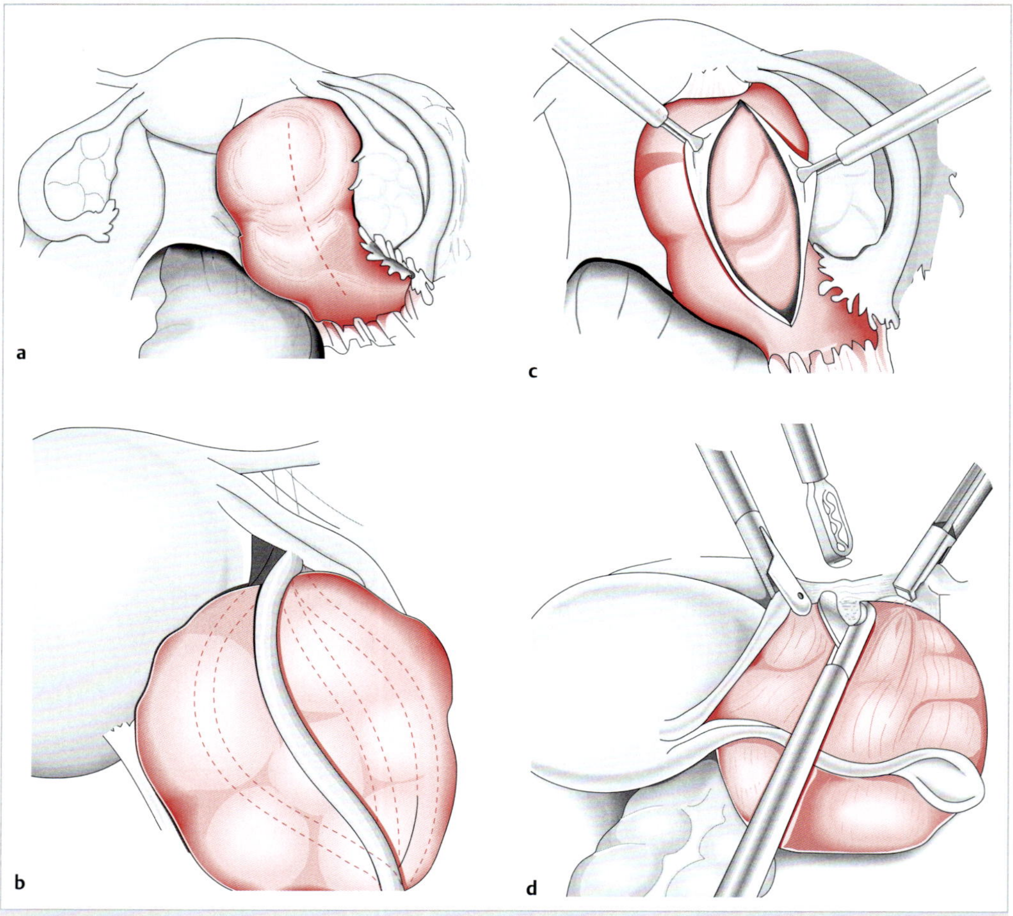

Abb. 7.15 Intraligamentäres Myom (Quelle: siehe Bildnachweis [1] und [6]).

a Ausdehnung bis in retroperitonealen Bereich (Beckenwand) ist möglich (**Cave:** Ureter)
b mögliche Ureterlokalisation bei intraligamentärem Myom
c Inzision der Serosa, stumpfe Präparation
d Durchtrennung der Ligg. rotundum und latum (nach bipolarer Koagulation)

Intraligamentäre Myome

Die Besonderheit der Präparation intraligamentärer Myome liegt in der Nähe zu den uterinen Gefäßen, dem Ureter und der Blase sowie dem daraus resultierenden Verletzungsrisiko der genannten Strukturen (▶ Abb. 7.15 a, b).

▶ **Darstellung des Ureters.** Insbesondere über den Ureterverlauf muss man sich **vor** der weiteren Präparation durch transperitoneale Inspektion oder besser durch eine Präparation des Ureters im Klaren sein. Hierzu wird das Peritoneum im Bereich der Fossa ovarica parallel zum erwarteten Ureterverlauf inzidiert. Darstellen des retroperitonealen Raums mittels stumpfer Präparation, z. B. mit dem Overholt (▶ Abb. 7.15 c, d). Das Peritoneum wird hierbei nach medial angespannt. Der identifizierte Ureter wird mit einem Präpariertupfer oder dem Overholt soweit stumpf abgeschoben, dass eine gefahrlose Präparation des Myoms möglich ist.

▶ **Präparation des Myoms, ggf. Koagulation des Lig. rotundum.** Der bevorzugte Zugang zum Myom ist von hinten. Bei entsprechender Lage und

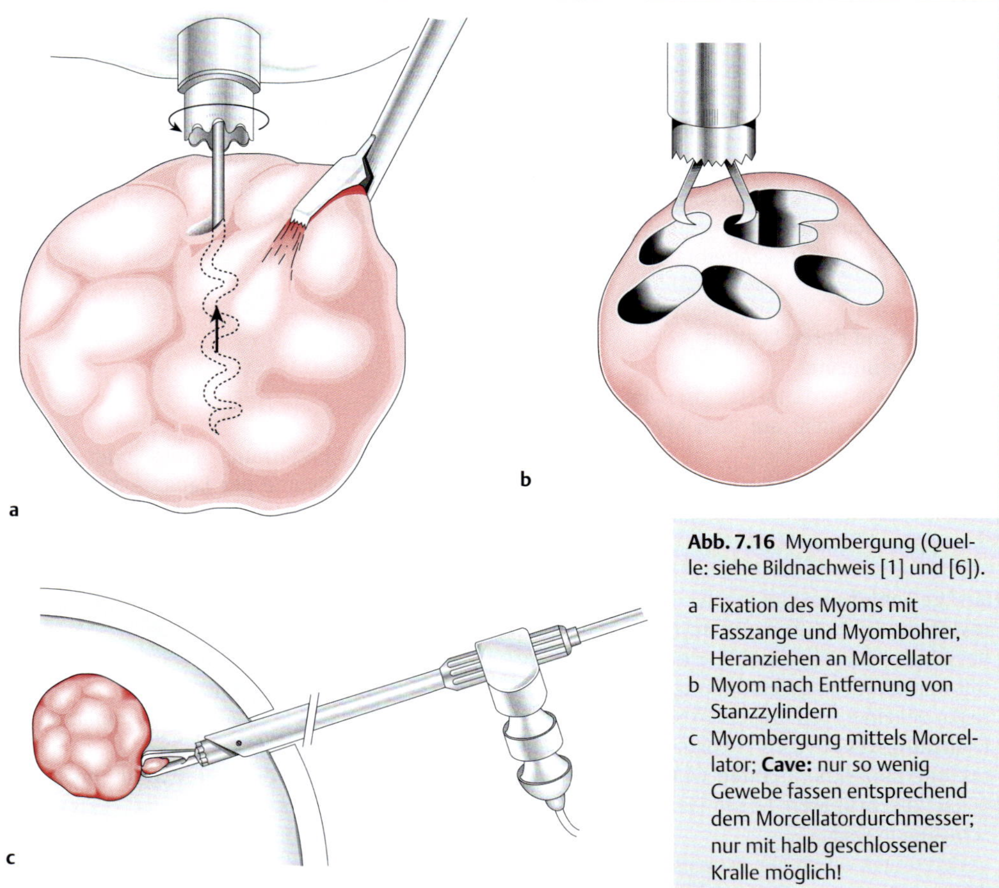

Abb. 7.16 Myombergung (Quelle: siehe Bildnachweis [1] und [6]).

a Fixation des Myoms mit Fasszange und Myombohrer, Heranziehen an Morcellator
b Myom nach Entfernung von Stanzzylindern
c Myombergung mittels Morcellator; **Cave:** nur so wenig Gewebe fassen entsprechend dem Morcellatordurchmesser; nur mit halb geschlossener Kralle möglich!

Größe des Myoms kann es jedoch notwendig sein, das Lig. rotundum bipolar zu koagulieren, zu durchtrennen und von dieser Inzision aus zu präparieren (**Cave:** Blasenläsion!). Die weitere Präparation erfolgt wie oben beschrieben. Aufgrund der Nähe zu gefährdeten Strukturen muss streng schichtgerecht auf dem Myom präpariert werden.

Bergung des Gewebes

▶ **Morcellation.** Myome, deren Größe den Trokardurchmesser überschreiten, müssen mit einem motorgetriebenen Morcellator zerkleinert und aus dem Abdomen entfernt werden. Hierzu erweitert man den linken Unterbaucheinstich und bringt einen 10 oder 15 mm durchmessenden elektrischen Morcellator ein. Alternativ kann der Morcellator über einen Einstich im mittleren Unterbauch eingebracht werden. Diese Position ist gerade für den in der Ausbildung befindlichen Operateur ungefährlicher (entfernt von Beckengefäßen und Sigma). Das Myom wird mit einer kontralateral eingeführten Fasszange präsentiert und fixiert, danach mit einer durch den Morcellator eingebrachten Krallenzange oder einem Myombohrer an den Morcellator herangezogen (▶ Abb. 7.16 a). Unter ständigem Zug wird nun mit dem Morcellator ein Stanzzylinder dem Myom entnommen (▶ Abb. 7.16 b). **Merke:** Verletzung umliegender Strukturen, wenn der Morcellator das Myom durchdrungen hat → immer die vermeintliche Austrittsstelle im Blickfeld behalten. Das Morcellieren ist häufig die gefährlichste Handlung der Operation.

Die Fasszange sollte so weit geschlossen sein, dass sich der Morcellator problemlos darüber hinwegführen lässt (▶ Abb. 7.16 c). Ansonsten ist das Instrument sehr schnell stumpf und muss ausgetauscht werden. Dieser Vorgang wird wiederholt, bis das gesamte Myom entfernt ist. Kleinere, herabgefallene Myomreste müssen zur Vermeidung von

Umgebungsreaktionen ebenfalls entfernt werden. Nach Entfernung des Trokars wird die Faszie zur Vermeidung einer Hernie mit ein bis zwei Einzelknopfnähten (0, resorbierbar) verschlossen.

► **Adhäsionsprophylaxe.**
- Vermeidung größerer Nekrosezonen besonders im Bereich der Serosa → hier zurückhaltender Einsatz von Koagulationsinstrumenten
- möglichst kleine, adnexentfernte Inzisionen
- korrekte Adaptation und Einstülpung der Wundränder
- Interceed-Gaze; wird unter Benutzung der Spülung an den Uterus anmodelliert
- Einige Autoren empfehlen eine „Second-look"-Laparoskopie innerhalb der ersten 6 Wochen, um besonders bei Kinderwunschpatientinnen ggf. Adhäsionen zu lösen.

► **Probleme und deren Lösung.**
- **verstärkte Blutung**
  - Einsatz von verdünntem Adrenalin (s. o.)
  - Präparation dicht auf dem Myom → schichtgerecht
  - präventive Koagulation, ohne jedoch große Nekrosezonen zu hinterlassen
  - komprimierende Naht

► **Häufige Fehler und Gefahren.**
- **insuffiziente Nahttechnik** mit mangelhaftem Verschluss der Wundhöhle → Hämatombildung mit konsekutiver Defektheilung → Perforationsrisiko bei einer nachfolgenden Schwangerschaft
- **Eröffnung des Kavums** → Verschluss des Defektes mit Einzelknopfnähten (4/0, resorbierbar) → Rat zur primären Sectio bei nachfolgender Schwangerschaft
- Verletzungen durch den **Morcellator** (insbesondere an Darm oder Gefäßen) → unkontrollierte Bewegungen vermeiden und immer das geschliffene Ende im Blickfeld behalten

► **Alternativmethoden.**
- Hysterektomie (wenn ein Organerhalt nicht gewünscht wird)
- hysteroskopische Resektion (wenn die im Kap. 7.1.2.2 genannten Voraussetzungen erfüllt sind)
- medikamentöse Therapie mit GnRH-Analoga
  - Reduktion des Volumens um durchschnittlich 30 – 50 % nach 10 Wochen
  - ursprüngliches Volumen wird 10 Wochen nach Absetzen der Therapie wieder erreicht
  - als Dauertherapie wegen der drohenden Osteoporose nicht geeignet
- Embolisation durch interventionelle Radiologie
- Magnetresonanzgeführte Therapie mit fokussiertem US (MRgFUS)

► **Postoperative Behandlung.** Sonografischer Ausschluss eines Hämatoms als Zeichen der Defektheilung

7.3.2 Laparotomische Myomenukleation

► **OP-Prinzip.** Entfernung eines oder mehrerer meist großer Myome per Laparotomie. Die unter „Laparoskopische Myomenukleation" beschriebenen Grundsätze gelten bei der Laparotomie ebenfalls, sodass in diesem Kapitel nur die Unterschiede und Besonderheiten aufgeführt werden.

► **Indikation.** Endoskopisches Prozedere technisch nicht möglich oder sinnvoll:
- bei nicht abgeschlossener Familienplanung bzw. Kinderwunsch:
  - mehr als zwei bis drei Myome mit mehr als 5 cm Durchmesser
  - einzelnes Myom größer als 7 – 15 cm
  - Myome in der Nachbarschaft der Aa. uterinae oder der Tubenwinkel
- Uterus größer als entsprechend der 14.–16. SSW (Uterusgewicht ca. 300 – 400 g)

► **Kontraindikation.** Aufgrund der deutlich höheren Komplikationsrate der Myomenukleation sollte bei abgeschlossener Familienplanung und der unter Indikation beschriebenen Myomgröße der Hysterektomie (z. B. LASH) der Vorzug gegeben werden.

► **Patientenaufklärung.**
- Risiken wie Nachblutungen, Fieber und paralytischer Ileus
- Information über möglichen, hohen intraoperativen Blutverlust
  - Angebot der Eigenblutspende
  - evtl. Notwendigkeit der Gabe von Bluttransfusionen

► **OP-Planung.** Eigenblutspende (s. Aufklärung).

OP-Technik

► **Subkapsuläre Injektion von verdünntem Adrenalin.** Nach Abstopfen des Darmkonvolutes nach kranial wird eine verdünnte Adrenalinlösung (z. B. 1 Amp. Suprarenin auf 100 ml NaCl 0,9 %) subkapsulär eingespritzt.

► **Schnittführung.** Dann wird möglichst in der Mitte des Uterus mit dem Skalpell ein vertikaler Schnitt bis auf das Myom gesetzt. Die Schnittführung soll so erfolgen, dass möglichst alle Myome hierüber präpariert und entfernt werden können.

► **Fassen und Ausschälen des Myoms.** Das Myom wird dann mit einer passenden Zange gefasst und unter Spannung mit der Schere nach Sims durch spreizende Bewegungen hauptsächlich stumpf ausgeschält (► Abb. 7.17 a). Lassen sich die Schichten im Kapselbereich gut trennen, kann das Myom auch vorsichtig mit dem Finger ausgeschält werden.

► **Ligatur und Wundverschluss.** Die versorgenden Gefäße werden an der Basis über einer Klemme abgesetzt und ligiert (► Abb. 7.17 b). Kleinere Blutungen im Wundbett werden koaguliert. Ist das Wundbett nicht bluttrocken, wird eine Redondrainage, welche über die Bauchdecke ausgeleitet wird, eingelegt, um eine Defektheilung zu vermeiden. Der Wundverschluss erfolgt durch eine gewebeinvertierende Naht, die zur Kompression des Wundbettes beiträgt. Hierzu wird eine fortlaufende, monofile, spät resorbierbare Naht (z. B. PDS, s. ► Abb. 7.17 c) der Stärke 2/0 verwendet, die deutlich lateral der Wundränder gestochen wird.

► **Verbleibende Myometriumlappen.** Bleiben nach der Enukleation großer Myome breitflächige Myometriumlappen übrig, werden diese durch spezielle Nahttechniken in die Uteruswand einbezogen, sodass eine möglichst stabile Wandsituation und eine gute Kompression entsteht (► Abb. 7.17 d, e).

Nicht peritonealisierbare Defekte werden mit Interceed zur Adhäsionsprophylaxe abgedeckt. Zur Ableitung von meist bestehenden Sickerblutungen kann eine Easy-Flow-Drainage durch die Bauchdecken in den Douglas gelegt werden.

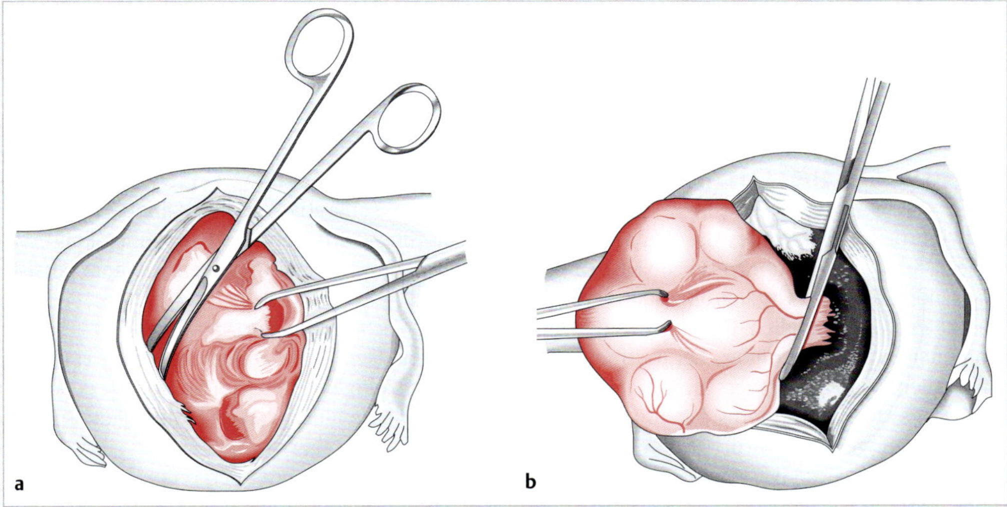

Abb. 7.17 Laparotomische Myomenukleation (Quelle: siehe Bildnachweis [3]).

a Ausschälung des Myomknotens durch Spreizbewegungen mit der Schere
b Abklemmen des Gefäßstiels des Myoms

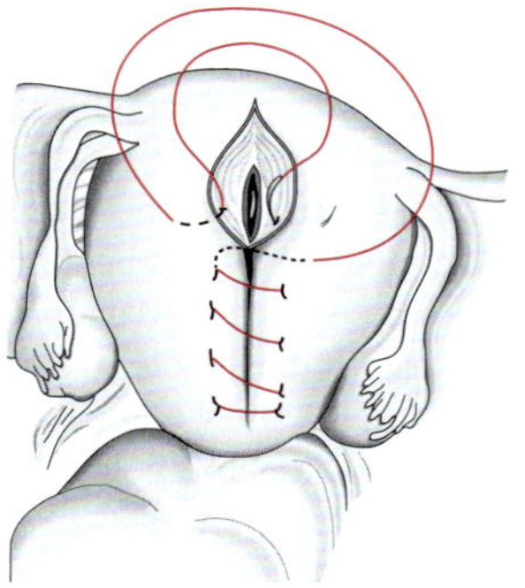

c

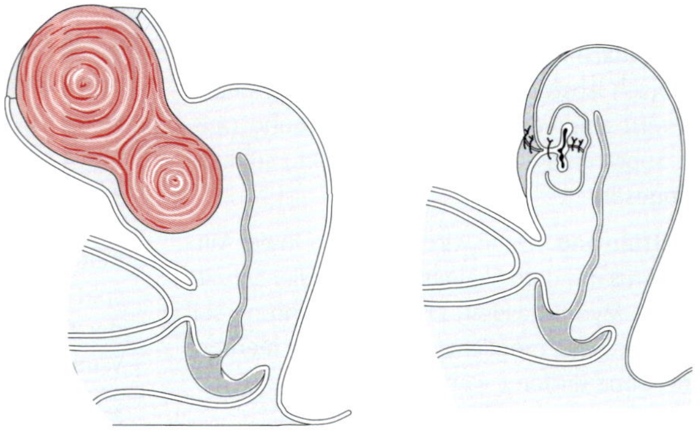

d

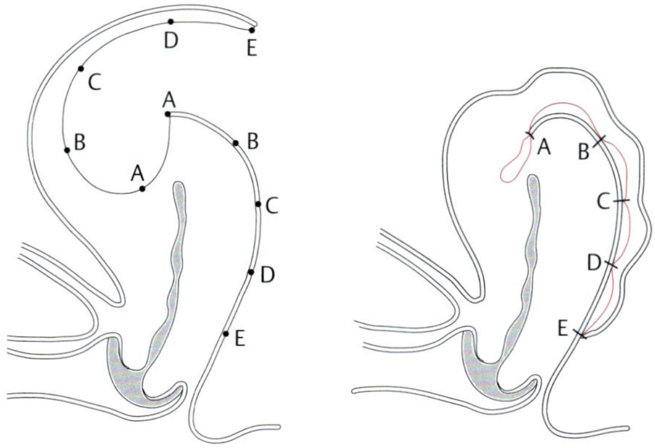

e

Abb. 7.17 *Fortsetzung*

c fortlaufende invertierende Naht der Uteruswand zum Verschluss des Myombetts
d schematische Darstellung: Einstülpen der stark ausgezogenen überschüssigen Myometriumlappen nach Entfernung großer Myomknoten
e schematische Darstellung: Aufsteppen des stark ausgezogenen Myometriumlappens auf die hintere Uteruswand nach Myomektomie

7.4 Hysterektomie

▸ **OP-Prinzip.** Entfernung des Uterus oder zumindest des Uteruscorpus (suprazervikale HE). Dies ist je nach Indikation und Organgröße über verschiedene Zugangswege möglich. Die gleichzeitige Entfernung der Ovarien, besonders bei postmenopausalen Frauen, wird kontrovers diskutiert. Da die Inzidenz des Ovarialkarzinoms nur um 3 – 10 von 10 000 Frauen gesenkt wird, ist die beidseitige Ovarektomie aus diesem Grunde nicht zu rechtfertigen. Welche Nachteile durch den Wegfall der Restovarialfunktion nach beidseitiger Adnexektomie entstehen, ist noch nicht geklärt.

▸ **Indikation.**

- Uterus myomatosus
- Adenomyosis uteri interna
- vaginaler und uteriner Descensus (relativ)
- Endometriose, die durch ein entsprechendes Therapiekonzept unter Einbeziehen der Hysterektomie operativ komplett saniert werden kann
- Blutungsstörungen, die trotz einer konservativen oder minimal-invasiven Therapie persistieren
- chronische Unterleibsschmerzen
- bei beidseitiger Ovarektomie älterer Frauen ggf. gleichzeitige Hysterektomie
- unstillbare Blutungen im Rahmen eines Abortes oder einer Geburt
- Placenta increta oder percreta
- höhergradige Zervix- oder Endometriumdysplasien (histologisch verifiziert; CIN III, adenomatöse Endometriumshyperplasie mit Atypien)
- Malignome (s. entsprechende Kapitel)

Cave

Bei einer nicht unerheblichen Zahl der Patientinnen persistieren die Beschwerden postoperativ oder nehmen sogar zu.

▶ **Kontraindikation.**

- Kinderwunsch
- Wunsch nach Organerhalt
- konservative und minimal-invasive Therapieoptionen nicht ausgeschöpft bzw. wurden der Patientin nicht angeboten
- andere Gründe, die gegen eine Operation sprechen

▶ **Patientenaufklärung.**

- Information über das gesamte Spektrum der zur Verfügung stehenden operativen und alternativen nichtoperativen Therapiemethoden
  - hormonelle Therapie
  - Einlage einer Mirena-Spirale
  - Endometriumablation oder -resektion
  - hysteroskopische Myomresektion
  - laparoskopische Myomenukleation (ggf. per Laparotomie)
  - Myomembolisation
  - MRgFUS (MR-gesteuerte fokussierte Ultraschalltherapie) zur gezielten Zerstörung von Myomen
  - laparoskopische suprazervikale Hysterektomie
  - totale Hysterektomie (vaginal, abdominal, LAVH, TLH)
- ausführliche Information der Patientin und des Partners über wahrscheinliche und sehr unwahrscheinliche Nebenwirkungen des Eingriffs reduziert die Rate an psychosexuellen Problemen postoperativ
  - keine Verkürzung der Scheide
  - keine Orgasmusstörungen
  - keine Sorge vor einer ungewollten Schwangerschaft
  - Selbstverständnis einer Frau hängt nicht vom Uterus ab etc.

Cave

Auch bei ausführlicher Aufklärung können psychosexuelle Probleme wie Libidoveränderungen, Depressionen etc. auftreten (bei Hinweisen auf ein mögliches postoperatives Risiko dieser Art sehr enge Indikationsstellung).

- Information über die Möglichkeit der Eigenblutspende, insbesondere bei zu erwartenden größeren Blutverlusten (z.B. großer Uterus myomatosus)
- postoperativ entfällt Monatsblutung; keine Möglichkeit mehr, schwanger zu werden
- Information über folgende spezielle Risiken:
  - Infektionen bis hin zur Peritonitis und Ileus
  - Blutungen, ggf. mit der Notwendigkeit der Fremdbluttransfusion (Infektionsrisiko: Hepatitis, HIV)
  - Verletzungen von Blase, Darm oder Ureter
  - Fistelbildung zwischen Scheide und den genannten Organen
  - Adhäsionen
  - Sekundärheilung des Scheidenendes mit der möglichen Ausbildung von Granulationspolypen
  - Tubenprolaps (Symptome sind Blutungen, Dyspareunie, Ausfluss und Schmerzen)
  - Lagerungsschäden (insbesondere N. femoralis)
  - postoperative Dyspareunie
  - früherer Beginn der Wechseljahre durch Einschränkung der ovariellen Durchblutung möglich
  - Drangsymptome wie Nykturie, Verkürzung der Miktionsintervalle und Dysurie, sowie eine Stressharninkontinenz postoperativ häufiger als bei der Normalbevölkerung
- Wundsekretion oder leichtere Blutungen noch 2–4 Wochen postoperativ möglich
- über 4–6 Wochen nach dem Eingriff sollte kein Geschlechtsverkehr stattfinden
- beim ersten Geschlechtsverkehr nach der Operation kann es hilfreich sein, ein Gleitgel (z.B. Gleitgelen) zu verwenden, um erste Unsicherheiten zu überwinden und nicht in den Teufelskreis der Dyspareunie zu geraten

▸ **OP-Planung.**
- gynäkologische Untersuchung mit Sonografie
  - Anamnese der Beschwerden (Blutung, Schmerzen, Dysmenorrhö, Dyspareunie, Descensus, Harninkontinenz)
  - Abschätzung von Größe und Lage des Uterus
  - Beurteilung des Endometriums
  - Schwangerschaftstest
  - zytologische Abklärung der Zervix
  - Nativ- und Methylenblau-Abstrich
- Hysteroskopie und fraktionierte Abrasio bei atypischen Blutungen oder sonografischen Auffälligkeiten
- Eisensubstitution und evtl. präoperative Gabe von GnRH-Analoga oder kontinuierliche Gestagen-Gabe (z. B. Cerazette) bei Blutungsanämie
- Eigenblutspende bei zu erwartenden größeren Blutverlusten
- bei dringender Operationsindikation ggf. Ausgleich einer Blutungsanämie durch Fremdbluttransfusionen. Bei hoher Transfusionswahrscheinlichkeit sind Konserven zu kreuzen und die Patientin mit einem separaten Aufklärungsbogen aufzuklären
- Infektionen des Genitales **müssen** saniert sein
- Nierensonografie zur Abklärung der ableitenden Harnwege; bei großen Myomen, Adnextumoren oder ausgedehnter Endometriose ist ein Ausscheidungsurogramm empfehlenswert
- Darmentleerung durch einen Einlauf am Vorabend bei Obstipation
- Antibiotikaprophylaxe z. B. mit einem Cephalosporin 30 min vor OP-Beginn (Schnitt)

▸ **Postoperative Behandlung.**
- Entfernen der Drainagen nach Einsetzen seröser Sekretion
- 1000 ml Elektrolytlösung parenteral, bis Essen und Trinken vonseiten der Patientin möglich sind
- ausreichende Analgesie nach VAS (Visueller Analog Score)
- Kostaufbau je nach Art des speziellen Eingriffs
  - im Allgemeinen ist normale Kost bereits nachmittags oder abends möglich (hängt von der Ausprägung einer postoperativen Übelkeit oder Erbrechen ab)
- bei Schmerzen, Fieber oder Druckgefühl vaginale Untersuchung, ggf. vorsichtige Entleerung eines Seroms oder Hämatoms durch Spreizen des Scheidenendes mit einer Kornzange (**Cave:** Perforation des Peritoneums bzw. freier Zugang zur Bauchhöhle bei fehlendem Verschluss des Peritoneums)
- Information:
  - leichte Müdigkeit und geringe Schmerzen in den ersten Wochen normal
  - Geschlechtsverkehr erst nach Abheilung des Vaginalstumpfes (nach 4 – 6 Wochen)
- Kontrolle des Vaginalstumpfes nach 6 – 12 Wochen auf Granulationsgewebe und korrekte Heilung

7.4.1 Laparoskopische suprazervikale Hysterektomie (LASH)

▸ **OP-Prinzip.** Laparoskopische Entfernung des Corpus uteri. Die Zervix bleibt in situ. Ziel sind die Senkung der operationsbedingten Morbidität und die Vermeidung befürchteter Folgeerscheinungen am Beckenboden durch Belassen der Zervix (dieser Vorteil ist wissenschaftlich nicht gesichert).

Merke M!

Die Methode ist nur für Frauen geeignet, die regelmäßig zur gynäkologischen Vorsorgeuntersuchung gehen und deren zytologischer Zervixabstrich nicht länger als 12 Monate her ist und unauffällig war. Bei der präoperativen Untersuchung sollte eine Kolposkopie erfolgen.

▸ **Indikation.** Der symptomatische Uterus myomatosus, die Adenomyosis uteri interna und therapieresistente dysfunktionelle Blutungen sind die Hauptindikationen.

▸ **Kontraindikationen.**
- prämaligne oder maligne Veränderungen an Zervix oder Corpus uteri
- Zervixmyome (relativ; Enukleation möglich)
- rektovaginale Endometriose (relativ; Sanierung ist obligat)
- Karzinophobie bezüglich eines Zervixkarzinoms

▸ **Patientenaufklärung.**
- wie zu Beginn des Kapitels zur Hysterektomie beschrieben sowie Aufklärung über den laparoskopischen Eingriff (s. dort)

- Information über mögliche (in 5 – 20 % der Fälle) postoperativ persistierende zyklische Blutungen (meist spotting). In diesem Falle wäre eine Östrogenmonotherapie als Hormonersatz kontraindiziert → Gabe eines Kombinationspräparates.

► **OP-Planung.**

- Wie unter 7.4.1 und in Kapitel 12.1 zur Laparoskopie beschrieben
- Rasur ist nur bei Behaarung deutlich oberhalb des Mons pubis notwendig

OP-Technik LASH

► **Vorbereitungen.** Nach dem Entleeren der Blase mit einem Einmalkatheter wird die Portio über eine Spekulumeinstellung dargestellt und mit einer Kugelzange angehakt. Der Uterusmanipulator wird an der Portio fixiert. Die Einlage eines Uterusmanipulators oder alternativ einer Kürette, die mit Pflaster an der Kugelzange fixiert ist, ist nicht obligat. Viele Operateure arbeiten ohne Manipulationsinstrument.

► **Beginn der Laparoskopie.** Nach Beendigung der Abdeckung und einem Wechsel der Handschuhe werden die Laparoskopie und die begleitenden Eingriffe, wie in den entsprechenden Kapiteln beschrieben, durchgeführt.

► **Präparation des Corpus uteri.** Fassen des Uterus mit einer scharfen Fasszange vom linken Unterbaucheinstich aus. Die weitere Präparation kann mit folgenden Instrumenten erfolgen:

- bipolare Koagulationszange und Metzenbaum-Schere
- ultraschallbasiertes Koagulations- und Schneideinstrument (z. B. Harmonic, Sonosurg → Verschluss von Gefäßen bis 5 mm Durchmesser)
- bipolares Versiegelungsgerät mit integrierter Klinge zum Schneiden (z. B. Enseal, BiCision, Ligasure → Verschluss von Gefäßen bis ca. 7 mm Durchmesser; direkte Nachkoagulation möglich)

Durchtrennen des rechten Lig. rotundum ca. 1 cm vom Uterus entfernt. Nun Absetzen der Tube und des Lig. ovarii proprium. Die Präparation sollte nicht direkt am Uterus, sondern wenige Millimeter von der lateralen Uteruskante entfernt erfolgen. So können lästige Blutungen aus den Ästen der aufsteigenden Vasae uterinae vermieden werden. Spalten des Lig. latum bis zum unteren Bereich der aufsteigenden Vasa uterinae (Höhe Übergang Zervix – Korpus). Das Blasenperitoneum wird bis zur Mittellinie gespalten, aber nur leicht nach kaudal mobilisiert. Absetzen der dargestellten Vasa uterinae knapp unterhalb des Überganges der Zervix zum Korpus. Dies gelingt nicht immer, da gelegentlich ein Teil der Gefäße in einem muskulären Sulcus verläuft, sodass es beim Absetzen des Korpus von der Zervix zu Blutungen kommen kann. Dieses Problem tritt bei Einsatz einer Ultraschallschere seltener auf, da hier mit der aktiven Klinge direkt in die Zervix weiterpräpariert werden kann. Auf der anderen Seite wird entsprechend präpariert. Der Einsatz einer 30°-Optik ist zur Darstellung der seitlichen Uteruskante sehr hilfreich.

► **Absetzen des Corpus von der Zervix.** Nachdem nochmals sichergestellt ist, dass die Blase nicht zum Corpus uteri hochgezogen ist (z. B. bei Z. n. Sektio), wird der Corpus uteri etwas unterhalb des Übergangs zur Zervix abgesetzt (► Abb. 7.18). Dies kann direkt mit der Ultraschallschere oder nach Instrumentenwechsel mittels eines monopolaren Hakens, einer Hakenschere oder einer monopolaren Schlinge erfolgen. Bei allen thermischen bzw. elektrischen Verfahren ist sicherzustellen, dass Blase und Darm ausreichend weit entfernt sind. Bei Einsatz der monopolaren Schlinge sollte erst mit Koagulationsstrom ankoaguliert und dann mit Schneidestrom abgesetzt werden. Es ist darauf zu achten, dass die Schlinge nicht unterhalb der bereits koagulierten uterinen Gefäße zu liegen kommt. Die Schlinge darf zu Beginn nicht zu stark angezogen werden, damit sich zwischen Gewebe und Schlinge ein Lichtbogen bilden kann. Kleinere Blutungen aus dem Zervixstroma werden bipolar nachkoaguliert. Zur Prophylaxe von zyklischen Blutungen koagulieren einige Operateure den Zervikalkanal bipolar nach. Andere schneiden einen „inneren Konus“ aus der Restzervix. Für beide Verfahren gibt es keinen Beweis für die Sinnhaftigkeit. Dasselbe gilt für den Verschluss des Peritoneums über dem Zervixstumpf. Dies kann z. B. durch das Anlegen einer Z-Naht zwischen Blasenperitoneum und Zervixhinterwand erfolgen.

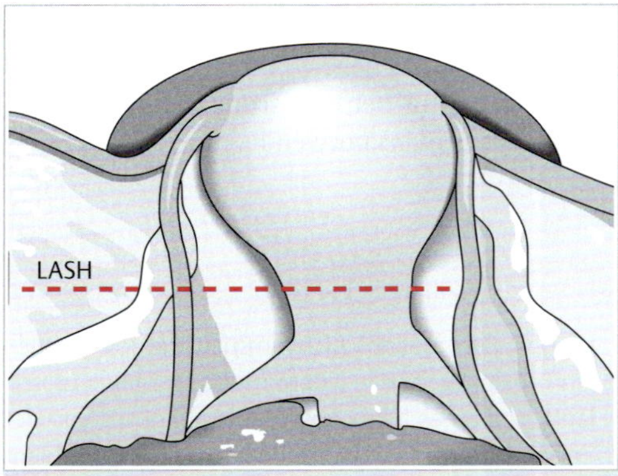

Abb. 7.18 Absetzungsebene für das Corpus uteri.

▸ **Morcellieren des Corpus uteri.** Der Myommorcellator wird entweder über den linken Unterbaucheinstich oder über einen bereits vorhandenen Einstich im mittleren Unterbauch eingebracht. Das Risiko von Gefäß- oder Darmverletzungen (insbesondere des Sigmas) ist in der Mittellinie geringer als beim seitlichen Zugang. Wichtig ist eine permanent gute Sicht auf das rotierende Messer, um Verletzungen durch Einziehen von Darm oder Gefäßverletzungen im Bereich der seitlichen Beckenwand durch falsche Haltung zu vermeiden. Die Fasszange sollte nur so weit geöffnet sein, dass sie problemlos in den Morcellator zurückgezogen werden kann. Andernfalls rotiert das Messer auf dem Metall der Zange und verliert seine Schärfe. Die Nase des Morcellators wird nach oben ausgerichtet. Hierdurch wird das Gewebe so geführt, dass möglichst lange Stücke gewonnen werden können. Idealerweise wird der Uterus mit einer von rechts kommenden Fasszange geführt, um ein Mitrotieren zu vermeiden und ggf. das Präparat durch Herunterziehen am Morcellatormesser abzuschneiden. Herabgefallene Gewebestücke werden eingesammelt. Am Ende wird nochmals das gesamte Abdomen nach versprengten Gewebestücken abgesucht. Hilfreich sind hierbei die Spülung und das Absaugen von Koageln.

▸ **Beenden des Eingriffs.** Nachdem Bluttrockenheit sichergestellt ist, wird das Instrumentarium unter Sicht entfernt. Die Haut wird durch Steristrips oder (versenkte) Einzelknopfnähte verschlossen. Wurde ein Morcellator mit einem Durchmesser > 10 mm eingesetzt, sollte hier zusätzlich die Faszie mit einer z-gestochenen Einzelknopfnaht verschlossen werden. Das Einlegen einer Drainage ist im Allgemeinen nicht notwendig.

▸ **Probleme und deren Lösung.**
- **Blutungen aus den aufsteigenden Uterinaästen** bei der Präparation des Corpus uteri → mit etwas Abstand zur seitlichen Uteruskante präparieren
- **Blutungen aus den Vasae uterinae** nach Absetzen des Corpus uteri:
  - Bereithalten eines Koagulationsinstrumentes und eines Spül-Saugsystems beim Absetzen des Corpus
  - darauf achten, dass die Optik nicht von einer spritzenden Blutung getroffen wird
  - Vermeidung durch Einsatz einer Ultraschallschere (s. o.)

▸ **Häufige Fehler und Gefahren.**
- Gefäß- oder Darmverletzungen durch den Morcellator → für gute Sicht und eine korrekte Haltung des Morcellators sorgen
- thermische Ureterverletzung durch Koagulation von Blutungen aus der am Grunde des Lig. latum verlaufenden uterinen Gefäße → im Zweifel den Ureter in seinem Verlauf darstellen
- zu tiefes Absetzen des Korpus → Eröffnung der Scheide
- zu hohes Absetzen des Korpus → Verbleib von zu viel aktivem Endometrium → weitere zyklische Blutungen

7.4.2 Laparoskopisch assistierte vaginale Hysterektomie (LAVH)

▸ **OP-Prinzip.** Vaginale Hysterektomie, der eine Laparoskopie vorgeschaltet ist. Ziel dieser Kombination ist die Vermeidung einer abdominalen Hysterektomie, wenn ein alleiniges vaginales Vorgehen nicht möglich erscheint. Die Unterscheidung der verschiedenen LAVH erfolgt je nach Ausdehnung des laparoskopischen Anteils:
- **LAVH I:** rein diagnostische Laparoskopie vor der vaginalen Hysterektomie

- **LAVH II:** operative Laparoskopie, z. B. mit Adhäsiolyse im Bereich des Uterus zur Vorbereitung einer unproblematischen vaginalen Hysterektomie
- **LAVH III:** laparoskopisches Absetzen der Ligg. rotunda, der Tuben und der Ligg. ovarii propria, ggf. mit Eröffnung der Plica vesicouterina
- **LAVH IV:** LAVH III mit zusätzlicher Durchtrennung der Aa. uterinae
- **LAVH V:** LAVH IV mit einem kompletten Abpräparieren der Harnblase von der Zervix sowie der Durchtrennung der Parametrien und der Ligg. sacrouterina

Merke M!

- Die Ausdehnung der LAVH über die LAVH III hinaus erhöht das intraoperative Blutungsrisiko und Verletzungsrisiko (insbesondere des Ureters). Daher ist es sinnvoll, den laparoskopischen Eingriff oberhalb der Parametrien zu beenden und das weitere Vorgehen von vaginal vorzunehmen.
- Die LAVH ist kein Ersatz für eine vaginale Hysterektomie, sondern dient der Vermeidung einer abdominalen Hysterektomie.

► **Indikationen.** Zusätzlich zu den im Kapitel „Hysterektomie" genannten Indikationen:

- V. a. Adhäsionen im Bereich des Uterus
- V. a. behandlungsbedürftige Endometriose
- operationsbedürftiger Befund im Adnexbereich
- immobiler Uterus (insbesondere bei Nulliparae)
- Uterus myomatosus
  - Verminderung der Blutungsneigung vor vaginalem Morcellement
  - laparoskopische Myomenukleation zur Verminderung der Uterusmasse (besonders bei Nulliparae mit enger Scheide und immobilem Uterus)
- bei geplanter endoskopischer Adnexektomie bds. und pelviner (ggf. paraaortaler) Lymphadenektomie wegen eines Korpuskarzinoms
- im Rahmen von Studien beim Zervix- oder Korpuskarzinom mit Zervixbeteiligung Anwendung der laparoskopisch assistierten erweiterten vaginalen radikalen Hysterektomie; vaginaler Teil wird in Form einer modifizierten OP nach Schauta durchgeführt oder als totale laparoskopische radikale Hysterektomie

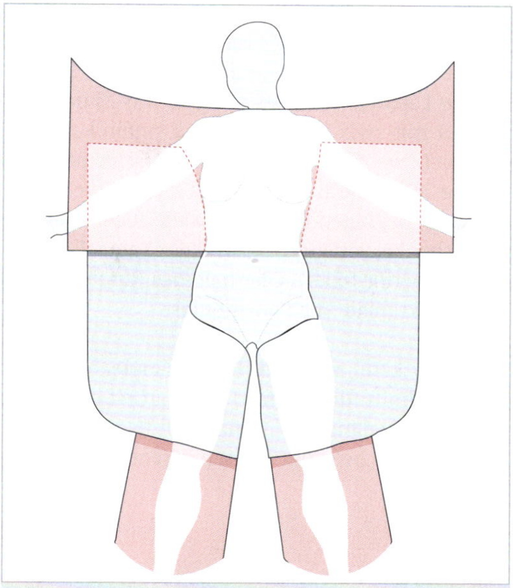

Abb. 7.19 Abdeckung bei laparoskopisch assistierter vaginaler Hysterektomie (a = großes Tuch kranial, b = seitliches Tuch bis über die Beine, c = Beinsack).

► **Kontraindikationen.**

- Kontraindikationen zur Hysterektomie (s. o.)
- laparoskopischer Zugang aufgrund der Uterusgröße nicht möglich
- extremste, laparoskopisch nicht lösbare Verwachsungen im kleinen Becken
- V. a. Ovarialkarzinom

► **Patientenaufklärung.**

- Aufklärung für die vaginale Hysterektomie und für den geplanten laparoskopischen Eingriff (s. entsprechende Kapitel)
- Information, dass ggf. eine Laparotomie notwendig ist

► **OP-Planung.**

- wie unter Hysterektomie und Laparoskopie beschrieben
- wie für den speziellen laparoskopischen Eingriff beschrieben
- Rasur des gesamten Genitalbereichs

► **Lagerung und Abdeckung.** Die Patientin wird in Steinschnittlage gelagert. Es folgt die Desinfektion der Scheide und des äußeren Genitalbereiches. Entleeren der Blase mit einem Einmalkatheter

(Einlegen eines Verweilkatheters nur bei einer erwarteten OP-Zeit > 2–3 Stunden). Mit neuem Instrumentarium wird dann der abdominale Bereich für die Laparoskopie desinfiziert. Die Abdeckung beginnt mit zwei Beinsäcken und einem kaudalen Quertuch, welches die Analregion abschirmt. Dann werden die Beine abgesenkt und zwei seitliche Klebetücher beginnend am kaudalen Tuch über die Oberschenkel verlaufend lateral der Spina iliaca anterior superior fixiert. Oberhalb des Rippenbogens wird das kraniale Tuch positioniert.

Alternativ kann mit einer Laparoskopieabdeckung mit Ausschnitt für den Introitus gearbeitet werden. Dieser wird dann um den Introitus herum mit Streifentapes befestigt. Anschließend wird nach einem Handschuhwechsel zur Abdeckung des äußeren Genitale ein kleines Tuch quer über der Symphyse fixiert. Dieses kann während des vaginalen Teils zur Abdeckung des Abdomens nach oben geschlagen werden.

Merke **M!**

Wird die LAVH III wegen eines Korpuskarzinoms durchgeführt, sollte kein Uterusmanipulator eingelegt werden. Zudem ist eine Spülzytologie dem Douglas zu entnehmen und die Tuben werden beidseits mit einer Endoschlinge ligiert oder elektrokoaguliert, um einen Übertritt von Tumorzellen aus dem Corpus uteri ins Abdomen zu verhindern.

OP-Technik (LAVH III)

► **Vorbereitungen.** Nach dem Entleeren der Blase mit einem Einmalkatheter wird die Portio über eine Spekulumeinstellung dargestellt und mit einer Kugelzange angehakt. Der Uterusmanipulator wird an der Portio fixiert. Die Einlage eines Uterusmanipulators oder alternativ einer Kürette, die mit Pflaster an der Kugelzange fixiert ist, ist nicht obligat. Viele Operateure arbeiten ohne Manipulationsinstrument.

► **Beginn der Laparoskopie.** Nach Beendigung der Abdeckung und einem Wechsel der Handschuhe werden die Laparoskopie und die begleitenden Eingriffe, wie in den entsprechenden Kapiteln beschrieben, durchgeführt.

► **Positionierung des Uterus in Anteflexion – Präparation der Tube und Ligamente.** Für die LAVH wird der Uterus mit dem Uterusmanipulator leicht anteflektiert und lateralisiert, sodass einer der Adnexabgänge gut präsentiert wird.

Die weitere Präparation kann mit folgenden Instrumenten erfolgen:

- bipolare Koagulationszange und Metzenbaumschere
- ultraschallbasiertes Koagulations- und Schneideinstrument (z. B. Harmonic, Sonosurg)
- bipolares Versiegelungsgerät mit integrierter Klinge zum Schneiden (z. B. Enseal, BiCision, Ligasure)

Die Tube, das Lig. rotundum und das Lig. ovarii proprium werden in mehreren Schritten koaguliert und mit der Metzenbaum-Schere durchtrennt (► Abb. 7.20). Die Präparation mit der Schere sollte langsam erfolgen, damit evtl. noch blutende Gefäße nicht komplett durchtrennt werden und so eine Retraktion des Gefäßes vermieden wird. Kommt es zu einer Blutung, erfolgt die sofortige Nachkoagulation. Ist das Lig. ovarii proprium durchtrennt, wird das hintere Blatt des Lig. latum vorsichtig nach kaudal unterminiert und durchtrennt. Es sollten sicher keine Strukturen in diesem Bereich verlaufen (**Cave:** Medial der Schnittführung befinden sich die aufsteigenden uterinen Gefäße!). So gelingt es, die Adnexstümpfe bei den weiteren Operationsschritten deutlich **lateral** des Scheidenstumpfes zu halten, um eine postoperative Dyspareunie durch scheidennah liegende Ovarien zu vermeiden. Auf der kontralateralen Seite wird analog verfahren.

► **Positionierung des Uterus in Retroflexion – Eröffnen des Blasenperitoneums.** Danach positioniert der Assistent den Uterusmanipulator so, dass eine Retroflexion erreicht und die Plica vesicouterina gut dargestellt wird. Das Peritoneum hebt man knapp kaudal der Plica mit einer Allis-Fasszange an und unterminiert und spaltet es von lateral.

► **Durchtrennung des Lig. infundibulopelvicum bei Adnexektomie – Spaltung der Serosablätter.** Wird simultan eine Adnexektomie durchgeführt, erfolgt erst die Durchtrennung des Lig. infundibulopelvicum wie im entsprechenden Kapitel beschrieben. Dann werden die Serosablätter adnexnah bis zum Uterus bzw. dem Lig. rotundum gespalten. Das Adnex verbleibt bei normaler Größe am Uterus.

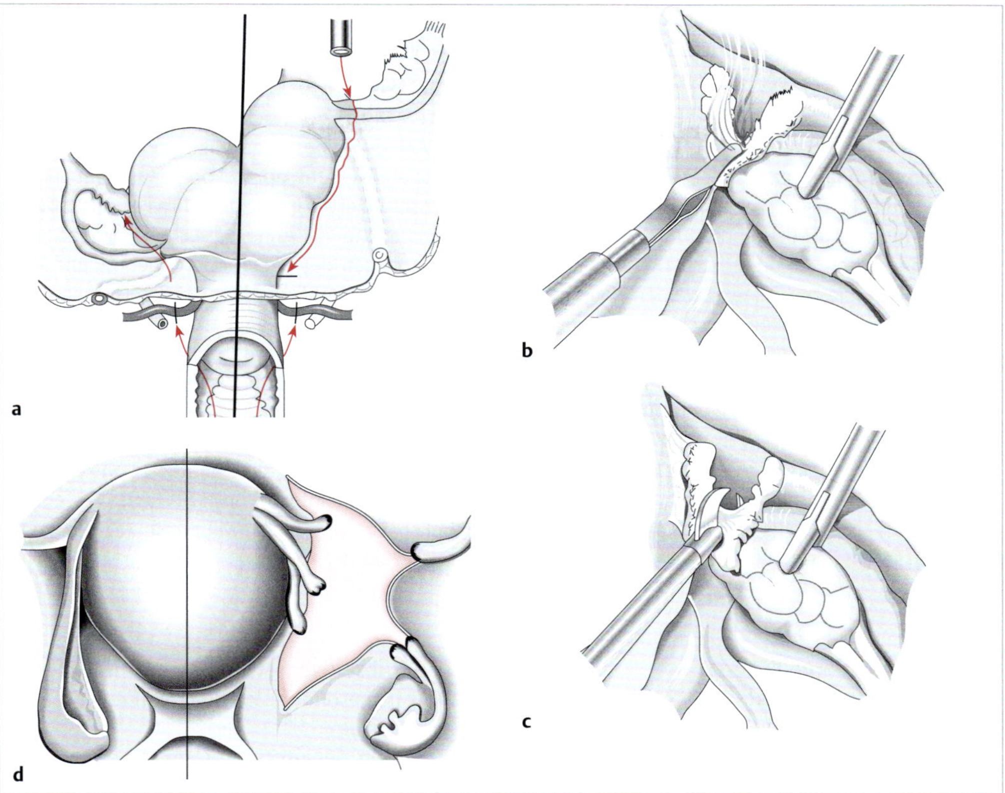

Abb. 7.20 Laparoskopische und vaginale Präparationsebene für LAVH (Quelle: siehe Bildnachweis [1] und [6]).

a schematische Übersicht, LAVH I linke Bildhälfte, LAVH III rechte Bildhälfte
b, c Koagulation und Durchtrennung der Tube sowie der Ligg. rotundum und ovarii proprium
d Situs nach Durchtrennung

▶ Gegebenenfalls Bergung von Adnexe und Myomen. Andernfalls wird es wie beschrieben auch vom Uterus abgesetzt und in einen Bergebeutel verbracht. Dieser kann über den erweiterten linksseitigen Unterbaucheinstich oder von vaginal nach der Hysterektomie geborgen werden. Enukleierte Myome werden entweder morcelliert oder ebenfalls von vaginal geborgen.

▶ Vorbereitung für vaginale OP. Beim Umsteigen auf den vaginalen Teil der Operation werden die Trokare belassen, jedoch jegliches Instrumentarium aus den Trokaren entfernt und diese etwas retrahiert. Das suprasymphysäre Quertuch wird nach oben geschlagen.

▶ Absetzen der uterinen Gefäße. Von vaginal wird einschließlich dem Absetzen der uterinen Gefäße analog den unter „Vaginale Hysterektomie" beschriebenen Schritten verfahren. Ein zu großer Zug auf den Uterus sollte nach dem Absetzen der Parametrien vermieden werden, um ein Abreißen der Gefäße zu vermeiden.

▶ Bergung des Uterus – Kontrolle auf Blutungen. Nachdem das laparoskopische Absetzungsgebiet erreicht ist, kann der Uterus durch die Scheide entfernt werden. Nach Abstopfen des Darmkonvolutes nach kranial mit einer fadenarmierten, langen, feuchten Kompresse wird das von vaginal erreichbare Wundgebiet auf Bluttrockenheit kontrolliert.

▸ **Scheidenstumpfprolaps-Prophylaxe.** Eine McCall-Naht zur Prophylaxe eines Scheidenstumpfprolapses kann wie unter „Vaginale Hysterektomie" beschrieben durchgeführt werden. Der Sinn wird kontrovers diskutiert.

▸ **Naht von vaginal.** Nach Entfernen der Kompresse erfolgt die Extraperitonealisierung des Wundgebietes mit einer fortlaufenden Tabaksbeutelnaht (2/0, atraumatisch, resorbierbar). Die an die Beckenwand retrahierten Adnexe werden dabei ausgespart. Der beschriebene Verschluss des Peritoneums ist nicht obligat und wird von vielen Operateuren nicht mehr durchgeführt → weniger Hämatome und Serome sowie vermutlich weniger postoperative Beschwerden im Bereich des Scheidenendes. Das Scheidenende wird mit mehreren Einzelknopfnähten und vorderer und hinterer Saumnaht bis auf einen kleinen mittigen Schlitz verschlossen. Ist das Peritoneum offen geblieben, wird das Scheidenende mit Einzelknopfnähten komplett verschlossen.

▸ **Laparoskopische Kontrolle – laparoskopische Nähte + Drainage.** Nach erneuter Umlagerung und Anlegen eines Pneumoperitoneums kann der postoperative Situs laparoskopisch auf Bluttrockenheit kontrolliert werden. Die schmalen peritonealen Schlitzdefekte im Adnexbereich kollabieren nach dem Ablassen des Pneumoperitoneums und müssen nicht versorgt werden. Größere Defekte werden mit 2 intrakorporal geknoteten Endonähten (2/0, resorbierbar) versorgt. Abschließend kann eine Robinson-Drainage zur Blutungskontrolle eingelegt und die Laparoskopie in beschriebener Art beendet werden. Da die Drainage häufig Beschwerden verursacht und eine Blutungskontrolle über eine Kreislaufkontrolle und Hb-Kontrolle ebenso möglich ist, verzichten wir meist auf das Legen einer Drainage.

▸ **Probleme und deren Lösung.**

- erhöhtes **Blutungsrisiko** bei der Enukleation großer Myome: Minimierung der uterinen Blutversorgung durch
  - Absetzen der Adnexe vom Uterus **vor** der Enukleation
  - Vorziehen des vaginalen Teils der Operation, ohne den Douglas oder die Plica vesicouterina zu eröffnen; d. h. die Ligg. sacrouterina und die Parametrien werden retroperitoneal dargestellt und abgesetzt. Nach dem Absetzen der Vasa uterina von vaginal wird besonders bei Eröffnung des Peritoneums die Scheide mit einer feuchten Tamponade verschlossen.
- **extrem ausgezogener Adnexabgang** bei großen Myomen in diesem Bereich: Aufgrund dickerer Gewebestrukturen muss hier besonders lange und mit niedriger Energie (30 W) koaguliert werden, um in der Tiefe liegende Gefäße zu erreichen. Inserieren die Adnexe tief und sind durch das darüberliegende Myom schlecht erreichbar, erfolgt das Absetzen der Adnexe von vaginal im Sinne einer LAVH I. Alternativ kann das Myom laparoskopisch ausgeschält und das Adnex anschließend abgesetzt werden.

▸ **Häufige Fehler und Gefahren.**

- zu **kurze Koagulationszeit** oder zu hohe Koagulationsenergie mit Karbonisierung des Gewebes und frühzeitigem Stopp des Stromflusses → Blutung insbesondere aus den Gefäßen des Lig. ovarii proprium
- **Abreißen der uterinen Gefäße** beim vaginalen Teil der Operation, da oberhalb der Vasa uterina kein fixierendes Gewebe mehr existiert → nur verhaltener Zug am Uterus beim vaginalen Absetzen der Parametrien

7.4.3 Totale laparoskopische Hysterektomie (TLH)

▸ **OP-Prinzip.** Laparoskopische Präparation des gesamten Uterus einschließlich der Zervix und Entfernen von vaginal oder bei großen Uteri per Elektromorcellation. Im Falle der Elektromorcellation wird die Zervix abgetrennt und intakt vaginal geborgen, um eine histologische Beurteilung der Portio zu ermöglichen.

Merke M!

Vor Abschluss der Lernkurve besteht ein höheres Risiko für Ureter- und Blasenverletzungen als für die anderen Hysterektomieverfahren. In der Hand des Geübten gleicht sich das Risiko an.

► **Indikation.** Wie unter LAVH genannt.

- als Ersatz der „umständlichen LAVH“. Insbesondere bei engen Scheidenverhältnissen:
  - kein Umlagern der Patientin für den vaginalen Teil
  - kein Einsatz von zusätzlichem vaginalem Instrumentarium
  - kürzere OP-Zeit
  - geringerer Blutverlust
  - weniger postoperative Schmerzen
- Wunsch der Patientin

► **Kontraindikation.** Wie unter LAVH beschrieben

► **Patientenaufklärung.** Wie unter LAVH beschrieben

► **OP-Planung.**

- Wie unter 7.4.3 und in Kapitel 12.1 zur Laparoskopie beschrieben
- Rasur ist nur bei Behaarung deutlich oberhalb des Mons pubis notwendig

► **Lagerung und Abdeckung.** Wie unter LAVH beschrieben, wobei der Laparoskopieabdeckung aus Kostengründen und wegen der schnelleren Handhabung der Vorzug zu geben ist.

OP-Technik

► **Anlegen des Hohlmanipulators.** Nach dem Entleeren der Blase mit einem Einmalkatheter wird die Portio über eine Spekulumeinstellung dargestellt und mit einer Kugelzange angehakt. Eindrehen des inneren Stiftes des Hohlmanipulators in die Zervix (► Abb. 7.21). Gegebenenfalls muss die Zervix vorher dilatiert werden. Die Länge des aufschraubbaren Stiftes wird nach der gemessenen Uterussondenlänge bestimmt. Die Wahl der Keramikkappe erfolgt so, dass diese der Portio gut anliegt. Eine zu große Kappe wirkt sich ungünstig auf die Präparation an der Grenze Scheide – Portio aus. Wird die TLH wegen eines Korpuskarzinoms durchgeführt, sollte auf keinen Fall ein Stift aufgeschraubt werden (Perforationsrisiko). Alternativ kann der Innenstab komplett entfallen. Die Portio wird mit zwei z-gestochenen 0er-Fäden (CT-1-Nadel) verschlossen und die 70 – 90 cm langen Fäden durch den Außenschaft des Hohlmanipulators gezogen und mit einer Kocherklemme unter Spannung fixiert. Hierdurch ist gewährleistet, dass sich der Uterus nicht vom Manipulator löst und ins Abdomen fällt, sondern problemlos geborgen werden kann. Nachteil ist die nicht mehr optimale Abdichtung des Pneumoperitoneums nach Eröffnen der Scheide, da Gas durch die Bohrung des Außenschaftes des Hohlmanipulators entweichen kann. Eine feuchte Kompresse, die von hinten in die Bohrung des Außenschaftes tamponiert wird, verhindert dies weitgehend.

► **Beginn der Laparoskopie.** Nach Beendigung der Abdeckung und einem Wechsel der Handschuhe werden die Laparoskopie und die begleitenden Eingriffe, wie in den entsprechenden Kapiteln beschrieben, durchgeführt.

► **Präparation des Corpus uteri.** Fassen des Uterus mit einer scharfen Fasszange vom linken Unterbaucheinstich aus. Die weitere Präparation kann mit folgenden Instrumenten erfolgen:

- bipolare Koagulationszange und Metzenbaum-Schere
- ultraschallbasiertes Koagulations- und Schneideinstrument (z. B. Harmonic, Sonosurg)
- bipolares Versiegelungsgerät mit integrierter Klinge zum Schneiden (z. B. Enseal, BiCision, Ligasure)

Durchtrennen des rechten Lig. rotundum ca. 1 cm vom Uterus entfernt. Nun Absetzen der Tube und des Lig. ovarii proprium. Die Präparation sollte nicht direkt am Uterus, sondern wenige Millimeter von der lateralen Uteruskante entfernt erfolgen. So können lästige Blutungen aus den Ästen der aufsteigenden Vasae uterinae vermieden werden. Spalten des Lig. latum bis zum unteren Bereich der aufsteigenden Vasa uterinae (Höhe Übergang Zervix – Korpus). Das Blasenperitoneum wird bis zur Mittellinie gespalten. Auf der kontralateralen Seite wird gleich verfahren. Nun schiebt der zwischen den Beinen sitzende Assistent den Uterus mit dem Manipulator so nach oben, dass sich die Parametrien und

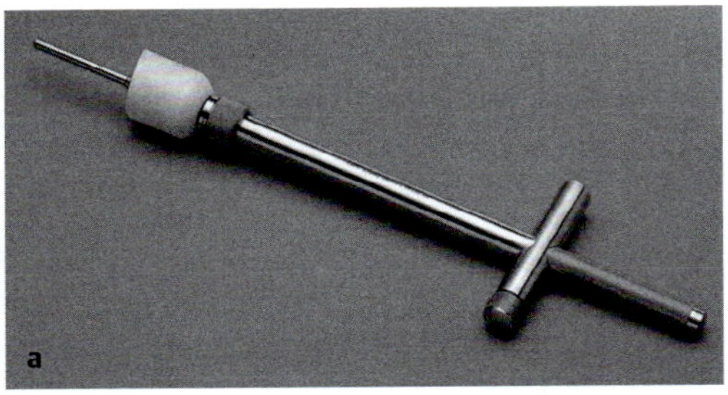

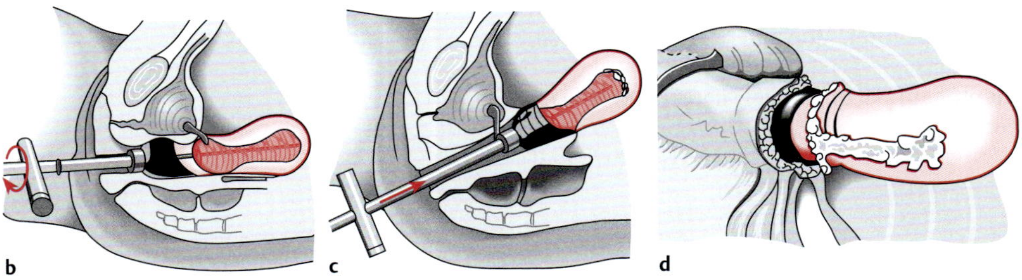

Abb. 7.21 OP-Technik TLH.

a Uterusmanipulator nach Hohl.
b – d Einsatz des Hohlmanipulators

der Übergang Portio – Scheide gut anspannen. Der Rand des Manipulators ist meist gut mit den Instrumenten tastbar, evtl. sogar als Kante sichtbar. Die Blase wird im Spatium vesikocervikale bis ca. 1 cm unter die Kante des Manipulators mobilisiert.

▸ **Absetzen des Uterus von der Scheide.** Die aufsteigenden uterinen Gefäße werden an der Zervixkante koaguliert und durchtrennt. Die weitere Präparation erfolgt dicht an der Zervixfaszie, eher leicht intrafaszial. Ist man in der richtigen Schicht, weicht das Gewebe durch den manipulatorbedingten Gewebezug gut nach lateral ab. Ist auch hier die Kante des Manipulators erreicht, wird die Scheide mit einem monopolaren Haken oder dem Harmonic eröffnet und der Uterus von der Scheide auf der Keramikkappe des Hohlmanipulators schneidend abgesetzt.

▸ **Bergen des Uterus und Verschluss der Scheide.** Anschließend wird der Uterus in die Scheide gezogen. Dies erfolgt so weit, dass das Scheidenende vernäht werden kann, der Fundus aber noch sichtbar ist und die Scheidenränder zur Naht gut präsentiert. Die Scheide wird mit ca. 4 z-gestochenen Einzelknopfnähten per endokorporaler Knotung (0er-SH) verschlossen. Danach kann der Uterus komplett aus der Scheide geborgen werden. Das Peritoneum wird mit einer z-gestochenen Einzelknopfnaht über dem Scheidenende verschlossen. Sollte der Uterus zu groß sein (und es liegt kein Malignom vor), wird die Zervix am Übergang zum Korpus abgesetzt und von vaginal geborgen. Nach Verschluss der Scheide wird der Uterus dann mit dem Elektromorcellator geborgen (s. LASH).

▸ **Beenden des Eingriffs.** Abschließend erfolgt nochmalige Kontrolle auf Bluttrockenheit. Koagel werden abgesaugt. Das Einlegen einer Drainage ist im Allgemeinen nicht notwendig. Auch eine weitere Urinableitung ist nicht erforderlich.

Merke M!

Wird die TLH wegen eines Korpuskarzinoms durchgeführt, ist eine Spülzytologie dem Douglas zu entnehmen und die Tuben werden beidseits mit einer Endoschlinge ligiert oder elektrokoaguliert, um einen Übertritt von Tumorzellen aus dem Corpus uteri ins Abdomen zu verhindern.

► **Probleme und deren Lösungen.**
- Blutungen aus den aufsteigenden Uterinaästen bei der Präparation des Corpus uteri → mit etwas Abstand zur seitlichen Uteruskante präparieren
- Uterus zu groß für die vaginale Bergung
  - Absetzen der Zervix vom Corpus uteri und Bergen der Zervix durch die Scheide
  - Morcellieren des Corpus uteri
  - Bis zum Nahtverschluss der Scheide kann diese mit einem sterilen Handschuh, der mit einem Bauchtuch ausgefüllt ist, tamponiert werden. So wird ein Gasverlust vermieden.
- Uterus füllt das kleine Becken aus, sodass eine Präparation im Bereich der Zervix nicht möglich erscheint
  - Präparation wie bei einer LASH und Absetzen des Corpus uteri von der Zervix. Danach besteht ausreichende Übersicht.
  - Gegebenenfalls vorher Darstellen der A. uterina am Abgang von der A. iliaca interna (s. Kap. 2.2.5) und Koagulationen des Gefäßes in diesem Bereich (bds.)

► **Häufige Fehler und Gefahren.**
- Zu geringer Druck auf dem Hohlmanipulator
  - keine Gewebeabweichung zur Seite
  - Präparation in der falschen Schicht
  - Risiko der thermischen Ureterverletzung
- zu starker Druck auf dem Hohlmanipulator: Blutungen bei Einsatz des Harmonic, da das Gewebe vor Erreichen der notwendigen Koagulation der Gefäße auseinanderweicht.
- Präparation in der falschen Schicht bei der Blasenpräparation im Spatium vesico-cervikale mit dem Risiko der Blasenläsion

7.4.4 Vaginale Hysterektomie

► **OP-Prinzip.** Entfernung des Uterus über einen rein vaginalen Zugang.

► **Indikation.**
- unter Hysterektomie genannte Indikationen
- ein besonders in Kombination mit der Deszensuschirurgie bevorzugtes Verfahren

► **Kontraindikation.**
- sehr enge Scheide und immobiler Uterus (ggf. durch eine Untersuchung in Narkose zu klären)
- V. a. Adhäsionen im Bereich des kleinen Beckens
- operationsbedürftiger Befund im Adnexbereich
- Malignome des Uterus oder der Adnexe

► **Patientenaufklärung.**
- evtl. Notwendigkeit einer unterstützenden Laparoskopie oder einer Laparotomie
- Risiko der Verletzung umliegender Organe beim vaginalen Morcellement von Myomen
- erhöhtes Risiko der Harnblasenverletzung bei Z. n. Sectio

► **OP-Planung.** Zusätzlich zu den unter „Hysterektomie" beschriebenen Maßnahmen sollte sich ein erfahrener Operateur von der technischen Machbarkeit überzeugen.

► **Lagerung und Abdeckung.** Die Patientin wird in Steinschnittlage gelagert. Es folgen die Desinfektion der Scheide und des äußeren Genitalbereiches bis zum Unterbauch sowie die Entleerung der Harnblase mit einem Einmalkatheter. Die Beine werden mit zwei Beinsäcken verhüllt. Kranial wird ein Tuch quer über dem Unterbauch fixiert. Dann setzt sich der Operateur vor die Patientin und befestigt ein kaudales Quertuch, welches die Analregion abschirmt, zum einen über der Patientin, zum anderen mittels Tuchklemmen oder Tape am eigenen Kittel.

OP-Technik

► **Vorbereitung.** Nach Entfalten der Scheide durch ein selbsthaltendes Rinnenspekulum mit Gewicht und zwei seitlichen, leicht abgewinkelten Spekula wird die dargestellte Portio mit zwei Kugelzangen komplett angehakt und nach kaudal gezogen. Durch ein leichtes Zurückschieben lässt sich der Übergang zwischen überhäuteter Portio und beweglichem Scheidengewebe gut darstellen (Faltenbildung). In diesem Bereich erfolgt die fischmaulförmige Umschneidung der Portio mit dem Skalpell.

► **Präparation.** Für die weiteren OP-Schritte wird die Schere nach Sims eingesetzt. Nur die Präparation der Blase erfolgt mit der Präparierschere. Ligaturen erfolgen mit Fäden der Stärke 0, resorbierbar. Meist kann danach das Scheidengewebe mit einem Tupfer oder der leicht geöffneten Schere stumpf nach kranial abgeschoben werden. Nun wird der dorsale Scheidenwundrand mit einer kräftigen Pinzette nach hinten angespannt.

► **Zugang zum Douglasraum – Absetzen der Ligg. sacrouterina.** Das Douglasperitoneum erscheint als grau schimmerndes Häutchen und wird mit der Schere eröffnet. Das Rinnenspekulum wird in diese Öffnung eingebracht. Indem die Portio zur Seite und kranialwärts gezogen wird, spannt sich das entsprechende Lig. sacrouterinum an und wird über eine Wertheim-Klemme abgesetzt. Sicherung des Stumpfes mit einer doppelt gestochenen Ligatur, welche lang gelassen und mit einer Kocher-Klemme markiert wird. Das andere Lig. sacrouterinum wird analog abgesetzt.

► **Ablösen des Uterus von der Blase.** Der jetzt mobilere Uterus lässt sich nun gut nach kaudal ziehen. Anheben des vorderen vaginalen Wundrandes und Präparation des Spatium vesicocervicale dicht auf der Zervix mit der Präparierschere und einem Präpariertupfer (oder dem Finger). Hierbei werden die seitlich verlaufenden Blasenpfeiler zur Seite gedrängt. Sobald die Blase komplett von der Zervix abgelöst ist, kann die Plica vesicouterina eröffnet werden. Manche Operateure fixieren das Blasenperitoneum mit einer Naht, um dieses beim Verschluss des Peritoneums besser aufzufinden.

► **Absetzen der Parametrien.** In den geschaffenen Zugang wird ein Langenbeck-Spekulum eingebracht, um die Blase zu schützen. Hierdurch spannen sich die seitlich verlaufenden Blasenpfeiler an. Diese sollten wegen der darin verlaufenden Blutgefäße bei der Präparation des Spatium vesicocervicale belassen werden. Sie können über einer Klemme separat abgesetzt oder beim Absetzen der Parametrien miterfasst werden. Nun setzt man die Parametrien und die uterinen Gefäße schrittweise über dicht an der Zervix gesetzte Wertheim-Klemmen und gestochene Ligaturen ab.

► **Präparation, Ligatur und Absetzen der Adnexe.** Sobald mit der Klemme das vordere und hintere peritoneale Blatt erfasst und dieser Bereich abgesetzt und ligiert ist, kann normalerweise der Uterus durch den Douglas gestürzt werden. Hierzu wird der Fundus uteri durch den Douglas mit einer Kugelzange gefasst und vorgezogen, bis die Adnexabgänge klar darstellbar sind. Diese werden uterusnah über 1 – 2 Wertheim-Klemmen pro Seite abgesetzt und der Uterus aus der Scheide herausgezogen. Die Klemmen werden durch gestochene Ligaturen ersetzt und diese z. B. mit einer Mikulicz-Klemme markiert. Zur Sicherung kann der Adnexstumpf mit einem stark gebogenen Overholt gegriffen und erneut ligiert werden. Der kranial sitzende Faden wird abgeschnitten.

► **Wundverschluss und Kontrolle des Operationsergebnisses.** Zur besseren Übersicht, besonders bei adipösen Verhältnissen, kann das Darmkonvolut mit einer feuchten Kompresse, die mit einem Faden und einer Klemme armiert ist, nach kranial abgeschoben werden. Besteht Bluttrockenheit, erfolgt der Verschluss des Peritoneums unter Extraperitonealisierung der Stümpfe. Hierzu wird mit einer resorbierbaren atraumatischen Naht (2/0) linksseitig das Blasenperitoneum seitlich gefasst, dann das im Adnexstumpf fixierte Lig. rotundum (**Cave:** Verwechslung mit der Tube führt zu Blutungen!), dann das Lig. sacrouterinum und anschließend das seitliche Rektumperitoneum. Auf der rechten Seite werden die Stiche in umgekehrter Reihenfolge durchgeführt. Nach Entfernen der Kompresse werden die Nähte geknotet. Durch diese Nahttechnik verbleiben die Adnexe, im Gegensatz zur fortlaufenden Tabaksbeutelnaht, **lateral** in der Fossa ovarica. Alternativ verzichten viele Operateure mittlerweile auf den Verschluss des Peritoneums. Postoperative Beschwerden und Hämatombildungen am Scheidenabschluss scheinen so reduziert aufzutreten.

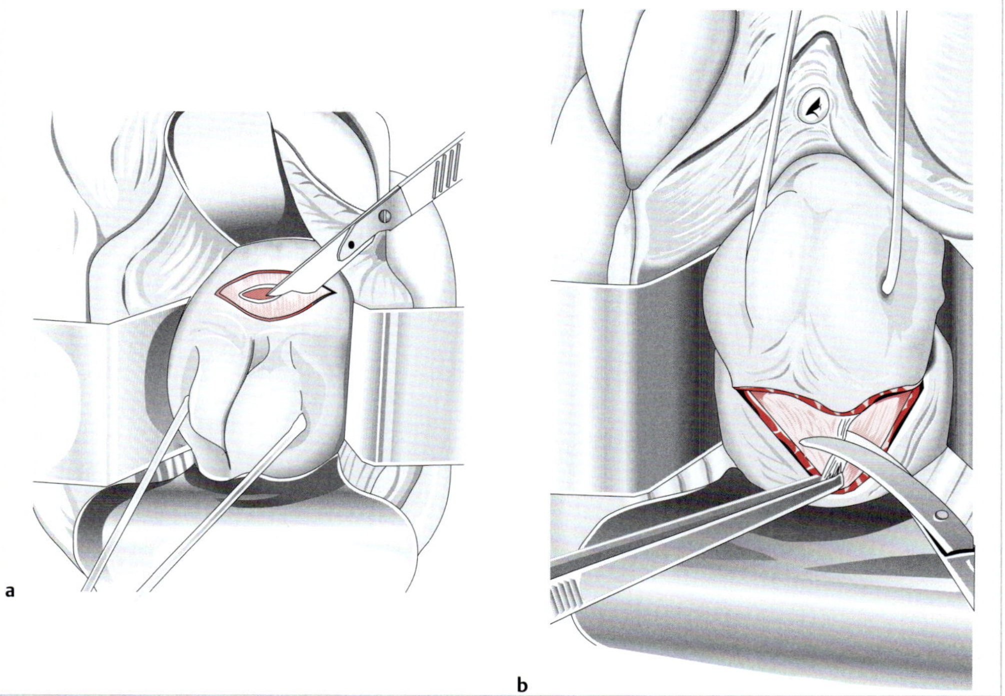

Abb. 7.22 Vaginale Hysterektomie (Quelle: siehe Bildnachweis [3]).

a Durchtrennen des Septum supravaginale mit dem Messer
b Durchtrennung der hinteren Umschlagfalte zur Eröffnung des Douglas-Raumes

Der Scheidenverschluss erfolgt durch seitliche Einzelknopfnähte (0, resorbierbar) sowie eine vordere und hintere Saumnaht in der Mitte, um einen Sekretabfluss zu ermöglichen. Wurde das Peritoneum nicht verschlossen, erfolgt der komplette Verschluss des Scheidenabschlusses ohne Saumnaht (▸Abb. 7.22). Die Einlage einer Tamponade oder eines Verweilkatheters ist im Allgemeinen nicht notwendig.

▸**Morcellement bei großem Uterus.** Lässt sich der Uterus aufgrund seiner Größe nicht stürzen, muss er mittels Morcellement verkleinert werden. Hierzu wird die Zervix in der Mittellinie längs bis ins Corpus uteri gespalten. Oberhalb und unterhalb des Uterus werden die benachbarten Strukturen durch das Rinnenspekulum und den Langenbeck-Haken geschützt. Hat man über diesen Schritt bereits Zugang zu einem Myom, wird dieses mit einer Greifzange gefasst und mit der Schere oder dem Finger ausgeschält. Ist dies nicht möglich, erfolgt die Umschneidung des gefassten Gewebes mit dem Skalpell, sodass ein Stück in Form eines Apfelsinensegmentes entsteht. Dieser Vorgang wird so lange wiederholt, bis das Myom enukleiert oder der Uterus durch den Douglas gestürzt werden kann.

- Nicht die äußere Organgrenze des Uterus durchschneiden → Gefahr der Verletzung umliegender Strukturen!

▸**Kuldoplastik nach McCall.** Zur Prophylaxe eines vaginalen Descensus kann die Scheide an den Ligg. sacrouterina fixiert werden (s. ▸Abb. 7.23). Die McCall-Naht erfolgt noch vor dem Verschluss des Peritoneums, wird aber erst nach dem Verschluss des Scheidenendes geknotet. Ein spät resorbierbarer atraumatischer Faden (z. B. PDS, 0) wird von intravaginal durch die Wand des hinteren Scheidengewölbes gestochen, dann durch das angespannte linke Lig. sacrouterinum ca. 3 cm vom Stumpf entfernt (**Cave:** Ureter!), nachfolgend 2 × durch das Rektumperitoneum und durch das rechte Lig. sacrouterinum analog zur linken Seite und abschließend wieder ins hintere Scheidengewölbe.

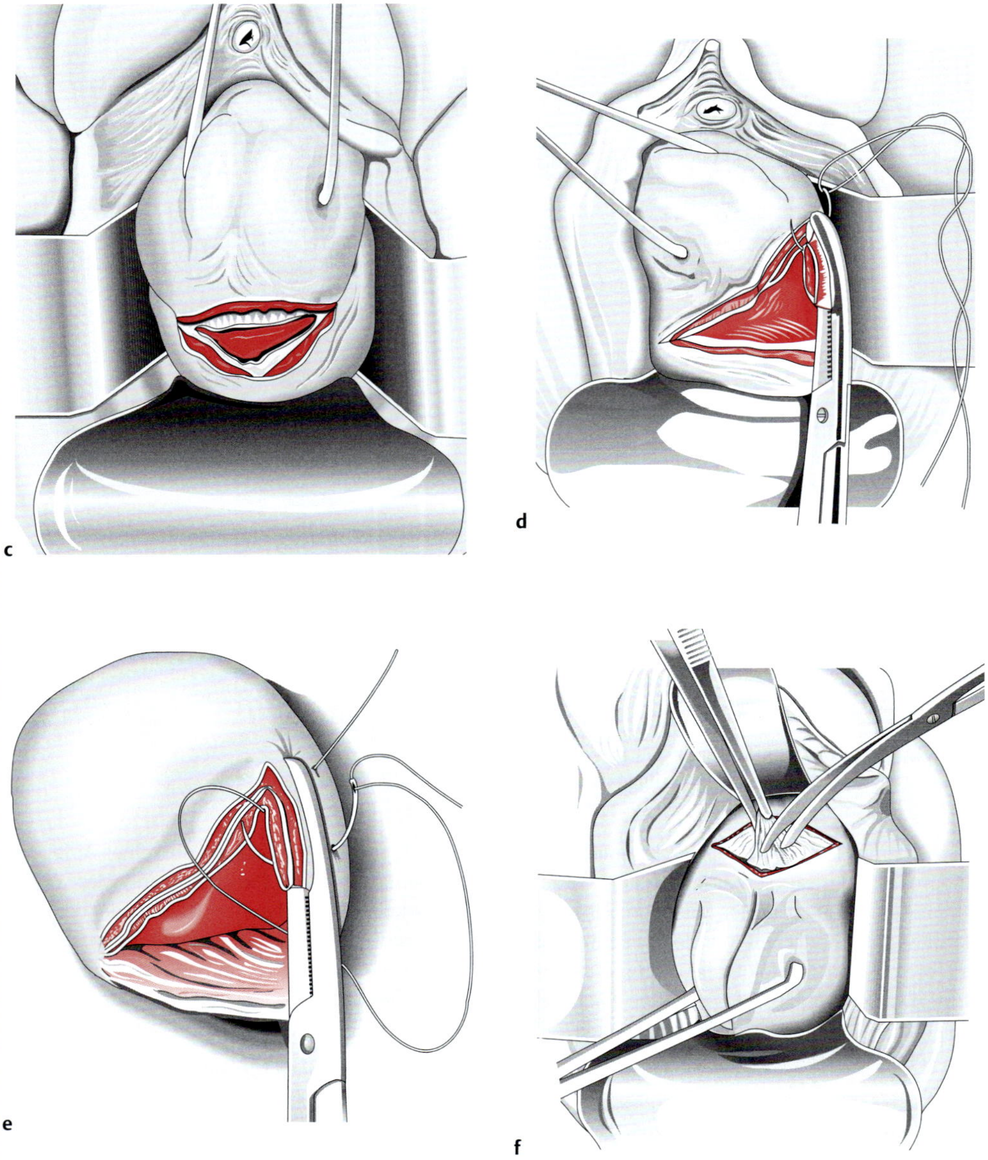

Abb. 7.22 *Fortsetzung*

c Douglas-Raum eröffnet.
d Umstechen des Lig. sacrouterinum, 1. Stich an der Spitze der Klemme.
e 2. Durchstich an der hinteren Seite des Bürzels
f Durchtrennen des Septum supravaginale mit der Schere

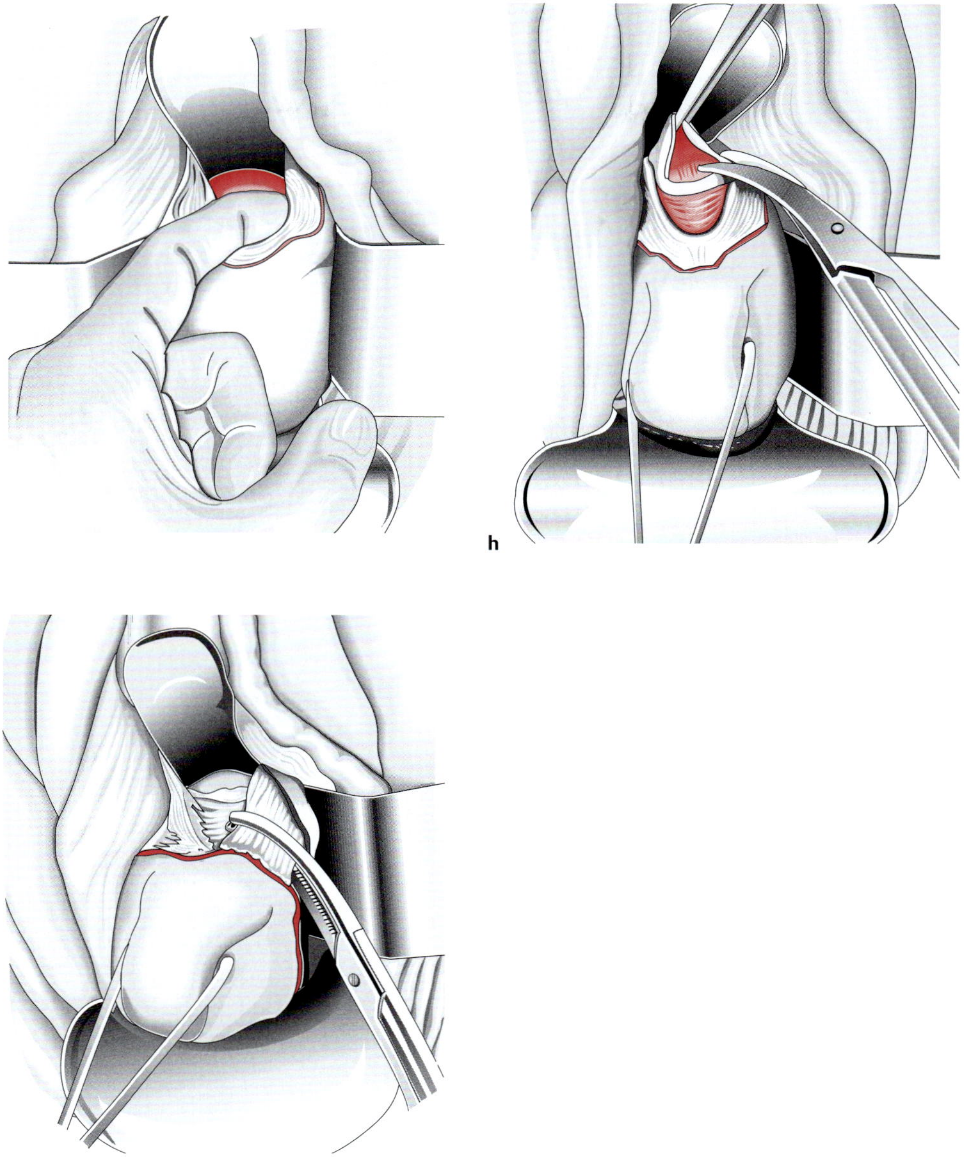

g h i

Abb. 7.22 *Fortsetzung*

g Abdrängen der Blasenpfeiler zur Seite und Hochschieben der Blase und der Ureteren mit dem Finger. Danach Palpation des Uterus mit dem Zeigefinger und dem Seitenspekulum als Widerlager

h Eröffnen der vorderen Umschlagfalte des Peritoneums

i Abklemmen und Absetzen des linken Blasenpfeilers (Lig. vesicouterinum)

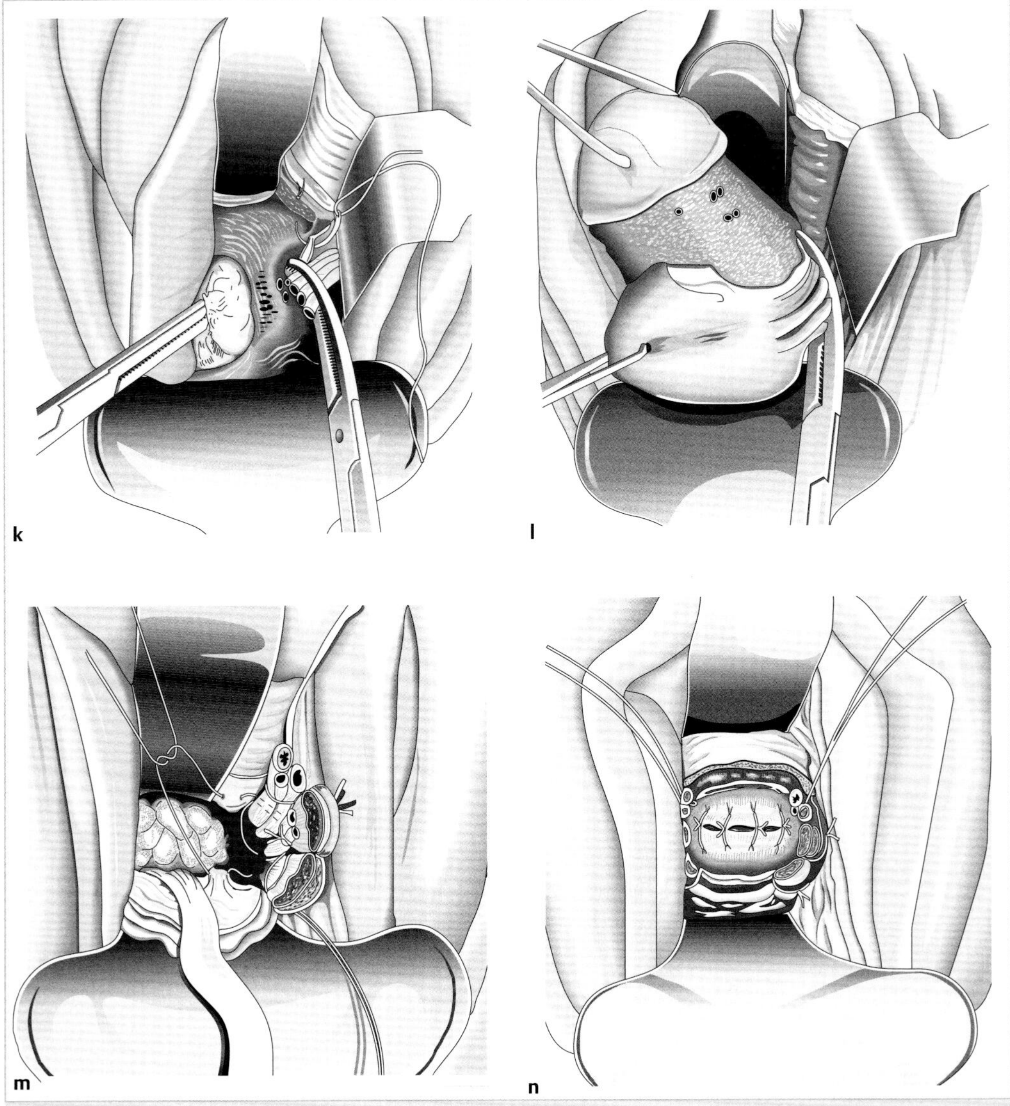

Abb. 7.22 *Fortsetzung*

k Randständige Umstechung des Gefäßbündels zur Ligatur
l Abklemmen und Absetzen der Adnexe und des Lig. rotundum links. Der Uterus ist dabei nach hinten „gestürzt“.
m Knüpfen der linken Ecknaht: Lig. sacrouterinum und Douglasperitoneum sind durchstochen.
n Schlussbild nach Knüpfen der Nähte

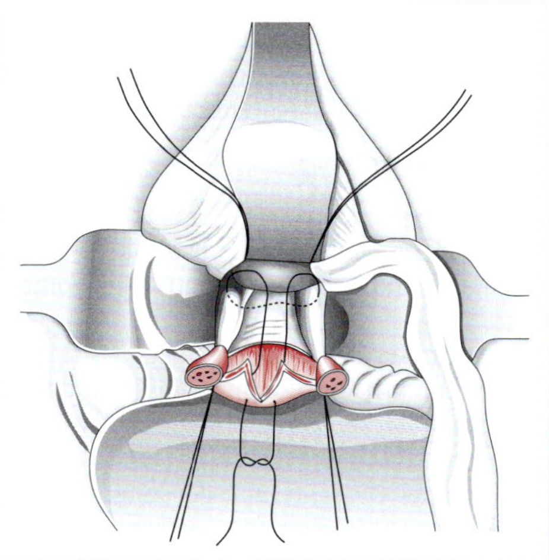

Abb. 7.23 Kuldoplastik: Anschlingen der hinteren Scheidenwand 2 – 3 cm vom Scheidenrand entfernt. Vorher Ausschneiden eines Dreiecks aus der hinteren Scheidenwand zur Verkleinerung des hinteren Scheidengewölbes (Quelle: siehe Bildnachweis [3]).

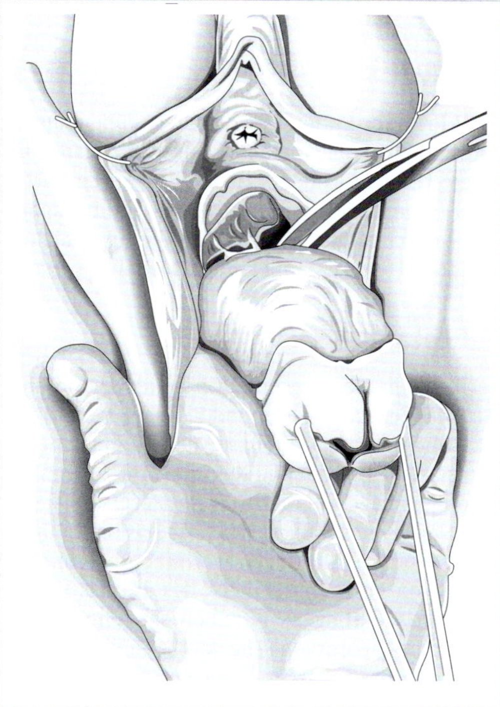

Abb. 7.24 Eröffnen des Peritoneums bei Obliteration der Excavatio vesicouterina. Umfassen des Uterus von hinten (Quelle: siehe Bildnachweis [3]).

▸ **Probleme und deren Lösung.**

- Eröffnung des hinteren Peritoneums durch **Obliteration des Douglas** nicht möglich. Dicht auf der Zervix wird das Scheidengewebe so weit abpräpariert, dass die Ligg. sacrouterina und evtl. auch ein Teil der Parametrien retroperitoneal abgesetzt werden können. Meist gelingt es durch eine weitere uterusnahe Präparation, das Peritoneum zu eröffnen. Alternativ kann der Uterusfundus mit einer Kugelzange durch den vorderen Peritonealdefekt gestürzt werden. Die Verwachsungen werden dann dicht am Uterus von kranial nach kaudal gelöst, bis auch der Raum hinter dem Uterus frei ist.
- **Plica vesicouterina nicht darstellbar** und nicht zu eröffnen: Abpräparieren der Blase von der Zervix. Dann werden die Parametrien und uterinen Gefäße in üblicher Weise abgesetzt. Nach dem Stürzen des Uterus durch den Douglas kann die Plica vesicouterina von intraperitoneal mit dem Zeigefinger dargestellt und eröffnet werden (s. ▸ Abb. 7.24).
- **Uterus** aufgrund seiner Größe **nicht durch den Douglas zu stürzen**: Morcellement des Uterus bzw. des Myoms

▸ **Häufige Fehler und Gefahren.**

- **Verletzung von Darmschlingen** hinter dem Uterus durch unvorsichtiges Morcellement
- **Inzision der Scheidenhaut** zu nah am äußeren Muttermund oder zu tiefe Schnittführung → schwierige Präparation aufgrund fehlender Schichttreue. In der korrekten Schicht und fehlender Voroperation (z. B. Sectio) lässt sich das Spatium vesicocervicale problemlos teils stumpf, teils scharf präparieren.

▸ **Postoperative Behandlung.** Der Beginn der oralen Ernährung mit normaler Kost sowie die Mobilisation sind bereits am OP-Tag möglich.

7.4.5 Abdominale Hysterektomie

▸ **OP-Prinzip.** Entfernung des Uterus über eine Laparotomie. Im Allgemeinen erfolgt der Zugang über einen Unterbauchquerschnitt. Bei großen Uteri kann es angezeigt sein, eine Längsschnitt-Laparotomie durchzuführen. Es werden die subtotale und die totale Hysterektomie unterschieden.

Subtotale Hysterektomie

Bei dieser heute eher selten verwendeten Methode wird die Zervix belassen und der Uterus suprazervikal abgesetzt. Hierdurch werden Komplikationen wie Blasen-, Ureter- und Rektumverletzungen, die besonders bei der Entfernung der Zervix auftreten, reduziert. Ebenso soll die Rate an Blasenfunktions- und sexuellen Störungen vermindert sein. Den Nachteilen eines Verbleibens des Zervixstumpfes (Ausfluss, Blutungen, Karzinomentstehung) versucht eine laparoskopische Methode, bei welcher der drüsentragende Zervixteil ausgehülst wird, gerecht zu werden. Die histologische Aufarbeitung später exstirpierter Zervixstümpfe hat jedoch drüsige Restanteile, die sich nach der operativen Prozedur der zytologischen Kontrolle entziehen, nachgewiesen. Daher wurde diese Methode verlassen. Die subtotale Hysterektomie ist nach heutigem Kenntnisstand nur bei schwierigem Situs, z. B. bei ausgedehnten Infektionen, indiziert. Als seltene Indikation kann eine ausgeprägte hepatisch bedingte Aszitesbildung gelten, bei der eine Fistelbildung zwischen Scheide und Abdomen vermieden werden soll.

Totale Hysterektomie

Die komplette Entfernung von Uteruskorpus und Zervix ist heute als Standard der Hysterektomie anzusehen.

▸ **Indikationen.**
- o. g. Indikationen zur Hysterektomie
- vaginales und/oder laparoskopisches Vorgehen nicht möglich:
  - sehr großer Uterus myomatosus
  - ausgedehnte Adhäsionen; insbesondere im kleinen Becken (im Sinne eines „Frozen pelvis")
  - suspekter Ovarialtumor, der aufgrund seiner Größe nicht intakt endoskopisch oder vaginal entfernt werden kann
  - reduzierter Allgemeinzustand der Patientin verbietet laparoskopische Unterstützung eines wahrscheinlich nicht allein vaginal zu operierenden Uterus
  - Wunsch der Patientin
- postpartale therapieresistente Problematik (Placenta accreta oder increta, Atonie)

▸ **Kontraindikationen.** Siehe Kontraindikationen zu Hysterektomie und Laparotomie.

▸ **Patientenaufklärung.** Siehe Aufklärung zur Hysterektomie und zur Laparotomie.

▸ **OP-Planung.**
- siehe oben
- Rasur nur oberhalb der Symphyse

▸ **Lagerung und Abdeckung.** Die Patientin kann in Steinschnittlage oder auf dem geraden OP-Tisch gelagert werden. Die Desinfektion der Scheide mit einem entsprechenden Desinfektionsmittel (z. B. Skinsept mucosa) ist obligat. Allen Patientinnen wird nach Desinfektion der Urethralregion ein transurethraler Verweilkatheter in die Blase eingelegt, da eine gefüllte Blase das Operationsgebiet im kleinen Becken überdeckt. Das OP-Gebiet wird nach der Desinfektion mit zwei seitlichen Tüchern sowie einem kranialen und einem kaudalen Tuch abgedeckt.

OP-Technik

▶ **Zugang und Vorbereitung.** Nach der Eröffnung des Abdomens und Abstopfen des Darmkonvolutes nach kranial wird je eine lange gerade kräftige chirurgische Klemme über das Lig. rotundum und den Adnexabgang dicht am Corpus uteri gesetzt. Die Spitze der Klemme soll unterhalb des Lig. ovarii proprium positioniert sein, sodass dieses mit den darin verlaufenden Gefäßen aus den aufsteigenden uterinen Blutgefäßen komprimiert ist. Mit den an den Adnexabgängen gesetzten Klemmen kann der Uterus nun in jede gewünschte Position gebracht werden.

▶ **Präparation des Uterus – Zugang zum Retroperitoneum.** Zu Präparation und Durchtrennung eignet sich die Schere nach Sims hervorragend, die Umstechungen erfolgen mit resorbierbarem Faden, Stärke 0. Zunächst wird der Uterus kräftig nach links gezogen, sodass sich das rechte Lig. rotundum deutlich anspannt. Dieses wird knapp 2 cm vom Uterus entfernt umstochen und mit dem benachbarten Peritoneum durchtrennt. Dieser Zugang ins Retroperitoneum wird durch spreizende Bewegungen mit der Schere so erweitert, dass das hintere Blatt des Lig. latum bis unterhalb des Lig. ovarii proprium sichtbar ist. Das vordere Latumblatt wird anschließend bis zur Blase durchtrennt.

▶ **Präparation des Ureters.**

- **Adnexektomie**: Nach Lokalisation und ggf. Präparation des Ureters im Retroperitoneum (s. Kap. 8.2.3) wird eine Wertheim-Klemme über Tube und dem Lig. ovarii proprium gesetzt (**Cave:** das Ovar selbst dabei nicht erfassen) und das Gewebe zwischen der geraden Uterusklemme und der Wertheim-Klemme durchtrennt. Die Klemme soll nicht zu dicht an den Uterus herangeführt werden, um die uterinen Gefäße nicht mitzuerfassen.
- **Lateralisation des Adnexstumpfs**: Befinden sich keine Strukturen im Lig. latum unterhalb der Wertheim-Klemme, kann das Adnex mit einem kleinen Scherenschlag unter der Klemme nach lateral mobilisiert werden. Dies ist sinnvoll, damit der Adnexstumpf nicht bei den weiteren Schritten an den Scheidenabschluss gezogen wird, was zur Dyspareunie führen kann.
- **Präparation der lateralen Uterusstrukturen:** Das hintere Latumblatt wird auf Strukturen kontrolliert und dann bis zum Lig. sacrouterinum durchtrennt. Die parallel der Uterusseitenkante verlaufenden uterinen Gefäßen werden dabei skelettiert und dargestellt.

▶ **Darstellung des Blasenperitoneums.**

- **Mobilisierung der Blase:** Die beschriebenen Schritte werden auf der anderen Seite in gleicher Weise durchgeführt. Als Nächstes wird das Blasenperitoneum mobilisiert, indem es mit der Schere von der Seite unterhalb der peritonealen Umschlagsfalte durch spreizende Bewegungen von der zervikalen Unterlage abgehoben und anschließend durchtrennt wird. Hierbei wird das Blasenperitoneum mit ein oder zwei Pinzetten nach oben angespannt. Der kaudale Schnittrand wird mit zwei Pinzetten angehoben, der Uterus kräftig kranialwärts gezogen und die Blase auf dem Uterus und der Zervix teils stumpf, teils scharf mit der Schere nach kaudal mobilisiert. Befindet man sich in der korrekten Schicht des Spatium vesicouterinum, treten meist keine größeren Blutungen auf. Die Präparation soll streng auf die Zervix beschränkt bleiben, da es weiter lateral zu unangenehmen Blutungen aus den Blasenpfeilern kommen kann.
- **Durchtrennung der Zervix:** Nachdem die Blase bis auf Höhe der Portio, welche zwischen zwei Fingern gut tastbar ist, mobilisiert wurde, setzt man etwas oberhalb des Lig. sacrouterinum eine Wertheim-Klemme dicht an der Zervix senkrecht über die uterinen Gefäße, durchtrennt diese und ersetzt die Klemme durch eine gestochene Ligatur. Dieselbe Prozedur erfolgt auf der anderen Seite.
- **Mobilisierung des Rektums:** Ist das Rektum durch entzündliche Veränderungen an die Zervix herangezogen, wird das Douglasperitoneum eröffnet und das Rektum nach kaudal mobilisiert.

▶ **Digitale Kontrolle der Blasenmobilisierung.**

- **Absetzen der Parametrien:** Es erfolgt die nochmalige digitale Kontrolle, ob die Blase bis unterhalb der Portio mobilisiert ist. Dann werden wechselseitig die Parametrien über parallel und dicht zur Zervix gesetzte Klemmen abgesetzt. Die Ligg. sacrouterina werden hierbei im Allgemeinen mitgefasst. Die letzte Klemme im parametranen Bereich soll die vaginale Ecke miterfassen, um Blutungen aus diesem Bereich zu vermeiden. Die Ligatur wird doppelt gestochen und am langen Faden in einer Pean-Klemme gehalten.

- **Absetzen des Uterus:** Ist die Scheide von beiden Seiten eröffnet und die Blase ausreichend nach kaudal mobilisiert (sodass nach Absetzen des Uterus ein blasenfreier Scheidensaum darstellbar ist), wird der Uterus von der dorsalen und ventralen Scheidenwand nahe der Portio mit der Schere abgesetzt. Der vordere und hintere Scheidenwundrand wird mit zwei langen geraden, scharfen Kocher-Klemmen gefasst und dargestellt.

► **Wundverschluss und Drainage.**

- **Verschluss des Scheidenstumpfs:** Die Scheide wird von lateral mit z-gestochenen Nähten verschlossen. Im mittleren Bereich erfolgen eine vordere und eine hintere Saumnaht, damit Wundsekret und Blut ablaufen können. Einige Operateure empfehlen die Einlage einer T-Drainage. Ist eine komplette Adaptation des viszeralen Peritoneums z. B. aufgrund einer ausgedehnten Peritoneumresektion bei Endometriose nicht möglich, muss der Scheidenstumpf komplett verschlossen werden, um eine Keimaszension ins Abdomen zu vermeiden. Besteht Bluttrockenheit, wird das viszerale Peritoneum mit fortlaufender atraumatischer Naht, 2/0, resorbierbar, verschlossen. Die Stümpfe der Adnexe und der Ligg. rotunda werden dabei nach retroperitoneal verlagert, indem im Bereich der Stümpfe eine halbe Tabaksbeutelnaht angelegt wird (► Abb. 7.25).
- **Kuldoplastik nach McCall:** Zur Enterozelenprophylaxe besonders bei tiefem Douglas können die Ligg. sacrouterina am Scheidenstumpf fixiert werden (Kuldoplastik nach McCall). Vorbereitend wird in diesem Fall das Douglas-Peritoneum eröffnet und das Rektum von der hinteren oberen Vaginalwand mobilisiert. Auch ist es sinnvoll, die Ligg. sacrouterina separat abzusetzen und die Ligatur lang in eine Kocher-Klemme einzuspannen. So können diese später besser angespannt und dargestellt werden. Nachdem der Uterus abgesetzt und der Verlauf des Ureters im Retroperitoneum klar ist, wird ein spät resorbierbarer monophiler Faden (z. B. PDS, Stärke 0) von vaginal durch die hintere Vaginalwand gestochen. Dann wird zunächst das rechte, danach das linke Lig. sacrouterinum ca. 4 cm von der Ligatur umstochen (**Cave:** Ureter!) und der Faden wieder in das hintere Scheidengewölbe ausgeführt. Durch das Knoten des Fadens werden die Sakrouterinligamente am Scheidenstumpf fixiert. Der Verschluss der Scheide und die Peritonealisierung erfolgen wie oben beschrieben, wobei die vereinigten Ligamente mit Peritoneum abgedeckt werden.

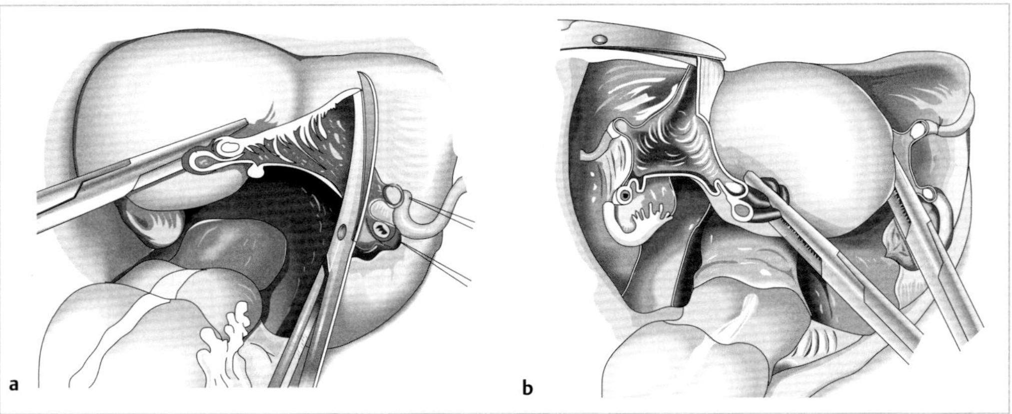

Abb. 7.25 Abdominale Hysterektomie (Quelle: siehe Bildnachweis [3]).

a Durchtrennen des vorderen Blattes des Lig. latum rechts
b Durchtrennen des Blasenperitoneums

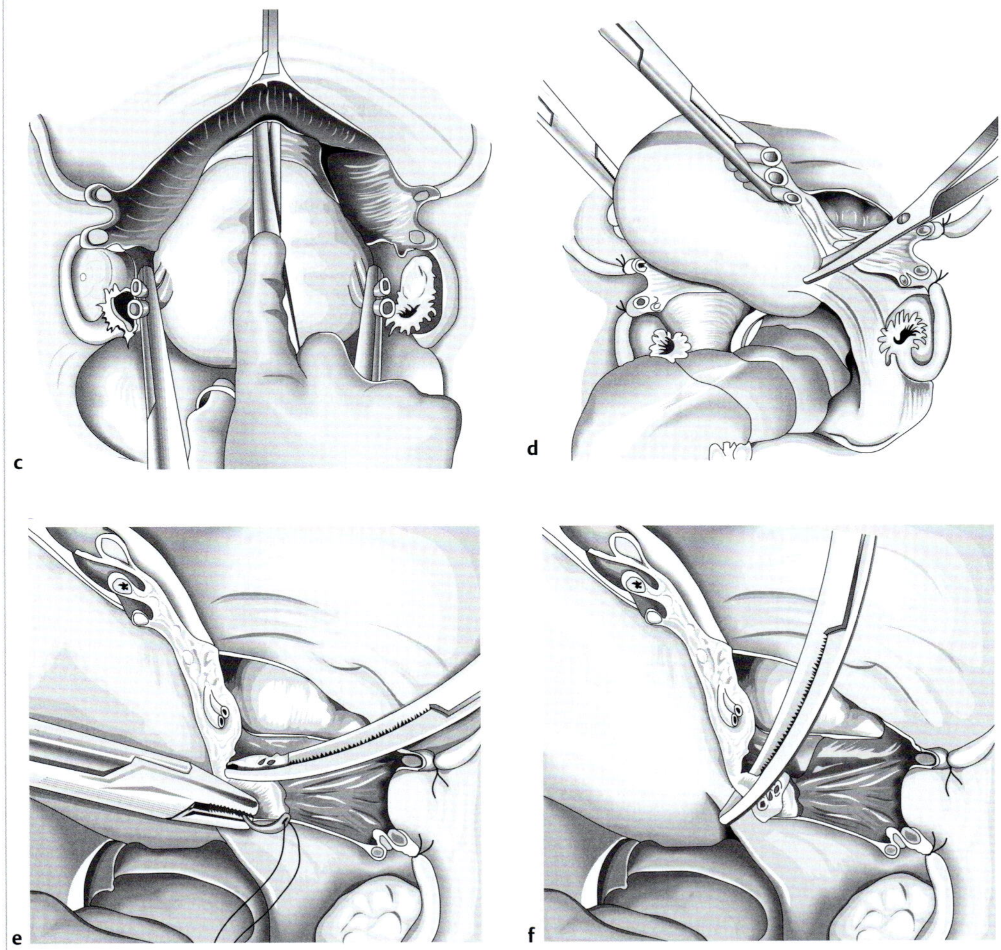

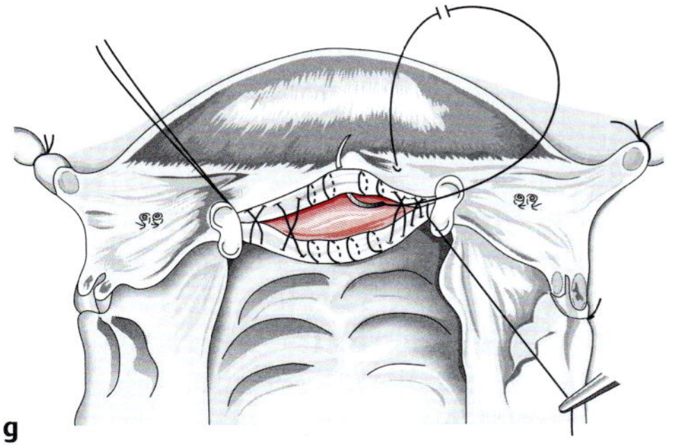

Abb. 7.25 *Fortsetzung*

c Mobilisieren der Harnblase
d Durchtrennen des hinteren Blattes des Lig. latum
e Umstechen der Uteringefäße rechts
f Fassen des Lig. sacrouterinum rechts
g Scheidennaht rechts und links durch 2 Z-Stiche mit Adaptation der Wundränder, in der Mitte werden der vordere und hintere Wundrand gesäumt

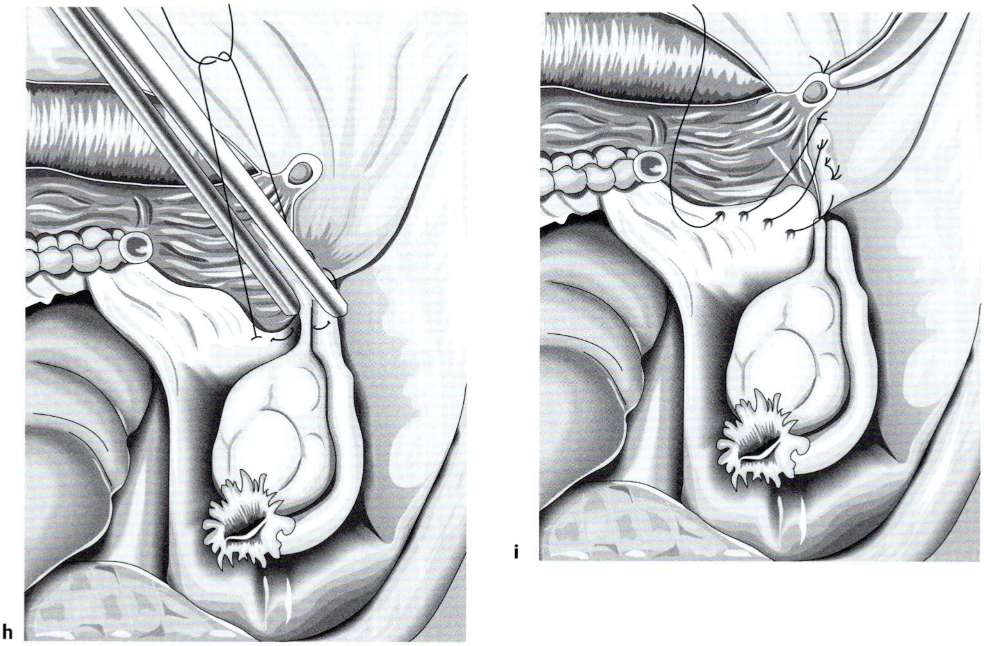

Abb. 7.25 *Fortsetzung*

h Beginn der Peritonealisierung des Wundgebietes durch eine halbe Tabaksbeutelnaht an den rechten Adnexen
i Peritonealisieren des Wundgebietes durch Vereinigung des hinteren und vorderen Blattes des Lig. latum

▸ **Probleme und deren Lösung.**

- **unklare anatomische Verhältnisse** im parametranen Bereich, z. B. durch Endometriose oder entzündliche Veränderungen: Präparation des Ureters bis zur Unterkreuzung der uterinen Gefäße. Ist der Ureter dicht an die Zervix herangezogen, muss er aus den Parametrien herauspräpariert und lateralisiert werden (vgl. Ureterpräparation bei der radikalen Hysterektomie nach Wertheim-Meigs).
- **Rektum** durch entzündliche Veränderungen oder Endometriose **an der Zervixhinterwand fixiert:** Eröffnen des Douglas-Peritoneums und teils stumpfe, teils scharfe Mobilisation des Rektums von der Zervixhinterwand und dem hinteren oberen Scheidengewölbe

▸ **Häufige Fehler und Gefahren.**

- zu **kleine Laparotomie** → unübersichtlicher Situs
- **Blasenverletzung** durch Präparation in der falschen Schicht und stumpfes Abschieben der Blase mit dem Tupfer → korrektes Darstellen des Spatium vesicouterinum und Abschieben der Blase mit der Schere
- **Darmverletzungen** durch ungenügende Adhäsiolyse vor der Hysterektomie → gesamter OP-Bereich muss freipräpariert sein
- zu **große Einzelschritte** mit **Massenligaturen**, die leicht abrutschen → Darstellen einzelner Gefäßbündel; evtl. Sicherheitsligatur (Vasa uterina, Vasa ovarica)
- **vaginale Nachblutung** durch ungenügende Blutstillung im „Bloody angle" (zwischen Vaginalwand und Parametrium-/Parakolpiumstumpf) → Fassen von etwas Vaginalwand mit der letzten Parametrienklemme vor dem Absetzen der Zervix von der Scheide

- **Ureterverletzung** durch atypischen Verlauf (z. B. endometriose- oder entzündungsbedingt) → Ureterdarstellung bei unklaren anatomischen Verhältnissen, wie in Kapitel 8 „Adnexektomie" beschrieben

► **Alternativmethoden.**
- konservative oder minimal-invasive Verfahren
- reine laparoskopische Hysterektomie
- LAVH
- vaginale Hysterektomie

► **Postoperative Behandlung.** Siehe oben sowie Kapitel 12.2.

8 Eingriffe an den Adnexen

B. Uhl

8.1 Laparoskopische Eingriffe

8.1.1 Chromopertubation

► **OP-Prinzip.** Überprüfung der Tubendurchgängigkeit bei Sterilitätspatientinnen. Nach transzervikaler Applikation einer Farblösung wird per Laparoskopie der Farbaustritt an den Fimbrien überprüft. Zum Ausschluss uteriner Sterilitätsursachen ist die Durchführung einer Hysteroskopie in gleicher Sitzung zu empfehlen.

Merke M!

Die Durchgängigkeit der Tuben ist kein Beweis ihrer Funktionalität.

► **Indikationen.** Fehlendes Eintreten einer Schwangerschaft innerhalb von 24 Monaten trotz regelmäßiger ungeschützter Kohabitationen (Sterilitäts-Definition der WHO).

► **Kontraindikationen.**

- nichtinvasive Abklärung der Patientin (Stoffwechselerkrankungen, endokrinologische Störungen etc.) bisher nicht erfolgt
- andrologische Abklärung des Partners nicht erfolgt
- in erster Zyklushälfte der Patientin, wenn in dieser Zeit ungeschützte Kohabitationen stattgefunden haben
- zweite Zyklushälfte (hier könnte ein Embryo aus der Tube gespült werden)

► **Patientenaufklärung.**

- Information über den Sinn einer Hysteroskopie in gleicher Sitzung
- Aufklärung über mögliche Eingriffe in gleicher Sitzung, u. a.:
  - Behandlung einer Endometriose (s. dort)
  - Ovariolyse und Salpingolyse
  - Adhäsiolyse
  - Fimbrioplastik und Tuboneostomie

► **OP-Planung.**

- anamnestische Abklärung
  - Zyklusphase
  - Ergebnisse der nichtinvasiven Diagnostik bei beiden Partnern
  - Beschwerden, insbesondere während der Menstruation
- gynäkologische Untersuchung zum Ausschluss anatomischer Missbildungen oder anderer pathologischer Befunde (u. a. Myome oder Ovarialzysten)
- β-HCG im Serum, besonders bei unregelmäßigem Zyklus

OP-Technik

► **Vorbereitung – Wahl des Pertubationssystems.** Nach entsprechender Desinfektion und Einlegen eines Verweilkatheters in die Blase wird ein Pertubationssystem in die Zervix eingebracht. Folgende Möglichkeiten stehen zur Verfügung:

- Starre Metallrohre, an welche vorne Konen verschiedener Größe montiert werden können. Diese Systeme werden durch eine oder zwei Kugelzangen an der Zervix fixiert. Bei der Auswahl des Systems ist darauf zu achten, dass bei der Fixierung ein ausreichender Druck auf die Zervix ausgeübt werden kann. Nur bei Dichtigkeit wird der notwendige Pertubationsdruck erreicht.
- Metallrohr mit Saugglockenaufsatz, der mit einer Vakuumpumpe an der Zervix fixiert wird. Eine ausreichende Fixierung ist jedoch aus anatomischen Gründen oft nicht möglich.
- Pertubationskatheter mit einem intrauterinen und einem intrazervikalen Ballon zur Blockung

Als Pertubationslösung verwenden wir 1 Amp. Patentblau in 20 ml NaCl (0,9 %ig).

► **Diagnostische Laparoskopie.** Zunächst wird eine diagnostische Laparoskopie durchgeführt. Vor der Chromopertubation sollte das gesamte

Abdomen inspiziert werden. Insbesondere ist auf Verwachsungen im kleinen Becken und im perihepatischen Bereich zu achten (Fitz-Hugh-Curtis-Syndrom). Dies sind eventuelle Folgen einer chlamydien- oder gonokokkenbedingten Adnexitis. Bei solchen Befunden ist auch bei einer positiven Chromopertubation eine entzündungsbedingt eingeschränkte Funktion der Tubenmukosa als Sterilitätsursache in Erwägung zu ziehen. Bei unauffälligem laparoskopischem Befund oder nach entsprechender Adhäsiolyse erfolgt das Einspritzen der Blaulösung mit kräftigem Druck. Ein Farbaustritt aus den Fimbrien beidseits zeigt die Tubendurchgängigkeit an.

▸ **Probleme und deren Lösung.**

- **ampullärer Tubenanteil bläht sich auf** ohne Farbaustritt: vorsichtiges Ausmassieren der Tube (erbringt evtl. doch noch einen Farbaustritt)
- **kein Farbaustritt** beidseits ohne Anhalt für Pathologie: Gabe von 1 Amp. Buscopan i. v. und anschließend erneute Pertubation zum Ausschluss eines reflektorischen Tubenspasmus

▸ **Alternativmethoden.**

- **Hysterosalpingografie**
  - keine Aussage bzgl. peritubarer Pathologien (z. B. Adhäsionen)
  - keine Beurteilung anderer Sterilitätsursachen (z. B. Endometriose)
  - Strahlenbelastung
  - häufig untersuchungsbedingte Schmerzen
- **Kontrastmittelsonografie**, z. B. mit Echovist
  - keine Aussage bezüglich peritubarer Pathologien (z. B. Adhäsionen)
  - keine Beurteilung anderer Sterilitätsursachen (z. B. Endometriose)

Beide Methoden erreichen nicht den diagnostischen Wert der Chromopertubation und sollten daher nicht die Grundlage für die Entscheidung zur In-vitro-Fertilisation (IVF) oder mikrochirurgischen Intervention bilden.

▸ **Postoperative Behandlung.** Eine ausführliche Beschreibung der erhobenen Befunde sowie eine Erklärung der Tragweite bezüglich des Kinderwunsches sollten dem Paar angeboten werden.

8.1.2 Therapie der Tubargravidität

▸ **OP-Prinzip.** Bei ca. 2% aller Schwangerschaften kommt es zur Extrauteringravidität (EUG). 99% davon sind Tubargraviditäten. Die Inzidenz hat durch zunehmende Adnexitiden (insb. Chlamydien) wie auch durch eine verfeinerte Diagnostik mit Vaginalsonografie und β-HCG-Bestimmung zugenommen. Die frühe Diagnostik hat auch zu einem Wandel der Therapie geführt. Stand früher die notfallmäßige Laparotomie bei oft schon instabilen Kreislaufverhältnissen im Vordergrund, kann heute die Tubargravidität endoskopisch und tubenerhaltend operiert werden. In seltenen Fällen ist aufgrund unstillbarer Blutungen oder persistierender β-HCG-Werte eine Salpingektomie notwendig. Die sehr gute Frühdiagnostik sollte nicht zu einer voreiligen Intervention verleiten, bei der noch kein pathologischer Befund erhoben werden kann.

▸ **Indikationen.**

- sonografisch nachweisbare Tubargravidität
- HCG im Serum > 1500 IE/l
  - keine intrauterine Furchthöhle nachweisbar
  - keine Verdopplung der Werte in 2 Tagen (bis zur 7. SSW)
  - verzögerter Anstieg, Plateau oder Abfall
  - freie Flüssigkeit im Douglas
  - Unterleibsschmerzen (häufig unilateral)

▸ **Kontraindikationen.** Intrauterine Gravidität aufgrund niedriger HCG-Werte und fehlenden Verlaufs noch nicht sicher auszuschließen

▸ **Patientenaufklärung.**

- persistierende β-HCG-Werte durch in der Tube verbliebendes Trophoblastgewebe in ca. 5% der Fälle
- erhöhtes Risiko einer erneuten Tubargravidität bei tubenerhaltendem Vorgehen
- gestörte ovarielle Durchblutung nach Salpingektomie

▸ **OP-Planung.**

- gezielte Frage nach der Familienplanung (Kinderwunsch oder bereits sicher abgeschlossen)
- Diagnostik mit Vaginalsonografie und β-HCG-Bestimmung

- Bestimmung der Blutgruppe und des Rhesus-Faktors, wenn nicht bereits im Mutterpass dokumentiert
- bei fehlendem sonografischem Korrelat und kontinuierlich abfallenden HCG-Werten Abwarten unter klinischer Kontrolle (Sono, HCG und Klinik)

Merke M!

Bei HCG-Werten < 1000 IE/l und fehlender Symptomatik kann die laparoskopische Lokalisation schwierig bis unmöglich sein.

OP-Technik

► **Entscheidung bzgl. Uterusmanipulator und Abortabrasio.** Die präoperative Einlage eines Uterusmanipulators und eine Abortabrasio vor der Laparoskopie sollten nur bei sonografisch eindeutig nachgewiesener EUG und/oder abfallenden HCG-Werten erfolgen. Wir verzichten auf die Einlage eines Uterusmanipulators ganz. Die Abortabrasio bei fallenden HCG-Werten erspart der Patientin die längere Abbruchblutung und erbringt bei fehlendem laparoskopischem Korrelat evtl. den histologischen Nachweis eines intrauterinen Abortes.

► **Entfernung von freiem Blut und Koagula.** Bei der Laparoskopie werden zunächst mit einem Saug-Spül-Rohr freies Blut und Koagula aus der Bauchhöhle entfernt. Auch größere Blutmengen stellen bei stabilen Kreislaufverhältnissen keine Kontraindikation für das laparoskopische Vorgehen dar.

► **Darstellung der Tubargravidität – Injektion von Vasopressin.** Wichtig ist, sich zunächst in aller Ruhe Übersicht zu verschaffen und die Tubargravidität darzustellen. Stark blutende Gefäße werden sofort koaguliert. Je nach Lage der EUG in der Tube sind verschiedene Operationsverfahren möglich. Die Injektion von Vasokonstriktiva (z. B. 1 Amp. Suprarenin auf 100 ml NaCl 0,9 %) in die Mesosalpinx, in die Tubenwand im Bereich der EUG und neben dem Lig. infundibulopelvicum reduziert die Blutungsneigung deutlich. Zunächst wird die Tube mit der Tubenfasszange angespannt. Durch Aspiration ist die korrekte extravasale Lage der Nadel zu prüfen, bevor die entsprechenden Depots gesetzt werden.

► **Entfernung der Tubargravidität – Spülung und Drainage.** Nach der Entfernung der Tubargravidität sollten möglichst viel Blut und Koagula mit dem Saug-Spül-System aus dem Abdomen entfernt und eine Robinson-Drainage eingelegt werden.

► **Tubarabort bzw. Sitz nahe der Fimbrien.** Adhäsionen im Bereich des Adnex werden mit der Metzenbaum-Schere gelöst. Die Tube wird hierbei mit der atraumatischen Tubenfasszange leicht angespannt. Ist das Abortkonglomerat sichtbar, wird es nach Möglichkeit in toto z. B. mit dem Overholt aus seiner Umgebung herausgelöst und durch den linksseitigen 10-mm-Trokar entfernt. Blutungen werden vorsichtig mit der schmalen bipolaren Pinzette koaguliert (► Abb. 8.1).

Eine nahe der Fimbrie sitzende EUG wird vorsichtig mit der Tubenfasszange und dem Overholt zum Tubenende hin ausgemolken (► Abb. 8.2). Gegebenenfalls wird die Fimbrie mit einer monopolaren Nadel inzidiert.

► **Ampullärer oder isthmischer Sitz.** Diese Tubargraviditäten sollten wegen der hohen Rate an Trophoblastpersistenzen nicht ausgemolken werden. Besonders bei isthmischer Lage ist mit einer erhöhten Blutungsneigung zu rechnen. Nach der Vasopressininjektion erfolgt die antimensenteriale longitudinale Inzision der Tube mit einer dünnen, monopolaren Nadel im proximalen Bereich der Auftreibung (► Abb. 8.3).

► **Salpingotomie.** Alternativ kann die Salpingotomie mit der Hakenschere oder einem Laser durchgeführt werden. Häufig exprimiert die Tube das Schwangerschaftsprodukt nach wenigen Minuten selbst, sodass es ohne Probleme mit einer Löffelfasszange entfernt werden kann. Ist dies nicht der Fall, wird die EUG vorsichtig mit dem Overholt oder dem Spül-Saug-Rohr umfahren und herausgelöst. Stärkere Blutungen werden mit der bipolaren Pinzette gestillt.

► **Wundverschluss.** Eine Nahtadaptation der Wundränder ist nur bei einer stark klaffenden Wunde sinnvoll und erfolgt dann mit Einzelknopfnähten (4/0, resorbierbar).

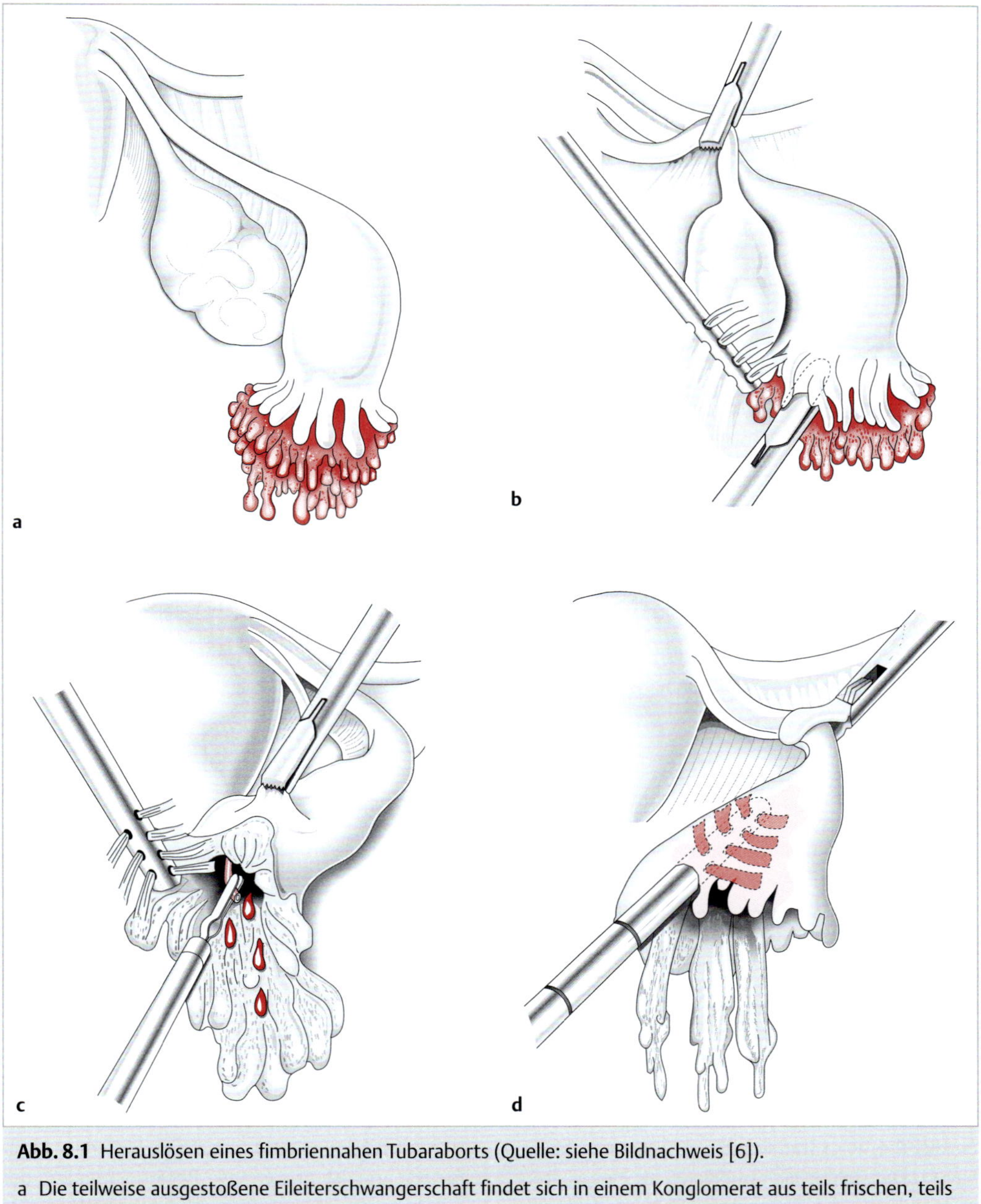

Abb. 8.1 Herauslösen eines fimbriennahen Tubaraborts (Quelle: siehe Bildnachweis [6]).

a Die teilweise ausgestoßene Eileiterschwangerschaft findet sich in einem Konglomerat aus teils frischen, teils älteren Koagula und Adhäsionen.
b Herauslösen des Abortkonglomerats aus seinen Verbindungen im kleinen Becken
c gezielte Koagulation kleinerer Blutgefäße mit der bipolaren Pinzette nach Präparation und exakter Darstellung mit dem Saug-Spül-Gerät
d intraluminales Spülen des distalen Eileiters zur schonenden Entfernung von Blut- und Trophoblastresten

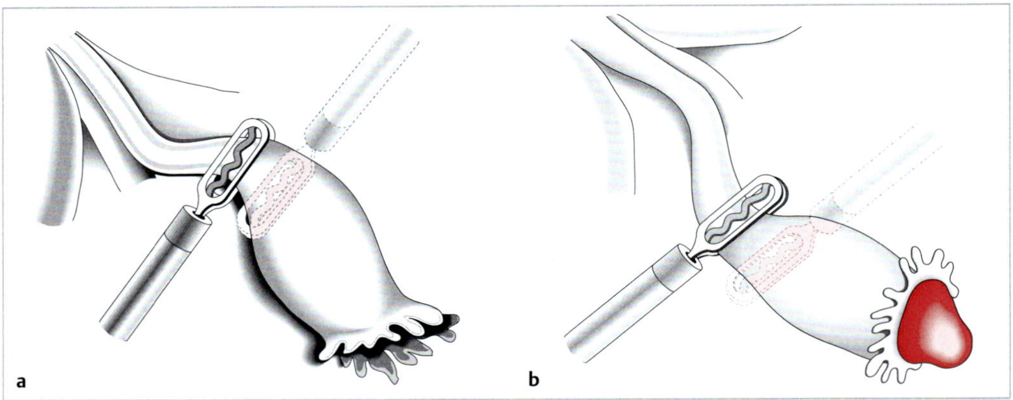

Abb. 8.2 Sog. „Milking out" eines Tubaraborts: Die Tuben werden am proximalen Pol der Tubargravidität mit der gefensterten Koagulationszange gefasst und mit einer gleichartigen zweiten Zange in Richtung Fimbrientrichter ausgedrückt (Quelle: siehe Bildnachweis [6]).

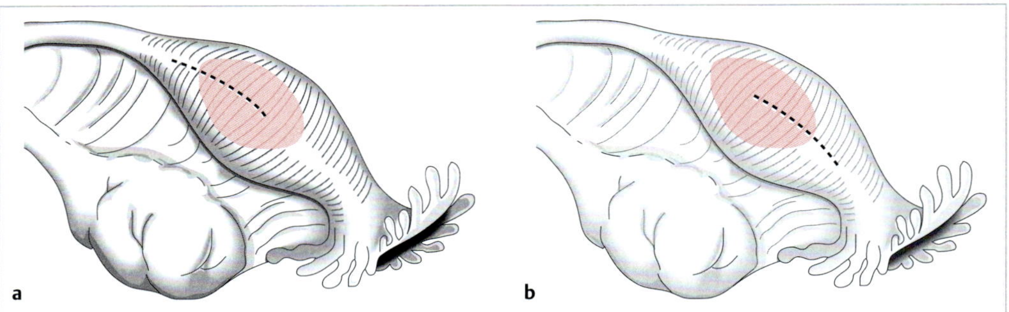

Abb. 8.3 Tubenerhaltende Operation bei Extrauteringravidität im ampullären Tubenbereich durch longitudinale Salpingotomie auf der antimesenterialen Seite (Quelle: siehe Bildnachweis [1]).

a richtig: Inzision im proximalen Bereich der Auftreibung
b falsch: Inzision im distalen Bereich der Auftreibung

▸ **Partielle Salpingektomie.** Ist eine Blutstillung nicht möglich (häufig bei isthmischem Sitz), besteht die Indikation zur partiellen oder totalen Salpingektomie. Bei der partiellen Salpingektomie (▸ Abb. 8.4) wird möglichst viel Tubengewebe erhalten. Dies bildet die Grundlage für eine spätere mikrochirurgische **Reanastomosierung**. Die Tube wird proximal und distal des blutenden Wundbettes bipolar koaguliert und mit der Hakenschere durchtrennt. Der zu resezierende Anteil wird mit der Allis-Zange angespannt und die anhängende Mesosalpinx tubennah bipolar koaguliert und durchtrennt. Das Präparat wird durch den linksseitigen 10-mm-Trokar entfernt.

▸ **Totale Salpingektomie.** Ist die Familienplanung der Patientin sicher abgeschlossen, sollte bei Blutungsproblemen eine komplette Salpingektomie durchgeführt werden. Eine generelle Salpingektomie bei Tubargravidität und abgeschlossener Familienplanung ist wegen der Beeinträchtigung der ovariellen Durchblutung nicht zu empfehlen. Bei der Salpingektomie wird der Tubenabgang uterusnah bipolar koaguliert und mit der Hakenschere durchtrennt. Die Tube wird mit der Allis-Zange angespannt und die Mesosalpinx schrittweise tubennah koaguliert und durchtrennt. Die Tube wird dann durch den 10-mm-Trokar entfernt. Die Resektion der Tube über eine Schlingenligatur ist wegen der stärkeren Beeinträchtigung des Rete ovarii nicht zu empfehlen.

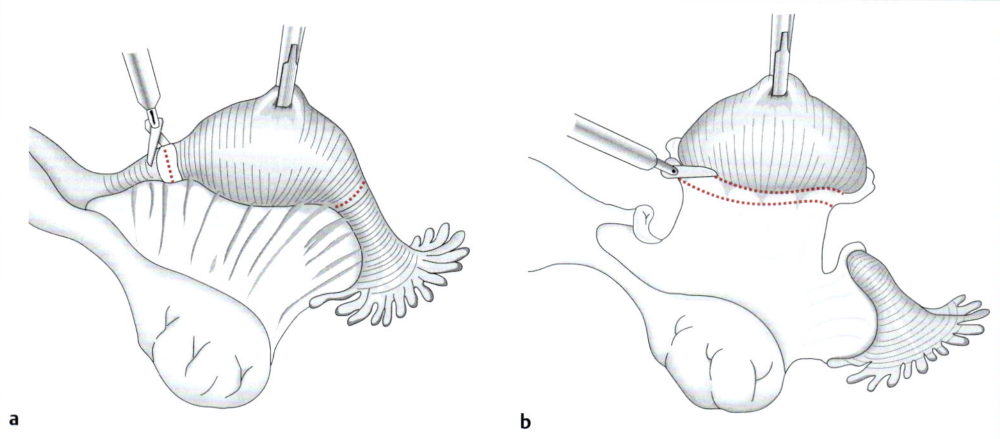

Abb. 8.4 Partielle Salpingektomie (Quelle: siehe Bildnachweis [1]).
a distaler und proximaler Anteil der Tube werden bipolar koaguliert
b Segment wird mittels Schere reseziert

► **Probleme und deren Lösung.**

- **persistierende HCG-Werte** postoperativ
  - Second-look-Laparoskopie (besonders bei erneuten Beschwerden)
  - Methotrexat i. v. oder oral (0,5 mg/kg KG alle 2 Tage), bis die HCG-Werte deutlich abfallen

► **Häufige Fehler und Gefahren.**

- Ausmelken der Tubargravidität bei ampullärem Sitz mit dem Risiko der **Trophoblastpersistenz**
- **Schädigung der Tubenwand** durch zu große Koagulationsinstrumente

► **Alternativmethoden.**

- Applikation von Methotrexat in die EUG
  - besonders bei uterin intramuralem Sitz (hohe operative Komplikationsrate)
  - intraamniale Instillation von MTX (1 mg/kg KG) nach Punktion der Amnionhöhle und Aspiration des Fruchtwassers (sonogesteuert oder per Laparoskopie)
- Prostaglandin $F_2\alpha$ 5 – 10 mg (aus dem Ausland wieder beziehbar) intratubar im Rahmen einer die Diagnose sichernden Laparoskopie; Erfolgsrate 84 %

► **Postoperative Behandlung.**

- Rhesus-Prophylaxe bei Rh-negativen Frauen
- Entfernung der Robinsondrainage, sobald keine blutige Sekretion mehr vorliegt
- β-HCG-Kontrollen bis zum Erreichen des Normalwertes
- Second-look-Laparoskopie bei erneuten Beschwerden

8.1.3 Sterilitätschirurgie

► **OP-Prinzip.** Eingriffe an der Tube zur Wiederherstellung bzw. Verbesserung der Tubenfunktionalität. Die Erfolge der Mikrochirurgie haben gezeigt, wie entscheidend die möglichst atraumatische Präparation und die Verwendung von dünnstem Nahtmaterial sind. Nur bei gleicher Erfolgsaussicht ist der Einsatz der endoskopischen Techniken zu akzeptieren. Domäne der Mikrochirurgie wird weiterhin der proximale Tubenverschluss bleiben. Dies gilt insbesondere auch für die Refertilisierung nach Tubenligatur. Der Einsatz der endoskopischen Tubenchirurgie sollte für die meisten endoskopischen Operateure auf die Adhäsiolyse, die Fimbrioplastik und die Salpingostomie beschränkt bleiben. Das besonders bei der Salpingostomie erkennbare Faltenrelief der Tubenmukosa gibt zusätzliche Information zur Funktionalität der Tube. Ist dieses

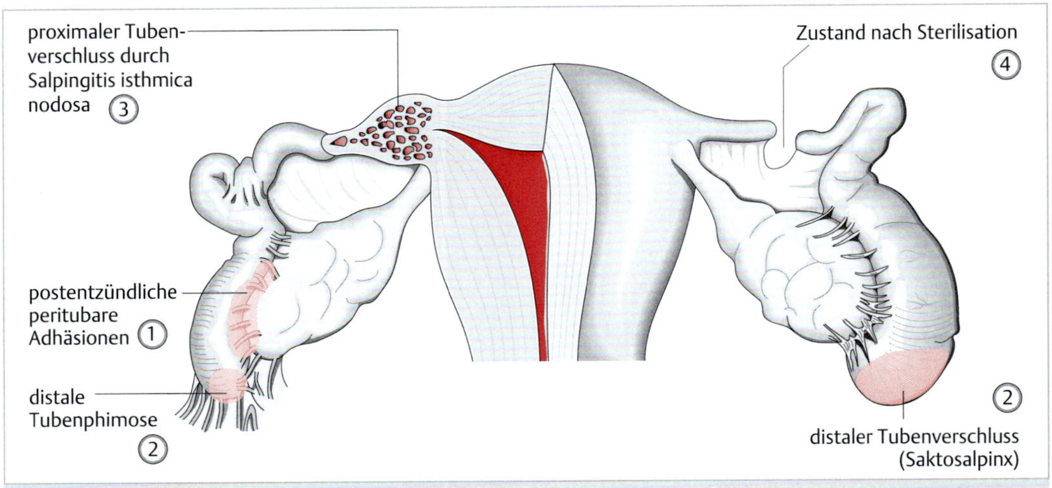

Abb. 8.5 Schematischer Überblick der Tubenpathologietypen: ① distale Tubenphimose, ② postentzündliche peritubare Adhäsionen, ③ proximaler Tubenverschluss durch Salpingitis isthmica nodosa, ④ Zustand nach Sterilisation (Quelle: siehe Bildnachweis [1]).

Tab. 8.1 Prognose-Score zur Klassifikation bei distaler Tubenpathologie. **Anmerkungen:** Wand: dick, wenn > 2 mm; Adhäsionen: wenig, wenn avaskulär bzw. dünn, Mukosa: geschätzter Erhaltungsgrad der Mukosa im ampullären Teil in Prozent; Verdopplung des Punkte-Scores bei fehlender oder verschlossener kontralateraler Seite.

links				Distale Tube	rechts			
dick	ausgeprägt	wenig	dünn	**Wand**	dünn	wenig	ausgeprägt	dick
			keine	**Adhäsionen**	keine			
keine	< 25 %	25 – 75 %	> 75 %	**Mukosa (Erhaltungsgrad)**	> 75 %	25 – 75 %	< 25 %	keine
3	2	1	0	**Score**	0	1	2	3
Score-Punkte	0 – 5	6 – 10	11 – 16					
Stadium	I	II	III					

abgeflacht und ohne Falten, besteht wenig Hoffnung für den Erfolg der Sterilitätschirurgie. Hier sollte zu einem IVF-Verfahren geraten werden. Aus den genannten Gründen soll im Folgenden nur auf die Salpingolyse, die Fimbrioplastik und die Salpingostomie eingegangen werden.

► Abb. 8.5 stellt die Typen der Tubenpathologie schematisch dar. In Anlehnung an den Prognose-Score der American Society for Reproductive Medicine wird die distale Tubenpathologie klassifiziert (► Tab. 8.1).

► Kontraindikationen.

- kein Kinderwunsch
- Ablehnen einer operativen Intervention
- Wunsch zum IVF bei entsprechender Tubenpathologie

► Patientenaufklärung.

- Rezidivrisiko
- erhöhtes Risiko einer EUG bei eintretender Schwangerschaft (SS) (z. B. 25 % der eintretenden Schwangerschaften nach Salpingostomie im Stadium I, 50 % im Stadium II und III) → eng-

maschige sonografische Kontrollen bei positivem SS-Test
- Möglichkeit der IVF
  - als Alternative (SS-Rate pro Embryotransfer 14,2–23%)
  - als Möglichkeit bei Therapieversagen
- Information über Erfolgsraten der Salpingostomie
  - Stadium I: SS-Rate über 50%
  - Stadium II: SS-Rate 36%
  - Stadium III: SS-Rate 19,4%

▶ **OP-Planung.**
- Abklärung des Kinderwunsches
- Ausschluss anderer Sterilitätsursachen (s. Kapitel „Chromopertubation“)

▶ **Alternativmethoden.** In-vitro-Fertilisation oder intrazytoplasmatische Spermieninjektion (insbesondere bei zusätzlichen Sterilitätsursachen)

▶ **Postoperative Behandlung.**
- Entfernen der Drainage bei seröser Sekretion
- Rat zur engmaschigen sonografischen Kontrolle bei positivem SS-Test
- Info über verändertes postoperatives Sono-Bild bei Interceedeinlage

Salpingolyse/Ovariolyse

▶ **OP-Prinzip.** Adhäsiolyse im Bereich der Tuben und Ovarien sowie ggf. im gesamten kleinen Becken zur Wiederherstellung der Tubenbeweglichkeit und einer freien Ovaroberfläche. Serosadefekte sind nach Möglichkeit zu vermeiden, da diese die Hauptursache für Rezidivadhäsionen und besonders für funktionseinschränkende Verwachsungen zwischen Tube und Ovar sind.

▶ **Indikationen.**
- unerfüllter Kinderwunsch
- Adhäsionen, insbesondere peritubar (meist postentzündlich)

OP-Technik

▶ **Mobilisation und Adhäsiolyse.** Zunächst erfolgt die Mobilisierung der Tube und des Fimbrientrichters. Die Verwachsungen sind meist avaskulär und können mit der Metzenbaum-Schere durchtrennt werden. Das Narbengewebe wird mit der Allis-Zange oder die Tube mit der atraumatischen Tubenfasszange angespannt. Zur besseren Übersicht müssen gelegentlich Sigmaverwachsungen zum seitlichen Peritoneum und/oder zum Adnex nahe der Sigmaserosa unter Anspannung des Sigmas mit der Metzenbaumschere durchtrennt werden. Blutungen werden mit dem Saug-Spül-System dargestellt und mit der bipolaren Pinzette vorsichtig koaguliert.

Ovariolyse

Gestaltet sich die Lösung der Tube von der Ovarialoberfläche schwierig, wird zunächst mit der Ovariolyse von der seitlichen Beckenwand fortgefahren. **Cave:** Eine stumpfe Mobilisierung führt zu peritonealen Defekten und damit zum Rezidiv.

Die Ovariolyse beginnt am oberen Ovarpol, da hier oft glatte peritoneale Verhältnisse darstellbar sind. Hierzu wird das Ovar mit der Allis-Zange von der Gegenseite kommend angespannt und schrittweise mit der Metzenbaum-Schere aus der Fossa ovarica in Richtung des Lig. sacrouterinum herausgelöst. Das mobile Ovar wird nun nach medial mit der Allis-Zange angespannt, die Tube mit der Tubenfasszange über einen dritten Einstich (mittlerer Unterbauch, 5 mm) ebenfalls angespannt und die Adhäsionen zwischen Ovar und Tube mit der Metzenbaum-Schere gelöst (▶ Abb. 8.6).

▶ **Blutstillung, Wundverschluss, Adhäsionsprophylaxe.** Blutungen werden dargestellt und vorsichtig mit der bipolaren Pinzette koaguliert. **Cave:** Die unbeabsichtigte Durchtrennung des Lig. fimbrioovaricum führt zu unangenehmen Blutungen (▶ Abb. 8.6 b).

Serosadefekte müssen mit einer spannungsfreien Naht (4/0, resorbierbar) verschlossen oder durch Interceed-Gaze abgedeckt werden. Eine weitere Möglichkeit der Adhäsionsprophylaxe ist SprayShield; eine blau gefärbte Lösung, die auf die Wundflächen aufgesprüht wird.

▶ **Chromopertubation, Drainage.** Anschließend ist es sinnvoll, die Tubendurchgängigkeit mittels Chromopertubation zu überprüfen. Einlegen einer Robinson-Drainage (optional).

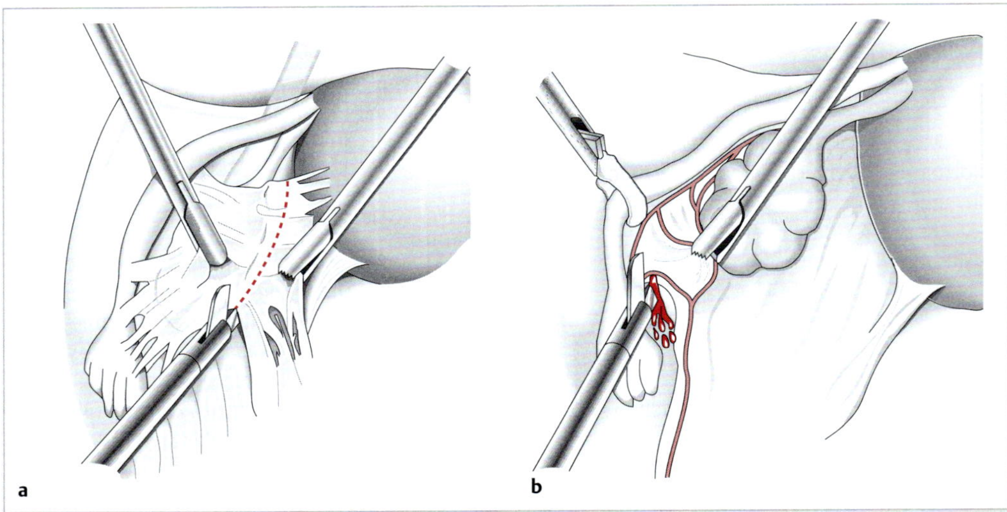

Abb. 8.6 Salpingo- und Ovariolyse (Quelle: siehe Bildnachweis [6]).

a Befreiung der Adnexe aus der Fossa ovarica links, die Adhäsiolyse beginnt am oberen Ovarialpol
b unbeabsichtigtes Durchtrennen des Lig. fimbrioovaricum mit der A. fimbrioovarica
c Lösung der Tuben von der Beckenwand

▶ **Häufige Fehler und Gefahren.**

- Blutungen bei Durchtrennung des Lig. fimbrioovaricum
- Belassung von Serosadefekten (→ erhöhtes Rezidivrisiko)
- Präparation außerhalb der anatomischen Schichten (→ große Wundflächen mit hohem Rezidivrisiko)

Fimbrioplastik

▶ **OP-Prinzip.** Erweiterung eines partiell verschlossenen Fimbrientrichters, sodass wieder eine gut evertierte Fimbrie entsteht.

▶ **Indikationen.** Inkompletter distaler Tubenverschluss.

OP-Technik

▶ **Adhäsiolyse.** Als Erstes werden narbige Verwachsungen des Fimbrientrichters zum Ovar unter Anspannung der Tube mit der Metzenbaum-Schere gelöst (s. ▶ Abb. 8.7). Das gut durchblutete Lig. fimbrioovaricum sollte geschont werden.

▶ **Chromopertubation, Inzision des Fimbrientrichters.** Nun wird die durch Chromopertubation sichtbar gemachte präexistente Öffnung des vernarbten Fimbrientrichters aufgesucht und der Fimbrientrichter mit der monopolaren Nadel sternförmig inzidiert.

▶ **Rezidivprophylaxe.** Zur Vermeidung einer Reokklusion werden die gelösten Fimbrien mit Einzelknopfnähten (4/0, resorbierbar) evertiert (s. Salpingostomie).

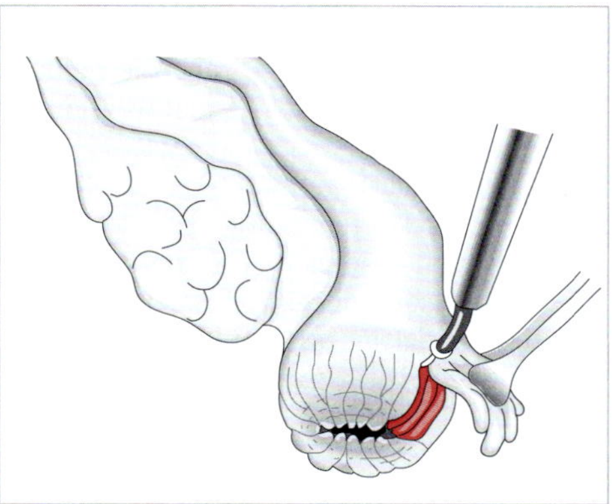

Abb. 8.7 Interfimbriale Adhäsionen mit Fimbriolyse (Quelle: siehe Bildnachweis [1]).

▶ **Häufige Fehler und Gefahren.**

- zu **geringe Inzision** und **Evertierung** des Fimbrientrichters → Risiko der Reokklusion
- Koagulations- bzw. monopolares **Schneideinstrument** zu **breitflächig** → Risiko der Schädigung von gesundem Gewebe

Salpingostomie

▶ **OP-Prinzip.** Eröffnung einer distal komplett verschlossenen Tube mit Neuformierung eines Aufnahmetrichters. Ist der Ort des ehemaligen Fimbrientrichters nicht mehr zu lokalisieren, spricht man von einer Salpingoneostomie.

▶ **Indikationen.** Distaler Tubenverschluss (Saktosalpinx)

- unerfüllter Kinderwunsch
- vor IVF, zur Reduktion der EUG-Rate

▶ **Probleme und deren Lösung.** Evertierung nicht möglich: sternförmige Inzisionen verlängern

▶ **Häufige Fehler und Gefahren.**

- neuer Trichter unter **Spannung** → Okklusionsrisiko erhöht
- **thermische Schädigung** der Tube durch breitflächige HF-Instrumente bei der Blutstillung und Inzision

OP-Technik

▶ **Adhäsiolyse.**

- **Chromopertubation:** Wie bei der Fimbrioplastik werden Verwachsungen zwischen Tube und Ovar gelöst (s. o.). Die räumliche Orientierung, wo die Tube eröffnet werden soll, fällt häufig nach Auffüllen der Tube per Chromopertubation leichter. Die ehemalige Öffnung ist evtl. als Einziehung am Tubenende erkennbar.
- **Inzision:** Dort oder an der vermutlichen Position wird eine punktförmige Inzision mit der monopolaren Nadel gesetzt. Von hier wird die Öffnung über sternförmig verlaufende Inzisionen (Beginn mit der Inzision Richtung Ovar) mit der monopolaren Nadel erweitert. Die Tube wird währenddessen mit der Tubenfasszange in Position gehalten.

▶ **Salpingoneostomie.** Aus den entstandenen Segmenten wird durch Evertieren und spannungsfreies Fixieren der Segmentspitzen auf der Tubenwand (Einzelknopfnähte, 4/0, resorbierbar) ein neuer Aufnahmetrichter gebildet (▶ Abb. 8.**8**). Die Öffnung soll zentral liegen und allseits von Mukosa umgeben sein. Beim Evertieren kann es hilfreich sein, mit einem gespreizten atraumatischen Instrument die Tube von innen zu schienen.

▶ **Flowering.** Das in der Literatur beschriebene „Flowering" (Evertierung durch thermische Schrumpfung der ostiumnahen Serosa) schädigt gesundes Tubengewebe und hat eine höhere Reokklusionsrate.

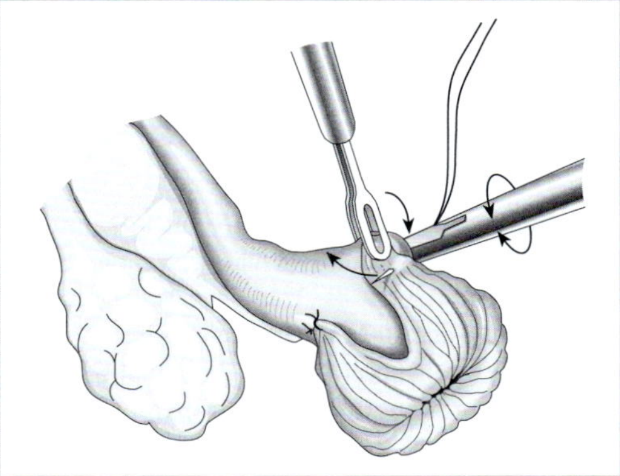

Abb. 8.8 Cuff-Salpingostomie: Naht des neu gebildeten Tubentrichters (Quelle: siehe Bildnachweis [1]).

► **Alternativmethoden.**
- In-vitro-Fertilisation
- Salpingektomie oder Tubenkoagulation statt Salpingostomie vor IVF (zur Reduktion der EUG-Rate)

8.1.4 Salpingektomie

► **OP-Prinzip.** Entfernen der kompletten Tube.

► **Indikationen.**
- Hydro-, Saktosalpinx bei abgeschlossener Familienplanung
- Rezidiv einer Saktosalpinx nach Salpingostomie und geplanter IVF
- frustrane Blutstillung nach Entfernung einer Tubargravidität
- Pyosalpinx oder Tuboovarialabszess und abgeschlossene Familienplanung

► **Kontraindikationen.** Organerhaltendes Vorgehen ist möglich und erwünscht. Insbesondere bei bestehendem Kinderwunsch sollte die Indikation zur Salpingektomie sehr eng gestellt werden.

► **Patientenaufklärung.**
- Risiko der gestörten ovariellen Durchblutung, der gestörten ovariellen Funktion und des früheren Menopausenbeginns bei Beidseitigkeit
- bei Tuboovarialabszess oder Pyosalpinx erhöhte Rezidivrate bei Belassen der Tube

► **OP-Planung.**
- Anamnese mit Abklärung der Familienplanung
- gynäkologische Untersuchung inkl. Vaginalsonografie
- Entzündungsparameter (CRP und Leukozyten) bei V. a. entzündliches Geschehen
- β-HCG und Blutgruppe mit Rhesus-Faktor bei V. a. EUG
- präoperativer Beginn der Antibiose bei Fieber oder erhöhten Entzündungsparametern

OP-Technik

► **Fassen und Durchtrennen der Tube.** Fassen der Tube mit der Allis-Zange ca. 2 cm vom Tubenabgang entfernt. Uterusnahe Bipolarkoagulation der Tube bis in die Mesosalpinx hinein und anschließendes Durchtrennen der Tube mit der Hakenschere. Das weitere Vorgehen kann entweder mittels Schlingen- oder Koagulationstechnik erfolgen.

Schlingentechnik

► **Einbringen der Schlinge.** Einbringen einer Endoschlinge mit Röderknoten über den ipsilateralen Unterbaucheinstich mit einer Applikatorhülse oder durch eine Reduzierhülse (ansonsten besteht das Risiko, dass die Schlinge im Trokarventil hängen bleibt).

► **Positionierung der Schlinge.** Nun wird von der kontralateralen Seite mit der Allis-Fasszange durch die Schlinge hindurch die Tube im distalen Drittel gegriffen und angespannt. Die Schlinge wird so positioniert, dass sie unterhalb der Fimbrie und in der proximalen Inzision an der Mesosalpinx zu liegen kommt (s. ► Abb. 8.9).

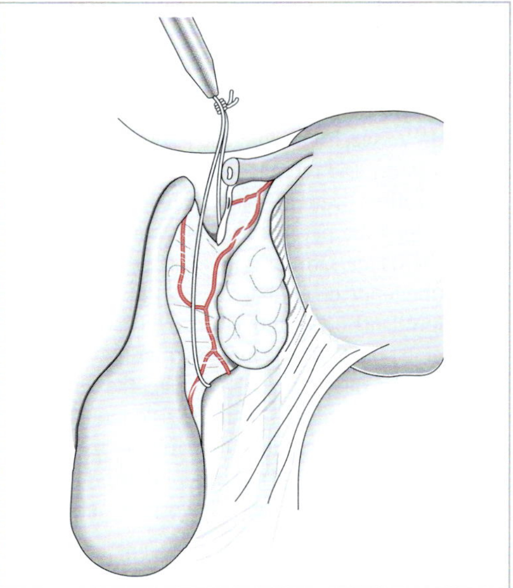

Abb. 8.9 Salpingektomie: Schlingentechnik (Quelle: siehe Bildnachweis [6]).

▸ **Zuziehen und Entfernung der Tube.** Dann wird die Schlinge dosiert und unter ständiger Lagekontrolle zugezogen. Der Faden wird mit der Hakenschere abgeschnitten. Die Tube wird anschließend mit der Hakenschere oberhalb der Ligatur abgetrennt und über den 10-mm-Trokar entfernt.

Nachteil der Methode:

- Die Ligatur liegt meist sehr nahe am Ovar, sodass die Gefäße des Rete ovarii komprimiert sind. Folge kann eine gestörte Ovarfunktion sein.
- Bei entzündlichen Veränderungen schneidet die Ligatur leicht ins Gewebe ein, sodass es zu schwer stillbaren Blutungen kommt.

Koagulationstechnik

Nach dem Durchtrennen der Tube am Tubenabgang wird die Mesosalpinx tubennah von proximal nach distal (oder umgekehrt) bipolar koaguliert und mit der Hakenschere durchtrennt. Hierbei wird die Tube mit einer Allis-Fasszange von der kontralateralen Seite her angespannt (▸ Abb. 8.10).

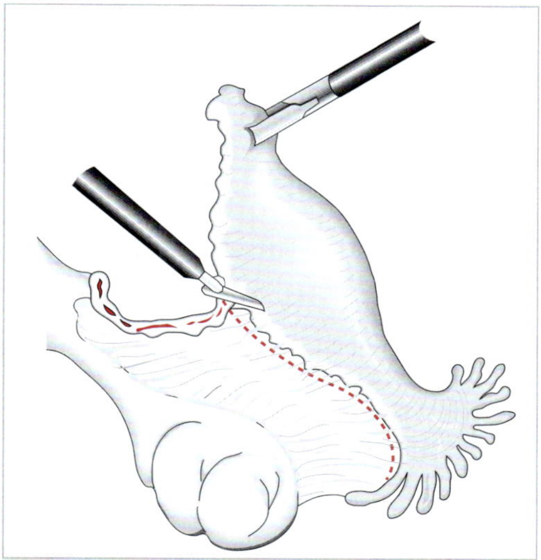

Abb. 8.10 Koagulationstechnik bei Salpingektomie: Koagulation und Durchtrennung des proximalen Tubenanteils. Resektion nahe an der Tube zur Schonung von vaskulären Anastomosen zum Ovar mit mono- oder bipolarer Schere (Quelle: siehe Bildnachweis [1]).

▸ **Probleme und deren Lösung.**

- **Entfernung der Tube nicht möglich** über den 10-mm-Trokar
  - Eröffnung der Saktosalpinx mit der Hakenschere
  - Zerteilung des Präparates mit der Hakenschere und Entfernung mit der 10-mm-Löffelzange

▸ **Häufige Fehler und Gefahren.**

- **Störung der ovariellen Durchblutung** durch ausgedehnte Koagulation oder Einsatz der Schlingentechnik
- **Einschneiden der Schlinge** in die Mesosalpinx bei entzündlichen Prozessen → unangenehme Blutungen

▸ **Postoperative Behandlung.**

- Rhesus-Prophylaxe bei Rh-negativen Patientinnen mit EUG
- Drainage (optional) verbleibt, bis Sekretion serös
- bei entzündlichen Tubenerkrankungen Antibiose über mindestens 5 Tage mit chlamydien- und anaerob wirksamer Kombination
- bei EUG Kontrolle der β-HCG-Werte bis zum Normalwert

8.1.5 Sterilisation

▸ **OP-Prinzip.** Laparoskopische Koagulation oder Resektion eines Tubenabschnittes, um eine dauerhafte Kontrazeption zu erreichen. Folgende Methoden werden unterschieden:

- **bipolare Koagulation** über ca. 2 cm im isthmischen Tubenanteil (**Cave:** Koagulation mit niedriger Energie (20 – 30 W) über längere Zeit – bis das Gerät signalisiert, dass kein Strom mehr fließt – zur Erzielung einer ausreichenden Tiefenwirkung)
- **monopolare Koagulation** (**Cave:** Verletzungen umliegender Organe durch Kriechströme); wegen der Komplikationen weitgehend verlassen
- **Endothermkoagulation** (120 °C über 45 s) mit gleichzeitiger Durchtrennung der Tuben
- Setzen von **Filshie-Clips**
- **Ringtechnik:** Ligatur eines gedoppelten Tubenstücks durch Setzen eines Kunststoffringes (meist Silikon); besonders in Entwicklungsländern
- **Salpingektomie** bei bestehender Tubenpathologie (z. B. Saktosalpinx)

Merke M!

Der Einsatz von Clips oder Silikonringen in unmittelbarem Zusammenhang mit einer Schwangerschaft birgt ein erhöhtes Blutungsrisiko und sollte vermieden werden.

▸ **Indikationen.** Sicher abgeschlossene Familienplanung.

▸ **Kontraindikationen.**
- übliche Kontraindikationen für einen laparoskopischen Eingriff
- Die direkte Kombination des Eingriffs mit einer Abruptio sollte wegen des Risikos einer psychischen Problematik unterbleiben.
- Instabile partnerschaftliche Verhältnisse mit der Möglichkeit eines erneuten Kinderwunsches nach einem Partnerwechsel gelten als relative Kontraindikation.

▸ **Patientenaufklärung.**
- übliche Risiken einer Laparoskopie
- Klärung, wie bei technischer Undurchführbarkeit verfahren werden soll; Wunsch zur Laparotomie?
- alternative und sicherere Methoden; z. B. Mirena oder Sterilisation des Partners
- Möglichkeit eines erneuten Kinderwunsches; z. B. nach dem Tod eines Kindes oder nach Partnerwechsel
- mögliche psychische Probleme durch die Gewissheit, keine Kinder mehr bekommen zu können
- auch bei korrekter Durchführung ist eine zukünftige Schwangerschaft nicht auszuschließen!
  - Risiko einer Tubargravidität deutlich erhöht (50% aller Versager) → bei ausbleibender Regel: SS-Test und sonografische Lagebestimmung der Gravidität
  - nach neueren Studien liegt das Risiko einer Schwangerschaft höher als bisher angenommen
    - Versagerquote von 1 – 2%
    - höhere Versagerwahrscheinlichkeit bei jüngeren Frauen (bis zu 3% bei Frauen unter 30 Jahren)
    - Versagerquote deutlich erhöht bei Sterilisationen im Wochenbett; dieses Vorgehen sollte daher vermieden werden

▸ **OP-Planung.**
- gynäkologische Untersuchung mit vaginaler Sonografie
- bei Zyklusunregelmäßigkeiten β-HCG im Serum kurz vor der OP
- Sterilisation in der ersten Zyklushälfte

OP-Technik

▸ **Laparoskopie – generelles Vorgehen.** Durchführen der Laparoskopie in üblicher Weise. Die Blase wurde vorher über einen Einmalkatheter entleert, ein Uterusmanipulator ist fixiert. Das minimal-invasivste Prozedere stellt die Einstichtechnik mit der Sterilisation über eine Winkeloptik mit Arbeitskanal dar. Durch Anteflexion und Dextro- bzw. Sinistropositionierung des Uterus wird die jeweils zu behandelnde Tube durch den Assistenten präsentiert. Zur sicheren Tubenidentifikation wird zunächst das Fimbrienende dargestellt. Je nach Sterilisationsverfahren erfolgt das weitere Prozedere. Aus forensischen Gründen sollte das Operationsergebnis fotodokumentiert werden. Vor Beendigung der Laparoskopie wird nochmals die Bluttrockenheit kontrolliert.

Bipolarkoagulation und Endothermkoagulation. Die Tube wird im isthmischen Bereich im kompletten Durchmesser, aber ohne Mesosalpinx, mit der Koagulationszange gefasst und koaguliert. Dies erfolgt an zwei, ggf. drei nebeneinanderliegenden Stellen, bis ca. 2 cm durchgehend koaguliert sind. Kommt es zu Verklebungen der Koagulationszange mit dem Gewebe, wird diese vorsichtig weggedreht und seitlich so weggezogen, dass die Zugwirkung auf die Tube in deren **Längsrichtung** erfolgt (**Cave:** Einreißen der Mesosalpinx, wenn Zugrichtung senkrecht zur Tube!). Bei der Endothermkoagulation muss die Tube zusätzlich im gesamten Durchmesser mit einer Schere durchtrennt werden.

Clipsterilisation

Mit einer Spezialzange wird ein Filshie-Clip senkrecht auf den isthmischen Tubenanteil aufgesetzt und verriegelt (▸ Abb. 8.11). Wichtig ist, dass die gesamte Tubenzirkumferenz erfasst ist. Im Laufe der Zeit wird der Clip mit Granulationsgewebe überwuchert, sodass er später evtl. nicht mehr sichtbar ist. Die Tube muss bei dieser Technik komplett erfasst werden. Hohe Versagerquoten der Technik werden auf eine falsche Anwendung zurückgeführt.

Ringsterilisation

Zunächst wird ein Silikonring auf den Ringapplikator gespannt. Dann wird die Tube ca. 2 – 3 cm vom Tubenabgang gefasst und in den Applikator hineingezogen. Über einen entsprechenden Mechanismus der Zange kann der Ring über die gedoppelte Tube geschoben werden (▸ Abb. 8.12). **Cave:** Einreißen der Tube oder der Mesosalpinx beim Hineinziehen in den Applikator → ein Koagulationsinstrument sollte bereitliegen. Auch der Ring wird evtl. wie der Clip mit Granulationsgewebe überwuchert.

Salpingektomie

Siehe Kapitel 8.2.1

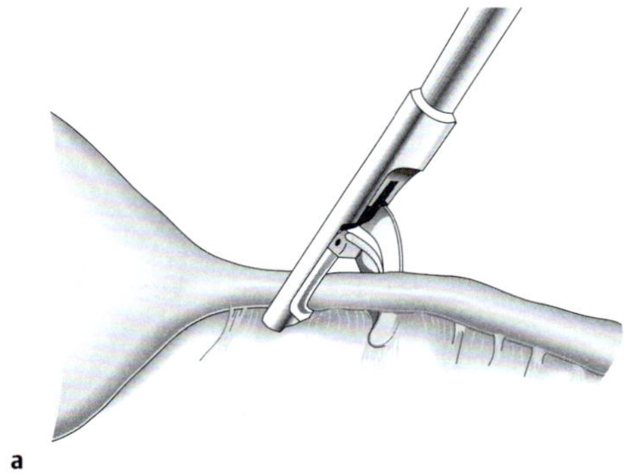

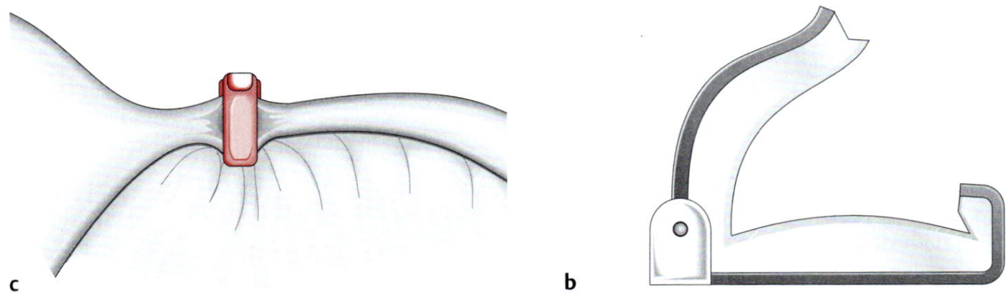

Abb. 8.11 Clipsterilisation (Quelle: siehe Bildnachweis [1]).

a Umfassen des isthmischen Tubensegments mit dem Filshie-Clip-Applikator
b Filshie-Clip (geöffnet)
c korrekt das Tubenlumen umgreifender Filshie-Clip

▸ **Probleme und deren Lösung. Verwachsungen** behindern den Zugang zum Adnex und/oder erhöhen das Risiko der **thermischen Schädigung** benachbarter Organe: vorherige Adhäsiolyse.

▸ **Häufige Fehler und Gefahren.**

- **Blutungen** aus der A. tuboovarica durch zu großzügige Schnittführung bei der Tubendurchtrennung → Einreißen der Mesosalpinx durch Verkleben der Koagulationszange mit dem Gewebe
- **thermische Schäden**
  - Mesosalpinx mit zu ausgedehnter Koagulation → Störung der ovariellen Durchblutung
  - benachbarte Organe, die verwachsungsbedingt in der Nähe der Tube liegen → vorher Adhäsiolyse
  - durch Touchieren anderer Organe mit der heißen Endothermiezange
- **Clip- oder Ringverlust:** Das Material sollte intensiv gesucht werden; evtl. nach kurzfristiger

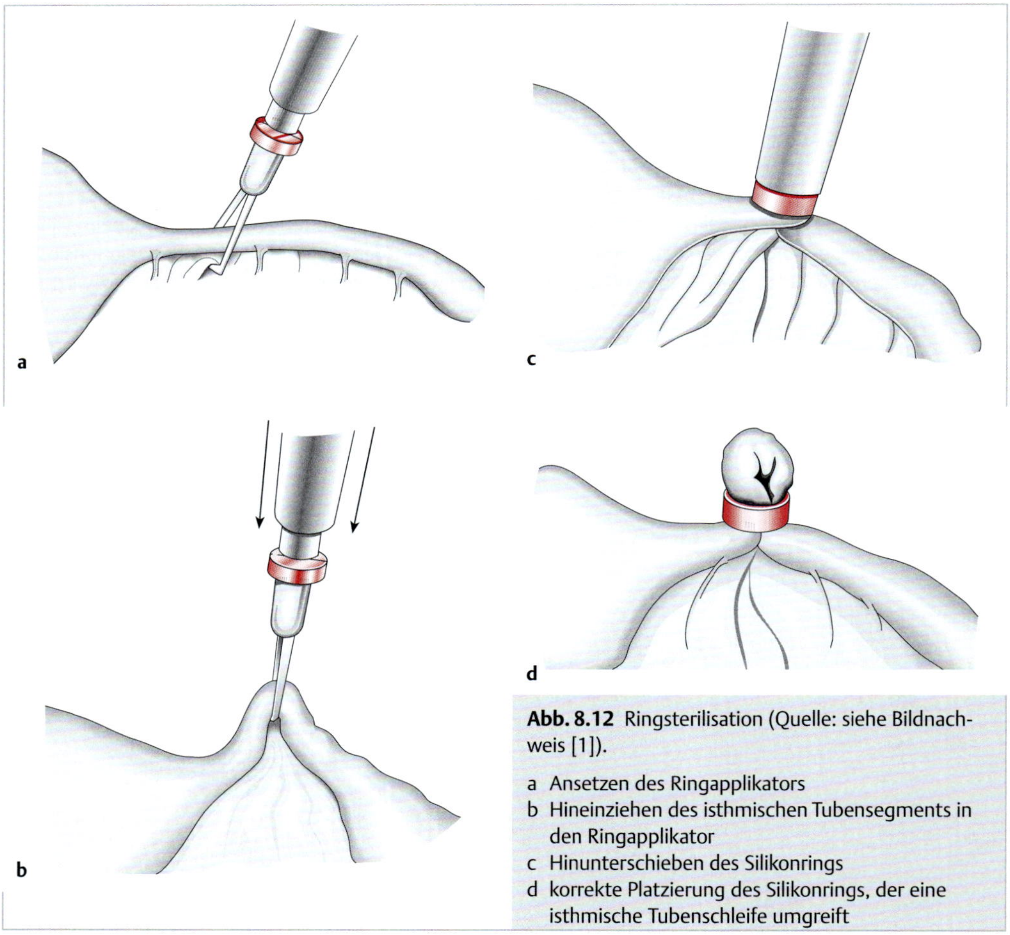

Abb. 8.12 Ringsterilisation (Quelle: siehe Bildnachweis [1]).

a Ansetzen des Ringapplikators
b Hineinziehen des isthmischen Tubensegments in den Ringapplikator
c Hinunterschieben des Silikonrings
d korrekte Platzierung des Silikonrings, der eine isthmische Tubenschleife umgreift

Beckentieflage, um das Fremdmaterial in den Douglas zu befördern und dort zu bergen.

▸ **Alternativmethoden.**
- andere Verhütungsmethoden
- Sterilisation des Partners
- Mirena; insbesondere bei Frauen, die systemische Hormone nicht vertragen oder bei denen diese kontraindiziert sind.

▸ **Postoperative Behandlung.**
- Eingriff kann meist ambulant durchführbar
- gynäkologische Kontrolle nach 1 Woche; ggf. Entfernung des Fadenmaterials

8.1.6 Exstirpation einer Paraovarialzyste

▸ **OP-Prinzip.** Entfernung einer serösen Zyste im Adnexbereich, die nicht vom Ovar selbst ausgeht. Meist liegen die Zysten in der Mesosalpinx oder intraligamentär. Die Zysten können erhebliche Ausmaße annehmen. Die oftmals stark ausgezogene Tube muss normalerweise nicht entfernt werden.

▸ **Indikationen.** Sonografisch und laparoskopisch nachgewiesene Paraovarialzyste. Da durch Größenzunahme erhebliche Verdrängungserscheinungen im Bereich des Adnexes (massive Ausziehung der Tube mit Verlust der Funktionalität) und der seitlichen Beckenwand (Ureter) auftreten können, sollte jede diagnostizierte Paraovarialzyste reseziert werden.

▸ **Kontraindikationen.** Übliche Kontraindikationen operativer Eingriffe.

▸ **Patientenaufklärung.** Information über folgende Risiken:

- Ureterverletzungen
- Störungen der Fertilität
  - Verletzung der Tube
  - Adhäsionen im Bereich der Beckenwand und des Adnexes

▸ **OP-Planung.**

- Anamnese mit Beschwerdebild
- gynäkologische Untersuchung mit Vaginalsonografie
  - Größe, Form und Inhalt der Zyste (Dignitätskriterien?)
  - Mobilität der Zyste (Paraovarialzysten sind im Gegensatz zu Ovarialzysten eher fixiert)
- Nierensonografie bds.
  - zum Ausschluss einer Verdrängungsproblematik an der seitlichen Beckenwand
  - bei Harnstau: Ausscheidungsurogramm zur Lokalisation der Stenose
- Ca-125 bei postmenopausalen Patientinnen

OP-Technik

▸ **Darstellung und Inzision.** Identifikation der dünn ausgezogenen Tube, um diese bei der Präparation nicht zu verletzen. Deutlich entfernt davon, an einer gut zugänglichen Stelle, wird das Peritoneum vorsichtig mit der Allis-Zange gefasst und mit der Hakenschere inzidiert, ohne die Zyste zu eröffnen. Unterminieren des Peritoneums und Erweiterung des Schnittes mit der Metzenbaum-Schere (Biegung der Schere soll der konkaven Form der Zyste anliegen).

Präparation der Zystenwand und Exstirpation
Nun wird der Wundrand mit der ipsilateral eingeführten PE-Zange an verschiedenen Positionen gefasst und die Zystenwand vom Peritoneum mit dem Overholt vorsichtig stumpf getrennt. Dies gelingt, solange die Zyste intakt ist, meist problemlos und ohne größere Blutungen. Häufig kann die Zyste in toto exstirpiert und nach Perforation mit der Hakenschere durch den 10-mm-Trokar entfernt werden. Ist die Zyste an der seitlichen Beckenwand adhärent und/oder kommt es zur Perforation, sollte bei unklaren Schichten der Ureter im Retroperitoneum dargestellt werden (s. „Ureterpräparation"), bevor der Rest der Zyste exstirpiert wird. **Cave:** Äste der uterinen Gefäße bei intraligamentärer Lage.

▸ **Blutstillung, Wundverschluss und Drainage.** Blutungen im Wundbett werden bipolar koaguliert (**Cave:** Ureter und Tube). Das Peritoneum wird mit mehreren spannungsfreien Einzelknopfnähten (2/0, resorbierbar) verschlossen. Optional Einlage einer Robinson-Drainage in den Douglas oder bei großer Wundhöhle in das Wundbett.

▸ **Häufige Fehler und Gefahren.**

- **Verletzung uteriner Gefäße** bei intraligamentärer Lage
- **Ureterverletzung** durch Koagulation oder schwierige Präparation im Bereich der seitlichen Beckenwand
- **frühe Perforation** der Zyste, sodass eine Dissektion vom Peritoneum evtl. unmöglich wird
- **großer peritonealer Defekt** nach der Zystenresektion, welcher auf jeden Fall mit Interceed gedeckt werden sollte

▸ **Alternativmethoden.** Exstirpation per **Laparotomie.** Dies wird evtl. bei sehr großen und weit nach oben ins Retroperitoneum entwickelten Zysten notwendig. Hier sollte vor der Präparation auf jeden Fall der Ureter dargestellt werden. Dies erfolgt durch stumpfe Präparation nach Eröffnung des Peritoneums oberhalb und parallel des Adnexes.

▸ **Postoperative Behandlung.**

- Entfernung der Drainage bei seröser Sekretion
- vaginalsonografische Kontrolle der seitlichen Beckenwand (Hämatom?)
- Nierensonografie ipsilateral (Harnstau?)

8.1.7 Zystenfensterung (Ovarialzyste)

▸ **OP-Prinzip.** Eröffnung eines zystischen Ovarialtumors zur Gewinnung einer Histologie und einer Ovarioskopie. Das Prozedere ist von der Hoffnung begleitet, dass die Zyste nach Entleerung obliteriert. Dies mag für funktionelle Zysten gelten, nicht aber für benigne Neoplasien. Außerdem ist die entnommene Gewebeprobe nicht repräsentativ für die gesamte Zystenwand. Aus den genannten Gründen ist dieses Verfahren heute eher als obsolet zu betrachten.

▶ **Indikationen.** Persistierende Ovarialzyste, glattwandig und echoleer (d. h. alle sonomorphologischen Kriterien weisen auf einen benignen Befund hin).

▶ **Kontraindikationen.** Dignität eher unklar.

▶ **Patientenaufklärung.**

- höheres Rezidivrisiko als bei der Zystektomie oder der Adnexektomie
- histologische Beurteilbarkeit eingeschränkt
- Notwendigkeit einer Zweitoperation, wenn es sich um eine echte Neoplasie handelt → dann evtl. durch schlechtere Darstellbarkeit der anatomischen Schichten Indikation zur Adnexektomie

▶ **OP-Planung.**

- übliche gynäkologische Untersuchung
- Dignitätsbeurteilung durch eine geübte Person (Kriterien s. Kap. 8.1.8)

OP-Technik

▶ **Fixierung des Ovars, Punktion und Entleerung.** Das betroffene Ovar wird mit der ipsilateral eingeführten Allis-Fasszange fixiert. Gelingt dies nicht im Bereich der Zystenzirkumferenz, greift man das Ovar im Bereich des Lig. ovarii proprium. Das fixierte Ovar wird punktiert und der Zysteninhalt abgesaugt.

▶ **Morphologische Beurteilung.** Ob es tatsächlich nur bei einer Fensterung bleiben soll, wird vom endomorphologischen Bild der Zyste (Kriterien s. Kap. 8.1.8) abhängig gemacht. Beim geringsten Anhalt, dass es sich nicht um eine funktionelle Zyste handelt, sollte die Zystektomie erfolgen.

▶ **Zystenfensterung.** Die eingefallene Zyste wird nun antimesenterial gefasst und mit der Hakenschere ein 1 × 1 cm großer Gewebebezirk exzidiert und über den 10-mm-Trokar entfernt. Die Wundränder werden bipolar koaguliert. Nachdem die Zyste mit dem Saug-Spül-Rohr ausgespült wurde, erfolgt die Inspektion des Inneren mit der 10-mm-Optik. Ist der Zystenbalg, wie sonografisch diagnostiziert, unauffällig und glatt, wird der Eingriff beendet.

▶ **Alternativmethoden.**

- Zystenausschälung
- Adnexektomie
  - bei postmenopausalen Patientinnen
  - bei unklarer Dignität

▶ **Postoperative Behandlung.**

- allgemein übliche postoperative Kontrolle
- regelmäßige sonografische Kontrolle zum Rezidivausschluss

8.1.8 Zystenausschälung am Ovar

▶ **OP-Prinzip.** Möglichst vollständige Entfernung des Zystenbalges einer benigne imponierenden Ovarialzyste.

▶ **Indikationen.** Ovarialzyste

- sonografisch und endomorphologisch benigne
- über 2 – 3 Monate persistierend
- Durchmesser ≥ 5 cm (Rückbildung eher nicht zu erwarten)
- Beschwerden (insbesondere Stildrehung ausschließen)

▶ **Kontraindikationen.**

- Schwangerschaft (Exstirpation einer Corpus-luteum-Zyste in gravidate hätte höchstwahrscheinlich einen Abort zur Folge). Bei Notwendigkeit einer Operation den OP-Zeitpunkt in die 14. – 18. SSW verlegen
- unklare Dignität, oder Malignitätskriterien
- Erstdiagnose, ohne Abwarten von 2 – 3 Zyklen
- postmenopausale Patientin:
  - kein Zuwarten
  - Die Adnexektomie ist der Zystenausschälung vorzuziehen.

▶ **Patientenaufklärung.**

- Rezidivrisiko, besonders bei Endometriosezysten
- unbeabsichtigtes Anoperieren eines malignen Tumors mit dem Risiko des Tumorzellspillings
- Beeinträchtigung der ovariellen Funktion besonders bei großen Zysten
- Bei der Perforation einer Dermoidzyste kann es trotz Spülung des Abdomens mit mehreren Litern Spüllösung zu einer aseptischen Peritonitis kommen.

- Nachblutungen aus dem Wundbett, evtl. Hämatombildung nach Nahtverschluss der Wundhöhle

▸ OP-Planung.
- Anamnese
  - bisherige Therapie?
  - Mammakarzinom oder Ovarialkarzinom bei Verwandten ersten Grades?
- übliche gynäkologische Untersuchung
- Dignitätsbeurteilung durch eine geübte Person
- Besteht der Verdacht auf eine Dermoidzyste, sollte das kontralaterale Ovar sonografisch ausgiebig untersucht werden, um einen beidseitigen Befall (in 10 – 15 % der Fälle) auszuschließen.
- Ca-125 bei postmenopausalen Frauen

Kriterien zur sonografischen Dignitätsbeurteilung:
- Bedeutung der Echogenität ▸ Tab. 8.2
- Durchschnittsgrößen
  - benigne Läsionen: 7,1 cm (± 3,8)
  - maligne Läsionen: 10,7 cm (± 5,0); Ausnahme: benignes muzinöses Zystadenom 12,4 cm
  - einfache echoleere Ovarialzyste: 5,9 cm (± 2,2) (hier extrem selten Malignität)
  - echoleere Ovarialzyste > 10 cm → bis zu ca. 10 % Malignität
- je inhomogener das Bild, desto höher die Malignitätsrate
  - papilläre Auflagerungen → 71 %
  - echoreicher Anteil 50 % → 45 % + inhomogen → 60 %
  - echoreicher Anteil 75 % → 65 % + inhomogen → 81 %
- höhere Malignitätsrate bei postmenopausalen Zysten
- Aszitesbildung besonders bei malignen Prozessen (außer beim Ovarialfibrom)
- dünne, zarte Septen allein kein Malignitätskriterium
- Sonografie-Score nach Sassone
  - kann nur richtungsweisend sein
  - ersetzt nicht die Beurteilung des erfahrenen Untersuchers
  - ≥ 9 Punkte gilt als malignomverdächtig
- Dopplersonografie
  - Neovaskularisation: irreguläre Verzweigungen und Lumina, arterio-arterial Loops, intervaskuläre Shunts
  - schneller Fluss mit hoher diastolischer Komponente → niedriger RI (Grenzwert 0,4)
  - aber: Gefäße eines Corpus luteum imponieren ähnlich → Dopplersonografie zur Dignitätsbeurteilung mit Zurückhaltung einsetzen

Tab. 8.2 Vaginalsonografisches Punktesystem zur Abschätzung der Dignität von Adnextumoren. Quelle: Sassone et al. 1991.

Punkte	Innenwand	Wanddicke	variable Septen	Struktur
1	glatt	dünn ≤ 3 mm	keine	echoleer
2	unregelmäßige Auflagerungen ≤ 3 mm	dick > 3 mm	≤ 3 mm	echoarm
3	papilläre Strukturen > 3 mm	solide	dick > 3 mm	echoarm mit echoreichem Herdbefund
4	solide	–	–	komplex
5	–	–	–	echoreich
maximal	4	3	3	5

OP-Technik

► **Darstellung des Situs.** In Kopftieflage werden die Dünndarmschlingen aus dem kleinen Becken herausbefördert. Darstellen des Ovarialtumors und erste endomorphologische Beurteilung (► Tab. 8.3).

► **Fixierung des Ovars, Inzision und Präparation.** Zum Ausschälen der Ovarialzyste wird das Ovar z. B. mit einer Allis-Fasszange aufgenommen und die Tunica albuginea mit einer Hakenschere antimesenteriell longitudinal eröffnet. Die Zyste lässt sich meist stumpf mit einem Overholt unter spreizenden Bewegungen vom übrigen Ovarialgewebe trennen. Der Overholt sollte dabei so eingesetzt werden, dass die Biegung des Instrumentes der konkaven Form der Zyste anliegt. Je länger die Zyste bei der Präparation intakt bleibt, umso leichter gelingt die Exstirpation in toto (besonders bei Dermoidzysten häufig möglich und sinnvoll). Während der Präparation wird mit der Allis- oder einer PE-Zange kontinuierlich am Zystenbalg nachgefasst (► Abb. 8.14).

► **Vorgehen bei Zystenperforation und -punktion, Spülung.** Kommt es zur Perforation oder muss die Zyste zur besseren Übersicht (z. B. > 5 cm) punktiert oder eröffnet werden (→ zweite endomorphologische Beurteilung unter Berücksichtigung des Zysteninhalts und der Zystoskopie mit Beurteilung der Zystenwand), werden die Umgebung und das Innere der Zyste mit einem Saug-Spül-System vom Inhalt gereinigt. Bei Dermoidzysten wird nach Punktion mit dem 5-mm-Trokar oder nach Perforation nur Zysteninhalt abgesaugt und ein Abfließen in die freie Bauchhöhle weitgehend vermieden. In dieser Phase sollte die Patientin nur in leichter Kopftieflage liegen, um ein Abfließen in den Mittel- und Oberbauch zu vermeiden. Der Defekt wird mit einer vorgelegten Endoschlinge verschlossen (► Abb. 8.13).

Tab. 8.3 Endomorphologische Differenzialdiagnose der gutartigen Adnexbefunde.

	Struktur	Oberfläche Dicke	Farbe	Punktat/ Inhalt	Sonografie	mögliche Größe	Gefäße
seröses Kystom	glatt	dünn mittel	bläulich	klar gelb	echoarm	+++	–
muzinöses Kystom	glatt narbig	mittel	bläulich septiert	schleimig klar	echoarm mit homogener intrazystischer Verschattung	+++	–
Endometriom	glatt verdichtet	dick	bräunlich-weiß	Schokolade	homogene Verschattung	++	+
Follikelepithelzyste	aufsitzend	dünn	gelblich	klar bis gelb	echoarm	++	–
luteale Zyste	einsitzend	dünn mittel	rötlich-gelblich	blutig, gelb bis Schokolade	inhomogen echoarm + echodens	+	++
Dermoid/ Teratom	glatt	dick	gelblich-weiß	Talg, Haare, Zähne, Knochen etc.	echodens, inhomogen echoarm/ echodens	++	–
solide Tumoren	glatt bis aufsitzend	dick	weiß	fest	echodens	++	+

► **Zystenexstirpation.** Die weitere Präparation erfolgt dann mit zwei PE-Zangen, wobei eine Zange den Zystenbalg nahe der noch fixierten Areale und die andere Zange das ovarielle Gewebe fasst und beide Strukturen durch gegensinnigen Zug stumpf getrennt werden (► Abb. 8.14). Im Bereich des Hilum ovarii bzw. des Lig. ovarii proprium ist die Präparation meist erschwert und es kommt zu Blutungen, die bipolar koaguliert werden.

► **Bergung von Dermoidzysten.** Dermoidzysten werden samt Inhalt in einen Bergebeutel verbracht und über den erweiterten 10-mm-Einstich im linken Unterbauch entfernt. Ähnlich wird mit dem Zystenbalg sehr großer Zysten verfahren.

► **Wundversorgung.** Nach Resektion des Zystenbalges werden die Wundränder des Ovars sowie Blutungen im Wundbett bipolar koaguliert. Zur besseren Übersicht kann es sinnvoll sein, die Innenfläche des Ovars nach außen zu stülpen. Durch die Koagulation der Wundränder und die damit verbundene Gewebeschrumpfung erübrigt sich bei kleineren Zysten die Ovarrekonstruktion.

► **Ovarrekonstruktion.** Bei größeren Befunden ist die Rekonstruktion des Restovars mittels fortlaufender Endonaht (2/0) und intrakorporaler Knotung sinnvoll. Alternativ zum Knoten können Fadenclips eingesetzt werden.

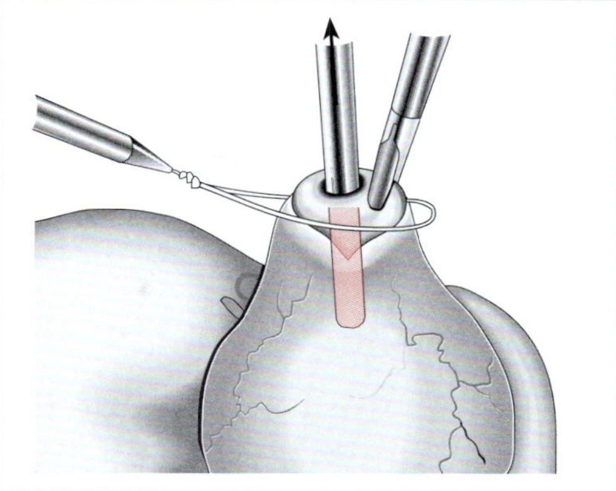

Abb. 8.13 Verschluss nach Zystenausschälung am Ovar mittels Roeder-Schlinge (Quelle: siehe Bildnachweis [1]).

► **Erweiterte Spülung nach Dermoidzystektomie.** Nach Entfernung von Dermoidzysten mit Perforation und Übertritt von Talg etc. in die freie Bauchhöhle erfolgt Spülung mit ggf. mehreren Litern Spüllösung, bis keine Bestandteile oder Fettaugen auf der Spülflüssigkeit mehr nachweisbar sind. Anschließend genaue Inspektion des anderen Ovars, ggf. Entnahme einer PE, um eine kontralaterale Dermoidzyste auszuschließen. Vor Beendigung des Eingriffs kann eine Robinson-Drainage in den Douglas eingelegt werden. Alternativ wird auf eine Drainage verzichtet.

► **Probleme und deren Lösung.**

- **große**, über 5 cm messende **Zyste:** Punktion und Entleerung, nachdem die Tunica albuginea gespalten und z.T. bereits vom Zystenbalg abpräpariert ist. Dies erleichtert das Auffinden der anatomischen Schichten nach Entleeren der Zyste. Große Dermoidzysten werden durch eine Endoschlinge hindurch mit dem 5-mm-Trokar punktiert, mit dem Saug-Spül-Rohr entleert (soweit möglich) und mit der Endoschlinge verschlossen.
- **große, lappige Tunica albuginea**, die nicht reformiert werden kann und das kleine Becken ausfüllt: Teilresektion des ovariellen Gewebes und Rekonstruktion mit fortlaufender Endonaht
- Präparat **nicht über den 10-mm-Trokar entfernbar:** Bergung wie auf S. 395 beschrieben

► **Häufige Fehler und Gefahren.**

- Im Bereich des Lig. ovarii proprium ist häufig eine **scharfe Dissektion** mit konsekutiver Blutung notwendig. Eine ausgiebige **Blutstillung** kann zur Funktionsstörung des Ovars führen
- Entleeren des Inhalts einer Dermoidzyste mit dem Risiko der **aseptischen Peritonitis**
- unvollständige Entfernung → erhöhtes **Rezidivrisiko**
- **Hämatombildung** nach Rekonstruktion des Ovars mit Endonaht

► **Alternativmethode.** Adnexektomie bei:

- postmenopausalen Patientinnen
- Tumoren unklarer Dignität
- ggf. bei Rezidiven (Dermoid, Endometriosezysten)

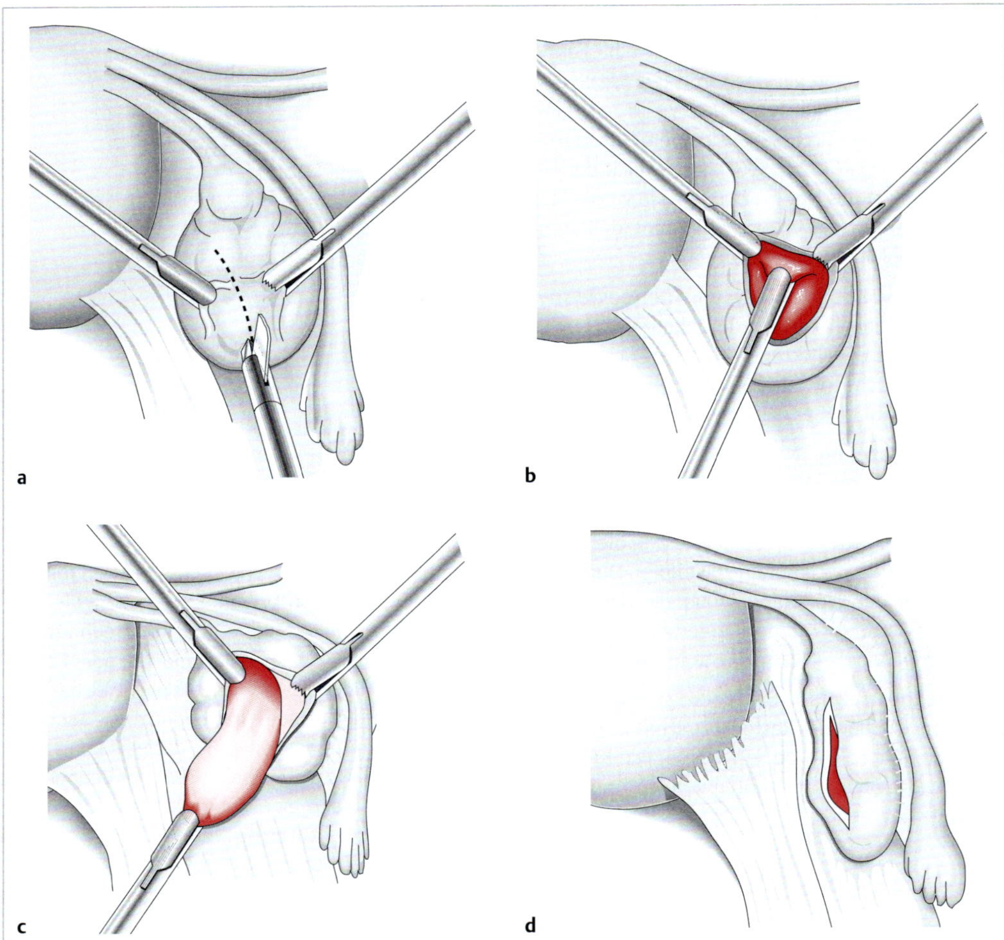

Abb. 8.14 Ovarzystektomie (Quelle: siehe Bildnachweis [6]).

a Eröffnung der Ovarialkapsel antimesenterial mit der Schere nach Fixation mit zwei Fasszangen
b teils stumpfes, teils scharfes Freipräparieren der noch intakten Zyste
c Herausziehen des geplatzten Zystenbalgs
d Endsitus nach dorsoantimesenterialer Schnittführung

▸ Postoperative Behandlung.

- klinische Überwachung, insbesondere nach Ausschälung einer Dermoidzyste (Risiko der aseptischen Peritonitis)
- Entfernung der Drainage, wenn Sekretion serös
- regelmäßige sonografische Kontrollen zum Rezidivausschluss

8.1.9 Adnexektomie

▸ **OP-Prinzip.** Anatomiegerechtes Absetzen des gesamten Ovars und der anhängenden Tuba uterina. Entfernung aus dem Abdomen ohne das Risiko einer Zellverschleppung

▸ **Indikation.**

- prämenopausale Ovarialtumore unklarer Dignität
- postmenopausale Ovarialzysten
- postmenopausale Ovarialtumore unklarer Dignität
- rezidivierende Ovarialzysten mit Beschwerden bei abgeschlossener Familienplanung
- stielgedrehter Ovarialprozess mit hämorrhagischer Infarzierung (der Versuch des Organerhaltes und ggf. bei Persistenz der Beschwerden erneute Laparoskopie mit Adnexektomie erscheint auch bei Infarzierung gerechtfertigt)
- bilateral im Rahmen eines adjuvanten Therapiekonzeptes beim hormonrezeptorpositiven Mammakarzinom (prämenopausal)
- palliativer Therapieansatz beim metastasierten hormonrezeptorpositiven Mammakarzinom (prämenopausal)
- bilateral im Rahmen einer LAVH oder TLH beim Endometriumkarzinom

▸ **Kontraindikation.**

- Ovarialtumore unklarer Dignität, die sich nicht in toto absetzen und aus dem Abdomen entfernen lassen
- dringender Verdacht auf ein Ovarialkarzinom

▸ **Patientenaufklärung.**

- Risiko der Ureterläsion
- Nachblutung aus den ovariellen Gefäßen
- Erweiterung des linksseitigen Unterbaucheinstiches zur Bergung des Präparates mit Risiko der Hämatombildung in diesem Bereich
- Möglichkeit, dass sich auch bei klinisch und sonografisch unsuspekten Adnexbefunden die histologische Diagnose Karzinom ergeben kann
- Einwilligung zur Laparotomie, bei unklaren Befunden bis hin zum radikal-onkologischen Eingriff, einholen

▸ **OP-Planung.**

- Vaginalsonografie zur Einstufung der Dignität (CT und MRT haben bezüglich dieser Fragestellung nur eingeschränkte Aussagekraft)
- Nierensonografie (präoperativ bestehender Harnstau?)
- Ca-125 bei postmenopausalen Patientinnen (prämenopausal nur geringe Aussagekraft)

OP-Technik

▸ **Identifikation des Ureters, Fixation des Ovars, Darstellung des Situs.** Zunächst wird der durch das Peritoneum scheinende Ureter identifiziert. Anschließend Fassen des Ovars mit einer traumatischen Fasszange (z. B. Fasszange nach Manhes), ohne den Tumor dabei zu perforieren. Anspannen des Lig. infundibulopelvicum mit der darin verlaufenden A. und V. ovarica (▸ Abb. 8.15).

▸ **Adhäsiolyse.** Links müssen eventuell die physiologischen Verwachsungen des Sigmas zur seitlichen Beckenwand gelöst werden.

▸ **Ureterdarstellung und Durchtrennung des Lig. infundibulopelvicum.** Als Nächstes erfolgen die Eröffnung des Peritoneums oberhalb der Vasa ovaricae und Darstellen der ovariellen Gefäße und idealerweise des Ureters. Der Ureter ist am besten im Bereich der Überkreuzung der A. iliaca communis aufzufinden. Nachdem die sichere Entfernung nachgewiesen ist bzw. im Bereich der Gefäße sicher kein Ureter darstellbar ist, Bipolarkoagulation des Lig. infundibulopelvicum an zwei nebeneinanderliegenden Stellen. Der dadurch entstandene Koagulationsbezirk wird mit einer Metzenbaum-Schere mittig durchtrennt. **Cave:** Den Koagulationsbezirk langsam durchtrennen. Bei einer auftretenden Blutung sofort nachkoagulieren.

▸ **Durchtrennung der peritonealen Blätter.** Anschließend Spreizen der peritonealen Blätter und deren Durchtrennen oberhalb und unterhalb des Adnex in Richtung Uterus. Dabei werden kleinere Blutungen bipolar koaguliert. Die Durchtrennung des unteren peritonealen Blattes sollte deutlich entfernt zum dargestellten Ureter erfolgen. Nach uterusnaher Bipolarkoagulation der Tuba uterina und des Ligamentum ovarii proprium wird der Koagulationsbezirk mit der Metzenbaum-Schere durchtrennt. Eventuell muss dies in mehreren Schritten mit wiederholter Bipolarkoagulation erfolgen.

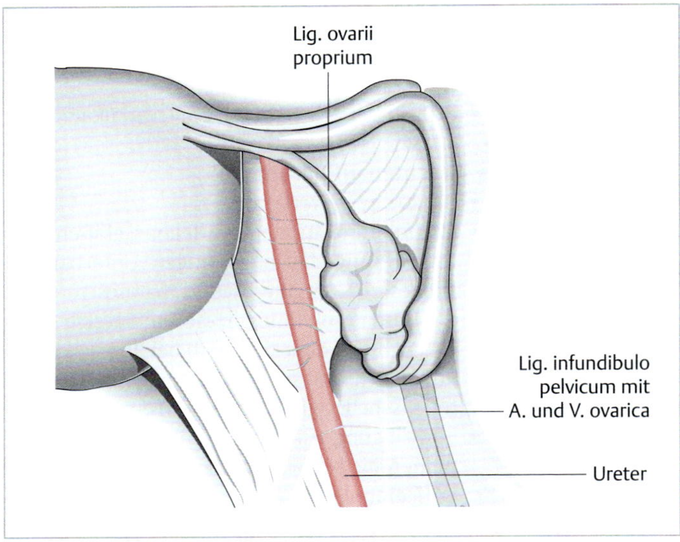

Abb. 8.15 Angespanntes Adnex mit anatomischen Bezeichnungen.

▸ **Bergung des Adnex.** Einbringen eines vom Durchmesser zum Präparat passenden Bergebeutels (vgl. vaginalsonografisch gemessener Durchmesser) über den 10-mm-Einstich im linken Unterbauch. Der Beutel wird mit zwei atraumatischen Instrumenten entfaltet, z. B. mit einem Overholt und der Eileiter-Fasszange nach Vancaillie. Das abgesetzte Adnex wird mit einer traumatischen Fasszange (Manhes) gefasst und in den Beutel eingebracht, der mit dem Overholt gehalten wird. **Cave:** Das Präparat sollte hierbei nicht perforiert werden. Der Beutel wird jetzt verschlossen und in den Mittelbauch verbracht.

Größere, sonografisch benigne imponierende Zysten können im Beutel mit einer Punktionskanüle, die an einen Sauger angeschlossen ist, punktiert und entleert werden. Tumoren unklarer Dignität sollten jedoch mit dem Beutel in toto extrahiert werden. Eine Zerstückelung des Präparates sollte unterbleiben, da ansonsten die Stadieneinteilung eines malignen Ovarialtumors für den Pathologen unmöglich wird. Dies könnte zu einer Übertherapie (Chemotherapie) führen, da ein Stadium Ia nicht mehr beweisbar ist.

▸ **Spülung und Wundversorgung.** Spülung des OP-Gebietes und Kontrolle auf Bluttrockenheit. Kleinere Blutungen werden bipolar koaguliert. Eventuell muss der entstandene peritoneale Spalt zur Adhäsionsprophylaxe mit drei Einzelknopfnähten (2/0, resorbierbar) und endokorporaler Knotung verschlossen werden (**Cave:** Ureter!).

▸ **Entfernung des Bergebeutels.** Zur Extraktion des Bergebeutels aus dem Abdomen wird der leere Beutelanteil zunächst durch den 10-mm-Trokar im linken Unterbauch hindurchgezogen. Nach Entfernen des Trokars befindet sich der leere Beutelanteil dann vor der Bauchdecke. Bei großem Beutelinhalt wird die 10-mm-Inzision stumpf digital oder scharf mit dem Skalpell oder der Schere (**Cave:** Beutelperforation) ausreichend erweitert. Zum Schluss Hervorluxieren des Beutels und sofortige Abgabe an den OP-Springer, damit kein Beutelinhalt mit dem OP-Instrumentarium in Kontakt kommt.

▸ **Faszien- und Hautnaht.** CO_2-Zufuhr stoppen. Darstellen der Faszienblätter der erweiterten Inzision, z. B. mittels zweier schmaler Langenbeck-Haken. Die Faszie wird mit einer z-gestochenen resorbierbaren Naht (Stärke 1) verschlossen, die Haut durch 2 Einzelknopfnähte mit einem monofilen Faden.

▸ **Spülung und Drainage.** Erneuter Aufbau des Pneumoperitoneums. Spülung des OP-Gebietes mit nochmaliger Kontrolle auf Bluttrockenheit. Eine Silikondrainage kann über den 5-mm-Trokar im rechten Unterbauch eingebracht und im Douglas positioniert werden (wir verzichten meist auf das Legen einer Drainage). Der 5-mm-Trokar wird unter Sicht (Blutung?) entfernt. Beendigung der Laparoskopie in üblicher Weise.

▸ **Probleme und deren Lösung.**
- **narbige Verziehungen** mit der Gefahr der intraoperativen Ureterläsion nach:
  - Endometriose
  - Hysterektomie
- **Ovar breitflächig adhärent** an der seitlichen Beckenwand
  - Ovariolyse (s. u. „Entzündliche Beckenerkrankungen“)
  - Darstellen des Ureters durchscheinend durch das Peritoneum
  - Präparation des Ureters (s. o. „Salpingektomie“)

▸ **Häufige Fehler und Gefahren.**
- **Ureterverletzung** durch fehlende Sicherung des Verlaufs
- **unzureichende Koagulation** der gefäßführenden Strukturen durch zu kurze Koagulationszeit (< 1 min) oder zu hohe Leistung (> 60 W) und damit zu frühe Stromabschaltung durch Karbonisation des Gewebes
- **Perforation des Tumors** durch unvorsichtiges Handling oder falschen Ehrgeiz; d. h. bei unsicherer Dignität im Zweifel eine Laparotomie durchführen!

▸ **Alternativmethoden.**
- **laparoskopische Adnexexstirpation** nach Schlingenligatur; birgt folgende Probleme:
  - Abrutschen der Schlinge nach Resektion des Adnex mit konsekutiver Blutung, ggf. Retraktion der ovariellen Gefäße ins Retroperitoneum
  - kein anatomiegerechtes Herauslösen des Adnex aus seiner Umgebung mit dem Risiko eines verbleibenden Restes
- **Adnexektomie per Laparotomie** (s. u.); Indikationen:
  - dringender Verdacht auf ein Ovarialkarzinom
  - Tumoren/Zysten über 8 – 10 cm Durchmesser (Bergung im Bergebeutel schwierig bis unmöglich)
  - Gefahr der Perforation bei unklarer Dignität

▸ **Postoperative Behandlung.**
- Blutungskontrolle durch Drainagenbilanz, Kreislaufkontrolle und Blutbild
- Hormonersatztherapie nach bilateraler Adnexektomie und fehlender Kontraindikation bei prämenopausalen Frauen; bei Libidoverlust zusätzlich Intrinsa-Pflaster (Testosteron)
- Nierensonografie (postoperativer Harnstau?)
- Vaginalsonografie vor Entlassung (Nachblutung?)

8.1.10 Entzündliche Beckenerkrankungen (Pelvic inflammatory diseases; PID)

Meist sind sexuell aktive, prämenopausale Frauen zwischen dem 20. und 40. Lebensjahr betroffen. In 60 % der Fälle besteht eine Mischinfektion, an der Chlamydia trachomatis mitbeteiligt ist. Eine chronische Chlamydieninfektion führt über schleichende Entzündungsprozesse zur Ausbildung von Verwachsungen innerhalb und außerhalb der Tube bis hin zum Fitz-Hugh-Curtis-Syndrom mit perihepatischen Verwachsungen. Aus diesem Grunde sollte neben einem gezielten Ausschluss einer Gonorrhö immer ein Chlamydienabstrich bei einer PID erfolgen.

▸ **OP-Prinzip.** Abklärung und ggf. Behandlung einer entzündlichen Erkrankung im kleinen Becken. Nur die Laparoskopie sichert die Diagnose, da Klinik und Labor zu 30 % falsch positive Befunde aufzeigen.

▸ **Indikationen.**
- unklare Unterleibsbeschwerden mit V. a. PID
- nur bei unklaren Untersuchungsbefunden oder fehlender Besserung unter antibiotischer Therapie

Merke M!

Eine frühzeitige chirurgische Intervention wird zunehmend abgelehnt.

▸ **Kontraindikation.** Übliche Gründe, die gegen ein operatives Vorgehen sprechen.

▸ **Patientenaufklärung.**
- Rezidivrisiko, insbesondere bei tubenerhaltender Therapie eines Tuboovarialabszesses oder einer Pyosalpinx
- erhöhtes Risiko einer EUG bei tubenerhaltender Therapie der PID
- Entzündung als mögliche spätere Sterilitätsursache

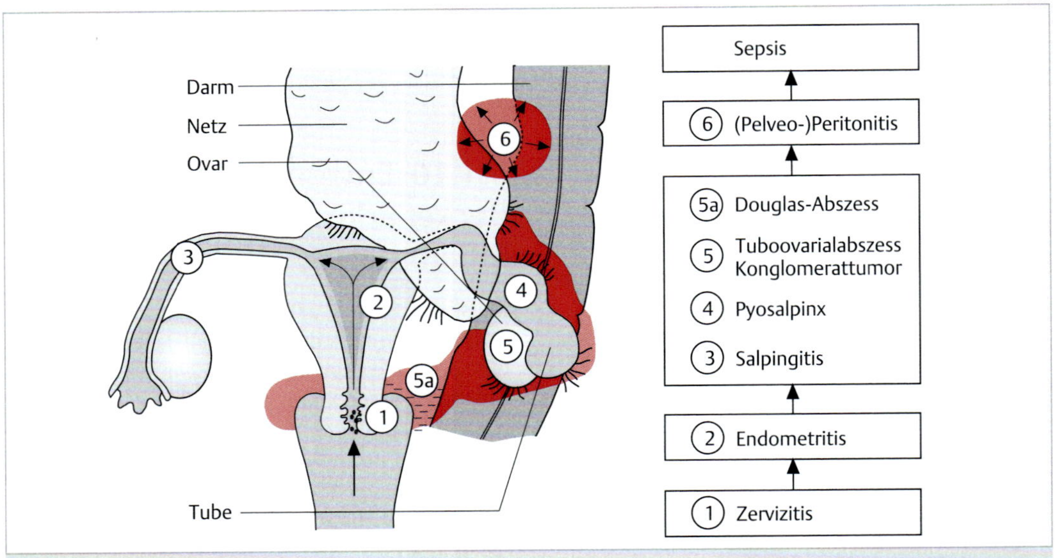

Abb. 8.16 Die aszendierende Infektion. Stadien und mögliche Folgen. (Quelle: Petersen. Infektionen in Gynäkologie und Geburtshilfe. Stuttgart: Georg Thieme Verlag 2003; 184) (Quelle: siehe Bildnachweis [8]).

► **OP-Planung. Anamnese:**

- Kinderwunsch?
- Schmerzen: seit wann, Lokalisation, rezidivierend?
- IUP?

Diagnostik:

- gynäkologische Untersuchung
  - Spekulumeinstellung: putrider zervikaler Fluor (→ bakteriologischer Abstrich inkl. Chlamydienabstrich), IUP-Faden?
  - Palpation: lokalisierter Druckschmerz, Portioschiebeschmerz, McBurney positiv?
  - Vaginalsonografie: freie Flüssigkeit, Adnextumor, Abszess (zystisch-solide imponierender Tumor)?
- Labor: Leukozytose, CRP
- Temperatur > 38 °C, Temperaturunterschied rektal zu axillär

Mögliche **Differenzialdiagnosen:**

- Appendizitis, Divertikulitis (auch hier erhöhte Entzündungsparameter)
- Endometriose
- Tubargravidität (positives β-HCG)
- rupturierte Ovarialzyste
- stielgedrehter Adnextumor
- Crohn-Krankheit
- Ureterstein (Hämaturie → Ausscheidungsurogramm)

Merke **M!**

Die klinische Diagnose einer PID wird nur in 70 % durch die Laparoskopie bestätigt → zum Ausschluss anderer Diagnosen sollte immer eine Laparoskopie erfolgen.

► **Postoperative Behandlung.**

- sofortiger Beginn einer Antibiose z. B. mit einem Cephalosporin in Verbindung mit Metronidazol 2 × 500 mg i. v.
- bei Chlamydiennachweis oder fehlender Chlamydienkultur kommen Doxycyclin (2 × 100 mg oral über 10 – 14 Tage), Erythromycin und Ofloxacin (Tarivid) in Betracht.
- Entfernen der Drainage, wenn Sekretion serös und nicht trüb
- Chromopertubation bei postentzündlicher Sterilität

Akute Adnexitis

OP-Technik

Darstellen des kleinen Beckens und der Adnexe.

▶ **Bakteriologie.** Douglas-Sekret wird mit der Punktionskanüle abgesaugt und zur bakteriologischen Untersuchung asserviert (allg. Bakteriologie, Gonorrhö, Chlamydien). Ist kein Sekret vorhanden, werden mit Wattetupfern die notwendigen Abstriche vom Fimbrientrichter (insbesondere für den Chlamydiennachweis sinnvoll) entnommen.

▶ **Adhäsiolyse.** Die Tuben sind meist stark gefäßinjiziert und ödematös, bei fortgeschrittener Entzündung mit Fibrinbelägen behaftet. Frische Verwachsungen werden unter ständiger Spülung mit dem Saug-Spül-Rohr stumpf gelöst. Der notwendige Gegenzug erfolgt ausschließlich mit atraumatischen Instrumenten, z. B. der Tubenfasszange. Fibrinbeläge werden nur entfernt, wenn sie leicht abgezogen werden können, ohne dass Serosadefekte entstehen.

▶ **Spülung und Drainage.** Ausgiebige Spülung des kleinen Beckens mit mehreren Litern Spüllösung. Einlage einer Robinson-Drainage.

▶ **Probleme und deren Lösung. Gefäßinjektion sehr diskret** und von einer möglichen Reaktion auf das CO_2-Gas nicht zu unterscheiden, daher immer bakteriologische Abstriche bei V. a. Adnexitis; positive Kultur beweist entzündliches Geschehen

▶ **Häufige Fehler und Gefahren.**

- kein Chlamydienabstrich
- Präparation der Fibrinbeläge, obwohl punktförmige Blutungen auftreten → Risiko von Adhäsionen steigt

▶ **Alternativmethoden.** In dieser Phase der PID stellt die Laparoskopie zur Sicherung der Diagnose den Goldstandard dar.

Pelveoperitonitis

syn. Pelviperitonitis

OP-Technik

Die Entzündung hat sich im kleinen Becken mit Fibrinbelägen und frischen Adhäsionen ausgebreitet. Das klinische Bild ist meist ebenfalls gravierender bis hin zum akuten Abdomen. Das Vorgehen entspricht dem bei der akuten Adnexitis.

Adhäsiolyse

Lassen sich Adhäsionen nicht stumpf lösen, werden diese unter Schonung der jeweiligen Serosa mit der Metzenbaumschere durchtrennt. Es sollten keine Verwachsungen belassen werden, um eine Abszessbildung zu vermeiden. Therapie eines Abszesses s. u.

▶ **Häufige Fehler und Gefahren.**

- zu **kräftige Manipulation** an der entzündlich veränderten Darmwand → Darmläsion
- **Belassen von Adhäsionen** → Risiko der Abszessbildung

▶ **Alternativmethoden.** Laparotomie, wenn der Situs nicht endoskopisch saniert werden kann.

▶ **Postoperative Behandlung.** Wie bei der „Akuten Adnexitis" beschrieben (s. Kap. 8.1.10.1).

Tuboovarialabszess

OP-Technik

Das Prozedere erfolgt wie unter „Adnexektomie" (s. o.) beschrieben.

▶ **Adhäsiolyse.** Ziel sind die Beseitigung aller Adhäsionen und die Mobilisation des Abszesses. Dies gestaltet sich besonders bei entzündlichen Konglomerattumoren sehr schwierig.

▶ **Abszessinzision und Spülung.** Dann wird der Abszess antimesenterial stumpf z. B. mit dem Saug-Spül-Rohr möglichst breit eröffnet und die Abszesshöhle mit mehreren Litern Spüllösung ausgiebig gereinigt (▶ Abb. 8.17).

▶ **Bakteriologie und Drainage.** Vorher sollte dem Pus nochmals eine Abstrichserie entnommen werden. Einlage von 1 – 2 Robinson-Drainagen.

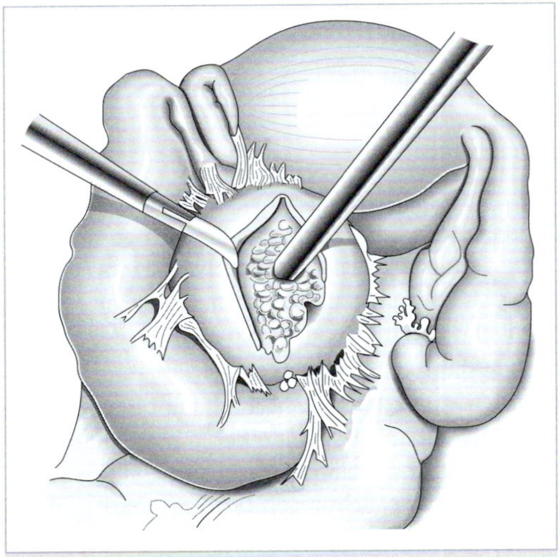

Abb. 8.17 Stumpfe Eröffnung, Spreizung und Spülung der Abszesshöhle mit dem Saug-Spül-Rohr (Quelle: siehe Bildnachweis [1]).

► **Probleme und deren Lösung.**

- Eine **Mobilisation des Abszesses** bzw. Präparation des Konglomerattumors **erscheint** nicht möglich.
  - **Patientin mit Kinderwunsch:** Darstellen der Abszesshöhlen (Auffinden durch Punktion fraglich fluktuierender Bezirke) und breite Eröffnung sowie Spülung. Anschließende Antibiose, wie oben beschrieben, und Second-look-Laparoskopie zur Adhäsiolyse und Tubensanierung nach 6 – 8 Wochen.
  - **Patientin ohne Kinderwunsch:** Adnexektomie unter Darstellung des Retroperitoneums mit Ureter und den Vasa iliaca. Hierzu wird das Peritoneum oberhalb des Lig. infundibulopelvicum parallel zum Adnex breit eröffnet und stumpf z. B. mit dem Overholt präpariert, während das Konglomerat nach medial gezogen wird. Ist der Ureter durch die entzündliche Umgebungsreaktion schwer auffindbar, wird der peritoneale Schnitt so nach kranial erweitert, dass die Überkreuzung des Ureters über den Vasa iliaca communis dargestellt werden kann. Nachdem der Ureter vom Konglomerattumor distanziert wurde, erfolgt die Adnexektomie wie im entsprechenden Kapitel beschrieben. Ziel ist die Entfernung des gesamten entzündlichen Konglomerats.
- **Präparation nicht möglich** → Laparotomie

► **Häufige Fehler und Gefahren.** Siehe Adnexektomie (s. o.).

► **Alternativmethoden.** Salpingektomie oder Adnexektomie bei Rezidiv oder abgeschlossener Familienplanung.

► **Postoperative Behandlung.** Wie in den vorigen Kapiteln beschrieben, ggf. Second-look-LSK bei wegen Kinderwunsch unvollständig sanierten Befunden.

8.2 Eingriffe per Laparotomie

Eingriffe an den Adnexen per Laparotomie sind bei benignen Veränderungen selten geworden. Die Technik und auch die Sicherheitsstandards der laparoskopischen Operation sind so weit fortgeschritten, dass den Patientinnen derselbe Operationserfolg bei geringerer postoperativer Morbidität in Aussicht gestellt werden kann.

► **Indikationen.**

- laparoskopisch begonnener Eingriff technisch nicht durchführbar
- Adnextumor zu groß für Laparoskopie (z. B. großes Ovarialkystom)
- Absetzen des Adnex in toto und Entfernung im Bergebeutel bei unklarer Dignität oder Malignitätsverdacht nicht möglich
- Indikation zur Laparotomie aus anderen Gründen (Adnexeingriff nur begleitend)

► **Kontraindikationen.**

- Eingriff per Laparoskopie durchführbar
- übliche Kontraindikationen für einen operativen Eingriff

8.2.1 Salpingektomie

▶ **OP-Prinzip.** Komplettes Entfernen eines Eileiters über eine Laparotomie als Zugang ins Abdomen.

▶ **Indikationen.**
- Hydro-, Saktosalpinx bei abgeschlossener Familienplanung und Adnexeingriff als Begleiteingriff einer Laparotomie aus anderer Indikation
- organerhaltende Entfernung einer Tubargravidität weder per Laparoskopie noch per Laparotomie erwünscht oder möglich. Endoskopische Salpingektomie ebenfalls nicht möglich, z. B. bei hämorrhagischem Schock, starker Blutung und ausgedehnten Verwachsungen im kleinen Becken
- Pyosalpinx oder Tuboovarialabszess, abgeschlossene Familienplanung und endoskopische Sanierung nicht ausreichend

▶ **Kontraindikationen.**
- organerhaltendes Vorgehen möglich und erwünscht
- insbesondere bei bestehendem Kinderwunsch sehr enge Indikationsstellung zur Salpingektomie
- endoskopische Salpingektomie möglich

▶ **Patientenaufklärung.**
- Risiko gestörter ovarieller Durchblutung und/oder Funktion und früherem Menopausenbeginn bei Beidseitigkeit
- bei Tuboovarialabszess oder Pyosalpinx erhöhte Rezidivrate bei Belassen der Tube

▶ **OP-Planung.**
- Anamnese mit Abklärung der Familienplanung
- gynäkologische Untersuchung inkl. Vaginalsonografie
- Entzündungsparameter (CRP und Leukozyten) bei V. a. entzündliches Geschehen
- präoperativer Beginn der Antibiose bei Fieber oder erhöhten Entzündungsparametern
- β-HCG und Blutgruppe mit Rhesus-Faktor bei V. a. EUG
- HAES, Blutkonserven und ggf. FFP bei hämorrhagischem Schock → notfallmäßige Laparotomie

OP-Technik

▶ **Absetzen der Mesosalpinx.** Anspannen der Tube am Fimbrienende mit einem Overholt. Nun wird dicht an der Tube zur Schonung der Mesosalpinx schrittweise die Tube von der Mesosalpinx über Overholt-Klemmen abgesetzt. Die Klemmen werden durch gestochene Ligaturen (2/0, resorbierbar) ersetzt.

▶ **Exzision der Tube.** Die Tube wird bis zum Tubenabgang in dieser Art skelettiert. Nun wird der Tubenabgang im Myometrium des Uterus mit einer atraumatischen Naht (2/0, resorbierbar) umstochen, ohne zu knoten, und die in den Uterus mündende Tube mit einem 11er-Stichskalpell keilförmig aus dem Myometrium exzidiert (▶ Abb. 8.18 a). Die vorgelegte Naht wird zur Blutstillung geknotet.

▶ **Naht, Spülung und Drainage.** Die Deckung des Defektes erfolgt mit dem Lig. rotundum, indem ein Z-Stich (2/0, atraumatisch, resorbierbar) über der Exzision unter Mitnahme des uterusnahen Anteils des Lig. rotundum gesetzt wird (▶ Abb. 8.18 b). Spülung des Abdomens, bis Pus und/oder Blut komplett entfernt sind, Einlage einer Easy-flow-Drainage und Beendigung des Eingriffs.

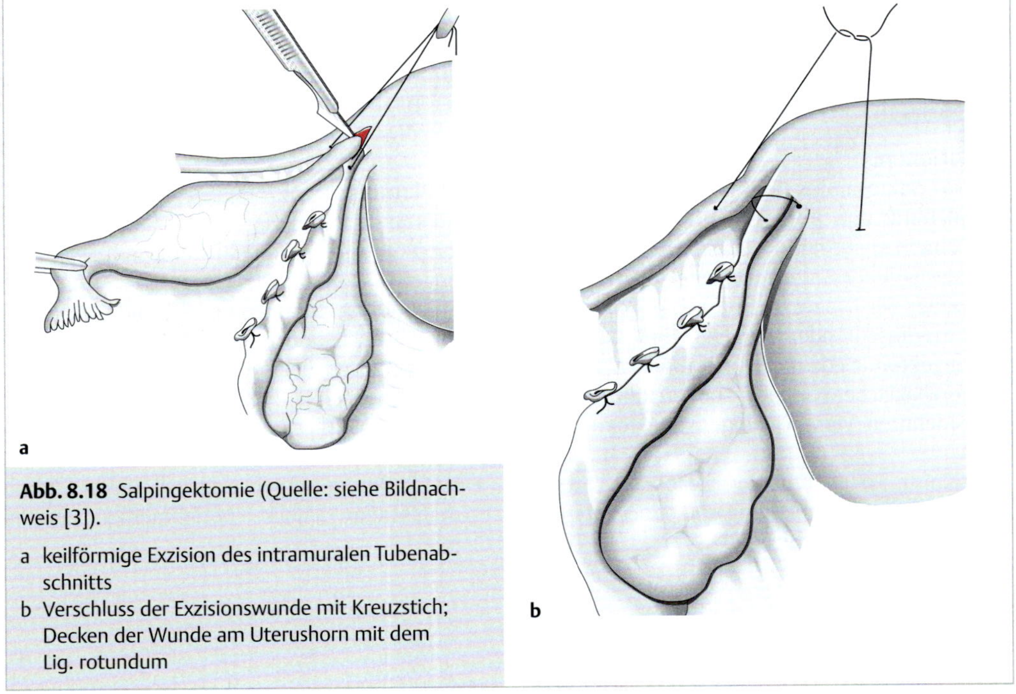

Abb. 8.18 Salpingektomie (Quelle: siehe Bildnachweis [3]).

a keilförmige Exzision des intramuralen Tubenabschnitts

b Verschluss der Exzisionswunde mit Kreuzstich; Decken der Wunde am Uterushorn mit dem Lig. rotundum

► **Häufige Fehler und Gefahren.**

- **zu große Schritte** beim Absetzen der Tube
  - Einengen des Rete ovarii mit möglicher Funktionsstörung des Ovars
  - Einschneiden der Nähte bei entzündlicher Veränderung → erhöhtes Blutungsrisiko

► **Alternativmethoden.** Laparoskopischer Eingriff, wenn technisch möglich.

► **Postoperative Behandlung.**

- entsprechend den Notwendigkeiten des eigentlichen Eingriffs
- Rhesusprophylaxe bei Rh-negativer Patientin, wenn eine EUG operiert wurde
- Entfernen der Drainage, wenn Sekretion serös
- Nierensonografie nach unübersichtlichen intraoperativen Verhältnissen (z. B. bei Abszessen)
- Vaginalsonografie vor Entlassung
- β-HCG, bis Werte im Normbereich nach EUG

8.2.2 Zystenausschälung

► **OP-Prinzip.** Exstirpation einer Ovarialzyste als Begleiteingriff im Rahmen einer Laparotomie.

► **Indikationen.** Wird aus anderen Gründen die Entscheidung zur Laparotomie gefällt, entfernen wir jede Zyste über 2 cm Größe, um einen Folgeeingriff bei möglicher Persistenz zu vermeiden. Voraussetzung ist (wie bei der Zystenausschälung per LSK beschrieben), dass es sich mit großer Wahrscheinlichkeit um einen benignen Prozess handelt.

► **Kontraindikationen.**

- Zystischer Prozess bei postmenopausaler Patientin; hier ist eher die Adnexektomie zu empfehlen, da ein höheres Malignitätsrisiko besteht und das höhere Rezidivrisiko bei organerhaltendem Vorgehen postmenopausal nicht gerechtfertigt erscheint.
- unklare Dignität oder Malignitätsverdacht

► **Spezielle Patientenaufklärung und OP-Planung.** Siehe Kapitel 8.1.8.

OP-Technik

► **Darstellung des Situs.** Darstellen und äußere Beurteilung des zystischen Ovarialprozesses. Besteht keinerlei Anhalt für einen malignen Prozess (unklare Auflagerungen, V. a. Kapseldurchbruch eines malignen Tumors), wird das Ovar vorsichtig mit einer Kompresse gefasst und am Übergang zwischen Zyste und Kortex so mit dem Skalpell umschnitten (► Abb. 8.19 a), dass die Tunica albuginea bis auf die Zystenwand gespalten ist.

► **Präparation der Zyste.** Ist das gesamte Ovar von der Zyste aufgebraucht, wird die Zyste im Bereich der größten Zirkumferenz umschnitten. Dann werden die Tunica albuginea und das Stroma vorsichtig mit der Präparierschere unter spreizenden Bewegungen vom Zystenbalg getrennt (► Abb. 8.19 b). Je länger die Zyste intakt bleibt, umso einfacher gelingt die Präparation. Besonders im Bereich des Stromas und nahe der zuführenden ovariellen Gefäße (Lig. ovarii proprium, Lig. infundibulopelvicum) kann es zu Blutungen kommen, die möglichst schonend monopolar koaguliert werden oder bei fehlendem Erfolg mit einer atraumatischen Naht (3/0 oder 4/0 resorbierbar) umstochen werden (**Cave:** Einschneiden der Fäden beim Knoten). Bei sehr dünnem Zystenbalg kann es wiederholt zum Einreißen kommen.

► **Rezidivprophylaxe.** Wichtig ist die komplette Entfernung aller Zystenanteile, um ein Rezidiv zu vermeiden. Diese können z. B. mit einem Overholt aus dem Wundbett gezupft werden. Die Präparation gestaltet sich besonders bei Endometriosezysten im Stromabereich und nahe des Lig. ovarii proprium schwierig.

► **Naht.** Nachdem die Zyste komplett exstirpiert ist, wird das konkav ausgeformte Stroma mit mehreren Einzelknopfnähten (3/0 oder 4/0, resorbierbar, atraumatisch) adaptiert. Die Tunica albuginea wird mit durchgreifender fortlaufender Naht (2/0, resorbierbar, atraumatisch) so verschlossen, dass möglichst wenig Toträume entstehen.

► **Spülung.** Es folgt die ausgiebige Spülung des kleinen Beckens, um Reste des Zysteninhalts zu entfernen. Insbesondere nach Exstirpation und Perforation einer Dermoidzyste muss mit mehreren Litern NaCl 0,9 %ig gespült werden, bis keine Fettaugen mehr auf der Spüllösung erkennbar und alle Inhaltsreste entfernt sind (**Cave:** aseptische Peritonitis). Beendigung des Eingriffs in üblicher Weise oder Fortführen des Primäreingriffs.

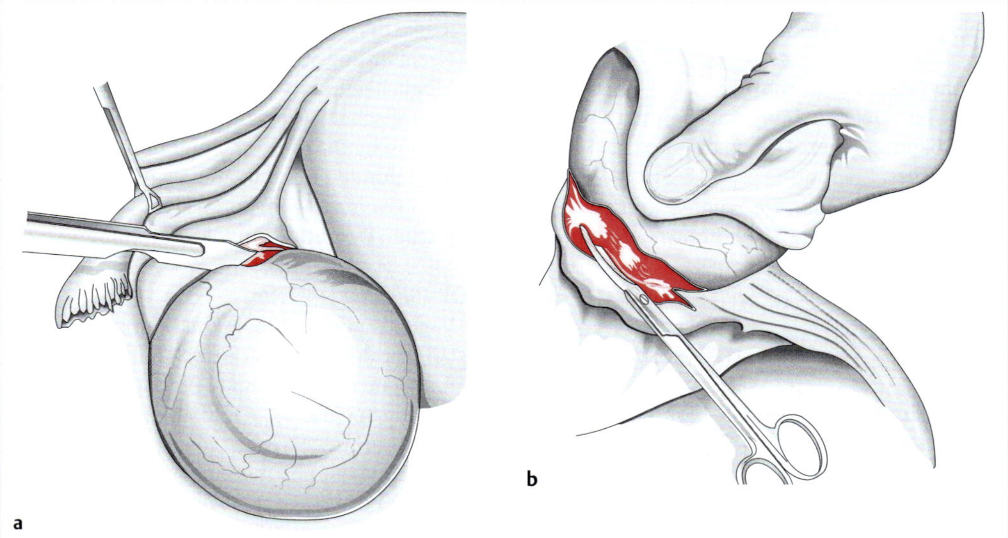

Abb. 8.19 Exstirpation einer Ovarialzyste (Quelle: siehe Bildnachweis [3]).

a Umschneiden der Zyste
b Ausschälen der Zyste, weitgehend stumpf mit der Schere

▶ **Probleme und deren Lösung.**
- **Zystenbalg nicht** aus seiner Umgebung **herauspräparierbar** (besonders bei Endometriosezysten): Teilresektion von ovariellem Gewebe in diesem Bereich (**Cave:** Blutungen)
- **unklare** (z.B. papilläre) **Strukturen** innerhalb der Zyste: Adnexektomie mit anschließender Schnellschnittuntersuchung. Bei Borderline-Tumoren sind das endgültige histologische Ergebnis abzuwarten und ggf. in zweiter Sitzung die notwendigen operativen Eingriffe vorzunehmen. Bei Malignität hängt es vom Aufklärungsgespräch und den operativen Möglichkeiten der Klinik ab, ob der onkologische Eingriff in gleicher Sitzung oder später (innerhalb einer Woche!) erfolgen sollte.

▶ **Häufige Fehler und Gefahren.**
- **Blutungen** durch Präparation in der falschen Schicht
- frühe **Perforation** der Zyste → erschwerte Präparation
- Verbleiben von Zystenresten → erhöhtes Rezidivrisiko
- mangelhafte präoperative Abklärung → Risiko, einen potentiell malignen Tumor anzuoperieren → Tumorzellverschleppung

▶ **Alternativmethoden.** Adnexektomie (besonders bei postmenopausalen Patientinnen).

▶ **Postoperative Behandlung.**
- klinische Überwachung, insbesondere nach Ausschälung einer Dermoidzyste (Risiko der aseptischen Peritonitis)
- Entfernung der Drainage, wenn Sekretion serös
- regelmäßige sonografische Kontrollen zum Rezidivausschluss

8.2.3 Adnexektomie

▶ **OP-Prinzip.** Entfernung von Tube und Ovar im Rahmen einer Laparotomie als Primär- oder Begleiteingriff.

▶ **Indikationen.**
- große Ovarialkystome
- laparoskopische Adnexektomie technisch bzw. ohne Risikoerhöhung nicht möglich oder Adnexektomie als Begleiteingriff einer Laparotomie:
  - Ovarialtumoren mit unklarer Dignität oder Malignitätsverdacht
  - solide Ovarialtumoren
  - zystische Adnextumoren bei postmenopausalen Frauen
  - prophylaktische bilaterale Adnexektomie im Rahmen einer Hysterektomie bei älteren Frauen
  - bilaterale Adnexektomie im Rahmen eines Endometriumkarzinoms
  - Mammakarzinom mit positiven Hormonrezeptoren und der Notwendigkeit einer adjuvanten oder palliativen Therapie → bilaterale Adnexektomie
  - entzündlicher Konglomerattumor und/oder Tuboovarialabszess bei abgeschlossener Familienplanung
  - stielgedrehter, hämorrhagisch infarzierter Ovarialtumor

▶ **Kontraindikationen.**
- dringender Wunsch nach Organerhalt (ggf. schriftliche Aufklärung über erhöhtes Risiko)
- organerhaltende Operation ohne erhöhtes Risiko bei prämenopausaler Patientin möglich
- primärer Eingriff zur Adnexektomie endoskopisch ohne erhöhtes Risiko möglich

▶ **Patientenaufklärung.**
- Risiko der Ureterläsion
- Nachblutung aus den ovariellen Gefäßen
- Möglichkeit, dass sich auch bei klinisch und sonografisch unsuspekten Adnexbefunden die histologische Diagnose „Karzinom" ergeben kann
- bei Befunden mit unklarer Dignität Einwilligung zur Erweiterung im Sinne einer radikal-onkologischen Operation einholen

▶ **OP-Planung.**
- Vaginalsonografie zur Einstufung der Dignität (CT und MRT haben bezüglich dieser Fragestellung eine eingeschränkte Aussagekraft)
- Nierensonografie (präoperativ bestehender Harnstau?)
- Ca-125 bei postmenopausalen Patientinnen (prämenopausal nur geringe Aussagekraft)

OP-Technik

▶ **Darstellung des Situs, Präparation des Adnex.** Nachdem der Situs dargestellt ist, wird das Peritoneum oberhalb und parallel zum Adnex vom Lig. rotundum bis zum Lig. infundibulopelvicum gespalten. Bei geplanter Hysterektomie wird das Lig. rotundum nach Umstechung ebenfalls durchtrennt. Das Retroperitoneum wird mit zwei Präpariertupfern am Stiel nahe des Peritoneums in Längsrichtung zum Adnex stumpf präpariert.

▶ **Präparation des Ureters.** So werden zunächst die A. und V. ovarica und dann in der Tiefe der Ureter dargestellt (▶ Abb. 8.20). Kleinere Blutungen koaguliert man vorsichtig mit einer zarten Pinzette (**Cave:** Ureter). Der Ureter sollte sicher identifiziert werden (z. B. wurmende Peristaltik), da eine Verwechslung mit der A. iliaca interna möglich ist und der Operateur sich dann in falscher Sicherheit wägt. Ist die Peristaltik nicht erkennbar, wird die Struktur nach kranial verfolgt, bis man die Überkreuzung des Ureters mit den Vasa iliaca communes findet. Damit ist der Verlauf des Ureters gesichert. Oft ist es hilfreich, die retroperitoneale Tasche mit einem Breisky-Spekulum, das in den kranialen Winkel eingesetzt wird, zu entfalten. Liegt der Ureter dicht an den ovariellen Gefäßen, wird er stumpf nach unten abgeschoben.

▶ **Absetzen des Präparats.** Nun werden zwei Klemmen (Overholt oder Wertheim) über das Lig. infundibulopelvicum gesetzt und das Gewebe dazwischen mit der Schere nach Sims durchtrennt. Die Klemmen ersetzt man durch gestochene Ligaturen (0, resorbierbar). Es folgt mit der Präparierschere die Spaltung des kaudalen peritonealen Blattes unterhalb des Ovars, aber oberhalb des dargestellten Ureters bis zum Lig. ovarii proprium. Über Tube und Lig. ovarii proprium werden zwei Klemmen gesetzt und das Gewebe dazwischen mit der Schere nach Sims durchtrennt und das Präparat entfernt.

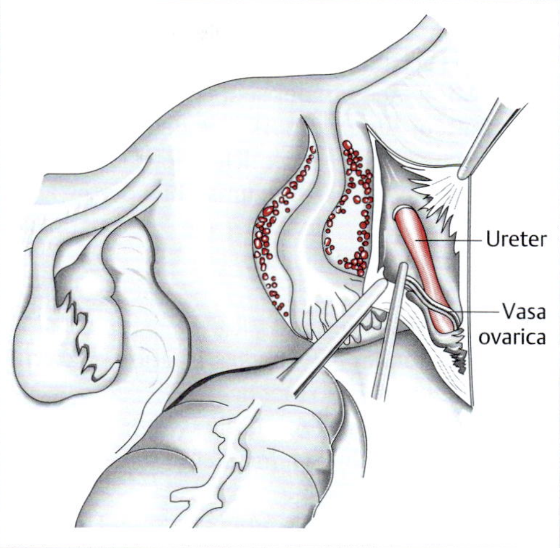

Abb. 8.20 Salpingo-Oophorektomie: Eröffnen des Peritoneums lateral der Adnexen, Darstellen des Ureters, Fenstern des Peritoneums und Abklemmen der Ovarialgefäße (Quelle: siehe Bildnachweis [3]).

▶ **Naht und Drainage.** Die uterusseitige Klemme wird durch eine Ligatur (0, resorbierbar) ersetzt. Das Peritoneum wird mit atraumatischer fortlaufender Naht (2/0, resorbierbar) so verschlossen, dass der Ureter nicht erfasst oder eingeengt wird und der Stumpf der Vasa ovarica retroperitoneal zu liegen kommt. Bei Uteruserhalt wird uterusnah das Lig. rotundum mitgefasst, um den Stumpf am Uterus zu decken. Spülen des kleinen Beckens mit NaCl 0,9 %ig, Einlage einer Easy-flow-Drainage und Beenden des Eingriffs in typischer Weise.

▶ **Probleme und deren Lösung. Adnex nicht mobilisierbar** von der seitlichen Beckenwand (v. a. bei Endometriose und entzündlichen Veränderungen): Mobilisieren des Ureters weit nach kaudal, um das betroffene Beckenperitoneum mit zu resezieren. Ist dies nicht ausreichend, wird der Ureter aus dem peritonealen Blatt teils stumpf, teils mit der Präparierschere unter spreizenden Bewegungen gelöst und mit einem Breisky-Spekulum nach lateral gedrängt. Nun kann das betroffene Peritoneum mit der Präparierschere oder der bipolaren Koagulationsschere nahe dem Rektum durchtrennt werden, sodass das Adnex mobil wird. Der peritoneale Defekt wird in diesem Fall nicht verschlossen, da dies wegen des Gewebedefektes nicht möglich ist. Zur Adhäsionsprophylaxe kann der Defekt mit Interceed-Gaze abgedeckt werden.

▶ **Häufige Fehler und Gefahren.**
- **Durchtrennen des Ureters** bei atypischem Verlauf und mangelhafter Darstellung
- **Blutungen** aus aufsteigenden Ästen der A. uterina bei uterusnahem Absetzen der Adnexe
- **Perforation** eines an der seitlichen Beckenwand adhärenten **Adnextumors** mit dem Risiko der Zellverschleppung → ausreichende Präparation des Beckenwandperitoneums, bis dieses ggf. rektumnah zur Mobilisierung der Adnexe durchtrennt werden kann

▶ **Alternativmethoden.**
- organerhaltende Zystenexstirpation, wenn ohne erhöhtes Risiko möglich
- endoskopische Adnexektomie, wenn ohne erhöhtes Risiko technisch möglich

▶ **Postoperative Behandlung.**
- Entfernen der Drainage bei seröser Sekretion
- antibiotische Behandlung über mindestens 5 Tage bei entzündlichen Prozessen
- vaginalsonografische Kontrolle (retroperitoneales Hämatom?)
- Nierensonografie (Harnstau?)
- Hormonsubstitution nach bilateraler Adnexektomie, wenn aus onkologischer oder internistischer Sicht keine Kontraindikation besteht
- engmaschige Kontrollen der kontralateralen Seite bei benignen Neoplasien bzw. Borderline-Tumoren

8.3 Vaginale Eingriffe

Vaginale Adnexeingriffe sind durch ausgereifte laparoskopische Techniken eher selten geworden. Die Kombination der vaginalen Hysterektomie mit einer operativen Laparoskopie im Sinne einer **laparoskopisch assistierten vaginalen Hysterektomie** erhöht die postoperative Morbidität der Patientin nicht. Die anatomische Übersicht und die präparatorischen Möglichkeiten der Laparoskopie sind denen des vaginalen Zugangs deutlich überlegen, sodass das Risiko einer Blutung (z. B. aus den retrahierten ovariellen Gefäßen nach abgerutschter Ligatur) oder einer Ureterverletzung beim kombinierten Vorgehen deutlich geringer ist. Aus diesem Grunde ist bei bekannten Adnexbefunden der operativen Laparoskopie in Verbindung mit der vaginalen Hysterektomie der Vorzug zu geben. Ergibt sich bei einer vaginalen Hysterektomie ein bisher nicht bekannter Befund, sollte nur bei guter anatomischer Übersicht und mobiler Adnexe das weitere Prozedere vaginal erfolgen. Ansonsten kann im Anschluss an die Hysterektomie oder in zweiter Sitzung (je nach Aufklärung der Patientin) eine operative Laparoskopie erfolgen. **Diagnostische Eingriffe** zur Beurteilung der Adnexe mit einem vaginalen Zugang durch den Douglas haben sich bisher nicht durchsetzen können.

8.3.1 Salpingektomie

▶ **OP-Prinzip.** Resektion einer Tube im Rahmen einer vaginalen Hysterektomie.

▶ **Indikationen.** Hydro-/Saktosalpinx, die bei der präoperativen Vaginalsonografie nicht erkannt wurde.

▶ **Kontraindikationen.** Mangelhafte anatomische Übersicht.

▶ **Patientenaufklärung.** Eine für diesen Eingriff spezielle Aufklärung ist im Allgemeinen nicht erfolgt, da es sich um einen unbekannten Befund handelt. Ansonsten gelten die unter „Salpingektomie" per LSK aufgeführten Punkte.

OP-Technik

▶ **Absetzen des Uterus und Fixation der Tube.** Nachdem der Uterus von den Adnexen abgesetzt und entfernt ist, wird die Saktosalpinx mit einer gefensterten Fasszange gegriffen und angespannt. Ist sie so mobil, dass die Mesosalpinx komplett dargestellt werden kann, wird eine gestochene Ligatur (0, atraumatisch, resorbierbar) um Lig. ovarii proprium und Lig. rotundum gelegt und geknotet. Die Ligatur bleibt lang und wird ebenfalls angespannt.

▶ **Absetzen der Tube, Naht und Kontrolle, Beendigung des vaginalen Eingriffs.** Nun werden Schritt für Schritt Overholt-Klemmen tubennah über die Mesosalpinx platziert und die Tube abgetrennt. Die Klemmen werden durch atraumatisch gestochene Ligaturen (2/0, resorbierbar) ersetzt. Nach der Kontrolle auf Bluttrockenheit wird der vaginale Eingriff, wie unter „Vaginale Hysterektomie" beschrieben, beendet.

► **Probleme und deren Lösung. Vorquellender Darm behindert die Sicht:** Abstopfen des Darmes mit einer fadenmarkierten, feuchten, langen Kompresse.

► **Häufige Fehler und Gefahren. Störung der ovariellen Durchblutung** durch dichte Präparation am Ovar und/oder zu wenig Absetzungsschritte.

► **Alternativmethoden.** Salpingektomie über eine operative Laparoskopie.

► **Postoperative Behandlung.** Wie unter „Vaginale Hysterektomie" beschrieben.

8.3.2 Zystenausschälung

Die vaginale Ausschälung einer präoperativ nicht erkannten Zyste sollte wegen fehlender diagnostischer Grundlagen und schwieriger präparatorischer Voraussetzungen unterbleiben. Bei postmenopausalen Frauen kann die Indikation zur Adnexektomie erfolgen. Diese sollte jedoch nur dann von vaginal erfolgen, wenn das Adnex ohne Zystenperforation geborgen werden kann.

8.3.3 Adnexektomie

► **OP-Prinzip.** Entfernung des kompletten Adnexes im Rahmen einer vaginalen Hysterektomie.

► **Indikationen.**

- unklarer Adnexprozess, der erst während der vaginalen Hysterektomie erkannt wurde
- Ovarialzyste bei einer postmenopausalen Patientin

► **Kontraindikationen.**

- Adnex nicht ausreichend mobil (besonders bei älteren Patientinnen)
- Adnex nicht intakt vaginal zu bergen
- prämenopausale Patientin (hier sollte zunächst weitere Diagnostik erfolgen, ob ein organerhaltendes Vorgehen möglich ist)

OP-Technik

► **Absetzen des Uterus, Darstellung der Adnexen.** Nachdem der Uterus von den Adnexen abgesetzt und entfernt ist, wird das Darmkonvolut mit einer fadenmarkierten feuchten Kompresse weit nach kranial abgestopft. Mit langen Scheidenspekula lässt sich der Adnexbereich meist gut darstellen.

► **Abklemmen des ovariellen Gefäßbündels.** Fassen des Adnexes mit einer gefensterten Klemme, ohne den Tumor zu perforieren. Nun werden Tube und Ovar so weit heruntergezogen, dass eine Wertheim-Klemme hinter dem Ovar und der Tube bis oberhalb des Lig. infundibulopelvicum geführt werden kann (► Abb. 8.21). Die Klemme sollte das gesamte Gefäßbündel erfassen, da es sonst leicht zu einer Retraktion blutender ovarieller Gefäße kommen kann.

► **Absetzen des Adnexes, Naht, Kontrolle und Beendigung des vaginalen Eingriffs.** Nachdem die Wertheim-Klemme sicher positioniert ist, wird das Adnex mit der Schere nach Sims abgesetzt und die Klemme durch eine gestochene Ligatur (0, resorbierbar) ersetzt. Es erfolgen Kontrolle auf Bluttrockenheit und Beendigung des Eingriffs, wie unter „Vaginale Hysterektomie" beschrieben.

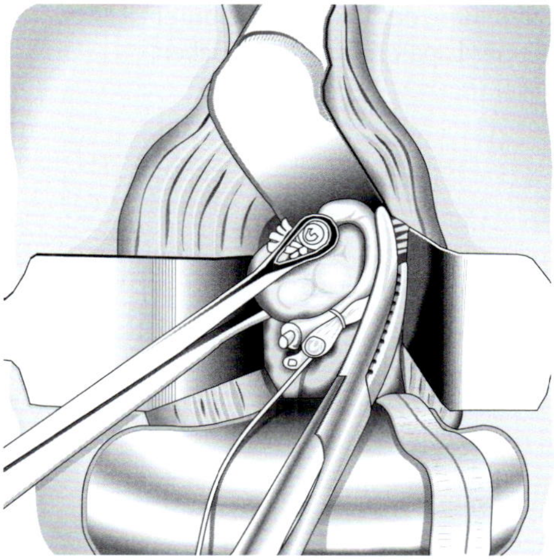

Abb. 8.21 Adnexektomie bei vaginaler Hysterektomie: gemeinsames Abklemmen und Absetzen der Ligg. rotundum und infundibulopelvicum (Quelle: siehe Bildnachweis [3]).

▸ **Patientenaufklärung.** Eine für diesen Eingriff spezielle Aufklärung ist im Allgemeinen nicht erfolgt, da es sich um einen unbekannten Befund handelt. Ansonsten gelten die unter „Adnexektomie“ per LSK aufgeführten Punkte.

▸ **Probleme und deren Lösung.**

- Das **Adnex** lässt sich wegen eines straffen Lig. rotundum **nicht ausreichend weit nach kaudal** ziehen → Das Lig. rotundum wird vom Adnexstumpfbündel über einer Overholt-Klemme mit der Schere abgesetzt und ligiert (gestochene Ligatur, 0, resorbierbar).
- V. und A. ovarica **rutschen aus der Klemme** oder Ligatur und **retrahieren sich** → Zunächst wird versucht, das Gefäßbündel mit dem Overholt zu fassen und erneut zu ligieren. Gelingt dies nicht oder ist die Situation so unübersichtlich, dass die Gefahr einer Ureterläsion besteht, wird die Scheide mit einer feuchten Tamponade fest austamponiert und zügig eine operative Laparoskopie mit Darstellung des Gefäßbündels durchgeführt. Dieses wird nach Präparation des Retroperitoneums (s. Ureterpräparation) bipolar koaguliert. Ist dies nicht möglich, ist die Indikation zur Querschnittlaparotomie mit Versorgung des Gefäßbündels gegeben. Wichtig ist die Darstellung des Ureters, wie unter „Adnexektomie per Laparotomie“ beschrieben.

▸ **Häufige Fehler und Gefahren.**

- **Wertheim-Klemme** wird **zu dicht am Ovar** gesetzt → ovarielles Gewebe bleibt zurück mit dem Risiko von Neoplasien und/oder eines Schmerzsyndroms (Remain ovarian syndrome)
- **Ureterläsion** durch laterales Setzen der Wertheim-Klemme → Klemme dicht am Ovar positionieren, ohne ovarielles Gewebe zu erfassen

▸ **Alternativmethoden.** Operative Laparoskopie mit Adnexektomie.

▸ **Postoperative Behandlung.**

- Nierensonografie
- Hormonsubstitution nach bilateraler Adnexektomie bei prämenopausalen Frauen

9 Urogynäkologische Eingriffe

B. Uhl

9.1 Suprapubische Urinableitung

▶ **Prinzip.** Blasendrainage durch eine suprapubische Trokarzystostomie. Die Industrie bietet hierzu entsprechende Einmalsets an. Irritationen der Urethra sowie das hohe Infektionsrisiko durch einen transurethralen Dauerkatheter werden vermieden. Bei längerer Liegedauer sind gewebefreundlichere Silikonkatheter mit Ballon (z. B. Uromed-Katheter) vorzuziehen. Diese können bei Bedarf über einen Führungsdraht ausgetauscht werden. Entsprechende Wechselsets werden kommerziell angeboten.

▶ **Indikationen.**

- Miktionsstörungen allgemein
  - subvesikales Abflusshindernis
  - Detrusorschwäche
- nach radikalonkologischen Eingriffen, die mit einer Störung der Blasenmotorik einhergehen könnten; z. B. radikale Hysterektomie nach Wertheim-Meigs
- nach Eingriffen bei Harninkontinenz und Descensus genitalis, wenn mit postoperativen Miktionsstörungen zu rechnen ist. **Vorteil:**
  - weniger Harnwegsinfekte als bei transurethraler Urinableitung
  - Spontanmiktion möglich
  - frühes Blasentraining mit Bestimmung des Restharns
  - geringere psychische Alteration bei gestörter Spontanmiktion als bei wiederholt notwendigem Einmalkatherismus oder erneuter Einlage eines Dauerkatheters
- nach operativem Verschluss von Urogenitalfisteln

▶ **Kontraindikationen.** Störungen der Blutgerinnung; z. B. durch den Einsatz von Antikoagulanzien.

▶ **Patientenaufklärung.**

- intravesikale Blutungen mit dem Risiko einer evakuierungsbedürftigen Blasentamponade
- in seltenen Fällen Verletzung intraabdominaler Organe mit dem Risiko einer Peritonitis

OP-Technik (▶ Abb. 9.1 a–c)

▶ **Füllung der Blase und Inzision.** Die Blase wird mit 300 ml NaCl-Lösung aufgefüllt. Dann erfolgt eine kleine Stichinzision mit dem 11er-Skalpell in der Medianlinie ca. 1 – 2 Querfinger oberhalb der Symphyse.

▶ **Katheterisierung.** In senkrechter Stichrichtung wird der Trokar mit dem darinliegenden Katheter in Richtung Blase vorgeschoben, bis Urin abfließt. Der Katheter kann nun ausreichend weit in die Blase vorgeschoben werden. Zurückziehen des Trokars. Sobald dieser wieder komplett vor der Bauchdecke ist, kann er über zwei Perforationslinien geteilt werden (**Cave:** hohes Verletzungsrisiko an den Kanten!). Erfolgt die Anlage nicht intraoperativ, sollte zur sicheren Blasenlokalisation die Punktion unter Ultraschallsicht erfolgen.

▶ **Sicherung.** Nach korrektem Positionieren (Markierung entsprechend dem Hautniveau) wird der Katheter durch eine Naht oder durch Auffüllen des Ballons mit spezieller, meist glyzerinhaltiger, Lösung gegen eine Dyslokation gesichert.

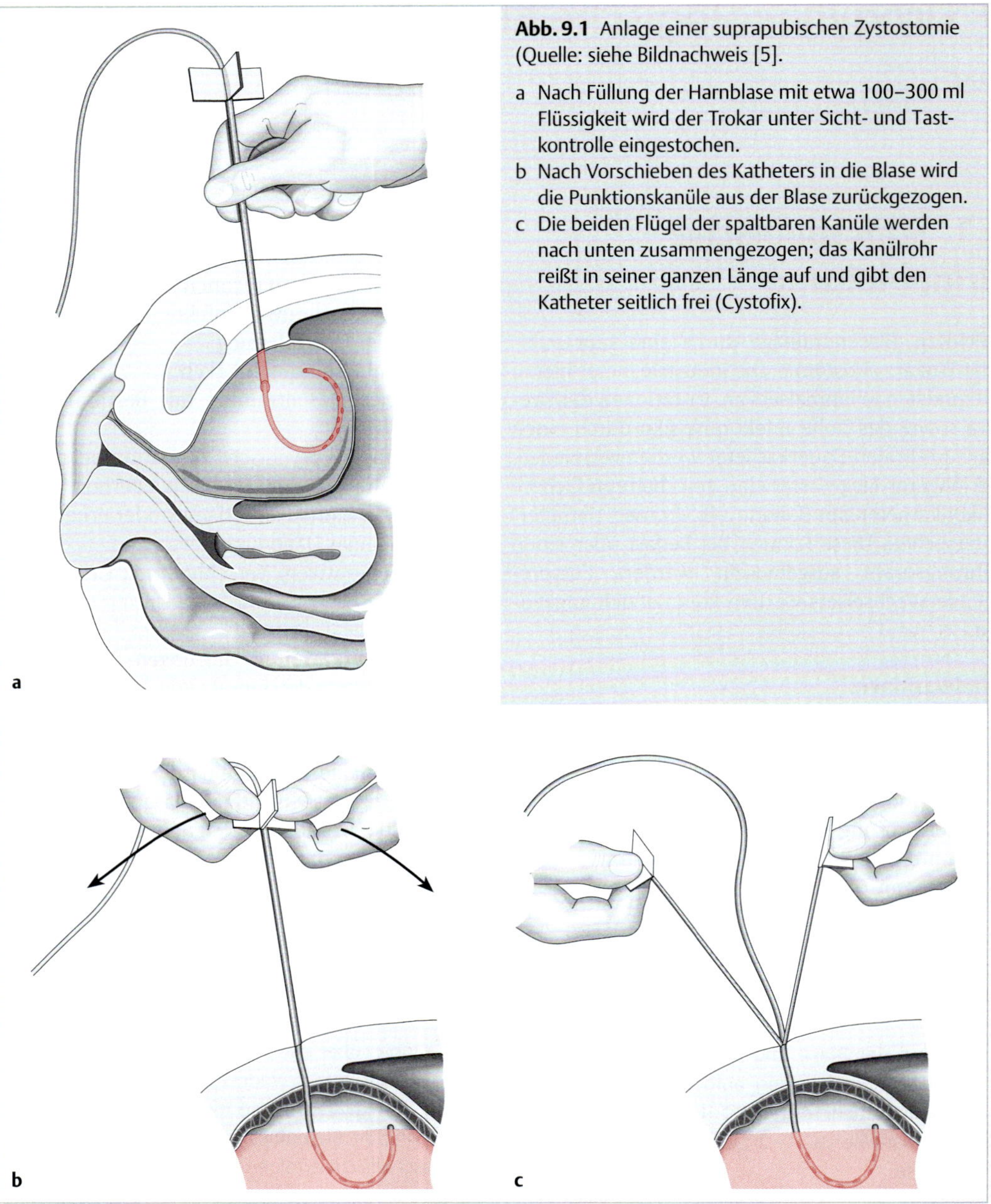

Abb. 9.1 Anlage einer suprapubischen Zystostomie (Quelle: siehe Bildnachweis [5].

a Nach Füllung der Harnblase mit etwa 100–300 ml Flüssigkeit wird der Trokar unter Sicht- und Tastkontrolle eingestochen.
b Nach Vorschieben des Katheters in die Blase wird die Punktionskanüle aus der Blase zurückgezogen.
c Die beiden Flügel der spaltbaren Kanüle werden nach unten zusammengezogen; das Kanülrohr reißt in seiner ganzen Länge auf und gibt den Katheter seitlich frei (Cystofix).

▸ **Probleme und deren Lösung.**

- **Punctio sicca:** Kontrolle, ob sich die aufgefüllte Menge tatsächlich noch in der Blase befindet oder evtl. über eine Blasenläsion abgeflossen ist; ggf. Zystoskopie. Bei sehr adipösen Patientinnen kann die kürzere Variante des Trokars evtl. zu kurz sein. Bei persistierenden Problemen sollte die Punktion unter sonografischer Kontrolle erfolgen, um eine Läsion benachbarter Organe zu vermeiden. Gegebenenfalls wird bis dahin ein transurethraler Katheter eingelegt.

- **intravesikale Blutung:** Einlegen eines transurethralen Verweilkatheters und Anschließen einer Blasenspülung über den suprapubischen Katheter, bis der Urin auch ohne Spülung klar abfließt.

▸ Häufige Fehler und Gefahren.
- **Einstich direkt über der Symphyse** und Stichrichtung zu weit nach kaudal → Verfehlen der Blase, schlimmstenfalls eine Verletzung der Urethra
- **Einstich zu kranial** (Risiko der Darmläsion)
- **zu geringe Füllmenge** beim Auffüllen der Blase → intraabdominelle Lage des Katheters mit dem Risiko der Darmläsion
- **zu tiefes Einstechen** des Trokars → Risiko der Rektumläsion

▸ Alternativmethoden.
- intermittierender Einmalkatheterismus (am besten durch die Patientin selbst)
- transurethraler Dauerkatheter

▸ Postoperative Behandlung.
- Pharmakotherapie bei persistierenden Miktionsstörungen
  - Myocholine 25 mg 3 + 2/d
  - α-Rezeptoren-Blockade zur Senkung des Widerstandes am Blasenauslass
    - Dibenzyran 10 – 60 mg/d in einschleichender Dosissteigerung
    - Tamsulosin 0,4 mg/d morgens
  - Diclophenac 2 × 100 mg/d als Suppositorium als abschwellende Maßnahme
- Urinkontrolle bei Beschwerden und vor dem Entfernen der Blasendrainage

9.2 Kolposuspension nach Burch (modifiziert)

▸ OP-Prinzip. Beidseitige Elevation der Scheidenfaszie lateral des zystourethralen Überganges zur Suspension des Blasenhalses. Entgegen der Originalmethode nach Burch wird jedoch die Scheidenfaszie nicht vollständig an das Lig. iliopectineum (= Cooper-Ligament) adaptiert, sondern die Knoten werden nur so weit zugezogen, dass eine Art Hängematte unter dem Blasenhals entsteht. Zur Verwendung kommt nur **nicht**resorbierbares Nahtmaterial. Bei gleichzeitigem Descensus muss die operative Sanierung der Harninkontinenz in das gesamte therapeutische Konzept eingebettet werden. Die offene Kolposuspension ist die operative Inkontinenztherapie mit der höchsten Effektivität in der Langzeitbeobachtung. Dies gilt sowohl für die Primär- als auch die Rezidivsituation.

▸ Indikationen. Klinisch und urodynamisch verifizierte Belastungsinkontinenz bei normotoner Urethra.
- entsprechender Leidensdruck der Patientin mit dem Wunsch zur Operation
- konservative Maßnahmen wie Beckenbodengymnastik und lokale Östrogenisierung ohne Erfolg

▸ Kontraindikationen.
- übliche Kontraindikationen für einen operativen Eingriff
- ausgeprägte Urge- und nur geringe Belastungsinkontinenz, die am Leidensdruck nicht beteiligt ist
- hypotone Urethra

▸ Patientenaufklärung.
- Langzeiterfolg liegt bei subjektiv 78 %, objektiv 85 %
- Risiko der Urethra- oder Blasenläsion, besonders bei voroperierten Frauen
- Blutungen und Infektionen im Wundgebiet, insbesondere im Cavum retzii
- Periostitis am oberen Schambeinast
- Schmerzen im Bereich der oberen Schambeinäste
- postoperative Blasendrainage über einen suprapubischen Harnblasenkatheter (bei uns nicht obligat, da postoperativ selten Miktionsstörungen auftreten)
- postoperative Miktionsstörungen bis hin zur Notwendigkeit des intermittierenden Selbstkatheterismus durch Überkorrektur (bei moderner OP-Technik eher selten)
  - vorübergehende Blasenentleerungsstörungen in 12,5 %
  - persistierende Blasenentleerungstörungen in 3,5 %
- De-novo-Urgeinkontinenz bei ca. 6 % der Patientinnen bzw. Verschlechterung einer bereits bestehenden Urgeproblematik
- erhöhtes Risiko eines späteren Descensus (meist im Sinne einer Rektozele)

- 4 Wochen postoperativ kein Geschlechtsverkehr und kein schweres Heben oder Sport
- Stuhlregulation bei Obstipation mit Laktulose oder Movicol (Pressen dauerhaft vermeiden!)

▸ **OP-Planung. Gezielte Anamnese:**

- Inkontinenzanamnese
  - Geburten und deren Verlauf
  - frühere gynäkologische Operationen
  - aktuelle Medikation
  - Zeichen des Hormonmangels
  - Miktions- und Trinkverhalten
  - Situationen, bei denen Urinverlust auftritt
  - Besserung der Inkontinenz ohne Therapie (z. B. neu aufgetretender „Quetschharnmechanismus" durch ausgeprägte Zystozele)
  - bisherige Therapie
  - persönlicher Leidensdruck
- Miktionsanamnese
  - Miktionshäufigkeit
    - nicht unterdrückbarer Harndrang
    - Harnverlust bei Belastung
    - Nykturie
  - Urinmenge
    - beim ungewollten Verlust (Tropfen, Spritzer, im Strahl)
    - bei der Miktion (häufig, kleine/große Mengen)
  - Harnstrahl
    - gerichtet, Unterbrechung möglich
    - Miktion zeitweise bzw. ohne Reposition eines Descensus nicht möglich („Quetschhahn")

Klinik/Diagnostik

- gynäkologische Untersuchung mit Vaginalsonografie und Beurteilung eines eventuellen Descensus
- urogynäkologische Untersuchung
  - Urinstatus
  - sonografische Restharnmessung (pathologisch: > 15 % der Kapazität oder > 50 ml)
  - Blasenverschluss (Hustentest bei voller Blase)
- sonografische vesikourethrale Morphologie: Ein posteriorer urethrovesikaler Winkel von > 130° beim Pressen spricht für einen vertikalen Descensus mit defekter Urethrafixierung.
- urodynamische Funktionsdiagnostik
  - Detrusorkontraktionen (evtl. mit Urinabgang) und Blasenkapazität deutlich < 300 ml sprechen für Urgeproblematik
  - hoher Verschlussdruck in Ruhe (UVDR) für Operationsergebnis prognostisch günstig
  - Urethraverschlussdruck unter z. B. Hustenstress (UVDS) < 20 cmH_2O spricht für Stressinkontinenz
- Urethrozystoskopie (insbesondere bei gleichzeitiger Urgeproblematik)
- präoperative Lokalbehandlung mit östrogenhaltigen Ovula bei atrophischem Vaginalepithel über 2 – 4 Wochen
- perioperative Single-shot-Antibiose

OP-Technik

▸ **Präparation.** Nachdem das Cavum retzii durch meist stumpfe Präparation komplett dargestellt ist, eleviert der Operateur mit dem linken Zeigefinger den durch das Katheterbällchen gekennzeichneten zystourethralen Übergang (▸ Abb. 9.2 a).

▸ **Platzierung von Fäden an der Scheidenfaszie.** Dann wird zunächst rechts lateral davon die Scheide eleviert, die Scheidenfaszie präparatorisch dargestellt (**Cave:** Blutungen aus den paraurethralen Venenplexus, insb. wenn die Fäden zu dicht an der Urethra platziert werden) und zwei nichtresorbierbare Fäden dachziegelartig versetzt in der Scheidenfaszie über der Fingerkuppe verankert. Die Vaginalwand sollte hierbei **nicht** durchstochen werden. Durch kräftiges Ziehen am Faden wird dessen stabile Lage überprüft. Das gleiche Vorgehen erfolgt auf der linken Seite. Dann wird der Finger aus der Scheide zurückgezogen und der Handschuh gewechselt (▸ Abb. 9.2 b, c).

▸ **Fixation an Cooper-Ligamenten.** Aufsuchen des Lig. ileopectineum im Bereich der Insertion des Leistenbandes. Eine weiter lateral gelegene Fixierung birgt das Risiko von Gefäßverletzungen und hat keinen besseren therapeutischen Effekt. Die Fäden werden nacheinander durch die Cooper-Ligamente gestochen und geknotet. Das Knüpfen erfolgt unter digitaler Kontrolle von vaginal, sodass eine leichte Elevation des zystourethralen Überganges erreicht wird. Überkorrekturen erreichen keinen besseren therapeutischen Effekt und führen zu obstruktiven Miktionsstörungen und/oder zu Urgeproblematiken (▸ Abb. 9.2 d).

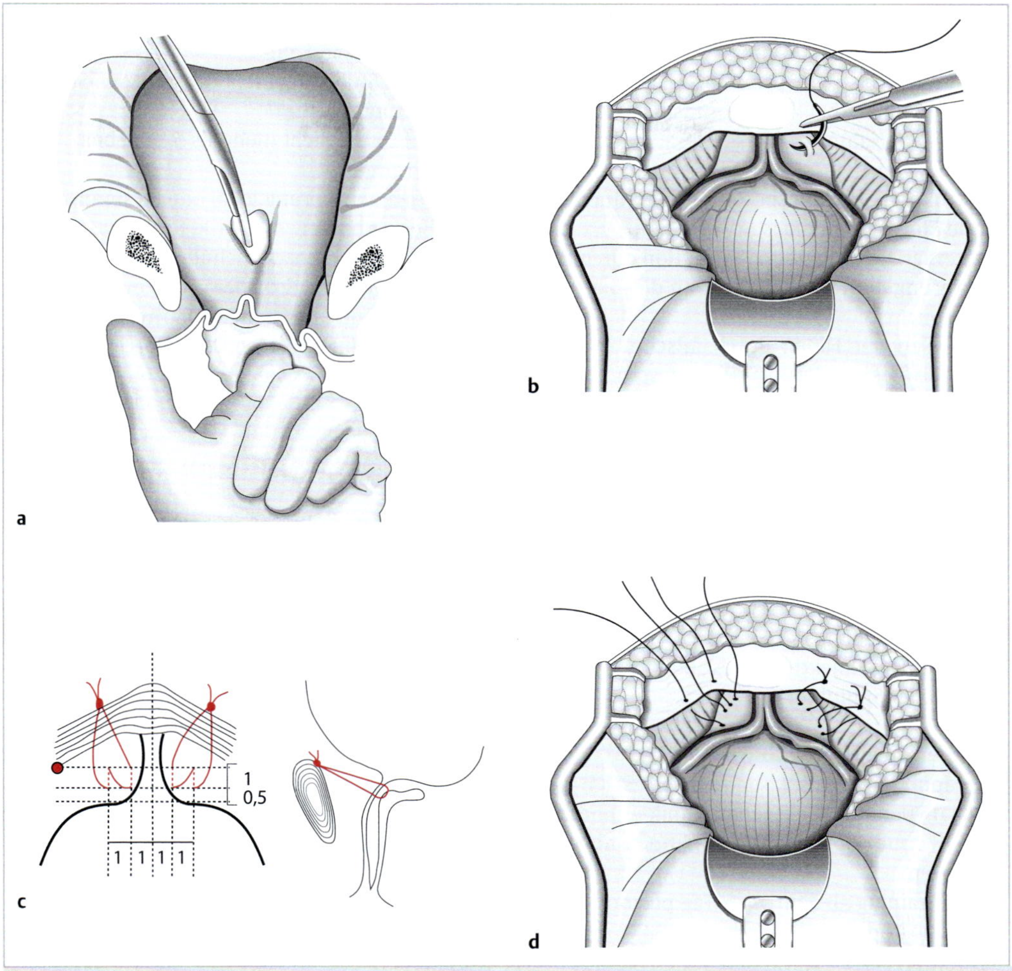

Abb. 9.2 Modifizierte Kolposuspension (nach Burch) (Quelle: siehe Bildnachweis [4]).

a stumpfes Medialisieren von Blase und Urethra mit dem Tupfer

b lateral tangentiales Platzieren von nichtresorbierbaren Nähten (z. B. Ethibond 0), routinemäßig je 2 Nähte dachziegelartig versetzt, anschließend Durchstechen des Lig. iliopectineum. **Vorteil:** kaum obstruktive Miktionsbeschwerden, wenig Blutungen (weit vom Venenplexus entfernt). **Nachteil:** durch breiteres Aufziehen des Douglas-Raums häufiger Rektoenterozelen.

c paraurethrale z-förmige Stichtechnik, in der Regel nur je eine Naht. **Vorteil:** nur schmale Eröffnung des Douglas-Raums. **Nachteil:** häufiger Blutungen beim Einstich, relativ häufig Miktionsbeschwerden.

d Knüpfen der Fäden unter vaginaler Kontrolle der Elevation; keine Überkorrektur, lediglich zwangloses Anheben des pubourethralen Übergangs. Die Fäden können bei zwangloser Adaptation von Vaginalfaszie und Cooper-Ligament durchaus 1,5 – 2 cm frei hängen („Luftknoten").

► **Häufige Fehler und Gefahren.**
- **zu intensive Präparation am Blasenhals**; kann zu Urgeproblematik führen
- **Blutungen** aus dem paraurethralen **Venenplexus**; besonders bei zu urethranaher Positionierung der Nähte → weiter lateral präparieren und stechen
- obstruktive Miktionsbeschwerden durch **zu hohe Elevation** der Blasenhalsregion
- Ureterverlagerung und -obstruktion durch Positionierung der Nähte **zu dicht an der Blase** und zu kranial
- Ausreißen der Fäden durch **falsche**, meist zu **mediale Positionierung** (Periost statt Cooper-Ligament)

► **Alternativmethoden.**
- Einlage eines suburethralen alloplastischen Bandes
  - retropubisch
  - transobturatorisch
  - Minischlinge
- Fascia-lata-Schlinge
- paraurethrale Injektion eines „Bulking agent"
- artifizieller Sphinkter

► **Postoperative Behandlung.**
- suprapubische Harnblasendrainage (SPK): nicht obligat, wenn in der eigenen Klinik erfahrungsgemäß kaum postoperative Miktionsstörungen auftreten
- Blasentraining ab dem 3. – 5. Tag postoperativ
  - SPK abstöpseln
  - Miktion alle 2 – 3 Stunden
  - Bestimmung des Restharns über den SPK
- Entfernen des SPK bei Restharn < 100 ml
- Blasenentleerungsstörungen
  - Diclofenac 2 × 100 mg (Supp.) zur lokalen antiphlogistischen Therapie
  - α-Rezeptorenblockade führt zur Erschlaffung der glatten Muskulatur am Blasenhals; z. B.:
    - Dibenzyran 10 – 60 mg/d in einschleichender Dosissteigerung
    - Tamsulosin 0,4 mg/d morgens
  - Cholinergika, z. B. Myocholine 25 mg 3 + 2/d (erhöht die Detrusorspannung)
  - Versuch der Elektrostimulation mit Oberflächenelektroden (Wirkung durch Reaktivierung der sensorischen Bahnen → Zunahme des Harndrangs)
  - Miktion in entspannter Situation (z. B. im warmen Sitzbad)
- Empfehlungen:
  - 6 Wochen postoperativ nicht heben, kein Geschlechtsverkehr
  - beim Stuhlgang nicht pressen, ggf. Stuhlregulierung
  - auf Dauer nicht mehr als 5 kg heben
- Nachsorge:
  - Östrogenisierung lokal oder systemisch
  - Beckenbodengymnastik; idealerweise Besuch einer Beckenbodenschule
  - Myocholine, ggf. operative Revision bei persistierend erhöhten Restharnwerten
  - Anticholinergika bei De-novo-Urgeproblematik (sonografische Restharnkontrollen!)

9.2.1 Endoskopisch

► **OP-Prinzip.** Kolposuspension über einen laparoskopischen Zugang. Der transperitoneale Weg wird von der präperitonealen Operationstechnik unterschieden. Leider gibt es zurzeit keine prospektiv randomisierten Studien, die die Gleichwertigkeit zum klassischen Vorgehen beweisen. Aus diesem Grund sollte bei laparoskopischem Prozedere auf jeden Fall die übliche Kolposuspensionstechnik beibehalten werden. Modifikationen mit eventuell schlechteren Ergebnissen diskreditieren die Methode. Bei entsprechender Übung des Operateurs ist eine Operationszeit von 45 – 60 min realistisch. Insgesamt ist die Datenlage mangelhaft. In vorliegenden Studien wurden sowohl bezüglich des Nahtmaterials als auch bezüglich der OP-Technik Variationen zur offenen Technik verwendet. Die Frage ist allerdings, wieso die endoskopische Technik schlechter sein soll, wenn die operativen Schritte 1 : 1 von der offenen Technik übernommen werden.

► **Patientenaufklärung (zusätzlich).**
- kein Standardeingriff
- Multicenterstudie zum Beweis der Gleichwertigkeit zwischen Laparotomie und Laparoskopie fehlt → Darstellung der eigenen Erfahrungen und Ergebnisse

► **OP-Planung.** Die Planung erfolgt wie bei einer Laparoskopie und einer Kolposuspension.

OP-Technik

▶ **Lagerung und Abdeckung.** Die Patientin wird in Steinschnittlage gelagert. Der linke Arm wird in ein unter der Patientin liegendes Tuch eingeschlungen, sodass er dicht an der Patientin anliegt. Dies ermöglicht dem Operateur den notwendigen Bewegungsspielraum nach oben. Der Videoturm steht am rechten Fußende der Patientin, leicht schräg zum Operateur ausgerichtet. Es folgt die Desinfektion der Scheide und des äußeren Genitalbereiches. Mit neuem Instrumentarium wird dann der abdominale Bereich für die Laparoskopie desinfiziert. Die Abdeckung erfolgt mit einem Einmalset für die Laparoskopie mit Öffnung im Vaginalbereich. Der Urin läuft über einen nach dem Abdecken eingelegten Verweilkatheter, der zur besseren Identifikation des Blasenhalses mit 20 ml geblockt wurde, ab. Nachdem der Verweilkatheter gelegt ist, wird nach einem Handschuhwechsel zur Abdeckung des äußeren Genitales ein kleines Tuch quer über der Symphyse fixiert. Eine mit einer Ampulle Patentblau angefärbte Blasenfüllung wird nach Entleerung der Blase an den Katheter angeschlossen.

Transperitonealer Zugang

▶ **Laparoskopie.** Die Laparoskopie beginnt in üblicher Weise, wobei die Unterbauchtrokare (links 10 mm und rechts 5 mm) möglichst lateral, fast auf Höhe der Spina iliaca anterior superior gesetzt werden, um ausreichend Spielraum für das Handling der Nadelhalter zu haben. **Cave:** Kontrolliertes Einsetzen der Trokare, um eine Verletzung der Vasa iliaca zu vermeiden.

▶ **Blasenfüllung und Präparation der Symphysenregion.** Nach entsprechender Inspektion des Abdomens wird die Blase mit ca. 60 ml blau gefärbtem NaCl gefüllt. Dann wird die Region der Symphyse mit einem Instrument ertastet bzw. durch suprasymphysären Druck von außen dargestellt. Circa 2 QF oberhalb der Symphyse wird das Peritoneum parietale zwischen den epigastrischen Gefäßen, die durch das Peritoneum erkennbar sind, mit der Allis-Zange angespannt und quer durchtrennt.

▶ **Blasenentleerung und Präparation des Cavum retzii.** Entleerung der Blase. Die weitere Präparation des Cavum retzii erfolgt teils stumpf, teils scharf mit der Metzenbaum-Schere dicht an der Muskulatur entlang zur Symphyse und dann von den oberen Schambeinästen ausgehend entlang der Mm. obturatorii nach unten zum Arcus tendineus rechts und links.

▶ **Präparation der Schambeinäste.** Durch vorsichtiges Tasten mit dem Overholt entlang der Oberkante der oberen Schambeinäste lässt sich die Insertion des Leistenbandes erkennen (dahinter ist die Lücke der Lacuna vasorum zu tasten). Der Bereich unterhalb der Insertion wird gut von Binde- und Fettgewebe befreit, da hier die Fixationsnähte angebracht werden sollen. Meist sind lateral davon quer über den Schambeinast verlaufende Gefäße erkennbar. Hierbei handelt es sich um die aberrierende (akzessorische) A. bzw. V. obturatoria („Corona mortis"), die auf jeden Fall zu schonen sind.

▶ **Darstellung der Scheidenfaszie.** Nun eleviert der Operateur (nachdem er für die linke Hand einen zweiten Handschuh angezogen hat) den Bereich rechts lateral des zystourethralen Überganges bzw. lateral der Urethra mit dem Zeigefinger und stellt die Scheidenfaszie mit dem Overholt dar. Gegen den digitalen Druck von vaginal hält der Assistent den Overholt in dieser Position, um das umgebende Fettgewebe zur Seite zu halten. **Cave:** Der Overholt sollte nicht unter den Blasenhals rutschen, da dies zu Urgeproblemen führen kann.

▶ **Laden der Reduzierhülse.** Von der OP-Assistenz (Pflege) wird eine Nadel mit einem nichtresorbierbaren Faden der Stärke 0 und einer Fadenlänge entsprechend der 10-mm-Reduzierhülse so in den Nadelhalter eingespannt, dass sich Nadel und Faden in die Reduzierhülse zurückziehen lassen und die Nadel gegen einen entsprechenden seitlichen Widerstand in eine senkrechte Position zum Nadelhalter gedreht werden kann. Es hat sich bewährt, für jede Seite zwei verschiedene Fadenfarben (z. B. Grün und Weiß) zu wählen. Die so geladene Reduzierhülse wird über den 10-mm-Trokar links eingeführt und der Nadelhalter dem Operateur übergeben.

▶ **Fixation der Fäden an Scheidenfaszie und Lig. ileopectineum.** Dieser richtet die Nadel am Schaft des Overholts aus und sticht sie an der korrekten Stelle durch die Scheidenfaszie. Der vaginale Finger tastet wie beim offenen Verfahren die korrekte Lage der Nadel. Liegt sie in der richtigen Schicht, fühlt man die Nadel sehr nahe (ohne in den Finger zu stechen!). Durch leichtes Anheben der Nadel lässt sich das Scheidengewebe über dem Finger anheben. Fadenende und Nadel werden am Wundrand des Peritoneum parietale abgelegt. Die übrigen drei Fäden werden in adäquater Weise gestochen. Nun entfernt der Operateur seinen Finger aus der Scheide und wechselt den Handschuh. Aufsuchen des rechten Lig. iliopectineum im Bereich der Insertion des Leistenbandes. Eine weiter lateral gelegene Fixierung birgt das Risiko von Gefäßverletzungen und hat keinen besseren therapeutischen Effekt. Die erste Nadel wird senkrecht durch das Lig. iliopectineum gestochen und anschließend mit der Hakenschere abgeschnitten. Entfernen der Nadel unter Sicht durch den 10-mm-Trokar. Nun eleviert eine zusätzliche Assistenz (im Allgemeinen der OP-Springer) die Scheide rechts im Bereich der Naht etwas höher, als die zukünftige Elevation sein soll. Es folgt die intrakorporale Knotung des Fadens wie oben beschrieben. Die übrigen Fäden werden in adäquater Weise verarbeitet, sodass eine gute Hängematte unter dem zystourethralen Übergang entsteht.

▶ **Kontrolle auf Bluttrockenheit, Füllung der Blase mit Blaulösung, SPK.** Nachdem die Bluttrockenheit gesichert ist, wird die Blase mit 300 ml Blaulösung aufgefüllt und, wie oben beschrieben, eine suprapubische Urinableitung unter endoskopischer Sicht gelegt. Die Anlage der Urinableitung ist nicht obligatorisch. Bei unseren Patientinnen tritt eine Miktionsstörung so selten auf, dass wir sogar ganz auf eine Harnableitung verzichten und nach der ersten Miktion eine sonografische Restharnkontrolle durchführen.

▶ **Drainage und Naht.** Des Weiteren erfolgt die Ableitung des Cavum retzii über eine Robinson-Drainage (nicht obligatorisch). Der peritoneale Defekt kann belassen werden, da sich die Peritoneumblätter nach Ablassen des Pneumoperitoneums gut aneinanderanlegen. Alternativ kann das Peritoneum parietale mit einer fortlaufenden Naht (2/0, resorbierbar) verschlossen werden. Hierzu fixiert die OP-Schwester einen Fadenclip (z. B. Lapra-Ty) am Fadenende, das aus der Reduzierhülse herausragt. Nachdem die Nadel im Abdomen liegt, wird der Nadelhalter links kurz herausgezogen und der komplette Faden mit Clip ins Abdomen gezogen. Durch die Fadenclips erspart sich der Operateur das Knoten in ungünstiger Position. Die fertige Naht wird durch einen weiteren Fadenclip fixiert. Beendigung der Laparoskopie in üblicher Weise. Die ▶ Abb. 9.3 zeigt eine schematisch zusammengefasste Darstellung der beschriebenen OP-Technik.

Präperitonealer Zugang

▶ **Präparation.** Der Zugang erfolgt über einen subumbilikalen Längsschnitt wie bei der offenen Laparoskopie (s. dort). Es wird jedoch auf die Eröffnung des Peritoneums verzichtet, sondern unter dem linken Rektusbauch an dessen medianer Kante stumpf nach kaudal präpariert. Diese Präparation kann mit einem Ballondissektionstrokar, der mit einem Gleitmittel überzogen und unter palpatorischer Kontrolle zur Symphyse vorgeschoben wurde, oder mit der Optik selbst durchgeführt werden. Vorteil der Ballonmethode ist die Präparation unter Sicht durch die in den Trokar einführbare Optik.

▶ **Ballon- und CO_2-Insufflation, Einbringen der Trokare.** Der Ballon wird manuell insuffliert (▶ Abb. 9.4). Das Risiko von peritonealen Läsionen ist geringer als bei der blinden Präparation. Nachteil ist der hohe Preis des Einmalinstrumentariums. Zur Abdichtung des subumbilikalen Schnittes kann ein blockbarer Einmaltrokar eingesetzt werden. Alternativ wird der Hautschnitt durch eine Naht deutlich eingeengt. Dann wird CO_2 mit einem Druck von 12 mmHg insuffliert. Nachdem das Cavum retzii ausreichend entfaltet ist, werden möglichst lateral unter Schonung der epigastrischen Gefäße die Arbeitstrokare eingebracht.

▶ **Fortführung der Operation (s. o.).** Das weitere Vorgehen erfolgt analog dem beim transperitonealen Zugang beschriebenen Prozedere. Je nach Enge der Verhältnisse ist eine extraperitoneale Knotung der Fäden mit einem selbstschließenden Knoten notwendig.

- Nachteile der Methode:
  - teures Einmalinstrumentarium für die Ballondissektion
  - begrenzter Freiheitsgrad der Instrumentenbewegung
  - schwieriges Auffinden der korrekten Schicht zur Entfaltung des Cavum retzii
  - Beurteilung der intraabdominalen Verhältnisse nicht möglich
- Vorteile der Methode: bei korrekter Präparation kein peritonealer Defekt → kein Adhäsionsrisiko

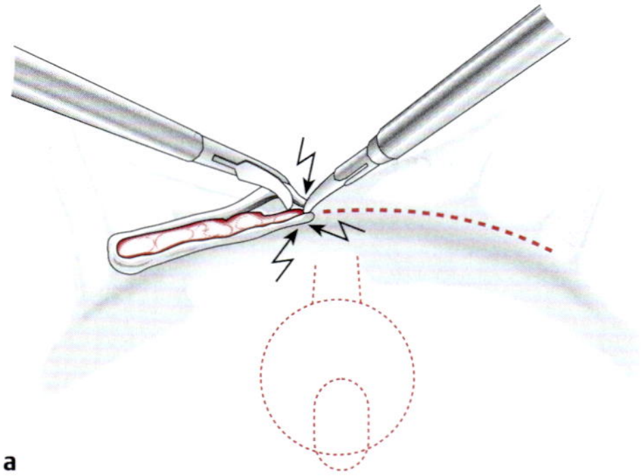

a

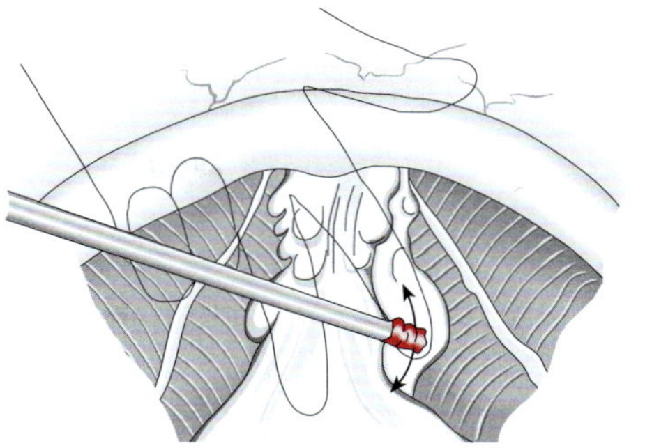

b

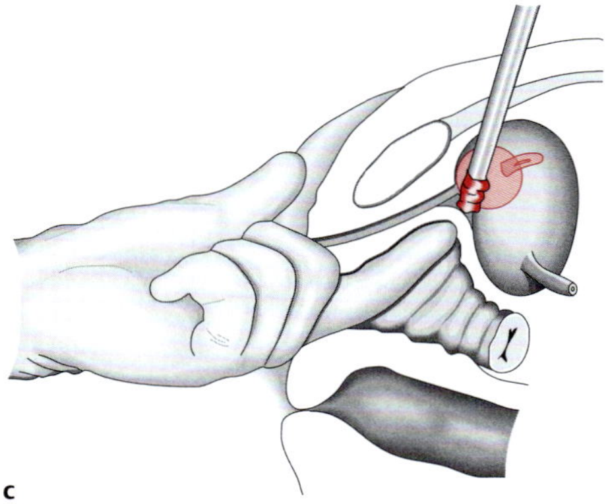

c

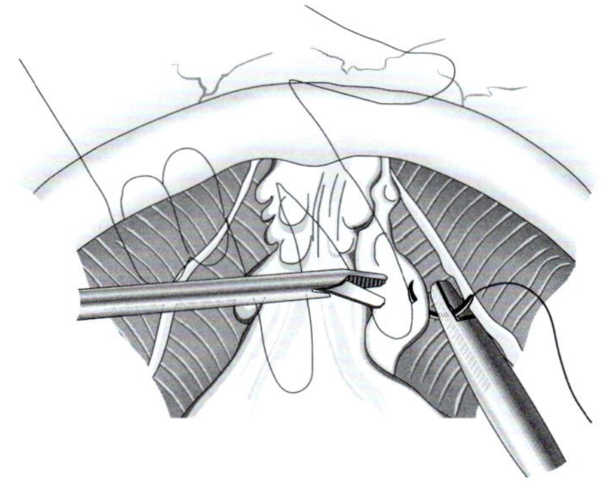

d

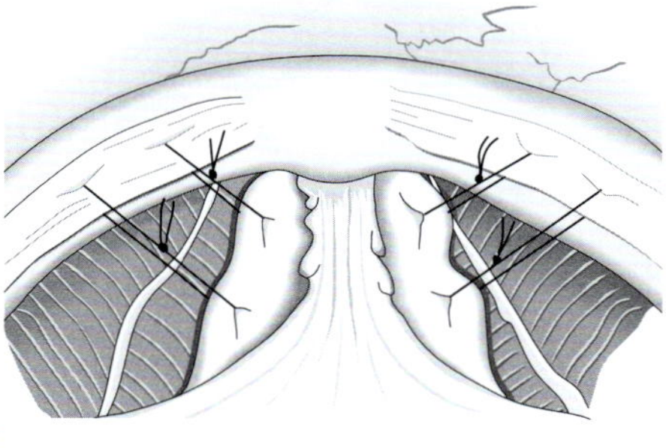

e

Abb. 9.3 Transperitonealer Zugang der Kolposuspension (Quelle: siehe Bildnachweis [1] und [6]).

- a Inzision des ventralen Peritoneums mit monopolarer Schere
- b Zeige- und Mittelfinger der linken Hand des Operateurs befinden sich in der Scheide und drücken die Scheidenrückwand der mit einem Tupfer präparierten rechten Hand entgegen. Der Präparationsschritt ist wichtig, um später genügend Scheidengewebe für die Kolposuspensionsnähte aufladen zu können.
- c schematische Sagittalzeichnung der unter b genannten Präparation
- d Der Operateur drückt mit dem Zeigefinger der linken Hand transvaginal die Scheidenrückwand der kräftig durchstechenden Naht entgegen. Die Nadel wird vom Assistenten mit einem zweiten Nadelhalter gegengefasst.
- e Schlussbild nach transendoskopischer Kolposuspension. Der vesikourethrale Überhang „hängt" über der hochgezogenen Scheidenvorderwand und befindet sich idealerweise in Höhe des Arcus tendineus.

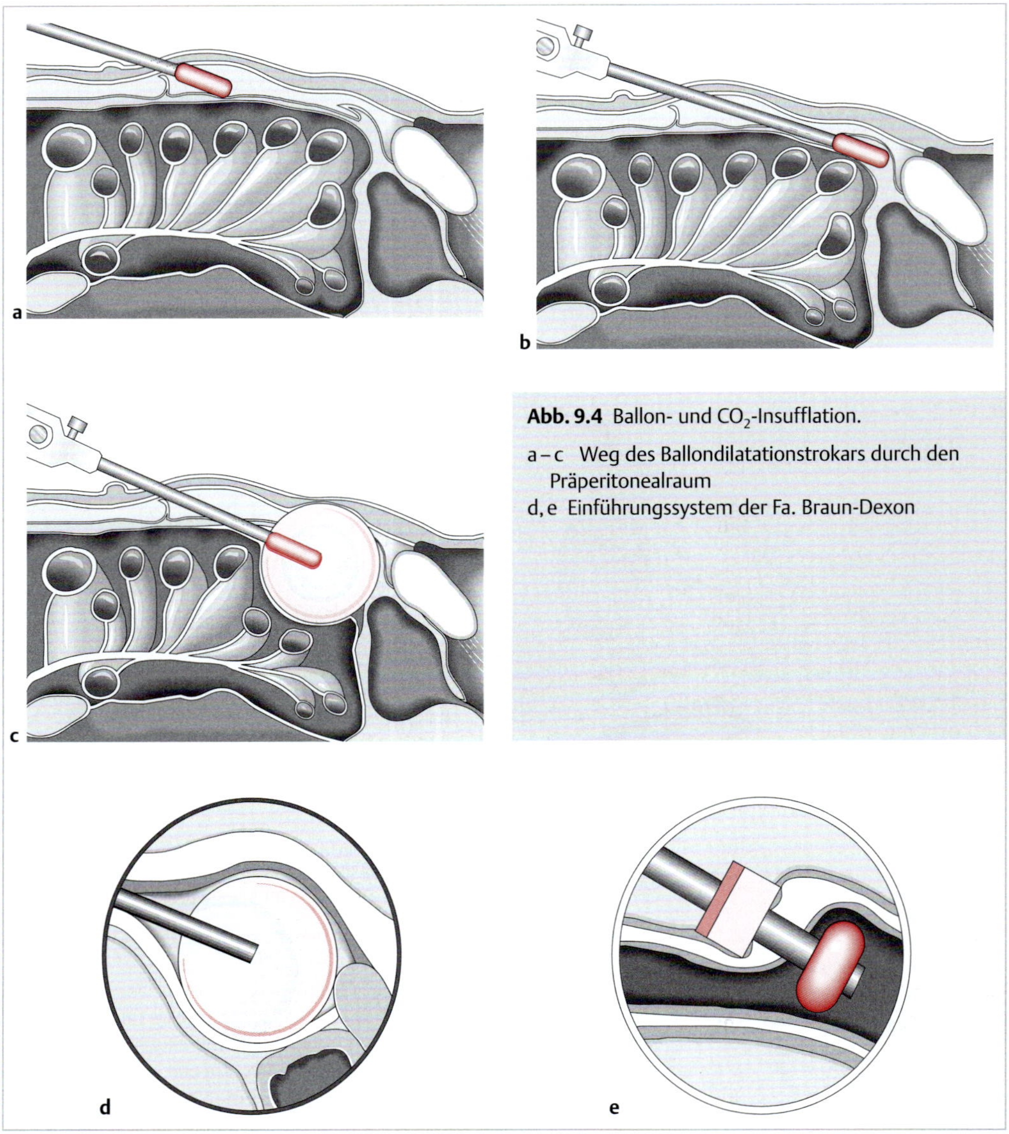

Abb. 9.4 Ballon- und CO_2-Insufflation.

a–c Weg des Ballondilatationstrokars durch den Präperitonealraum

d, e Einführungssystem der Fa. Braun-Dexon

▸ **Häufige Fehler und Gefahren.**

- **mangelnde Darstellung der optimalen Fixationsstelle** am Cooper-Ligament (Insertion des Leistenbandes) → frustrane Stichversuche mit Blutungen aus dem Periost
- **mangelhafte Darstellung der Scheidenfaszie**
  - Risiko der Blasenläsion bzw. Elevation des ureternahen Blasenanteils mit Abknickung des Ureters durch fehlerhafte Positionierung der Naht
  - evtl. ungenügende Erfassung der tragfähigen Scheidenfaszie mit der Naht → mangelhafte Elevation

▸ **Alternativmethoden.**
- offene Kolposuspension nach Burch
- Einlage eines suburethralen alloplastischen Bandes
  - retropubisch
  - transobturatorisch
  - Minischlinge
- Fascia-lata-Schlinge
- paraurethrale Injektion eines „Bulking agent"
- artefizieller Sphinkter

9.2.2 Laparotomisch

▸ **OP-Prinzip.** Kolposuspension über den klassischen Zugang per suprasymphysärer Querschnittlaparotomie. Lagerung und Abdeckung.

Die Patientin wird in Steinschnittlage gelagert. Es folgt die Desinfektion der Scheide und des äußeren Genitalbereiches. Mit neuem Instrumentarium wird dann der abdominale Bereich für die Laparotomie desinfiziert. Die Abdeckung beginnt mit zwei Beinsäcken und einem kaudalen Quertuch, welches die Analregion abschirmt. Dann werden die Beine abgesenkt und zwei seitliche Klebetücher beginnend am kaudalen Tuch über die Oberschenkel verlaufend lateral der Spina iliaca anterior superior fixiert. Oberhalb des Rippenbogens wird das kraniale Tuch positioniert. Der Urin läuft über einen nach dem Abdecken eingelegten Verweilkatheter, der zur besseren Identifikation des Blasenhalses mit 20 ml geblockt wurde, ab. Nachdem der Verweilkatheter gelegt ist, wird nach einem Handschuhwechsel zur Abdeckung des äußeren Genitales ein kleines Tuch quer über der Symphyse fixiert.

OP-Technik

▸ **Querschnittlaparotomie.** Die Querschnittlaparotomie wird in üblicher Weise durchgeführt. Im Allgemeinen reicht eine Schnittlänge von 10 cm aus. Die Linea alba wird bis zur Symphyse hinunter gespalten, das Peritoneum bleibt verschlossen.

▸ **Darstellung des Cavum retzii.** Die Präparation des Cavum retzii erfolgt stumpf mit dem Finger oder einem Stieltupfer, bis Symphyse, die Mm. obturatorii und der Blasenhals mit dem Katheterbällchen deutlich zu erkennen sind.

▸ **Fortführung der Operation (s. o.), digitale Kontrolle.** Das weitere Vorgehen erfolgt wie unter „Kolposuspension nach Burch" (s. o.) beschrieben. Die digitale Kontrolle der korrekten Elevation übernimmt der Operateur oder ein erfahrener Assistent, während der andere knotet. Blutungen sollten auf jeden Fall gestillt werden und das Cavum retzii mit einer Redon-Drainage versorgt werden, da Hämatome den operativen Erfolg infrage stellen können.

▸ **Suprapubischer Katheter.** Anlegen einer suprapubischen Harnableitung (s. o.). Verschluss der Laparotomie in üblicher Weise.

▸ **Probleme und deren Lösung.**
- **Blutung aus dem Venenplexus** während der Präparation der Scheidenfaszie
  - vorsichtiger Versuch der Elektrokoagulation
  - Umstechung mit einem atraumatischen Faden der Stärke 2/0
  - Knoten des Fixationsfadens, wenn Blutung durch den Einstich in die Scheidenfaszie bedingt

▸ **Häufige Fehler und Gefahren.**
- Risiko der **Blasenläsion** bei voroperierten Patientinnen; ggf. ist die Auffüllung der Blase mit einer blau gefärbten Lösung sinnvoll.
- **postoperative Blutung** → Auffüllen der Blase mit 300 ml NaCl und Abklemmen des Katheters über 2 Stunden in der Hoffnung, dass die meist venöse Blutung sistiert; ggf. Relaparotomie und Blutstillung

9.3 Autologe abdomino-vaginale Schlingen = Faszienzügelplastik

▸ **OP-Prinzip.** Stabilisierung von Blasenhals oder Urethra durch einen unter der Urethra durchgezogenen Faszienzügel, welcher im Bereich der Rektusfaszie fixiert wird.

Bezüglich der Materialgewinnung gibt es zwei Methoden. Zum einen die Fascia-lata-Schlinge, zum anderen die Verwendung der Rektusfaszie. Die traditionellen Verfahren stabilisieren den Blasenhals, wobei meist eine Überkorrektur in Kauf genommen werden muss. Moderner ist die spannungsfreie Positionierung unter der mittleren Urethra, wodurch dieser Bereich stabilisiert wird und nicht mehr dem Druck nach unten ausweichen kann. Durch die Einführung der alloplastischen suburethralen Schlingen findet dieses Verfahren nur noch selten Anwendung.

▸ **Indikationen.**

- Belastungsinkontinenz (insbesondere bei hypotoner Urethra und funktionell kurzer Urethra)
- alloplastisches Material nicht erwünscht
- Rezidivbelastungsinkontinenz nach anderen Inkontinenzoperationen
- Versorgung von Harnröhrenarrosionen mit Urethrafistel nach Implantation alloplastischer Bänder

▸ **Kontraindikationen.**

- übliche Kontraindikationen für einen operativen Eingriff
- ausgeprägte Urge- und nur geringe Belastungsinkontinenz, die am Leidensdruck nicht beteiligt ist
- Narben im Entnahmebereich

▸ **Patientenaufklärung.**

- Risiko der Blasen- oder Urethraverletzung
- Hämatom- oder Serombildung im Entnahmebereich
- Information über weniger invasive Alternativmethoden
- Erfolgsrate bei 87%
- hohe Rate (bis zu 33%) von De-novo-Urge- und Blasenentleerungsstörungen insbesondere bei Stabilisierung und Überkorrektur des Blasenhalses. Neuere Daten liegen unter 10%.
- 4 Wochen postoperativ kein Geschlechtsverkehr und kein schweres Heben oder Sport
- Stuhlregulation bei Obstipation mit Laktulose oder Movicol → Pressen dauerhaft vermeiden!

▸ **OP-Planung.** Wie bei der Kolposuspension beschrieben.

▸ **Lagerung und Abdeckung.**

- zunächst Seitenlage, dann Steinschnittlage
- Abdeckung so, dass die Oberschenkelaußenseite eines Beines präsentiert wird. Untere Begrenzung unterhalb des Knies, obere Begrenzung auf Nabelhöhe
- spätere Abdeckung, wie zu Laparotomie und vaginalem Zugang (ähnlich LAVH)

OP-Technik

▸ **Gewinnen des Fascia-lata-Streifens.** Vom lateralen Epikondylus bis zur Spina iliaca anterior superior wird eine Linie eingezeichnet. Anlegen einer 2 cm breiten Inzision proximal des Epikondylus und Präparation auf die Fascia lata. Diese wird im Abstand von 1 cm längs zum Faserverlauf inzidiert. Der so dargestellte Faszienanteil wird präpariert, mit einem Faden (z. B. Prolene) armiert und in den Fascia-lata-Schneider eingezogen. Mit dem Schneider wird nun ein etwa 16 × 1,5 cm Fascia-lata-Streifen nach proximal unter der Haut präpariert und in sterile Kochsalzlösung eingelegt. Es erfolgen Blutstillung, Wundverschluss und Anlegen eines Druckverbandes.

▸ **Vorbereitung zur Einlage der Schlinge.** Nach Umlagerung der Patientin, Desinfektion und Abdeckung wird ein Blasenkatheter eingelegt und ein selbsthaltendes Spekulum mit Gewicht in die Scheide eingebracht. Es erfolgt eine mediane Kolpotomie etwa 1 cm vom Orificium urethrae externum. Urethra und Blasenhals sind durch den Katheter gut tastbar und lokalisierbar. Nun Präparation ins lockere Bindegewebe des Cavum retzii direkt hinter der Symphyse etwa 2 – 3 cm von der Medianlinie nach lateral. Bis zum Durchstoßen der Scheidenfaszie muss z. B. mit einer Schere teils stumpf, teils scharf präpariert werden, dann reicht eine stumpfe Präparation, z. B. mit einer Kornzange oder einem Overholt. Es erfolgen ein suprasymphysärer Querschnitt von 5 cm durch Haut und Subkutangewebe sowie Darstellen der Rektusfaszie.

▸ **Einlage und Positionierung der Schlinge.** Die Rektusfaszie wird über dem von vaginal eingeführten Overholt, der bereits ein Ende der Schlinge hält und vom Abdominalschnitt unter Druck auf den Overholt gut zu tasten ist, inzidiert. Annahme des Schlingenendes und Armierung mit einer Klemme. Gleiches Vorgehen kontralateral. Die Schlinge soll spannungsfrei unter der Urethra liegen, ohne diese zu elevieren. Die Schlinge wird nun auf die Rektus-

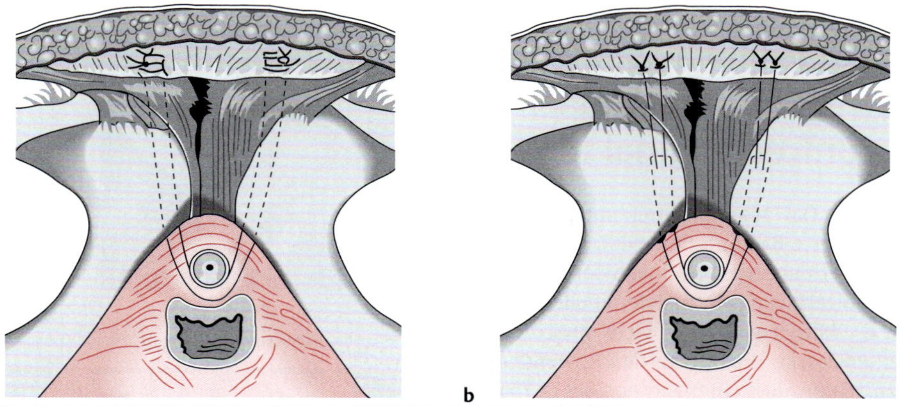

Abb. 9.5 Fascia-lata-Schlinge.
a Fascia-lata-Schlinge
b Fascia-lata-Schlinge mit Fadenverlängerung

faszie genäht und die Faszieninzisionen werden verschlossen (▶ Abb. 9.5 a).

▶ **Zystoskopie und Wundverschluss.** Zum Ausschluss einer Blasenläsion wird eine Zystoskopie durchgeführt. Der Verschluss der vaginalen Inzision erfolgt durch resorbierbare Einzelknopfnähte, der Verschluss der Laparotomie in typischer Weise. Die Einlage von Drainagen ist im Allgemeinen nicht notwendig.

▶ **Probleme und deren Lösung.**

- Schlinge zu kurz → kann mit nicht resorbierbaren Fäden verlängert werden (▶ Abb. 9.5 b). Alternativ wird die Schlinge longitudinal halbiert und unter der Urethra vernäht.
- persistierender Harnverhalt über 2–3 Wochen → operative Revision und suburethrale Spaltung der Schlinge

▶ **Häufige Fehler und Gefahren.**

- zu blasennahe Präparation (zu medial) → Blasen- oder Urethraläsion
- zu straffe Schlingeneinlage → Harnverhalt oder Miktionsstörung

▶ **Alternativmethoden.**

- Kolposuspension nach Burch
- heterologe suburethrale Bänder
- paraurethrale Injektion eines „Bulking agent"
- artefizieller Sphinkter

▶ **Postoperative Behandlung.**

- transurethraler Katheter für 2 h
- transabdominaler Ultraschall zur Restharnbestimmung nach der ersten Miktion
- Pharmakotherapie bei persistierenden Miktionsstörungen
  - Myocholine 25 mg 3 + 2/d
  - α-Rezeptoren-Blockade zur Senkung des Widerstandes am Blasenauslass
    - Dibenzyran 10–60 mg/d in einschleichender Dosissteigerung
    - Tamsulosin 0,4 mg/d morgens
  - Diclophenac 2 × 100 mg/d (Supp.) als abschwellende Maßnahme
  - Miktion in entspannter Situation (z. B. im warmen Sitzbad)
- suprapubische Harnableitung bei Harnverhalt oder persistierendem Restharn > 100 ml

9.4 Suburethrales spannungsfreies, retropubisch geführtes Band; z. B. TVT (Tensionfree vaginal tape)

► **OP-Prinzip.** Das spannungsfrei unter der Urethra positionierte Band imitiert die Ligg. pubourethralia und verhindert ein Absinken der Harnröhre bei einer Steigerung des intraabdominellen Drucks (► Abb. 9.6). Mittlerweile sind viele verschiedene Anbieter am Markt. Wichtig für den Anwender ist, darauf zu achten, dass ein makroporöses (> 75 µm) monofilamentäres Polypropylen verwendet wird. Hierdurch ist gewährleistet, dass neben Bakterien auch Makrophagen, Fibroblasten und Kapillaren zwischen den Poren penetrieren können. Die Datenlage für das Original-TVT ist mittlerweile gut und zeigt Langzeitergebnisse, die sich mit dem früheren Goldstandard der Inkontinenzchirurgie, der Kolposuspension nach Burch, vergleichen lassen. Zeigt sich bei der Introitussonografie eine Trichterbildung am Blasenhals, ist die Heilungsrate durch TVT jedoch reduziert.

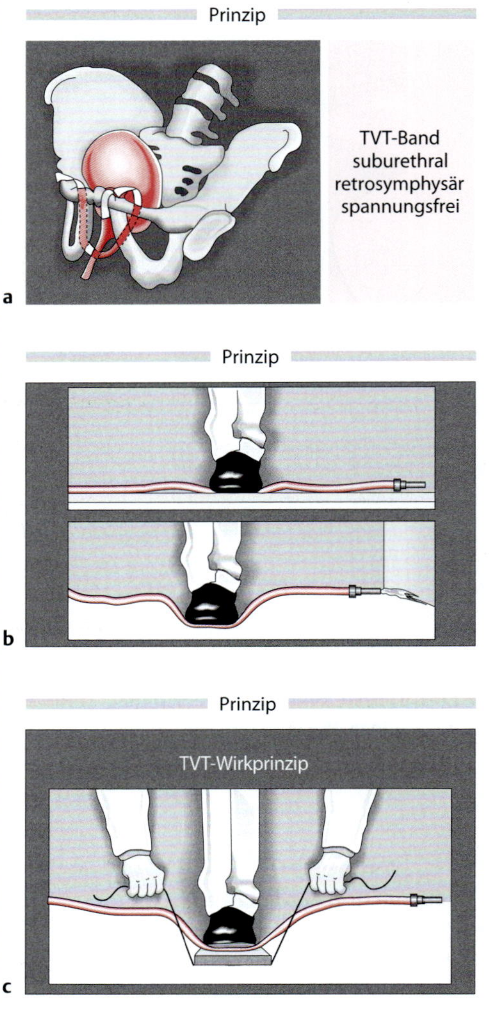

Abb. 9.6 Prinzip der TVT.

► **Indikationen.**

- klinisch und urodynamisch nachgewiesene Belastungsinkontinenz
- auch bei hypotoner Urethra geeignet (jedoch reduzierter Heilungserfolg → Aufklärung)

► **Kontraindikationen.**

- Dranginkontinenz
- neurogene Inkontinenz
- lokale Entzündung
- ausgeprägte Immunsuppression
- sehr junge Patientin; hier ist im Alter ein operationsbedürftiges Rezidiv möglich; TVT ist nach einer Kolposuspension unproblematischer durchführbar als umgekehrt
- Kinderwunsch
- starre, immobile Urethra
- ausgeprägter vaginaler Descensus (dieser sollte zunächst behoben werden)

► **Patientenaufklärung.**

- Postoperative Heilungserfolge liegen bei 90 %, nach 5 – 6 Jahren zwischen 73 und 81 %.
- Durchführung in Lokal- oder Spinalanästhesie, d. h. im wachen Zustand. Einige Operateure führen das Verfahren mittlerweile auch in Vollnarkose ohne Hustentest durch (entspricht jedoch nicht dem durch Studienlage gesicherten Vorgehen)
- Risiko der Blasenperforation, besonders bei wegen Harninkontinenz bereits voroperierten Patientinnen. Die Läsion heilt unter Dauerableitung des Urins über 7 Tage meist spontan ab.
- Blutungsrisiko durch Gefäßverletzung; ggf. Ausbildung eines revisionsbedürftigen Hämatoms
- Drangproblematik kann evtl. durch die Operation verschlechtert werden oder neu auftreten (9 – 33 %).

- Postoperative Miktionsstörungen mit Restharnbildung treten in 11% auf. In Ausnahmefällen (1–3%) muss das Band nach 6 Wochen einseitig durchtrennt werden. Der Kontinenzeffekt kann dann beeinträchtigt sein, bleibt aber meist erhalten.
- Langfristige Miktionsprobleme werden bis zu 60% beschrieben und bei 26% ist eine Beeinträchtigung der Lebensqualität festzustellen.
- Abstoßungsreaktionen sind sehr selten.
- Arrosion in Vagina, Urethra oder Blase (selten; < 1%)
- Allergische Reaktionen auf das Lokalanästhetikum oder das Band sind möglich, aber selten.
- 4 Wochen postoperativ kein Geschlechtsverkehr und kein schweres Heben oder Sport
- Stuhlregulation bei Obstipation mit Laktulose oder Movicol (Pressen dauerhaft vermeiden!)

▸ **OP-Planung.**

- wie bei der Kolposuspension beschrieben
- eine zeitgleiche Versorgung einer manifesten Belastungsinkontinenz und eines Descensus kann laut Leitlinie angeboten werden. Zu bedenken ist aber die im Heilungsverlauf sich ändernde Anatomie nach z. B. vaginalen Descensuseingriffen; daher bevorzugen wir ein zweizeitiges Vorgehen im Intervall von 3 Monaten
- keine Rasur
- kein ASS seit 7–10 Tagen
- präoperative lokale Östrogenisierung des Gewebes über 2–4 Wochen; z. B. 1 × 1 Ovestin-Ovulum/d
- perioperative Antibiotikaprophylaxe

▸ **Lagerung und Abdeckung.** Die Patientin wird in Steinschnittlage gelagert. Es folgen die Desinfektion der Scheide und des äußeren Genitalbereichs bis zum Unterbauch sowie die Entleerung der Harnblase mit einem Einmalkatheter. Die Beine werden mit zwei Beinsäcken verhüllt. Kranial wird ein Tuch quer über dem Unterbauch fixiert. Dann setzt sich der Operateur vor die Patientin und befestigt ein kaudales Klebetuch, welches die Analregion abschirmt: zum einen über der Analregion der Patientin, zum anderen mittels eines Tapes am eigenen Kittel. Die Beine sollten in den Hüftgelenken maximal bis 45° gebeugt sein, um ein Verkippen des Beckens mit entsprechender Änderung der Anatomie zu vermeiden.

OP-Technik

- **Analgesie:** Um eine ausreichende Vigilanz der Patientin für den Hustentest zu erhalten, wird der Eingriff in Lokalanästhesie und Kurznarkose (Analgosedierung) oder in Spinalanästhesie durchgeführt. Einige Operateure führen den Eingriff in Allgemeinanästhesie durch.
- **Lokalanästhesie:** Zur Lokalanästhesie (▸ Abb. 9.7) werden 70 ml 0,5%iges oder 30 ml 1%iges Prilocain (Xylonest) mit NaCl 0,9%ig auf 140 ml Gesamtvolumen aufgefüllt. Je Seite werden mit einer langen Kanüle 5 ml intrakutan, 10 ml subkutan und intrafaszial, 20 ml retrosymphysär, 10 ml suburethral und 20 ml paraurethral gespritzt. Beim Stechen der Spieße wird eine Bolusanalgesie mit 50 mg Disoprivan und 0,05 mg Rapifen durch die Anästhesie gegeben.
- **Spinalanästhesie:** Wird eine **Spinalanästhesie** durchgeführt, ist darauf zu achten, dass sich die Wirkung des Lokalanästhetikums nicht zu weit nach oben ausbreitet, da die Patientin ansonsten die Bauchpresse beim Hustentest nicht mehr effektiv auslösen kann. Zur Distension der Blase von der Symphyse können die bei der Lokalanästhesie beschriebenen retropubischen Depots mit je 20 ml 0,9%iger NaCl-Lösung gegeben werden.

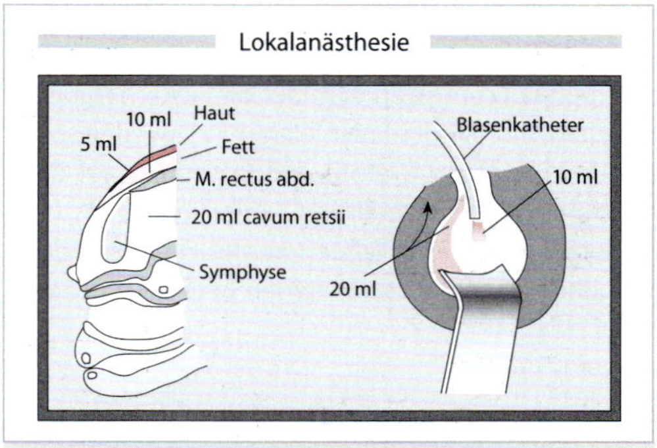

Abb. 9.7 Lokalanästhesie bei TVT.

TVT-Technik

▸ **Foley-Katheter, Inzision.** Einlegen eines Foley-Katheters (18 Ch), der mit einem Führungsstab versteift worden ist. Setzen der Lokalanästhesie (5 min wirken lassen) oder des retropubischen Depots (nicht obligat). Die Hautinzisionen werden mit einem 11er-Skalpell ca. 3 QF voneinander entfernt, knapp oberhalb der Symphyse rechts und links neben der Medianlinie angelegt.

▸ **Entfaltung der Vagina, Palpation.** Zur Entfaltung der Scheide wird ein Rinnenspekulum mit Gewicht eingesetzt. Nun tastet der Operateur nach dem Katheterbällchen, um eine Vorstellung von der Lage des Blasenhalses und der Urethralänge zu bekommen. Unter dem Blasenhals sollte zur Vermeidung von unnötigen postoperativen Urgeproblematiken auf keinen Fall präpariert werden.

▸ **Präparation der Urethra.** Den besten Kontinenzeffekt erreicht man durch Positionierung des Bandes unter der Urethramitte. In diesem Sinne wird die mediane Kolpotomie unter der Urethra ca. 0,5 – 1 cm vom Ostium urethrae externum mit dem Skalpell angelegt. Die Vaginalwände werden in derselben Schicht wie bei der vorderen Plastik von der Urethra freipräpariert.

▸ **Banding der Urethra.** Zur Vorbereitung des Bandes wird der Plastiküberzug (falls vorhanden) so weit zurückgezogen, dass die Überlappung des Überzuges in der Bandmitte aufgehoben ist. Dies erleichtert dessen späteres Entfernen. Der Katheter mit dem Führungsstab wird auf die Seite herübergehalten, auf der der Spieß eingeführt werden soll. Hierdurch werden Urethra und Blasenhals auf die kontralaterale Seite gedrückt. Befestigung des Introducers am Spieß, Platzierung des Fingers in der Wundhöhle auf dem knöchernen Beckenrand, Einführen des Spießes lateral der Urethra in den retropubischen Raum unter Führung des Fingers. Die Führung des Spießes erfolgt Richtung Schulter unter ständigem Kontakt zum Knochen. Bei der Penetration der endopelvinen Faszie und der Bauchmuskulatur muss jeweils ein deutlicher Widerstand überwunden werden. Ziel ist die jeweilige abdominale Inzision. Entfernen des Introducers und Auffüllen der Blase mit 300 ml. Mittels einer Zystoskopie (70°-Optik) wird die Blasenwand auf eventuelle Verletzungen kontrolliert.

▸ **Hustentest.** Entfernen des Zystoskops, Durchziehen der Spieße vor die Bauchdecke und Positionieren des Bandes, bis die Patientin beim Husten **gerade** kontinent ist. Hierbei wird eine Schere zwischen Prolene-Band und Urethra platziert, um eine spannungsfreie Lage zu gewährleisten. Abschneiden der Nadeln, Fixation des Bandes vor der Bauchdecke mit zwei quer über das Band gesetzte Kocher-Klemmen. Erneuter Hustentest ohne Schere, ggf. leichtes Nachziehen des Bandes. Dann wird die Schere erneut zwischen Urethra und Band platziert und der Plastiküberzug entfernt. Hierbei muss mit der Schere leicht gegengehalten werden, da sich das Band ansonsten u. U. durch das Abziehen des Überzuges anspannt. Die abdominalen Enden des Bandes werden subkutan abgeschnitten (▸ Abb. 9.8). Alternativ wird das Band ohne Hustentest spannungsfrei unter der Urethra positioniert. Eine Cooper-Schere wirkt hierbei als Platzhalter.

▸ **Naht und passagere Katheterisierung.** Die vaginale Inzision wird mit 3/0 resorbierbaren Einzelknopfnähten verschlossen, die abdominalen Schnitte mit je einer Einzelknopfnaht. Für die nächsten zwei Stunden kann ein Verweilkatheter in die Blase eingelegt werden, bis die Patientin wieder mobil ist.

▸ **Probleme und deren Lösung.** Führungsspieß liegt intravesikal

- Retrahieren des Spießes
- Ablassen der Blasenfüllung
- erneutes Stechen des Spießes, diesmal deutlich lateraler (**Cave:** Spieß soll nicht Richtung Leistenregion gestochen werden!)
- erneute Zystoskopie
- bei korrekter Lage weiteres Prozedere wie beschrieben
- Dauerableitung des Urins über einen Verweilkatheter
- bei Blutung Einlage eines Spülkatheters und Anlage einer Blasenspülung, bis der Urin klar bleibt
- nach 7 Tagen retrograde Zystografie oder Zystoskopie

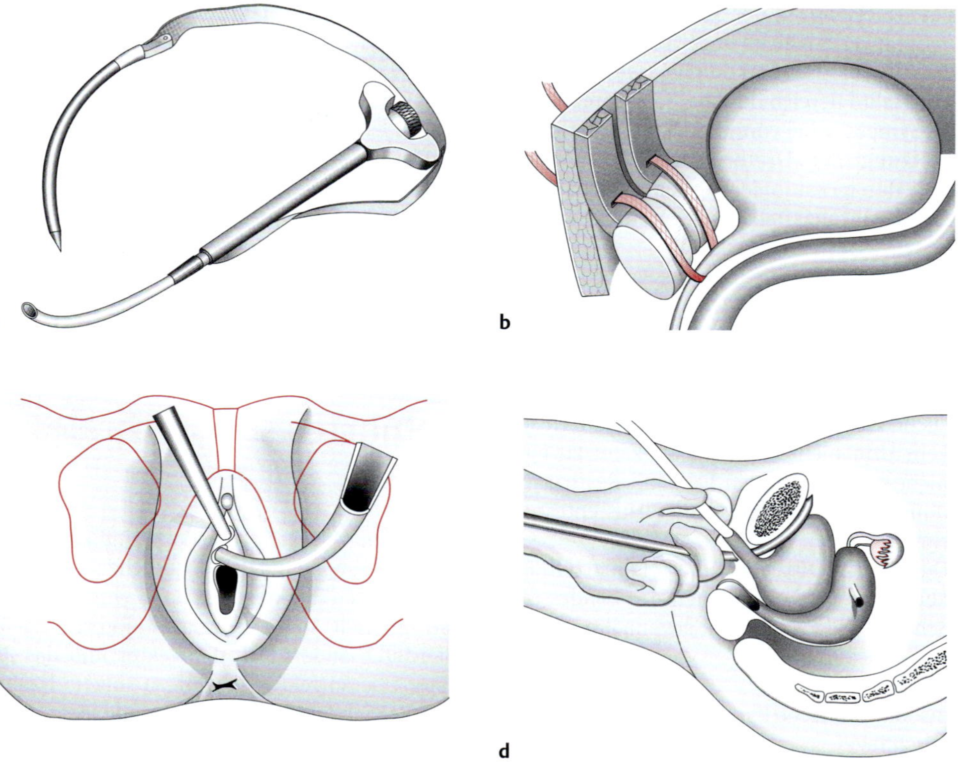

a b c d

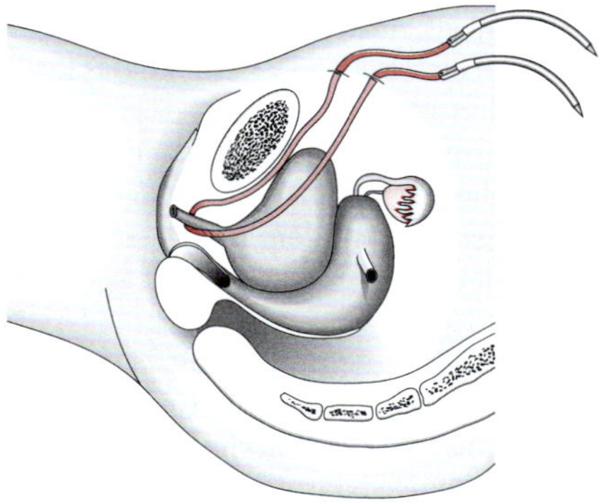

e

Abb. 9.8 Technik der spannungsfreien Einlage eines Prolenenetzbandes (TVT) (Quelle: siehe Bildnachweis [4]).

a Trokar mit angearbeitetem Netzband, zur Einführung mit Kunststoffmantel eingehüllt, der nach endgültiger Platzierung zwanglos abgezogen werden kann; Führungshilfe angeschraubt.
b lockere Platzierung im Bereich des Überganges des mittleren zum distalen Urethraldrittel; Ziel: Ersatz der Ligg. pubourethralia.
c nach kleiner Inzision etwa 1 cm proximal des Meatus urethrae externus paraurethrales Eingehen mit dem Trokar unter Lateralisieren der Urethra.
d retropubisches Hochführen der Nadeln (ständiger Periostkontakt); **Cave:** laterale Passage mit gefährlicher Nähe zu Gefäßen und Nerven der Beckenwand.
e Passage des Bandes durch kleine suprapubische Hautinzision und Feinjustierung des Bandes bei gefüllter Blase unter Hustenstößen, bis nur noch minimaler Urinverlust stattfindet.

▸ **Häufige Fehler und Gefahren.**
- **zu laterales Führen der Spieße** mit dem Risiko von Gefäßverletzungen in der Leistenregion
- Risiko der **Blasenläsion** durch narbige Fixierung der Blase im Bereich der oberen Schambeinäste bzw. Symphyse bei voroperierten Patientinnen
- **Verletzung der Urethra** beim Stechen der Spieße durch Positionierung der mit dem Katheter und Führungsstab geschienten Urethra zur falschen Seite
- **keine spannungsfreie Lage des Bandes**
  - Im Liegen darf beim Husten durchaus noch Urin tropfenweise abgehen. Steht die Patientin, dann reicht der Druck aus, um eine Kontinenz zu erhalten. Gerade der Anfänger ist versucht, das Band so zu legen, dass beim Husten kein Urin mehr abgeht. Dies kann zu einer nicht spannungsfreien Lage mit Restharnbildung führen. (Risiko ist ohne Hustentest geringer.)
  - Durch das Abziehen der Kunststoffhülle kommt es zum Nachziehen des Bandes (mit Schere als Platzhalter gut gegenhalten).

▸ **Alternativmethoden.**
- transobturatorische Bandeinlage
- Minischlinge
- Kolposuspension nach Burch (modifiziert)
- Faszienzügelplastik
- paraurethrale Injektion eines Bulking agents, z. B. Bulkamid
- artefizieller Sphinkter

▸ **Postoperative Behandlung.**
- transurethraler Katheter für 2 h
- transabdominaler Ultraschall zur Restharnbestimmung nach der ersten Miktion
- suprapubische Urinableitung bei wiederholt erhöhten Restharnmengen > 100 ml
- Eine evtl. noch postoperativ bestehende leichte Inkontinenz kann sich durch Narbenzug in den nächsten Monaten verbessern. Pharmakotherapie bei persistierenden Miktionsstörungen:
  - Myocholine 25 mg 3 + 2/d
  - α-Rezeptoren-Blockade zur Senkung des Widerstandes am Blasenauslass
    - Dibenzyran 10 – 60 mg/d in einschleichender Dosissteigerung
    - Tamsulosin 0,4 mg/d morgens
  - Diclophenac 2 × 100 mg/d (Supp.) als abschwellende Maßnahme
  - Miktion in entspannter Situation (z. B. im warmen Sitzbad)
- **Persistierende Miktionsstörungen mit Restharnbildung:** Erfahrungsgemäß kommt es nach 6 Wochen zu keiner weiteren Besserung. Über eine erneute mediane Kolpotomie wird das Band am Unterrand des Schambeinastes deutlich lateral der mit einem Katheter geschienten Urethra rechts oder links ertastet, mit einem Overholt unterfahren und mit der Schere komplett durchtrennt. Die Fasern des Bandes sollten eindeutig in dem durchtrennten Narbengewebe erkennbar sein.

9.5 Transobturatorisch geführtes suburethrales Band

OP-Prinzip, Indikationen, Kontraindikationen und Patientenempfehlungen entsprechen den unter 9.4 aufgeführten Punkten. Das Band wird jedoch nicht retropubisch, sondern transobturatorisch geführt. Hierdurch ändert sich der Vektor und das Risiko einer Überkorrektur scheint zu sinken. Nachteilig sind jedoch eine evtl. auftretende postoperative Schmerzsymptomatik im Bereich der Adduktoren, eine höhere Rate an Dyspareunien sowie das Risiko einer nekrotisierenden Fasziitis im Bereich des Oberschenkels. Auch das Arrosionsrisiko ist im Vergleich zum klassischen TVT erhöht. Das Risiko einer Blasenläsion ist niedriger als bei einer retropubischen Führung. Die Operation kann in Lokal- (plus Analgosedierung), Spinal- oder Allgemeinanästhesie durchgeführt werden. Die Datenlage zur endgültigen Beurteilung ist noch nicht ausreichend.

▸ **Probleme und deren Lösung.** Spitze der Nadel nicht tastbar → Korrektur der Griffhaltung auf 45° zur Sagittalebene und drehende Bewegung entsprechend der Helixform.

▸ **Häufige Fehler und Gefahren.**
- Fehlende Darstellung der lateralen Sulci → Risiko, dass eine Perforation der Nadel durch den Sulcus übersehen wird → intravaginale Lage des Bandes (später fälschlicherweise als Arrosion eingestuft)
- zu straffe Positionierung des Bandes → Restharnbildung
- Schlinge wird durch die Adduktorenmuskulatur gelegt → Schmerzen, entzündliche Nekrosen

OP-Technik

Beschrieben wird die Outside-in-Technik.

▶ **Blasenentleerung.** Die Blasenentleerung kann mit einem Einmalkatheter oder zur besseren Orientierung für den Operateur durch Einlage eines Dauerkatheters erfolgen.

▶ **Aufsuchen der Landmarks und Inzisionen.** Der mediane Rand des Foramen obturatum wird am Ansatz der langen Sehne der Adduktorenmuskulatur in etwa auf der Höhe der Klitoris ertastet. Hier erfolgt etwas lateral vom Schambein die Hautinzision. Kontralateral ist das Vorgehen gleich. Dann wird ca. 0,5 – 1 cm vom Orificium externum der Urethra unter der mittleren Urethra eine mediane Kolpotomie angelegt. Von dort wird beidseits entlang der Vaginalwand ein für den Zeigefinger eingehbarer Tunnel bis zum unteren Schambeinast nach lateral präpariert.

▶ **Stechen der Helix und Durchziehen der Schlinge.** Die Nadel für die linke Patientenseite wird senkrecht auf die Hautinzision gesetzt, wobei der Griff in ca. 45° zur sagittalen Ebene der Patientin gehalten wird. Der Zeigefinger der anderen Hand befindet sich in dem präparierten Tunnel und tastet das Os pubis. Der Daumen derselben Hand drückt auf die Helix der Nadel, um die Faszie zu perforieren. Dabei wird die Nadel so gedreht, dass der Zeigefinger die Spitze am inneren Rand des Os pubis annehmen kann. Nun wird unter Führung des Fingers die Spitze zur vaginalen Inzision gebracht, mit dem Band verbunden und zurückgeführt. Das gleiche Prozedere erfolgt kontralateral.

▶ **Positionieren der Schlinge.** Die Schlinge wird unterhalb des Konnektors abgeschnitten und die Nadel entfernt (bds.). Eine Zystoskopie wie bei der retropubischen Führung ist im Allgemeinen nicht erforderlich, da die Nadel nicht in die Nähe der Blase oder den retropubischen Raum gelangt. Die Schlinge wird nun spannungsfrei unter der Urethra positioniert. Ist eine Schutzhülle vorhanden, wird diese nun vorsichtig, ohne das Band nachzuziehen, entfernt. Zur Sicherung der Bandposition kann eine Cooper-Schere zwischen Band und Urethra eingelegt werden.

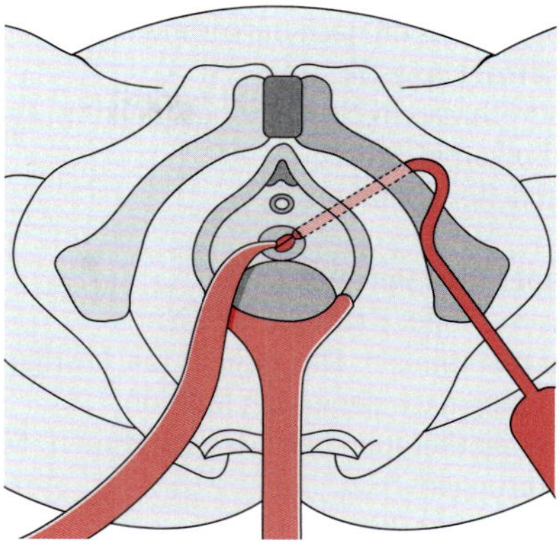
a

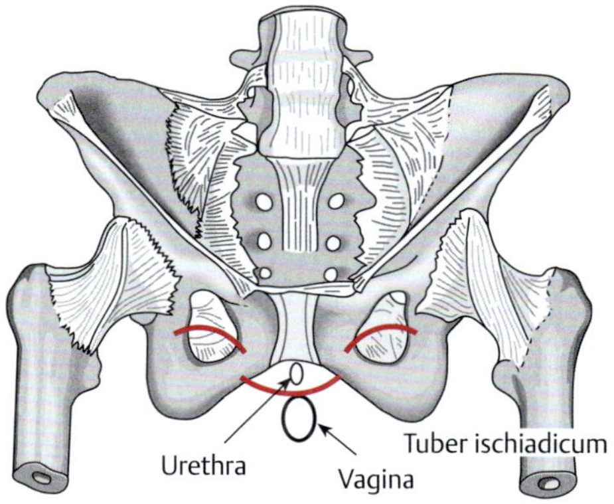

b

Abb. 9.9 Transobturatorisch geführtes suburethrales Band.

▶ **Hustentest.** Wird der Eingriff in Lokal- oder Spinalanästhesie durchgeführt, kann die Funktion der Schlinge durch einen Hustentest oder ein Valsalva-Manöver getestet werden. Da sich die Patientin jedoch in Rückenlage befindet, ist dieser Test wenig aussagefähig.

▶ **Naht und passagere Katheterisierung.** Einkürzen der Bandenden im subkutanen Niveau. Die vaginale Inzision wird mit 3/0 resorbierbaren Einzelknopfnähten verschlossen, die Hautinzisionen mit je einer Einzelknopfnaht. Für die nächsten zwei Stunden kann ein Verweilkatheter in die Blase eingelegt werden, bis die Patientin wieder mobil ist.

▸ **Alternativmethoden.**
- retropubische Bandeinlage
- Minischlinge
- Kolposuspension nach Burch (modifiziert)
- Faszienzügelplastik
- paraurethrale Injektion eines Bulking agents, z. B. Bulkamid
- artefizieller Sphinkter

▸ **Postoperative Betreuung.**
- transurethraler Katheter für 2 h
- transabdominaler Ultraschall zur Restharnbestimmung nach der ersten Miktion
- Pharmakotherapie bei persistierenden Miktionsstörungen
  - Myocholine 25 mg 3 + 2/d
  - α-Rezeptoren-Blockade zur Senkung des Widerstandes am Blasenauslass
    - Dibenzyran 10 – 60 mg/d in einschleichender Dosissteigerung
    - Tamsulosin 0,4 mg/d morgens
  - Diclophenac 2 × 100 mg/d (Supp.) als abschwellende Maßnahme
  - Miktion in entspannter Situation (z. B. im warmen Sitzbad)

9.6 Minischlinge

▸ **OP-Prinzip.** Einlage einer suburethralen alloplastischen Schlinge mit interner Verankerung. Somit entfallen die lange Nadelführung und die Ausstiche durch die Haut. Indikationen, Kontraindikationen und Empfehlungen entsprechen den unter 9.4 aufgeführten Punkten. Beispielhaft soll hier das „Miniarc“ vorgestellt werden. Die Daten zum Miniarc sind vielversprechend. Langzeitdaten, wie zum TVT stehen noch aus, sodass eine abschließende Bewertung noch nicht möglich ist. Das Risiko von Überkorrekturen und postoperativen Schmerzen scheint gegenüber den retropubischen und transobturatorischen Verfahren gesenkt zu sein. Minarc ist eine Polypropylen-Schlinge, 8,5 cm lang, die beidseits im M. obturatorius internus verankert wird.

OP-Technik

▸ **Blasenentleerung.** Die Blasenentleerung kann mit einem Einmalkatheter oder zur besseren Orientierung für den Operateur durch Einlage eines Dauerkatheters erfolgen.

▸ **Aufsuchen der Landmarks und vaginale Inzision.** Der mediane Rand des Foramen obturatorium wird am Ansatz der langen Sehne der Adduktorenmuskulatur in etwa auf der Höhe der Klitoris ertastet. Hier erfolgt etwas lateral vom Schambein eine Hautmarkierung mit einem sterilen Farbstift. Kontralateral ist das Vorgehen gleich. Dann wird 0,5 – 1 cm vom Orificium externum der Urethra unter der mittleren Urethra eine mediane Kolpotomie angelegt. Von dort wird beidseits entlang der Vaginalwand bis zum unteren Schambeinast und bis an seinen hinteren Rand präpariert. Ausreichend Platz schaffen, dass die Schlinge flach zu liegen kommen kann. Den M. obturatorius internus dabei nicht perforieren.

Einbringen der Schlinge

Die Schlinge wird auf der Nadelspitze fixiert (Miniarc precise) und sollte danach an der äußeren Krümmung der Nadel anliegen. Ein Finger liegt am lateralen Sulcus, um die Nadel zum Ziel zu führen und sicherzustellen, dass der Sulkus nicht perforiert wird. Die Assistenz kann mit einer Allisklemme die Inzision offenhalten. Beim Stechen wird auf den medialen Rand des Foramen obturatum gezielt. Dies erreicht man, indem die Nadel etwa 45° zur Sagittalebene der Patientin gehalten wird. Die Griffführung erfolgt bogenförmig (z. B. links beim Stechen von 5:00 auf 7:00). Die Nadelspitze soll in Richtung der aufgezeichneten Markierung weisen. Beim Durchstechen des M. obturatorius internus erfolgt ein taktiles Feedback. Die Spitze soll den Muskel möglichst senkrecht perforieren. Beim Zurückziehen der Nadel muss der Auslösehebel gezogen sein, um die Spitze nicht zu dislozieren. Nun erfolgt das gleiche Prozedere auf der anderen Seite. Im Gegensatz zu den anderen Schlingen liegt die Minischlinge nicht spannungsfrei. Sie soll der Urethra direkt anliegen.

Verschluss der vaginalen Inzision

Die vaginale Inzision wird mit resorbierbaren Einzelknopfnähten verschlossen. Die Einlage eines Verweilkatheters oder eine Zystoskopie sind nicht notwendig.

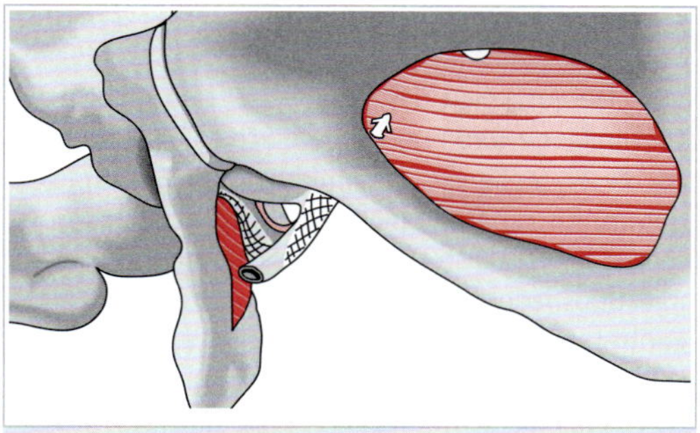

Abb. 9.10 Lage des Miniarc.

▸ **Probleme und deren Lösungen.** Nadel hat nur Knochenkontakt → Korrektur der Nadelrichtung und -führung.

▸ **Häufige Fehler und Gefahren.**

- Perforation des Sulkus durch falsche Nadelführung
- M. obturatorius internus wird nicht erreicht → mangelnde Verankerung
- Verdrehung des Bandes bei der Applikation der zweiten Spitze

▸ **Postoperative Betreuung.** Restharnsonografie nach der ersten postoperativen Miktion.

9.7 Bulking agents

▸ **OP-Prinzip.** Die Injektion von Bulking agents in die Submukosa der Urethra soll die Koaptierung der Urethralschleimhaut verbessern. Zumindest kurzfristig ist eine Verbesserung zu erreichen. Die langfristigen Erfolgsraten sind jedoch nicht mit den guten Ergebnissen anderer Verfahren zu vergleichen. Besteht die Option für effektivere Verfahren, dann sollten diese auch angewendet werden. Für die Anwendung in der Primärsituation ist das Verfahren eher nicht geeignet. Aufgrund fehlender Erfolge oder lokaler Komplikationen sind die meisten Verfahren mittlerweile verlassen. Etabliert hat sich Bulkamid, ein Hydrogel, welches zu 97,5% aus Wasser und zu 2,5% aus kreuzvernetztem Polyacrylamid besteht. Dieses wird unter urethroskopischer Sicht in die Submukosa der Urethra eingespritzt. Reinjektionen sind möglich.

▸ **Indikation.**

- mit den gängigen Verfahren der Inkontinenzchirurgie austherapierte Patientin
- extensive Komorbiditäten, die ein anderes Verfahren ausschließen
- Patientin lehnt nach ausführlicher Information andere OP-Techniken ab

▸ **Kontraindikationen.**

- Urgeinkontinenz
- fehlende Aufklärung über effektivere Alternativen
- Infektionen der Urethra, z. B. Chlamydien

▸ **Patientenaufklärung.**

- Information über effektivere Alternativen
- Risiken wie: Fremdkörpergranulome, Allergie, Harnwegsinfekte, Hämaturie, Blasenentleerungsstörungen, De-novo-Urge, Arrosionen, Abszesse, paraurethrale Zystenbildung
- kurzfristige Erfolgsrate bei 50–80%, langfristige Erfolgsrate deutlich niedriger

▸ **OP-Planung.**

- Diagnostik, wie bei der Kolposuspension beschrieben
- perioperative Single-shot-Antibiose

▸ **Lagerung und Abdeckung.** Die Patientin wird in Steinschnittlage gelagert. Es folgen die Desinfektion der Scheide und des äußeren Genitalbereichs sowie die Entleerung der Harnblase mit einem Einmalkatheter. Die Beine werden mit zwei Beinsäcken verhüllt. Kranial wird ein Tuch quer über dem Unterbauch fixiert. Über die Analregion wird ein Quertuch geklebt.

▸ **Probleme und deren Lösung.** Keine Sicht in der Urethra → Flow kontrollieren und ggf. erhöhen.

▸ **Häufige Fehler und Gefahren.**

- Injektion des Hydrogels im Bereich des Blasenhalses mit dem Risiko des Therapieversagens und der Urgeproblematik → improvisierte Schaftmarkierung nutzen
- Injektion in eine zu tiefe Schicht mit fehlender Vorwölbung der Mukosa → Therapieversagen
- Injektion von zu viel Gel in einem Depot → Risiko der Arrosion in die Urethra steigt

OP-Technik

▸ **Vorbereitung.** Die resterilisierbare Optik (evtl. mit Videoaufsatz) wird in den mitgelieferten Einmalschaft eingesetzt. Am Zuflussschlauch werden 500 ml Ringer- oder Kochsalzlösung (Druckmanschette für einen guten Flow) angeschlossen.

▸ **Hydrogelapplikation** (▸ Abb. 9.11). Einführen der Nadel mit der Hydrogelspritze in den Arbeitskanal. Ein kleiner Dichtring wird bis zum Arbeitskanal auf der Kanüle vorgeschoben, um eine weitgehende Abdichtung des Kanals zu erreichen. Unter leichtem Flow wird der Schaft in die Urethra eingeführt. Vorschieben bis zur Blase und kurze Inspektion (soweit möglich). Dann wird der Schaft bis zum Orificium internum am Blasenhals zurückgezogen. Markierung des Schaftaustritts am Orificium externum (mit sterilem Farbstift oder nur mit dem Finger halten). Herausziehen des Schaftes. Die so markierte Urethralänge wird nun auf dem Schaft halbiert und zu dieser Stelle ein Gummiring (z. B. Dichtungsgummi für Laparoskopietrokar) vorgeschoben. Somit ist gewährleistet, dass das Schaftende mit der Injektionsnadel an der mittleren Urethra zu liegen kommt. Erneutes Einführen des Schaftes in die Urethra bis zum Anschlag an den Gummiring. Der Arbeitskanal ist schwenkbar, sodass nun die Nadel bei 3, 6 und 9 Uhr bis zur Markierung flach in die Submukosa eingestochen werden und ein Depot gesetzt werden kann. Es sollte eine gute Vorwölbung der Mukosa geben, ohne dass diese sich weiß verfärbt. Insgesamt werden 1 – 2 cm^3 des Hydrogels appliziert. Ablassen der Blasenfüllung, z. B. mit dem Außenschaft.

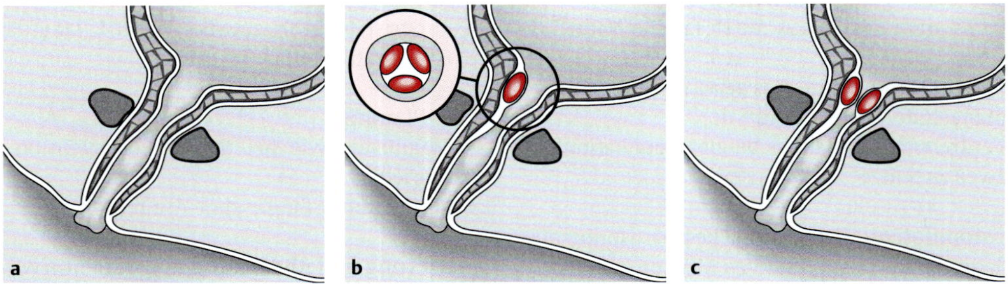

Abb. 9.11 OP-Prinzip der paraurethralen Hydrogelapplikation.

▸ **Alternativmethoden.**
- Einlage eines alloplastischen Bandes (retropubisch oder transobturatorisch)
- Minischlinge
- Kolposuspension nach Burch (modifiziert)
- Faszienzügelplastik
- artefizieller Sphinkter

▸ **Postoperative Behandlung.**
- transabdominaler Ultraschall zur Restharnbestimmung nach der ersten Miktion
- Pharmakotherapie bei persistierenden Miktionsstörungen
  - Myocholine 25 mg 3 + 2/d
  - α-Rezeptoren-Blockade zur Senkung des Widerstandes am Blasenauslass
    - Dibenzyran 10 – 60 mg/d in einschleichender Dosissteigerung
    - Tamsulosin 0,4 mg/d morgens
  - Diclophenac 2 × 100 mg/d (Supp.) als abschwellende Maßnahme
  - Miktion in entspannter Situation (z. B. im warmen Sitzbad)

9.8 Zystoskopisch gesteuerte Injektion von Botox

► **OP-Prinzip.** Einspritzen von Botulinumtoxin in den Detrusor (► Abb. 9.12). Durch Blockade der Acethylcholinausschüttung kommt es zur Relaxation des Detrusors. Der Effekt ist durch Neueinsprossung der Axone reversibel. Daher muss die Behandlung bei erneutem Auftreten der Symptome wiederholt werden. Da es sich bei der Behandlung trotz guter Datenlage um einen Off-label-Use handelt, muss die Standardtherapie (Anticholinergika) unzumutbare Nebenwirkungen haben oder versagen oder kontraindiziert sein. Eine ambulante Kostenerstattung durch die gesetzliche Krankenversicherung ist bei Off-label-Use laut SGB V nicht erlaubt. Die Dosierungen der einzelnen in der Urogynäkologie verwendeten Präparate (Botox, Dysport und Xeomin) sind nicht aufeinander übertragbar. Die im Folgenden angegebenen Dosierungen beziehen sich auf Botox. Von der Botox (als 100 IE Präparat) herstellenden Firma gibt es auch Vistabel als 50-IE-Präparat mit demselben Wirkstoff. Dies kann hilfreich sein, wenn man nur eine Patientin mit einer Dosierung von 150 IE behandeln will.

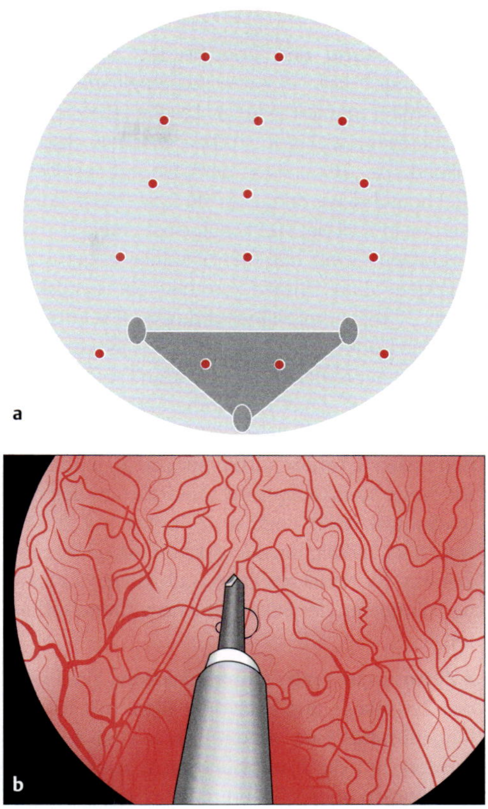

Abb. 9.12 Zystoskopisch gesteuerte Botoxinjektion.

► **Indikation.**
- therapierefraktäre überaktive Blase
- therapierefraktäre Urgeinkontinenz
- neurogene Blase, z. B. bei Querschnittslähmung

► **Kontraindikation.**
- übliche Kontraindikationen für einen operativen Eingriff (z. B. Antikoagulation)
- fehlende Voraussetzung für den Off-label-Use
- deutliche Restharnbildung
- obstruktive Blasenentleerungsstörung
- intravesikale Ursache der Symptomatik (z. B. Blasentumor)

► **Patientenaufklärung.**
- Information über den Off-label-Use; d. h. die fehlende Zulassung
- Risiko der Restharnbildung bis hin zur Blasenlähmung mit der Notwendigkeit des Selbstkatheterismus (sehr selten)
- Muskelschwäche (jedoch bei dieser Therapieform eher unwahrscheinlich). Trotzdem sollte die Indikation bei Dysphagie und Aspiration in der Vorgeschichte (z. B. bei neurologischen Vorerkrankungen) eng gestellt werden
- mögliche Notwendigkeit der Reinjektion nach 9 – 12 Monaten

► **OP-Planung.**
- Diagnostik, wie bei der Kolposuspension beschrieben
- perioperative Single-shot-Antibiose

► **Lagerung und Abdeckung.** Die Patientin wird in Steinschnittlage gelagert. Es folgen die Desinfektion der Scheide und des äußeren Genitalbereichs sowie die Entleerung der Harnblase mit einem Einmalkatheter. Die Beine werden mit zwei Beinsäcken verhüllt. Kranial wird ein Tuch quer über dem Unterbauch fixiert. Über die Analregion wird ein Quertuch geklebt.

OP-Technik

▶ **Vorbereitung des Eingriffs.** Der zystoskopische Eingriff kann in kurzer Allgemeinanästhesie (z. B. mit Propofol) oder in Lokalanästhesie mit 20 ml Xylonest 1 % in 100 ml NaCl als Blasenfüllung, ca. 30 min vor dem Eingriff instilliert, durchgeführt werden. Die 100 bzw. 150 IE Botox werden in 3 ml NaCl 0,9 % aufgelöst und in 3 Insulinspritzen (1 ml) mit 0,1-ml-Markierungen aufgezogen. Zum Einsatz kommen ein Zystoskop Char. 21 mit Arbeitskanal und einer 0°-Optik sowie eine Cook-Williams-Nadel 21 G. Das Fassungsvolumen der Nadel beträgt ca. 0,5 ml. Diese Menge muss mit einer der vorbereiteten Spritzen bereits in die Nadel appliziert sein, um nicht in den ersten 0,1-ml-Schritten nur Luft zu injizieren. Die Sprize bleibt aufgesetzt. Zusätzlich zu den Botox-Spritzen wird noch eine Spritze mit 0,5 ml NaCl 0,9 % befüllt, um die wirkstoffhaltige Flüssigkeit aus der Nadel am Ende auch nutzen zu können. Entleeren der Blase mit einem Einmalkatheter.

▶ **Zystoskopie mit Botoxinjektion.** Einführen des Zystoskops und Füllen der Blase mit 150 ml Ringerlösung. Eine weitere Füllung ist zu vermeiden, um die Blasenwand nicht durch Überdehnung so auszudünnen, das bei der Injektion durchgestochen wird. Inspektion der Schleimhautverhältnisse und der Ureterostien. Einführen der Nadel in den Arbeitskanal und systematische Punktion des Detrusors. Es werden jeweils 0,1 ml injiziert. Die Punktion sollte so erfolgen, dass die Nadel nicht zu tief eindringt und damit die Wirkstoffapplikation in den Detrusor gewährleistet ist. Beim Wechsel der Spritzen muss die Nadel im Detrusor stecken bleiben, um einen Rücklauf der Blasenfüllung in die Nadel zu vermeiden. Sind die wirkstoffhaltigen Spritzen aufgebraucht, werden noch 5 × 0,1 ml aus der Spritze mit dem NaCl appliziert. So wird auch der in der Nadel verbliebene Wirkstoff genutzt.

▶ **Häufige Fehler und Gefahren.**

- Nadel wird nicht mit 0,5 ml des wirkstoffhaltigen Gemisches aufgefüllt und am Ende nicht mit 0,5 ml NaCl weitergenutzt → hoher Wirkstoffverlust mit dem Risiko des Therapieversagens
- Botox-Kühlkette nicht gewährleistet → Wirkungsverlust
- Füllung der Blase > 150 ml → Überdehnung und Ausdünnen des Detrusors → Gefahr des Durchstechens steigt

▶ **Alternativmethoden.**

- Behandlung mit Gepan Instill (Chondroitinsulfat)
- EMDA(Elektro Motive Drug Administration)-Therapie
- Instillation von Oxybutynin
- Sakralnervenstimulation (SNS)

▶ **Postoperative Behandlung.**

- Entfernen des Blasenkatheters nach 2 Stunden, vorausgesetzt, der Urin ist nicht blutig
- 1 Tag stationär (Kostenerstattung durch die GKV möglich)
- sonografische Restharnkontrolle vor Entlassung

9.9 Laterale Kolpopexie

▶ **OP-Prinzip.** Rekonstruktion der bindegewebigen Verankerung der seitlichen Vaginalwand am Arcus tendineus fasciae pelvis. ▶ Abb. 9.13 zeigt die anatomischen Verhältnisse.

▶ **Indikationen.**

- **vaginaler Zugang:** symptomatische Zystozele, die durch einen Defekt im Level II nach De Lancey (Befestigung der Vagina an der seitlichen Beckenwand im Bereich des Arcus tendineus) bedingt ist
- **abdominaler Zugang:** häufig auch Descensus des Blasenhalses und der proximalen Urethra, sodass eine zusätzliche Kolposuspension nach Burch notwendig ist. Wenn aus anderen Gründen eine Laparotomie indiziert ist:
- Adnexbefund
- Indikation zur Sakropexie der Scheide
- großer Uterus myomatosus
- vaginale Technik wird nicht beherrscht (Vorteil des abdominalen Zugangs sind die klar erkennbaren anatomischen Strukturen)

▶ **Kontraindikationen.** Übliche Kontraindikationen für einen operativen Eingriff.

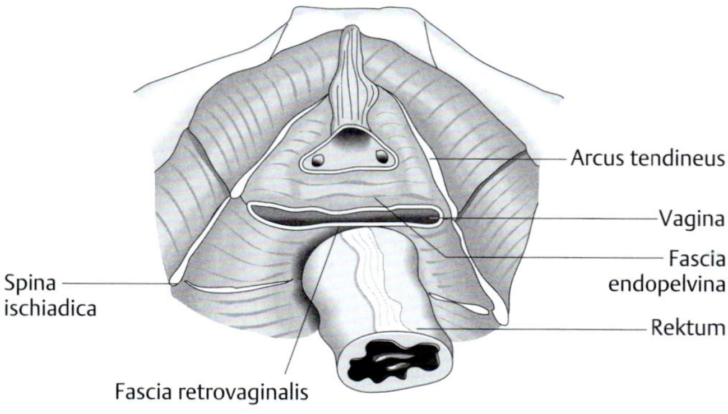

Abb. 9.13 Querschnitt durch das Becken.

► **Patientenaufklärung.**

- Verletzungsrisiko von Blase und Urethra
- verstärkte Blutungen bei Gefäßverletzungen
- bisher keine prospektiv-randomisierte Studien zum Therapieerfolg

► **OP-Planung.**

- gynäkologische Untersuchung mit Vaginal- und Introitussonografie
- Differenzierung zwischen einem zentralen und einem lateralen Descensus (Mischformen sind möglich)
  - **lateraler Descensus:**
    - Querrugae der Scheide trotz Zystozele erhalten
    - Verstreichen, Abflachen oder Eversion der lateralen Sulci
    - Verschwinden oder deutliche Reduktion der Zystozele durch Elevation der lateralen Sulci mit einer gespreizten Kornzange
    - häufig mit Stressinkontinenz kombiniert
  - **medianer Defekt** (Dehnungszystozele):
    - Verstreichen der Querrugae
    - laterale Sulci sind erhalten
    - Elevation der Sulci verändert die Zystozele nicht
- Abklärung einer larvierten oder klinisch bereits apparenten Inkontinenz durch urodynamische Messungen, u. a. nach Reposition des Descensus
- perioperative Antibiotikaprophylaxe

► **Lagerung und Abdeckung.** Die Patientin wird in Steinschnittlage positioniert. Es folgt die Desinfektion der Scheide und des äußeren Genitalbereiches. Mit neuem Instrumentarium wird dann der abdominale Bereich für die Laparotomie desinfiziert. Die Abdeckung beginnt mit zwei Beinsäcken und einem kaudalen Quertuch, welches die Analregion abschirmt. Dann werden die Beine abgesenkt und zwei seitliche Klebetücher beginnend am kaudalen Tuch über die Oberschenkel verlaufend lateral der Spina iliaca anterior superior fixiert. Oberhalb des Rippenbogens wird das kraniale Tuch positioniert. Der Urin läuft über einen nach dem Abdecken eingelegten Verweilkatheter, der zur besseren Identifikation des Blasenhalses mit 20 ml geblockt wurde, ab. Nachdem der Verweilkatheter gelegt ist, wird nach einem Handschuhwechsel zur Abdeckung des äußeren Genitales ein kleines Tuch quer über der Symphyse fixiert.

OP-Technik

Laparotomie

► **Querschnitt, Präparation des Cavum retzii.** Die Querschnittlaparotomie wird in üblicher Weise durchgeführt. Im Allgemeinen reicht eine Schnittlänge von 10 cm aus. Die Linea alba wird bis zur Symphyse hinunter gespalten, das Peritoneum bleibt verschlossen. Die Präparation des Cavum retzii erfolgt stumpf mit dem Finger oder einem Stieltupfer, bis Symphyse, die Mm. obturatorii, der Arcus tendineus (als weiße Linie) und der Blasenhals

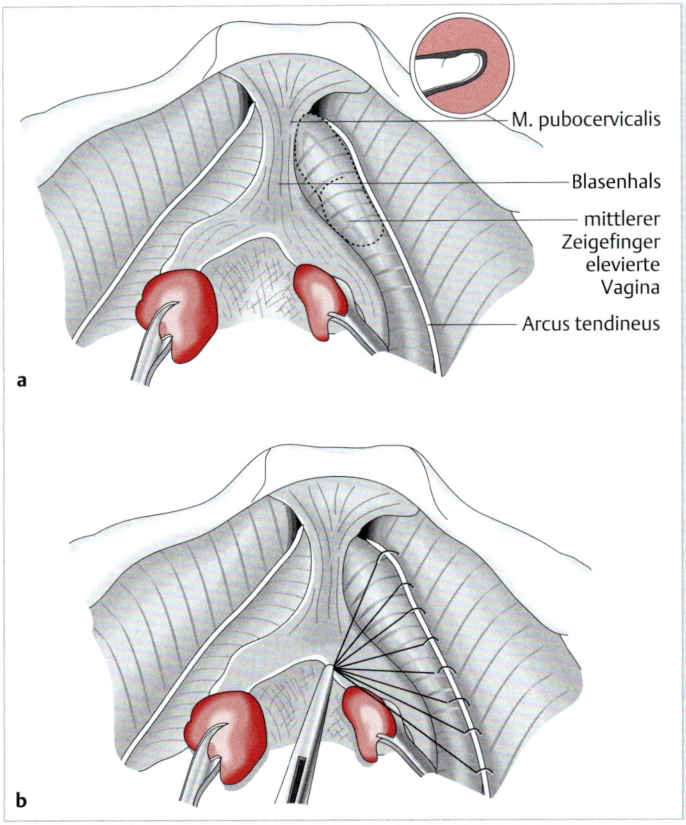

Abb. 9.14 Laterale Kolpopexie.
a Situs im Cavum retzii nach Mobilisierung der Blase
b Schlussbild auf rechter Seite

mit dem Katheterbällchen deutlich zu erkennen sind (▸ Abb. 9.14 a). Der Situs lässt sich nach der Präparation gut mit zwei breiten Breisky-Spekula darstellen. Ist der Arcus tendineus nicht erkennbar, gilt die gedachte Linie zwischen Symphysenunterkante und Spina ischiadica als solcher. **Merke:** Analog zur endoskopischen Kolposuspension kann auch die paravaginale Kolpopexie endoskopisch durchgeführt werden.

▸ Darstellung der lat. Scheidenwand von vaginal. Der Operateur zieht nun links einen zweiten Handschuh über und stellt von vaginal mit dem Zeigefinger die laterale Scheidenwand im Bereich der Sulci dar.

▸ Nahtreihe. Anlegen einer Nahtreihe mit atraumatischem, nichtresorbierbarem Nahtmaterial der Stärke 2/0, beginnend in der Nähe der Spina ischiadica (**Cave:** Blutungen) bis zum Symphysenunterrand. Die Nähte werden jeweils unter digitaler Kontrolle gleich auch breit greifend in die gegenüberliegende seitliche Vaginalwand gestochen, ohne diese zu perforieren. Die einzelnen Fäden werden zur besseren Übersicht zunächst mit je einer Kocherklemme armiert (▸ Abb. 9.14 b). Sind alle Fäden auf beiden Seiten gelegt, werden diese hintereinander geknotet. Soll die Kolpopexie mit einer Sakropexie und/oder einer Kolposuspension kombiniert werden, ist es nach unserer Erfahrung sinnvoll, diese Eingriffe vor der lateralen Kolpopexie durchzuführen.

▸ Drainage. Das Cavum retzii wird mit einer Redon-Drainage versorgt und die Laparotomie in üblicher Weise beendet.

Vaginaler Zugang

▸ Lagerung und Abdeckung. Die Patientin wird in Steinschnittlage gebracht. Es folgen die Desinfektion der Scheide und des äußeren Genitalbereiches bis zum Unterbauch sowie die Entleerung der Harnblase mit einem Einmalkatheter. Die Beine werden mit zwei Beinsäcken verhüllt. Kranial wird ein Tuch quer über dem Unterbauch geklebt. Dann setzt sich der Operateur vor die Patientin und befestigt ein kaudales Quertuch, welches die Analregion abschirmt, zum einen über der Patientin, zum anderen mittels Tape am eigenen Kittel.

▸ **Darstellung des Situs, Inzision entlang des Blasenhalses.** Darstellen der lateralen Sulci mit einer gespreizten Kornzange, indem die vordere Vaginalwand mit dem Instrument an die Beckenwand gehoben wird. Entlang der dargestellten Sulci erfolgt eine ca. 4 cm lange Inzision auf Höhe des Blasenhalses (durch Katheterbällchen tastbar).

▸ **Mobilisation der Blase, Darstellung des Arcus tendineus.** Mit dem Zeigefinger wird die Blase nach medial mobilisiert und der Arcus tendineus und die Spina ischiadica an der seitlichen Beckenwand palpiert. Dann wird der Arcus tendineus mit zwei Breisky-Spekula dargestellt.

▸ **Nahtreihe.** Mit nichtresorbierbarem atraumatischem Nahtmaterial (2/0) werden im Bereich des Arcus tendineus mehrere Nähte gelegt (▸ Abb. 9.15). Der schwierigste Bereich ist in der Nähe der Symphysenunterkante. Durch kräftiges Ziehen an den Fadenenden wird die solide Verankerung getestet. Dann wird die Nadel in die gegenüberliegende laterale Vaginalwand (Faszie und Muskel) gestochen, ohne die Wand zu perforieren. Erst wenn alle Nähte korrekt liegen, wird geknotet. Zwischenzeitlich können die Fäden je mit einer Kocher-Klemme armiert werden, um die Übersicht zu wahren.

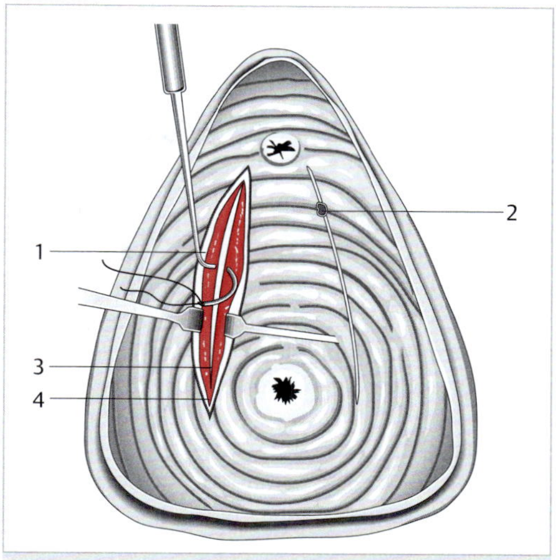

Abb. 9.15 Transvaginale paravaginale Kolpopexie.
1 Legen einer Naht an den Arcus tendineus fasciae pelvis
2 Inzisionslinie entlang des Sulcus vaginalis
3 Arcus tendineus fasciae pelvis („white line")
4 Spina ischiadica

▸ **Wundversorgung, vordere Plastik bei Zystozele.** Verschluss der Vaginalinzision mit resorbierbaren Einzelknopfnähten (3/0). Besteht zusätzlich eine zentrale Zystozele (trotz Elevation der Sulci verschwindet Zystozele nicht ganz), erfolgt das beschriebene Prozedere von der medianen Kolpotomie aus. Zusätzlich wird eine vordere Plastik durchgeführt.

▸ **Häufige Fehler und Gefahren.**
- **Verletzung der Pudendusgefäße** in der Nähe der Spina ischiadica
- **falsche Positionierung der Fäden** an der lateralen Vaginalwand (z. B. zu weit dorsal) → Ausbildung von Querspangen im Bereich der hinteren Vaginalwand

▸ **Alternativmethoden.** Einlage eines subvesikalen Netzes mit Vierpunktfixierung. Dies ist vor allem bei Auftreten eines Rezidivdescensus eine sinnvolle Alternative.

▸ **Postoperative Behandlung.**
- bei Kolposuspension siehe dort
- 6 Wochen postoperativ nicht heben und kein Geschlechtsverkehr
- beim Stuhlgang nicht pressen, ggf. Stuhlregulierung
- nie mehr als 5 kg heben
- Nachsorge:
  - Östrogenisierung lokal oder systemisch
  - Beckenbodengymnastik
  - Verhaltensänderung beim Heben, Tragen etc.

9.10 Sakropexie der Vagina

▸ **OP-Prinzip.** Verankerung des Scheidenblindsackes am Sakrum (Promontorium bis S4/5; je nach Modifikation mittels eines Interponats Patch oder Mesh). **Nach heutigen Erkenntnissen sollte einem makroporösen Polypropylennetz als Interponat der Vorzug gegeben werden.** Eine anatomisch korrekte Lage wird erreicht, wenn der Scheidenstumpf in Richtung Kreuzbeinhöhle zeigt. Bei einer Rekto- und/oder Enterozelenbildung ist deren chirurgische Sanierung vor der Sakropexie sinnvoll.

▸ **Indikationen.**
- massiver Descensus oder sogar Prolaps des Scheidenstumpfes
- in Kombination mit einer Hysterektomie bei massivem Descensus uteri oder Prolaps des Uterus zur Prophylaxe eines Scheidenstumpfprolapses

▸ **Kontraindikationen.** Übliche Kontraindikationen für einen operativen Eingriff.

▸ **Patientenaufklärung.**
- Angebot der gleichzeitigen Kolposuspension nach Burch, auch wenn keine larvierte Belastungsinkontinenz nachgewiesen werden konnte
- Risiko von Ureter-, Blasen- und Darmläsionen
- erhöhtes Blutungsrisiko bei der Präparation der Sakralhöhle
- postoperative Inkontinenz durch Überkorrektur
- Kohabitationsbeschwerden
- persistierende Schmerzen im Sakralbereich
- Information über die Implantation von Fremdmaterial
- Risiko der Netzarrosion
- Risiko der Implantatinfektion mit der Notwendigkeit der Explantation
- Erfolgsraten werden in der Literatur zwischen 91 und 100% angegeben.
- Die Rezidivrate mit einem erneuten Scheidenstumpfprolaps liegt zwischen 0 und 15% (meist bei weniger als 5%).

▸ **OP-Planung.**
- gynäkologische Untersuchung mit Vaginal- und Introitussonografie
- Abklärung einer larvierten oder klinisch bereits apparenten Inkontinenz durch urodynamische Messungen, u. a. nach Reposition des Descensus
- lokale Östrogenisierung über 4 Wochen, z. B. mit Ovestin-Ovula 1 × 1
- perioperative Antibiotikaprophylaxe

▸ **Lagerung und Abdeckung.**
- **Laparoskopie:** Die Patientin wird in Steinschnittlage gelagert. Der linke Arm wird in ein unter der Patientin liegendes Tuch eingeschlungen, sodass er dicht der Patientin anliegt. Dies ermöglicht dem Operateur den notwendigen Bewegungsspielraum nach oben. Der Videoturm steht am rechten Fußende der Patientin, leicht schräg zum Operateur ausgerichtet. Es folgt die Desinfektion der Scheide und des äußeren Genitalbereiches. Mit neuem Instrumentarium wird dann der abdominale Bereich für die Laparoskopie desinfiziert. Die Abdeckung erfolgt mit einem Laparoskopie-Einmalset. Die vaginale Öffnung wird mit Tape fixiert. Über der Symphyse wird ein Tuch nach unten quer geklebt. Der Urin läuft über einen nach dem Abdecken eingelegten Verweilkatheter ab. Nachdem der Katheter gelegt und ein Stieltupfer in die Scheide eingebracht ist, wird nach einem Handschuhwechsel zur Abdeckung des äußeren Genitale ein kleines Tuch quer über der Symphyse fixiert.
- **Laparotomie:** Diese erfolgt wie bei dem laparoskopischen Prozedere beschrieben, wobei die Arme ausgelagert werden.

OP-Technik

► **Wahl des Zugangs.** Der intraabdominelle Teil der laparoskopischen Sakrokolpopexie gleicht dem der laparotomischen, sodass hier nur auf die unterschiedlichen Zugänge eingegangen werden soll.

Die **Laparotomie** erfolgt als Unterbauchquerschnitt. In leichter Kopftieflage wird das Darmkonvolut so abgestopft, dass das Promontorium gut zugänglich ist. Bei der **Laparoskopie** wird zusätzlich zu den beiden Arbeitstrokaren im rechten und linken Unterbauch ein weiterer 10-mm-Trokar in den linken Mittelbauch, lateral der epigastrischen Gefäße, eingebracht. Hierüber kann mit einem Darmretraktor das Darmkonvolut kranial des Promontoriums gehalten werden. Das vorbereitete (s. u.) Interponat wird mit einem Overholt in eine Reduzierhülse eingezogen und über einen der 10-mm-Trokare eingebracht. Die Knotung der Fäden erfolgt intrakorporal.

Bei einer simultanen Hysterektomie muss der Scheidenabschluss komplett verschlossen werden, um eine aufsteigende Implantatinfektion zu vermeiden.

► **Sakrokolpopexie – Inzision und Darstellung des Situs.** Darstellen des Scheidenendes durch kräftiges Drücken des vaginalen Stieltupfers (alternativ mit einem Vaginalmanipulator) (► Abb. 9.16 a). Über dem so dargestellten hinteren Scheidengewölbe wird das Peritoneum mit einem ca. 2 – 3 cm querverlaufenden Schnitt eröffnet. **Cave:** Bei Zustand nach Hysterektomie liegen Rektum und Blase dicht beieinander.

Mit spreizenden Scherenbewegungen entlang der Scheidenhinterwand werden Peritoneum und Rektum bis ca. auf Höhe der Scheidenmitte, ggf. sogar bis zum Perineum, von der Scheide stumpf abgelöst (► Abb. 9.16 b). Die Scheide wird hierbei zur besseren Übersicht mit dem Tupfer anteflektiert. Bei Voroperationen im hinteren Kompartiment kann diese Präparation recht schwierig sein. Wurde in gleicher Sitzung bereits eine hintere Plastik operiert, ist die Dissektion bis zum Scheidenende bereits erfolgt. Die Blase wird auf 2 – 3 cm ebenfalls nach anterior abpräpariert. Nun wird ein ca. 4 cm breiter und ca. 10 cm langer Netzstreifen aus einem handelsüblichen Mesh herausgeschnitten, in Längsrichtung doppelt gelegt und mit 4 – 6 nichtresorbierbaren, geflochtenen, atraumatischen Nähten der Stärke 2/0 einseitig vernäht. Endständig wird das Netz auf ca. 3 – 4 cm gespalten.

So vorbereitet wird zunächst der hintere Arm an der hinteren Vaginalwand des oberen Scheidendrittels, ggf. bis Scheidenmitte, mit 4 – 6 nichtresorbierbaren, geflochtenen, atraumatischen Nähten der Stärke 2/0 fixiert (► Abb. 9.16 c). Weder die Scheidenwand noch das Netz sollten hierbei Falten werfen. Die Nähte sollen in der Scheidenfaszie und -muskulatur verankert sein, ohne die Scheidenwand zu durchstechen. Dies ist durch Retraktion des Stieltupfers zu überprüfen. Ist dieser angenäht, muss die Naht neu gelegt werden. Der vordere Arm des Netzes wird gekürzt und auf der vorderen Vaginalwand und dem Apex fixiert.

Nun wird der rechte Ureter in seinem Verlauf identifiziert, das Promontorium und die tieferen Sakrumanteile rechts neben dem Rektum getastet. Dann erfolgt pararektal rechts eine ca. 2 – 3 cm lange Inzision des Peritoneums auf Höhe der geplanten Verankerung (idealerweise S3/4). Eine möglichst physiologische Achse des künftigen Vaginalverlaufes ist anzustreben. Mit einem Overholt oder Präpariertupfern wird die Sakralhöhle rechts pararektal bis auf die Mittellinie des Sakrums präpariert (**Cave:** Sakralvenenplexus und Nervus hypogastricus inferior). An der longitudinalen Faszie (Lig. longitudinale anterius) des vorderen Os sacrum werden 2 – 3 nichtresorbierbare, geflochtene, atraumatische Nähte der Stärke 2/0 fixiert. Alternativ kann insbesondere bei der laparoskopischen Technik ein Hernienstapler (z. B. der Firma Autosuture) zur Fixierung des Netzes am Sakrum eingesetzt werden.

Nun wird das Peritoneum pararektal bis zur Inzision am Scheidenabschluss untertunnelt und das Mesh zum Kreuzbein durchgezogen (► Abb. 9.16 d, e). Mit dem vaginalen Stieltupfer wird das Scheidenende dann spannungsfrei (**Cave:** Überkorrektur) in die gewünschte Position gebracht und das Netz mit den vorgelegten Nähten am Sakrum fixiert. Überschüssige Netzanteile werden abgeschnitten und entfernt. Besteht Bluttrockenheit, erfolgt der Verschluss der zwei Peritonealinzisionen mit atraumatischer fortlaufender Naht der Stärke 3/0. Endoskopisch können Fadenclips (z. B. Lapra-Ty) zur Fadenfixierung eingesetzt werden.

Zur Enterozelenprophylaxe kann ein hoher Douglasverschluss mit 1 – 2 fortlaufenden Tabaksbeutelnähten oder sagittal ausgerichteten Nähten durchgeführt werden (**Cave:** Ureteren). Der Sinn einer solchen Maßnahme ist jedoch umstritten. Die Beendigung des Eingriffs geschieht in üblicher Weise.

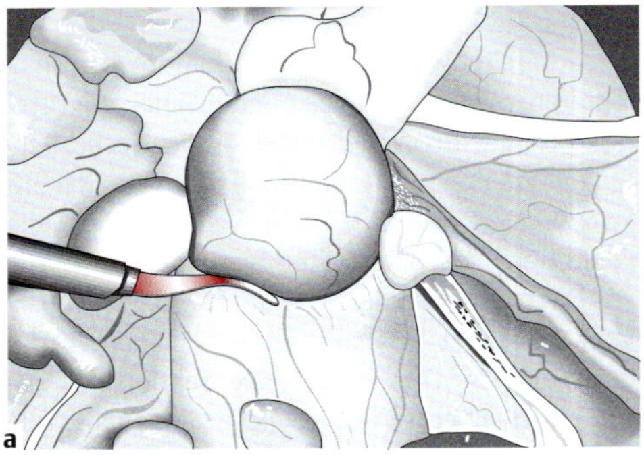

a

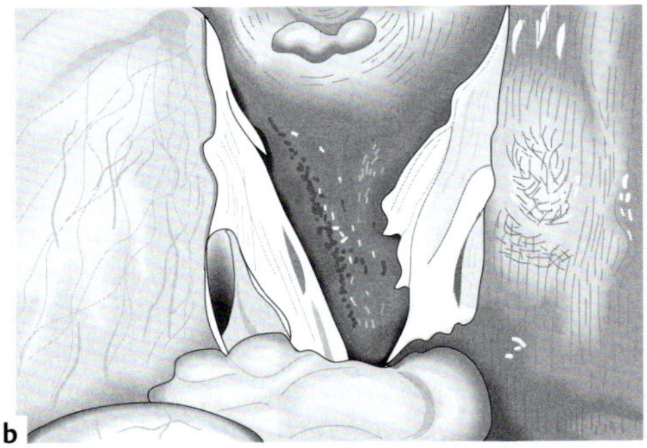

b

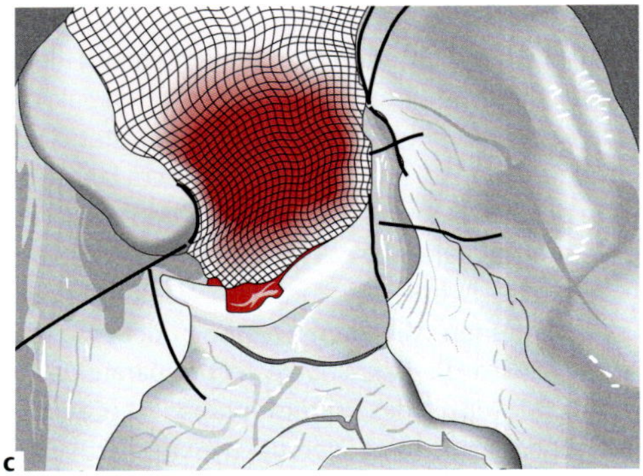

c

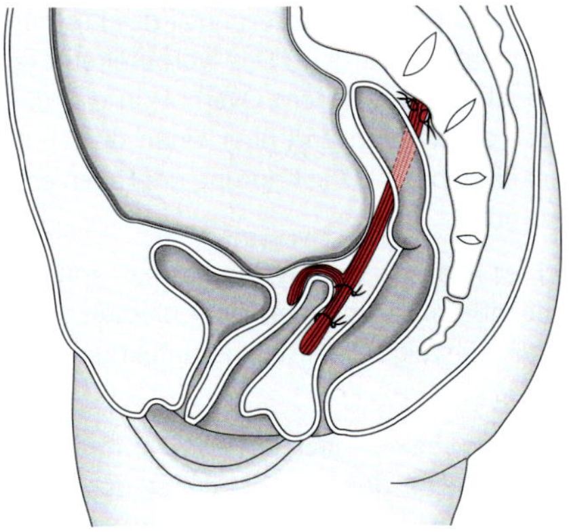

e

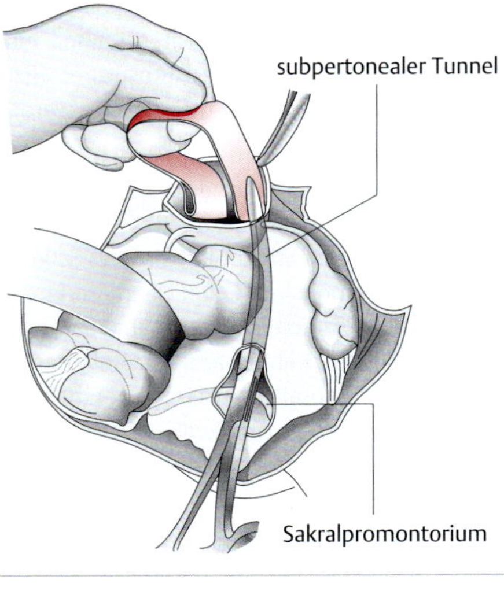

d

Abb. 9.16 Sakropexie der Vagina (Quelle: siehe Bildnachweis [4]).

- a Bild bei vaginaler Reposition des Vaginalprolaps
- b Präparation des Rektums bis zum Perineum von der hinteren Scheidenwand nach Eröffnung des Peritoneums
- c breitflächiges Aufnähen des Polypropylennetzes auf die Scheidenhinterwand
- d Präparation eines retroperitonealen Tunnels im Rahmen einer Laparotomie
- e Situs nach der Sakropexie

▸ Häufige Fehler und Gefahren.

- **Ureterverletzung** bei der pararektalen Eröffnung des Peritoneums → Ureter vorher eindeutig identifizieren
- Fixation der Nähte auf dem **lateralen Anteil** des Sakrums → Periost statt Ligament → Fäden reißen leicht aus
- **zu straffe Fixation** der Scheide → Begradigung des zystourethralen Winkels mit dem Risiko einer postoperativen Stressinkontinenz sowie persistierende Schmerzen
- **Fixation des Netzes** im gesamten Bereich der **Scheidenhinterwand** → Risiko von postoperativen Kohabitationsbeschwerden
- Risiko der **Enterozelenbildung**, wenn die Scheidenachse nach ventral abweicht; z.B. durch Fixation am Promontorium (geringeres Blutungsrisiko)
- **unvollständige Versenkung** des Bandes unter dem Peritoneum → Ileusrisiko durch Inkarzeration einer Dünndarmschlinge in der bestehenden Lücke sowie Ausbildung schwerer Adhäsionen

▸ Alternativmethoden.

- **sakrospinale/sakrotuberale Vaginaefixatio** Nachteile:
  - erhöhte Rezidivrate von Zystozelen durch die dorsalfixierende OP-Technik. Hierdurch ist das ventrale Kompartiment dem intraabdominellen Druck vermehrt ausgesetzt.
  - Kohabitationsprobleme durch abweichende Scheidenachse möglich
- Meshrepair im vorderen und hinteren Kompartiment; insbesondere in der Rezidivsituation
- **abdominale anteriore Vaginaefixatio** mit Faszienstreifen aus der Rektus-/Obliquusaponeurose
  - mit senkrechten Faszienstreifen (Ulfelder)
  - mit queren Faszienstreifen (Williams/Richardson)

Erhöhtes Risiko von funktionellen Störungen und Beschwerden durch die deutlich ventralisierte Scheidenachse.

▸ Postoperative Behandlung.

- bei Kolposuspension siehe dort
- 6 Wochen postoperativ nicht heben und kein Geschlechtsverkehr
- beim Stuhlgang nicht pressen, ggf. Stuhlregulierung
- nie mehr als 5 kg heben
- Nachsorge:
  - Östrogenisierung lokal oder systemisch
  - Beckenbodengymnastik
  - Verhaltensänderung beim Heben, Tragen etc.

9.11 Vordere Plastik

▸ OP-Prinzip. Vereinigung des seitlich auseinandergewichenen Stützgewebes unter dem Blasenboden zur Versenkung einer Zystozele. Auf eine ausgedehnte Präparation im Bereich der Urethra und das Legen von Kelly-Stoeckel-Nähten sollte verzichtet werden, um eine oft bereits vorgeschädigte Urethra nicht weiter zu beeinträchtigen. Zur Behandlung der Harninkontinenz ist die vordere Plastik im Allgemeinen nicht geeignet. Die Langzeitergebnisse liegen deutlich unter denen der oben beschriebenen Inkontinenzeingriffe. Meist wird die vordere Kolporrhaphie mit einer hinteren Plastik kombiniert.

▸ Indikationen. Zentrale Zystozele mit Beschwerden.

▸ Kontraindikationen. Übliche Kontraindikationen für einen operativen Eingriff.

▸ Patientenaufklärung.

- Risiko einer Blasenläsion
- Ein durch den Descensus bedingter Quetschhahnmechanismus wird durch die Operation aufgehoben → Möglichkeit einer postoperativen Inkontinenz, wenn präoperativ bereits der Verschluss der Urethra insuffizient war.
- De-novo-Urgeproblematik
- Kohabitationsbeschwerden
- Erfolgsrate in der Primärsituation 78 %

▸ OP-Planung.

- gynäkologische Untersuchung mit Vaginal- und Introitussonografie, Ausschluss eines lateralen Defektes
- Abklärung einer larvierten oder klinisch bereits apparenten Inkontinenz durch urodynamische Messungen, u.a. nach Reposition des Descensus
- Alternativ zur urodynamischen Abklärung kann ein Arabin-Schalenpessar zur Behebung des Descensus eingelegt werden. Klagt die Patientin über eine neu aufgetretene Stressinkontinenz oder über eine Inkontinenzzunahme, ist eine zusätzliche Inkontinenz-OP notwendig.

- lokale Östrogenisierung über 4 Wochen, z. B. mit Ovestin-Ovula 1 × 1
- perioperative Antibiotikaprophylaxe

► **Lagerung und Abdeckung.** Die Patientin wird in Steinschnittlage gelagert. Es folgen die Desinfektion der Scheide und des äußeren Genitalbereiches bis zum Unterbauch sowie die Entleerung der Harnblase mit einem Einmalkatheter. Die Beine werden mit zwei Beinsäcken verhüllt. Kranial wird ein Tuch quer über dem Unterbauch fixiert. Dann setzt sich der Operateur vor die Patientin und befestigt ein kaudales Quertuch, welches die Analregion abschirmt, zum einen über der Patientin, zum anderen mittels Tape am eigenen Kittel. Alternativ wird ein vaginales Einmalset verwendet. Dieses besteht aus einem Teil, der perivulvär aufgeklebt wird, und einem Teil mit großer Tuchabdeckung nach oben und unten sowie integrierten Beinsäcken und großer Öffnung im Vulvabereich, in die der bereits aufgeklebte Teil integriert wird. Unterhalb des Introitus wird ein kaudales Quertuch geklebt, welches mit Tape am Kittel des Operateurs befestigt wird.

OP-Technik

Die vordere Plastik kann vor oder nach der simultanen Hysterektomie sowie bei Z. n. Hysterektomie erfolgen. Das Prozedere ist im Prinzip immer gleich.

► **Positionierung der Vagina, mediane Kolpotomie.** Einbringen eines hinteren Selbsthaltespekulums mit Gewicht, um die hintere Vaginalwand sakralwärts zu drängen. Fassen der vorderen Vaginalwand am Scheidenabschluss bzw. im Bereich der Blasenumschlagsfalte nahe der Portio mit zwei Kocher-Klemmen. Mediane Kolpotomie in diesem Bereich. Fassen der Wundränder mit zwei Allis-Klemmchen.

► **Präparation bis kurz vor Blasenhals.** Dann wird die Vaginalhaut mit einer geschlossenen Präparierschere, Branchen nach außen gerichtet, median im Spatium vesicovaginale unterfahren (► Abb. 9.17 a, b, c). Durch Spreizen der Branchen wird das unter der Vaginalhaut liegende Gewebe in der Medianlinie disseziert. Entsprechend der Unterminierung wird die mediane Kolpotomie verlängert und die Wundränder ebenfalls mit Allis-Klemmchen gefasst. Dieses Prozedere erfolgt bis kurz vor den Blasenhals. Eine Präparation am und über den Blasenhals hinaus führt zu funktionellen Störungen und ist für eine reine Zystozelenbehandlung nicht notwendig.

► **Lösung der Zystozele.** Nun fächert der Assistent eine Vaginalwand mit den Allis-Klemmchen auf, ohne sie dabei nach lateral zu ziehen. Mit vorsichtigen Skalpellstrichen wird nun die Zystozele von der Vaginalwand abgelöst. Blasen- und Scheidenfaszie verbleiben auf der Blase. Ist man in der richtigen Schicht, ist die Präparation blutarm und lässt sich nach lateral oft stumpf mit einer ausgezogenen Kompresse über dem Zeigefinger vollenden.

► **Mobilisierung des unteren Blasenpols, Naht.** Ist die Hysterektomie noch nicht durchgeführt worden, muss der untere Blasenpol durch Präparation des Septum supravaginale und ggf. Durchtrennung der Blasenpfeiler mobilisiert werden. Zur Versenkung der Zystozele werden von lateral die Blasenpfeiler hervorgezogen und mit einer Einzelknopfnaht aneinandergenäht. Durch weitere quergestellte Einzelknopfnähte (2/0, resorbierbar) wird die Blasenfaszie beidseits lateral gefasst und über der Zystozele durch Knoten der Nähte gedoppelt. Die Nähte sollen möglichst lateral gesetzt werden, ohne jedoch die Vaginalwand zu perforieren. Die Resektion von Scheidenhaut erfolgt sparsam, sodass die vordere Kolpotomie mit Einzelknopfnähten (3/0, resorbierbar) spannungsfrei verschlossen werden kann (Schlussbild ► Abb. 9.17 d).

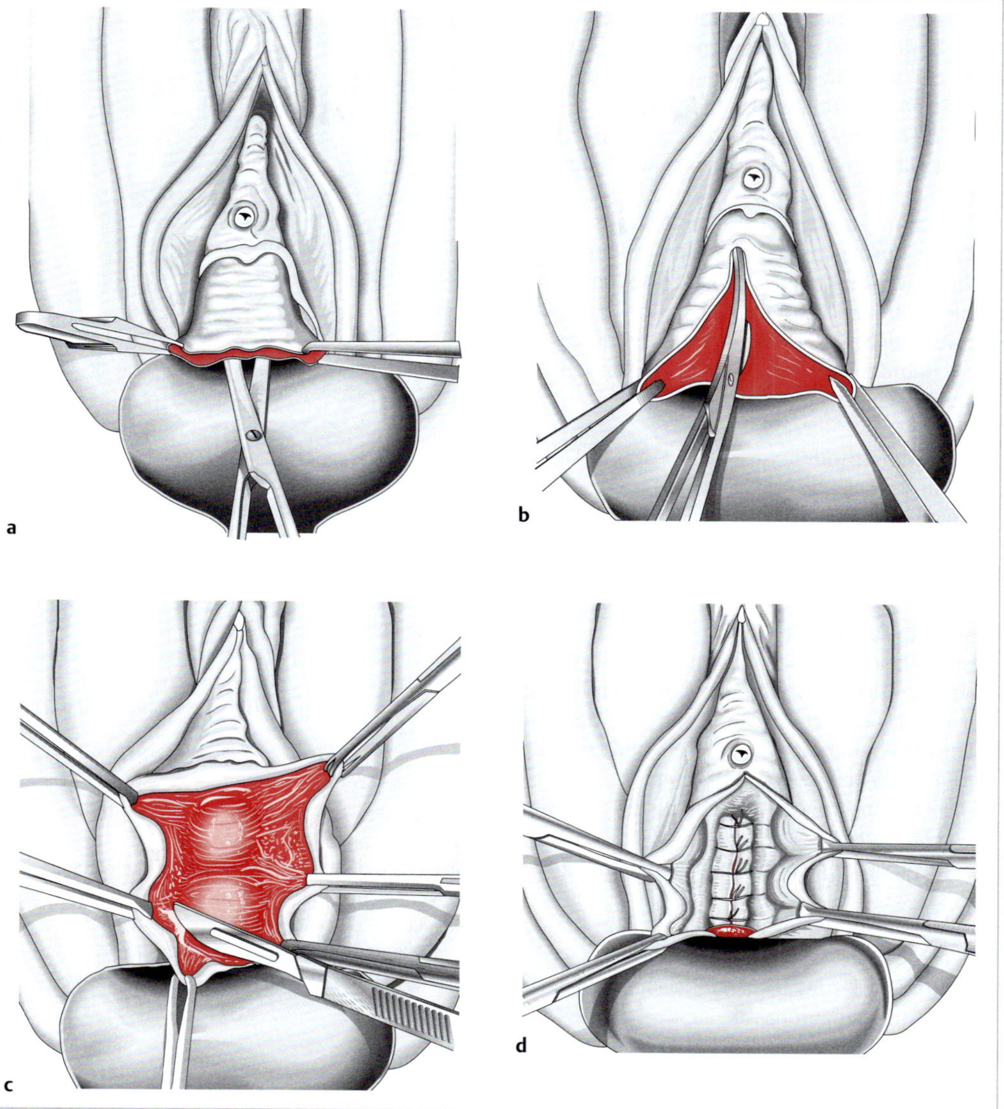

Abb. 9.17 Vordere Plastik (Quelle: siehe Bildnachweis [3]).

a Unterminieren der Vaginalhaut im Spatium vesicovaginale
b Spalten der vorderen Vaginalwand mit der Schere
c Ablösen des Bindegewebes von der Scheidenwand im Spatium vesicovaginale. Der Ansatz des Diaphragmas an der Scheidenwand ist bereits scharf durchtrennt.
d Schlussbild

▸ **Häufige Fehler und Gefahren.**

- Präparation in der **falschen Schicht** mit erhöhtem Blutungsrisiko, Hämatombildung, Perforation der Vaginalwand und dem Risiko der Blasenläsion → korrektes Aufspannen des Scheidenwandlappens durch die Assistenz (Lappen nicht nach lateral ziehen, sondern aufstellen)
- Präparation **zu weit nach lateral** bis ins Cavum retzii → Blutungsrisiko aus den Venenplexus (Blutungen kommen evtl. trotz Scheidentamponade nicht zum Stillstand)
- **zu ausgedehnte Resektion** von Scheidengewebe → Nahtdehiszenzen und Kohabitationsbeschwerden (besser weniger als zu viel)

▸ **Alternativmethoden.**

- laterale Kolpopexie bei lateralem Defekt
- Einlage eines vorderen, subvesikalen Netzes mit 4-Punkt-Fixierung; insbesondere in der Rezidivsituation

▸ **Postoperative Behandlung.**

- feste Scheidentamponade (mit Ovestin-Creme getränkt → weniger Schmerzen beim Entfernen) für 48 Stunden zur Vermeidung von Hämatomen, die ein Rezidiv begünstigen, und zum besseren Verkleben der Wundflächen
- 6 Wochen postoperativ nicht heben und kein Geschlechtsverkehr
- beim Stuhlgang nicht pressen, ggf. Stuhlregulierung
- nie mehr als 5 kg heben
- Nachsorge:
  - Östrogenisierung lokal oder systemisch
  - Beckenbodengymnastik
  - Verhaltensänderung beim Heben, Tragen etc

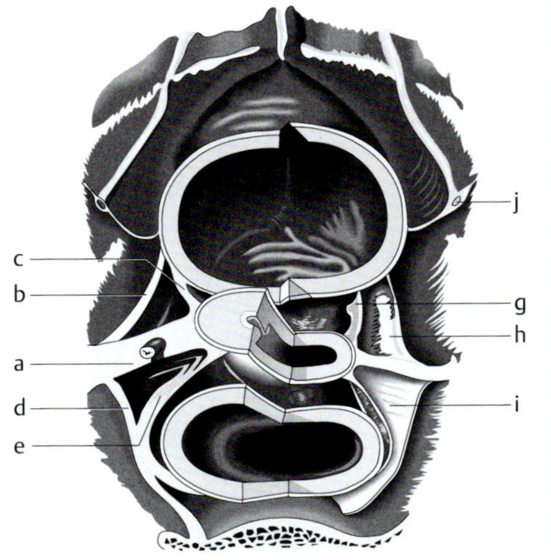

Abb. 9.18 Axialer Schnitt durch das kleine Becken mit Bindegewebspfeilern.

a Zervixpfeiler (Lig. cardinale)
b lateraler Teil des Blasenpfeilers mit Nerven und Gefäßen
c medialer Teil des Blasenpfeilers (Lig. vesicouterinum, gelegentlich mit A. vesicovaginalis)
d lateraler Teil des Rektumpfeilers mit Gefäßen und Nerven
e medialer Teil des Rektumpfeilers (Lig. rectouterinum)
f Ureter, im lockeren Bindegewebe (nicht gezeichnet) des Blasenpfeilers
g lockeres Bindegewebe zwischen Vagina und Vesica urinaria
h lockeres Bindegewebe im Blasenpfeiler
i lockeres Bindegewebe im Rektumpfeiler
j Chorda A. umbilicalis

9.12 Hintere Plastik

▸ **OP-Prinzip.** Versenken einer Rektozele durch Vereinigung der seitlich verlaufenden Rektumpfeiler über der Rektozele und Stabilisierung des Beckenbodens durch Annäherung der auseinandergewichenen Levatoren mittels Levatornähten. ▸ Abb. 9.18 gibt einen Überblick über die anatomischen Gegebenheiten.

▸ **Indikationen.** Defekt im hinteren Kompartiment mit Ausbildung einer Rektozele.

▸ **Kontraindikationen.** Übliche Kontraindikationen für einen operativen Eingriff.

▸ **Patientenaufklärung.**

- Risiko der Rektumläsion
- Risiko von Kohabitationsbeschwerden
- Erfolgsrate in der Primärsituation 71 – 86 %

► **OP-Planung.**

- gynäkologische Untersuchung mit Vaginal- und Introitussonografie
- rektale Untersuchung; bei auffallend schlaffen Sphinktertonus: Sphinktertonometrie
- dynamische Pelveografie (Defäkografie) bei Symptomen eines ODS (obstruktive Defäkationsstörung)
- lokale Östrogenisierung über 4 Wochen, z. B. mit Ovestin-Ovula 1 × 1
- perioperative Antibiotikaprophylaxe

► **Lagerung und Abdeckung.** Die Patientin wird in Steinschnittlage gelagert. Es folgen die Desinfektion der Scheide und des äußeren Genitalbereiches bis zum Unterbauch sowie die Entleerung der Harnblase mit einem Einmalkatheter. Die Beine werden mit zwei Beinsäcken verhüllt. Kranial wird ein Tuch quer über dem Unterbauch fixiert. Dann setzt sich der Operateur vor die Patientin und befestigt ein kaudales Quertuch, welches die Analregion abschirmt, zum einen über der Patientin, zum anderen mittels Tape am eigenen Kittel. Alternativ wird ein vaginales Einmalset verwendet. Dies besteht aus einem Teil, der perivulvär aufgeklebt wird, und einem Teil mit großer Tuchabdeckung nach oben und unten sowie integrierten Beinsäcken und großer Öffnung im Vulvabereich, in die der bereits aufgeklebte Teil integriert wird. Unterhalb des Introitus wird ein kaudales Quertuch geklebt, welches mit Tape am Kittel des Operateurs befestigt wird.

OP-Technik

► **Vorbereitung.** Die hintere Kommissur wird bei 5 und 7 Uhr mit zwei Kugelzangen, die kaudalwärts gezogen werden, gefasst. Wir verzichten auf die in vielen Lehrbüchern beschriebene Resektion von Vaginal- und Dammhaut im Bereich des Introitus, da eine Einengung in diesem Bereich wenig zum Erfolg der Descensus-OP beiträgt, aber ein hohes Risiko für Kohabitationsbeschwerden birgt. Es erfolgt die Deepithelialisierung der hinteren Kommissur über ca. 1 cm.

► **Präparation der Vaginalhaut/-wand.** Von hier wird die hintere Vaginalhaut mit einer Präparierschere (Branchen nach außen gerichtet) unterminiert und median im unteren Vaginaldrittel längs durchtrennt (► Abb. 9.19 a, b). Die Wundränder werden mit Allis-Klemmchen gefasst und angespannt. Dann wird die Vaginalwand mit dem Skalpell scharf vom Dammkörper nach lateral abpräpariert, bis die Levatoren sichtbar werden (► Abb. 9.19 c).

► **Präparation des Rektums.** Nach kranial lässt sich das Spatium rectovaginale meist stumpf eröffnen, sodass das Rektum hoch bis zum Scheidenabschluss von der Vaginalwand gelöst werden kann. Wichtig ist, dass das Rektum auch nach lateral von der Vaginalwand gelöst wird, damit die Rektumpfeiler zur Darstellung kommen. Weiter kaudal, im Bereich des unteren Vaginaldrittels, wird das Rektum seitlich so weit mit der Schere mobilisiert, dass die Levatorschenkel gut zugänglich sind. Die Scheidenhinterwand wird kräftig mit einem Langenbeck-Haken hochgehalten, während das Rektum mit einem Rinnenspekulum über ein Gewicht in die Sakralhöhle gedrängt wird.

► **Vereinigung der Rektumpfeiler.** Die so angespannten Rektumpfeiler werden vom Scheidenabschluss bis zum unteren Vaginaldrittel mit Einzelknopfnähten (2/0, resorbierbar) über der Rektozele vereinigt (► Abb. 9.19 d, e). Die Vaginalwand soll durch die Nähte weder erfasst noch angespannt werden.

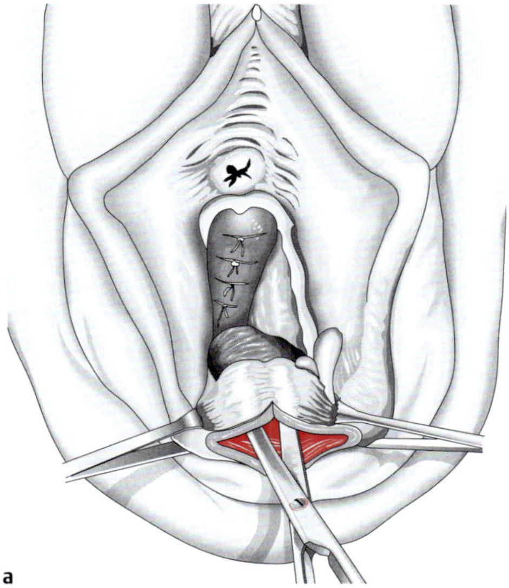

a

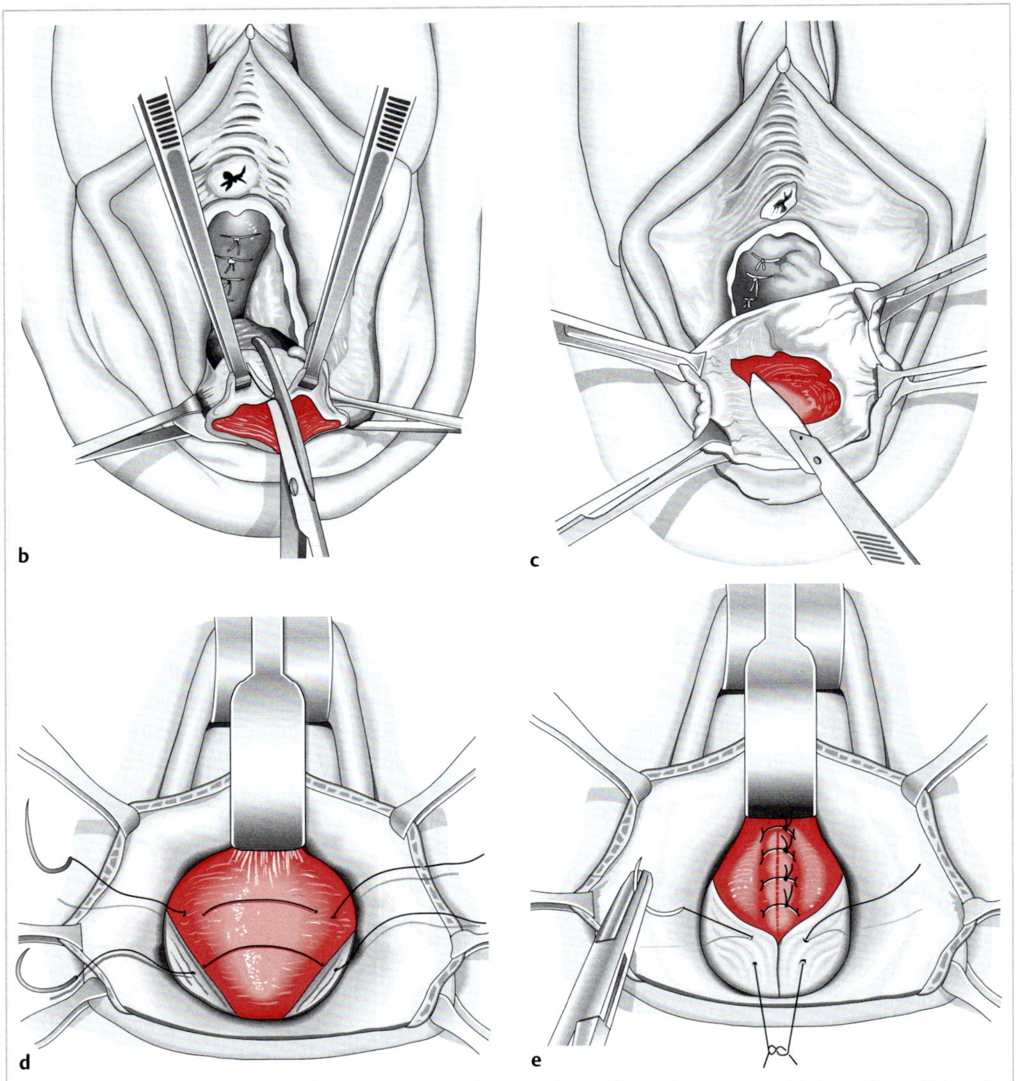

Abb. 9.19 Hintere Plastik (Quelle a – c: siehe Bildnachweis [3]).

a Unterminieren der hinteren Vaginalwand b Spalten der hinteren Vaginalwand
c Scharfes Ablösen der Scheidenhaut vom Dammkörper vaginal
d Freilegung der „Levatorgrube“ beidseits; Verwendung von Einzelknopfnähten (oberste durch Scheidenhaut stechen). Ziel: Vermeiden einer Verkürzung der Perirektalfaszie.
e Fassen des linken Levators mit verkehrt eingespannter, relativ dicker Nadel; rechts Fassen des Levators mit normal eingespannter Nadel. Naht zunächst nicht knüpfen, 1 – 2 oder mehr Levatornähte. Nur obere Schichten fassen, so wird ein kulissenartiges Vorspringen vermieden.

▸ **Levatornähte, Wundnaht.** Nun wird das Rinnenspekulum entfernt, das bereits mobilisierte Rektum mit 1 – 2 Fingern sakralwärts gedrückt und ein bis zwei tief sitzende Levatornähte angelegt. Diese sollten nach dem Knoten die Scheide nicht einengen. Im Bereich der hinteren Kommissur werden 1 – 2 Nähte zur Vereinigung der Mm. bulbocavernosi angelegt. Dann wird die Vaginalhaut mit Einzelknopfnähten verschlossen. Die Scheide muss nach dem Eingriff auf jeden Fall in der gesamten Länge noch für zwei Querfinger passierbar sein.

▸ **Probleme und deren Lösung.** Enterozele mit einem Bruchsack zwischen Scheide und Rektum: Der Bruchsack wird teils stumpf, teils scharf aus seiner Umgebung bis auf Höhe des Scheidenabschlusses herauspräpariert. Dann wird der peritoneale Sack vorsichtig eröffnet, um ggf. darin enthaltene Darmschlingen nicht zu verletzen. Der Inhalt wird ins Abdomen bei leichter Kopftieflage zurückverlagert, der Bruchsack mit einer Tabaksbeutelnaht verschlossen (**Cave:** Ureter) und überschüssiges Peritoneum reseziert. Durch Anlegen der oben beschriebenen hoch liegenden Rektumpfeilernähten wird die Bruchlücke ausreichend verschlossen.

▸ **Häufige Fehler und Gefahren.**
- zu **hoher häutiger Aufbau** der hinteren Kommissur → Kohabitationsbeschwerden
- **mangelnde Präparation** der Levatorschenkel → es wird nur bulbokavernöses Gewebe durch versenkte Nähte gerafft. Damit fehlt die Verengung des erweiterten Levatorspaltes → erhöhtes Rezidivrisiko.
- **Vereinigung der Levatoren** zu weit nach kranial mit konsekutiver Verengung der Scheide → Kohabitationsbeschwerden
- **Erfassen von Anteilen der Vaginalwand** beim Anlegen der Rektumpfeilernähte → Einengung der Scheide → Kohabitationsbeschwerden

▸ **Alternativmethoden.**
- Einlage eines Netzes im hinteren Kompartiment mit entsprechender Verankerung (besonders in der Rezidivsituation)
- transanale Rektumvollwandresektion mittels Staplertechnik (STARR); insbesondere bei ODS (obstruktive Defäkationsstörung) mit Intussuszeption (Invagination des oberen Dickdarmabschnitts in das Rektum)

▸ **Postoperative Behandlung.**
- feste Scheidentamponade (mit Ovestin-Creme getränkt → weniger Schmerzen beim Entfernen) für 48 Stunden zur Vermeidung von Hämatomen, die ein Rezidiv begünstigen, und zum besseren Verkleben der Wundflächen
- 6 Wochen postoperativ nicht heben und kein Geschlechtsverkehr
- beim Stuhlgang nicht pressen, ggf. Stuhlregulierung
- nie mehr als 5 kg heben
- Nachsorge:
  - Östrogenisierung lokal oder systemisch
  - Beckenbodengymnastik
  - Verhaltensänderung beim Heben, Tragen etc.

9.13 Vaginaefixatio sacrospinalis/sacrotuberalis vaginalis

▸ **OP-Prinzip.** Das von Amreich 1951 als sakrotuberale Vaginaefixatio beschriebene Verfahren wurde durch Richter 1967 als sakrospinale Vaginaefixatio modifiziert. Beide Verfahren fixieren den deszendierten Scheidenstumpf einseitig an einer ins Os sacrum einstrahlenden ligamentären Struktur. Die Scheide wird so auf die Levatorenplatte verlagert und bei einem intraabdominalen Druckanstieg gegen diese Unterlage gedrückt. Die Fixation führt zu einer leichten Deviation der Scheidenachse nach dorsal rechts. Vorteil der sakrotuberalen Fixation ist der stabilere Halt. Voraussetzung ist eine ausreichend lange Scheide, da das Scheidenende in direktem Kontakt zum Band stehen soll. Nahtbrücken sind zu vermeiden. Meist wird der Eingriff mit einer vorderen und hinteren Plastik kombiniert. Ziel der Operation ist der Erhalt einer kohabitationsfähigen Scheide. Wir verwenden kein **nicht**resorbierbares, sondern **spät**resorbierbares Nahtmaterial (z. B. PDS), um dauerhafte Schmerzsyndrome tief im Gesäßbereich zu vermeiden. Die ▸ Abb. 9.20 gibt einen Überblick über die Anatomie und das OP-Prinzip.

▸ **Indikationen.**
- Totalprolaps oder ausgeprägter Deszensus des Scheidenabschlusses bei Z. n. Hysterektomie
- extremer Deszensus oder Prolaps des Uterus → Prophylaxe eines Scheidenstumpfprolaps

▸ **Kontraindikationen.**
- übliche Kontraindikationen für einen operativen Eingriff
- extrem atrophisches Scheidengewebe
- zu kurze Scheide

▸ **Patientenaufklärung.**
- Verletzung umliegender Organe wie harnableitende Organe, Rektum
- Verletzung der Pudendusgefäße → Hämatom

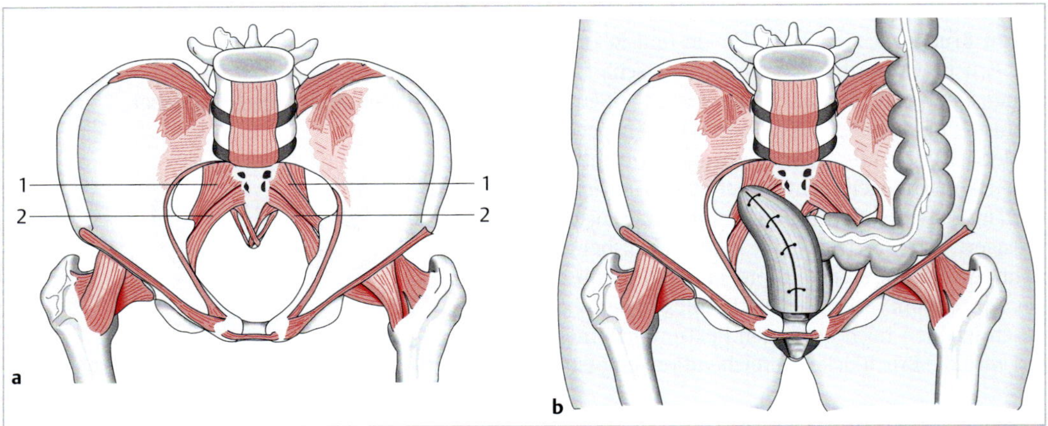

Abb. 9.20 Weibliches Becken.

a Kranialansicht des Lig. sacrospinale (1) und Lig. sacrotuberale (2)
b sakrospinales Befestigen des Scheidenendes

- Verletzung des N. pudendus mit dem Risiko der postoperativen Stuhlinkontinenz
- Schmerzen tief im Gesäßbereich, die meist nach Resorption des Nahtmaterials sistieren
- Kohabitationsbeschwerden durch die Deviation der Scheidenachse
- De-novo-Stressinkontinenz durch das Aufheben eines präoperativ existenten Quetschhahnphänomens
- Erfolgsraten:
  - apikal 92%
  - vorderes Kompartiment 79%
  - hinteres Kompartiment 94%

▸ **OP-Planung.**

- gynäkologische Untersuchung mit Vaginal- und Introitussonografie
- Abklärung einer larvierten oder klinisch bereits apparenten Inkontinenz durch urodynamische Messungen, u. a. nach Reposition des Deszensus
- Anamnestische, ggf. bildgebende Abklärung (dynamische Pelveografie = Defäkografie) einer obstruktiven Stuhlentleerungsstörung (ODS)
- lokale Östrogenisierung über 4 Wochen, z. B. mit Ovestin-Ovula 1 × 1
- perioperative Antibiotikaprophylaxe

▸ **Lagerung und Abdeckung.** Die Patientin wird in Steinschnittlage gelagert. Es folgen die Desinfektion der Scheide und des äußeren Genitalbereiches bis zum Unterbauch sowie die Entleerung der Harnblase mit einem Einmalkatheter. Die Beine werden mit zwei Beinsäcken verhüllt. Kranial wird ein Tuch quer über dem Unterbauch fixiert. Dann setzt sich der Operateur vor die Patientin und befestigt ein kaudales Quertuch, welches die Analregion abschirmt, zum einen über der Patientin, zum anderen mittels Tape am eigenen Kittel. Alternativ wird ein vaginales Einmalset verwendet. Dies besteht aus einem Teil, der perivulvär aufgeklebt wird, und einem Teil mit großer Tuchabdeckung nach oben und unten sowie integrierten Beinsäcken und großer Öffnung im Vulvabereich, in die der bereits aufgeklebte Teil integriert wird. Unterhalb des Introitus wird ein kaudales Quertuch geklebt, welches mit Tape am Kittel des Operateurs befestigt wird.

OP-Technik

► **Durchführung der vorderen Plastik, Darstellung der Rektumpfeiler.** Die vordere Plastik ist bereits abgeschlossen, die hintere Plastik wird, wie im entsprechenden Kapitel beschrieben, begonnen. Bei der Darstellung der Rektumpfeiler wird der rechte Pfeiler im Bereich des mittleren und oberen Scheidendrittels teils digital stumpf in Richtung Spina ischiadica, ggf. scharf von der Vaginalwand abgelöst. Weder das Peritoneum noch der M. levator ani sollten perforiert werden. Der M. levator soll nach der Präparation zu sehen, aber intakt sein.

► **Eröffnung der Sakralhöhle.** Mit zwei breiten und langen Breisky-Spekula wird nun vorsichtig die Sakralhöhle eröffnet. Das mediale Spekulum drängt dabei das Rektum nach medial ab, das laterale Spekulum zielt zunächst in Richtung Spina ischiadica. Nun übernimmt die Assistenz das mediale Spekulum. Der Operateur hält das laterale Spekulum und präpariert stumpf mit einem Stieltupfer das lockere Bindegewebe in diesem Bereich. Zunächst kommt im vorderen Bereich der M. coccygeus, der von der Spina ischiadica zum Os sacrum zieht, zur Darstellung. Das eigentliche Lig. sacrospinale ist oft nicht darstellbar. Hier würden bei einer sakrospinalen Fixation ca. mindestens 1 cm von der Spina ischiadica entfernt die Fixationsnähte gelegt. Wir bevorzugen wegen der besseren Stabilität und der geringeren Deviation der Scheide die sakrotuberale Fixation.

► **Darstellung des Lig. sacrotuberale, Setzung der Nahtreihe.** Nun wird vorsichtig weiter nach kraniodorsal in Richtung Os sacrum präpariert, bis das fächerförmige silbrige Lig. sacrotuberale eindeutig identifiziert ist. Es werden sakrumnah 3 atraumatische Nähte (spätresorbierbar, monofil, Stärke 1) nebeneinander kräftig durch das Ligament gestochen. Jeder Faden wird auf seine Stabilität durch einen Probezug getestet.

► **Drainage.** Zur Vermeidung von Hämatomen kann eine Redon-Drainage eingelegt werden (wir verzichten auf das Einlegen einer Drainage). Diese muss lateral der Nähte platziert werden. Die Ausleitung erfolgt am Introitus.

► **Fixationsnähte.** Nachdem entsprechend den Operationsschritten der hinteren Plastik die Rektumpfeiler über der Rektozele vereinigt und die Levatornähte vorgelegt sind, werden die Fixationsnähte ins hintere Scheidengewölbe auf der rechten Seite ausgestochen. Die Mittellinie soll hierbei nicht überschritten werden, um eine massive Verengung des oberen Scheidendrittels zu vermeiden.

► **Verschluss der Kolpotomie, Knotung der Fixationsnähte.** Vor dem Knoten der Nähte wird zunächst die Kolpotomie so weit verschlossen, dass die Levatornähte noch zu knoten sind. Das Knoten der Fixationsnähte muss unter vorsichtigem Zuziehen bis hinunter zum Ligament erfolgen (**Cave:** Ausreißen der Nähte bei atrophischen Vaginalwänden). Erst dann werden die Levatornähte geknotet und die Kolpotomie mit Einzelknopfnähten verschlossen.

► **Probleme und deren Lösung. Blutung** nach Anlegen einer Fixationsnaht → nach Knoten des Fadens sistiert die Blutung meist.

► **Häufige Fehler und Gefahren.**

- **mangelhafte Vorbehandlung** des Vaginalepithels → Ausreißen der Fixationsnähte
- Perforation des M. levator ani → starke Blutungen mit dem Risiko der Hämatombildung → erhöhtes Rezidivrisiko
- Stechen des lateralen **Fixationsfadens zu nahe an der Spina ischiadica** → Risiko der Nerven- oder Gefäßläsion
- **Verletzung** der nahe beim Lig. sacrotuberale gelegenen **lumbosakralen Gefäße und Nerven** → sakrumnah auf dem Ligament bleiben

► **Alternativmethoden.**

- abdominale oder laparoskopische Sakropexie der Scheide
- Einlage eines (ggf. vorderen) und hinteren Netzes (insbesondere in der Rezidivsituation)
- Kolpoperineokleisis → postoperativ keine Kohabitationsfähigkeit
- Pessartherapie; z. B. bei nicht abgeschlossener Familienplanung und erhöhtem perioperativem Komplikationsrisiko aufgrund von Komorbiditäten. Das Pessar (meist Würfelpessar) sollte über Nacht entfernt und morgens selbstständig eingesetzt werden (um Druckulcera zu vermeiden)

▶ **Postoperative Behandlung.**

- feste Scheidentamponade (mit Ovestin-Creme getränkt → weniger Schmerzen beim Entfernen) für 48 Stunden zur Vermeidung von Hämatomen, die ein Rezidiv begünstigen, und zum besseren Verkleben der Wundflächen
- Entfernen der Redon-Drainage, sobald kein Blut mehr nachläuft
- 6 Wochen postoperativ nicht heben und kein Geschlechtsverkehr
- beim Stuhlgang nicht pressen, ggf. Stuhlregulierung
- nie mehr als 5 kg heben
- Schmerztherapie postoperativer Schmerzen im Gesäßbereich; z. B. Ibuprofen 3 × 400 mg/d für 2 – 3 Monate; zusätzlich z. B. Pantoprazol als Magenschutz; ggf. zusätzlich Tilidin
- Nachsorge:
  - Östrogenisierung lokal oder systemisch
  - Beckenbodengymnastik
  - Verhaltensänderung beim Heben, Tragen etc.

9.14 Fixierte anteriore Netzinterposition

▶ **OP-Prinzip.** Einlage eines makroporösen Polypropylene-Netzes zwischen vorderer Vaginalwand und Blase. Die Verankerung erfolgt entweder transobturatorisch (proximal und lateral bds.) oder vollständig transvaginal ohne externe Inzisionen mittels interner Verankerung. Während sich die Verfahren mit externen Inzisionen weitgehend ähnlich sind, unterscheiden sich die Verfahren des rein vaginalen Zugangs sowohl in der Art und Position der Fixation (alte Landmarks, innovative apikale Fixierung im Lig. sacrospinale oder primär unfixierte Einlage) als auch in ihren Komplikationen und Erfolgsraten. Im Folgenden wird auf die Fixierung über externe Inzisionen und die interne Fixierung am M. obturatorius internus und am Lig. sacrospinale eingegangen, ohne damit die anderen Verfahren bewerten zu wollen.

- Die laterale transobturatorische Fixierung führt zu einer Fixierung der normalerweise sehr dehnbaren Scheide noch vor der „Interspinalebene“. Unter anderem diese Tatsache könnte die in der Literatur beschriebene Dyspareunierate von 14 – 24 % erklären.
- Die apikale Fixierung des intern verankerbaren Netzes (Elevate anterior) ist eher hinter dem Scheidenapex. Die Dyspareunieraten liegen im 12-Monate-Follow-up mit 0 – 4 % deutlich niedriger.

Die Implantation von Netzen soll aufgrund fehlender Langzeitergebnisse und nicht unerheblichen Komplikationsraten nicht routinemäßig bei primären vaginalen Deszensusoperationen erfolgen und dem geübten Operateur vor allem in der Rezidivsituation vorbehalten sein.

▶ **Indikationen.**

- Rezidivdeszensus im vorderen (und apikalen) Kompartiment
- großer Prolaps; insbesondere mit paravaginalem Defekt
- erhöhtes Sicherheitsbedürfnis der Patientin bezüglich der Rezidivrate

▶ **Kontraindikationen.**

- Ablehnen von heterologem Material
- Immunsuppression
- Ablehnen oder Kontraindikation für eine lokale Östrogenisierung (Arrosionsrisiko steigt)

▶ **Patientenaufklärung.**

- Verletzung angrenzender Strukturen (Blase, Darm, Ureter, Blutgefäße, Nerven)
- Hämatom-, Serombildung
- sonstige übliche OP-Risiken
- Dyspareunie je nach Verfahren und Autor bis zu 24 %
- Information über die Implantation von Fremdmaterial
- Mesh-Retraktion oder -Schrumpfung assoziiert mit Schmerzen je nach Verfahren und Autor bis 19 %
- vaginale Netzarrosion je nach Verfahren und Autor bis zu 19 %
- Arrosion des Netzes in die Blase
- De-novo-Belastungsinkontinenz
- De-novo-Urgeproblematik
- Miktionsstörungen bis zum Harnverhalt
- idealerweise werden der Patientin die Daten der eigenen Klinik präsentiert

▶ **OP-Planung.**

- gynäkologische Untersuchung mit Vaginal- und Introitussonografie

- Abklärung einer larvierten oder klinisch bereits apparenten Inkontinenz durch urodynamische Messungen, u. a. nach Reposition des Deszensus
- lokale Östrogenisierung über 4 Wochen, z. B. mit Ovestin-Ovula 1 × 1
- perioperative Antibiotikaprophylaxe

► **Lagerung und Abdeckung.** Die Patientin wird in Steinschnittlage gelagert. Es folgen die Desinfektion der Scheide und des äußeren Genitalbereiches bis zum Unterbauch sowie die Entleerung der Harnblase mit einem Einmalkatheter. Sind externe Inzisionen geplant, wird mit Beinsäcken, kranialem Quertuch und kaudalem Quertuch über der Analregion (wird am Operateur mit Tape fixiert) so abgedeckt, dass die Übergänge zwischen Vulva und Oberschenkel ca. eine Handbreit frei bleiben. Fixieren der Beinsäcke mit Tape. Alternativ wird ein vaginales Einmalset verwendet. Dies besteht aus einem Teil, der perivulvär aufgeklebt und in diesem Fall aber nicht benutzt wird, sowie einem Teil mit großer Tuchabdeckung nach oben und unten sowie integrierten Beinsäcken und größerer Öffnung im Vulvabereich. Unterhalb des Introitus wird ein kaudales Quertuch geklebt, welches mit Tape am Kittel des Operateurs befestigt wird. Die anderen Kanten des Einmalsets werden wie oben beschrieben mit Tape fixiert. Bei intern verankerbaren Netzen wird ein normale vaginale Abdeckung, wie unter 9.13 beschrieben, eingesetzt. Zur besseren Visualisierung kann der Einsatz eines Scott-Retraktors hilfreich sein (► Abb. 9.21).

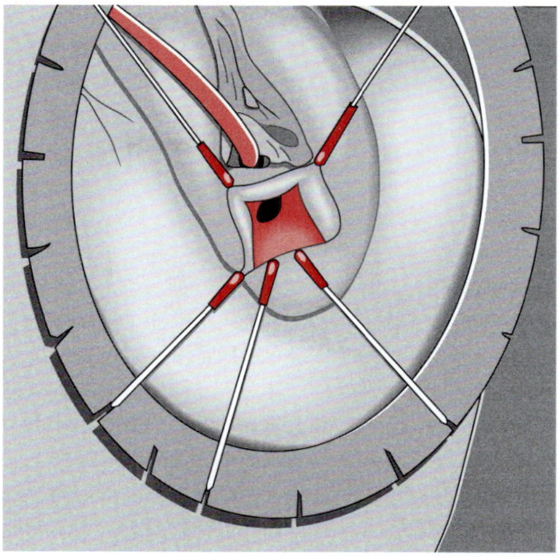

Abb. 9.21 Scott-Retraktor.

OP-Technik

Laterale transobturatorische Fixierung (► Abb. 9.22)

Anlegen einer medianen Kolpotomie vom Scheidenende bis ca. 3 cm vor dem Meatus urethrae externus. Zur Unterstützung der Hämostase und Dissektion kann vorher die zu präparierende Schicht mit NaCl oder einem NaCl-Adrenalin-Gemisch (z. B. 1 Amp. Suprarenin auf 100 ml NaCl 0,9 %) infiltriert werden. Die Zystozele wird von der Vaginalwand abpräpariert. Die Faszie bleibt auf der Vaginalwand (bessere Durchblutung, geringeres Arrosionsrisiko). Die weitere Präparation erfolgt beidseits in Richtung der Schambeinäste, bis man teils stumpf mittels digitaler Präparation, teils scharf mit spreizenden Bewegungen der Schere ins Cavum retzii gelangt. Bei sehr großen Zystozelen wird die Zystozele durch Blasenraffnähte in klassischer Weise verkleinert. Palpatorische Identifikation des Arcus tendineus und der Spina ischiadica. Nun erfolgt die Markierung der Hautinzisionen. Je nach Implantat und Einführungshilfen erfolgt die erste Markierung in der genito-femoralen Falte auf Höhe des Meatus urethrae externus oder der Klitoris (oberhalb der Ansatzstelle des M. adductor longus, nahe des Schambeinastes).

Die zweite Markierung erfolgt 2 – 3 cm unterhalb und 1 – 2 cm lateral der ersten Markierung. Vorbereiten des Implantats und der notwendigen Instrumente. Anlegen der 4 Hautinzisionen an den Markierungen. Tasten des Arcus tendineus und seines Ansatzes am Os pubis. Stechen der oberen Nadel. Diese soll unter digitaler Kontrolle von vaginal her ca. 1 cm vom Os-pubis-Ansatz des Arcus tendineus auf Höhe desselben durch den M. obturatorius perforieren. Der Vorgang wird auf der kontralateralen Seite wiederholt. Je nach Implantat erfolgt das Durchziehen der vorderen Netzarme sofort oder später. Die untere Nadel wird unter ständiger digitaler Kontrolle von vaginal (Cavum retzii) nach hinten in Richtung Spina ischiadica geführt und perforiert den M. obturatorius auf Höhe des Arcus

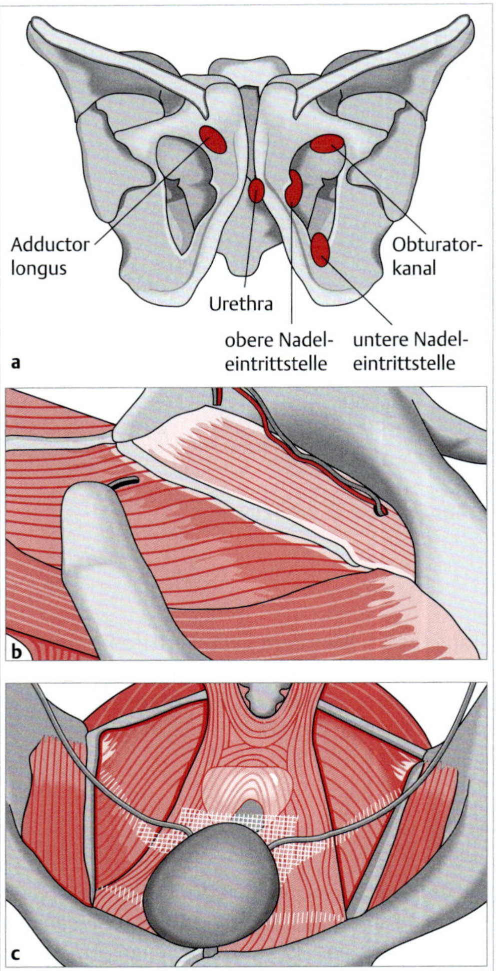

Abb. 9.22 Laterale transobturatorische Fixierung
a Übersicht der Nadeleinstichstellen
b untere Nadelausstichstelle nahe der Spina ischiadica
c Lage des subvesikalen trasobturatorisch fixierten Netzes

tendineus ca. 1 – 2 cm vor der Spina ischiadica. Sämtliche Bänder werden so durchgezogen, dass das Netz symmetrisch liegt und es vor allem im vorderen Bereich ohne Spannung liegt.

Das Netz wird mit resorbierbaren Einzelknopfnähten (2/0) an der pararurethralen Scheidenwand und am hinteren Scheidenwinkel fixiert. Der Verschluss der Kolpotomie erfolgt mit einer fortlaufenden Naht (2/0). Die Netzarme werden unter Hautniveau eingekürzt und die Inzisionen durch Einzelknopfnähte oder Steristrip-Verbände verschlossen. Zur Vermeidung von Seromen und Hämatomen ist es sinnvoll, die Scheide mit einer salbengetränkten Tamponade (Estriol-Creme) auszutamponieren. Abschließende Einlage eines Verweilkatheters in die Blase. Optional kann mit einer Zystoskopie vorher eine Blasenläsion ausgeschlossen werden.

Elevate anterior

Die vaginale Präparation erfolgt wie oben beschrieben. Jedoch wird neben dem Arcus tendineus und der Spina ischiadica auch das hier ansetzende Lig. sacrospinale palpatorisch dargestellt. Eventuell muss darüberliegendes Gewebe mit dem Finger nach medial geschoben werden. Vorbereiten des Implantats und der Instrumente. Laden der apikalen Nadel mit dem Fixierungsarm (▶ Abb. 9.23). Positionierung so auf dem Ligament, dass die Schutzhülse der Nadel senkrecht auf dem Lig. sacrospinale zu stehen kommt. Durch Druck auf den Auslöser wird die Hülse freigegeben und durch Druck senkrecht gegen das Ligament wird der Anker in dieses hineingedrückt. Die zurückgewichene Hülse limitiert hierbei das Eindringen des Ankers auf 12 mm. Nadel und Hülse werden zurückgezogen. Gleiches Vorgehen kontralateral. Laden des Netzes auf die vordere Nadel. Das Netz soll der Außenbiegung anliegen und wird mit dem nadelführenden Finger so unter Spannung gehalten, dass die Spitze nicht von der Nadel rutschen kann. Einführen der Nadel in Richtung Arcus tendineus. Ein Verhaken mit dem umgebenen Gewebe kann vermieden werden, wenn der Führungsfinger die Nadelspitze etwas überragt.

Etwa 1 cm vom Os-pubis-Ansatz des Arcus tendineus wird der Anker möglichst senkrecht eingestochen. Kontrolle des lateralen Sulcus, um eine Perforation rechtzeitig zu erkennen. Gleiches Vorgehen kontralateral. Ist zu viel Spannung unter dem Blasenhals, müssen evtl. die ersten 2 – 3 querverlaufenden Netzfasern eingeschnitten werden. Fixierung des Netzes paraurethral an der Faszie mit Einzelknopfnähten. Einkürzen des apikalen Netzüberstandes. Aufschieben der Netzaugen auf die apikalen Netzarme. Fixieren des Netzes an den hinteren Scheidenwinkeln mit Einzelknopfnähten. Beginn des Scheidenverschlusses mit fortlaufender Naht von apikal, da diese Region nach Netzpositionierung evtl. schlechter erreichbar ist. Nachdem

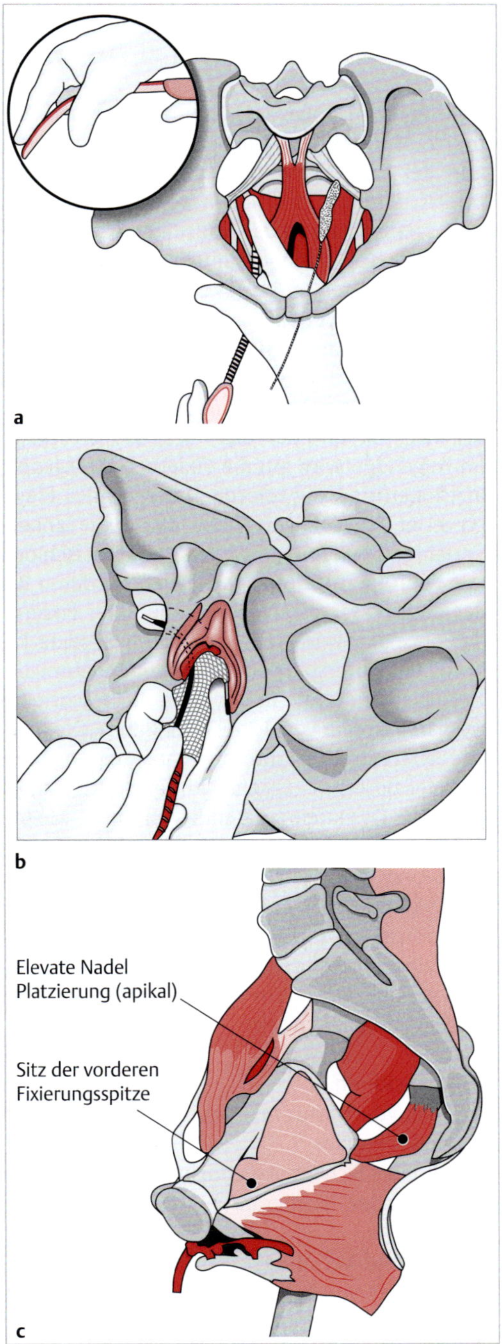

Abb. 9.23 Elevate anterior.

a Platzierung der Fixierungsarme.
b Platzierung der vorderen Fixierungsspitzen.
c Elevate-Nadel-Fixierung.

das apikale Drittel der Kolpotomie verschlossen ist, werden die Fixierungsaugen auf die apikalen Netzarme aufgesetzt und mit der Einstellhilfe vorgeschoben. Die Positionierung soll spannungsfrei erfolgen, d. h. die Augen nicht weiter als 1 – 2 cm auf dem Netzanteil des Ärmchens vorgeschoben werden. Spannung verursacht Schmerzen. Der Anfänger ist leicht versucht, Spannung auf die Arme zu bringen, um die verbleibende Zystozele zu beseitigen. Dies ist jedoch nicht zielführend und komplikationsträchtig. Einkürzen der Arme und weiterer fortlaufender Verschluss der Scheide. Zur Vermeidung von Seromen und Hämatomen ist es sinnvoll, die Scheide mit einer salbengetränkten Tamponade (Estriol-Creme) auszutamponieren. Abschließende Einlage eines Verweilkatheters in die Blase.

▸ Probleme und deren Lösung.

- narbige Verhältnisse bei vorheriger vorderer Plastik → Präparation dicht auf der Vaginalwand nach lateral und nicht zu früh stumpf ins Cavum retzii eindringen wollen (Gefahr der Blasenläsion)
- vorderer Rand des Netzes am Blasenhals zu straff → wenige querverlaufende Fasern durchtrennen
- vordere Elevate-Spitze rutscht von der Nadel oder verhakt sich im Gewebe → Netz straff über die äußere Nadelbiegung gespannt halten und Finger etwas über der Nadelspitze positionieren

▸ Häufige Fehler und Gefahren.

- falsche Position der hinteren transobturatorischen Nadel → Gefahr von Gefäß- und Nervenverletzungen
- Rektum wird vor der Positionierung der apikalen Elevate-Nadel nicht nach medial abgeschoben → Gefahr der Rektumverletzung → Rat zur rektalen Austastung am OP-Ende
- gespannte Netzlage unter dem Blasenhals → Gefahr der Miktionsstörung und einer Urgeproblematik
- keine spannungsfreie Lage der Netzarme → Gefahr postoperativ persistierender Schmerzen
- keine präoperative und postoperative Östrogenisierung → erhöhtes Arrosionsrisiko
- zu starkes Ausdünnen oder zu große Resektion der vorderen Vaginalwand → erhöhtes Arrosionsrisiko
- Ulzerationen der Vaginalwand nicht ausgeheilt (erhöhtes Arrosionsrisiko)

▸ Postoperative Behandlung.

- feste Scheidentamponade (mit Ovestin-Creme getränkt → weniger Schmerzen beim Entfernen) für 48 Stunden zur Vermeidung von Hämatomen, die ein Rezidiv begünstigen, und zum besseren Verkleben der Wundflächen mit dem Netz
- (6–)12 Wochen postoperativ nicht heben und kein Geschlechtsverkehr
- beim Stuhlgang nicht pressen, ggf. Stuhlregulierung
- idealerweise nie mehr als 5 kg heben
- Nachsorge:
  - Östrogenisierung lokal 2 ×/Woche; idealerweise lebenslang
  - Beckenbodengymnastik
  - Verhaltensänderung beim Heben, Tragen etc.

9.15 Fixierte posteriore Netzinterposition

▸ OP-Prinzip. Einlage eines makroporösen Polypropylen-Netzes zwischen hinterer Vaginalwand und Rektum. Die Verankerung erfolgt entweder transischiorektal durch den vorderen Anteil des Lig. sacrospinale oder vollständig transvaginal ohne externe Inzisionen mittels interner Verankerung im hinteren Anteil des Lig. sacrospinale. Während sich die Verfahren mit externen Inzisionen weitgehend ähnlich sind, unterscheiden sich die Verfahren des rein vaginalen Zugangs in der Art und Position der Fixation (alte Landmarks; variabel, meist im hinteren Anteil des Lig. sacrospinale). Im Folgenden wird auf die Fixierung über externe Inzisionen und die interne Fixierung des Elevate posterior eingegangen, ohne damit die anderen Verfahren bewerten zu wollen. Die transischiorektale Führung mit Durchstechen des vorderen Randes des Lig. sacrospinale führt zu einer Fixierung der normalerweise sehr dehnbaren Scheide kurz hinter der „Interspinalebene". Unter anderem diese Tatsache könnte die in der Literatur beschriebene Dyspareunierate von 17–63% erklären. Die apikalere Fixierung des intern verankerbaren Netzes (Elevate posterior) ist eher hinter dem Scheidenapex. Die Dyspareunieraten liegen im 12-Monate-Follow-up mit 0–1,4% deutlich niedriger. Die Implantation von Netzen soll aufgrund fehlender Langzeitergebnisse und nicht unerheblichen Komplikationsraten nicht routinemäßig bei primären vaginalen Deszensusoperationen erfolgen und dem geübten Operateur vor allem in der Rezidivsituation vorbehalten sein.

▸ Indikationen.

- Rezidivdeszensus im hinteren Kompartiment
- großer Prolaps
- erhöhtes Sicherheitsbedürfnis der Patientin bezüglich der Rezidivrate

▸ Kontraindikationen.

- Ablehnen von heterologem Material
- Immunsuppression
- Ablehnen oder Kontraindikation für eine lokale Östrogenisierung (Arrosionsrisiko steigt)

▸ Patientenaufklärung.

- Verletzung angrenzender Strukturen (Blase, Darm, Ureter, Blutgefäße, Nerven)

- Hämatom-, Serombildung
- sonstige übliche OP-Risiken
- Dyspareunie je nach Verfahren und Autor 17 – 63 %
- Schmerzen im Gesäß
- Information über die Implantation von Fremdmaterial
- Mesh-Retraktion oder -Schrumpfung assoziiert mit Schmerzen je nach Verfahren und Autor bis 19 %
- vaginale Netzarrosion je nach Verfahren und Autor bis zu 26 %
- Arrosion des Netzes in die Blase
- De-novo-Belastungsinkontinenz
- Idealerweise werden der Patientin die Daten der eigenen Klinik präsentiert.

▸ **OP-Planung.**

- gynäkologische Untersuchung mit Vaginal- und Introitussonografie
- Abklärung einer larvierten oder klinisch bereits apparenten Inkontinenz durch urodynamische Messungen, u. a. nach Reposition des Deszensus
- lokale Östrogenisierung über 4 Wochen, z. B. mit Ovestin-Ovula 1 × 1
- perioperative Antibiotikaprophylaxe

▸ **Lagerung und Abdeckung.** Die Patientin wird in Steinschnittlage gelagert. Es folgen die Desinfektion der Scheide und des äußeren Genitalbereiches bis zum Unterbauch sowie die Entleerung der Harnblase mit einem Einmalkatheter. Sind externe Inzisionen geplant, wird ein steriles Tuch unter das Gesäß der Patientin geschoben. Die Beine werden mit zwei Beinsäcken verhüllt. Kranial wird ein Tuch quer über dem Unterbauch fixiert. Die Analregion wird mit einer durchsichtigen sterilen Folie abgeklebt. Dann setzt sich der Operateur vor die Patientin und befestigt ein kaudales Quertuch, welches deutlich unter der Analregion liegt, zum einen über der Patientin, zum anderen mittels Tape am eigenen Kittel. Die Beinsäcke werden mit Tape fixiert. Alternativ wird ein vaginales Einmalset verwendet. Dies besteht aus einem Teil, der perivulvär aufgeklebt wird, und einem Teil mit großer Tuchabdeckung nach oben und unten, sowie integrierten Beinsäcken und großer Öffnung im Vulvabereich, in die der bereits aufgeklebte Teil integriert wird. Sind externe Inzisionen geplant, wird der vulväre Teil des Einmalsets nicht benutzt und die vulvären Ränder des großen Abdeckungsteils mit Tapes so fixiert, dass die Analregion und die Region der Inzisionen frei bleibt. Diese wird auch hier mit einer sterilen Folie abgeklebt. Wird eine interne Verankerung geplant, wird eine normale vaginale Abdeckung vorgenommen.

OP-Technik

Fixierung über externe Inzisionen (▸ Abb. 9.24)

Anlegen einer medianen hinteren Kolpotomie im unteren Drittel der Scheide. Zur Unterstützung der Hämostase und Dissektion kann vorher die zu präparierende Schicht mit NaCl oder einem NaCl-Adrenalin-Gemisch (z. B. 1 Amp. Suprarenin auf 100 ml NaCl 0,9 %) infiltriert werden. Die Rektozele wird von der Vaginalwand abpräpariert. Dies gelingt ab dem mittleren Drittel nach apikal meist stumpf. Durchtrennen des rechten Rektumpfeilers nach lateral (möglichst apikal) und Darstellen der Levatormuskulatur und des Lig. sacrospinale (vgl. OP-Technik Kap. 9.13). Gleiches Vorgehen kontralateral. Markierung der Hautinzisionen je 3 cm lateral und 3 cm kaudal des Anus. Im Scheidenwinkel hinten lateral wird je eine resorbierbare Naht (2/0) angelegt und das Netz beim Abgang der Arme daran fixiert. Anlegen der Hautinzisionen und Stechen der Spieße parallel zum Tisch. Vorschieben durch die Fossa ischiorectalis unter permanenter digitaler Kontrolle von vaginal. Circa 3 cm medial der Spina ischiadica wird das Lig. sacrospinale durchstoßen und je nach Implantat direkt oder später das Netzärmchen mit der Nadel zurückgezogen. Gleiches Vorgehen kontralateral. Spannungsfreie Positionierung über dem Rektum. Kürzen des Netzes etwas kranial des Introitus und Fixieren mit zwei weiteren resorbierbaren Nähten. Einkürzen der Implantatarme unter Hautniveau und Verschluss der Haut durch Sterístrips oder Einzelknopfnähte. Verschluss der Scheide mit fortlaufender Naht. Zur Vermeidung von Seromen und Hämatomen ist es sinnvoll, die Scheide mit einer salbengetränkten Tamponade (Estriol-Creme) auszutamponieren. Abschließende Einlage eines Verweilkatheters in die Blase.

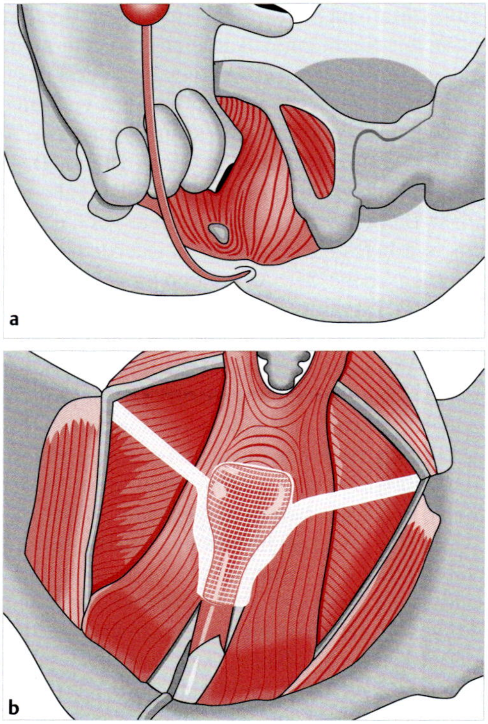

Abb. 9.24 Fixierung über externe Inzisionen.

a Transischiorektale Führung der hinteren Nadel bei Fixierung über externe Inzision
b Lage des Implantats bei Fixierung über externe Inzision

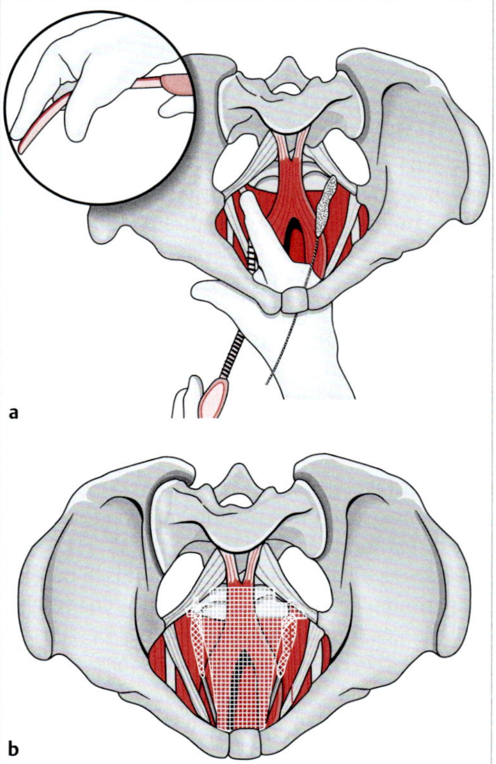

Abb. 9.25 Elevate posterior.

a Platzierung der Fixierungsarme
b Lage des Implantats

Interne Fixierung – Elevate posterior (▶ Abb. 9.25)

Anlegen einer medianen hinteren Kolpotomie im unteren Drittel der Scheide. Zur Unterstützung der Hämostase und Dissektion kann vorher die zu präparierende Schicht mit NaCl oder einem NaCl-Adrenalin-Gemisch (z. B. 1 Amp. Suprarenin auf 100 ml NaCl 0,9 %) infiltriert werden. Die Rektozele wird von der Vaginalwand abpräpariert. Dies gelingt ab dem mittleren Drittel nach apikal meist stumpf. Durchtrennen des rechten Rektumpfeilers nach lateral (möglichst apikal) und Darstellen der Levatormuskulatur und des Lig. sacrospinale (vgl. OP-Technik Kap. 9.13). Stumpfes Abschieben des Gewebes auf dem Ligament von der Spina zum Sakrum. Laden der apikalen Nadel mit dem Fixierungsarm. Positionierung so auf dem Ligament, dass die Schutzhülse der Nadel senkrecht auf dem Lig. sacrospinale zu stehen kommt. Dies ca. 3 cm mediokranial der Spina ischiadica. Durch Druck auf den Auslöser wird die Hülse freigegeben und durch Druck senkrecht gegen das Ligament wird der Anker in dieses hineingedrückt. Die zurückgewichene Hülse limitiert hierbei das Eindringen des Ankers auf 12 mm. Nadel und Hülse werden zurückgezogen. Gleiches Vorgehen kontralateral. Anlegen von 2 – 3 Nähten am inneren Scheidenende. Die Netzaugen werden auf die Netzarme geschoben und das Netzende nahe der Netzaugen am Scheidenende fixiert. Aufsetzen der Fixierungsaugen und Vorschieben, sodass das Netz spannungsfrei über dem Rektum liegt. Die Netzärmchen werden eingekürzt, ebenso der distale Netzanteil. Dieser wird dann mit zwei Einzelknopfnähten seitlich fixiert. Verschluss der Scheide mit fortlaufender Naht. Zur Vermeidung von Seromen und Hämatomen ist es sinnvoll, die Scheide mit einer salbengetränkten Tamponade (Estriol-Creme) auszutamponieren. Abschließende Einlage eines Verweilkatheters in die Blase.

▶ **Probleme und deren Lösung.**

- narbige Verhältnisse insbesondere nach sakrospinaler Vaginae-fixatio → subtile Präparation, ggf. unter digitaler Kontrolle von rektal
- transischiorektal geführte Nadel reicht nicht weit genug nach hinten, sodass die Scheide funktionell deutlich verkürzt wird → Versorgung des Scheidenapex mit einer hoch liegenden sacrotuberalen Fixation. Das Netz versorgt nur die unteren ⅔ der Scheide
- gleichzeitiger Einsatz von Elevate anterior und posterior → die posterioren Arme werden ca. 0,5 – 1 cm medial der apikalen anterioren Arme gestochen

▶ **Häufige Fehler und Gefahren.**

- falsche Führung oder Position der Nadel → Gefahr von Gefäß- und Nervenverletzungen
- Rektum wird vor der Positionierung der Nadel nicht nach medial abgeschoben → Gefahr der Rektumverletzung
- gespannte Netzlage über dem Rektum → Gefahr von Defäkationsstörungen
- keine spannungsfreie Lage der Netzarme → Gefahr postoperativ persistierender Schmerzen
- keine präoperative und postoperative Östrogenisierung → erhöhtes Arrosionsrisiko
- zu starkes Ausdünnen oder zu große Resektion der hinteren Vaginalwand → erhöhtes Arrosionsrisiko
- deszensus- oder pessarbedingte Ulzerationen der Vaginalwand nicht ausgeheilt → erhöhtes Arrosionsrisiko

▶ **Postoperative Behandlung.**

- feste Scheidentamponade (mit Ovestin-Creme getränkt → weniger Schmerzen beim Entfernen) für 48 Stunden zur Vermeidung von Hämatomen, die ein Rezidiv begünstigen, und zum besseren Verkleben der Wundflächen mit dem Netz
- (6–)12 Wochen postoperativ nicht heben und kein Geschlechtsverkehr
- beim Stuhlgang nicht pressen, ggf. Stuhlregulierung
- idealerweise nie mehr als 5 kg heben
- Nachsorge:
  - Östrogenisierung lokal 2 ×/Woche; idealerweise lebenslang
  - Beckenbodengymnastik
  - Verhaltensänderung beim Heben, Tragen etc.

10 Radikal-onkologische Eingriffe

B. Uhl

10.1 Vulvakarzinom

▶ **Vorbemerkungen.** Der Anteil der Vulvakarzinome an den malignen Genitaltumoren beträgt 3–8%. Das mittlere Erkrankungsalter liegt bei 60–65 Jahren, 20–30% der Patientinnen sind jedoch jünger (mit zunehmender Tendenz). Bei den jüngeren Frauen liegt häufig eine Assoziation zu einer HPV-Infektion vor.

Die Tumoren finden sich überwiegend im Bereich der Labien, die Klitoris ist bei rund 15% mit befallen, der Bereich der Urethralöffnung bei rund 5%. Histologisch handelt es sich in 95% um Plattenepithelkarzinome, seltener um maligne Melanome, Basaliome oder Adenokarzinome, Letztere ausgehend von der Bartholin-Drüse. Die Plattenepithelkarzinome finden sich praktisch immer auf dem Boden eines Carcinoma in situ. Hinsichtlich der operativen Therapie ist die Kenntnis der Lymphabflusswege von besonderer Bedeutung. Malignome der Vulva metastasieren bereits sehr früh lymphogen, in erster Linie in die inguinalen Lymphknoten. Karzinome in der Nähe der Klitoris sowie des vorderen Drittels der kleinen Labien weisen wegen lymphatischer Querverbindungen häufig auch kontralaterale Metastasierungen der inguinalen Lymphknoten auf. Der Lymphabfluss der lateral gelegenen Anteile der Vulva tangiert die Klitoris nicht, deshalb ist unter günstigen Bedingungen ein Erhalt der Klitoris möglich. Eine Streuung in die iliakalen Lymphknoten findet sich bei 15% der Fälle von positiven inguinalen Lymphknoten. Eine primäre pelvine Metastasierung ist selten, diese tritt bei einem Tumorsitz im Klitorisbereich bzw. der Analregion (sogenannte Mittellinien-Karzinome) oder bei Überschreitung des Hymenalsaums zur Vagina hin auf (▶ Abb. 10.1).

▶ **Risikofaktoren.**

- HPV-assoziierte VIN
  - meist junge Frauen
  - HPV 16 in 80% der HPV-assoziierten Erkrankungen
  - HPV 33 in ca. 10% der Fälle
- andere anogenitale intraepitheliale Neoplasien oder Karzinome
- Herpes genitalis
- Syphilis
- Immunschwäche (z. B. AIDS)
- Immunsuppression (z. B. nach Organtransplantation oder bei rheumatischen Erkrankungen)
- Rauchen
- Lichen sclerosus et atrophicus
  - meist ältere Frauen
  - meist kein Bezug zu einer HPV-Infektion
  - meist p53-Alteration
- squamöse Hyperplasie

▶ **Diagnosesicherung.**

- klinische Veränderung und Symptomatik
- Vulvoskopie mit Essigsäure 3- bis 5%ig; weißliche Verfärbung, ggf. Mosaik oder Punktierung spricht für Dysplasie
- umschriebene Läsion → Exzisionsbiopsie möglichst im Gesunden; Sicherheitsabstand ≥ 10 mm
- flächige und/oder multiple Herde → Zylinderstanzbiopsie (Punch-Biopsie = Hautbiopsie unter Mitnahme des darunterliegenden Fettgewebes)
- zusätzlich Kontrolle von Anus, Vagina und Zervix
- Kontrolle der Lymphabflusswege; ggf. Bildgebung

▶ **Stadieneinteilung.** Siehe ▶ Tab. 10.1.

▶ **Stadiengerechte Therapieplanung.** ▶ Abb. 10.2

Tab. 10.1 Stadieneinteilung des Vulvakarzinoms

T – Primärtumor	Charakteristik		
TX	Primärtumor kann nicht beurteilt werden		
T0	kein Anhalt für Primärtumor		
Tis	Carcinoma in situ		
T1	Tumor begrenzt auf Vulva oder Vagina und Perineum, 2 cm oder weniger in größter Ausdehnung		
T1a	Stromainvasion ≤ 1,0 mm		
T1b	Stromainvasion > 1,0 mm		
T2	Tumor begrenzt auf Vulva oder Vagina und Perineum, mehr als 2 cm in größter Ausdehnung		
T3	Tumor infiltriert untere Urethra, Vagina und/oder Anus		
T4	Tumor infiltriert Schleimhaut der Harnblase oder des Rektums oder der oberen Teile der Urethra oder ist am Knochen fixiert		
N – regionäre Lymphknoten	**Charakteristik**		
NX	regionäre Lymphknoten können nicht beurteilt werden		
N0	keine regionären Lymphknotenmetastasen		
N1	unilaterale regionäre Lymphknotenmetastasen		
N2	bilaterale regionäre Lymphknotenmetastasen		
Stadiengruppierung FIGO – TNM-Kategorien			
Stadium 0	Tis	N0	M0
Stadium I	T1	N0	M0
Stadium II	T2	N0	M0
Stadium III	T1	N1	M0
	T2	N1	M0
	T3	N0, N1	M0
Stadium IVA	T1	N2	M0
	T2	N2	M0
	T3	N2	M0
	T4	jedes N	M0
Stadium IVB	jedes T	jedes N	M1

► **Kontraindikationen.**

- aufgrund von Begleiterkrankungen nicht zu vertretende OP-Risiken
- Therapie mit Antikoagulanzien nicht rechtzeitig abgesetzt
- übliche Kontraindikationen für eine OP

► **OP-Prinzip.** Ziel der Operation sind die R0-Resektion des Vulvakarzinoms mit einem Sicherheitsabstand von mindestens 10 mm (begleitende VIN eingeschlossen) sowie die Erhaltung der Funktion und Ästhetik der Vulva in Bezug auf die Sexualität und Kohabitationsfähigkeit. Gegebenenfalls Einsatz lokoregionärer Lappenplastiken. Je nach Stadium

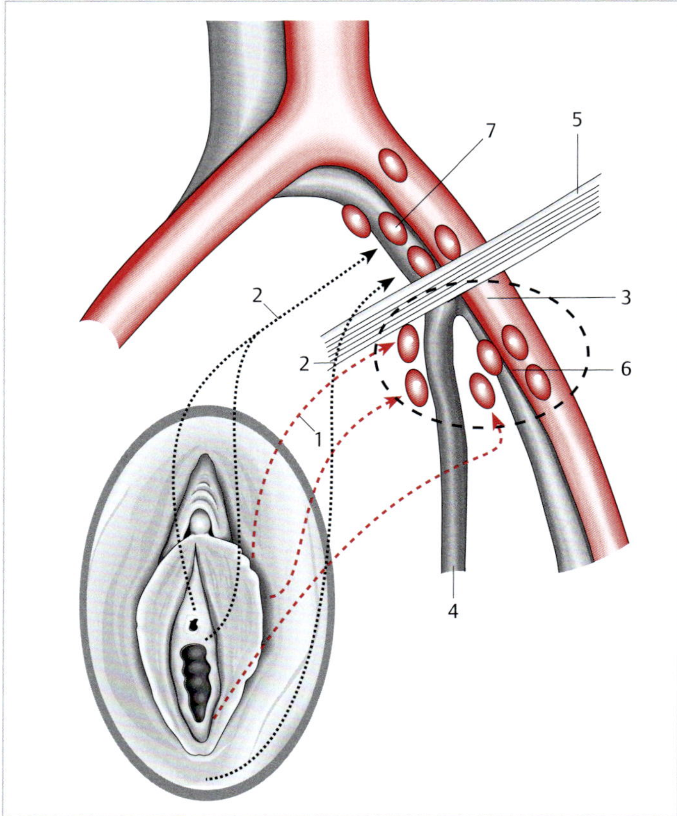

Abb. 10.1 Lymphabflusswege der Vulva.

1 Lymphabfluss der mittleren bzw. seitlichen Anteile der Vulva
2 Lymphabfluss des Mittelstreifens
3 A. und V. iliaca externa
4 V. saphena magna
5 Lig. inguinale
6 Fossa ovalis mit inguinalen Lymphknoten
7 pelvine Lymphknoten

werden die regionalen Lymphabflussgebiete in die Therapieplanung einbezogen (dann jedoch über eine getrennte Schnittführung). In besonderen Fällen, wie der Nähe des Tumors zur Klitoris, oder dem Orificium urethrae externum können unter entsprechender Risikoaufklärung der Patientin bezüglich eines Lokalrezidivs auch geringere Resektionsränder akzeptiert werden. Ein Schwellenwert scheinen 4,8 mm zu sein. Ab 8 mm treten im Allgemeinen keine Lokalrezidive mehr auf. Die Resektion des distalen Urethradrittels hat in aller Regel keine Harninkontinenz zur Folge. Die Lymphonodektomie soll nicht nur oberflächlich, sondern systematisch erfolgen. Mindestens 6 Lymphknoten pro Seite sind zu entfernen. Nur bei positiven Leistenlymphknoten sind auch die pelvinen Lymphknoten zu entfernen. Der Zugang zu den Beckenlymphknoten kann extraperitoneal vom Leistenschnitt, laparoskopisch oder per Laparotomie erfolgen.

▸ **Defektdeckung.** Bei ausgedehnten Karzinomen können die Defekte für eine R0-Resektion so groß sein, dass Sie mit **myokutanen Lappenplastiken** gedeckt werden müssen. Diese Lappentechniken sind sehr anspruchsvoll und sollten dem in dieser Technik routinierten Operateur überlassen werden.

- **Tensor-fasciae-latae-Lappen** (TFL-Lappen): Rekonstruktion im Bereich der inguinalen Lymphonodektomie und der vorderen Vulva. Dazu

Abb. 10.2 Stadiengerechte Behandlung des Vulvakarzinoms gemäß AWNF-Leitlinien.

a Therapie des Vulvakarzinoms im Stadium T1
b Therapie des Vulvakarzinoms im Stadium T2
c Therapie des Vulvakarzinoms im Stadium T3 und T4

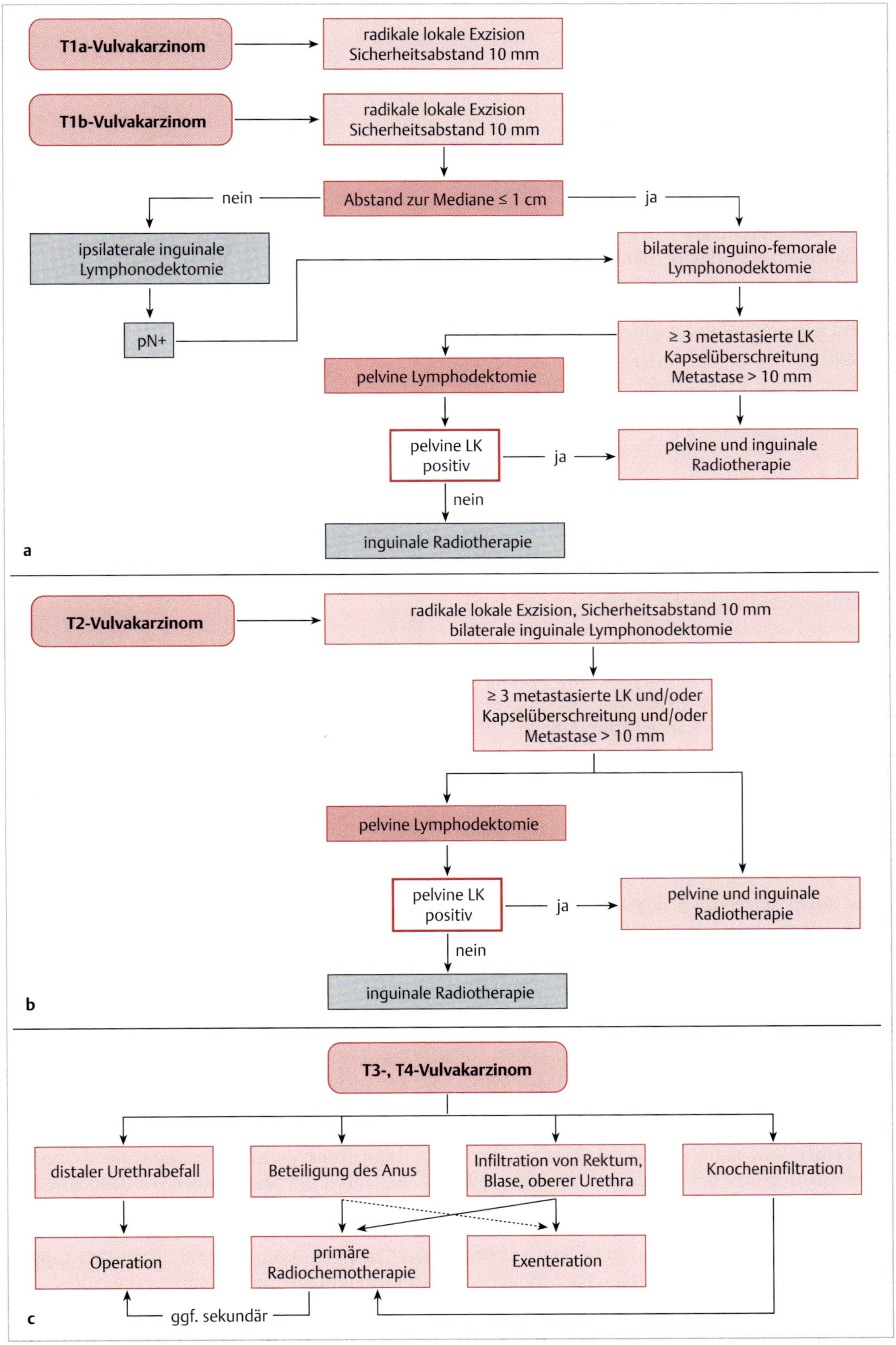
T1a-Vulvakarzinom
radikale lokale Exzision Sicherheitsabstand 10 mm
T1b-Vulvakarzinom
radikale lokale Exzision Sicherheitsabstand 10 mm
Abstand zur Mediane ≤ 1 cm
nein
ja
ipsilaterale inguinale Lymphonodektomie
pN+
bilaterale inguino-femorale Lymphonodektomie
≥ 3 metastasierte LK Kapselüberschreitung Metastase > 10 mm
pelvine Lymphodektomie
pelvine LK positiv
ja
pelvine und inguinale Radiotherapie
nein
inguinale Radiotherapie
a
T2-Vulvakarzinom
radikale lokale Exzision, Sicherheitsabstand 10 mm bilaterale inguinale Lymphonodektomie
≥ 3 metastasierte LK und/oder Kapselüberschreitung und/oder Metastase > 10 mm
pelvine Lymphodektomie
pelvine LK positiv
ja
pelvine und inguinale Radiotherapie
nein
inguinale Radiotherapie
b
T3-, T4-Vulvakarzinom
distaler Urethrabefall
Beteiligung des Anus
Infiltration von Rektum, Blase, oberer Urethra
Knocheninfiltration
Operation
primäre Radiochemotherapie
Exenteration
ggf. sekundär
c

Merke M!

- Zunehmend ersetzt bei klinisch und sonografisch unauffälligen Leisten die Sentinel-Lymphknoten-Biopsie insbesondere bei Tumoren ≤ 2 cm (evtl. sogar bis 4 cm) die komplette inguinale Lymphonodektomie. Es ist zu erwarten, dass dieses Verfahren in der überarbeiteten Leitlinie Berücksichtigung finden wird. Pathologische Aufarbeitung der LK mit Stufenschnitten und Immunhistochemie (Ultrastaging). Für mittelnahe Tumoren muss das SN-Staging beidseits durchgeführt werden. Bei positivem SN ist die komplette inguinale Lymphonodektomie indiziert.
- Eine größere lokale Exzision (ab Tumoren > 2 cm) kann auch als partielle Vulvektomie (anterior, posterior, lateral) bezeichnet werden.

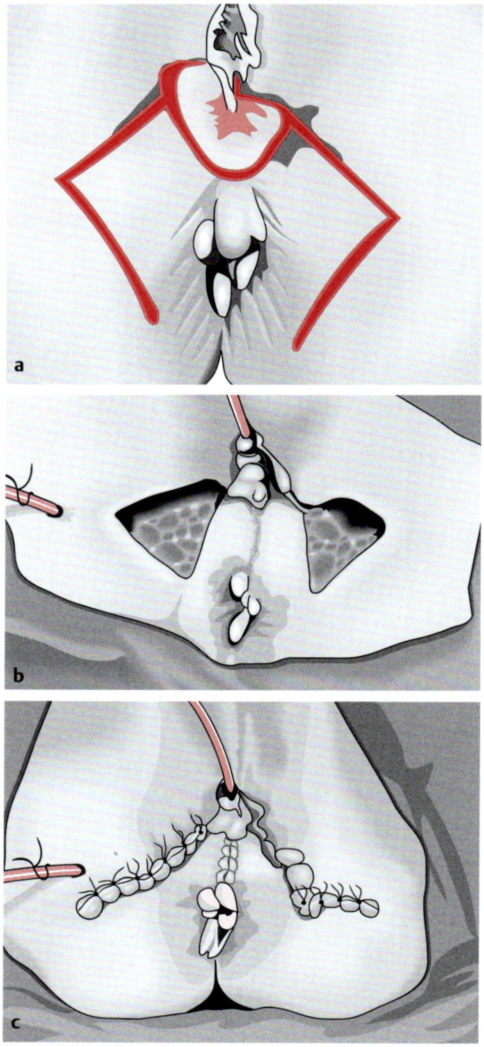

Abb. 10.3 Rhomboid-Lappen.

wird unter Schonung der dort verlaufenden großen Nerven und Gefäße ein etwa 5 cm breiter und 27 – 30 cm langer Hautlappen streng parallel zur Faserrichtung des M. tensor fasciae latae bis zur Fascia lata inzidiert und mobilisiert. Der Lappen lässt sich mühelos im Defekt vernähen; die Lücke in der Fascia lata wird nicht verschlossen.

- **Gluteus-maximus-Transpositionslappen (GMT-Lappen):** Rekonstruktion nach radikaler Vulvektomie mit hinterer Exenteration bei Karzinomen im Bereich des Perineums. Die Lappen werden beidseits vom Os coccygis aus über die Mittellinie bis zur Hinterfläche der Oberschenkel inzidiert, sodass ein 5 – 6 cm breiter und bis zu 30 cm langer Lappen entsteht. Abtrennung von Haut und Unterhautfettgewebe von der Muskulatur, evtl. Mitnahme des medialen Drittels des M. gluteus maximus (Myokutanlappen). Anschließend werden die Lappen über dem Mons pubis vereint und Scheide sowie Perineum neu geformt.
- **Gluteus-maximus-Insellappen (GMI-Lappen):** Rekonstruktion großer seitlicher Vulvadefekte zentral und dorsal (mittleres und dorsales Drittel einer Vulvahälfte). Der Lappen wird aus dem medialen Drittel des M. gluteus maximus mit der darüber liegenden Haut gebildet und frei in den zentralen Defekt eingesetzt.
- **Rektus-abdominis-Lappen (RA-Lappen):** Rekonstruktion ventral betonter, auf den Mons pubis übergehender Defekte. Entnahme einer epigastrischen Hautinsel, die lateral des Nabels endet, um die Gefäßversorgung sicherzustellen, dann Mobilisierung des Lappens durch Durchtrennen des M. rectus abdominis am oberen Ende. Einbringen des gestielten Hautlappens durch einen subkutanen Tunnel in den Defekt.

Zur Verbesserung der Ästhetik und Funktion können kleinere lokoregionäre **Haut-Fett-Lappen oder faziokutane Lappen** eingesetzt werden.

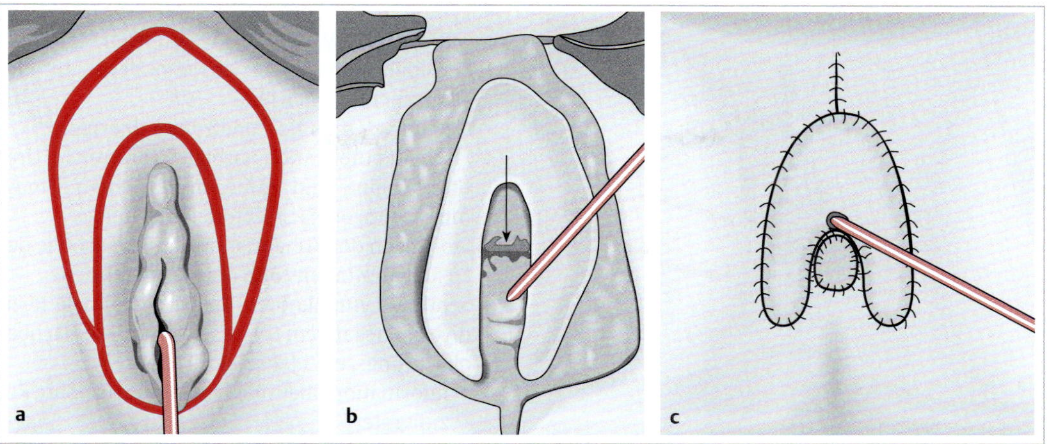

Abb. 10.4 VY-Advancement-Lappen mit Rekonstruktion der vorderen Vulva und der großen Labien.

- **Rhomboid-Lappen (Limberg-Lappen):** Defektdeckung im Bereich der hinteren Kommissur und des Dammes zur Vermeidung von Stenosen im Introitusbereich mit Blutversorgung des Lappens über Hautgefäße. Dazu werden zwei lateral des Dammes und Anus eingezeichnete Rauten ausgeschnitten, in die Mitte über den Defekt geschwenkt und dort vereinigt. Der Hebedefekt wird vom lateralen und kaudalen Wundwinkel her mit Einzelknopfnähten (z.B. Vicryl 2/0 oder Prolene) verschlossen (▸ Abb. 10.3).
- **VY-Advancement-Lappen:** Defektdeckung im Bereich der vorderen Vulva
  - Klitorisregion bzw. kraniale Labia minora (▸ Abb. 10.4): V-förmige Einzeichnung des Lappens. Nach Ausschneiden wird der Lappen nach kaudal verschoben und eingenäht. Der Defekt am Mons pubis wird längs vernäht → aus V wird Y
  - Defektdeckung seitlicher Defekte: Ausschneiden eines nach lateral spitzen V und Verlagerung nach medial zur Defektdeckung (▸ Abb. 10.5)
- **Pudendaler Transpositionslappen (Lotus-Flap):** Die Basis liegt im Bereich der perforierenden Pudendusgefäße ca. auf Höhe und lateral der hinteren Kommissur. Der Hebedefekt kann dann lateral der großen Labie liegen oder zum Oberschenkel ziehen. Dazu Einzeichnen des V-förmigen Lappens, Inzision und Präparation des Lappens von der Spitze zur Basis. Im Bereich der Basis müssen die versorgenden Äste der A. pu-

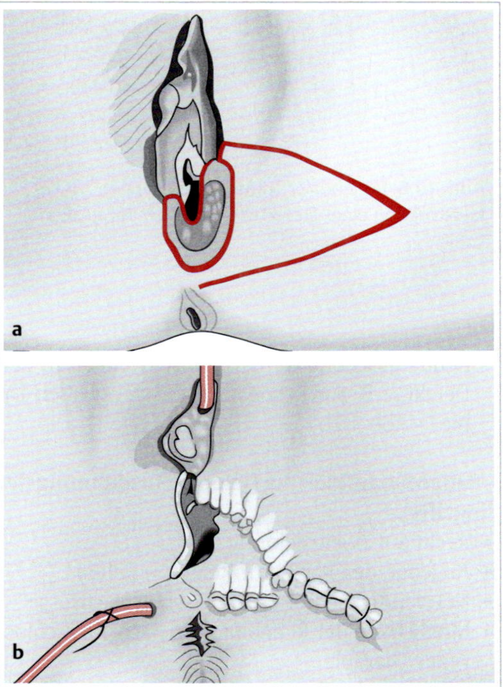

Abb. 10.5 VY-Advancement-Lappen mit Rekonstruktion eines Defektes am hinteren und seitlichen Introitus.

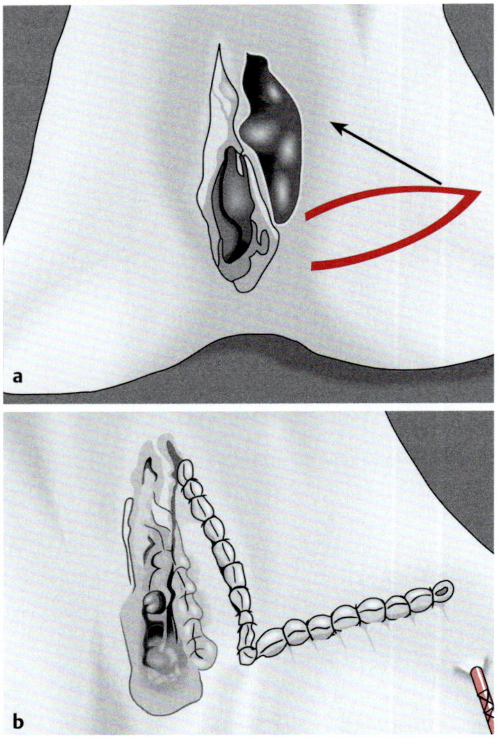

Abb. 10.6 Pudendaler Transpositionslappen zur Rekonstruktion eines Defektes im Bereich der großen Labie.

denda geschont werden. Einschwenken in den Defekt, z. B. zur Rekonstruktion der großen Labie (▶ Abb. 10.6)

▶ Patientenaufklärung (je nach Ausdehnung des Eingriffs).

- Recht auf Zweitmeinung
- Angebot, den Partner miteinzubeziehen
- Notwendigkeit der onkologischen Nachsorge
- Möglichkeit der Rehabilitation nach abgeschlossener Therapie
- Angebote der Psychoonkologie, der sozialrechtlichen Unterstützung und Selbsthilfegruppen
- Verletzungen von A. und V. sowie des N. femoralis
- Wundheilungsstörungen sind bei 14–44% der Patientinnen zu erwarten
- gehäuft thromboembolische Ereignisse
- Ödeme der unteren Extremitäten
- Lymphozelen (30%) und Lymphödem (20–69%) mit konsekutiv möglichen Erysipelen
- Sensibilitätsstörungen insbesondere an der Oberschenkelinnenseite
- Neigung zu Inguinal- und Femoralhernien
- als Spätkomplikation narbige Strikturen an Urethra, Vagina und Anus, insbesondere Orgasmusstörungen nach Klitorisentfernung
- Störungen der Kohabitationsfähigkeit sowie des Sexualempfindens und der Harnkontinenz
- Sentinel-Lymphknoten-Biopsie: inguinale Rezidive bei negativem SN in 2,3% (mittlere Nachbeobachtungszeit 3 Jahre) der Fälle:
  - Information über möglicherweise erhöhte Rezidivrate
  - Prognoseverschlechterung bei inguinalem Rezidiv mit häufig tödlichem Verlauf
  - Zweitoperation, falls erst in der Immunhistochemie eine SN-Metastase festgestellt wird
  - experimentelles, aber gut validiertes Verfahren
- Lappenplastiken:
  - Schmerzen, Serome und Hämatome im Hebebereich
  - Lappennekrose bis zum Lappenverlust
  - Hämatome, Infektionen und Wundheilungsstörungen im Bereich der Defektdeckung

▶ OP-Planung.

- Therapieplanung unter Einbeziehen der Onkologie, Strahlentherapie, Anästhesie und Pathologie (idealerweise mittels einer interdisziplinären Tumorkonferenz)
- Bestimmung der Blutgruppe, Blutkonserven bereitstellen (4 Erythrozytenkonzentrate)
- Ultraschall der Oberbauchorgane (Metastasen?)
- EKG
- Röntgenaufnahme des Thorax
- im Stadium III Zystoskopie und Rektoskopie
- präoperative Antibiotikaprophylaxe, z. B. mit Cefuroxim

OP-Technik

Lymphabflussgebiet: Sentinel-Lymphknoten-Biopsie

▶ **Markierung**

- **Nuklearmedizinisch:** Voraussetzung sind klinisch unauffällige Leistenlymphknoten. Am Tag vor der Operation werden an vier Stellen peritumoral insgesamt 0,4 ml 120 MBq mit 99 m-Technetiumbeladenes Nanokolloid mit einer kurzen Nadel intradermal (Quaddel) appliziert. Es ist darauf zu achten, dass keine Lösung auf die Haut tropft, da es hierdurch zu falschen Anzeigen in der Lymphszintigrafie kommt. Die Bilderstellung erfolgt mittels einer Gammakamera mit niedriger Energie und hochauflösendem Kollimator. Direkt nach der Injektion wird die dynamische Bildgebung gestartet und über 30 min im Abstand von 30 s durchgeführt. Etwa 2 Stunden später bekommt man eine statische Bildansicht von lateral und vorne. Zur Erleichterung der Interpretation wird simultan zur Bildgebung eine 120-KeV-Gammakamera mit Kobalt-57 als Flussquelle eingesetzt. Als Sentinel-Lymphknoten wird die erste fokale Akkumulation angenommen. Diese Stelle wird durch den Nuklearmediziner mit einem Stift markiert.
- **Farbmarkierung:** Nachdem die anästhesiologische Einleitung erfolgt ist, werden peritumoral 2 ml Patentblau an 4 Stellen injiziert. Der Farbstoff reichert sich im Sentinel-Lymphknoten an.

▶ **Exstirpation.** Detektieren des radioaktiv markierten Sentinel-Lymphknotens mit einer Gammasonde (z.B. Neoprobe). Hautmarkierung des Hot spot und Anlegen einer 2–3 cm langen Hautinzision. Präparieren des Lymphknotens. Hierbei kann sowohl die steril bezogene Gammasonde als auch die Farbmarkierung des Lymphknotens helfen. Der Lymphknotens wird exzidiert, nochmals auf seine Aktivität überprüft (Dokumentation der Counts) und zum Schnellschnitt abgegeben. Anschließend sollte das Wundbett auf eine weitere Aktivität mit der Gammasonde überprüft werden. Sind mehr als 20 min zwischen der Injektion des Farbstoffs und der Suche nach dem Sentinel-Lymphknoten vergangen, sollte nochmals Farbstoff injiziert werden, da der Farbstoff der ersten Gabe bereits abtransportiert sein könnte.

„Überstrahlt" der Primärtumor den Hot spot, kann es sinnvoll sein, nach der Entfernung des Primärtumors die Leiste nochmals mit der Gammasonde zu detektieren.

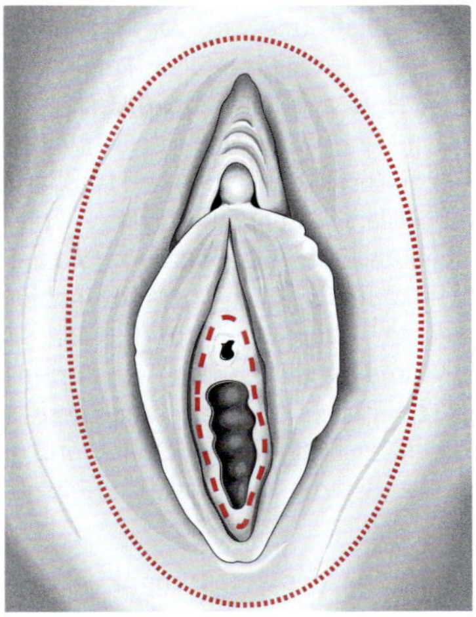

Abb. 10.7 Umschneidungsfigur bei der radikalen Vulvektomie.

▶ **Naht.** Ergibt das Ergebnis des Schnellschnittes einen unauffälligen Lymphknoten, wird die Wunde in typischer Weise verschlossen. Die Intrakutannaht kann mit Caprosyn 3/0 durchgeführt werden. Bei positivem SN erfolgt die systematische inguinale Lymphonodektomie.

Systematische inguinale Lymphonodektomie

Entfernung des inguinalen Lymphknotenfettgewebes von ca. einem Querfinger oberhalb des Leistenbandes bis zur Überkreuzung des M. sartorius mit dem M. adductor longus.

▶ **Inzision der Haut.** Die in ▶ Abb. 10.7 dargestellte Umschneidungsfigur wird am häufigsten angewandt. Die Schnittlinien werden jedoch nicht miteinander verbunden, sondern es erfolgt die sogenannte Dreischnitttechnik. Bei separaten Leistenschnitten ist das Risiko von Wundheilungsstörungen geringer. Im Bereich der Leisten erfolgt nur eine Inzision ohne Resektion von Haut. Dadurch wird ein spannungsfreier Wundverschluss mit einem geringeren Risiko von Wundheilungsstörungen gewährleistet. Der Hautschnitt beginnt 2 cm unterhalb und medial der Spina iliaca anterior superior einer Seite und wird zum lateralen Oberrand des Os pubis weitergeführt. Eine Schnittführung in der Hüftbeugefalte ist zu vermeiden. Die Haut wird in einer Tiefe von ca. 5 – 12 mm zwei Querfinger nach kranial und eine Handbreit nach kaudal mobilisiert. Vorpräparation bis auf die Faszie des M. obliquus externus abdominis. Die anatomischen Verhältnisse im Operationsgebiet der Lymphadenektomie zeigt ▶ Abb. 10.1. Bei der Vorpräparation in die Tiefe werden Äste der Vasa epigastricae superficiales durchtrennt. Diese sollten mit Ligaturen versorgt werden. Oberer und unterer Wundrand werden mit Roux-Haken auseinandergehalten.

▶ **Freipräparation des Fett-Lymphknoten-Gewebes.** Ausgehend vom lateralen Wundwinkel wird das Gewebe in Höhe des Ursprunges des M. sartorius bis auf die Fascia lata durchtrennt. Nahe des lateralen Wundwinkels werden hier die Vasa circumflexa ilium superficiales durchtrennt und ebenfalls mit Ligaturen versorgt. Mit weiterer Ablösung des Präparats nähert man sich dem Hiatus saphenus. Hier ist größtmögliche Vorsicht zur Vermeidung von Verletzungen des N. femoralis sowie der gleichnamigen Arterie und Vene angebracht.

▶ **Absetzen der Äste von A. und V. femoralis (Venenstern).** Die zu Beginn der Präparation distal durchtrennten Gefäße aus der A. bzw. V. femoralis müssen jetzt über feine Péan-Klemmen am Abgang abgesetzt werden. Ersatz dieser Klemmen durch Ligaturen Stärke 0.

▶ **Durchtrennen der V. saphena magna (nicht obligat).** Etwa 1 – 2 cm kaudal des Abganges der A. circumflexa ilium superficialis liegt der Abgang der V. saphena magna. Die Vene wird vorsichtig freipräpariert und zwischen zwei Péan-Klemmen durchtrennt. Die Klemmen werden durch eine Durchstechungsligatur 3/0 ersetzt. Der Gefäßstumpf zur V. femoralis hin wird durch eine weitere Ligatur 2/0 gesichert. Dabei sollte die Absetzung der V. saphena magna nicht zu nah an der Vena femoralis erfolgen, um Einengungen durch die Ligaturen zu vermeiden. Unter Anspannen des Präparates wird die Vene nun am Unterrand des zu entfernenden Gewebes aufgesucht und hier in gleicher Weise abgesetzt. Nach medial müssen jetzt die A. und V. pudenda externa bzw. deren Aufzweigungen an ihrem Abgang abgetrennt werden.

▶ **Ablösen des Präparats zur Vulva hin.** Der aus Fett und Lymphknoten bestehende Gewebelappen wird nun in Richtung Vulva weiter von der Fascia pectinea abgelöst und der medial verlaufende M. adductor longus dargestellt. Wurde die V. saphena magna nicht abgesetzt, muss hier subtil um das Gefäß herum präpariert werden. Sämtliches Gewebe auf dem M. adductor longus ist bis zur Überkreuzung des M. sartorius zu entfernen. Im Bereich des Hiatus saphenus wird das Operationsgebiet nach evtl. noch verbliebenen Lymphknoten abgesucht und diese ggf. entfernt.

Skelettieren der Femoralgefäße

Palpation der A. femoralis. Eröffnen der darüberliegenden Fascia cribrosa. Längsspaltung der Adventitia und Entfernen der tiefen Lymphknoten entlang der Femoralgefäße bis zur Überkreuzung von M. sartorius und M. adductor longus.

▶ **Deckung der großen Gefäße im Hiatus saphenus (nicht obligat).** Nach Entfernung des Fett-Lymphknoten-Gewebes würden die A. und V. femoralis sowie N. femoralis sehr nahe der Oberfläche zu liegen kommen. Eine Deckung dieser Strukturen kann durch den M. sartorius erfolgen. Dazu wird dieser an seinem Ursprung an der Spina iliaca anterior superior aufgesucht, dort mit dem Finger stumpf von seiner Unterlage abgelöst und mit dem elektrischen Messer abgetrennt. Der Muskel wird nun nach medial über die Gefäße geschwenkt und mit Einzelknopfnähten Vicryl 0 am Leistenband bzw. dem M. adductor longus befestigt. Das Präparat wird zur Schnellschnittuntersuchung abgegeben. Bei drei oder mehr Lymphknotenmetastasen und/oder einem Kapseldurchbruch und/oder einer Lymphknotenmetastase > 10 mm ist die Indikation zur pelvinen Lymphonodektomie gegeben.

▶ **Drainage der Inguinalregion.** Durch Resektion der Muskelfaszien des M. adductor longus und des M. iliopsoas erhoffen sich einige Autoren eine bessere Lymphdrainage und damit eine Reduktion des Lymphozelenrisikos.

Einlage einer Redon-Drainage, die nach lateral ausgeleitet wird. Adaptation der Haut zweischichtig mit fortlaufender subkorialer Naht Vicryl 0 sowie Einzelknopfnähten Prolene 0 oder Intrakutannaht mit z. B. Caprosyn 3/0.

Extraperitoneale pelvine Lymphonodektomie
Entfernen des pelvinen Lymphknotenfettgewebes bis zur Überkreuzung des Ureters mit den Vasa iliaca communis.

▸**Technik.** Der Zugang erfolgt von der bereits präparierten Externusaponeurose. Diese wird ca. 3 cm oberhalb des Leistenbandes parallel zum Leistenband eröffnet. Aufsuchen der durch die Lacuna vasorum austretenden Iliaca-externa-Gefäße. Stumpfe Präparation nach kranial, bis der die Vasa iliacae communes überkreuzende Ureter dargestellt werden kann. Dieser wird im gesamten Verlauf bis zu den Parametrien nach medial abgedrängt. Übersicht im Präparationsgebiet ist am besten mit breiten und langen Breisky-Spekula zu erreichen. Ablösen der Gefäße vom M. iliopsoas. Kleinere muskuläre Gefäßäste werden koaguliert und durchtrennt. Die Blase und das Lig. umbilicale laterale werden nach medial gedrängt. Teils stumpfe, teils scharfe Präparation des Lymphknotenfettgewebes über und neben den Gefäßen. Dies kann in Zupftechnik oder z. B. mittels Präparation mit einer bipolaren Schere erfolgen. Kleiner Blutungen werden sofort koaguliert.

Ist das Gewebe über und medial der Vasa iliaca externa und communis entfernt, werden die bereits von der Beckenwand abgelösten Gefäße mit dem Breisky-Spekulum nach medial gehalten und die Fossa obturatoria bis zum Beckenboden präpariert. Der N. obturatorius und die Vasa obturatoria werden dargestellt und geschont. Vorsichtige Darstellung der Iliakalgabel, da hier gelegentlich kleinere Gefäße zu den Lymphknoten ziehen. Weiter kranial werden die Gefäße ebenfalls von der seitlichen Beckenwand nach medial gedrängt, das Gewebe dahinter exstirpiert und der weitere Verlauf des N. obturatorius dargestellt. Präparation bis zum lumbalen Ast des Plexus lumbosacralis. Aus der Vene abgehende Glutealgefäße werden vorsichtig dargestellt und geschont. Nachdem eine ausreichende Hämostase gesichert ist, wird die Externusaponeurose mit fortlaufender überwendlicher Naht der Stärke 0 verschlossen.

OP-Technik

Erweiterte lokale Exzision
Ist eine SN-Biopsie oder eine inguinale Lymphonodektomie geplant, erfolgt diese zuerst (siehe oben).

Einzeichnen der Schnittführung unter Berücksichtigung einer ausreichenden Resektionsgrenze. Der Sicherheitsabstand sollte mehr als 10 mm betragen (ideal 2 cm), da erfahrungsgemäß am pathologischen Präparat die Resektionsgrenzen kleiner ausfallen. Nachschneiden der Linien mit dem Skalpell. Es wird weiter senkrecht in die Tiefe bis zur Faszie des Septum urogenitale präpariert, um auch hier einen ausreichenden Abstand zum Tumor zu erreichen. Dies kann mit der Schere, dem Skalpell oder der monopolaren Nadel erfolgen. Blutstillung mit Pinzette und monopolarem Strom. Exzision des gesamten Gewebestücks und Abgabe zur Schnellschnittuntersuchung zur Beurteilung der Resektionsränder. Mobilisierung des umliegenden Gewebes, um einen spannungsfreien Wundverschluss zu erreichen. Dieser erfolgt durch mehrere tief liegende Einzelknopfnähte, mehrere interkoriale Einzelknopfnähte und intrakutane Einzelknopfnähte (z. B. Caprosyn). Bei größeren Exzidaten ist die Einlage einer Redon-Drainage sinnvoll.

Vulvektomie
Die tropfenförmige bis ovale Umschneidungsfigur an der Vulva mit einer inneren und äußeren Resektionslinie ist in ▸Abb. 10.7 dargestellt. Grundsätzlich ist die äußere Resektionslinie dem tumorösen Befund angepasst, wobei der chirurgische Abstand zum Gesunden hin mindestens 2 cm betragen sollte, bei größeren Tumoren eher mehr. Man neigt dazu, kleinere Abstände zu wählen, um einen leichteren Wundverschluss zu ermöglichen. Dies geht jedoch eindeutig zulasten des kurativen Aspektes, denn bei kleineren Sicherheitsabständen muss mit vermehrten Lokalrezidiven gerechnet werden.

▸**Äußere Umschneidung.** Nach Umschneidung der Vulva und Koagulation nah unter der Haut auftretender Blutungen wird weiter senkrecht zur Haut in die Tiefe geschnitten. Unter Verwendung des elektrischen Messers ist die Blutungsneigung etwas geringer. Dabei wird bis auf die Faszie oder das Periost vorgegangen.

► **Innere Umschneidung.** Die innere Umschneidung erfolgt im Vestibulum knapp außerhalb des Hymenalsaums, wobei auch hier der Tumorsitz mit einem ausreichenden Sicherheitsrand zu berücksichtigen ist. Problematisch sind Karzinome, die an oder nahe der Urethralöffnung sitzen. Das distale, falls notwendig auch das mittlere Drittel der Urethra, kann jedoch ohne Weiteres reseziert werden. Solange das innere Drittel der Urethra erhalten bleibt, ist nicht mit einer Harninkontinenz zu rechnen.

► **Ablösen des Präparats.** Von lateral her wird nun das ringförmige Präparat scharf mit dem Skalpell oder dem elektrischen Messer abgelöst. **Cave:** Im klitorisnahen Bereich ist oft mit stärkeren arteriellen Blutungen zu rechnen.

► **Wundverschluss.** Zunächst wird die Haut nach lateral hin auf der Faszie so weit mobilisiert, bis ein spannungsfreier Wundverschluss ermöglicht werden kann. Eine Mobilisierung der Vaginalwand ist in der Regel nicht nötig. Es erfolgt die Einlage von zwei Redon-Drainagen, die nach lateroventral ausgeleitet werden. Nach subkorialer Adaptation der Haut mittels Vicryl-Einzelknopfnähten (Stärke 0) wird die Haut mit dem gleichen Fadenmaterial mit Einzelknopfnähten adaptiert. Es hat sich dabei bewährt, die einzelnen Knoten in relativ großen Abständen zu setzen. Falls zwischen den einzelnen Fäden die Haut noch klafft, erweist sich dies als günstig, da Wundsekret leicht abfließen kann und eine primäre Wundheilung begünstigt wird.

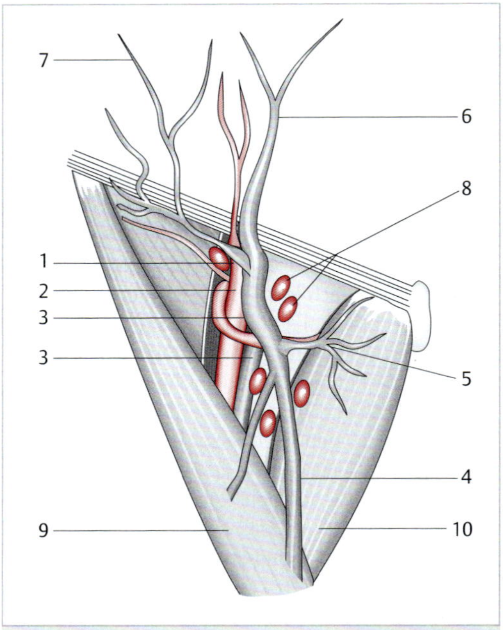

Abb. 10.8 Topografische Anatomie der rechten Leistenregion um den Hiatus saphenus.

1 N. femoralis
2 A. femoralis
3 V. femoralis
4 V. saphena magna
5 A. und V. pudenda externa
6 A. und V. epigastrica superficialis
7 A. und V. circumflexa ilium superficialis
8 Nodi lymphatici inguinales
9 M. sartorius
10 M. adductor longus

► **Lagerung und Abdeckung.**

- Steinschnittlagerung
- Wärmematte und Warmluftüberzug des Oberkörpers
- Die Beine werden mit sterilen Beinsäcken überzogen
- Fixieren der Beinsäcke mit Tape ca. eine Handbreit distal der Leiste
- ein Klebetuch wird über die Analregion quer geklebt; ggf. auch tiefer
- Absenken der Beine
- Kleben eines kranialen großen Abdecktuchs quer, etwas oberhalb des Nabels
- Kleben zweier seitlicher Tücher lateral der Spina iliaca anterior superior vom Beinsack bis zum kranialen Quertuch
- Einlegen eines Verweilkatheters in die Blase

► **Nahtmaterial.**

- Vicryl 0 zum Wundverschluss mit Einzelknopfnähten und zur Adaptation des subkorialen Gewebes
- Vicryl 3/0 zum Umstechen feiner Blutungen, insbesondere im Bereich der Lymphadenektomie
- Caprosyn 3/0 für die Intrakutannaht

► **Probleme und deren Lösung.**
- **kein spannungsfreier Wundverschluss** in der Inguinalregion oder der Vulva → weitere Mobilisierung der angrenzenden Haut oder Anwendung von Schwenklappentechniken oder Verschiebelappenplastiken
- **Wundheilungsstörungen** (häufigste Komplikation): für ausreichende Drainage des Wundgebietes sorgen, antibiotische Abdeckung für einige Tage. Eine intensive Wundpflege ist wichtig; nach dem Abduschen (keine Sitzbäder) ist für ein gründliches Abtrocknen des Wundgebietes zu sorgen, dabei kann ein Fön Verwendung finden. Ein Drahtgestell im Bett sorgt für eine gute Luftzirkulation unter der Bettdecke.

► **Häufige Fehler und Gefahren.**
- **Verletzungen von A., V. oder N. femoralis** bei mangelnder Sorgfalt bei der inguinalen Präparation → bei Gefäßverletzung monofile Naht z. B. mit Prolene 4/0
- Schwierigkeiten bei der spannungsfreien **Wundadaptation** → ggf. Einsatz von myokutanen Lappenplastiken
- **Zu geringe Sicherheitsabstände** bei der Umschneidung der Vulva mit einer erhöhten Rate von Lokalrezidiven sind sicherlich der häufigste Fehler vor allem noch unerfahrener Operateure oder wenn zu viel Wert auf Kosmetik gelegt wird.

► **Eingriffe mit eingeschränkter Radikalität.** Wie bereits oben erwähnt, werden heutzutage dem Lokalbefund angepasste Operationen bevorzugt. Je nach Tumorgröße und -lokalisation kann die Radikalität sowohl bei der Entfernung der Lymphknoten (SN-Technik) als auch bei der Resektion der Vulva eingeschränkt werden. Dabei gibt es einen fließenden Übergang von der radikalen Vulvektomie bis hin zur lokalen Entfernung tumorösen Gewebes.

► **Partielle Vulvektomie.** Bei der primären histologischen Sicherung oder der definitiven sanierenden Operation können umschriebene, gut abgrenzbare Tumoren des Mittelstreifens unter Einhaltung eines chirurgischen Sicherheitsabstandes von 2 cm auch mittels einer ventralen oder dorsalen **⅔-Vulvektomie** entfernt werden (► Abb. 10.9).

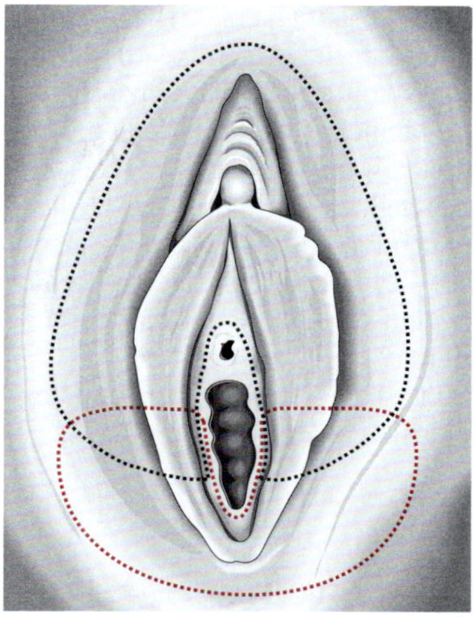

Abb. 10.9 Umschneidungsfigur bei der ventralen bzw. dorsalen ⅔-Vulvektomie.

► **Alternativmethoden.** Eine alleinige **Strahlentherapie** ist beim Vulvakarzinom nicht ausreichend, da das Vulvakarzinom nur wenig strahlensensibel ist.

Bei sehr ausgedehnten Malignomen mit palliativem Charakter der Operation ist eine **alleinige Elektroresektion** unter Einhaltung eines Sicherheitsabstandes von 1 cm mit Elektrokoagulation des Wundbettes möglich. Obwohl die Wunde zwar nur sehr langsam über Wochen oder Monate zugranuliert, ist dieses Verfahren für derartige Situationen gut geeignet.

► **Postoperative Behandlung.**
- rasche Mobilisierung aufgrund der Thrombose- und Emboliegefahr
- Wunden trocken und sauber halten. Wir verzichten auf einen Wundverband im vulvären Bereich, entfernen die inguinalen Verbände am 1. postoperativen Tag und benutzen ein Drahtgestell, um die Bettdecke auf Abstand zu halten
- Entfernen der Redon-Drainagen nach 5 – 7 Tagen
- Lymphozelen werden je nach Größe und Beschwerdebild belassen, abpunktiert oder erneut drainiert (z. B. mit einem suprapubischen Katheterset unter US-Kontrolle)

▸ Tumornachsorge. In den ersten 3 Jahren alle 3 Monate, dann 2 Jahre halbjährlich, danach jährlich.

- Anamnese; insbesondere: Narben- oder Stenosierungssymptomatik, Miktionsprobleme, sexuelle Probleme, psychische Probleme, neu aufgetretener Tumor, Pruritus, Fluor, Blutungen, Beinschwellung
- Untersuchung (Inspektion und Palpation): regionale Lymphabflussgebiete, Genital- und Analregion, Spekulumeinstellung mit Zervixbeurteilung
- ggf. Vulvoskopie, Vaginoskopie und Kolposkopie
- ggf. Biopsie

10.2 Operative Behandlung des Vaginalkarzinoms

▸ OP-Prinzip. Radikale komplette oder teilweise Entfernung der Vagina mit Entfernung der Lymphabflussgebiete bei malignen Erkrankungen. Je nach Lage des Tumors entsprechend einer radikalen Hysterektomie mit ausgedehnter Kolpektomie und ggf. einer Vulvektomie.

▸ Vorbemerkungen. Maligne Neoplasien der Vagina sind seltene Befunde (2% aller Genitalkarzinome). Häufiger sind Metastasen anderer Malignome, in erster Linie ausgehend von Uterus, Ovarien oder dem Gastrointestinaltrakt in der Vagina zu finden. Gerade ausgedehntere Befunde im oberen Drittel der Vagina sind von einem primären Zervixkarzinom kaum zu unterscheiden. Befunde, die in Vulva, oder Zervix übergehen, werden nach FIGO als primäre Vulva- oder Zervixkarzinome eingestuft.

Histologisch finden sich in 90% Plattenepithelkarzinome; Inzidenz 0,4/105 000 Frauen. Hier ist die Infektion mit HPV 16 ätiologisch wichtig. 52% aller primären Vaginalkarzinome sind im oberen Scheidendrittel lokalisiert. 58% liegen im Bereich der Scheidenhinterwand. Seltener liegen Adenokarzinome, Sarkome oder maligne Melanome vor. Bei Adenokarzinomen müssen Neoplasien benachbarter Organe differenzialdiagnostisch ausgeschlossen werden.

Die Scheide ist von einer bindegewebigen Hülle (Fascia vaginalis) umgeben, die von infiltrativen Prozessen nicht ohne Weiteres durchdrungen wird und die die Resektionsgrenze zu den Nachbarorganen darstellt. Aus topografisch-anatomischen Gegebenheiten hinsichtlich der Therapieplanung und des operativen Vorgehens ist eine Einteilung der Vagina in ein oberes, mittleres und unteres Drittel notwendig. Die Gefäßversorgung des unteren Drittels erfolgt durch Äste der A. pudenda interna. Der Lymphabfluss erfolgt in Richtung Vestibulum bzw. Vulva, d. h. in die femoralen und inguinalen Lymphknoten. Das mittlere und obere Scheidendrittel wird arteriell durch Äste der A. iliaca interna versorgt. Die Drainage des Lymphsystems verläuft über die pelvinen Lymphknoten. Durch die sehr enge topografische Nähe zu Harnblase, Urethra und Rektum bestehen zahlreiche Querverbindungen im Lymphgefäßsystem, die das Ziel einer sanierenden operativen Entfernung deutlich einschränken.

▸ Risikofaktoren.

- HPV-Infektion; insbesondere 16 und 18
- CIN oder Zervixkarzinom in der Vorgeschichte
- Z. n. Radiatio im Beckenbereich
- Lebensalter
- chronische vaginale Entzündungen, z. B. durch Pessartherapie über Jahre

▸ Diagnosesicherung.

- klinische Veränderung und Symptomatik
- Inspektion der Vagina mit geteilten Spekula und langsamem Zurückziehen der Spekula
- Vaginoskopie mit Essigsäure 3- bis 5%ig; weißliche Verfärbung, ggf. Mosaik oder Punktierung spricht für Dysplasie
    - auf Multizentrizität achten
    - Lugol'sche Lösung zur Abgrenzung scharfrandiger jodnegativer Bezirke
- umschriebene Läsion → Exzisionsbiopsie möglichst im Gesunden
- flächige und/oder multiple Herde → Zylinderstanzbiopsie (Punch-Biopsie = Biopsie unter Mitnahme des darunterliegenden Fettgewebes)
- zusätzlich Kontrolle von Anus, Vulva und Zervix!
- Kontrolle der Lymphabflusswege; ggf. Bildgebung
- ggf. Ausdehnungsdiagnostik mit MRT oder CT
- Sonografie inneres Genitale
- je nach Histologie Ausschluss eines anderen Genitalkarzinoms; z. B. diagnostische HSK und fraktionierte Abrasio; Metastase eines primären Endometriumkarzinoms

- Urethrozystoskopie bei ventraler Lage; Ausschluss Urethral- oder Blasenkarzinom bzw. Ausdehnung auf die genannten Strukturen
- Prokto-Rektoskopie bei dorsaler Lage; Ausschluss primäres Rektumkarzinom bzw. Ausdehnung auf das Rektum

► **Stadieneinteilung.** Siehe ► Tab. 10.2.

► **Stadiengerechte Therapieplanung** (► Abb. 10.10).

Tab. 10.2 Stadieneinteilung des Vaginalkarzinoms.

T – Primärtumor	**FIGO-Stadien**	**Charakteristik**	
TX		Primärtumor kann nicht beurteilt werden	
T0		kein Anhalt für Primärtumor	
Tis	0	Carcinoma in situ	
T1	I	Tumor begrenzt auf Vagina	
T2	II	Tumor infiltriert paravaginales Gewebe, aber nicht bis zur Beckenwand	
T3	III	Tumor erreicht die Beckenwand	
T4	IVA	Tumor infiltriert die Mukosa der Blase und/oder des Rektums und/oder überschreitet die Grenzen des kleinen Beckens. Anmerkung: Das Vorhandensein eines bullösen Ödems genügt nicht, um einen Tumor als T4 zu klassifizieren	
M1	IVB	Fernmetastasen	
N – regionäre Lymphknoten		**Charakteristik**	
NX		regionäre Lymphknoten können nicht beurteilt werden	
N0		keine regionären Lymphknotenmetastasen	
obere zwei Drittel:			
N1		Beckenlymphknotenmetastasen	
unteres Drittel:			
N1		unilaterale inguinale Lymphknotenmetastasen	
N2		bilaterale inguinale Lymphknotenmetastasen	
Stadiengruppierung FIGO – TNM-Kategorien			
Stadium 0	Tis	N0	M0
Stadium I	T1	N0	M0
Stadium II	T2	N0	M0
Stadium III	T1	N1	M0
	T2	N1	M0
	T3	N0, N1	M0
Stadium IVA	T1	N2	M0
	T2	N2	M0
	T3	N2	M0
	T4	jedes N	M0
Stadium IVB	jedes T	jedes N	M1

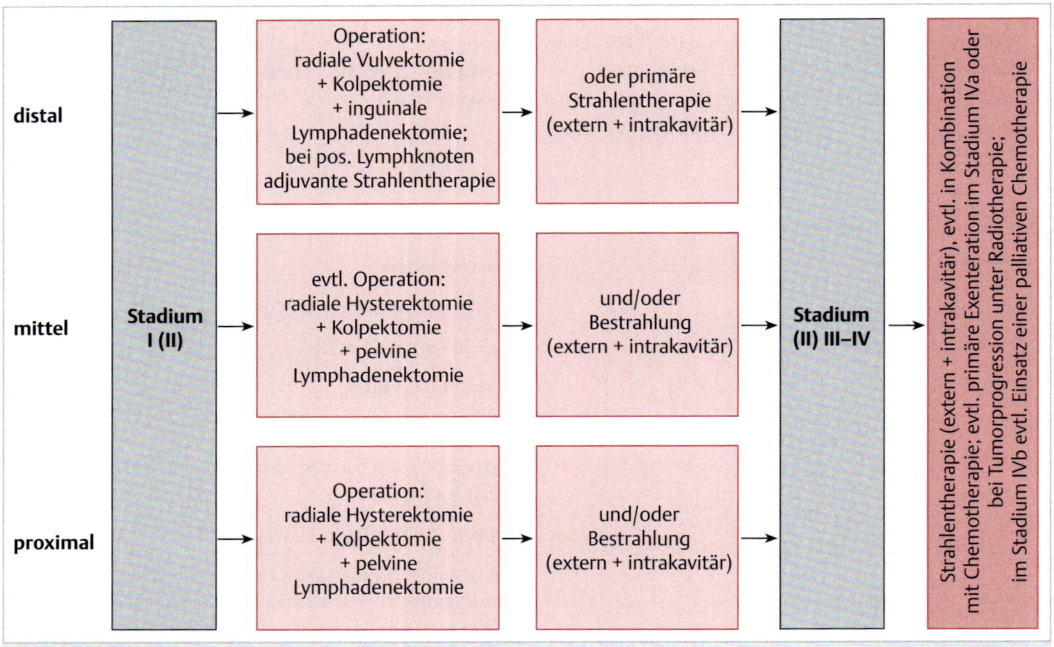

Abb. 10.10 Stadiengerechte Therapie des Vaginalkarzinoms.

► **Indikationen.**

- **primäre Malignome** der Vagina: mehr oder weniger totale Kolpektomie auch bei sekundären Neoplasien indiziert, sofern eine insgesamt kurative Operation durchführbar
- **multiple** und/oder sehr ausgedehnte **In-situ-Veränderungen**

► **Kontraindikationen.** Der oft eingeschränkte Allgemeinzustand der Patientinnen ist bei der Therapieplanung zu berücksichtigen.

Die häufige Mitbeteiligung der Nachbarorgane beeinflusst die Behandlungsstrategie entscheidend. Soll ein operatives Vorgehen erfolgen, kommt eine vordere und/oder hintere Exenteration infrage. Da das Vaginalkarzinom auf eine Strahlentherapie gut anspricht und die Prognose einer primären Bestrahlung der einer operativen Behandlung adäquat ist, müssen in Hinblick auf das Ausmaß des operativen Eingriffs beide Therapieverfahren genau gegeneinander abgewogen werden. Insbesondere bei paraaortalen LK-Metastasen profitiert die Patientin mehr von einer palliativen Bestrahlung.

► **Patientenaufklärung.**

- Recht auf Zweitmeinung
- Angebot, den Partner miteinzubeziehen
- alternative Therapieoptionen; z. B. Radiochemotherapie
- Notwendigkeit der onkologischen Nachsorge
- Möglichkeit der Rehabilitation nach abgeschlossener Therapie
- Angebote der Psychoonkologie, der sozialrechtlichen Unterstützung und Selbsthilfegruppen
- möglicher Verlust der Kohabitationsfähigkeit
- Information über rekonstruktive Möglichkeiten; z. B. Neovagina durch Sigmascheide
- Risiko von Blasenentleerungsstörungen.
- erhöhtes Verletzungsrisiko der Nachbarorgane (Darm, Blase, Ureter) aufgrund der topografischen Situation und der räumlichen Enge
- Lymphödem der Beine
- Sensibilitätsverlust und oder Schmerzen in den Beinen
- erhöhtes Transfusionsrisiko (hier separaten Aufklärungsbogen verwenden)

▸ **OP-Planung.**

- Therapieplanung unter Einbeziehen der Onkologie, Strahlentherapie, Anästhesie, Pathologie, ggf. Chirurgie und Urologie (idealerweise mittels einer interdisziplinären Tumorkonferenz)
- Bestimmung der Blutgruppe, Blutkonserven bereitstellen (4 Erythrozytenkonzentrate)
- EKG
- Röntgenaufnahme des Thorax
- Sonografie der ableitenden Harnwege
- präoperative Antibiotikaprophylaxe, z. B. mit Cefuroxim
- Eine laparaskopische paraaortale Lymphonodektomie zum Staging und zur weiteren Therapieplanung (Radikaloperation, oder Radiochemotherapie) ist zu diskutieren.

▸ **Präoperative Diagnostik.**

- histologische Diagnosesicherung der Diagnose
- CT oder MRT:
  - Infiltration der Nachbarorgane?
  - Lymphknotenmetastasen? (bei tiefem Sitz muss auch an inguinale LK-Metastasen gedacht werden)
- Zystoskopie und Rektoskopie
- Kolposkopie von Zervix, Vagina und Vulva zum Ausschluss weiterer Dysplasien; ggf. Biopsie
- evtl. Endosonografie des Rektums zur Beurteilung einer Wandinfiltration
- Nierensonografie zum Ausschluss einer Stenosierung im Bereich der Ureteren

▸ **Nahtmaterial.**

- Vicryl 0 zum Wundverschluss
- Vicryl 3/0 zum Umstechen feiner Blutungen

▸ **Lagerung und Abdeckung (kombiniert vaginal-abdominales Vorgehen).**

- Steinschnittlagerung
- Wärmematte und Warmluftüberzug des Oberkörpers
- Die Beine werden mit sterilen Beinsäcken überzogen.
- Fixieren der Beinsäcke mit Tape ca. eine Handbreit distal der Leiste
- Ein Klebetuch wird über die Analregion quer geklebt; ggf. auch tiefer.
- Absenken der Beine
- Kleben eines kranialen großen Abdecktuchs quer unterhalb des Xyphoids
- Kleben zweier seitlicher Tücher lateral der Spina iliaca anterior superior vom Beinsack bis zum kranialen Quertuch
- Einlegen eines Verweilkatheters in die Blase
- Unteres Quertuch wird auf Symphysenhöhe geklebt.

OP-Technik

Tumorsitz im oberen Drittel der Vagina

Kolpektomie mit Parakolpien bis 2 cm im Gesunden, ggf. radikale Hysterektomie, pelvine und evtl. paraaortale Lymphonodektomie.

Der Eingriff entspricht zunächst den operativen Schritten der radikalen Hysterektomie bzw. bei Z. n. Hysterektomie erfolgt in Anlehnung an die OP-Schritte der radikalen Hysterektomie die radikale Parametrienresektion (Kap. 10.3). Nach Entfernung der pelvinen Lymphknoten (vgl. Zervixkarzinom) erfolgt die Freipräparation der Ureteren, die in enger Beziehung zum Scheidenende stehen. Wie bei der Operation nach Wertheim wird die Scheide schrittweise aus dem umgebenden Gewebe unter Mitnahme der Parakolpien und Rektumpfeiler abgesetzt. Entscheidend ist die Festlegung der Absetzungsgrenze zum gesunden Scheidengewebe hin. Die Schiller-Jodprobe erleichtert die Abgrenzung von normalem und pathologischem Epithel. Es muss eine maximale Abpräparation des Rektums von der Scheidenhinterwand erfolgen, ebenso der Harnblase von der Scheidenvorderwand. Dabei ist zu beachten, dass im angespannten Zustand des Präparats eine sehr großzügige Strecke im Gesunden (mindestens 3 – 4 cm) entfernt werden muss. Der Verschluss der Restscheide erfolgt mit Einzelknopfnähten (Vicryl 0). Es kann hilfreich sein, die letzten Präparationsschritte von vaginal nach zirkulärer Inzision der Vaginalwand distal des Tumors durchzuführen. Damit ist die ausreichende R0-Resektion gewährleistet. Nach der zirkulären Inzision werden Blase und Rektum von der Vaginalwand teils stumpf, teils scharf abgelöst. Rektumpfeiler und Parakolpien werden über Wertheim-Klemmen abgesetzt. Der Scheidenverschluss kann von vaginal (gute Übersicht) oder von abdominal mit Einzelknopfnähten Vicryl 0 erfolgen. Sind pelvine Lymphknoten laut Schnellschnitt befallen, sollte eine paraaortale Lymphonodektomie durchgeführt werden. (Es sei denn, dass die paraaortale Lymphonodektmie schon zum Staging vorgezogen wurde.)

Tumorsitz im mittleren Drittel der Vagina
Kolpektomie mit Parakolpien bis 2 cm im Gesunden, ggf. radikale Hysterektomie, pelvine und evtl. paraaortale Lymphonodektomie.

Die Operationsschritte entsprechen der eben beschriebenen Vorgehensweise. Allerdings ist es spätestens nach Erreichen des Beckenbodens notwendig, die weitere Präparation von vaginal her durchzuführen. 2 – 3 cm distal des Tumors wird die Scheide zirkulär mit dem Skalpell inzidiert. Blase bzw. Rektum müssen sich problemlos (in der Schicht der „Plastiken") teils stumpf, teils scharf mit der Präparierschere, abpräparieren lassen. Im Zweifelsfall sind Proben für eine Schnellschnittuntersuchung zu entnehmen. Bei Befall von Blase oder Rektum ist ein entsprechender exenterativer Eingriff notwendig. Bei einem seitlichen Sitz kann es notwendig sein, angrenzende Muskulatur des Levators mitzuresezieren. Ziel muss immer die R0-Situation sein. Für die weitere Präparation werden z. B. mit Breisky-Spekula Blase und Rektum aus der Präparationslinie gehalten. Rektumpfeiler und Parakolpien werden über Wertheimklemmen abgesetzt. Die Präparation hat zum Ziel, den im Abdomen präparierten Bereich zu erreichen und damit das gesamte Resektat abzusetzen. Die meist deutlich verkürzte Scheide kann mit einer Neovagina aus Sigma verlängert werden. Von Vorteil ist die sofortige Rekonstruktion. Eine sekundäre Rekonstruktion im operierten und evtl. bestrahlten Gebiet ist meist schwieriger. Hierzu wird das Sigma wie bei einer Sigmaresektion am Rektum etwa auf Höhe der Scheidenresektion mit einem Stapler abgesetzt. Auf einen Erhalt der zuführenden Gefäße ist zu achten. Dann wird das Sigma ca. 10 – 12 cm von der Absetzungsnaht durchtrennt und der 10 cm lange Anteil am Mesenterium nach hinten geklappt, sodass das Bild einer doppelläufigen Schrotflinte entsteht und das durch Klammernaht verschlossene Ende nach kranial weist. Das Colon descendens wird so weit mobilisiert (ggf. einschließlich der linken Flexur), dass es ohne Spannung mit einem transanal eingeführten zirkulären Klammergerät anastomosiert werden kann. Vorher wird eine Tabaksbeutelnaht am zu anastomosierenden Kolon angelegt und der Kopf des Staplers eingesetzt. Dieser wird mit dem „Dorn" des transanal eingeführten Klammergerätes konnektiert. Der Stapler wird wieder eingefahren und ausgelöst. Herausziehen des Staplers. Kontrolle der Anastomosenringe auf Intaktheit und Dichtigkeitsprüfung des Darms mit Luftinsufflation und gleichzeitiges Auffüllen des Beckenraumes mit Wasser. Der 10-cm-Stumpf wird mit Vicryl-0-Einzelknopfnähten mit dem Scheidenstumpf zirkulär verbunden. Um eine narbige Schrumpfung zu vermeiden, wird ein phallusähnlicher Platzhalter (z. B. eine befüllbare Silikonprothese) eingelegt und fixiert.

Tumorsitz im unteren Drittel der Vagina
Der abdominale Anteil der Präparation erfolgt wie beschrieben. Die Präparation im unteren Vaginalanteil erfolgt je nach Ausdehnung ggf. auch mit einer Vulvektomie. Auf jeden Fall ist aufgrund der lymphogenen Drainage des unteren Vaginaldrittels auch eine beidseitige inguinale Lymphonodektomie notwendig (OP-Schritte: s. Vulvakarzinom). Der vaginale Teil der Präparation entspricht der beschriebenen Vorgehensweise beim Tumorsitz in der mittleren Vagina.

Wünscht die Patientin keine Rekonstruktion, wird der Defekt mit verbliebener Beckenbodenmuskulatur und vulvärem Gewebe mit Einzelknopfnähten verschlossen. Sollte dies nicht möglich sein, muss eine Defektdeckung mit einer myokutanen Lappenplastik (s. Vulvektomie) erfolgen.

► **Häufige Fehler und Gefahren.** Der häufigste Fehler bei der Operation besteht darin, dass das **Ausmaß der durchzuführenden Operation unterschätzt** wird. Folgen sind eine Resektion non in sano bei zu engen Resektionsgrenzen bzw. nicht erkannter Infiltration der Nachbarorgane.

► **Alternativmethode.** Die **primäre Bestrahlung** führt in allen Stadien zu gleich guten Behandlungsergebnissen, sodass in Hinblick auf das Ausmaß des operativen Eingriffs die Strahlentherapie in den meisten Fällen eine Alternative darstellt. Jedoch vergibt man sich die Bestrahlungsoption für die Rezidivsituation.

▸ **Postoperative Behandlung.**

- psychoonkologische Betreuung
- sonografische Restharnkontrolle, falls kein suprapubischer Katheter gelegt wurde
- Nierensonografie bds.
- Information, dass die Sigmavagina noch bis zu einem Jahr stark sezernieren kann. Die Sekretion sistiert, wenn eine Epithelialisierung erfolgt ist.
- Rat zur regelmäßigen Dehnung der Scheide mit einem Dildo oder Vibrator
- Im Fall von narbigen Schrumpfungen der Neovagina oder der verbliebenen Vagina muss eine regelmäßige und vorsichte Aufdehnung mit einem handelsüblichen Dildo oder Vibrator steigenden Durchmessers erfolgen. Ein medizinisch getestetes Gleitgel sollte hierbei eingesetzt werden.
- sexualmedizinische Beratung

▸ **Tumornachsorge.** In den ersten 3 Jahren alle 3 Monate, dann 2 Jahre halbjährlich, danach jährlich.

- Anamnese; insbesondere: Narben- oder Stenosierungssymptomatik, Miktionsprobleme, sexuelle Probleme, psychische Probleme, neu aufgetretener Tumor, Pruritus, Fluor, Blutungen, Beinschwellung
- Untersuchung (Inspektion und Palpation): regionale Lymphabflussgebiete, Genital- und Analregion, Spekulumeinstellung
- ggf. Vulvoskopie und Vaginoskopie
- ggf. Biopsie

10.3 Radikal-operative Therapie beim Zervixkarzinom

10.3.1 Erweiterte Hysterektomie nach Wertheim-Meigs

▸ **Vorbemerkungen.**

- Altersgipfel zwischen 35 und 54 Jahren sowie ab 65 Jahren, aber 10% der Erkrankten sind unter 35 Jahre alt
- Inzidenz in Deutschland im Jahr 2004: 14 : 100.000/Jahr
- altersstandardisierte Mortalität 2,6/100 000
- etwa 6000 Neuerkrankungen im Jahr
- Inzidenz schwergradiger Präkanzerosen ca. 1%, Tendenz steigend
- 80% der Karzinome sind verhornende (squamöse) und nicht verhornende Plattenepithelkarzinome.
- 20% Adenokarzinome (mit zunehmender Inzidenz), ein Teil davon als adenosquamöse Tumoren

▸ **Risikofaktoren.** Ätiologisch ist für die Krebsentstehung eine HPV-Infektion zu sehen. Weitere Risikofaktoren wie Rauchen, genitale Infektionen, Immunsuppression, Langzeiteinnahme von OH sind als Kofaktoren zu sehen.

▸ **Diagnosesicherung und weiterführende Diagnostik.**

- Palpation, ggf. Sonografie der Leistenregion
- Spekulumeinstellung mit Inspektion von Vagina und Portio
- Kolposkopie der Vagina und Portio
  - ggf. gezielte Biopsie
  - ggf. Biopsien der Vaginalwand, um die Tumorausbreitung bestimmen zu können
- klinische, bimanuelle rektovaginale Untersuchung mit Beurteilung der Parametrien
- Vaginalsonografie (einschließlich Beurteilung der Blasenwand)
- Palpation und Sonografie der Skalenusregion links (Lymphknotenmetastasen; insbesondere bei großen Tumoren)
  - ggf. Feinnadelpunktion oder Biopsie
  - Bei Befall ist eine Radikaloperation wenig sinnvoll, da von einer generalisierten Erkrankung ausgegangen werden muss.
- Kürettage der Zervix und des Uterus (evtl. in Kombination mit einer Hysteroskopie) bei endozervikalem Prozess
- Nierensonografie, i.v. Pyelogramm (stumme Niere); Lokalisation einer Obstruktion bei V.a. Befall der Parametrien
- Zystoskopie (bullöses Ödem → V.a. Infiltration der Blasenwand) und Rektoskopie bei entsprechender Klinik oder großen Tumoren
- ab Stadium FIGO Ib2 Beurteilung der Tumorausbreitung durch MRT (ist in den Stadien FIGO IB–IIA dem CT überlegen)
- Labor: Nierenwerte, CRP, Tumormarker (SCC beim Plattenepithelkarzinom, CEA und CA-125 beim Adenokarzinom sowie übliche Laborkontrollen je nach Komorbiditäten und OP-Planung)
- Rö-Thorax in 2 Ebenen

- Lebersonografie
- Positronen-Emissionstomografie (FDG-PET)
  - Stellenwert wissenschaftlich nicht gesichert
  - niedrige Spezifität
  - Detektion von LK-Metastasen < 5 cm insuffizient
  - Sensitivität für paraaortale Metastasen besser als für pelvine LK-Metastasen
- Laparoskopisches Staging:
  - Evaluation der Ausdehnung im kleinen Becken
  - Lymphknotenstatus insbesondere paraaortal bis zur V. renalis sinistra) bei Tumoren Stadium ≥ Ib2 (d. h. > 4 cm)
  - Bei positiven LK-Status profitiert die Patientin von einer Radiochemotherapie mehr als von einer Radikaloperation.
  - Ein günstiger Effekt auf die Prognose wird für die Entfernung der „Bulky nodes“ diskutiert.
  - Gleichzeitig können bei jungen Frauen die Ovarien aus dem Bestrahlungsfeld heraus verlagert werden.

▸ **Stadieneinteilung.**

Tab. 10.3 Stadieneinteilung des Zervixkarzinoms.

T – Primärtumor	FIGO-Stadien	Charakteristik
TX		Primärtumor kann nicht beurteilt werden
T0		kein Anhalt für Primärtumor
Tis	0	Carcinoma in situ
T1	I	Zervixkarzinom begrenzt auf den Uterus (die Ausdehnung zum Corpus uteri sollte dabei unbeachtet bleiben)
T1a	IA	präklinisches invasives Karzinom, ausschließlich durch Mikroskopie diagnostiziert; makroskopisch erkennbar → immer mind. IB
T1a1	IA1	minimale mikroskopische Stromainvasion ≤ 3 mm und 7 mm oder weniger in horizontaler Ausbreitung
T1a2	IA2	Tumor mit einer invasiven Komponente von 5 mm oder weniger in der Tiefe, gemessen von der Basis des Epithels, und 7 mm oder weniger in horizontaler Ausbreitung
T1b	IB	klinisch erkennbare Läsion, Tumor > T1a2 (IB1 < 4 cm, IB2 > 4 cm), jedoch auf Uterus beschränkt
T1b1	IB1	klinisch erkennbare Läsion ≤ 4 cm
T1b2	IB2	klinisch erkennbare Läsion > 4 cm
T2	II	Zervixkarzinom infiltriert jenseits des Uterus, aber nicht bis zur Beckenwand und nicht bis zum unteren Drittel der Vagina
T2a	IIA	ohne Infiltration des Parametriums, Infiltration der oberen ⅔ der Vagina
T2b	IIB	mit Infiltration des Parametriums, keine Ausbreitung zur Beckenwand
T3	III	Zervixkarzinom breitet sich bis zur Beckenwand aus und/oder befällt das untere Drittel der Vagina und/oder verursacht Hydronephrose oder stumme Niere
T3a	IIIA	Tumor befällt das untere Drittel der Vagina, keine Ausbreitung zur Beckenwand
T3b	IIIB	Tumor breitet sich bis zur Beckenwand aus und/oder verursacht Hydronephrose oder stumme Niere
T4	IVA	Tumor infiltriert die Mukosa von Blase oder Rektum und/oder überschreitet die Grenzen des kleinen Beckens. Anmerkung: Das Vorhandensein eines bullösen Ödems genügt nicht, um einen Tumor als T4 zu klassifizieren
M1	IVB	Fernmetastasen

Fortsetzung nächste Seite

Tab. 10.3 Stadieneinteilung des Zervixkarzinoms. *(Fortsetzung)*

T – Primärtumor	FIGO-Stadien	Charakteristik	
N – regionäre Lymphknoten			
NX		regionäre Lymphknoten können nicht beurteilt werden	
N0		keine regionären Lymphknotenmetastasen	
N1		regionäre Lymphknotenmetastasen	
Stadiengruppierung FIGO – TNM-Kategorien			
Stadium 0	Tis	N0	M0
Stadium IA	T1a	N0	M0
Stadium IB	T1b	N0	M0
Stadium IIA	T2a	N0	M0
Stadium IIB	T2b	N0	M0
Stadium IIIA	T3a	N0	M0
Stadium IIIB	T1	N1	M0
	T2	N1	M0
	T3a	N1	M0
	T3b	jedes N	M0
Stadium IVA	T4	jedes N	M0
Stadium IVB	jedes T	jedes N	M1

▶ **Stadiengerechte Therapieplanung.**

- FIGO IA1 → Konisation (s. Kapitel 6) oder totale Hysterektomie (TLH, vaginale HE, abdominale HE; s. Kapitel ▶ 7)
- FIGO IA1 L1 → Konisation oder totale Hysterektomie (TLH, vaginale HE, abdominale HE; s. Kapitel 7) plus offene oder laparoskopische pelvine Lymphonodektomie (s. u.)
- FIGO IA2, IB, IIA, evt. IIB → radikale Hysterektomie mit systematischer pelviner und ggf. paraaortaler Lymphonodektomie (ab IB2 Beginn mit der paraaortalen Lymphonodektomie als Staging; bei positiven pelvinen Lymphknoten in jedem Stadium)
- Therapievarianten der radikalen Operation des Zervixkarzinoms:
  - laparoskopische radikale Hysterektomie (LRH)
  - laparoskopisch assistierte vaginale radikale Hysterektomie (LAVRH)
  - totale mesometriale Resektion (TMMR)
  - radikale vaginale Trachelektomie mit laparoskopischer pelviner Lymphonodektomie
- Entfernung der Adnexen ist bei postmenopausalen Frauen zu empfehlen:
  - Prämenopausal können die Adnexe erhalten werden unter dem Hinweis einer möglichen (< 1 % beim Plattenepithelkarzinom und ca. 1 % beim Adenokarzinom) Metastasierung in den Adnex.
  - Bei Tumoren > 4 cm steigt das Metastasierungsrisiko.
  - Bei einer geplanten Bestrahlung sollten die Adnexen aus dem kleinen Becken heraus verlagert werden.

▶ **OP-Prinzip.** Entfernung des Uterus mit Parametrien und einer Scheidenmanschette. Ebenfalls entfernt werden die Lymphknoten im Bereich der Beckengefäße (Iliaca externa, iliaca communis bis zur Aortenbifurkation, Fossa obturatoria bis zum Beckenboden, Iliaca interna). Es sollen mindestens 20 Lymphknoten entfernt werden. Wichtig ist die Mobilisierung der Gefäße, um möglichst alle Bereiche (auch hinter den Gefäßen) zu erreichen. Trotz des Fehlens randomisierter Studien scheint die Lymphonodektomie nicht nur diagnostische, sondern auch therapeutische Bedeutung zu haben. Stadienabhängig oder bei pelvinem Lymphknotenbefall erfolgt zusätzlich oder zu Beginn der Operation eine paraaortale Lymphonodektomie. Diese wird in eine inframesenteriale (Aortenbifurkation – A. mensenterica inferior) und eine infrarenale (bis zur V. renalis sinistra) Lymphonodektomie eingeteilt. Paraaortal sollen mindestens 10 Lymphknoten entfernt werden. Der therapeutische Nutzen ist bis heute nicht belegt. Für die therapeutische Planung ist die paraaortale LNE ab Stadium IB2 wichtig. Die Entfernung von „Bulky nodes“ scheint die Prognose zu verbessern.

▸ **Kontraindikationen.**

- fortgeschrittene Zervixkarzinome der Stadien III und IV
- Inoperabilität aufgrund des Allgemeinzustandes
- Zervixkarzinom < 2 cm und Kinderwunsch. Nach entsprechender Risikoaufklärung besteht hier die Möglichkeit der radikalen Trachelektomie (Entfernung der Zervix unter Erhalt des Corpus uteri) kombiniert mit einer laparoskopischen pelvinen Lymphonodektomie

▸ **Patientenaufklärung.**

- Recht auf Zweitmeinung
- Angebot, den Partner miteinzubeziehen
- alternative Therapieoptionen; z. B. Radiochemotherapie
- Notwendigkeit der onkologischen Nachsorge
- Möglichkeit der Rehabilitation nach abgeschlossener Therapie
- Angebote der Psychoonkologie, der sozialrechtlichen Unterstützung und Selbsthilfegruppen
- mögliche Beeinträchtigung der Kohabitationsfähigkeit durch Verkürzung der Scheide
- Störungen des Sexualempfindens (Orgasmusstörungen, verminderte Lubrifikation)
- deutlich erhöhtes Verletzungsrisiko der Nachbarorgane (Darm, Blase, Ureter) aufgrund der topografischen Situation und der räumlichen Enge
- Lymphödem der Beine
- Sensibilitätsverlust und/oder Schmerzen in den Beinen
- erhöhtes Transfusionsrisiko (hier separaten Aufklärungsbogen verwenden)
- Verletzungen von Blutgefäßen oder Nerven, insbesondere im Rahmen der Lymphadenektomie
- Entstehung von Lymphzysten oder -fisteln, Ödemen und thromboembolischen Ereignissen
- postoperative Blasen- und/oder Rektumentleerungsstörungen, in manchen Fällen kombiniert mit einer Harninkontinenz sind nicht selten, meist aber von selbst besser werdend
- Ureterstenosen durch narbige Verziehungen, häufiger aber Ausdruck eines Rezidivs; Ureter-Scheiden-Fisteln bei weniger als 1 % der Fälle; Blasen-Scheiden-Fisteln oder Rektum-Scheiden-Fisteln sind eher Bestrahlungsfolge

▸ **OP-Planung.**

- Bestimmung der Blutgruppe, Blutkonserven bereitstellen (4 Erythrozytenkonzentrate)
- EKG
- Anmeldung Intensivstation
- präoperative Antibiotikaprophylaxe, z. B. mit Cefuroxim

10.3.2 Radikale Hysterektomie per Laparotomie

▸ **Lagerung und Abdeckung.**

- Steinschnittlagerung
- Wärmematte und Warmluftüberzug des Oberkörpers
- sterile Beinsäcke über die Beine
- Klebetuch quer über die Analregion, ggf. auch tiefer
- Absenken der Beine
- Kleben eines kranialen großen Abdecktuchs quer unterhalb des Xyphoids
- Kleben zweier seitlicher Tücher lateral der Spina iliaca anterior superior vom Beinsack bis zum kranialen Quertuch
- Einlegen eines Verweilkatheters in die Blase
- Unteres Quertuch wird auf Symphysenhöhe geklebt.
- Vorbereitung des OP-Tisches für den Abdominalretraktor nach Rochard (falls eine paraaortale Lymphonodektomie geplant ist)

▸ **Spezielles Instrumentarium.**

- Hämoclips zur schnellen und sicheren Blutstillung im kleinen Becken
- Gefäßnähte (z. B. Prolene 5/0 mit HR-17-Nadel)
- feine Moynihan-Klemmen oder feine vorne stark gebogene Overholt-Klemmen zur Präparation des Ureters

- breite und lange Breisky-Spekula
- breite und lange Leberhaken
- bipolare Schere; z. B. Power-Star von Ethicon
- Gefäßversiegelungssystem; z. B. Ligasure von Covidien

OP-Technik

► **Hautschnitt.** Der Eingriff beginnt mit einem Unterbauchlängsschnitt 2 cm oberhalb der Symphyse nach kranial mit linksseitiger Umschneidung des Nabels. Dadurch besteht die Möglichkeit, den Schnitt im Bedarfsfall, z. B. bei Unübersichtlichkeit (Adipositas) oder notwendiger paraaortaler Lymphadenektomie, zu erweitern. Subkutanes Fett, Faszie und Muskulatur sowie Peritoneum werden schichtweise durchtrennt.

► **Exploration des Abdomens.** Palpation entlang der A. und V. iliaca communis, externa und interna bzw. V. cava und Aorta beginnend am Leistenkanal bis zum Unterrand des Duodenums auf vergrößerte bzw. verhärtete Lymphknoten. Auffällige Lymphknoten müssen nicht unbedingt einen metastatischen Befall aufweisen. Eine gezielte Entnahme mit anschließender Schnellschnittuntersuchung durch den Pathologen ermöglicht die Festlegung der weiteren operativen Schritte. Palpation des Uterus, insbesondere der Zervikalregion zur Beurteilung der Ausdehnung des Tumorgeschehens (Infiltration der Parametrien und/oder der Nachbarorgane) und der Frage der Operabilität des Befundes. Metastatisch befallene iliakale Lymphknoten stellen per se keine Kontraindikation zu einem operativen Vorgehen dar. Hat man den Eindruck, dass die Resektion des zentralen Organpakets unter Einhaltung freier Absetzungsränder zur Vagina und zur Beckenwand hin möglich ist, und ist eine vollständige Entfernung der pelvinen Lymphabflussstationen zu erreichen, kann der Eingriff weitergeführt werden. Bei der Palpation der Leberoberfläche fallen Metastasen als derbe weißliche Knoten auf, Hämangiome sind weicher und von livider Farbe. Eine Spülzytologie wird entnommen.

► **Darstellen des Retroperitoneums.** Fassen des rechten Lig. rotundum ca. 1 – 2 cm lateral des Uterus und Durchtrennen des Ligaments zwischen den Klemmen. Ersatz der Klemmen durch Umstechungen (Vicryl 0). Anzügeln des Lig. rotundum. Verlängerung der Inzision des Peritoneums nach laterokranial in Richtung des Zökalpols parallel zum Adnex über dem M. psoas (► Abb. 10.11 a). In gleicher Weise wird das linke Lig. rotundum abgesetzt, wobei der peritoneale Schnitt nach kraniolateral am Colon sigmoideum vorbei zum Colon descendens geführt wird. Alternativ können die Schritte mit einer bipolaren Schere durchgeführt werden. So werden Blutungen aus kleineren peritonealen Gefäßen vermieden. Nun wird teils stumpf, z. B. mit zwei Fingern, teils scharf mit der bipolaren Schere, der Retroperitonealraum eröffnet. Der Ureter wird in seinem Verlauf von der Kreuzung über den Iliaca-communis-Gefäßen bis zum Parametrium bds. dargestellt. Gerade bei adipösen Patientinnen ist es sinnvoll, den Ureter im Bereich der Überkreuzung darzustellen und dann in die Tiefe weiterzuverfolgen.

► **Präparation der paravesikalen Gruben.** Durch Zug am Lig. rotundum nach lateral und Zug am Uterus in die entgegengesetzte Richtung entfaltet sich das unter dem Peritoneum, lateral der Blase liegende schleierartige gefäßarme Bindegewebe. Unter Zuhilfenahme zweier Präpariertupfer oder durch spreizende Bewegungen mit der Präparierschere wird in die Tiefe hin die sogenannte Paravesikalgrube in Richtung auf den Beckenboden eröffnet (► Abb. 10.11 b). Dadurch wird nach kranial hin das Lig. cardinale freipräpariert. In medialer Richtung wird die Grube von der Blase begrenzt, nach lateral von der Wand des kleinen Beckens.

► **Absetzen der Adnexe.** Bei jüngeren prämenopausalen Patientinnen und unauffälligen Adnexen sowie fehlendem Korpusbefall können die Adnexe belassen werden. Am Abgang der Adnexe aus dem Uterus werden diese mit zwei kräftigen Wertheim-Klemmen abgesetzt und die Klemmen durch Umstechungen ersetzt. Der Adnexstumpf wird nochmals mit einer Ligatur (Vicryl 0) gesichert. Ist eine Adnexektomie geplant, erfolgt diese beidseits nach der oben beschriebenen Darstellung des Ureters im peritonealen Blatt (s. u.). Das Beckenwandperitoneum wird entlang des Unterrandes des jeweiligen Adnexes, die ovariellen Gefäße werden dargestellt und über einer Overholt-Klemme abgesetzt.

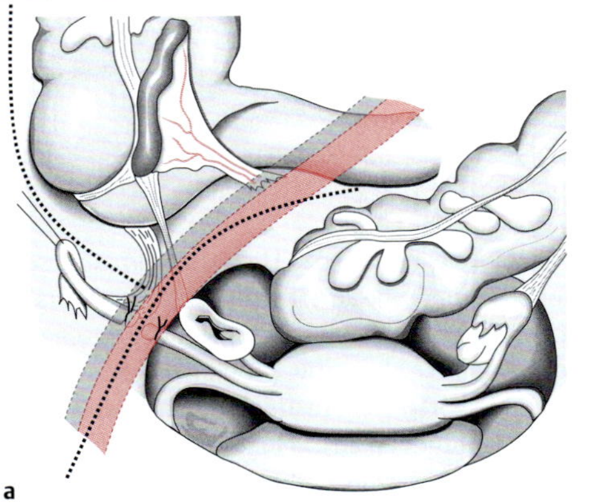

a

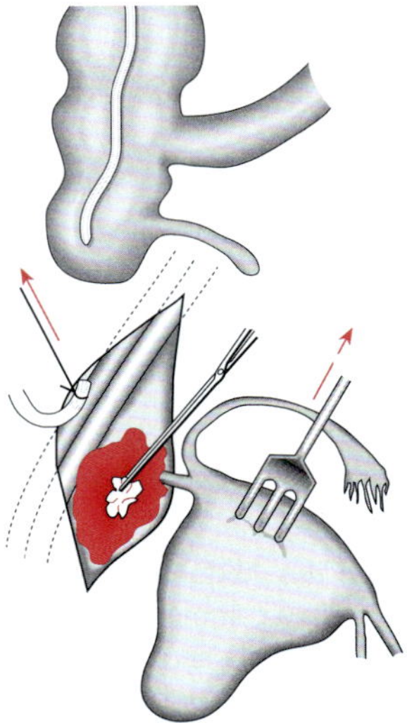

b

Abb. 10.11 Erweiterte Hysterektomie nach Wertheim-Meigs.

a Inzisionslinien des Peritoneums zur Eröffnung des Retroperitonealraums

b Präparation der paravesikalen Grube rechts. Durch Zug am Lig. rotundum bzw. am Uterus entfaltet sich das lockere Bindegewebe. Mittels feiner Tupfer kann leicht in die Tiefe präpariert werden.

► **Darstellung des Situs.** Eine optimale Darstellung des Operationsgebietes ist Voraussetzung für eine radikale Operation. Durch die Spaltung des Peritoneums nach kranial bzw. lateral des Zökalpols und entlang der Iliakalgefäße (► Abb. 10.11 a) lässt sich der Darm gut nach kranial abdrängen. Das hintere Latumblatt mit dem Ureter wird mit einer stumpfen Klemme gefasst und vom Assistenten nach medial gehalten. Der bereits dargestellte Ureter wird aus dem peritonealen Blatt teils stumpf, teils scharf herausgelöst. Pararektal wird teils stumpf, teils scharf in die Sakralhöhle präpariert und so die pararektale Grube hinter den Parametrien gebildet. Der Ureter wird hierbei mit einem Breisky-Spekulum nach lateral abgedrängt. Spalten des Peritoneums über der A. iliaca communis rechts bis zur Aortenbifurkation. Der über der Aortenbifurkation verlaufende Plexus hypogastricus superior wird dargestellt und verbleibt im peritonealen Blatt. Das Peritoneum lateral des Sigmas und Colon descendens und darunterliegendes Gewebe werden gespalten, um das Sigma zu mobilisieren. Wenn das Sigmamesenterium von den Iliaca-communis-Gefäßen abgelöst ist, kann es z. B. mit einem unter dem Darm-Mesenterium-Block durchgezogenen Bauchtuchstreifen nach oben gezogen werden. Dies verbessert die Übersicht bei der Präparation der Vasa iliacae communes links.

► **Entfernen der Lymphknoten entlang der Vasa iliaca communis beidseits.** In Höhe der Aortengabelung wird nun das Fett-Lymphknoten-Gewebe von der Vorderfläche der A. und V. iliaca communis mittels Overholt-Klemmen abpräpariert und dort am Übergang zu den paraaortalen Lymphknoten über Klemmen abgesetzt. Ersatz der kranialen Klemme durch eine Ligatur (Vicryl 3/0), dadurch wird der Verlust von Lymphflüssigkeit von kranial her vermieden. In gleicher Weise wird das seitlich und zwischen den großen Gefäßen befindliche Fett-Lymphknoten-Gewebe entfernt. Links kranial der Iliakalgefäße am Übergang zur Aorta ist der Truncus sympathicus mit seinen Ganglien erkennbar. Dieser verläuft parallel zur Aorta, unterkreuzt dann die Iliaca-communis-Gefäße und sollte geschont werden. Eine Läsion führt zu einer Sympathikolyse und damit Gefäßerweiterung des entsprechenden Beines. Die Patientin berichtet in dem Fall über ein kaltes Bein kontralateral, weil sie den Temperaturunterschied durch die bessere Durchblutung der geschädigten Seite falsch interpretiert. Das Lymphknotenfettgewebe wird bis auf die knöchernen Strukturen reseziert. Die Gefäße werden

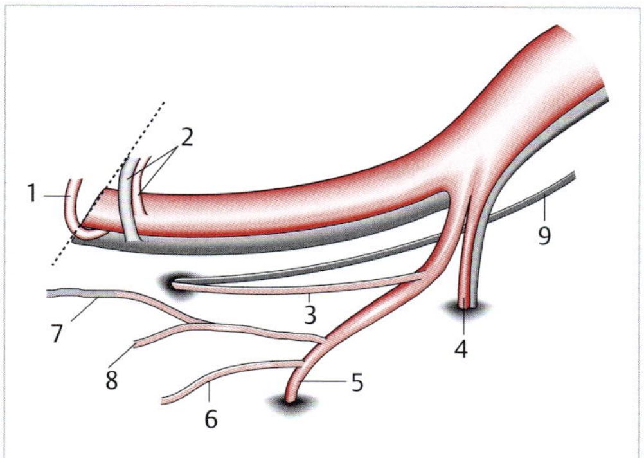

Abb. 10.12 Operationstechnisch relevante Äste der A. und V. iliaca interna und externa dextra.

1 A. epigastrica inferior
2 A. und V. circumflexa ilium profunda
3 A. obturatoria
4 A. glutaea superior
5 A pudenda interna
6 A. uterina
7 A. umbilicalis (obliteriert)
8 A. vesicalis superior
9 N. obturatorius

dann so weit mobilisiert, das auch das dahinterliegende Gewebe gewonnen werden kann. Eventuell auch aus den Iliakalgefäßen abgehende Lumbalgefäße werden dargestellt und geschont. Nach lateral hin stellt der N. genitofemoralis, der ca. 1 cm lateral der A. iliaca communis bzw. der A. iliaca externa auf dem M. psoas verläuft, die Resektionsgrenze dar. Bei der Präparation rechts ist zu beachten, dass hier kranial der A. iliaca communis dextra die V. cava verläuft. Hier gibt es Perforansgefäße, die leicht einreißen und bluten. Blutstillung ist meist durch Kompression zu erreichen. Gegebenenfalls muss eine Gefäßnaht gelegt werden. Ein vorsichtiges Knoten ist obligat, um ein weiteres Einreißen der Venenwand zu vermeiden.

▸ **Entfernen der Lymphknoten entlang der Vasa iliacae externae.** Das Fett-Lymphknoten-Gewebe wird mit einer gefensterten Klemme gefasst und das Gewebe mit einer feinen Schere von der Oberfläche der großen Blutgefäße abpräpariert. Nach medial hin wird alles erreichbare Fett-Lymphknoten-Gewebe bis zum Mesorektum entfernt. Der jeweils an der Seite des Rektums längs verlaufende N. hypogastricus inferior wird dargestellt und geschont. Weiteres Vorgehen nach distal bis zum Leistenkanal. Abgesehen von der A. bzw. V. iliaca interna haben die großen Gefäße bis kurz vor Erreichen des Leistenkanals keine abgehenden Äste (▸ Abb. 10.12). Das Gewebe wird scharf von A. und V. iliaca externa abpräpariert. Bis zum Unterrand der Vene lässt sich das Gewebe leicht en bloc entfernen. Durch Führen der Gefäße mit einem Lidhäkchen kann auch das zwischen Arterie und Vene und zur Beckenwand hin gelegene Gewebe reseziert werden. Vorsicht beim Erreichen des Leistenkanals. Hier überkreuzt die V. circumflexa ilium profunda die A. iliaca externa und kann hier leicht verletzt werden.

▸ **Entfernung der Lymphknoten entlang der Vasa iliaca interna.** Unterhalb der V. iliaca externa, zur Beckenwand hin liegt nun ein rund 5 × 10 cm großes Gewebepaket mit Lymphknoten vor. Der N. obturatorius läuft mit seinen Begleitgefäßen mitten durch dieses Paket. Nerv und Blutgefäße vereinigen sich kurz vor dem Eintritt in das Foramen obturatum. Zur Darstellung dieses Gewebeareals werden A. und V. iliaca externa intermittierend (**Cave:** Thrombosegefahr bei zu langer Kompression der Vene!) mit einem Lidhäkchen angehoben. Das Gewebe wird dosiert mit einer gefensterten Klemme gefasst. Unter Zug bricht das Gewebe in der Regel entlang des N. obturatorius auf. Gelegentlich kommt es zu einer Verletzung von A. oder V. obturatoria, die auftretende Blutung lässt sich meist (z. B. mit Clips oder Koagulation) leicht stillen. Dazu werden Arterie und/oder Vene an ihrem Abgang sowie am Eintritt in das Foramen obturatum mit Clips abgeklemmt und dann reseziert. Manche Autoren empfehlen grundsätzlich die Resektion dieser Gefäße. Je nach Autor wird auch zwischen Obturatorius- und Iliaca-interna-Lymphknoten unterschieden. Diese gehen ohne feste Grenze ineinander über und werden hier zusammenfassend als Iliaca-interna-Lymphknoten bezeichnet.

▸ **Darstellung der anatomischen Strukturen im kleinen Becken.** Freipräparation weiterer Leitstrukturen entlang der A. iliaca interna nach distal. Die mediale Begrenzung des Resektionsgebietes stellt das Lig. umbilicale mediale (obliterierte Nabelarterie) dar. Alles nun darstellbare Fett-Lymphknoten-Gewebe wird mittels gefensterter Klemmen entfernt. Konnte das Gewebe zunächst en bloc entfernt werden, ist dies tief im kleinen Becken nicht möglich. Das zwischen den verschiedenen Aufzweigungen der A. und V. iliaca interna befindliche Gewebe wird mit der gefensterten Klemme gefasst und lässt sich unter leichtem Zug gut entfernen. Die Präparation erfolgt bis zum Beckenboden (M. levator). Medial liegendes paravesikales Fett wird belassen. Letztlich sind somit die Region vor der Spina ischiadica, der Arcus tendineus und der M. levator dargestellt.

► **Entfernen der präsakralen Lymphknoten.** Das Lymphknotenfettgewebe unterhalb der Aorten- und Venenbifurkation wird auf dem Promontorium mobilisiert und entfernt. **Cave:** Kleine Perforansgefäße aus der jeweiligen Vena iliaca communis sowie eine mittig einmündende Vene (V. sacralis mediana) können bei Läsion unangenehme Blutungen verursachen. Häufig reicht die Kompression über 5 min für eine Blutstillung aus. Gegebenenfalls muss eine Gefäßnaht gelegt werden. Ein vorsichtiges Knoten ist obligat, um ein weiteres Einreißen der Venenwand zu vermeiden. Die weitere Präparation ins kleine Becken legt die V. iliaca interna auf beiden Seiten frei. Das Rektum wird hierzu mit Breisky-Spekula nach medial gedrängt.

► **Ablösen der Gefäße von der Beckenwand.** Zur Vervollständigung der Lymphonodektomie werden die Iliakalgefäße von der seitlichen Beckenwand abgelöst und das Lymphknotenfettgewebe lateral und unter den Gefäßen exstirpiert. Kleinere, zum M. psoas ziehende Gefäßäste werden dargestellt, koaguliert und durchtrennt. Der N. obturatorius wird nach kranial bis zu seinem Austritt unterhalb des M. psoas dargestellt. Weiter in der Tiefe lässt sich der Truncus lumbosacralis darstellen. Vorsicht ist im Bereich der V. glutea superior und bei anderen von lateral zur V. iliaca interna verlaufenden Venen geboten. Die großen Gefäße werden leicht angehoben, um auch Gewebe darunter zu gewinnen. Durch das Präparieren von lateral kann häufig noch erstaunlich viel Gewebe insbesondere im Bereich der Iliakalgabelung gewonnen werden. Wie wichtig dieser Bereich ist, zeigen Daten, die belegen, dass gerade hier sogenannte Beckenwandrezidive entstehen.

► **Präparation der pelvinen Lymphknoten links.** Identisches Vorgehen der Lymphadenektomie auf der anderen Seite.

► **Absetzen der uterinen Gefäße und des Lig. cardinale.** Beginn auf der rechten Seite. Der Uterus wird kräftig aus dem kleinen Becken heraus bzw. nach links gezogen, ebenso wird das Lig. latum weiter nach medial gehalten. Dadurch sind die Gefäßbündel angespannt und lassen sich leicht präparieren. Ist die Lymphadenektomie erfolgt, werden alle Gefäßstrukturen im kleinen Becken dargestellt und A. und V. uterina lassen sich leicht identifizieren. Absetzen der A. uterina am Abgang von der A. iliaca interna. Weiteres Absetzen des Lig. cardinale entlang der Fascia obturatoria bzw. des M. levator ani. Jedoch sollten nicht die paravesikale Grube und die pararektale Grube komplett vereinigt werden, da das untere Lig. cardinale viele vegetative Nervenbahnen enthält und für die onkologische Sicherheit nicht entscheidend ist. Zu radikales Operieren in diesem Bereich führt zu Blasen- und Darmentleerungsstörungen sowie zu Störungen der Sexualität. Das Absetzen kann über paarig gesetzte Klemmen oder mit dem Ligasure erfolgen. Untere Begrenzung ist A. rectalis media. Zu erkennende Nn. splanchnici sollen geschont werden. **Merke:** Bei der Totalen mesometrialen Resektion (TMMR) nach Höckel wird sogar nur der gefäßtragende Anteil, das sogenannte Gefäßmeso, präpariert. Das Gefäßmeso der Blase mit der A. vesicalis superior bleibt intakt, ebenso die tieferen Anteile des Lig. cardinale.

► **Blasenmobilisation.** Das Blasenperitoneum wird knapp unterhalb der Blasenumschlagsfalte eröffnet und die Blase mittig im Spatium vesico-cervicale bis unterhalb der Portio mobilisiert. Dies kann mit einem Tupfer oder mit dem Daumen bei Umfassen der Zervix erfolgen. Der kraniale Anteil des Blasenpfeilers oberhalb der A. uterina wird über feine Klemmen abgesetzt.

► **Präparation des Ureters.** Unter Zuhilfenahme feiner Moynihan-Klemmen oder feiner stark gebogener Overholt-Klemmen wird der Ureter freipräpariert. Dazu geht man von kranial her mit geschlossenen Branchen in den bindegewebigen Spalt zwischen Gefäßen und Ureter. Durch Aufspreizen der Branchen werden die anatomischen Strukturen voneinander distanziert. Dies wird vorsichtig weiter durchgeführt, bis das Gefäßbündel komplett unterfahren werden kann (► Abb. 10.13). Nun werden die Gefäße mittels zweier Klemmen gefasst und dazwischen durchtrennt. Ersatz der Klemmen durch Umstechungen (Vicryl 3/0). Dabei wird der Faden am uterusnahen Stumpf nicht abgeschnitten, sondern als Zügel belassen. Nicht immer sind Vene und Arterie in einem Schritt abzusetzen. Falls die

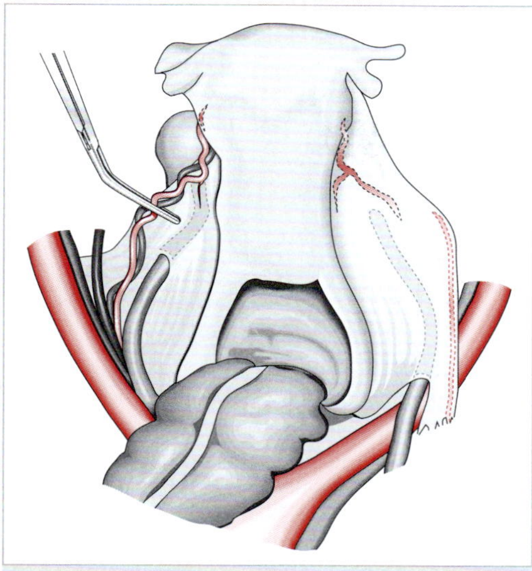

Abb. 10.13 Untertunnelung der A. und V. uterina mit feinen Overholt-Klemmen (zur Vereinfachung nur Darstellung der Arterien).

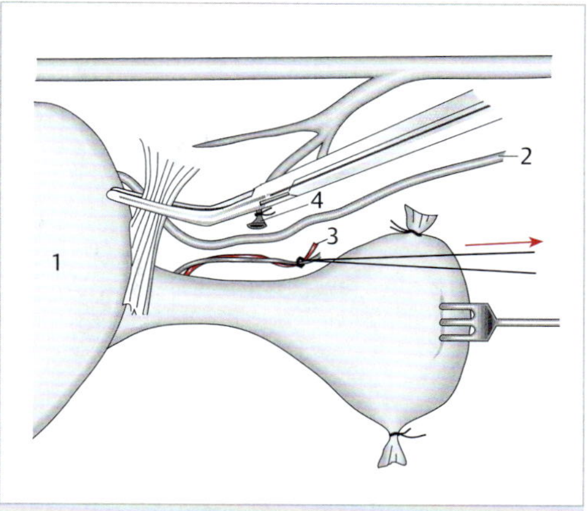

Abb. 10.14 Untertunnelung der Blasenpfeiler mit feinen Overholt-Klemmen (zur Vereinfachung nur Darstellung der Arterien).

1 Harnblase
2 Ureter
3 angezügelte A. und V. uterina
4 Absetzungsstelle der A. uterina

tiefer liegende Vene nicht erfasst wurde, wird sie in gleicher Weise in einem zweiten Schritt abgetrennt. Der uterusnahe Gefäßstumpf wird mittels der Fäden in Richtung Fundus uteri gehalten. Der Ureter wird nun in gleicher Weise in Richtung Blase präpariert.

► **Absetzen der Blasenpfeiler.** Durch spreizende Bewegungen kann das Ligamentum vesicouterinum („Blasenpfeiler") untertunnelt und schließlich mit den gleichen feinen Klemmen abgesetzt werden (► Abb. 10.14). Der auf seiner Unterlage befindliche Ureter weist bedingt durch den Zug am Uterus einen Knick in Richtung Zervix auf, das sogenannte „Ureterknie". Nachdem das Lig. vesicouterinum bis zum Eintritt des Ureters in die Blase abgesetzt wurde, kann der Harnleiter nun leicht scharf von seiner Unterlage abgelöst werden.

► **Ablösen des Rektums.** Unter Zug des Uterus nach kranioventral und Anspannen des Rektums nach kranial wird die peritoneale Umschlagsfalte am Rektum dargestellt und im Douglas mittig eröffnet (► Abb. 10.15). Durch Anspannen und Eindringen von Luft stellt sich die Präparationsebene problemlos dar. Weiter scharfe Inzision entlang der Umschlagsfalte in Richtung Scheidenhinterwand. Weiteres teils scharfes, teils stumpfes Ablösen des Rektums, bis die Hälfte der Scheidenhinterwand frei liegt. Dies ist in der richtigen Schicht mittig meist blutungsarm. Ablösen des Rektums von den Sakrouterinligamenten. Dies kann teils stumpf mit schiebenden Bewegungen mit dem Finger erfolgen, teils scharf mit der Präparierschere. Blutungen aus den Rektumpfeilern werden koaguliert oder mit 2/0 Vicryl umstochen. Der jeweils lateral des Rektums verlaufende N. hypogastricus inferior wird im unteren Bereich vom Rektum gelöst und nach lateral abgedrängt.

► **Absetzen der Lig. sacrouterina.** Beide Sakrouterin-Ligamente sind nun vollständig frei (medial das präparierte Spatium rektovaginale, lateral die pararektale Grube) und werden beckenwandnah über Wertheim-Klemmen abgesetzt (► Abb. 10.16). Ersatz der Klemmen durch Umstechungen (Vicryl 0). Alternativ wird mit dem Ligasure abgesetzt. Während dieser operativen Schritte werden der Ureter und der N. hypogastricus mittels breiter Breisky-Spatel lateralisiert (Vermeiden von Verletzungen). Nach zwei bis vier Schritten wird das Lig. cardinale erreicht.

► **Absetzen der Parakolpien auf der Resektionsebene.** Nachdem die Ureteren aus ihrer Unterlage bis zur Blase herausgelöst sind, wir die Blase so weit nach unten mobilisiert, dass die gewünschte Breite der Scheidenmanschette gewährleistet ist.

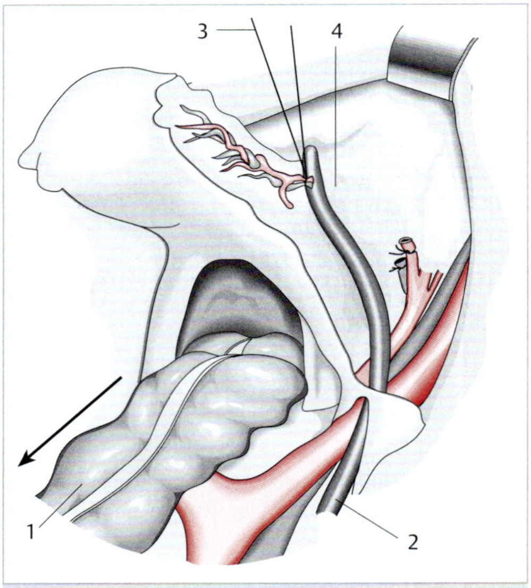

Abb. 10.15 Darstellung der peritonealen Umschlagsfalte zwischen Vagina und Rektum durch Anspannen des Darms.

1 Rektum
2 Ureter
3 angezügelte A. und V. uterina
4 Absetzungsstelle der A. uterina

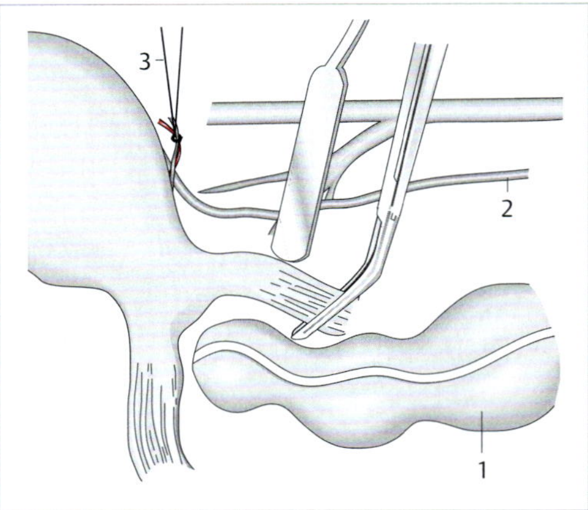

Abb. 10.16 Beckenwandnahes Absetzen des rechten Lig. sacrouterinum.

1 Rektum
2 Ureter
3 angezügelte A. und V. uterina

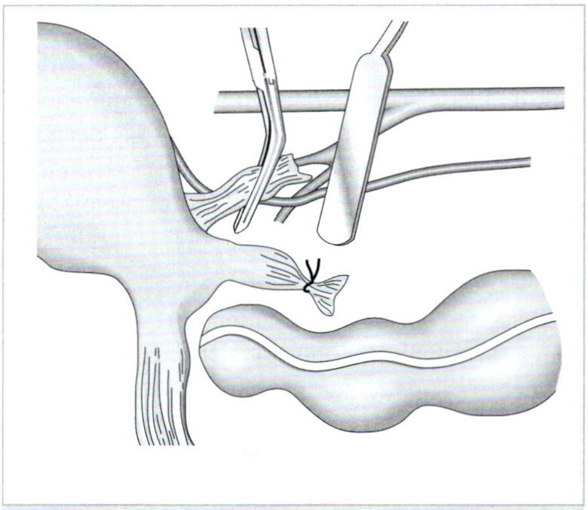

Abb. 10.17 Beckenwandnahes Absetzen des rechten Lig. cardinale.

Auf dieser Höhe werden die Parakolpien über Klemmen quer zur Längsachse der Scheide vom unteren Parakolpienanteil abgesetzt.

► **Absetzen des Präparats von der Scheide.** Ziel der Operation ist es, das obere Drittel der Vagina zu entfernen. Bedingt durch den Zug am Präparat erscheint das mobilisierte Vaginalrohr erheblich länger, als es der tatsächlichen Strecke entspricht. Nimmt man sich vor, die Hälfte der Vagina zu entfernen, wird man nach Resektion des Präparats feststellen, dass dies gerade einem Drittel der Vagina entspricht. Andererseits kann man sich als Ziel setzen, mindestens 5 cm im Gesunden zu operieren. Im nicht angespannten Zustand entspricht dies dann nur noch rund 3 cm. Durch ein möglichst weit beckenwandnahes Arbeiten vermeidet man auch, seitlich die Vagina zu inzidieren mit der Gefahr, in tumortragendes Gewebe zu geraten. Nach Erreichen der Resektionsgrenze wird das Präparat über Moynihan-Klemmen von der Scheide oder über eine große rechtwinklige Wertheimklemme abgesetzt. Vorher muss die Blase rund 2 cm vom Absetzungsrand an der Vagina mobilisiert worden sein, um einen suffizienten Verschluss der Scheide ohne Gefahr einer Verletzung der Blase durch die Umstechungen zu erreichen. Der Verschluss der Vagina erfolgt mit Vicryl-0-Einzelknopfnähten.

► **Kontrolle des Präparats auf eine ausreichende Resektion.** Die Parametrien und insbesondere das Scheidenende werden palpatorisch und makroskopisch überprüft, ob klinisch eine Resektion sicher im Gesunden erfolgt ist. Gegebenenfalls kann z. B. eine Nachresektion der Vagina erfolgen.

▶ Blutstillung. Aufgrund der ausgedehnten Wundflächen und des nicht einfach zu überblickenden Operationsgebietes ist die Gefahr von Nachblutungen sehr groß. Es muss eine penible Blutstillung durchgeführt werden. Feine Umstechungen (Vicryl 3/0) sind Koagulationen vorzuziehen. Diese sind zwar zeitaufwendiger, aber die Blutstillung ist sicherer zu erzielen.

▶ Drainage. Einlage von Robinson-Drainagen in beide Lymphknotenlogen, diese werden zwischen A. iliaca interna und externa platziert. Ein Verschluss des Peritoneums im kleinen Becken sollte nicht erfolgen, da hierdurch die Entstehung von Lymphzysten begünstigt wird. Zur Sicherung der Blasenentleerung wird ein suprapubischer Katheter nach Auffüllen der Blase mit 200 ml NaCl-Blau (gleichzeitige Dichtigkeitskontrolle der Blase) eingebracht.

▶ Wundverschluss. Schichtweiser Verschluss mit Vicryl 0. Klammerung der Haut oder Verschluss mit Einzelknopfnähten (Prolene 2/0). Einlage einer subkutanen Redon-Drainage.

▶ Probleme und deren Lösung.

- **Ureterläsionen** sind bei Verwendung atraumatischer Instrumente und Schonung der gefäßtragenden Hüllschicht zu vermeiden.
- **Blasenentleerungsstörungen** entstehen meistens durch Verletzungen des Plexus hypogastricus inferior bei der Lymphadenektomie auf der rechten Seite sowie durch zu tiefe Präparation am Lig. cardinale. Eine Schonung dieser nervalen Strukturen sollte angestrebt werden.

▶ Häufige Fehler und Gefahren. Eine **Unterschätzung der Operabilität** des Befundes kann vorkommen. Stellt man fest, dass keine vollständige Resektion des Tumorgewebes zu erzielen ist, sollte die Operation abgebrochen werden. Eine insuffiziente Hysterektomie mit Verbleib von Tumorresten wirkt sich zum Schaden der Patientin aus. Besser ist es, rechtzeitig abzubrechen und den Uterus zu belassen, um eine Radio-Chemotherapie zu ermöglichen. Eine Bestrahlung nach Hysterektomie zeigt deutlich höhere Komplikationsraten.

Eine **unzureichende Entfernung des Tumors** zur Scheide hin kann durch eine bewusst sehr großzügige Resektion nach distal und ein möglichst beckenwandnahes Absetzen der Scheide vermieden werden. Im Zweifel können die letzten Präparationsschritte auch von vaginal erfolgen. Idealerweise wird dann der vaginale Wundrand des Präparates fortlaufend vernäht, um einen Verlust von Tumorgewebe ins Abdomen zu vermeiden.

▶ Alternativen.

- **Vaginale Radikaloperationen in Verbindung mit einer laparoskopischen Lymphadenektomie**
- **Laparoskopische radikale Hysterektomie**
- Die **radikale Trachelektomie** stellt eine Operationsmethode dar, bei der die Zervix uteri mit den Parametrien entfernt wird. Dadurch kann das Corpus uteri und damit die Fertilität erhalten werden.
- Radio-Chemotherapie als Primärtherapie (nicht leitlinienkonform)

▶ Postoperative Besonderheiten. Am 4. postoperativen Tag sollte mit Blasentraining über den suprapubischen Katheter begonnen werden. Sind die Restharnwerte unter 100 ml, kann der suprapubische Katheter entfernt werden.

▶ Tumornachsorge. In den ersten 3 Jahren alle 3 Monate, dann 2 Jahre halbjährlich, danach jährlich.

- Anamnese; insbesondere: Narben- oder Stenosierungssymptomatik, Miktionsprobleme, sexuelle Probleme, psychische Probleme, neu aufgetretener Tumor, Pruritus, Fluor, Blutungen, Beinschwellung
- Untersuchung (Inspektion und Palpation): regionale Lymphabflussgebiete, Genital- und Analregion, Spekulumeinstellung mit Zervixbeurteilung
- ggf. Vulvoskopie, Vaginoskopie und Kolposkopie
- ggf. Biopsie

▶ Operative Klassifikation der Radikalität.

- Die aktuelle Einteilung erfolgt nach der **Piver-Klassifikation** (▶ Abb. 10.18):
  - Typ I: totale extrafasziale Hysterektomie mit Scheidenmanschette und Darstellung des Ureterverlaufs (OP nach TeLinde)
  - Typ II: modifiziert-radikale Hysterektomie mit Resektion von Parametrien und parazer-

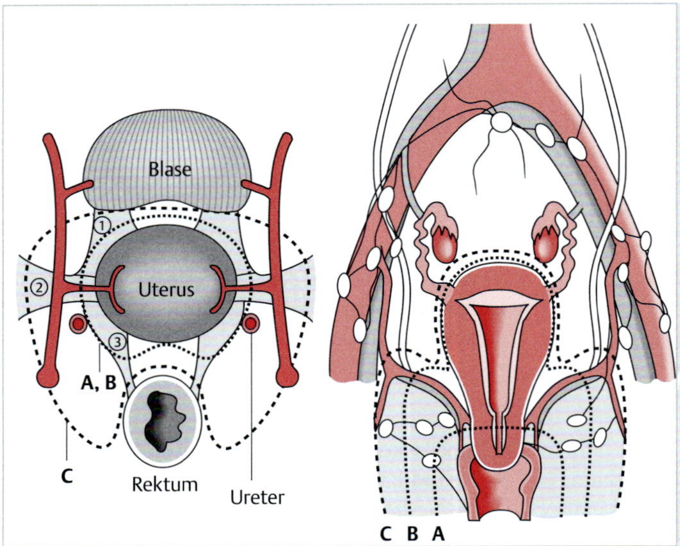

Abb. 10.18 Piver-Klassifikation.
A: Piver I (Stadium IA2 oder IAI, high risk)
B: Piver II (Tumorgröße < 2 cm)
C: Piver III (Tumorgröße > 2 cm)

vikalem Gewebe medial des Ureters (OP nach Wertheim-Schauta)
- ◦ Typ III: Resektion der Parametrien bis zur Beckenwand, lange Scheidenmanschette, komplette Dissektion des Ureters (OP nach Latzko-Meigs-Mackenrodt)
- ◦ Typ IV: zusätzlich längere Scheidenmanschette und Resektion der A. vesicalis superior
- ◦ Typ V: zusätzlich partielle Resektion des distalen Ureters oder der Blase

- **Neue OP-Klassifikation** nach Mota et al. zur besseren Vergleichbarkeit verschiedener Techniken:
  - ventrale Ausdehnung:
    - V1: medial des Uterus
    - V2: beinhaltet den medialen Teil des hinteren Blattes des Lig. vesico-uterinum
    - V3: beinhaltet den lateralen Teil des hinteren Blattes des Lig. vesico-uterinum
  - laterale Ausdehnung:
    - L1: medial des Uterus
    - L2: zwischen Ureter und Beckenwand
    - L3: Beckenwand
  - kaudale Ausdehnung:
    - C1: über dem Ureter
    - C2: über der tiefen V. uterina
    - C3: unterhalb der tiefen V. uterina
  - dorsale Ausdehnung:
    - D1: zwischen Uterus und Rektum
    - D2 Bereich der vorderen Rektumwand
    - D3 Hälfte der Rektumzirkumferenz
- **Klassifikation nach Querleu und Morrow** (radikale Hysterektomie)
  - A: minimale Resektion der Parazervix
    - Resektion der Parazervix medial des Uterus
    - Durchtrennung der Ligg. sacrouterinae und vesicouterinae nicht weit vom Uterus
    - Vaginalmanschette < 10 mm
  - B: Resektion der Parazervix am Ureter
    - am Uretertunnel
    - Teilresektion der Ligg. sacrouterinae und vesicouterinae
    - Erhalten der kaudalen Parazervix
  - C: Resektion der Parazervix an der Aufzweigung der Iliaca-interna-Gefäße
    - Absetzen der Ligg. sacrouterinae am Rektum
    - Absetzen der Ligg. vesicouterinae an der Blase
    - komplette Mobilisation des Uterus
    - Vaginalmanschette 15 – 20 mm
    - C1: nervenschonend
    - C2 ohne Erhalt der autonomen Nerven
  - D: ausgedehnte laterale Resektion
    - D1: vollständige Resektion der Parazervix an der Beckenwand
    - D2: D1 + hypogastrische Gefäße und benachbarte Faszien oder Muskelstrukturen

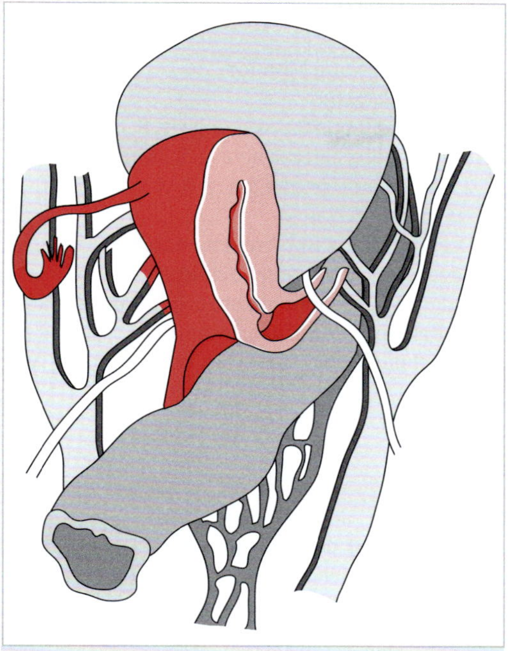

Abb. 10.19 Das Müller'sche Kompartiment.

▸ **TMMR = totale mesometriale Resektion.**

- Uterus entsteht in der Embryonal- und Fetalentwicklung aus dem Müller'schen Kompartiment
- Postulat, dass der Tumor die Grenzen seines Kompartimentes sehr lange respektiert
- Postulat, dass die Entfernung des gesamten Müller'schen Kompartimentes außer seines distalen Anteils für die Stadien Ib–IIb ausreichend ist
  - Sicherheitsabstände an den Kompartimentsgrenzen können relativ klein sein; d.h. nicht zum Kompartiment gehörendes Gewebe kann auch bei Tumornähe belassen werden
    - N. hypogastricus inferior bds.
    - Nn. splanchnici pelvici
    - Vaskularisation der Harnblase
  - Belassen von Kompartimentanteilen erhöht das Risiko
  - Es werden mehr die dorsalen als die lateralen Parabereiche des Uterus entfernt.
- Therapeutische, d.h. komplette Resektion der pelvinen und in indizierten Fällen auch paraaortalen Lymphknoten (d.h. deutlich mehr als die geforderten 15 pelvinen und 10 paraaortalen Lymphknoten bds.)
- Auf eine postoperative Radiatio wird auch bei Leitlinien-indizierter Radio-Chemotherapie verzichtet. Reduktion der aus der Kombination von OP und Radiatio entstehenden Morbidität
- hohe Heilungs- und Überlebensraten in einer monozentrischen Studie
- Multizentrische Studie zur weiteren Evaluation steht aus.

10.3.3 Zusätzliche paraaortale Lymphadenektomie

▸ **Indikationen.** Die klassische Radikaloperation beim Zervixkarzinom beinhaltet nur die Entfernung der pelvinen Lymphknoten. Stadium ≥ IB2 oder bei klinischem Verdacht auf einen karzinomatösen Befall der pelvinen Lymphknoten, bzw. besser nach Bestätigung mittels Schnellschnittuntersuchung durch den Pathologen, ist ebenfalls die Entfernung der paraaortalen Lymphknoten indiziert. In manchen Fällen erscheinen auch diese metastatisch befallen. In allen Fällen ist eine Operation nur dann sinnvoll, wenn die Entfernung allen erkrankten Gewebes möglich erscheint.

Die Operationstechnik entspricht der beim Ovarialkarzinom geschilderten Weise (Kap. 10.5) und ist dort ausführlich beschrieben.

Sind paraaortale Lymphknoten befallen, wird auf eine radikale Hysterektomie und systematische pelvine Lymphonodektomie verzichtet. Es gibt Hinweise, dass die Entfernung sogenannter „Bulky nodes" von Vorteil für die Prognose der Patientin ist. Postoperativ wird eine Radiochemotherapie eingeleitet.

10.3.4 Laparoskopische radikale Hysterektomie

Voraussetzung ist eine Uterus- bzw. Tumorgröße, die eine vaginale Bergung ohne Probleme erlaubt.

▸ **Spezielles Instrumentarium.**

- Lagerungsmaterial, sodass beide Arme angelagert werden können, ohne den Operateur zu behindern (z.B. Arm-Manschette von mediPlac)

- Rutschfestes Keilkissen am Kopf und Antirutschmatte (verhindert ein Verrutschen der Patientin bei extremer Kopftieflage)
  - alternativ Vakuummatratze (**Cave:** am Gesäß so formen, dass ein Absenken der Beine ohne Druck auf die Unterkante der Vakuummatratze möglich ist; ansonsten Gefahr von Lagerungsschäden)
  - ggf. zur Sicherheit Schulterstützen (sind so anzubringen, dass sie der Patientin nicht anliegen, um das Risiko von Plexusschäden zu vermeiden)
- Infusionswärmer
- Anwärmung der Atemgase
- Warm-touch oder ähnliche Wärmemittel
- Hohlmanipulator
- Flowtherme
- HD-Kamera und Monitor
- 30°-Optik 10 mm
- fest schließende Bipolarzange (z. B. BiClamp)
- ultraschallbasierte Schere (z. B. Harmonic)
- 2 Hechtmaul-Fasszangen (z. B. von Aesculap)
- 10-mm-Löffelzange
- Darmretraktor mit breiten, stabilen „Fingern“; abwinkelbar (z. B. von Covidien)
- Faden 2/0, monofil, nicht resorbierbar (Tabaksbeutelnaht für Darmanstomose)
- Bergebeutel mit Reservoir (z. B. Endobag von mtp)

OP-Technik

► **Anlegen des Hohlmanipulators.** Nach üblicher Desinfektion Einlegen eines Verweilkatheters (ggf. Thermokatheter für die postoperative Überwachung; intraoperativ durch die Nähe der Blase zum Pneumoperitoneum wenig Aussagekraft) und Abkleben des Anus mit einem quergeklebten Abdecktuch wird die Scheide mit zwei Spekula entfaltet. Darstellen der Portio. Ein großer Exophyt kann ggf. elektrochirurgisch mit einer Schlinge oder dem monopolaren Messer abgetragen werden. Zwei 0er-CT-1-Fäden 70 cm lang werden in Z-Stichtechnik durch die vordere und hintere Muttermundslippe gestochen. Nach Auswahl der passenden Portiokappe für den Hohlmanipulator wird diese mit dem Außenschaft konnektiert. Der Innenschaft wird wegen seiner traumatisierenden Befestigung an der Zervix und seines schlechten Halts im Tumorgewebe nicht benutzt. Die Schraube zur Fixierung des Innenschaftes wird aber trotzdem in den Griff des Manipulators geschraubt, um einen Gasverlust nach Eröffnen der Scheide so gering wie möglich zu halten. Mit einer endoskopischen 5-mm-Zange, welche für die geplante OP entbehrlich ist, werden durch den Außenschaft des Hohlmanipulators die Fäden gegriffen, durch den Manipulator gezogen und am Ende mit einer Kocherklemme fixiert, nachdem der Manipulator über der Portio positioniert ist. Es ist darauf zu achten, dass die Fixierungsschraube immer nach oben weist, damit die Keramikkappe in der korrekten Position bleibt. Vor Eröffnen der Scheide wird eine feuchte Kompresse in die Schaftbohrung neben die Fäden gestopft, um einen Gasverlust zu vermeiden.

► **Positionieren der Zugänge.** Nach Desinfektion des Abdomens, entsprechender Abdeckung (Viertuchabdeckung bis zum Xyphoid) und Anlegen eines Pneumoperitoneums werden 4 10-mm-Trokare jeweils am Nabel, rechter mittlerer und linker Unterbauch, eingebracht. Danach erfolgen die Inspektion der Verhältnisse, insbesondere auch des Oberbauchs, sowie die Entnahme einer Spülzytologie aus dem Douglas.

► **Zugang zum Retroperitoneum.** Beginn rechts. Der Uterus wird mit einer Fasszange am Abgang des rechten Lig. rotundum gefasst und zur linken Seite gezogen. Koagulation des Lig. rotundum und Durchtrennen. Das Peritoneum entlang der rechten Adnexe wird eröffnet, die Vasa ovaricae dargestellt und nach Koagulation durchtrennt. Der peritoneale Schnitt kann erweitert und lateral des Zökums geführt werden. So ist eine bessere Mobilisation des Zökums nach kranial möglich. Nach Darstellung des Ureters an der Überkreuzung der A. iliaca communis wird das Peritoneum bis zur Aortenbifurkation eröffnet. Die parasympathischen Nerven werden dargestellt und verbleiben im peritonealen Blatt. Das Sigma lässt sich meist problemlos von den linken Iliakalgefäßen abheben. Zur besseren Übersicht wird im linken Mittelbauch ein Faden mit einer langen geraden Nadel (z. B. Tabaksbeutelnaht für die Darmanastomose; z. B. Monosof 2/0 von Covidien) senkrecht eingestochen, mit dem Endonadelhalter angenommen und durch das abgelöste Sigmamesenterium gestochen. Die Nadel wird nun wieder neben dem abdominalen Einstich senkrecht nach außen gestochen. Anspannen des Fadens, sodass das Sigmamesenterium gut angehoben ist, und Fixieren mit einer Kocherklemme. Eine weitere Verbesserung der Übersicht kann mit dem Darmretraktor, der je nach Position über einen der Unterbaucheinstiche eingebracht wird, erreicht werden. Oberhalb des Ureters wird das Beckenperitoneum parallel zum Adnex durchtrennt und das so mobilisierte Adnex am Uterus nach Koagulation abgesetzt. Die Tube wird zur Unterscheidung der Seiten koaguliert. Ablegen des Adnex lateral des Colon ascendens. Mit einer Fasszange zieht der Operateur das peritoneale Blatt mit dem Ureter nach medial. Dorsal der Parametrien und lateral des Rektums lässt sich stumpf z. B. mit dem Overholt durch Präparation Richtung Sakralhöhle die pararektale Grube eröffnen. Vor dem ehemaligen Lig. rotundum und lateral der Blase lässt sich ventral der Parametrien die paravesikale Grube stumpf eröffnen. Über einen der Unterbauchtrokare wird ein Bergebeutel abgeworfen, um die präparierten Lymphknotenpakete sicher entfernen zu können.

▸ Entfernen der Lymphknoten entlang der Vasa iliacae communes beidseits. In Höhe der Aortengabelung wird nun das Lymphknoten-Fett-Gewebe von der Vorderfläche der A. und V. iliaca communis mit der 10-mm-Löffelzange angespannt und z. B. mit dem Harmonic abpräpariert. In gleicher Weise wird das seitlich und zwischen den großen Gefäßen befindliche Lymphknoten-Fett-Gewebe entfernt. Links kranial der Iliakalgefäße am Übergang zur Aorta ist der Truncus sympathicus mit seinen Ganglien erkennbar. Dieser verläuft parallel zur Aorta, unterkreuzt dann die Iliaca-communis-Gefäße und sollte geschont werden. Eine Läsion führt zu einer Sympathikolyse und damit Gefäßerweiterung des entsprechenden Beines. Die Patientin berichtet in dem Fall über ein kaltes Bein kontralateral, weil sie den Temperaturunterschied durch die bessere Durchblutung der geschädigten Seite falsch interpretiert. Das Lymphknoten-Fett-Gewebe wird bis auf die knöchernen Strukturen reseziert. Die Gefäße werden dann so weit mobilisiert, dass auch das dahinterliegende Gewebe gewonnen werden kann. Ist die Löffelzange zu groß, kommt die Hechtmaulzange zum Einsatz. Eventuell auch aus den Iliakalgefäßen abgehende Lumbalgefäße werden dargestellt und geschont. Nach lateral hin stellt der N. genitofemoralis, der ca. 1 cm lateral der A. iliaca communis bzw. der A. iliaca externa auf dem M. psoas verläuft, die Resektionsgrenze dar. Links wird bis zur Darstellung des linken Ureters an der Überkreuzung der Gefäße präpariert. Bei der Präparation rechts ist zu beachten, dass hier kranial der A. iliaca communis dextra die V. cava verläuft. Hier gibt es Perforansgefäße, die leicht einreißen und bluten. Blutstillung ist meist durch Kompression (z. B. mit einem bereits päparierten LK-Paket) zu erreichen. Gegebenenfalls muss eine Gefäßnaht (z. B. mit Prolene) gelegt werden. Ein vorsichtiges Knoten ist obligat, um ein weiteres Einreißen der Venenwand zu vermeiden. Durch die lupenoptische Vergrößerung können bei vorsichtiger Präparation die kleinen abgehenden Gefäße gut dargestellt und koaguliert werden. Durch dieses Vorgehen und den hohen intraabdominalen Druck ist der Blutverlust meist deutlich geringer als beim offenen Operieren.

▸ Entfernen der präsakralen Lymphknoten. Das Lymphknoten-Fett-Gewebe unterhalb der Aorten- und Venenbifurkation wird auf dem Promontorium mit der Löffelzange angespannt und mit z. B. dem Harmonic abpräpariert. **Cave:** Kleine Perforansgefäße aus der jeweiligen Vena iliaca communis sowie eine mittig einmündende Vene (V. sacralis mediana) können bei Läsion unangenehme Blutungen verursachen. Häufig reicht die Kompression über 5 min für eine Blutstillung aus. Gegebenenfalls muss eine Gefäßnaht gelegt werden. Ein vorsichtiges Knoten ist obligat, um ein weiteres Einreißen der Venenwand zu vermeiden. Die weitere Präparation ins kleine Becken legt die V. iliaca interna auf beiden Seiten frei. Links wird unter dem Sigmamesenterium präpariert. Der jeweils an der Seite des Rektums längs verlaufende N. hypogastricus inferior wird dargestellt und geschont.

▸ Entfernen der Lymphknoten entlang der Vasa iliaca externa. Das Lymphknoten-Fett-Gewebe wird mit der 10-mm-Löffelzange gefasst und mit dem Harmonic von der Oberfläche der großen Blutgefäße abpräpariert. Weiteres Vorgehen nach distal bis zum Leistenkanal. Abgesehen von der A. bzw. V. iliaca interna haben die großen Gefäße bis kurz vor Erreichen des Leistenkanals keine abgehenden Äste (▸ Abb. 10.12). Das Gewebe wird von A. und V. iliaca externa abpräpariert. Bis zum Unterrand der Vene lässt sich das Gewebe leicht en bloc entfernen. Auch das zwischen Arterie und Vene und zur Beckenwand hin gelegene Gewebe wird reseziert. Vorsicht beim Erreichen des Leistenkanals. Hier überkreuzt die V. circumflexa ilium profunda die A. iliaca externa und kann hier leicht verletzt werden. Aufgrund der Kopftieflage und des intraabdominellen Drucks von 15 mmHg ist die V. iliaca externa oft nahe des Leistenkanals kollabiert. Wird diese nicht als Gefäß erkannt, kann es leicht zu einer Gefäßläsion kommen.

▶ **Entfernung der Lymphknoten entlang der Vasa iliaca interna.** Unterhalb der V. iliaca externa zur Beckenwand hin liegt nun ein rund 5 × 10 cm großes Gewebepaket mit Lymphknoten vor. Der N. obturatorius läuft mit seinen Begleitgefäßen mitten durch dieses Paket. Nerv und Blutgefäße vereinigen sich kurz vor dem Eintritt in das Foramen obturatorium. Das Gewebe wird dosiert mit der 10-mm-Löffelzange gefasst und vorsichtig per Zupfpräparation vom Unterrand der V. iliaca externa ausgehend entfernt. Hierbei wird auch direkt auf das Os pubis präpariert. **Cave:** Bei 30 % der Patientinnen mündet hier die V. obturatoria in die V. iliaca externa. Freipräparation weiterer Leitstrukturen entlang der A. iliaca interna nach distal. Die mediale Begrenzung des Resektionsgebietes stellt das Lig. umbilicale mediale (obliterierte Nabelarterie) dar. Alles nun darstellbare Lymphknoten-Fett-Gewebe wird mit der Löffelzange entfernt. Das zwischen den verschiedenen Aufzweigungen der A. und V. iliaca interna befindliche Gewebe wird mit der Löffelzange gefasst und lässt sich unter leichtem Zug gut entfernen. Die Präparation erfolgt bis zum Beckenboden (M. levator). Medial liegendes paravesikales Fett wird belassen. Letztlich sind somit die Region vor der Spina ischadica, der Arcus tendineus und der M. levator dargestellt.

▶ **Ablösen der Gefäße von der Beckenwand.** Zur Vervollständigung der Lymphonodektomie werden die Iliakalgefäße von der seitlichen Beckenwand weiter nach kranial abgelöst und das Lymphknoten-Fett-Gewebe lateral und unter den Gefäßen exstirpiert. Kleinere, zum M. psoas ziehende Gefäßäste werden dargestellt, koaguliert und durchtrennt. Der N. obturatorius wird nach kranial bis zu seinem Austritt unterhalb des M. iliopsoas dargestellt. Weiter in der Tiefe lässt sich der Truncus lumbosacralis darstellen. Vorsicht ist im Bereich der V. glutea superior und bei anderen von lateral zur V. iliaca interna verlaufenden Venen geboten. In diesem Bereich ist die Löffelzange meist zu groß. Hier kommt dann die Hechtmaulzange zum Einsatz. Die großen Gefäße werden nach medial gedrückt, um auch Gewebe darunter zu gewinnen. Durch das Präparieren von lateral kann häufig noch erstaunlich viel Gewebe insbesondere im Bereich der Iliakalgabelung gewonnen werden. Wie wichtig dieser Bereich ist, zeigen Daten, die belegen, dass gerade hier sogenannte Beckenwandrezidive entstehen.

▶ **Präparation links.** Der Haltefaden für das Sigmamesenterium wird durch Zug entfernt. Die weitere Präparation erfolgt analog zur rechten Seite.

▶ **Schnellschnitt.** Sämtliche pelvinen LK werden mit dem Endobag, ggf. seitenbezogen, geborgen. Durch das Reservoir muss der linke Unterbaucheinstich nicht erweitert werden. Die Lymphknoten werden zum Schnellschnitt abgegeben. Bei metastatischem Befall erfolgt zunächst die paraaortale Lymphonodektomie (Leitlinie Zervixkarzinom). Andere Autoren raten bei positiven pelvinen LK zum Abbruch der Operation und zur Radiochemotherapie. Hierbei würde aber der vermutete Benefit der Entfernung von „Bulky nodes“, die evtl. paraaortal vorhanden sind, verloren gehen.

▶ **Absetzen der uterinen Gefäße und des Lig. cardinale.** Beginn auf der rechten Seite. Der Uterus wird mit dem Hohlmanipulator aus dem kleinen Becken herausgedrückt und mit einer Fasszange nach links gezogen. Dadurch sind die Gefäßbündel angespannt und lassen sich leicht präparieren. Ist die Lymphadenektomie erfolgt, wurden alle Gefäßstrukturen im kleinen Becken dargestellt und A. und V. uterina lassen sich leicht identifizieren. Absetzen der A. uterina am Abgang von der A. iliaca interna. Dies kann bei kleinen Gefäßen direkt mit dem Harmonic geschehen, ansonsten nach vorheriger Bipolarkoagulation. Weiteres Absetzen der oft mehrfach angelegten Vv. uterinae und des Lig. cardinale entlang der Fascia obturatoria bzw. des M. levator ani. Jedoch sollten nicht die paravesikale Grube und die pararektale Grube komplett vereinigt werden, da das untere Lig. cardinale viele vegetative Nervenbahnen enthält und für die onokologische Sicherheit nicht entscheidend ist. Zu radikales Operieren in diesem Bereich führt zu Blasen- und Darmentleerungsstörungen sowie zu Störungen der Sexualität. Das Absetzen kann mit dem Harmonic erfolgen. Untere Begrenzung ist A. rectalis media. Zu erkennende Nn. splanchnici sollen geschont werden. Auf der linken Seite wird entsprechend vorgegangen. **Merke:** Bei der Totalen mesometrialen Resektion (TMMR) nach Höckel wird sogar nur der gefäßtragende Anteil, das sogenannte Gefäßmeso, präpariert. Das Gefäßmeso der Blase mit der A. vesicalis superior bleibt intakt, ebenso die tieferen Anteile des Lig. cardinale.

► **Absetzen der Ligg. sacrouterina und der Rektumpfeiler.** Beidseits Ablösen des Ureters aus seinem peritonealen Blatt im Bereich der Sakrouterinligamente. Ebenso wird der beidseits des Rektums verlaufen N. hypogastricus inferior vom Rektum abgelöst und nach lateral verschoben. Anteflektieren und Hochdrücken des Hohlmanipulators. Der Uterus wird mit dem Darmretraktor anteflektiert. Durchtrennen des Douglas-Peritoneums und Eröffnen des Spatium rectovaginale. Ist man in der richtigen Schicht, lässt sich das Rektum gut lösen und sakralwärts drängen. Die Präparation erfolgt bis zum Ende der Keramikkappe des Hohlmanipulators und nach lateral jeweils zu den Sakrouterinligamenten und Rektumpfeilern. So isoliert, werden zunächst das rechte Sakrouterinligament und der rechte Rektumpfeiler mit dem Harmonic durchtrennt. Gleiches Vorgehen auf der linken Seite. Prinzipiell scheint die Radikalität nach dorsal wichtig, während die Radikalität nach lateral eher die Morbidität, aber weniger die Sicherheit zu erhöhen scheint.

► **Blasen- und Ureterpräparation.** Leichtes Retroflektieren und Hochdrücken des Hohlmanipulators. Spalten der Blasenumschlagsfalte. Anspannen des Blasenperitoneums nach ventral und medianes Abpräparieren der Blase vom Uterus und der Zervix (Spatium vesicozervicale). Weitere Präparation auf dem zu tastenden Hohlmanipulator. **Cave:** Gerade bei tiefer infiltrierenden Zervixkarzinomen ist es wichtig, in der richtigen Schicht zu bleiben, um nicht ins Tumorbett einzubrechen. Hilfreich ist auch hier die Präparation mit dem Harmonic. Die Präparation erfolgt bis zum Ende der Keramikkappe. Nun wird der Uterus mit dem Hohlmanipulator nach links gedrückt und mit einer Fasszange noch weiter nach links gezogen. So stellen sich die Parametrien mit dem rechten Ureter gut dar und es entsteht ein Zug am Ureter nach lateral. Der Ureter war bereits bis zur Einmündung in die Parametrien komplett mobilisiert. Nun wird das abgesetzte uterine Gefäßbündel nach anterior angespannt und der Uretertunnel mit spreizenden Bewegungen des Harmonic dargestellt. Hier wird mit der inaktiven Branche eingegangen und das Dach des Tunnels mit der aktiven Branche durchtrennt. Durch die geringe thermische Streuung des Gerätes nimmt der Ureter hierbei keinen Schaden. Sobald nach median Blasenpfeileranteile frei werden, werden auch diese koaguliert und abgesetzt. Die Präparation erfolgt bis zur Einmündung des Ureters in die Blase. Anschließend wird auf der linken Seite analog präpariert.

► **Absetzen des Uterus mit Scheidenmanschette.** Das Parakolpium wird beidseits auf Höhe der geplanten Resektionsgrenze (im Allgemeinen auf Höhe des distalen Keramikkappenendes) horizontal koaguliert und durchtrennt. Dann wird mit dem Harmonic oder dem monopolaren Haken die Scheide eröffnet und zirkulär abgesetzt. Kommt es nach der Eröffnung zu einem starken Gasverlust, muss die Scheide neben dem Hohlmanipulator mit einem feuchten Bauchtuch abgedichtet werden. Beim Absetzen sollte immer eine gute Sicht auf den Ureter bestehen, um Verletzungen zu vermeiden. Der Uterus und die anhängenden Parametrien werden so weit in die Scheide gezogen, dass die Scheide nicht kollabiert. Alternativ kann das Präparat komplett entfernt werden und ein mit einem Bauchtuch ausgestopfter steriler Handschuh wird in die Scheide eingebracht. Verschluss der Scheide durch z-gestochene Einzelknopfnähte (0er-SH) und endokorporale Knotung. Danach kann der Uterus aus der Scheide entfernt werden.

► **Abschluss.** Ausgiebiges Spülen des Abdomens und Kontrolle auf Bluttrockenheit. Gegebenenfalls kann die Blase mit 200 ml NaCl blau aufgefüllt werden, um eine Blasenläsion auszuschließen. Die Einlage einer Drainage ist meist nicht notwendig. Bei sehr beckenwandnaher Präparation aufgrund eines großen Zervixtumors ist die Anlage einer suprapubischen Harnblasenableitung sinnvoll. Bergen der abgelegten Adnexen.

► **Probleme.**

- großer exophytisch wachsender Tumor → elektrochirurgische Abtragung
- Nähte für den Hohlmanipulator halten nicht → Außenschaft ohne Nähte in der Scheide halten lassen; zur problemlosen Bergung wird die Scheidenmanschette am Ende der Operation von vaginal gebildet, d.h. die Operation vaginal beendet.
- Befall der Scheide → Sicherheitsabstand von abdominal nicht einschätzbar → Beenden der OP von vaginal
- falsch eingeschätzte Größe des Uterus → vaginale Bergung nicht möglich → Eröffnen der Scheide und Bilden der Scheidenmanschette von vaginal, Verschluss der Scheidenmanschette mit fortlaufender Naht, um ein Abtropfen von Tumorgewebe zu vermeiden, und Bergung des Uterus über einen kleinstmöglichen Pfannenstielquerschnitt. Alternativ Umsteigen auf ein offen chirurgisches Verfahren

► **Häufige Fehler und Gefahren.**

- mangelhafte Ureterdarstellung → Gefahr der Ureterläsion
- muskuläre Äste der Iliakalgefäße werden beim Ablösen von der Beckenwand nicht dargestellt und koaguliert → Blutungsgefahr
- Koagulation oder Durchtrennung des N. genitofemoralis → Empfindungsstörungen auf dem Oberschenkel
- unsanfter Umgang mit dem N. obturatorius → Adduktorenschwäche postoperativ
- Übersehen der kollabierten V. iliaca externa → Gefahr der Gefäßläsion
- zu forsche Zupfpräparation in der Fossa obturatoria → Gefahr von Blutungen
- thermische Ureterschädigung → im Zweifelsfall sollte eine Doppel-J-Schiene zystoskopisch eingelegt werden
- falsche Schicht bei der Präparation des Spatium rectovaginale → Gefahr der Rektumläsion
- Läsion des N. hypogastricus und/oder der Nn. splanchnici → Störung der Lubrifikation, der Darmentleerung und der Miktion

► **Alternativen.**

- robotergestützte Chirurgie: keine automatisierte Chirurgie im eigentlichen Sinn. Daher ist der Begriff OP-Roboter irreführend.
  - nur eine randomisierte Studie mit endoskopischer Kolposakropexie und mehr postoperativen Schmerzen bei der Roboterchirurgie
  - Ein Benefit für die Patientin konnte bisher im Vergleich zur konventionellen laparoskopischen Chirurgie nicht nachgewiesen werden.
  - hohe Kosten
  - lange Rüstzeiten
  - aber flachere Lernkurve als bei der konventionellen endoskopischen Onkochirurgie
- Sentinel-Lymphknoten-Biopsie:
  - derzeit noch experimentell
  - für Zervixkarzinome bis 2 cm und beidseitige Detektion eines SN onkologisch vertretbar
    - Sensitivität 90%, negativer Vorhersagewert 99%
    - Ob bei nur einseitiger Detektion die komplette Lymphonodektomie erfolgen muss oder die einseitige Detektion bei kleinen Zervixkarzinomen ausreichend ist, muss geklärt werden.
    - Ebenfalls unklar ist, ob durch die Immunhistochemie detektierte Mikrometastasen eine Radiochemotherapie indizieren.
- offene Chirurgie
- primäre Radiochemotherapie
- TMMR = Totale mesometriale Resektion

► **Postoperativ.** Siehe offenes Verfahren

10.3.5 Laparoskopische paraaortale Lymphonodektomie

Einsatz bei entsprechender Indikation.

- primär ab Stadium IB2
- bei positiven pelvinen Lymphknoten (dann ist die Präparation der oberen Iliaca-communis-Region bis zur Bifurkation bereits erfolgt)

OP-Technik

Nach Darstellung des Ureters an der Überkreuzung der A. iliaca communis wird das Peritoneum bis zur Aortenbifurkation eröffnet. Die parasympathischen Nerven werden dargestellt und verbleiben im peritonealen Blatt. Das Sigma lässt sich meist problemlos von den linken Iliakalgefäßen abheben. Zur besseren Übersicht wird im linken Mittelbauch ein Faden mit einer langen geraden Nadel (z. B. Tabaksbeutelnaht für die Darmanastomose; z. B. Monosof 2/0 von Covidien) senkrecht eingestochen, mit dem Endonadelhalter angenommen und durch das abgelöste Sigmamesenterium gestochen. Die Nadel wird nun wieder neben dem abdominalen Einstich senkrecht nach außen gestochen. Anspannen des Fadens, dass das Sigmamesenterium gut angehoben ist. Eine weitere Verbesserung der Übersicht kann mit dem Darmretraktor, der je nach Position über einen der Unterbaucheinstiche eingebracht wird, erreicht werden. Zur besseren Übersicht werden die Communisgefäße bis zur Überkreuzung des Ureters auch präpariert. Auf Höhe der Aortengabelung wird nun das Fett-Lymphknoten-Gewebe von der Vorderfläche der A. und V. iliaca communis mit der 10-mm-Löffelzange angespannt und z. B. mit dem Harmonic abpräpariert. In gleicher Weise wird das seitlich und zwischen den großen Gefäßen befindliche Fett-Lymphknoten-Gewebe entfernt. Links kranial der Iliakalgefäße am Übergang zur Aorta ist der Truncus sympathicus mit seinen Ganglien erkennbar. Dieser verläuft parallel zur Aorta, unterkreuzt dann die Iliaca-communis-Gefäße und sollte geschont werden. Eine Läsion führt zu einer Sympathikolyse und damit Gefäßerweiterung des entsprechenden Beines. Die Patientin berichtet in dem Fall über ein kaltes Bein kontralateral, weil sie den Temperaturunterschied durch die bessere Durchblutung der geschädigten Seite falsch interpretiert. Das Lymphknotenfettgewebe wird bis auf die knöchernen Strukturen reseziert. Die Gefäße werden dann so weit mobilisiert, das auch das dahinterliegende Gewebe gewonnen werden kann. Ist die Löffelzange zu groß, kommt die Hechtmaulzange zum Einsatz. Eventuell auch aus den Iliakalgefäßen abgehende Lumbalgefäße werden dargestellt und geschont. Die Präparation erfolgt bis zum überkreuzenden Ureter auf beiden Seiten.

Dann wechselt der Operateur die Position und stellt sich zwischen die Beine der Patientin. Die Optik wird in den mittleren Unterbaucheinstich eingeführt und ein Monitor oder der gesamte Endoskopieturm neben das rechte Kopfende der Patientin positioniert. Der Darmretraktor wird über den Nabeltrokar eingeführt, um den Dünndarm bis zum Treitz-Band hochzuschieben. Eröffnen des Peritoneums längs der Aorta bis zum Treitz-Band. **Cave:** Dem Duodenum mit dem thermisch aktiven Instrument nicht zu nahe kommen, um sekundäre thermische Nekrosen zu vermeiden. Mobilisieren des Peritoneums über der Aorta und der V. cava. Der Darmretraktor wird so abgewinkelt, dass er unter das mobilisierte Peritoneum gebracht werden kann. Zur besseren Übersicht wird im rechten Mittelbauch ein Faden mit einer langen geraden Nadel (z. B. Tabaksbeutelnaht für die Darmanastomose; z. B. Monosof 2/0 von Covidien) senkrecht eingestochen, mit dem Endonadelhalter angenommen und durch das abgelöste Peritoneum rechts gestochen. Die Nadel wird nun wieder neben dem abdominalen Einstich senkrecht nach außen gestochen. Anspannen des Fadens, sodass das rechte Peritoneumblatt gut angehoben ist, und Fixieren mit einer Kocherklemme. So wird meist auch der Dünndarm gut im Oberbauch gehalten. In diesen Bereich wird ein Bergebeutel mit Reservoir abgeworfen und entfaltet. Darstellen des Ureterverlaufs von der Gefäßüberkreuzung nach kranial (parallel zu V. cava). Parallel dazu verlaufen auch die rechten Vasa ovaricae. Idealerweise wird die Vene bereits bis zu ihrer Einmündung in die V. cava verfolgt. Das LK-Fett-Gewebe über der distalen Aorta wird angespannt und z. B. mit dem Harmonic unter regelmäßiger Koagulation präpariert. Ziel sind Darstellung und Erhaltung der A. mesenterica inferior. Die weitere Präparation erfolgt bis zu der die Aorta überkreuzenden V. renalis sinistra. **Cave:** In seltenen Fällen kann diese auch unter der Aorta verlaufen (Ist häufig bereits in der Bildgebung zu erkennen). Die aus der Aorta abgehenden Aa. ovaricae werden koaguliert und durchtrennt. Nun wird ausgehend von der Aortenbifurkation das Gewebe lateral der Aorta präpariert. Die Präparation erfolgt bis auf die Wirbelsäule. Abgehende Lumbalgefäße werden dargestellt und geschont. Ebenso der Grenzstrang. Die laterale Begrenzung der Präparation wird durch den Verlauf des linken Ureters gebildet. Weiter oben mündet die V. ovarica sinistra in die V. renalis und bildet hier die laterale Begrenzung. In dem Raum zwischen Aorta, V. renalis sinistra und V. ovarica sinistra sind immer wieder LK-Metastasen zu finden. Nun wird das Gewebe zwischen rechtem Ureter und V. cava bis auf die Wirbelsäule reseziert. Die Einmündung der V. ovarica dextra wird dargestellt und erhalten. Die Präparation erfolgt bis zur V. renalis dextra. Das Gewebe auf der V. cava ist ebenfalls zu präparieren. Hier ist große Vorsicht geboten, um Perforansgefäße rechtzeitig zu erkennen und zu koagulieren. Als letzter Schritt wird das Lymphknotenfettgewebe zwischen V. cava und Aorta herausgelöst. **Cave:** auf der Wirbelsäule verlaufende Lumbalgefäße. Kontrolle auf Bluttrockenheit. Entfernen des Bergebeutels und Abgabe des Gewebes zur Schnellschnittuntersuchung.

Sind LK-Metastasen im Schnellschnitt nachweisbar, wird auf eine radikale Hysterektomie verzichtet. Bulky nodes im pelvinen Bereich sollten entfernt werden.

▸ Probleme.

- adipöse Verhältnisse und/oder geblähte Darmschlingen → Haltenähte rechts und links, Einsatz eines zweiten Darmretraktors, maximal mögliche Kopftieflage
- Sehr festes Lymphknoten-Fett-Gewebe oder Lymphknotenmetastasen → subtilste Präparation und Koagulation (z. B. mit dem Harmonic)
- Blutung aus der V. cava → Kompression der Blutung, z. B. mit einem Lymphknotenpaket, über 5 min; ggf. Gefäßnaht mit Prolene 4/0 und vorsichtiger Knotung; ggf. Abdecken mit einer Fibringaze (z. B. TachoComb)

▸ Häufige Fehler und Gefahren.

- zu forsche Präparation in Richtung A. mesenterica inferior → Gefahr der Läsion
- tangentiale Läsion von Lumbalgefäßen mit resultierender Blutung
- Ausreißen einer A. ovarica aus der Aorta → Koagulation, ggf. Naht
- mangelhafte Darstellung der in die V. cava einmündenden V. ovarica dextra → Gefahr der Läsion im Einmündungsbereich → Gefäßnaht notwendig
- fehlende Präparation zwischen Aorta, V. renalis sinistra und V. ovarica sinsitra → Übersehen von LK-Metastasen
- mangelhafte Darstellung der Ureteren im Verlauf zum Nierenhilus → Ureterverletzung
- Zupfpräparation auf der V. cava statt langsamer Präparation und Koagulation der Perforansgefäße → Gefahr von venösen Blutungen

▸ Alternativen.

- robotergestützte Chirurgie: keine automatisierte Chirurgie im eigentlichen Sinn. Daher ist der Begriff OP-Roboter irreführend.
    - nur eine randomisierte Studie mit endoskopischer Kolposakropexie und mehr Schmerzen bei der Roboterchirurgie
    - Ein Benefit für die Patientin konnte bisher im Vergleich zur konventionellen laparoskopischen Chirurgie nicht nachgewiesen werden.
    - hohe Kosten
    - lange Rüstzeiten
    - aber: flachere Lernkurve als bei der konventionellen endoskopischen Onkochirurgie
- offene Chirurgie
- Radiatio der Paraaortalregion (hohe Morbidität)

10.4 Operative Therapie des Endometriumkarzinoms

▸ Vorbemerkungen.

- Inzidenz 15 : 100 000 pro Jahr
- häufigstes Malignom des weiblichen Genitaltraktes
- 5-Jahres-Überlebensrate für alle Stadien bei 80 %
    - Diagnose meist in einem frühen Stadium
- mittleres Erkrankungsalter bei 69 Jahren
- Unterscheidung eines östrogenassoziierten Typ-1-Karzinoms von einem östrogenunabhängigen Typ-2-Karzinom (u. a. seröse und klarzellige Karzinome; neuerdings wird auch der Müller-Mischtumor hierzu gezählt)

▸ Risikofaktoren.

- Keimbahnmutation → Lynch-Syndrom
    - hereditäre kolorektale Karzinome
    - kumulatives Lebenszeitrisiko für ein Endometriumkarzinom bei 40 – 80 %

- ○ Erkrankung vor dem 45. LJ (an Lynch-Syndrom denken)
- ○ bei bekanntem Lynch-Syndrom wird ab dem 40. LJ eine prophylaktische Hysterektomie mit Adnexektomie empfohlen.
- Typ-1-Karzinom: Überschuss an endogenem oder exogenem Östrogen, der nur unzureichend oder gar nicht durch Gestagen antagonisiert wird
  - ○ Adipositas
  - ○ Östrogenmonotherapie
- Typ-2-Karzinom:
  - ○ Alter
  - ○ Bestrahlung

▸ **Diagnosesicherung.**

- Leitsymptom ist die postmenopausale Blutung
- Blutungsstörungen prämenopausal und Risikofaktoren (Adipositas, Diabetes, PCO, Lynch-Syndrom)
- Transvaginalsonografie (als Screening nicht geeignet)
- Goldstandard sind die **Hysteroskopie** und fraktionierte Abrasio oder Endometriumbiopsie. Wichtig sind die optische Beurteilung der Zervix und die Lage des Tumors, da in die Zervix abgetropftes Gewebe eine Zervixbeteiligung vortäuschen kann
- Rö-Thorax in 2 Ebenen
- Abdominalsonografie
- Zystoskopie und Rektoskopie im Stadium IVA
- CT pelvin und Paraaortalregion bei geplanter Lymphonodektomie

▸ **Stadieneinteilung.**

▸ **Stadiengerechte Therapieplanung.**

- **Typ-1-Karzinom, Stadium IA, G1 oder G2:**
  - ○ Lymphonodektomie verbessert das Überleben nicht
  - ○ krankheitsfreies Überleben über 95 %
  - ○ Befall von retroperitonealen Lymphknoten < 10 %
  - ○ eine alleinige pelvine Lymphonodektomie ist hier ebenfalls nicht indiziert
  - ○ → Hysterektomie, Spülzytologie und Adnexektomie bds. (abdominal, LAVH oder TLH; siehe in den entsprechenden Unterkapiteln von Kapitel 7)
- **Typ-1-Karzinome ≥ pT1b, G3-Karzinome und Typ-2-Karzinome:**
  - ○ Lymphknotenbefall in 15 – 45 %
  - ○ Bisherige randomisierte Studien untersuchten nur die pelvine LNE bei zu geringem Rezidivrisiko.
  - ○ Retrospektive Studien weisen zum Teil auf einen Vorteil der pelvinen und paraaortalen LNE hin.

Tab. 10.4 Neue Stadieneinteilung des Endometriumkarzinoms.

TNM	FIGO	Definition
T1	I	Tumor begrenzt auf Corpus uteri
T1a	IA	Tumor auf das Endometrium begrenzt oder weniger als die Hälfte des Myometriums infiltrierend
T1b	IB	Tumor infiltriert mindestens die Hälfte des Myometriums
T2	II	Tumor infiltriert das Stroma der Cervix uteri, breitet sich jedoch nicht jenseits des Uterus aus
T3a	IIIA	Tumor befällt Serosa und/oder Adnexe
T3b	IIIB	Vaginalbefall und/oder Befall der Parametrien
N1	IIIC	regionäre Lymphknotenmetastasen
	IIIC1	pelvine Lymphknotenmetastasen
	IIIC2	paraaortale Lymphknotenmetastasen mit/ohne pelvine Lymphknotenmetastasen
T4	IVA	Tumor infiltriert Blasen- und/oder Rektumschleimhaut
M1	IVB	Fernmetastasen

  - Bis zum Vorliegen der Ergebnisse randomisierter Studien empfiehlt die AGO die pelvine und paraaortale Lymphonodektomie.
  - → Hysterektomie, Spülzytologie, Adnexektomie, pelvine und paraaortale LNE (abdominal, LAVH oder TLH; siehe in den entsprechenden Unterkapiteln von Kapitel 7)
  - offene oder laparoskopische pelvine und paraaortale LNE; s. in den entsprechenden Unterkapiteln von Kapitel 10
- **pT2-Karzinome;** d.h. Infiltration des Zervixstromas: Die Effektivität einer radikalen Hysterektomie ist nicht gesichert (schwache Datenlage) → eher zurückhaltende Indikationsstellung („kann"-Empfehlung)
- **höhergradige Stadien:** Ziel ist das bestmögliche Tumordebulking (ggf. auch mit Darm- und Blasenteilresektion), um einer platinhaltigen systemischen Therapie eine gute Ausgangssituation zu verschaffen.

▸ **Kontraindikation zur Operation.** Hohe Komorbidität, die zu einem inakzeptablen Operationsrisiko führt.

▸ **Patientenaufklärung (je nach Radikalität).**
- Recht auf Zweitmeinung
- Angebot, den Partner miteinbeziehen
- alternative Therapieoptionen; z.B. primäre Strahlentherapie bei hoher Komorbidität
- Notwendigkeit der onkologischen Nachsorge
- Möglichkeit der Rehabilitation nach abgeschlossener Therapie
- Angebote der Psychoonkologie, der sozialrechtlichen Unterstützung und Selbsthilfegruppen
- mögliche Beeinträchtigung der Kohabitationsfähigkeit durch postoperative Brachytherapie
  - keine Verbesserung des Überlebens
  - Verbesserung der lokalen Kontrolle ab Stadium p1b
- Das Risiko der Verletzung der Nachbarorgane (Darm, Blase, Ureter) ist aufgrund der topografischen Situation und der räumlichen Enge erhöht.
- Lymphödem der Beine
- Sensibilitätsverlust und/oder Schmerzen in den Beinen
- erhöhtes Transfusionsrisiko (hier separaten Aufklärungsbogen verwenden)
- Verletzungen von Blutgefäßen oder Nerven, insbesondere im Rahmen der Lymphadenektomie
- Entstehung von Lymphzysten oder -fisteln, Ödemen und thromboembolischen Ereignissen
- postoperative Blasen- und/oder Rektumentleerungsstörungen, in manchen Fällen kombiniert mit einer Harninkontinenz sind nicht selten, meist aber von selbst besser werdend
- Ureterstenosen infolge narbiger Verziehungen

▸ **OP-Planung.** Diese erfolgt je nach Radikalität der Operation (s. Kapitel 7 und 10 je nach Eingriff).

10.5 Eingriffe beim Ovarialkarzinom

▸ **Vorbemerkungen.**
- Inzidenz in Westeuropa ca. 15 : 100 000
- Mortalität konnte durch Kombinationschemotherapie aus Taxan und Carboplatin, Zunahme der operativen Radikalität und Steigerung der Rate an frühen Karzinomstadien um 30% gesenkt werden.
- relative 5-Jahres-Überlebensrate zwischen 35 und 49%
- 70% der Patientinnen werden erst im Stadium III und IV diagnostiziert.
- häufigste Todesursache unter den gynäkologischen Malignomen

▸ **Risikofaktoren.**
- 10% aller Ovarialkarzinome sind genetisch bedingt durch Keimbahnmutation, z.B. BRCA 1 und 2 MLH 1, MSH 2, TP53. Lebenszeitrisiko bis zu 60%. Prophylaktische Salpingoovarektomie führt zu einer Risikoreduktion um 97% (3% Risiko verbleiben für die Ausbildung eines Peritonealkarzinoms).
- Alle anderen Faktoren sind mit einer vermehrten Ovulationsrate verbunden:
  - Nulliparität
  - keine oralen Kontrazeptiva
  - frühe Menarche, späte Pubarche
  - erhöhte Androgenspiegel (erhöhte Spiegel von Androstendion und DHEA, protektive Wirkung der oralen Kontrazeptiva evtl. durch Absenkung der Androgensynthese der Ovarien)

▶ **Diagnosesicherung.**
- Anamnese: Leistungsknick, Zunahme des Bauchumfanges, Stuhlprobleme oder Blutauflagerungen, Schmerzen etc.
- Palpation transvaginal, rektal und abdominal
- Tumormarker als Basis zur Verlaufskontrolle (CA 125, CA 19-9, CA 72-4). OVX-1 ist ein Radioimmunassay mit einem monoklonalen Antikörper, der bei normalem CA 125 eine persistierende Erkrankung nachweisen kann.
- Hohen Aussagewert hat die transvaginale Sonografie, ist als Screening jedoch nicht geeignet (10 : 1 falsch positive Befunde). Der Score nach Sassone (▶ Tab. 10.6) ist hilfreich zur Einschätzung der Dignität (≥ 9 Punkte gilt als malignitätsverdächtig).
- CT und MRT können ein chirurgisches Staging nicht ersetzen, sind jedoch hilfreich in der interdisziplinären OP-Planung und können zudem Hinweise auf andere Tumorentitäten, wie Pankreaskarzinom, oder gastrointestinale Tumoren geben.
- Rö-Thorax in zwei Ebenen, ggf. Thorax-CT
- Mammografie und Sonografie der Brust
- Gastroskopie und Koloskopie bei V.a. gastrointestinalen Tumor
- ggf. Pleurapunktion oder sogar Thorakoskopie zum Ausschluss von Pleurametastasen, die eine R0-Resektion unmöglich machen
- Intraoperativer Schnellschnitt und chirurgisches Staging sichern die Diagnose und das Stadium.

▶ **Stadieneinteilung.**

Tab. 10.5 Stadieneinteilung des Ovarialkarzinoms.

T – Primärtumor	FIGO-Stadien	Charakteristik
TX		Primärtumor kann nicht beurteilt werden
T0		kein Anhalt für Primärtumor
T1	I	Tumor begrenzt auf Ovarien
T1a	IA	Tumor auf ein Ovar begrenzt, Kapsel intakt, kein Tumor auf der Oberfläche des Ovars, keine malignen Zellen in Aszites oder bei Peritonealspülung
T1b	IB	Tumor auf beide Ovarien begrenzt, Kapsel intakt, kein Tumor auf der Oberfläche der beiden Ovarien, keine malignen Zellen in Aszites oder bei Peritonealspülung
T1c	IC	Tumor begrenzt auf ein oder beide Ovarien mit Kapselruptur, Tumor an Ovaroberfläche oder malignen Zellen in Aszites oder bei Peritonealspülung
T2	II	Tumor befällt ein Ovar oder beide Ovarien und breitet sich im Becken aus
T2a	IIA	Ausbreitung auf und/oder Implantate an Uterus und/oder Tube(n), keine malignen Zellen in Aszites oder bei Peritonealspülung
T2b	IIB	Ausbreitung auf andere Beckengewebe, keine malignen Zellen in Aszites oder bei Peritonealspülung
T2c	IIC	Ausbreitung im Becken (2a oder 2b) und maligne Zellen in Aszites oder bei Peritonealspülung
T3 und/oder N1	III	Tumor befällt ein Ovar oder beide Ovarien, mit mikroskopisch nachgewiesenen Peritonealmetastasen außerhalb des Beckens und/oder regionären Lymphknotenmetastasen
T3a	IIIA	mikroskopische Peritonealmetastasen jenseits des Beckens
T3b	IIIB	makroskopische Peritonealmetastasen jenseits des Beckens, größte Ausdehnung 2 cm oder weniger
T3c und/oder N1	IIIC	Peritonealmetastasen jenseits des Beckens, größte Ausdehnung mehr als 2 cm und/oder regionäre Lymphknotenmetastasen
M1*	IV	Fernmetastasen (ausschließlich Peritonealmetastasen)

Fortsetzung nächste Seite

Tab. 10.5 Stadieneinteilung des Ovarialkarzinoms. *(Fortsetzung)*

T – Primärtumor	**FIGO-Stadien**	**Charakteristik**	
N – regionäre Lymphknoten.			
N0	keine Lymphknotenmetastasen		
N1	regionäre Lymphknotenmetastasen, homolateral, beweglich		
N2	beweglich, bilateral		
N3	fixiert		
Stadiengruppierung FIGO – TNM-Kategorien			
Stadium IA	T1a	N0	M0
Stadium IB	T1b	N0	M0
Stadium IC	T1c	N0	M0
Stadium IIA	T2a	N0	M0
Stadium IIB	T2b	N0	M0
Stadium IIC	T2c	N0	M0
Stadium IIIA	T3a	N0	M0
Stadium IIIB	T3b	N0	M0
Stadium IIIC	T3c	N0	M0
	jedes T	N1	M0
Stadium IV	jedes T	jedes N	M1

* Metastasen an der Leberkapsel entsprechen T3/Stadium III, Leberparenchymmetastasen M1/Stadium IV. Um einen Pleuraerguss als M1/Stadium IV zu klassifizieren, muss ein positiver Befund vorliegen.

Tab. 10.6 Vaginalsonografisches Punktesystem zur Abschätzung der Dignität von Adnextumoren (Quelle: Sassone et al. 1991).

Punkte	**Innenwand**	**Wanddicke**	**variable Septen**	**Struktur**
1	glatt	dünn ≤ 3 mm	keine	echoleer
2	unregelmäßige Auflagerungen ≤ 3 mm	dick > 3 mm	dünn ≤ 3 mm	echoarm
3	papilläre Strukturen > 3 mm	solide	dick > 3 mm	echoarm mit echoreichem Herdbefund
4	solide	–	–	komplex
5	–	–	–	echoreich
maximal	**4**	**3**	**3**	**5**

▶ **Stadiengerechte Therapieplanung.**

- **Stadium FIGO I–IIA:**
  - Längsschnittlaparotomie
  - Inspektion und Palpation des gesamten Abdomens
  - Entnahme einer Spülzytologie
  - Biopsie auffälliger Stellen
  - Peritonealbiopsien aus dem gesamten Abdomen:
    - Beckenperitoneum
    - Paracolische Rinnen bds.
    - unter der Leber, oberhalb des Colon transversum
    - Zwerchfellkuppeln bds. (bis zur hinteren peritonealen Verwachsung der Leber)
    - Dünndarmmesenterium
    - Peritoneum parietale
  - hohe Adnexexstirpation beidseits
  - Hysterektomie: Bei Peritonealbefall im kleinen Becken muss die Hysterektomie extraperitoneal durchgeführt werden!
  - Omentektomie (mindestens infrakolisch, besser infragastrisch)
  - Appendektomie (insbesondere bei muzinösen Tumoren)
  - pelvine Lymphonodektomie bds. und paraaortale Lymphonodektomie
- **Stadium FIGO IIB–IV:** Ziel der Primär-OP ist die makroskopisch komplette Tumorresektion.
  - Längsschnittlaparotomie
  - infragastrische Netzresektion einschließlich der milznahen Anteile (**Cave:** Blutungen aus der Milz bei Einrissen am Milzparenchym) → Exploration der Bursa omentalis
  - großzügige Eröffnung des Peritonealraumes im Bereich der Adnexen und hohes Absetzen des Adnexbündels
  - retroperitoneale En-bloc-Präparation bei Befall des Beckenperitoneums oder Konglomerattumoren
  - Deperitonealisierung des Peritoneum parietale, Blasendachperitoneum und der Zwerchfellkuppeln
  - ggf. Zwerchfellteilresektion bei tiefer infiltrierenden Metastasen
  - ggf. bei Tumorbefall Splenektomie und Resektion von Leberkapsel oder -parenchym
  - Appendektomie
  - Resektion befallener Dünndarm- und Dickdarmabschnitte, wenn hierdurch eine R0-Resektion möglich ist
  - Eine systematische pelvine und paraaortale Lymphonodektomie erscheint für das Überleben nur sinnvoll, wenn intraabdominal eine komplette Tumorresektion erreicht wurde.

▶ **OP-Prinzip.** Radikale Entfernung des Ovars mit Lymphabflussgebieten und typischen Metastasierungsorten (v. a. Omentum majus) bei malignen Veränderungen. Ziel ist die R0-Resektion, ggf. als multiviszeraler Eingriff. Die systematische chirurgische Exploration des Abdomens (inkl. multipler Peritoneal-PE bis zum Zwerchfell) ist im Stadium I–IIA wichtige Voraussetzung für die Festlegung des Stadiums und der Entscheidung über eine Chemotherapie. Ein endoskopisches Staging ist weniger akkurat und daher nicht zu empfehlen.

▶ **Kontraindikationen.**

- fehlende Operabilität bei allgemein-internistischen Erkrankungen
- fortgeschrittene intraabdominale Tumoren anderer Entitäten (Mamma-, Pankreas-, Magen- oder Kolonkarzinom) → in diesen Fällen ist eine morbiditätssteigernde radikale Operation meist nicht angezeigt
- OP-Team hat nicht die notwendige Expertise für einen multiviszeralen ultraradikalen Eingriff
- Stadium IV:
  - Ausgenommen ist ein Pleuraerguss ohne große Pleurametastasen; hier ist ein Debulking indiziert.
  - Ist eine Reduktion der Tumorlast mit einem Resttumor ≤ 1 cm zu erreichen, scheinen auch diese Patientinnen vom Debulking zu profitieren.
- Lebenserwartung der Patientin ist durch andere Erkrankungen nicht wesentlich höher als bei einem nicht ausreichend operierten Ovarialkarzinom.
- R0-Resektion bzw. R ≤ 1 cm auch durch kompetentes OP-Team nicht erreichbar, z. B. Infiltration des Leberhilus und/oder der Mesenterialwurzel

▶ **Patientenaufklärung.**

- Recht auf Zweitmeinung
- Angebot, den Partner einzubeziehen
- Notwendigkeit der onkologischen Nachsorge
- Möglichkeit der Rehabilitation nach abgeschlossener Therapie
- Angebote der Psychoonkologie, der sozialrechtlichen Unterstützung und Selbsthilfegruppen

- erhöhtes Verletzungsrisiko der Nachbarorgane (Darm, Blase, Ureter) aufgrund der topografischen Situation und der räumlichen Enge
- Lymphödem der Beine
- Sensibilitätsverlust und oder Schmerzen in den Beinen
- erhöhtes Transfusionsrisiko (hier separaten Aufklärungsbogen verwenden)
- Verletzungen von Blutgefäßen oder Nerven, insbesondere im Rahmen der Lymphadenektomie
- Entstehung von Lymphzysten oder -fisteln, Ödemen und thromboembolischen Ereignissen
- Ureterstenosen infolge narbiger Verziehungen
- Notwendigkeit der Entfernung des **gesamten** inneren Genitales auch bei Erkrankung nur **eines** Ovars wegen der Gefahr der gleichzeitigen oder späteren malignen Entartung des anderen Ovars in ungefähr 10% der Fälle
- Wegen der häufigen Überschreitung der Organgrenzen sind Erweiterungen des Eingriffs auf andere Abdominalorgane zu besprechen, insbesondere resezierende Operationen am Gastrointestinaltrakt, inklusive Anlage eines Anus praeter, Kurzdarmsyndrom, Resektion peritonealer Strukturen im gesamten Abdominalraum. Eingriffe an Blase und Harnleiter.

▸ **OP-Planung.**
- Therapieplanung unter Einbeziehen der beteiligten operativen Fachrichtungen (z. B. Chirurgie, Urologie), Radiologie, Anästhesie und Pathologie (idealerweise mittels einer interdisziplinären Tumorkonferenz)
- Bestimmung der Blutgruppe, Blutkonserven bereitstellen (4 Erythrozytenkonzentrate,ggf. bei ultraradikalen Eingriffen auch mehr)
- Anmeldung Intensivstation
- ggf. Anzeichnen einer geeigneten Stelle zur Anlage eines Anus praeter durch die Stomatherapeutin

▸ **Spezielles Instrumentarium.**
- Hämoclips zur schnellen und sicheren Blutstillung im kleinen Becken.
- TachoComp (zur Blutstillung bei Blutungen aus großen venösen Gefäßen oder aus Leber und Milz)
- Instrumentarium zur Darmresektion
  - Darmklemmen
  - Klammergeräte
  - Anastomosenstapler
- Gefäßversiegelungs- und Schneidegerät; z. B. LigaSure (u. a. zum Absetzen des Omentum majus und zur Darmresektion)
- bipolare Schere (zur Lymphknotenpräparation und Peritoneumresektion); z. B. PowerStar von Ethicon
- Abdominalretraktor nach Rochard

▸ **Nahtmaterial.**
- Vicryl 0 zum Absetzen des Uterus aus den Parametrien und für grobe Umstechungen
- Vicryl 3/0 zur Umstechung kleinerer Blutungen
- Vicryl 2 zum Verschluss der Faszie
- Prolene 2/0 oder Klammern zum Verschluss der Haut
- Prolene 5/0 für Nähte an Blutgefäßen

▸ **Lagerung und Abdeckung.** Die Patientin wird in Rektumlagerung positioniert, dabei sollte dies in Absprache mit der chirurgischen Abteilung wegen evtl. notwendiger Darmeingriffe erfolgen. Gegebenenfalls sind deren Wünsche zu berücksichtigen. Das Abdomen wird so abgedeckt, dass vom Mons pubis bis zum Xyphoid gearbeitet werden kann. Die angezeichneten Stellen für einen evtl. notwendigen Anus praeter dürfen nicht abgedeckt sein. Die Patientin sollte vor Wärmeverlust durch angewärmte Infusionen und einen warmen Touch geschützt sein.

OP-Technik

Frühstadien ohne erkennbaren Befall intraabdomineller Organe (FIGO I)

▸ **Hautschnitt.** Der Eingriff beginnt mit einem Unterbauchlängsschnitt bis etwas oberhalb des Nabels. Erweist sich der Befund nach Exploration als operabel, wird der Schnitt bis zum Xiphoid erweitert.

▸ **Exploration des Abdomens.** In den meisten Fällen liegt ein einseitiger Ovarialtumor vor, dieser wird unter größtmöglicher Vorsicht begutachtet, ob ein Durchbruch des Tumorgeschehens durch die Oberfläche vorliegt. Gleichzeitig wird überprüft, ob Verwachsungen oder sogar tumoröse Infiltrationen der Nachbarorgane oder des Beckenperitoneums vorliegen. All diese Manipulationen sind unter allergrößter Vorsicht durchzuführen, um eine Tumorruptur nicht zu provozieren. Findet man Aszites, wird möglichst vor Beginn von Manipulationen an den Abdominalorganen davon Flüssigkeit zur zytologischen Untersuchung entnommen. Liegt kein Aszites vor, erfolgt eine Spülzytologie (Bild einer Peritonealkarzinose?). Kontrolle aller peritonealen Oberflächen auf metastatische Absiedlungen. Palpation entlang der großen Arterien bzw. V. cava und Aorta vom kleinen Becken bis zum Unterrand des Duodenums auf vergrößerte bzw. verhärtete Lymphknoten, Palpation der Leberoberfläche. Metastasen fallen als derbe weißliche Knoten auf, Hämangiome sind weicher und von livider Farbe. Inspektion der Zwerchfellkuppeln bis weit hinter Leber und Milz. Auch bei unauffälligem Situs werden multiple repräsentative Peritoneal-PE entnommen. Auffällige Bezirke werden ebenfalls biopsiert. Beurteilung der Wahrscheinlichkeit, eine R0-Resektion zu erreichen. Insbesondere sollten der Leberhilus und die Mesenterialwurzel beurteilt werden. Bei fortgeschrittenen Stadien ist evtl. eine Beurteilung der Operabilität erst im Laufe des Eingriffs und der Herstellung einer normalen Anatomie möglich. Bei fortgeschrittener Erkrankung reicht es, Tumorgewebe z. B. in Form einer Omentumteilresektion an den Pathologen zum Schnellschnitt einzusenden.

▸ **Entfernung des Ovarialtumors im Stadium FIGO I.** Eröffnen des Peritoneums über dem M. psoas. Stumpfe Präparation des Retroperitoneums unter Darstellen des Ureters von der Überkreuzung der Iliakalgefäße bis zu den Parametrien. Darstellen der Vasa ovaricae, die relativ hoch, ohne Peritoneum zu fassen, über zwei Overholtklemmen abgesetzt werden. Ist der Tumor am seitlichen Beckenperitoneum adhärent, wird der Ureter nach kaudal mobilisiert und das seitliche Beckenwandperitoneum unter dem Tumor mit abgesetzt. Dann Absetzen des Präparates am Uterus über mehrere Klemmen und Abgabe zur Schnellschnittuntersuchung.

Falls ein beidseitiger Befund vorliegt, wird das zweite Adnex in gleicher Weise entfernt und dem Pathologen zur Schnellschnittuntersuchung übergeben.

▸ **Hysterektomie.** Da in der Regel auch die Entfernung der Gebärmutter geplant ist, kann diese nun angeschlossen werden (Beschreibung der operativen Schritte unter Kapitel 2.3.2). Die Vagina wird mit Einzelknopfnähten (Vicryl 0) verschlossen, um den Abfluss von Lymphflüssigkeit zu vermeiden.

▸ **Pelvine Lymphadenektomie.** Bei streng einseitigen malignen Befunden kann man sich auf die Entfernung der ipsilateralen pelvinen Lymphknoten beschränken. Dies erfolgt in gleicher Weise wie im Kapitel 10.3 beschrieben.

▸ **Paraaortale Lymphadenektomie.** Zunächst muss das Operationsfeld dargestellt werden. Sofern nicht schon geschehen, wird der Hautschnitt bis zum Xyphoid erweitert.

▸ **Darstellen des Retroperitonealraums.** Im rechten Unterbauch war das Peritoneum bis in Höhe des Zökalpols inzidiert worden, um die pelvine Lymphadenektomie durchführen zu können. Dieser Schnitt wird nun einige Millimeter lateral der Gerota-Faszie, die sich als weißliche Linie etwas lateral parallel zum Colon ascendens darstellt, bis zur Flexura coli dextra erweitert. Im kleinen Becken war entlang der A. iliaca communis dextra bis zur Aortenbifurkation bereits inzidiert worden. Nun wird in Verlängerung dieses Schnittes das Peritoneum weiter entlang der Aorta abdominalis gespalten, bis der Unterrand des Duodenums erreicht wird (▸ Abb. 10.20). Das gesamte Darmpaket lässt sich nun sehr leicht mit der Hand stumpf von M. iliopsoas und V. cava bzw. Aorta ablösen. Stränge des lockeren Bindegewebes werden gefahrlos mit der Schere durchtrennt.

▸ **Abpräparation des Duodenums.** Die Pars horicontalis und ascendens des Duodenums können ebenfalls leicht von den großen Gefäßen abgelöst werden. Die kraniale Begrenzung des zu resezierenden Gewebes stellt die die Aorta überkreuzende V. renalis sinistra dar. In der Regel ist diese auch bei adipösen Patientinnen nur von wenig Gewebe bedeckt und kann einfach dargestellt werden.

Zur optimalen Darstellung des Operationsgebietes wird das Darmkonvolut von einem Assistenten mit feuchten warmen Tüchern oder nach Einbringen in einen Darmbeutel in den Oberbauch gehalten oder besser aus dem Abdomen herausluxiert. Hilfreich kann hier ein Leberhaken sein, der im oberen Winkel unter das Duodenum und über der V. cava und Aorta eingebracht wird.

▸ **Resektion der ovariellen Gefäße.** Zur radikalen Entfernung des tumorösen Geschehens gehört auch die Entfernung des Lig. infundibulopelvicum

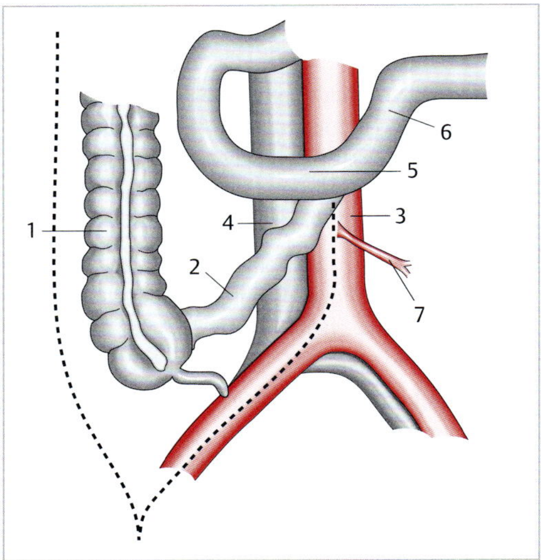

Abb. 10.20 Inzisionslinien zur Eröffnung des Retroperitonealraums zur paraaortalen Lymphadenektomie.

1 Colon ascendens
2 Mesenterialwurzel
3 Aorta
4 V. cava
5 Pars horizontalis duodeni
6 Pars ascendens duodeni
7 A. mesenterica inferior

der entsprechenden Seite. Das rechte Ligament liegt dem hervorluxierten Darmkonvolut auf und wird am distalen Ende mit einer gefensterten Klemme gefasst. Unter Anspannung lässt es sich mit wenigen Scherenschlägen von der Gerota-Faszie ablösen. Die Absetzung erfolgt ca. 1 – 2 cm distal des Abganges der V. ovarica aus der V. cava nach Abklemmen mit einer Overholt-Klemme. Die Klemme wird durch eine doppelte Ligatur der Stärke 0 ersetzt. Man sollte nicht zu nah an der V. cava absetzen, um ein Einreißen oder Verziehungen der Venenwand zu vermeiden.

▸**Entfernung der der V. cava aufsitzenden Lymphknoten.** An der Stelle, an der die pelvine Lymphadenektomie rechts begonnen wurde, wird das Fett-Lymphknoten-Gewebe mit einer gefensterten Klemme gefasst und medialwärts des N. genitofemoralis entlang der rechten Seitenkante der V. cava disseziert. Es ist sinnvoll, an dieser Stelle zu beginnen, da dort das Operationsgebiet am übersichtlichsten und das zu entfernende Gewebe nicht sehr kräftig entwickelt ist. Unter leichtem Zug an der Klemme lässt sich das Gewebe leicht mit einer Präparierschere oder der bipolaren Schere von der Venenoberfläche ablösen (▸Abb. 10.21). Perforansgefäße werden dargestellt und koaguliert. Blutungen können häufig durch eine Kompression über ca. 5 Minuten gestillt werden. Gegebenenfalls muss eine z-gestochene Gefäßnaht angelegt werden. Hierbei muss vorsichtig geknotet werden, um ein Einreißen der Gefäßwand zu vermeiden. Besteht eine leichte Blutung fort, kann diese mit TachoComb abgedeckt werden. Auch der Einsatz von Gefäßclips ist möglich. Bei der Präparation wird bis zum Unterrand der V. renalis sinistra bzw. der A. renalis dextra vorgegangen.

▸**Resektion der aortalen Lymphknoten.** Das Gewebepaket wird, nachdem es von der distalen V. cava abgelöst wurde, in gleicher Weise von der distalen Aorta disseziert. Bei der weiteren Präparation nach kraniomedial wird der nahe der Mesenterialwurzel liegende Plexus hypogastricus inferior weiter dargestellt (▸Abb. 10.21). Dieser sollte geschont werden, um Blasenentleerungsstörungen etc zu vermeiden. Kleinere Blutungen aus der Aortenwand werden koaguliert bzw. bei größeren Blutungen mit einer Gefäßnaht (Prolene 5/0) umstochen. Während A. und V. iliaca communis in der Regel dicht beieinander verlaufen, liegt zwischen Aorta und V. cava oft ein größerer Spalt, in dem sich ebenfalls Lymphknoten befinden. Dieses Gewebe muss auch komplett bis auf die Wirbelsäule entfernt werden. Zarte Gewebsbrücken können mit der Schere durchtrennt oder mit einer Overholt-Klemme abgezupft werden. Größere Gewebebrücken sollten über Overholt-Klemmen mit anschließender Ligatur abgesetzt werden. Dadurch vermeidet man zum einen Blutungen, zum anderen wird der postoperative Verlust von Lymphflüssigkeit eingeschränkt. Hierbei ist auf die nach dorsal abgehenden Aa. und Vv. lumbales zu achten. Hier auftretende Blutungen lassen sich in dem wenig übersichtlichen Gebiet oft nur schwer zum Stehen bringen.

▸**Darstellen der A. mesenterica inferior.** Ungefähr in der Mitte zwischen V. renalis sinistra und der Aortengabelung entspringt direkt an der Vorderfläche der Aorta als solitäres Gefäß die A. mesenterica inferior. Dieses Gefäß ist unbedingt zu schonen. Durch Zug am Colon sigmoideum wird das Mesokolon angespannt; mittels gleichzeitiger

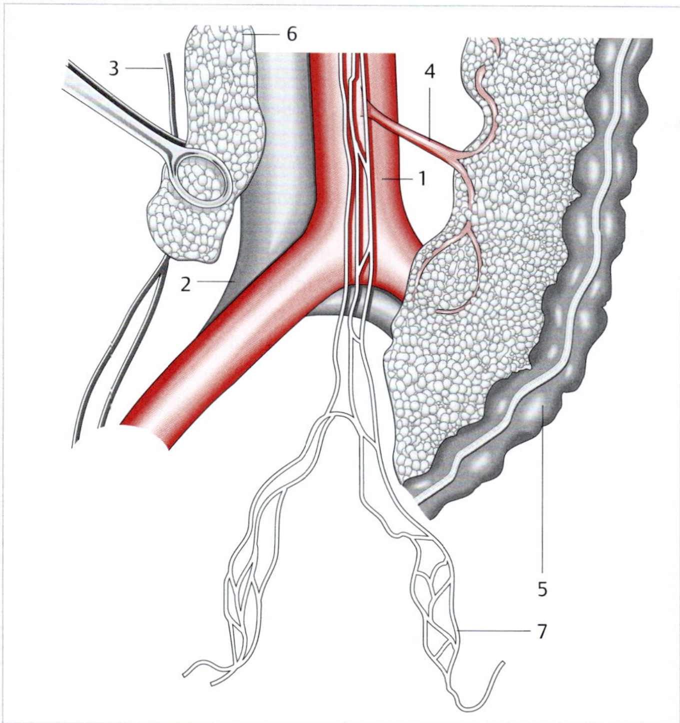

Abb. 10.21 Paraaortale Lymphadenektomie.

1 Aorta,
2 V. cava,
3 N. genitofemoralis,
4 A. mesenterica inferior,
5 Colon ascendens mit Mesenterium,
6 paraaortales Fett-Lymphknoten-Gewebe,
7 Plexus hypogastricus inferior.

Palpation der Pulsationen der A. mesenterica lässt sich diese lokalisieren und bis zum Abgang aus der Aorta verfolgen. Die Mesenterialwurzel mit der darin verlaufenden Arterie kann nun vom Fett-Lymphknoten-Gewebe distanziert werden. Nun kann das zu entfernende Gewebe vollständig von der Aorta abpräpariert werden. Dabei ist zu beachten, dass an der linken Seitenkante der Aorta bzw. zu deren Rückseite hin viel mehr Gewebe mit Lymphknoten vorliegt als an der rechten Seitenkante der V. cava. Häufig wird dieses Areal wegen der hier verlaufenden Mesenterialwurzel von rechts her nicht erreicht. Dies kann jedoch bei der Vervollständigung der Präparation von der linken Seite her bewirkt werden.

▸ **Vorgehen auf der linken Seite.** In gleicher Weise wie von der rechten Seite her wird nun von der A. und V. iliaca communis sinistra eventuell noch vorhandenes Gewebe disseziert. Dazu muss zunächst das Peritoneum lateral des Colon sigmoideum bzw. der dort darstellbaren Gerota-Faszie bis ca. in Höhe des mittleren Colon descendens gespalten werden. Nachdem das Kolon mobilisiert wurde, reseziert man bei einem primär links gelegen Ovarialtumor oder bei einem beidseitigen Befund das Lig. infundibulopelvicum. Die A. ovarica sinistra entspringt aus der Aorta, die Vene mündet in die V. renalis sinistra. Der ovarielle Gefäßstiel wird nach Fassen mit einer Klemme so weit mobilisiert, bis er ca. 1–2 cm kaudal der großen Blutgefäße über eine Klemme abgesetzt werden kann. Die Klemme wird durch eine doppelte Ligatur ersetzt.

Das Colon sigmoideum wird vom Assistenten nach rechts gehalten. Das distale Ende des Gewebepakets mit den enthaltenen Lymphknoten wird mit einer Klemme gefasst und von den Iliakalgefäßen bzw. der linken Seitenkante der Aorta bis auf die Wirbelsäule abgelöst. Auch hier ist auf die Aa. lumbales sowie die A. ovarica sinistra zu achten. Der parallel verlaufende Grenzstrang sollte geschont werden. Verletzungen rechts, oder wie hier beschrieben links, führen zur Sympathikolyse des entsprechenden Beins. Die resultierende Gefäßdilatation hat eine Temperatursteigerung in dem Bein zur Folge. Die Patientin berichtet aber über ein kaltes Bein auf der anderen Seite.

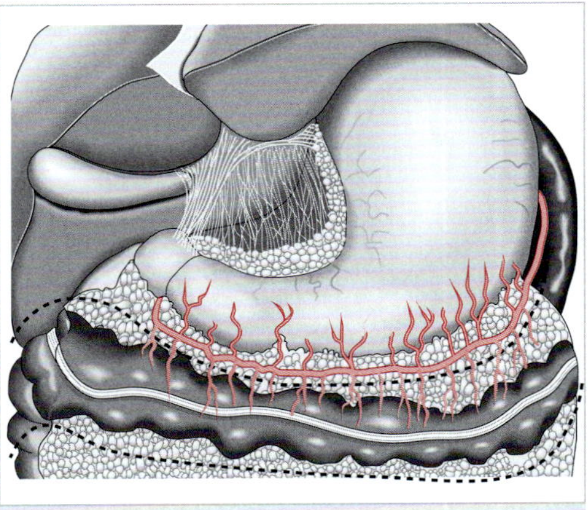

Abb. 10.22 Resektionslinien kaudal der A. gastroepiploica und am Unterrand des Colon transversum zur Entfernung des Omentum majus.

▶ **Darstellung aller anatomischen Strukturen.** Nachdem die Lymphadenektomie komplettiert wurde, erfolgt eine Revision des gesamten Operationsgebietes mit einer peinlich genauen Blutstillung, wobei vor allem mit Umstechungen und Clips gearbeitet werden sollte. Bei Koagulationen ist die Gefahr von Nachblutungen größer.

▶ **Entfernung des Omentum majus.** Das Omentum majus stellt die bevorzugte Metastasierungslokalisation eines Ovarialkarzinoms dar. Es ist geradezu eine Filterstation im Abdomen, in die sich abgelöste Tumorzellen des Bauchraums festsetzen. Selbst bei sonst makroskopisch freiem Peritoneum sind histologisch nachweisbare Metastasen im großen Netz nicht ungewöhnlich.

▶ **Abtrennen vom Colon transversum.** Das Omentum majus stellt eine von Fettgewebe durchsetzte Duplikatur des Peritoneums zwischen Colon transversum und der großen Kurvatur des Magens dar. Die Resektionslinien sind in ▶ Abb. 10.22 dargestellt. Zunächst wird das große Netz angehoben und vom Colon transversum abgesetzt. Wenige Millimeter von der Darmserosa entfernt wird das Gewebe unter Anspannung mit einer feinen Präparierschere oder der bipolaren Schere durchtrennt. Dabei treten nur wenige Blutungen auf, die mit Vicryl 3/0 umstochen werden. Am einfachsten beginnt man damit in der Mitte des C. transversum und arbeitet sich in Richtung auf die rechte bzw. linke Flexur vor. Dabei ist auf die Leber, Gallenblase und insb. die Milz zu achten; Verletzungen dieser Organe sind zu vermeiden. Häufig muss die linke Flexur des Kolons von lateral mobilisiert werden, um eine gute Übersicht zu wahren. Zur besseren Präparation im Bereich des Milzhilus muss diese aus der linken Zwerchfellkuppel hervorluxiert und entweder durch den Assistenten gehalten oder mit einem Bauchtuch hinterlegt werden. Zu kräftiges Ziehen am Omentum kann zu Einrissen der Milzkapsel führen. Blutungen werden durch Elektrokoagulation oder durch Auflage von TachoComb gestillt. Idealerweise steht der Operateur bei diesen Präparationsschritten rechts. Nach Abtrennung vom Colon ist die Bursa omentalis eröffnet. Häufig finden sich Verwachsungen der peritonealen Flächen, die aber leicht stumpf voneinander gelöst werden können.

▶ **Abtrennung vom Magen.** Nun muss das Omentum majus vom Magen abgetrennt werden. Prinzipiell kann dies direkt an der Magenwand erfolgen, sicherer ist es in Hinblick auf die Durchblutung der Magenwand, die am Unterrand des Magens verlaufende Gefäßarkade mit der Aa. gastroepiploica dextra und sinistra zu schonen. Senkrecht zu diesen Arterien gehen im Abstand einiger Zentimeter Gefäße in das Omentum majus ab. Bei adipösen Patientinnen können diese Blutgefäße durch Diaphanoskopie dargestellt werden. Schrittweise wird das Omentum majus mit dem LigaSure abgesetzt.

▶ **Appendektomie.** Insbesondere bei muzinösen Tumoren sollte eine Appendektomie erfolgen. Das Mesenteriolum wird mit dem LigaSure durchtrennt und die Basis der Appendix skelettiert. Um die Basis wird eine Tabaksbeutelnaht mit Vicry I 3/0 durch die Coecumwand gelegt. Die Appendix wird an der Basis ligiert und nach Setzen einer Klemme über den distalen Absetzungsrand reseziert. Der Stumpf wird nach Desinfektion unter Zuziehen der Tabaksbeutelnaht versenkt. Hierüber kann zusätzlich eine Z-Naht erfolgen.

▶ **Drainage.** Eine Peritonealisierung des Operationsgebietes braucht nicht durchgeführt zu werden (siehe vorhergehende Kapitel). Über den linken und rechten Unterbauch wird je eine Robinson-Drainage oder Easy-flow-Drainage abgeleitet, die nach rechts ziehende Drainage wird parallel zur Aorta platziert, die linke ins kleine Becken. Der subkutane Raum wird mit einer Redon-Drainage versorgt.

▶ **Wundverschluss.** Das Peritoneum parietale muss nicht verschlossen werden, ebenso kann auf die Adaptation der Rektusmuskulatur verzichtet werden. Die Faszie wird mit einer kräftigen Naht (Vicryl 2) fortlaufend genäht. Die Haut kann geklammert oder mit Einzelknopfnähten verschlossen werden.

Eingriffe bei ausgedehnteren Tumoren

▶ **OP-Prinzip.** Die bisher geschilderten operativen Schritte treffen nur für die Situation des Stadium I zu. Jedoch findet man dieses Stadium nur bei rund einem Drittel der Patientinnen. In den meisten Fällen liegen leider fortgeschrittene Befunde der Tumorerkrankung vor. Circa 15% der Patientinnen befinden sich im Stadium IV. Hier bringen operative Maßnahmen keinen Benefit. Bei 40–50% der Patientinnen liegen Befunde einer Metastasierung im Abdominalraum vor. Das Ovarialkarzinom ist in Frühstadien in der Regel symptomlos, sodass viele Patientinnen erst in fortgeschrittenen Stadien ärztliche Hilfe aufsuchen. Bei organüberschreitenden Befunden sind zwei Situationen typisch, zum einen ein- oder beidseitige große zystisch-solide Tumoren mit einem Tumordurchbruch nach außen und metastatische Absiedlungen im Abdomen, zum anderen der Befund eines „Normal sized ovarian cancer Syndrome" mit normal großen Ovarien und einer oft massiven metastatischen Ausbreitung. Die letzteren Fälle sind vom Pathologen nicht immer eindeutig als primäres Ovarialkarzinom festzulegen. Doch kann bei fehlendem Nachweis eines anderen Primärtumors davon ausgegangen werden, dass ein Malignom des Ovars bzw. ein gleich zu behandelndes Peritonealkarzinom vorliegt.

Intraabdominell metastasierende Tumoren bieten zunächst ein wenig hoffnungsvolles Bild. Die vorliegenden Filiae zeigen jedoch in den meisten Fällen im Bereich ihrer Absiedlungsorte vom operationstechnischen Befund her kein oder nur ein geringgradiges infiltratives Wachstum. Dies kann durch den gemeinsamen Ursprung von Ovar und Peritoneum aus dem paramesonephrischen Zölomepithel erklärt werden. Dadurch kann eine Entfernung von Metastasen durch Exzision peritonealer Flächen erreicht werden.

▶ **Debulking.** Durch ein engagiertes operatives Vorgehen mit Resektion einer möglichst großen Menge an Tumorgewebe (= Debulking) kann die Prognose der Patientin verbessert werden. Der entscheidende Parameter ist der maximale in situ verbleibende Tumorrest. **Merke:** Nicht die Anzahl an Metastasen ist für die Prognose entscheidend, sondern die Größe des Resttumors.

▶ **En-bloc-Entfernung von Adnexen, Uterus und Rectosigmoid (bei entsprechendem Befall).** Eröffnen des rechten Retroperitoneums durch Längsspalten des Peritoneums über dem M. psoas mit der bipolaren Schere. Der Schnitt wird in die parakolische Rinne rechts verlängert. Darstellen des Ureters von der Überkreuzung der Gefäße bis zum Parametrium und Mobilisation nach kaudal. Darstellen der Vasa ovaricae und Ablösen vom Peritoneum. Setzen von zwei Overholtklemmen deutlich entfernt vom Ovar, Durchtrennen und Ersetzen der Klemmen durch Ligaturen. Der Faden des proximalen Gefäßteils bleibt lang und wird mit einer Kocherklemme versehen. Gleiches Vorgehen links, wobei hier der Schnitt in die parakolische Rinne links verlängert wird und so eine erste Mobilisation des Sigma erfolgt. Eröffnen des Peritoneums über den Vasa iliacae communes rechts bis zur Aortenbifurkation und Verlängerung des Schnittes in Richtung der geplanten Absetzung des gesunden Dickdarms vom tumortragenden Darm. Präparation der pararektalen Grube rechts und links. Die Ureteren werden komplett aus dem Peritoneum herausgelöst. Entsprechend dem mesenterialen Peritoneumschnitt werden die Gefäße des Sigmamesenteriums mit dem LigaSure durchtrennt. Der Darm wird im Absetzungbereich weiter skelettiert und zwischen zwei Darmklemmen durchtrennt. Präparation auf die Vasa iliacae communes links, die Aortenbifurkation und das Promontorium. Von hier kann meist problemlos das Rektum aus der Sakralhöhle mit dem LigaSure mobilisiert werden. Ziel ist die Mobilisation bis den pararektalen Gruben zu erreichen. Somit ist der Konglomerattumor nach dorsal und weitgehend zur Seite mobil. Der beidseits des Rektums verlaufende N. hypogastricus inferior sollte lateralisiert und geschont werden. Ausgehend von der Laparotomie wird das Peritoneum mit der bipolaren Schere im gesamten Unterbauch abgelöst. Im Bereich der Blase wird zu besseren Übersicht das gesamte Cavum retzii eröffnet und präpariert. Dann wird (evtl. nach vorübergehendem Auffüllen der Blase mit 100 ml NaCl blau) die Blase im Bereich des Blasendaches vom Blasenperitoneum abpräpariert. Blutungen werden vorsichtig koaguliert oder durch Umstechung versorgt. Unterhalb der Blasenumschlagsfalte lässt sich die Blase meist problemlos im Spatium vesicozervicale nach kaudal mobilisieren. Seitlich wird das retroperitoneal freiliegende Lig. rotundum bds. mit der bipolaren Schere durchtrennt. Darstellen der aufsteigenden uterinen Gefäße und Absetzen über Wertheimklemmen in üblicher Weise, aber retroperitoneal. Ziel bei der Uteruspräparation muss es sein, kein tumortragendes Peritoneum in die gestochenen Ligaturen einzuknoten. Bei schwierigen Verhältnissen kann es sinnvoll sein, wie in Kapitel 10.3 beschrieben, die uterinen Gefäße lateral des Ureters, nahe den Vasa iliacae internae, abzusetzen. Uterus und Zervix werden in der in Kapitel 7 beschriebenen Art Schritt für Schritt von den Parametrien bis auf die Höhe der palpablen Zervix abgesetzt. Gegebenenfalls muss der Ureter aus den Parametrien wie in Kapitel 10.3 beschrieben mobilisiert werden. Die Scheide wird zunächst ventral eröffnet. Die Scheidenecken werden umstochen, die Fäden lang gelassen und angespannt. Nun wird unterhalb des Douglasniveaus die Scheidenhinterwand vorsichtig eröffnet und von dort das Rektum nach kaudal im Spatium rectovaginale von der Scheide abgelöst. Somit sind zwischen diesem Raum und den pararektalen Gruben retroperitoneal die Rektumpfeiler und evtl. Anteile der Sakrouterinligamente erkennbar. Diese werden mit dem LigaSure durchtrennt. Das unterhalb des Douglas liegende Rektum sollte nun so weit frei und mobilisiert sein, das der proximale tumortragende Teil mit einem Klammerschneidegerät abgesetzt werden kann und der ganze Konglomerattumor frei ist. Die Darmanastomose erfolgt durch den Chirurgen in üblicher Weise. Hier sei auf Lehrbücher der Chirurgie verwiesen.

► **Deperitonealisierung.** Nach Entfernung von Uterus (retroperitoneal) und Adnexen kann das gesamte Peritoneum des kleinen Beckens ohne größere Schwierigkeiten reseziert werden. Unter Anspannen des Rektums wird dieses mit einigen Scherenschlägen ausgehülst. Der Rand des Peritoneums wird mit feinen Kocher-Klemmen gehalten. Beginnend auf der rechten Seite werden beide Ureteren scharf von ihrer Unterlage abpräpariert. Unter Anspannung kann das Peritoneum dann komplett entfernt werden. Das Peritoneum parietale vom kleinen Becken bis zu den Zwerchfellkuppeln lässt sich ausgehend von der Laparotomie bis zu den parakolischen Rinnen ebenfalls teils stumpf, teils mit der bipolaren Schere präparieren und herauslösen. Zur Präparation des Zwerchfellperitoneums wird zunächst das Lig. falciforme mit dem LigaSure schrittweise durchtrennt. Dann muss die Leber entlang des rechten Lig. triangulare hepatis mobilisiert werden. Die Präparation des Peritoneums der Zwerchfellkuppeln erfolgt wie beschrieben teils stumpf, teils scharf. Tiefer infiltrierende Metastasen werden aus dem Zwerchfell herausgeschnitten. Kommt es zur Eröffnung der Pleurahöhle wird der Defekt mit Einzelknopfnähten wieder verschlossen. Vor dem Schluss der letzten Lücke wird der Anästhesist gebeten, die Lunge zu überblähen. Die Anlage einer Pleuradrainage ist im Allgemeinen nicht notwendig. Das gesamte Abdomen wird genauestens exploriert und jeder einzelne Herd unter Mitnahme seiner Basis reseziert. Befallene intraabdominale Organe werden soweit möglich ganz oder teilweise entfernt. Leberkapselmetastasen können häufig elektrochirurgisch abgetragen werden.

► **Eingriffe am Rektum.** Der Rektumwand aufliegende Metastasen werden scharf mit der Schere abgetragen. Größere Serosadefekte sind mit Vicryl-3/0-Einzelknopfnähten zu versorgen. In gleicher Weise sind Absiedlungen im Bereich anderer Darmabschnitte zu sanieren.

► **Resektion von Darmabschnitten.** Kann eine Reduktion des Tumorgeschehens im Verlauf des Gastrointestinaltrakts auf diese Weise nicht erreicht werden, sind unter Umständen Resektionen einzelner Darmabschnitte notwendig, insbesondere am rektosigmoidalen Übergang. Es darf dabei die Gesamtsituation nicht außer Acht gelassen werden. Nur wenn insgesamt eine Tumorreduktion möglich ist, sind Darmresektionen zum Wohle der Patientin sinnvoll.

▶ **Probleme und deren Lösung.**
- Schwierigkeiten bei der Entfernung des Tumors bei **zu kleinem Zugang**: primär Anlegen eines großzügigen Hautschnittes
- **postoperative Peritonitis** nach 7 – 10 Tagen aufgrund ischämischer Darmwandnekrosen bei zu großen Serosadefekten: peinlich genaue Versorgung aller Serosadefekte mit Vicryl-3/0-Einzelknopfnähten
- **Lymphansammlungen** im kleinen Becken (sog. Lymphzysten): Verzicht auf eine Peritonealisierung, frühzeitiges Entfernen der Drainagen

▶ **Häufige Fehler und Gefahren.**
- **Läsionen des N. obturatorius** bei der Entfernung der Iliaca-interna-Lymphknoten durch zu festes Greifen des Gewebes mit der Fensterklemme
- **Läsionen des Plexus sacralis** bei tief greifenden Umstechungen bei Blutungen im kleinen Becken
- **unzureichende Radikalität** durch fehlende Expertise im Team
- **Milzblutungen** durch zu heftigen Zug am Omentum majus
- **weitere Probleme** s. Kapitel 10.3

▶ **Alternativmethode.**
- (neoadjuvante) Chemotherapie bei primär nicht in sano zu operierenden Frauen (z. B. ausgedehnte Infiltration des Leberhilus) oder bei anderen Kontraindikationen (s. o.)
- Eine laparasokopische Sanierung ist nach den aktuellen Empfehlungen nicht im Sinne der Patientin.

▶ **Postoperative Behandlung.** Die Drainagen sollten so bald wie möglich, meist am zweiten postoperativen Tag gezogen werden, wenn das abgeleitete Wundsekret nicht mehr rein blutig, sondern zunehmend serös erscheint. Ebenso wie durch den Verzicht auf die Peritonealisierung kann dadurch das Entstehen von Lymphzysten weitgehend vermieden werden. Ferner wird größeren Eiweißverlusten mit konsekutiver Hypoproteinämie entgegengewirkt.

Die Infusionstherapie wird wie bei einer einfachen Hysterektomie durchgeführt. Eine perioperative Antibiotikagabe kann auf drei Tage erweitert werden. Rasche Mobilisierung und baldige orale Nahrungszufuhr haben sich bewährt.

▶ **Tumornachsorge.** In den ersten 3 Jahren alle 3 Monate, dann 2 Jahre halbjährlich, danach jährlich.
- Anamnese; insbesondere: Narben- oder Stenosierungssymptomatik, sexuelle Probleme, psychische Probleme, neu aufgetretener Tumor, Beinschwellung
- Untersuchung (Inspektion und Palpation): regionale Lymphabflussgebiete, Genital- und Analregion, Spekulumeinstellung, Palpation kleines Becken, rektale Untersuchung, transvaginale Sonografie
- Laborchemische Untersuchungen (Tumormarker) und bildgebende Verfahren wirken sich in der Nachsorge nicht lebensverlängernd aus!

11 Geburtshilfliche Eingriffe

M. Krause

11.1 Cerclage

In den späten 60er- und 70er-Jahren des vergangenen Jahrhunderts erlebte die prophylaktische Cerclage eine bedeutende Popularität hinsichtlich der Behandlung einer „Zervixinsuffizienz". Grundlage der Überlegungen waren rein mechanische Vorstellungen: Stabilisierung des Zervixgewebes durch Umschlingung der Zervix mittels eines zirkulär gelegten Bandes um die Zervix. Dadurch sollte verhindert werden, dass es bei belasteter Anamnese bzw. bei bereits eröffneter Zervix zu einer fortschreitenden Muttermundseröffnung und konsekutiv zu einem (Spät-)Abort kommt. Nach dem jedoch erkannt wurde, dass nicht allein die mechanische Komponente, sondern mehrere Faktoren, so z.B. eine infektiöse Genese (bakterielle Vaginose/Zervizitis) als Ursache für eine vorzeitige Eröffnung der Zervix verantwortlich zu machen sind, verlor die prophylaktische Cerclage zunehmend an Bedeutung. Ergebnisse verschiedener Studien konnten bis heute keine signifikante Prolongation der Schwangerschaft bei Zervixinsuffizienz durch eine prophylaktische Cerclage nachweisen, was durch die unterschiedliche Ätiologie auch erklärbar ist. Aus heutiger Sicht muss ganz klar gesagt werden, dass die prophylaktische Anwendung der Cerclage obsolet ist, da durch sie die erwartete Tragzeitverlängerung nicht erreicht wird. Aus diesem Grund wurde das Verfahren des frühen totalen Muttermundverschlusses nach Szendi durch Saling weiterentwickelt und vervollkommnet (s.u. Kap. „FTMV"). Die prophylaktische Cerclage sollte zugunsten des frühen totalen Muttermundverschlusses nach Saling (FTMV) verlassen und nicht mehr angewendet werden.

Die therapeutische Cerclage erlebt heute jedoch eine gewisse Renaissance bei der Vermeidung eines Spätabortes. Einige Beobachtungsstudien zeigen, dass der Versuch einer (Notfall-)Cerclage bei eröffneter Zervix und Fruchtblasenprolaps als Ultima ratio jenseits der 20. SSW (Angaben immer als vollendete SSW) sinnvoll sein kann. Der Beweis, dass eine therapeutische Cerclage in diesen Fällen im Vergleich zum konservativen Management mit Bettruhe, Beckenhochlagerung und Antibiotikatherapie eine signifikante Verlängerung der Schwangerschaft erreicht werden kann, steht jedoch noch aus und muss in weiteren prospektiven Studien gezeigt werden.

▸ **OP-Prinzip.**

- Stabilisierung und Unterstützung des Zervikalgewebes hinsichtlich seiner Halte- bzw. Stützfunktion durch äußere Zervixumschlingung mittels Nahtmaterial
- Reformierung und Verengung des Zervikalkanals
- Methode nach **McDonald:** äußere Tabaksbeutelnaht um die Zervix
- Methode nach **Shirodkar:** innere zirkuläre Naht unter der äußeren Zervikalschleimhaut

▸ **Indikationen.**

- **therapeutische Cerclage:** Verhinderung eines Spätabortes bei vorzeitiger Muttermunderöffnung und/oder Fruchtblasenprolaps im Sinne einer Notfall-Cerclage
- prophylaktische Cerclage: keine (obsolet)

▸ **Kontraindikationen.**

- floride, eitrige bakterielle Vaginose/Zervizitis
- V.a. Amnioninfektionssyndrom (AIS)
- „Missed abortion", intrauteriner Fruchttod

▸ **Patientenaufklärung.**

- Abortauslösung durch iatrogene Wehenprovokation infolge der operativen Manipulation an der Zervix (erhöhte Prostaglandinfreisetzung)
- Verletzung der Fruchtblase
- erhöhtes Infektionsrisiko (bakterielle Vaginose, Zervizitis) durch Fremdkörperreaktion (Nahtmaterial)
- Erfolgschancen operatives vs. konservatives Vorgehen

► **OP-Planung.**

- Vaginalsonografie zur Beurteilung des Zervixstatus (Länge und Weite, evtl. Trichterbildung am inneren Muttermund, sog. Funneling)
- Vaginal- oder Abdominalsonografie zur Feststellung der Intaktheit der Gravidität
- Abstrichdiagnostik: B-Streptokokken, Chlamydien, Mykosen
- generelle perioperative Antibiotikaprophylaxe mit Amoxicillin (3 × 2 g/d i. v.) oder Cephalosporinen (z. B. Cefazolin 3 × 1,5 g/d i. v.) bzw.
- präoperative Antibiotikatherapie bei nachgewiesener Vaginalinfektion nach Resistiogramm bzw. Antibiogramm
- Die Durchführung des Eingriffes erfolgt bevorzugt in Regionalanästhesie (Spinalanästhesie), ist aber auch in Allgemeinnarkose (ITN) möglich.

OP-Technik

► **Lagerung, Abdeckung, Zugang.** Die Patientin wird in typischer steiler Steinschnittlage auf dem OP-Tisch gelagert. Nach der Desinfektion des OP-Gebietes mit PVP-Jodlösung – intravaginal und äußere Haut – erfolgt das Abdecken mit sterilen Tüchern wie beim vaginal-operativen Vorgehen.

► **Spiegeleinstellung.** Die Entfaltung der Scheide und die Einstellung der Portio bzw. Zervix erfolgen mittels eines selbsthaltenden Spekulums nach Scherback, welches hinten in die Scheide eingelegt wird. Zusätzlich werden drei Spekula nach Breisky verwendet, die vorne und jeweils seitlich eingesetzt werden. Die Zervix wird mit zwei atraumatischen/gefensterten Organfasszangen (Fasszange n. Förster, gerade) bei 6 und 12 Uhr gefasst. Unter leichtem Zug an den Zangen wird die Zervix aufgerichtet und gestreckt.

► **Methode nach McDonald.** Bei der „unblutigen“ Methode nach **McDonald** wird eine Tabaksbeutelnaht um die äußere Zervix gelegt. Die Zervix wird mit den atraumatischen Organfasszangen jeweils nach vorn oder nach hinten dirigiert, um eine optimale Einstellung zu gewährleisten. Als Nahtmaterial werden nichtresorbierbare Kunststofffäden, z. B. Ethibond metric 8/75 cm mit unterschiedlich großer Atraloc-Nadel BPT-1 oder -2, verwendet. Der Ersteinstich beginnt bei 12 Uhr so fornixnah wie möglich, jedoch unterhalb der Blasenfurche (► Abb. 11.1 a). Im weiteren Verlauf der Naht wird die Nadel so geführt, dass sie jeweils bei 9, 6 und 3 Uhr kräftig durch das rigide Zervixgewebe geführt wird (► Abb. 11.1 b). Nach dem Ausstich bei 12 Uhr (► Abb. 11.1 c) wird die so entstandene Tabaksbeutelnaht vereinigt und fest zugezogen (► Abb. 11.1 d). **Merke:** Es ist dabei darauf zu achten, dass die Nadel nicht zu tief geführt wird, um nicht versehentlich den Zervikalkanal zu touchieren.

Nach dem Knoten werden die Fadenenden lang abgeschnitten, damit sie bei der Entfernung leichter aufgefunden werden können. Abschließend empfehlen wir eine Scheidendesinfektion mit PVP-Jodlösung.

► **Methode nach Shirodkar.** Im Unterschied zur Cerclage nach McDonald wird bei der Methode nach Shirodkar die Naht „blutig“ unmittelbar unterhalb der Zervikalschleimhaut um die Zervix gelegt. Dazu ist es erforderlich, die Zervikalschleimhaut in einer Länge von 2 – 3 cm quer zu spalten (vordere Kolpotomie). Als Nächstes wird mit dem schmalen vorderen Spekulum die Harnblase stumpf von der Zervix abgeschoben und nach kranial gedrängt. Somit kommt das Nahtmaterial weit nach oben zu liegen (► Abb. 11.2 a). Dazu wird nichtresorbierbares Nahtmaterial (Mersilene weiß, flach gewebt 5 mm/40 cm, mit zwei entsprechenden Atraloc-Nadeln BP-1 + BP-1, BP-2 + BP-2 etc.) verwendet. Die Zervix wird mit zwei atraumatischen Organfasszangen (6 und 12 Uhr) nach vorn geführt und das hintere Scheidengewölbe dargestellt. Nun führt man die Nadel hinten bei 6 Uhr beginnend weit hinten im Scheidengewölbe und knapp unter der Vaginalschleimhaut bis nach vorn (12 Uhr) und sticht in der vorderen Kolpotomie aus. Dabei werden die Organfasszangen nach hinten abgesenkt, sodass das vordere Scheidengewölbe gut dargestellt werden kann. Nachdem die zweite Nadel erneut in den Nadelhalter eingespannt wurde, wird diese erneut von hinten (6 Uhr), wiederum knapp unter der Zervikalschleimhaut auf der gegenüberliegenden Seite, nach oben vorn geführt und bei 12 Uhr ausgestochen. Nun wird der Faden kräftig geknotet und die

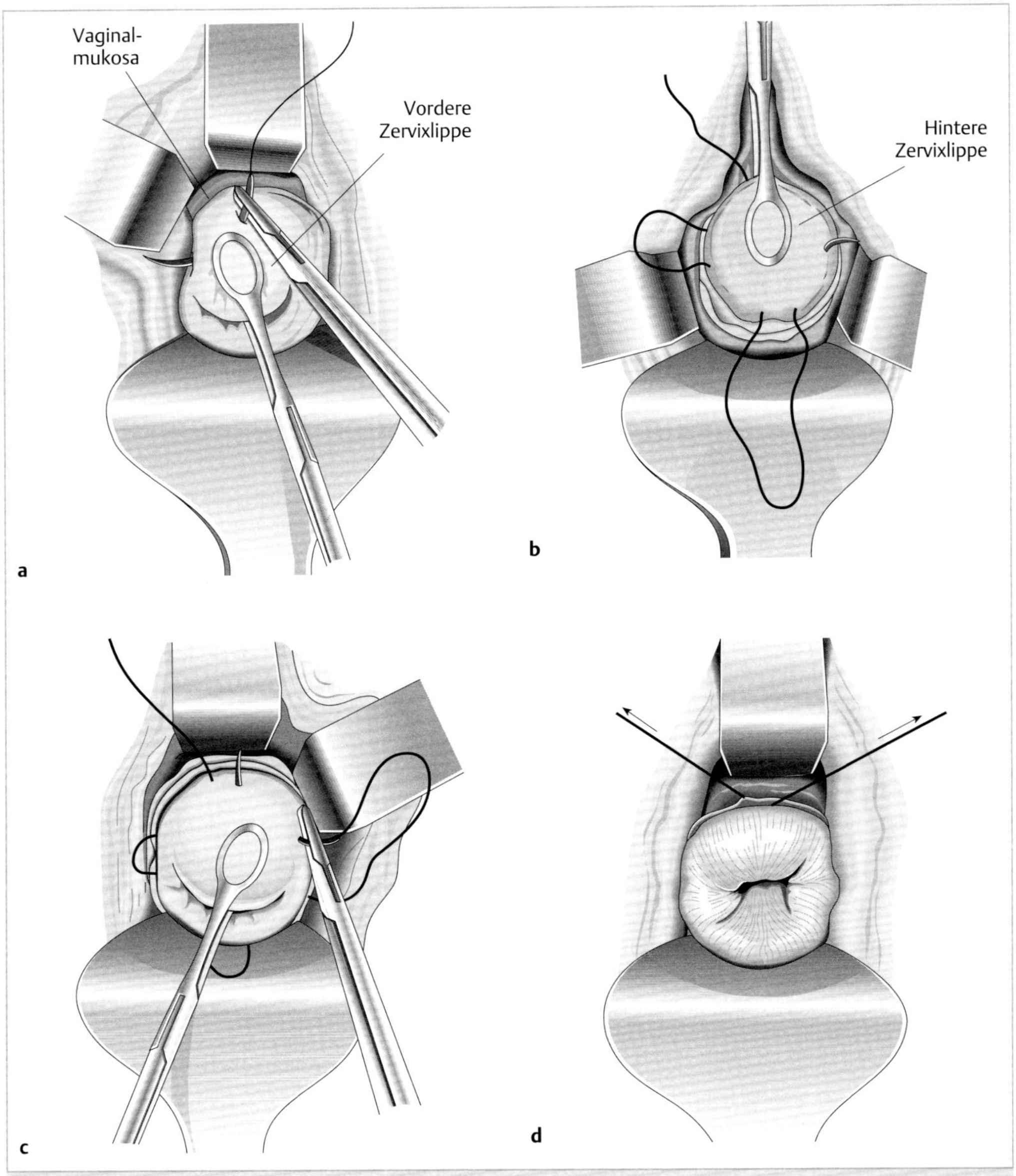

Abb. 11.1 Cerclage nach McDonald.

a Fassen der vorderen Zervixlippe mit der atraumatischen Organfasszange, Einstich eines Kunststofffadens bei 12 Uhr
b Fortsetzung der Naht durch Einstiche im Zervixgewebe jeweils bei 9, 6 und 3 Uhr
c Ausstich des Fadens bei 12 Uhr
d festes Knoten der sog. Tabaksbeutelnaht

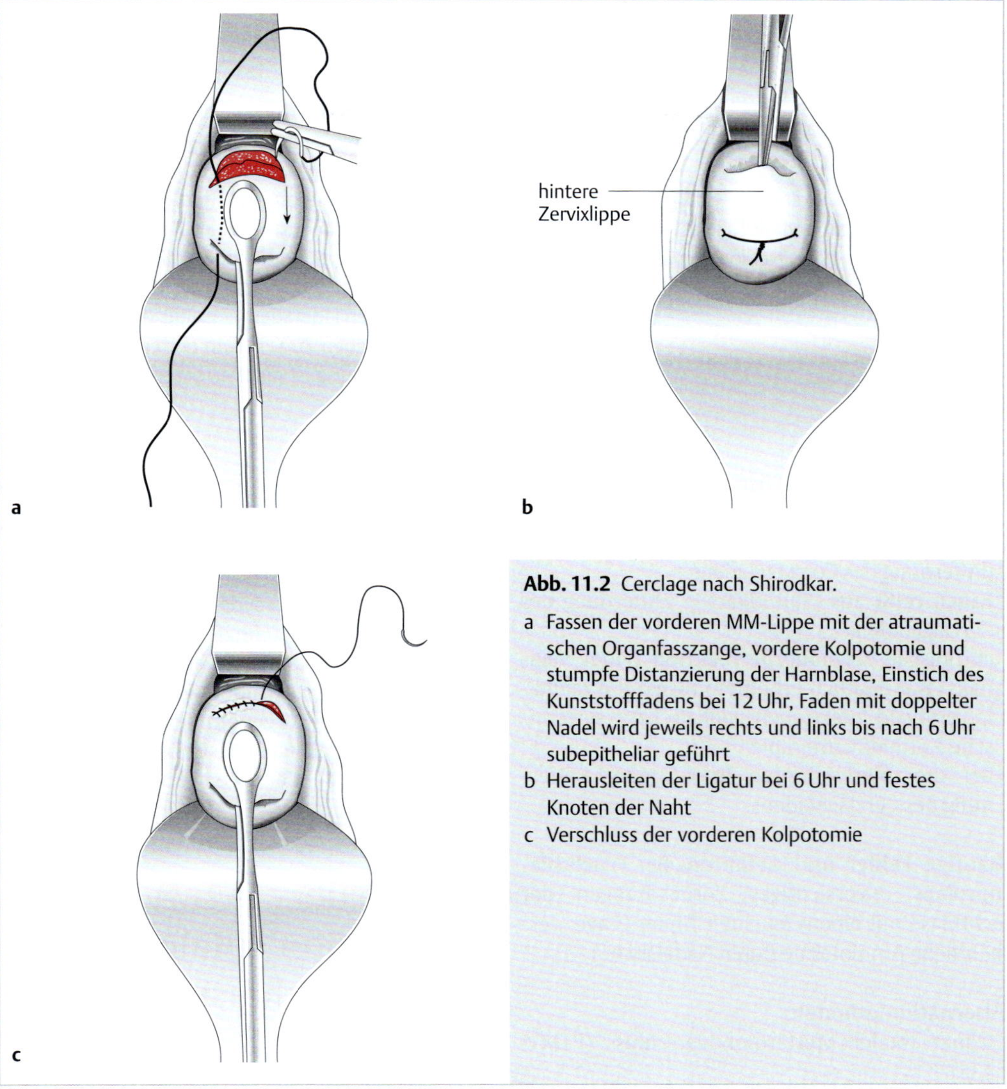

Abb. 11.2 Cerclage nach Shirodkar.

a Fassen der vorderen MM-Lippe mit der atraumatischen Organfasszange, vordere Kolpotomie und stumpfe Distanzierung der Harnblase, Einstich des Kunststofffadens bei 12 Uhr, Faden mit doppelter Nadel wird jeweils rechts und links bis nach 6 Uhr subepitheliar geführt

b Herausleiten der Ligatur bei 6 Uhr und festes Knoten der Naht

c Verschluss der vorderen Kolpotomie

Enden lang abgeschnitten (▶ Abb. 11.2 b). **Merke:** Die Fadenenden sollten so lang gelassen werden, damit sie zu einem späteren Zeitpunkt – zum Lösen der Cerclage – mühelos wiederaufgefunden werden können. Bevor man die Abschlussdesinfektion mit PVP-Jodlösung vornimmt, muss die vordere Kolpotomie verschlossen werden (▶ Abb. 11.2 c).

Das analoge Vorgehen mit Ersteinstichbeginn bei 12 Uhr hat den Nachteil, dass der Knoten im hinteren Scheidengewölbe zu liegen kommt und sich somit permanent im Fluor befindet. Dadurch kann durch eine Fremdkörperreaktion die Infektionsgefahr erhöht werden. Dieses Vorgehen ist deshalb nicht zu empfehlen.

▶ **Notfallcerclage.** Die Indikation für eine Notfallcerclage ist gegeben, wenn eine Muttermunderöffnung jenseits der 20. SSW stattfand (2 – 3 cm) und die Fruchtblase bereits in die Scheide prolabiert ist. Zur besseren Reposition der Fruchtblase wird die Patientin auf dem OP-Tisch in eine extreme Kopftieflage gebracht. Nach Einstellen der Portio (s. o.) wird zunächst mit einem doppelläufigen 20-Char.-Ballonkatheter, bei dem vorher die Spitze entfernt und der Ballon mit 5 – 50 ml Aqua dest. gefüllt wurde, vorsichtig versucht, die Fruchtblase in die Zervix zurückzudrängen. Wenn das gelungen ist, nimmt man die Cerclage in oben geschilderter Weise vor. Nachdem der Faden festgezogen und geknotet wurde, entfernt man vorsichtig den entblockten Ballonkatheter.

Jenseits der 24. SSW kann zur Stabilisierung des OP-Ergebnisses eine dreitägige Tokolyse mit 100 mg Indometacin pro Tag angeschlossen werden.

▸ **Lösen und Entfernen der Cerclage.** Besteht bei der Patientin eine latente, chronische Kolpitis/Zervizitis oder/und entwickelt sie eine therapieresistente vorzeitige Wehentätigkeit, so sollte die Cerclage unverzüglich gelöst und entfernt werden. Anderenfalls kann der Faden in die Zervix einschneiden und Verletzungen hervorrufen.

Bei komplikationsarmem Schwangerschaftsverlauf sollte die Cerclage spätestens nach Vollendung der 37. SSW entfernt werden. Dazu wird eine Spiegeleinstellung vorgenommen (s. o.). Die Fadenenden werden aufgesucht, mit einer Pinzette oder Kornzange gefasst und angehoben, bis der Knoten eindeutig sichtbar wird. Unterhalb des Knotens wird dann der Cerclagefaden einseitig durchtrennt und mittels kräftigen Zugs in toto entfernt. Eine weitere Nachbehandlung ist nicht erforderlich.

▸ **Probleme und deren Lösung.**
- Tabaksbeutelnaht **zu oberflächlich** gelegt → Faden reißt bei zunehmender Belastung aus → Entfernung des Cerclagefadens
- **Faden reißt aus** (Shirodkar) → Entfernung des Cerclagefadens
- chronische **Fremdkörperreaktion** (Fluor vaginalis) mit deutlich erhöhtem Risiko für vaginale/zervikale Infektionen → lokale bzw. systemische Antibiotikatherapie
- bei **therapieresistenten Infektionen** → Entfernung des Cerclagefadens

▸ **Häufige Fehler und Gefahren.** Bei **Fruchtblasenprolaps** → vorsichtiges Zurückdrängen der Fruchtblase mit einem feuchten Tupfer (**Cave:** versehentliche Amniotomie durch Nadelstich!)

▸ **Alternativmethoden.**
- früher totaler Muttermundverschluss (FTMV, s. u.)
- Pessareinlage (**Cave:** chronisch-rezidivierende Kolpitis/Zervizitis durch Fremdkörperreaktion)
- Bettruhe, Beckenhochlagerung, jenseits von 24 + 0 SSW: fetale Lungenreife (s. a. DGGG-Leitlinie „Antenatale Corticosteroide zur Lungenreifung“, AMWF 015/069 (S1)) und ggf. intravenöse Tokolyse für die Dauer der fetalen Lungenreife

▸ **Postoperative Behandlung.**
- Es hat sich als wirkungsvoll erwiesen, dass die Schwangere im Rahmen der Selbstvorsorge 2 × wöchentlich den Scheiden-pH-Wert bestimmt (z. B. Spezialindikator pH 4,0 – 7,0 der Firma Merck oder Gyn-care VpH), **Normalbereich** < 4,7 (s. a. DGGG-Leitlinie „Bakterielle Vaginose in Gynäkologie und Geburtshilfe, AWMF 015/028 (S1))
- Bei Alkalisierung des Scheiden-pH-Wertes (> 5,0) sollte unbedingt sofort (sonst in regelmäßigen Abständen) ein bakteriologischer Vaginalabstrich entnommen und eine Erregerspezifizierung vorgenommen werden, ggf. Antibiotikatherapie nach Resistiogramm.
- Entfernung der Cerclage mit 37 kompletten SSW

11.2 Früher (FTMV) bzw. später totaler Muttermundverschluss (STMV), modif. nach Saling

Eine bakterielle Vaginose bzw. Zervizitis ist häufig eine Ursache für Spätaborte oder für einen vorzeitigen Blasensprung mit konsekutiver sehr früher Frühgeburt. Dieses Risiko kann bei Patientinnen mit habitueller Abortneigung auf der Grundlage einer infektiologischen Anamnese durch den Frühen totalen **Muttermundverschluss** (FTMV) oder Späten totalen **Muttermundverschluss** (STMV) minimiert werden. Die Indikation zum operativen Eingriff sollte risikoadaptiert und ausgewogen gestellt werden. Für die Durchführung eines FTMV spricht eine habituelle Abortneigung bzw. der wiederholte Nachweis einer bakteriellen Vaginose bzw. Zervizitis als wahrscheinliche Ursache für den früher erlittenen Abort. Andererseits birgt jede Operation die Gefahr von Komplikationen und unerwünschten Nebenwirkungen. Diese müssen hierbei unbedingt berücksichtigt werden.

Die Indikation für einen STMV, jenseits der vollendeten 17. SSW, ist dagegen eine fortschreitende Verkürzung der sonografisch diagnostizierten Zervixlänge, die zwischen 30 und 25 mm beträgt.

▶ **OP-Prinzip.** Kompletter operativer Verschluss des Zervikalkanals als mechanische Barriere gegen aszendierende Infektionen (bakterielle Vaginose, Zervizitis).

▶ **Indikationen.**

- habituelle Abortneigung
- Z. n. Spätabort(en) infektiologischer Genese
- kritischer Zervixbefund (Zervixinsuffizienz)
- optimaler Zeitpunkt **FTMV:** 13.–16. SSW, **STMV:** > 17. SSW

▶ **Kontraindikationen.**

- floride bakterielle Vaginose bzw. Zervizitis (z. B.: β-hämolysierende Streptokokken der Gruppe B, Chlamydien, Mykosen)
- vorzeitiger Blasensprung
- Blutung ex cervicae unklarer Genese
- Missed abortion
- Vorhandener Wunsch nach pränataler Diagnostik

▶ **Patientenaufklärung.**

- Abortauslösung durch Operation
- Verletzung der Amnionmembran mit konsekutivem Abortgeschehen
- Erfolgschancen (ca. 80–90%) bezogen auf ein angestrebtes Tragzeitalter > 37 vollendete SSW

▶ **OP-Planung.**

- Vaginalsonografie zur Feststellung der Intaktheit der Gravidität inkl. Zervixlängenmessung
- Abstrichdiagnostik: β-hämolysierende Streptokokken der Gruppe B, Chlamydien, Mykosen
- generelle perioperative Antibiotikaprophylaxe mit Amoxicillin (3 × 2 g/d i. v.) oder Cefazolin (3 × 1,5 g/d i. v.)
- präoperative Antibiotikatherapie bei nachgewiesener Vaginalinfektion nach Resistiogramm bzw. Antibiogramm
- ggf. präoperative Abklärung des genetischen Risikos hinsichtlich einer fetalen Chromosomenaberration (Choriozottenbiopsie ab 11. SSW, Amniozentese ab 14. kpl. SSW) in Abhängigkeit des mütterlichen Alters bzw. Wunsches
- Die Durchführung des Eingriffes erfolgt bevorzugt in Regionalanästhesie (Spinalanästhesie), ist aber auch in Allgemeinnarkose (ITN) möglich.

OP-Technik

▶ **Lagerung, Abdeckung, Zugang.** Die Lagerung erfolgt in typischer steiler Steinschnittlage auf dem OP-Tisch. Zur intravaginalen bzw. äußeren Hautdesinfektion wird PVP-Jodlösung verwendet. Die Abdeckung erfolgt wie bei einem vaginal-operativen Eingriff.

▶ **Spiegeleinstellung.** Zunächst erfolgt die Einstellung der Portio bzw. Zervix mittels eines selbsthaltenden hinteren Spekulums nach Scherback und drei Spekula nach Breisky. Die Zervix wird mittels zweier atraumatischer/gefensterter Organfasszangen (Zange n. Förster), möglichst nahe am Scheidengewölbe, bei 6 und 12 Uhr gefasst. Unter leichtem Zug an den Zangen wird die Zervix aufgerichtet. Bei sehr flachem bzw. knappem Muttermundgewebe (z. B. Zustand nach Konisation) können anstelle der atraumatischen Organfasszangen auch Kugelzangen (Hakenzange n. Abel oder Pozzi) verwendet werden.

▶ **Blutleere mittels Drahtschlinge (Saling).** Zur Erzeugung einer Blutleere in der Zervix wird anschließend eine von Saling entwickelte Drahtschlinge um die Zervix gelegt (Faromed Medizintechnik GmbH Berlin). Die Drahtschlinge sollte möglichst weit hinter den Organfasszangen, so nah wie möglich am Scheidengewölbe, platziert und zugezogen werden (▶ Abb. 11.3 a). **Tipp:** Anstelle der relativ starren und sperrigen Drahtschlinge kann auch Mersilene-Band verwendet werden. Dieses Vorgehen hat sich in unserer Klinik bewährt.

Der Zervikalkanal kann mithilfe der Organfass- oder Kugelzangen gut dargestellt und gespreizt werden.

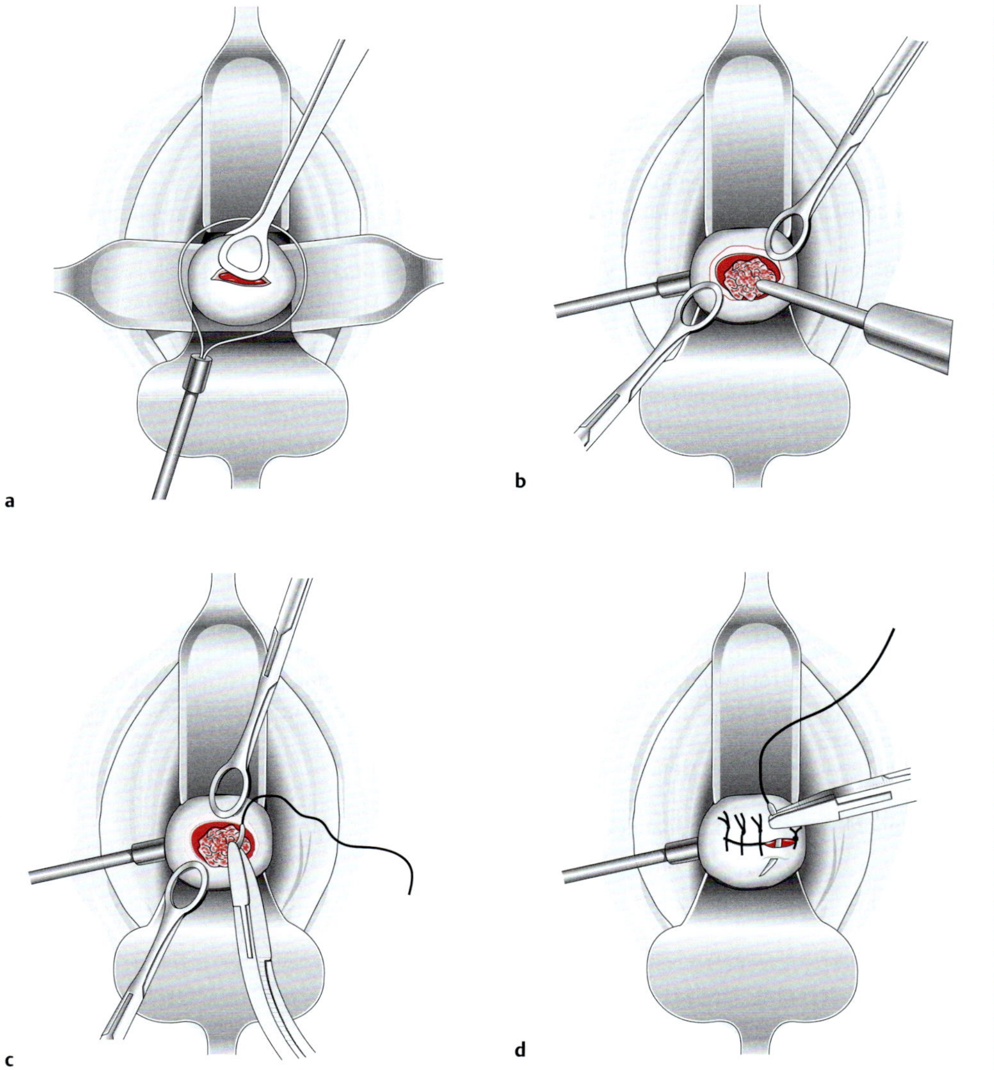

Abb. 11.3 Totaler Muttermundverschluss.

a Darstellung der Portio, Legen der Schlinge zur Erzeugung der Blutleere im OP-Gebiet um die Zervix
b Fortsetzung Desepithelialisierung mittels des rotierenden groben Schleifkopfes, anschließend gleiches Prozedere mit dem Diamantschleifkopf zur Glättung der Wundoberfläche
c Legen der zirkulären intrazervikalen Nähte
d Verschluss der Portiooberfläche mit Einzelknopfnähten

Durch leichten Zug an den Zangen wird die Zervix elongiert. Der zervikale Schleimpfropf sollte, bevor mit der Operation fortgefahren wird, mit einem Stieltupfer und/oder Pinzette entfernt werden.

▶ **Desepithelialisierung.** Nach Entfernung des Schleimpfropfes beginnt man mit der Desepithelialisierung des Zervikalkanals. Das geschieht mithilfe eines elektromechanischen Antriebs (z. B. Elan E, Fa. Aesculap). Über eine lange biegsame Welle wird die Kraft vom Antrieb auf den rotierenden Abrasionsschleifkopf (z. B. Hautabrasionsschleifkopf; Fa. Aesculap, Kegelfräser grob, GD 075) übertragen. Dieser Schleifkopf hat eine grobe Oberfläche (▶ Abb. 11.3 b). Zwischenzeitlich werden die entstehenden Zelltrümmer und das Blut mit einem Stieltupfer entfernt. Nach jedem Arbeitsschritt erfolgt immer die Desinfektion des Zervikalkanals mit einem PVP-Jodlösungs-getränkten Stieltupfer. Bei erhaltener Zervix wird in dieser Art und Weise der Zervikalkanal bis in eine Tiefe von ca. 3 cm deepithelisiert. Ist dieser Arbeitsschritt abgeschlossen, wird der Schleifkopf ausgewechselt. Mit dem Diamantschleifkopf (Fa. Aesculap, Diamantschleifkopf fein, GC975) wird die entstandene raue Wundfläche nachbearbeitet und geglättet. Abschließend Desinfektion des Wundgebietes mit PVP-Jodlösung.

▶ **Verschluss des Zervikalkanals.** Der Verschluss des Zervikalkanals wird mit dem Legen einer intrazervikalen Tabaksbeutelnaht aus resorbierbarem synthetischem Nahtmaterial (UCL, Stärke 0, 70 cm) am sichtbaren Ende des Wundgrundes begonnen (▶ Abb. 11.3 c). Hierzu dient ein starker, langer Nadelhalter nach Widianc. Nach dem festen Knoten der ersten Naht wird eine zweite Tabaksbeutelnaht gleicher Fadenstärke ca. 1 cm davor gelegt und fest verschlossen. **Merke:** Anstelle der Fasspinzette hat sich das Arbeiten mit zwei Nadelhaltern bewährt. Die kleine UCL-Nadel kann im rigiden Zervixgewebe und sehr engen Zervikalkanal mit der Pinzette oft nicht sicher gefasst und gehalten werden.

▶ **Verschluss der Portio.** Zuletzt erfolgt der Verschluss der Portio. Sie wird mittels einreihiger Einzelknopfnaht (Vicryl CT-2, Stärke 0, 4 × 70 cm) verschlossen (▶ Abb. 11.3 d). Dabei beginnt man jeweils mit einer sog. „Ecknaht" bei 3 und 9 Uhr. Die beiden Fadenenden, rechts und links, werden mit zwei Kocher-Klemmen armiert. Durch Zug an den Kocher-Klemmen wird die Zervix gehalten, sodass die Organfasszangen entfernt werden können. Es folgen noch 2–4 kräftig durchgreifende Einzelknopfnähte durch die Portio, bis die angefrischte vordere und hintere Muttermundslippe vereinigt und verschlossen ist.

▶ **Lösung der Blutleere.** Nachdem alle Fäden gekürzt wurden, entfernt man die Drahtschlinge bzw. das Mersilene-Band und die Blutleere wird aufgehoben. Aus den Stichkanälen der Portio kann ein wenig Blut austreten. Bei stärkeren Blutungen sollte eine Scheidentamponade eingelegt werden. Am Anfang wird die Tamponade mit einer PVP-jodhaltigen Paste belegt und dann direkt an die Portio platziert. Auf eine lockere Scheidentamponade kann jedoch in den meisten Fällen verzichtet werden. Die Entscheidung sollte je nach Blutungsstärke getroffen werden. Es folgt die kurzzeitige Einlage eines Blasenverweilkatheters für wenige Stunden (z. B. bis zur vollständigen Mobilität der Patienten nach Spinalanästhesie).

▶ **Probleme und deren Lösung.**

- **Drahtschlinge rutscht von Zervix ab** → Versuch der neuen Positionierung weit hinter den Organfasszangen oder Verwendung eines Mersilene-Bands anstelle der Drahtschlinge
- **wenig Zervikalgewebe** vorhanden (z. B. Zustand nach Konisation) → primäres Setzen von Kugelzangen (Hakenzange n. Abel oder Pozzi) an Stelle der atraumatischen Organfasszangen bei 6 und 12 Uhr (**Cave:** Gewebeausriss)
- **Drahtschlingenstab stört** den OP-Ablauf bzw. Drahtschlinge nicht vorhanden → Verwendung eines Mersilene-Bandes für die Erzeugung der Blutleere

▶ **Häufige Fehler und Gefahren.**

- **Verletzung der Amnionmembran** bei der Desepithelialisierung des Zervikalkanals bei sog. kritischem Zervixbefund
- nicht erkannte bzw. diagnostizierte larvierte **Zervizitis**
- zirkuläre **UCL-Naht** im Zervikalkanal **ineffektiv**, d. h. nicht tief genug gelegt, reißt aus → neue Naht legen

► Alternativmethoden.

- Cerclage (obsolet, s. o.)
- Pessareinlage (**Cave:** chronisch-rezidivierende Kolpitis/Zervizitis)
- Progesterontherapie (nur im Rahmen kontrollierter Studien)

► Postoperative Behandlung.

- Fortführung der Antibiotikaprophylaxe bis zu 5 Tagen
- Entfernung des Blasenverweilkatheters wenige Stunden postoperativ
- Entfernung der Scheidentamponade spätestens am 1. postoperativen Tag
- Frühmobilisation am 1. postoperativen Tag, bei kritischem präoperativem Zervixbefund: eingeschränkte Bettruhe für 3 Tage
- Entlassungsuntersuchung zwischen 3. und 5. postoperativen Tag inkl. transvaginaler Sonografie: Kontrolle der Zervixlänge, Darstellung des Operationsergebnisses, Überprüfung der Intaktheit der Gravidität
- Empfehlung zur Selbstvorsorgeuntersuchung des Scheiden-pH-Wertes durch die Schwangeren: 1 – 2 × wöchentliche Bestimmung (z. B. Spezialindikator pH 4,0 bis 7,0 der Firma Merck oder Gyn-care VpH), **Normalbereich** < 4,7
- ggf. gezielte Abstrichdiagnostik bei persistierendem pH-Wert > 4,7

11.3 Kürettage, Abortkürettage, Abortausräumung

► OP-Prinzip. Ausschabung des Cavum uteri nach gestationsbedingten Veränderungen, Beendigung einer gestörten Schwangerschaft (Fehlgeburt) durch instrumentelle Entleerung des Cavum uteri.

► Indikationen.

- Missed abortion
- Abortus in curso
- Abortus incompletus
- septischer Abort
- induzierter Abort: z. B. im Rahmen des Schwangerschaftsabbruchs bis zur 12. SSW als einzeitige Operation, Schwangerschaftsabbruch nach § 218a, Abs. 2 StGB als zweizeitiger Eingriff
- Nachweis einer Extrauteringravidität, die sich der sonografischen Diagnostik entzog

► Kontraindikationen.

- Abortus imminens
- zweifelhafte Vitalität der Gravidität

► Patientenaufklärung. Für das Aufklärungsgespräch ist die Verwendung eines standardisierten Informationsbogens hilfreich. Anhand des Bogens „Ausschabung/Abrasio" werden die wesentlichen Risiken verständlich erläutert und bildlich dargestellt. Eine handschriftliche Ergänzung sollte unbedingt erfolgen. Auf folgende Risiken sollte explizit hingewiesen werden:

- Wirkung und Nebenwirkung des Zervixprimings (sofern Anwendung erforderlich)
- Uterusperforation
- inkomplette Entleerung des Cavum uteri
- postoperative Endomyometritis
- Blutungsstörungen (Hyper- und Dysmenorrhö)

► OP-Planung.

- vaginale bimanuelle Untersuchung zur Beurteilung des Zervixstatus, Lage und Größe des Uterus
- transvaginale Sonografie zur Beurteilung der Vitalität/Avitalität der Gravidität, Größe und Lage des Uterus
- Abstrichuntersuchung, besonders β-hämolysierende Streptokokken der Gruppe B (optional)
- Zervix-Priming mit Gemeprost (z. B. Cergem) 1 mg alle 3 – 4 Stunden oder 4 × 400 µg Misoprostol (Cytotec 200 µg)/die per os, rektal oder vaginal (**Cave:** off-label use!)
- Anästhesieformen:
  - ITN/Larynxmaske (Kurznarkose)
  - Lokalanästhesie (Parazervikalblockade) mit 2 %iger Mepivacain-Lösung (Scandicain)
  - evtl. zusätzlich sog. „Opiatanalgesie": je 15 mg Piritramid und Midazolam 15 – 25 mg (1 : 4 mit NaCl 0,9 % verdünnt) – Dosis je nach Wirkung – intravenös verabreicht
  - selten: Spinal- oder Epiduralanästhesie

OP-Technik

► **Lagerung, Abdeckung, Zugang.** Die Lagerung der Frau erfolgt in typischer steiler Steinschnittlage auf dem OP-Tisch. Zur intravaginalen und Hautdesinfektion wird PVP-Jodlösung verwendet. Die Abdeckung besteht entweder aus einem sterilen Lochtuch oder zwei sterilen Abdecktüchern. Sie werden so platziert, dass eines unter dem Gesäß und das andere auf den Bauchdecken der Frau zu liegen kommt.

► **Blasenkatheterismus und bimanuelle Untersuchung.** Bevor die bimanuelle Untersuchung zur Beurteilung der Uterusgröße und -lage vorgenommen wird, sollte mithilfe eines Einmalkatheters die Harnblase vollständig entleert werden. **Tipp:** Bei voller Blase können anatomische Lageveränderungen des Corpus uteri vorgetäuscht werden. Dies wiederum erhöht die Perforationswahrscheinlichkeit des Uterus.

► **Spiegeleinstellung.** Die Einstellung der Portio gelingt am besten mit einem selbsthaltenden, gewichtsbeschwerten Spekulum nach Scherback, welches hinten in die Vagina eingeführt wird. Mit der linken Hand führt man anschließend vorn ein Spekulum nach Breisky ein, um die Vagina zu entfalten (► Abb. 11.4 a).

► **Fassen der Portio.** Mithilfe zweier atraumatischer Organfasszangen (Zange nach Förster) wird die vordere Muttermundslippe bei 2 und 10 Uhr gefasst, durch Zug an den Zangen die Zervix elongiert und damit der Uterus gestreckt (► Abb. 11.4 b). Anstelle der Organfasszangen können auch Kugelzangen (Zange nach Abel oder Pozzi) Verwendung finden. Sie werden so in die Portio eingehakt, dass sie die Muttermundslippe bei 12 Uhr quer oberhalb des Muttermundes fassen. Durch leichten Zug an der/den Zange(n) wird die Zervix elongiert und die notwendige Streckung des Uterus herbeigeführt.

► **Dilatation der Zervix.** Bei Frauen mit einem Abortus incompletus ist aufgrund des abgelaufenen Abortgeschehens der Zervikalkanal bereits eröffnet. Bei allen anderen Formen des Abortes muss eine mechanische Öffnung vorgenommen werden. In diesen Fällen wird mit Hegar-Stiften ansteigender Größe (H2 bis max. H10) die Zervix vorsichtig dilatiert. Dabei wird der Hegar-Stift so mit der rechten Hand gefasst, dass der gestreckte Zeigefinger maximal 3 cm von der Spitze des Hegar-Stifts zum Dilatieren freigibt. Der Hegar-Stift wird dann unter Aufwendung eines leichten Drucks in den Zervikalkanal eingeführt (► Abb. 11.4 c). Die Passage des Zervikalkanals und des inneren Muttermundes erfordert die Aufwendung mäßiger Kraft, da das Zervixgewebe einen rigiden Widerstand hat. Das plötzliche Nachlassen des rigiden Gewebewiderstandes zeigt die erfolgreiche Passage des inneren Muttermundes an. **Merke:** Der gestreckte Zeigefinger soll das unkontrollierte Vordringen des Hegar-Stifts in das Cavum uteri bzw. das intramurale Eindringen verhindern. **Cave:** Via falsa, Perforatio.

In dieser Art und Weise werden die Hegar-Stifte, mit H2 beginnend, bis zum Durchmesser von 10 mm (H10), nacheinander eingelegt und nach einem kurzen Verweilen entfernt.

Wurde der Hegar-Stift ca. 2 – 3 cm vorgeschoben, ohne dass ein plötzliches Nachlassen des Gewebewiderstandes eintrat, muss an eine intramurale Sondierung (Via falsa) gedacht werden. In dieser Situation sollte von einem weiteren forcierten Dilatationsversuch unbedingt Abstand genommen werden.

► **Sonografie bei Perforationsverdacht.** Bei Perforationsverdacht ist die Unterstützung durch einen erfahrenen Operateur unbedingt notwendig. Dieser sollte unter abdominalsonografischer Sicht einen erneuten Dilatationsversuch unternehmen. Durch die Sonografie kann die exakte Lage des Hegar-Stifts im Zervikalkanal visualisiert und kontrolliert werden. Bei Nachweis einer exakten Lage kann er weiter in das Cavum uteri vorangeschoben werden.

► **Kürettage.** Nachdem der Zervikalkanal entsprechend weit dilatiert wurde, wird mit der Kürettage begonnen. Mit der linken Hand werden der/die atraumatischen Organfasszange(n) unter Zugspannung gehalten, sodass die Zervix elongiert und das Corpus uteri gestreckt wird. In der rechten Hand befindet sich eine passende stumpfe Kürette, die dann vorsichtig in das Cavum uteri eingeführt wird (► Abb. 11.4 d). Mittels kurzer, kräftiger Zugbewegungen wird das Cavum uteri im Uhrzeigersinn streifenförmig kürettiert. Das so gewonnene Schwangerschaftsgewebe wird auf einem Textilstreifen, welcher zuvor in das Rinnenspekulum eingelegt wurde, aufgefangen und für die histopathologische Aufarbeitung asserviert. Zur Anregung der

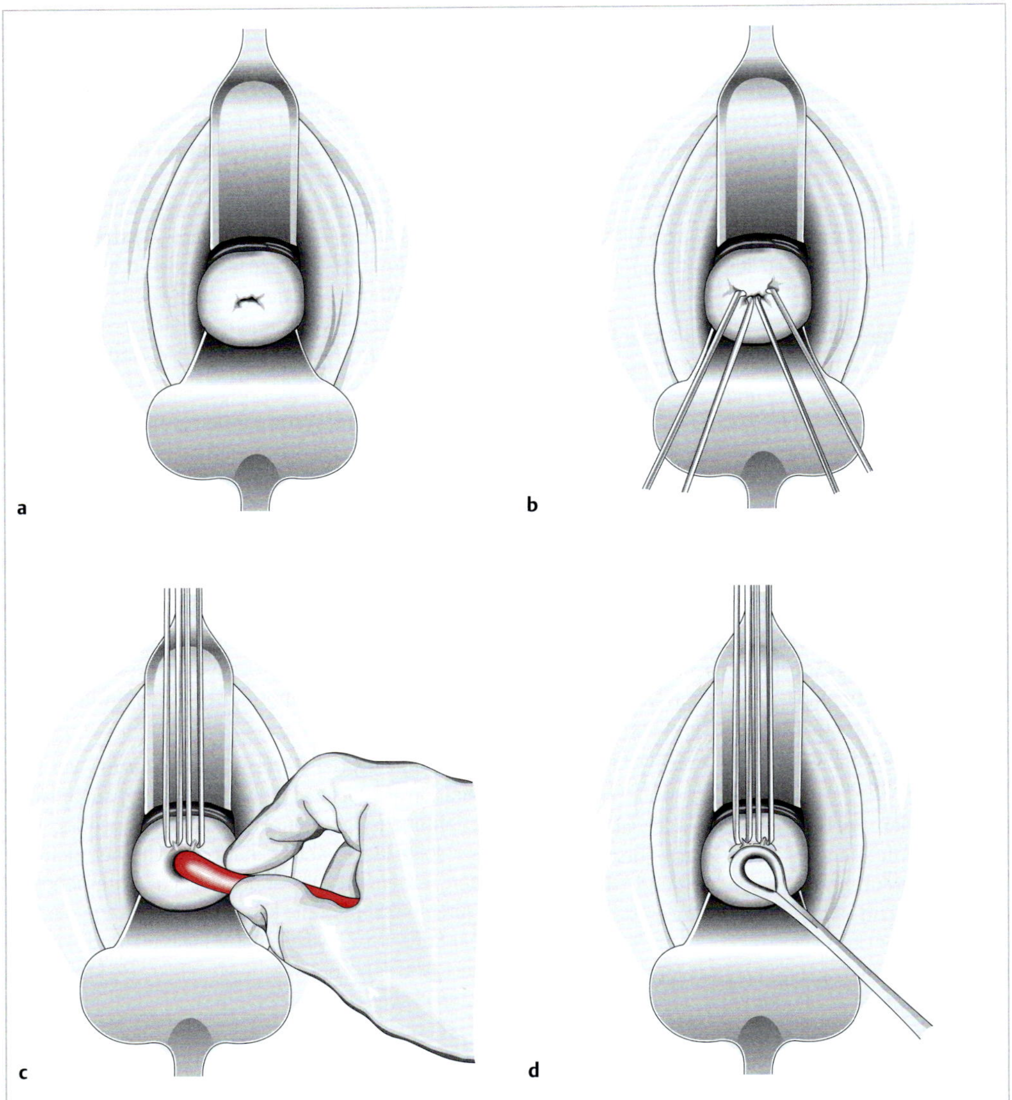

Abb. 11.4 Abortkürettage.

a Spiegeleinstellung der Portio
b Anhaken der Portio bzw. der vorderen Muttermundslippe
c Dilatation des Zervikalkanals mit Hegar-Stiften
d Einführen der Kürette

Uteruskontraktion wird zum Ende der Kürettage eine Ampulle Oxytocin 3 IE i. v. appliziert.

Entfernung aller Instrumente, abschließende Austupfung der Vagina und Säuberung bzw. Entfernung von Blutresten aus dem OP-Bereich. Zur postoperativen Analgesie hat sich das Verabreichen eines rektal eingelegten Paracetamol-Zäpfchens (1000 mg) bewährt.

▸ **Probleme und deren Lösung.**

- **schwer dilatierbarer Zervikalkanal** (Z. n. Konisation, Synechien etc.) → Hinzuziehung eines erfahrenen Operateurs und Durchführung des Eingriffs unter abdominalsonografischer Sicht, kräftiger Zug an den Organfass- bzw. Kugelzangen zur optimalen Streckung des Uterus, präoperatives Zervixpriming (s. o.)
- **intramurale**, in das Cavum uteri hineinragende **Myome** → vorsichtige Dilatation und Kürettage, u. U. unter abdominalsonografischer Sicht
- **septisches Abortgeschehen** → hochdosierte Breitband- und Kombinationsantibiotikatherapie (Amoxicillin, Metronidazol und Gentamycin), ggf. Substitution von Blutprodukten (Erythrozytenkonzentrate, FFP etc.), **Cave:** disseminierte intravasale Koagulopathie (DIC)

▸ **Häufige Fehler und Gefahren.**

- zu **forcierte Dilatation des Zervikalkanals** mit konsekutiver Perforatio uteri häufig im zervikokorporalen Übergangs- oder Uterusfundusbereich
- **zu geringer Zug an den Haltezangen** → inkomplette Streckung des Uterus → intramurale Sondierung (Via falsa) → hohe Perforationsgefahr!
- **inkomplette Kürettage**, d. h. unbeabsichtigtes Zurücklassen von Schwangerschaftsgewebe
- **bei Perforation:** postoperative enge klinische Überwachung der Vitalitätsparameter der Patientin (Puls, Blutdruck, transvaginale bzw. transabdominale Sonografie zum Ausschluss/Nachweis intraabdominaler Flüssigkeit). Nur in Ausnahmefällen ist eine diagnostische Laparoskopie zur Visualisierung der Verletzungsstelle und einer größeren Folgeoperation notwendig.

▸ **Alternativmethoden.**

- Verzicht auf Kürettage bei gesichertem komplettem Abort
- Misoprostol 400 – 600 µg per os (Cytotec 200 µg), ggf. Wiederholung nach jeweils 4 Stunden bis zum kompletten Abort (**Cave:** off-label use!)

▸ **Postoperative Behandlung.**

- primäres Abstillen, z. B. mit 1 × 2 Tabletten Cabergolin (Dostinex) à 0,5 mg
- bei rh-negativen Frauen → Anti-D-Immunisierung (z. B. Rhophylac® 300 µg = 1500 IE)
- transvaginale Sonografie anlässlich der Abschlussuntersuchung zum Ausschluss von Residuen
- ggf. Befundbesprechung und Beratungsgespräch 2 – 4 Wochen post operationem (optional)

11.4 Instrumentelle Nachtastung

▸ **OP-Prinzip.** Unmittelbare postpartale Ausschabung/Kürettage des Cavum uteri im frühen Puerperium.

▸ **Indikationen.**

- unvollständige Plazenta/Verdacht oder Nachweis von Resten der Secundinae (Plazenta und Eihaut) unmittelbar post partum oder im Puerperium
- atonische Nachblutung (zum Ausschluss von Plazentaresten als Ursache)
- Entfernung von sich in Organisation befindlichen Blutkoagula
- Versagen der konservativen medikamentösen Therapie im Puerperium

▸ **Kontraindikationen.** Endomyometritis ohne Anhalt für Plazentaresidua.

▸ **Patientenaufklärung.**

- hohes Perforationsrisiko
- Hysterektomie aus vitaler Indikation bei unstillbarer Atonie
- Transfusion von Blutpräparaten (Erythrozytenkonzentrate, FFP etc.) inclus. typischer Infektionsrisiken
- postpartale Endomyometritis

▸ **OP-Planung.**

- Abdominalsonografie des Uterus zum Nachweis von Plazenta- oder Eihautresten im Cavum uteri
- Spiegeleinstellung zur Beurteilung der Zervix bzw. der Portio (Ausschluss Zervixriss)
- bimanuelle Untersuchung, Erhebung des Zervixstatus
- ggf. Antibiotikatherapie (Amoxicillin, Cephalosporine)
- Eine sogenannte „Opiatanalgesie“ ist in den meisten Fällen zum Herstellen der notwendigen Analgesie ausreichend: je 15 mg Piritramid und

OP-Technik

► **Lagerung, Abdeckung, Zugang.** Die Lagerung der Patientin erfolgt in steiler Steinschnittlage entweder im Kreißbett oder auf dem OP-Tisch. Im Allgemeinen reicht ein Abdecken des OP-Gebietes mit sterilen Windeln oder Tüchern aus.

► **Einstellung der Zervix.** Zuerst wird ein breites gebogenes selbsthaltendes Spekulum hinten in die Vagina eingeführt. Anschließend erfolgt die Entfaltung der Vagina bzw. Einstellung der Zervix durch ein vorn eingeführtes Breisky-Spekulum. Die assistierende Person übernimmt die Spekula. Mit zwei atraumatischen Organfasszangen (Zange n. Förster) wird die vordere Muttermundslippe bei 10 und 2 Uhr gefasst. Unter leichtem Zug wird der Uterus gestreckt (► Abb. 11.5).

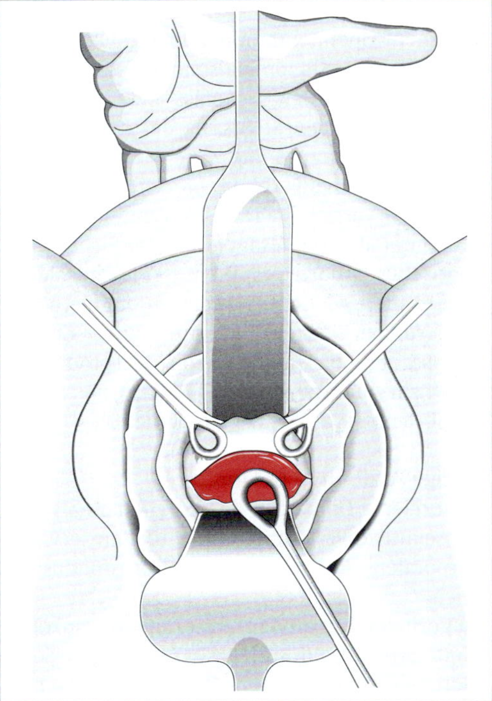

Abb. 11.5 Spiegeleinstellung, Fassen der vorderen Muttermundslippe und Einführen der Kürette.

► **Kürettage.** Mit der großen Bumm-Kürette wird nun Streifen für Streifen das Corpus uteri kürettiert. Dabei ist darauf zu achten, dass eine zweite Assistenzperson mit einer Hand den Fundus uteri hält und dem Operateur somit einen Widerstand für die Kürette am Fundus bietet (► Abb. 11.5). **Cave:** Der postpartale Uterus hat sehr weiche Wände und daher einen geringen Gewebewiderstand → hohe Perforationsgefahr!

► **Einsatz der Sonografie.** Mit dem Einsatz der Abdominalsonografie kann eine Perforatio uteri verhindert werden. Bei unsicheren Befunden hat sich der Routineeinsatz der Sonografie bewährt. Bei einem im Längsschnitt dargestellten Uterus (Cavum uteri) können die Lage sowie die „Effektivität" der Kürettage beurteilt und gezielt durchgeführt werden.

Midazolam 15–25 mg (1 : 4 mit NaCl 0,9% verdünnt) – Dosis je nach Wirkung intravenös verabreicht.

- Die Durchführung des Eingriffes kann aber auch in Allgemeinnarkose (ITN-Kurznarkose/Larynxmaske) oder bei liegender Regionalanästhesie in Periduralanästhesie durchgeführt werden.

► **Probleme und deren Lösung. Inkomplette Kürettage**, festhaftende Plazentakotyledonen → Einsatz der Abdominalsonografie, gezielte Führung der Kürette

► **Häufige Fehler und Gefahren.**
- zu **forcierte Kürettage** → Asherman-Phänomen
- **unkontrolliertes forciertes Kürettieren** im Fundusbereich → Perforatio uteri

► **Alternativmethoden.** Bei Verdacht auf Plazentaresidua im Puerperium kann zuerst eine konservative Behandlung angestrebt werden. In der Regel sollten kontraktionsfördernde Maßnahmen eingeleitet werden. Begonnen wird üblicherweise mit dem „Kontraktionstropf" (Dosierung: 500 ml Ringerlösung + 10 IE Oxytocin, Infusionsdauer: ca. 2 Std.). Alternativ kann auch eine Therapie mit 3 ×

1 Ampulle Oxytocin (3 IE) i. m. pro Tag zur Aussto-ßung der Residua führen. Wegen der hohen Neben-wirkungsfrequenz ist die intravenöse Applikation von 0,2 mg Methylergotamin (2 Amp. Methergin) verlassen worden, kann im Einzelfall allerdings er-wogen werden. Erst bei erfolgloser konservativer Therapie oder Anzeichen einer Endomyometritis sollte unter strenger Abwägung die Indikation zur instrumentellen Nachtastung im Wochenbett ge-stellt werden.

▸**Postoperative Behandlung.** Nach erfolgter Kürettage sollte die Patientin zur Uteruskontrakti-onsförderung und Blutungsminimierung eine Kon-traktionsmittelinfusion bekommen (s. o.). Zusätz-lich ist eine Lagerung nach Fritsch für ca. 2 Stunden förderlich. Es kann auch eine abdominal applizierte Eisblase zur Kontraktionsförderung des Uterus verwendet werden.

Merke M!

Bei anhaltender postoperativer atonischer Nach-blutung kann ein in das Cavum uteri eingeführter, mit Sulproston-Lösung (s. u.) getränkter Stieltup-fer zum sofortigen Sistieren der Blutung führen (s. a. DGGG-Leitlinie „Diagnostik und Therapie peripartaler Blutungen“). Einen ähnlich guten Effekt erreicht man auch durch Einführung eines speziellen Ballonkatheters (Bakri-Sonde, ▸Abb. 11.6). Problematisch ist hier manches Mal, dass der Ballonkatheter nicht in situ verbleibt und herausrutscht. Eine weitere Alternative ist das Einlegen bzw. Auswischen des Cavum uteri mit einem ethergetränkten Stieltupfer.

In seltenen Fällen ist bei fortbestehender atoni-scher Nachblutung die Infusion von Sulproston (1 Amp. Sulproston (Nalador) = 500 µg in 500 ml Ringerlösung, Infusionsgeschwindigkeit: 1,7 ml/ min) indiziert. Nach neuesten Empfehlungen kann auch unter Beachtung des Off-label-Use Cabetocin 100 µg (1 Amp. in 100 ml NaCl-Lösung als Kurzinfu-sion) gegeben werden. Bevor die rechtzeitig indi-zierte Laparotomie zur Hysterektomie aus vitaler Indikation als Ultima ratio indiziert wird, sollten verschiedene Nahttechniken zur uteruserhalten-den Therapie (z. B. B-Lynch-Naht, Serafit® USP 2/ HRX-75, 120 cm, Fa. Serag Wiessner) zur Verhinde-rung einer Verbrauchskoagulopathie und damit zur Rettung der Patientin angewandt werden.

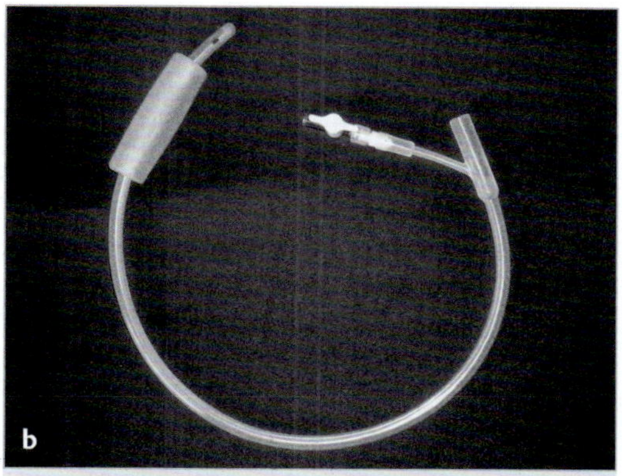

Abb. 11.6 Bakri-Sonde.

11.5 Versorgung von Geburtsverletzungen

Bei ca. zwei Drittel aller Geburten treten Geburts-verletzungen auf, entweder spontan oder iatrogen. Die häufigste, iatrogen hervorgerufene Geburtsver-letzung stellt die Episiotomie dar. Die Häufigkeit schwankt je nach dem Ort der Geburt zwischen wenigen Prozent (Hausgeburten/Geburtshäuser) und klinischen Einrichtungen (> 50 %). Diese Unter-schiede spiegeln bestimmte Auffassungen und Ideologien der Geburtshilfe wider. Außerdem sind sie von bestimmten Schwangerschafts- bzw. Ge-burtsrisikokonstellationen (Indikationen) abhän-gig.

Die zweithäufigsten Verletzungen sind Scheiden-, Zervix- oder Labienrisse. Seltener sind die Damm-risse. Schwere Dammrisse (III° bzw. IV°) beobachtet man in weniger als 2 %, sie korrelieren positiv mit der Rate von Episiotomien.

In den folgenden Kapiteln wird im Einzelnen die chirurgische Versorgung der jeweiligen Verletzung geschildert. Allen gemeinsam sind die Lagerung und sterile Abdeckung der Entbundenen.

▸**Lagerung und Abdeckung.** Die Lagerung der Entbundenen geschieht im Kreißbett (Querbett) oder auf einem OP-Tisch in typischer steiler Stein-schnittlage. Als Abdeckung können sterile Windeln oder Tücher verwendet werden. Diese werden so gelegt, dass ein Tuch unter dem Gesäß der Frau und das andere auf dem Bauch der Entbundenen zu liegen kommt. Vor Beginn der chirurgischen Versorgung sollte die Haut z. B. mit Octenisept-Spray desinfiziert werden.

11.5.1 Labienriss

Labienrisse sind häufige Geburtsverletzungen. Dabei werden längs verlaufende und quere Risse beobachtet. Die wenigsten **längs** verlaufenden Rissverletzungen bedürfen einer chirurgischen Versorgung. Sie bluten selten stark und sind meistens oberflächliche Schürfverletzungen infolge aufgetretener Scherkräfte.

Demgegenüber sollten **quer** durch die Labie verlaufende Risse chirurgisch versorgt werden, stellen sie doch eine Unterbrechung der anatomisch-funktionellen Kontinuität dar.

▸ **OP-Prinzip.** Exakte, anatomiegerechte Vereinigung der beiden Labienenden bzw. der Wundflächen.

▸ **Indikationen.**
- querverlaufende, blutende Risse
- Destruktion der anatomisch-funktionalen Kontinuität
- Beteiligung der Klitoris

▸ **Kontraindikationen (relative).** Leicht blutende bzw. längsverlaufende Labienrisse.

▸ **Patientenaufklärung.** Unmittelbar nach Diagnosestellung kurze Erläuterung der Situation und der Notwendigkeit der chirurgischen Versorgung. Selten Nahtdehiszenz, suboptimales anatomisch-kosmetisches Ergebnis.

▸ **OP-Planung.**
- lokale Anästhesieverfahren: Infiltrationsanästhesie mit 2%iger Mepivacain-Lösung (Scandicain) oder mittels Lidocain-Spray (Xylocain)
- Beim Klitorisriss sollte ausschließlich Allgemeinnarkose zur Vermeidung erheblicher schmerzbedingter Traumatisierung der Entbundenen angewendet werden!

OP-Technik

▸ **Infiltrationsanästhesie.** Nach der üblichen Vorbereitung (Lagerung etc. s. o.) wird, je nach Ausmaß der Verletzung, diese mit bis zu 20 ml einer 2%igen Mepivacain-Lösung (Scandicain) fächerförmig unterspritzt. Bei geringer Ausdehnung des Labienrisses reicht manchmal auch die Lokalanästhesie mit dem Lidocain-Spray (Xylocain) aus. **Cave:** Wirkungseintritt des Lokalanästhetikums abwarten (ca. 3 – 5 min.)!

▸ **Naht des Risses.** Als Nahtmaterial wird synthetischer, resorbierbarer Faden verwendet (z. B. Vicryl rapid FS-1 3/0 oder Monocryl FS-1 3/0). In ca. 5 – 10-mm-Abständen werden Einzelknopfnähte gesetzt, bis die Wundflächen anatomiegerecht adaptiert sind.

Sollte die Rissverletzung die Klitoris mit einbeziehen, wird die Naht in gleicher Art und Weise vorgenommen. Allerdings sollte das nur in **Allgemeinnarkose** durchgeführt werden, um eine erhebliche schmerzhafte Traumatisierung der Entbundenen zu vermeiden.

▸ **Probleme und deren Lösung bzw. häufige Fehler und Gefahren. Unübersichtliche Wundverhältnisse** im Klitorisbereich → perioperative transuretrale Einlage eines Einmalkatheters zur Darstellung und Schonung der Urethra.

▸ **Alternativmethoden.** Bei leicht blutenden, oberflächlichen Hautabschürfungen → Flüssigpflasterspray (z. B. Nobecutan Spray).

▸ **Postoperative Behandlung.** In der Regel nicht erforderlich.

11.5.2 Scheidenriss

▸ **OP-Prinzip.** Anatomiegerechtes Zusammenführen der Wundränder des Scheidenepithels.

▸ **Indikationen.** Größere blutende Scheidenrisse aller Art.

▸ **Kontraindikationen.** Keine.

▸ **Patientenaufklärung.**
- kurze Erläuterung des Befundes, Begründung der Notwendigkeit der chirurgischen Nahtversorgung
- selten: Nahtdeziszenz

▸ **OP-Planung.**
- sofort nach Diagnosestellung durch Spiegeleinstellung
- Lokalanästhesie, Infiltrationsanästhesie mit ca. 20 ml 2 %iger Mepivacain-Lösung (Scandicain)
- evtl. auch „Opiatanalgesie" verwenden: je 15 mg Piritramid und Midazolam 15 – 25 mg (1 : 4 mit NaCl 0,9 % verdünnt) – Dosis je nach Wirkung – intravenös verabreichen
- ggf. Regionalanästhesie (bei liegendem Periduralkatheter) oder Allgemeinnarkose bei hohen Scheidenrissen

OP-Technik

▸ **Infiltrationsanästhesie.** Zur chirurgischen Versorgung des Scheidenrisses ist eine gut sitzende Lokalanästhesie erforderlich. Diese wird durch fächerförmiges Unterspritzen der Wundränder mit ca. 20 ml einer 2 %iger Mepivacain-Lösung (Scandicain) erreicht. Sollte diese Lokalanästhesie nicht genügen, hat sich zusätzliche die sog. „Opiatanalgesie" (s. o.) als sehr hilfreich erwiesen.

▸ **Darstellung und Naht des Risses.** Bei kleineren Scheidenrissen ist meistens keine Spiegeleinstellung erforderlich. Es reicht aus, wenn Zeige- und Mittelfinger der linken Hand in die Scheide eingeführt werden und die Scheide durch Spreizen der beiden Finger so entfaltet wird, dass sich der Riss gut darstellen lässt.

Zuerst wird der Wundwinkel aufgesucht und mit einem resorbierbaren Faden der Stärke 1 (z. B. Vicryl rapid CT-1 plus 1) versorgt. Diese wird knapp oberhalb des Wundwinkels gelegt (▸ Abb. 11.7 a). Die weiteren Nähte können entweder als Einzelknopfnähte in 1 cm Abstand oder durch fortlaufende Naht erfolgen. Das geschieht in der Art und Weise, bis der gesamte Riss verschlossen wurde. Es ist darauf zu achten, dass im Scheideneingang die Anatomie exakt wiederhergestellt wird (▸ Abb. 11.7 b).

Bei sog. „hohen Scheidenrissen", die bis an das Scheidengewölbe heranreichen, sollte auf jeden Fall die Spiegeleinstellung vorgenommen werden. So lässt sich die Verletzung in der gesamten Länge darstellen und die chirurgische Versorgung ohne

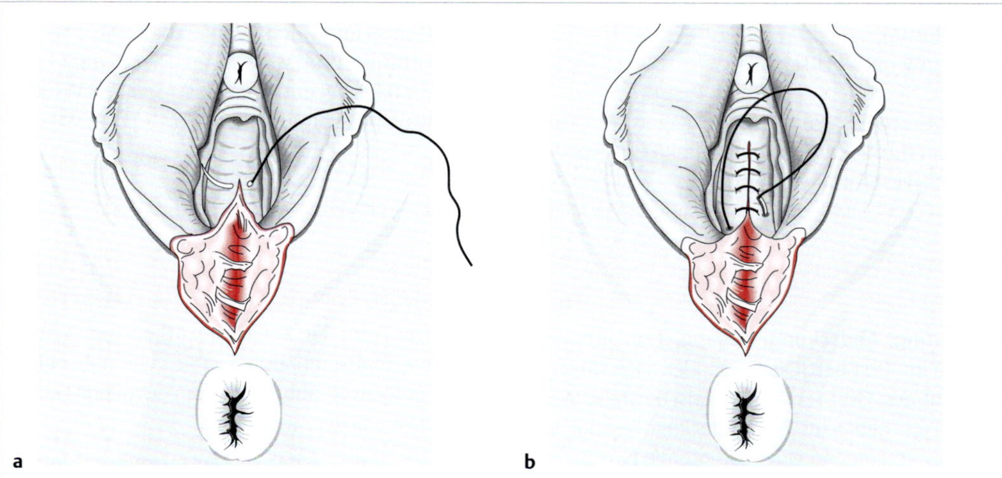

Abb. 11.7 Scheidenriss.

a Naht der Scheidenhaut, Beginn der Naht am oberen Wundwinkel
b Einzelknopf- oder fortlaufende Naht bis zum Hymenalsaum

größere Probleme durchführen. Reicht die Infiltrationsanästhesie nicht aus, sollte die Schmerzausschaltung durch eine adäquate Methode erfolgen, wie z. B. PDA oder Allgemeinnarkose. Das Vorgehen ist analog wie oben beschrieben. **Merke:** rektale Nachtastung nicht vergessen!

▸ **Probleme und deren Lösung.**

- stark **destruiertes** oder **zundriges Gewebe** → größeres Gewebestück fassen, Einstich ca. 1 cm vom Wundrand entfernt und vorsichtiges Knoten der Naht (**Cave:** Naht reißt aus)
- **ungleichmäßige Wundranddarstellung** → Anzügeln der Wundränder am Scheideneingang bzw. Hymenalsaum
- blutender **Wundwinkel nicht exakt versorgt** → neue Naht oberhalb des Wundwinkels setzen
- Ausbildung eines sich nicht selbst tamponierenden **Scheidenhämatoms** → Hämatomausräumung in Allgemeinnarkose, Umstechung der Blutungsquelle und erneute chirurgische Versorgung, ggf. mit Redon-Einlage

▸ **Häufige Fehler und Gefahren.**

- blutender Wundwinkel nicht exakt versorgt
- versehentliches Mitfassen der Rektumschleimhaut (**Cave:** Fistula rectovaginalis)

▸ **Alternativmethoden.**

- Tupfertampon-Einlage zur Druckkompression der Blutung
- Lagerung nach Fritsch

▸ **Postoperative Versorgung.** Lagerung nach Fritsch verstärkt Kompressionseffekt und vermindert die Sickerblutungsgefahr.

11.5.3 Zervixriss

▸ **OP-Prinzip.** Anatomiegerechte Adaptation der Wundränder bei ausgedehnten und stark blutenden postpartalen Zervixrissen.

▸ **Indikationen.**

- starke postpartale Blutungen, die nicht durch eine Uterusatonie oder anderweitige sichtbare Geburtsverletzungen erklärbar sind
- blutende, größere Zervixrisse

▸ **Kontraindikationen.** Kleiner unbedeutender nicht stark blutender Zervixriss.

▸ **Patientenaufklärung.**

- Risiko einer Emmet-Rissnarbe bei Unterlassung der chirurgischen Versorgung
- starker Blutverlust

▸ **OP-Planung.**

- sofort nach Diagnosestellung
- Spiegeleinstellung
- selten erforderlich: „Opiatanalgesie": je 15 mg Piritramid und Midazolam 15 – 25 mg (1 : 4 mit NaCl 0,9 % verdünnt) – Dosis je nach Wirkung – intravenös verabreicht

OP-Technik

▸ **Lagerung, Abdeckung, Zugang.** Die Entbundene wird im Kreißbett/Querbett oder nach Umlagerung auf den OP-Tisch in die typische steile Steinschnittlage gebracht. Die Abdeckung erfolgt wie bei einer Versorgung einer Episiotomie (s. o.).

▸ **Spiegeleinstellung.** Die Vagina wird durch Einlage zweier breiter Scheidenspekula nach Doyen entfaltet. Die Muttermundslippen stellen sich postpartal in aufgequollener und unregelmäßig begrenzter Form dar. Zunächst wird die gut sichtbare vordere Muttermundslippe mit zwei nebeneinander gesetzten atraumatischen Organfasszangen (Zange n. Förster) angezügelt.

▸ **Darstellung der Muttermundszirkumferenz.** Anschließend wandert man durch Versetzung der Organfasszangen die gesamte Zirkumferenz ab, bis der Zervixriss visualisiert werden kann. Durch leichten Zug an den Organfasszangen wird

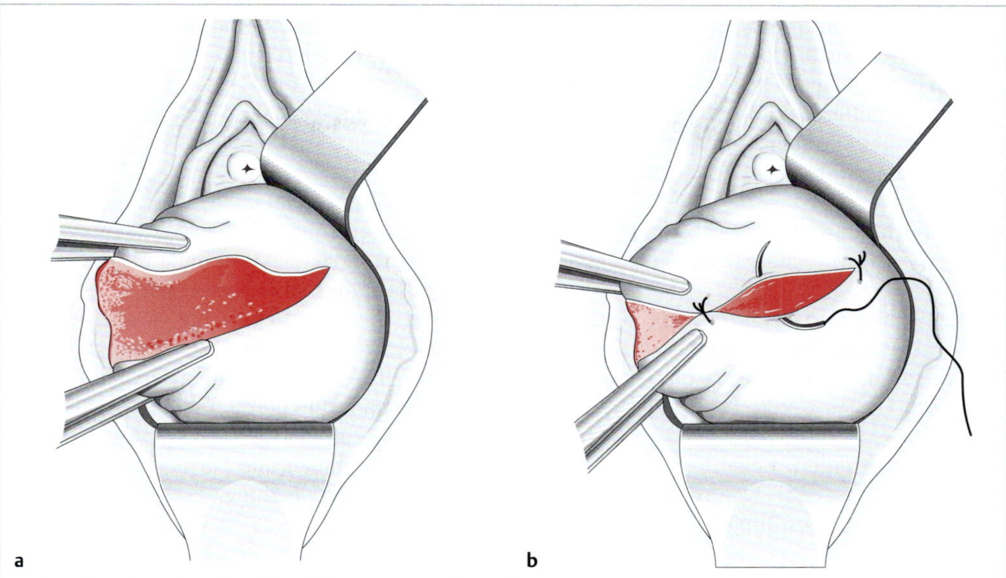

Abb. 11.8 Zervixriss.

a Darstellung des Zervixrisses durch zwei atraumatische Organfasszangen
b Vereinigung der Wundränder

die Zervix gespannt und die Wundränder in gesamter Ausdehnung dargestellt (▸ Abb. 11.8 a).

▸ **Naht des Risses.** Die chirurgische Versorgung des Risses geschieht mit atraumatischen, resorbierbaren Einzelknopfnähten (z. B. Vicryl rapid 1 CT-1), die kräftig transmural gelegt werden. **Merke:** Um eine anatomiegerechte und glatte Adaptation der Wundränder zu ermöglichen, beginnt man mit der ersten Naht an der Zirkumferenz des Muttermundes.

Die Fäden werden nach dem Knoten mit einer kurzen Kocher-Klemme armiert und durch leichten Zug unter Spannung gehalten. Dadurch stellen sich die Wundränder glatt und gleichmäßig lang dar. Die zweite Naht wird dann knapp oberhalb des Wundwinkels gelegt (▸ Abb. 11.8 b). Alle weiteren Nähte folgen dann von „hinten nach vorn". Nach jedem Knoten des Fadens werden die Enden kurz über dem Knoten abgeschnitten. Zuletzt wird der an der Zirkumferenz des Muttermundes liegende Haltefaden entfernt. In gleicher Art und Weise wird nach weiteren Rissverletzungen an der Zervix gefahndet und ggf. chirurgisch versorgt.

▸ **Indikation zur Laparotomie/Hysterektomie.** In seltenen, schweren Fällen mit ausgedehnten und weit „hochgerissenen" Zervixverletzungen reichen diese bis an das Scheidengewölbe heran oder darüber hinaus bis in die parametranen Strukturen hinein. Diese ausgedehnten Risse sind in der Regel nicht ausreichend sicher vom vaginalen Zugang aus zu beherrschen. Da in diesen Fällen Äste des A.-uterina-Stromgebietes mit betroffen sein können, ist hier großzügig die Indikation zur Laparotomie zu stellen. Von abdominal lassen sich die parametranen Rissverletzungen gut darstellen und versorgen. Bei unübersichtlichen Verhältnissen und starken, diffusen Blutungen aus diesen Strukturen kann aus vitaler Indikation heraus die Hysterektomie angezeigt sein, um fatale Folgen einer nicht beherrschbaren Blutverlust- und/oder Verbrauchskoagulopathie zu vermeiden.

► **Probleme und deren Lösung.**
- starke, diffuse **Blutungen** bei kleinen Verletzungen → direkte Instillation von Sulproston (Nalador) in das Zervixgewebe
- schwierige **Differenzialdiagnose** zwischen Blutung Uterusatonie oder Zervixriss → intravenöse Kontraktionsmittelgabe (z. B. 3 – 5 IE Oxytocin i. v.)
- **unübersichtliche** und hochgerissene **Verletzungen** → Laparotomie, ggf. Hysterektomie

► **Häufige Fehler und Gefahren.** Sog. **„Overtreatment"** → chirurgische Versorgung kleiner und nicht versorgungspflichtiger („physiologischer") Zervixrisse.

► **Alternativmethoden.** Keine.

► **Postoperative Behandlung.** In der Regel nicht erforderlich.

11.5.4 Dammriss

Dammrisse unterschiedlicher Ausprägung sind die zweithäufigste Geburtsverletzung. Sie korrelieren positiv mit der Rate von Episiotomien: je häufiger Episiotomien, desto häufiger schwere Dammrisse (Grad III und IV). Dammrisse müssen bis auf wenige Ausnahmen exakt chirurgisch versorgt werden, um die anatomisch-funktionelle Kontinuität zu rekonstruieren. Das Vorgehen gleicht in etwa dem der Versorgung einer Episiotomie (s. u.).

► **Dammriss-Einteilung.**
- **Grad I und II:** Riss an der hinteren Kommissur ohne (Grad I) und mit (Grad II) Beteiligung der darunterliegenden Muskulatur, M. sphincter ani externus nicht beteiligt
- **Grad III:** Riss unterbricht die Kontinuität des M. sphincter ani externus im oberen Anteil
- **Grad IV:** Riss durch den M. sphincter ani externus, unterschiedlich tiefer Einriss in die Rektumschleimhaut

► **OP-Prinzip.**
- **Grad I:** kann wenn oberflächlich und nicht blutend (Lagerung n. Frisch) Sekundärheilung überlassen werden und muss nicht zwangsläufig chirurgisch versorgt werden,
- **Grad II:** anatomiegerechte Wiederherstellung der einzelnen Schichten des Perineums
- **Grad III:** Wiederherstellung der Sphinkterkontinuität und -funktion
- **Grad IV:** Wiederherstellung der anorektalen Funktionseinheit und Vermeidung einer rektovaginalen Fistelbildung

► **Indikationen.** Dammrisse aller Grade, ggf. Ausnahme Grad I (s. o.).

► **Kontraindikationen.** Keine.

► **Patientenaufklärung.**
- kurze Erläuterung der Verletzung und die Notwendigkeit der chirurgischen Versorgung
- mögliche funktionelle Folgen: Stuhl- und Flatusinkontinenz
- seltenes Risiko einer rektovaginalen Fistelbildung
- Nahtdehiszenzen, Sekundärheilung

► **OP-Planung.**
- sofort nach Diagnosestellung
- für ausreichende Anästhesie sorgen
- Infiltrationsanästhesie mit 20 ml 2 %iger Mepivacain-Lösung (Scandicain)

OP-Technik

► **Lokalanästhesie.** Die Vorbereitung zur OP erfolgt wie oben beschrieben. Zur Herstellung einer ausreichenden Lokalanästhesie genügt in aller Regel die Infiltrationsanästhesie: Das zu versorgende Gewebe wird mit ca. 20 ml einer 2 %igen Mepivacain-Lösung (Scandicain) fächerförmig unterspritzt. **Cave:** Wirkungseintritt des Lokalanästhetikums (3 – 5 min) abwarten. In der Zwischenzeit kann z. B. die Vorbereitung des Nahttisches erfolgen.

► **Grad I: Scheidenrissnaht.** Zunächst werden Zeige- und Mittelfinger der linken Hand in die Scheide eingeführt und diese gespreizt. Damit kann die Verletzung gut dargestellt und versorgt werden. Der in die Scheide hineinragende Riss wird mit resorbierbarem Faden der Stärke 1 (z. B. Vicryl rapid CT-1 plus) in Einzelknopfnaht-Technik versorgt. Es ist darauf zu achten, dass beide Hymenalsaumenden exakt miteinander adaptiert werden (► Abb. 11.7 a, b).

Merke: Bei unterschiedlich langen Scheidenwundrändern erst die Hymenalsaumenden anzügeln, die Fäden mit einer Kocher-Klemme armieren und diese unter Spannung halten. Die anschließende Hautnaht erfolgt intrakutan mit resorbierbarem Faden der Stärke 3/0 (z. B. Vicryl FS-1).

▶ **Grad II: Muskelnaht.** Nachdem die Scheidennaht wie beim Grad I erfolgte, werden im Anschluss daran die Dammmuskeln mit resorbierbaren Einzelknopfnähten der Stärke 0 (z. B. Vicryl CT plus) vereinigt. Hierbei ist darauf zu achten, dass die Nähte im rechten Winkel zur Hautoberfläche gelegt werden. Im Allgemeinen benötigt man 2 – 3 Einzelknopfnähte (▶ Abb. 11.9 a). Zu viele Nähte fördern die Gewebsischämie und damit Wundheilungsstörungen (**Cave:** unmittelbare Nähe zum Rektum). Abschließend wird die Hautnaht in oben beschriebener Weise vorgenommen. Zum Abschluss die rektale Nachtastung nicht vergessen!

▶ **Grad III.** Beim Grad III erreichte die Rissverletzung den M. sphincter ani externus und durchtrennte dessen Kontinuität im oberen Anteil.

Sphinkternaht: Nach dem Verschluss des Scheidenrisses (s. o.) werden die beiden Stümpfe des M. sphincter ani externus aufgesucht und mit Péan-Klemmen gefasst (▶ Abb. 11.9 b). Für die Rekonstruktion des Muskels stehen zwei Nahttechniken zur Verfügung: die End-zu-End-Anastomose und die sog. „Overlapping"-Technik:

- **End-zu-End-Anastomose:** Die Stümpfe werden mit einem U-förmig geführten, resorbierbaren Faden der Stärke 2/0 (z. B. Vicryl 2 – 0 SH plus) zusammengeführt (▶ Abb. 11.9 c), indem das Perimysium gefasst und der Faden aus den dem Rektum am nächsten liegenden Muskelfasern herausgeleitet wird. Anschließend werden die Muskelbäuche durch Vereinigung der rektumfernen Muskelfasern adaptiert (▶ Abb. 11.9 d). Je nach Notwendigkeit können zur mechanischen Unterstützung weitere Sphinkternähte dieser Art gelegt werden.
- **„Overlapping"-Technik:** Durch den Assistenten werden die mit den Péan-Klemmen gefassten Muskelstümpfe ca. 1 cm übereinandergelegt und mit gleicher Fadenstärke (Vicryl 2 – 0 SH plus) durch eine U-förmige Naht adaptiert. Auch hier können 2 – 3 unterstützende Nähte sinnvoll sein.

Cave: Bei beiden Methoden ist zu beachten, dass zuvor das Perimysium mit 1 – 2 Einzelknopfnähten adaptiert wurde. Der weitere Ablauf ist mit dem Vorgehen bei Grad II identisch (s. o.).

▶ **Grad IV.** Im Unterschied zum Grad III ist die Rektumschleimhaut mit betroffen und unterschiedlich weit eingerissen. Die Versorgung des Grades IV beginnt selbstverständlich mit der Naht des Rektumschleimhautrisses.

- **Darstellung und Naht der Rektumschleimhaut:** Mit schmalen Spekula stellt die assistierende Person die Wundränder der Rektumschleimhaut dar. Es folgt ein zweireihiger Verschluss der Rissverletzung mit atraumatischem, resorbierbarem Faden der Stärke 4/0 (z. B. Vicryl SH 1) in Einzelknopfnahttechnik. Dabei wird die Nadel so geführt, dass sie perirektales Bindegewebe unmittelbar neben den beiden Wundrandseiten auflädt. **Cave:** keine transmurale Naht.
- Mittels Einzelknopfnähten auf Stoß, die voneinander nicht mehr als 5 mm Abstand haben sollten, wird der Riss versorgt, bis die letzte Naht den Übergang der Rektumschleimhaut in den Analkanal erreicht (Abb. 11.8e). Anschließend wird in einer zweiten Nahtreihe in gleicher Weise die erste versenkt. Die nun folgende Sphinkterrekonstruktion wird, wie oben beschrieben, vorgenommen (▶ Abb. 11.9 b, c, d). Um eine größere Stabilität zu erreichen, sollten nach Abschluss der Sphinkternaht mehrere unterstützende Nähte der Stärke 2/0 (Vicryl 2/0) im perirektalen Gewebe gelegt werden. Die weitere Versorgung geschieht wie oben geschildert. **Merke:** Generell sollte nach jedem Eingriff in der Nähe des Rektums die vorsichtige rektale Nachtastung zum Ausschluss transmural gelegter Nähte erfolgen.
- **Anzügeln der Sphinkterstümpfe:** Anschließend werden die Sphinkterstümpfe mit Péan-Klemmen aufgesucht. Wie beim Grad III vereinigt eine Situationsnaht mit resorbierbaren Faden der Stärke 2/0 (z. B. Vicryl SH plus) die Sphinkterstümpfe. Die Fadenenden werden mit einer Kocher-Klemme armiert und dienen als Zügel.

▶ **Scheidenriss- und Dammnaht.** Zuletzt werden der Scheidenriss und die muskuläre Dammverletzung in der oben beschriebenen Art und Weise versorgt.

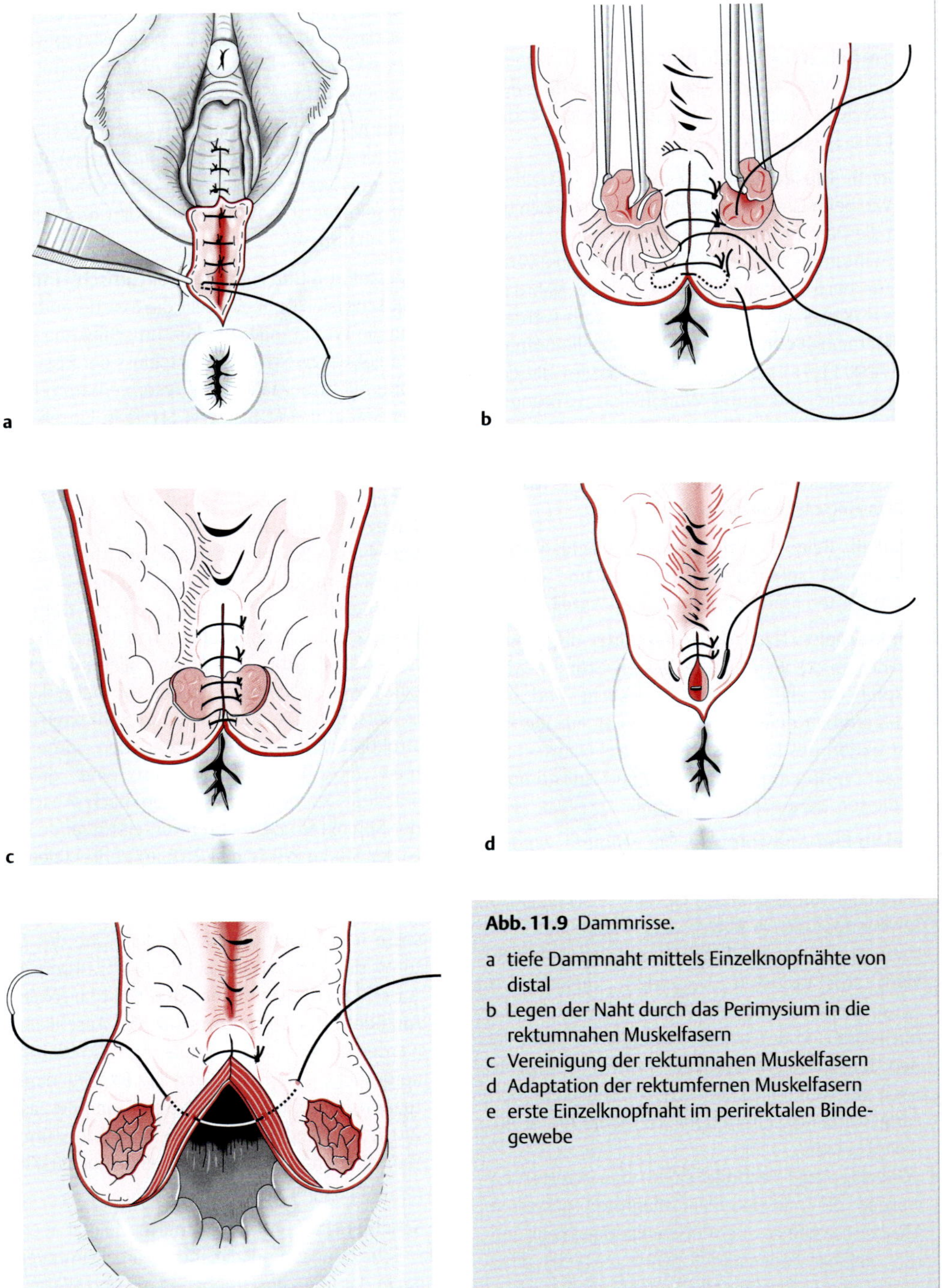

Abb. 11.9 Dammrisse.

a tiefe Dammnaht mittels Einzelknopfnähte von distal
b Legen der Naht durch das Perimysium in die rektumnahen Muskelfasern
c Vereinigung der rektumnahen Muskelfasern
d Adaptation der rektumfernen Muskelfasern
e erste Einzelknopfnaht im perirektalen Bindegewebe

▸ **Probleme und deren Lösung.**
- Zur Versorgung der schweren Rissverletzung (Grad III bzw. IV) immer einen **erfahrenen Geburtshelfer** hinzuziehen!
- **schwer aufzufindende Sphinkterenden** → exakte Darstellung der anatomischen Strukturen, Assistenz ist unbedingt notwendig
- **transmural** durch die Rektumschleimhaut gelegte Nähte → Lösen bzw. Entfernen und Legen neuer Nähte

▸ **Häufige Fehler und Gefahren.**
- **Sphinkterstümpfe** werden **nicht exakt aufgefunden** → insuffiziente anatomische Rekonstruktion mit eingeschränkter Defäkationsfunktion
- Ausbildung einer Fistula rectovaginalis (**Cave:** definitiver operativer Verschluss frühestens nach ca. 12 Wochen), ggf. Vorstellung bei einem versierten Proktologen

▸ **Alternativmethoden.** Keine.

▸ **Postoperative Behandlung.**
- keine spezielle Diät, für regelmäßige Defäkation sorgen (Vermeidung von verhärtetem Stuhlgang)
- Normalkost mit mildem Laxanzienzusatz (z. B. Laktulose)
- **Cave:** Suppositorien oder Klysmen!
- subtile Anamneseerhebung hinsichtlich verschiedener Symptome anlässlich der Abschlussuntersuchung (Stuhl in der Scheide etc.)
- rektale Kontrolluntersuchung nach Möglichkeit vermeiden
- Beratung über Wiedervorstellung bei Inkontinenzsymptomen

11.5.5 Episiotomie

Der Episiotomie wurden in der Vergangenheit verschiedene protektive Effekte hinsichtlich des Schutzes des weiblichen Beckenbodens – Vermeidung eines Descensus uteri et vaginae mit konsekutiver Harn- bzw. Stuhlinkontinenz – zugeschrieben. Darüber hinaus würde die Erweiterung des Dammes durch eine Episiotomie beim Austritt des kindlichen Kopfes in der Pressperiode, besonders bei Frühgeburten, die Rate von Hirnblutungen vermindern. Diese Auffassungen halten jedoch neueren, in den vergangenen Jahren publizierten Studien mit evidenzbasierten Daten zum Sinn bzw. zur Notwendigkeit einer Episiotomie nicht stand. Es kristallisierte sich zunehmend heraus, dass für das Schneiden einer Episiotomie nur noch wenige „harte" Indikationen existieren. Daher sinkt die Rate der Episiotomien in vielen geburtshilflichen Einrichtungen in Deutschland. Die Annahme, dass durch den Verzicht auf eine Episiotomie die Zahl der schweren Dammverletzungen (Grad III bzw. IV) ansteigen würde, erwies sich bisher als unbegründet. Die langjährige Erfahrung lehrt, dass gerade die schweren Dammrisse mit der Häufigkeit der Episiotomie positiv korrelieren.

Insgesamt beträgt die Gesamtheit der iatrogenen und spontanen Geburtsverletzungen 50 – 60%. Innerhalb dieser Spanne variiert gegenläufig nur der Anteil zwischen Episiotomie und spontaner Geburtsverletzungen.

Wurde aus verschiedenen Indikationen heraus dennoch eine Episiotomie geschnitten, so ist das Ziel der chirurgischen Versorgung die exakte, anatomiegerechte Wiedervereinigung der einzelnen Gewebestrukturen. Eine gewissenhafte chirurgische Versorgung ist nicht nur aus kosmetisch-funktionellen Erwägungen wichtig. Dyspareunie oder anderweitige Störungen in der Sexualität können von der Exaktheit bzw. Qualität der chirurgischen Versorgung abhängig sein.

▸ **OP-Prinzip.**
- Erweiterung des Beckenausgangs durch Schneiden einer medianen oder (rechts- bzw. linksseitigen) mediolateralen Episiotomie
- exakt anatomiegerechtes Adaptieren der einzelnen Gewebeschichten (Vaginalhaut, Muskel, Kutis)

▸ **Indikationen.**
- immer individuelle Entscheidung, keine Anwendung nur nach Vorschriften oder festgefahrenen Schemata!
- protrahierte Pressperiode mit terminaler fetaler Bradykardie (> 5 min) bei straffem, hohem Damm
- „erleichterter" bzw. beschleunigter Austritt des kindlichen Kopfes in der Pressperiode
- Schulterdystokie (als Ultima ratio bei Versagen der inneren Rotationsmanöver wegen „Platzmangels")

▶ **Kontraindikationen (relative).**
- starke Varikosis im Vulvabereich
- bei ausdrücklichem Wunsch der Frau auf Episiotomieverzicht

▶ **Patientenaufklärung.** Sinnvoll erscheint ein geburtsvorbereitendes Gespräch mit der Schwangeren, z. B. im Rahmen der Vorstellung zur Geburt (Vorstellung in der Entbindungsklinik) ca. 4 – 6 Wochen vor dem errechneten Geburtstermin. In diesem Gespräch sollte die Auffassung zum Ausdruck gebracht werden, dass eine generelle restriktive Anwendung der Episiotomie sinnvoll ist und sie nur in wenigen Fällen tatsächlich notwendig sein kann. Die Indikation kann letztlich erst unter Berücksichtigung der anatomischen Gegebenheiten in der Situation gestellt werden, in der das kindliche Köpfchen einzuschneiden beginnt. Auf jeden Fall sollte eine *liegende Gebärposition* vermieden werden, da sie unphysiologisch ist und häufig schwere Geburtsverletzungen hervorruft.

Cave

- Generell gilt, dass eine routinemäßige Episiotomie primär nicht gerechtfertigt ist.
- Bei der Indikationsstellung für eine mediane Episiotomie besteht eine größere Wahrscheinlichkeit zum Eintritt eines ausgedehnteren Dammrisses gegenüber der mediolateralen Episiotomie.
- Selten besteht von vornherein eine Notwendigkeit für eine Episiotomie. In diesen wenigen Fällen empfiehlt sich die Lokalanästhesie des Dammes vor dem Schneiden der Episiotomie (Pudendus- oder Infiltrationsanästhesie).

▶ **OP-Planung.**
- sofort nach Diagnosestellung
- für ausreichende Anästhesie sorgen
  - Infiltrationsanästhesie mit 20 ml 2 %iger Mepivacain-Lösung (Scandicain)
  - Regionalanästhesie (PDA)
  - Pudendusanästhesie

▶ **Instrumente und Materialien.** Für die Versorgung der Episiotomie verwenden wir folgende Instrumente und Materialien (▶ Abb. 11.10). Die chirurgischen Instrumente sind in doppelter Anzahl vorhanden:

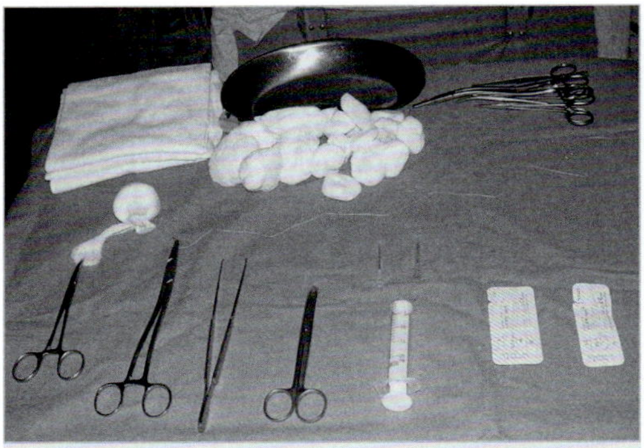

Abb. 11.10 Episiotomie: Nahttisch.

- Rochester-Péan-Klemme für den armierten Tupfer
- Nadelhalter nach Bozemann/Wertheim
- chirurgische bzw. anatomische Pinzette
- Schere
- kleine Kocher-Klemme
- Nierenschale
- Tupfer
- sterile Windeln zum Abdecken
- Einmalspritze 20 ml
- Kanüle 18 G (1,2 × 40 mm) zum Aufziehen der 2 %igen Mepivacain-Lösung (Scandicain)
- Kanüle 20 G (0,9 × 40 mm) zur Infiltrationsanästhesie
- atraumatisches, resorbierbares Nahtmaterial (z. B. Vicryl rapid unterschiedlicher Stärken) zum Versorgen der verschiedenen Gewebe: z. B. Vicryl CT-1 plus (1) für die Vaginalschleimhaut, Vicryl CT plus (0) für die Dammnaht und Vicryl FS-1 (3/0) für die Hautnaht

Merke M!

Selbstverständlich sollte zur eventuellen Assistenz bei der chirurgischen Versorgung eine zweite Person (Hebamme/Assistent) bereitstehen.

OP-Technik

Je nach Gebärposition der Frau und der aktuellen anatomischen Situation kann eine mediane oder mediolaterale Episiotomie geschnitten werden.

▸ **Schneiden der Episiotomie.** Im dem Moment, in dem der kindliche Kopf durchschneidet, sollten der Zeige- und Mittelfinger der linken Hand des Geburtshelfers zwischen Damm und kindlichem Kopf geführt werden. Die Episiotomieschere wird mit der hinteren Branche zwischen die beiden Finger des Geburtshelfers, je nach erforderlicher Länge der Episiotomie, eingeführt. Dabei ist darauf zu achten, dass die Branchen exakt senkrecht zur Dammhautoberfläche stehen. Anderenfalls entstehen ungleichschenklige Wundränder, die sich später schwerer chirurgisch versorgen lassen. **Cave:** Der Schnitt sollte ausschließlich zum Zeitpunkt der Wehenakme erfolgen, um eine schmerzhafte Traumatisierung der Frau zu vermeiden, es sei denn, vor der Geburt wurde zur Schmerzlinderung eine Pudendusblockade bzw. eine Damminfiltration vorgenommen oder es besteht eine gut wirksame Periduralkatheteranästhesie.

In seltenen Fällen muss die Episiotomie verlängert werden. Das geschieht, wie oben beschrieben, indem man die gleiche Schnittrichtung beibehält oder – um den M. sphincter ani externus zu schützen – den Schnitt vom Sphinktermuskel abgewinkelt setzt.

▸ **Wundversorgung.** Chirurgische Versorgung, Lagerung und Abdeckung erfolgen wie oben beschrieben.

▸ **Infiltrationsanästhesie.** Nachdem eine Hautdesinfektion, z. B. mit Octenisept Spray, durchgeführt wurde, wird jeweils links und rechts vom distalen Wundwinkel mit der 20-G-Kanüle eingegangen und unter langsamen Vor- und Zurückbewegungen je ca. 10 ml Mepivacain-Lösung 2 % fächerförmig in das Gewebe injiziert (▸ Abb. 11.11 a, Farbtafel I). Aus hygienisch-infektiologischen Erwägungen sollte nach Möglichkeit die Punktion je Seite nur an einer Stelle vorgenommen werden, mehrfache Punktionen sind zu vermeiden. **Merke:** Bis zum vollen Wirkungseintritt der gesetzten Anästhesie vergehen mindestens 3 – 5 Minuten. Diese Zeit sollte im Interesse der Frau abgewartet werden, bevor mit der chirurgischen Versorgung begonnen wird. In dieser Zeit kann z. B. das Abdecken des OP-Gebietes erfolgen oder der Nahttisch inkl. des Nahtmaterials vorbereitet werden.

▸ **Passagere Scheidentamponade.** Die physiologische postpartale uterine Blutung sollte wegen der besseren Übersichtlichkeit des OP-Gebietes für den Zeitraum der Versorgung unterdrückt werden. Dafür wird ein armierter Tupfer verwendet. Er wird so tief in die Scheide eingelegt, dass die Episiotomie ohne Mühe eingestellt und versorgt werden kann. Das bandförmige Ende des armierten Tupfers wird mit der Rochester-Péan-Klemme markiert und auf den Bauch der Wöchnerin gelegt (▸ Abb. 11.11 b, Farbtafel I). **Cave:** Der Tupfer muss auf **alle** Fälle armiert sein. Damit wird sicher verhindert, dass die Entfernung eines eingelegten Tupfers am Ende der Operation vergessen wird!

▸ **Naht der Vaginalschleimhaut.** Die Vaginalschleimhaut kann sowohl durch Einzelknopfnaht als auch mittels fortlaufendem Faden der Stärke 1 (z. B. Vicryl rapid CT-1 plus) versorgt werden. Dabei wird die erste Naht am kranialen Pol des Wundwinkels so platziert, dass diese am oder knapp über dem Wundwinkel zu liegen kommt (▸ Abb. 11.11 c, Farbtafel I). Damit kann eine Blutung aus dem Wundwinkel sicher verhindert werden. **Merke:** Bei Unübersichtlichkeit der anatomischen Strukturen hat es sich bewährt, die erste Naht am Hymenalsaum zu legen, ohne den Faden zu knoten.

Beide Nahtenden werden mit einer Kocher-Klemme armiert. Unter mäßigem Zug lassen sich die Wundränder der Vaginalschleimhaut glatt darstellen und die anatomiegerechte Adaptierung der Wundränder gelingt viel leichter. Die Nähte werden dann in typischer Weise von innen nach außen gelegt. **Cave:** Vorsicht vor zu tief geführten Nähten. Die Rektumschleimhaut kann versehentlich mitgefasst werden. Infolgedessen kann sich bei einer unerkannten Läsion der Rektumschleimhaut eine Rektumscheidenfistel (Fistula rectovaginalis) entwickeln.

▸ **Rekonstruktion des Hymenalsaums.** Ein wichtiger anatomisch-funktioneller Eckpfeiler stellt die korrekte Zusammenführung der beiden Hymenalsaumhälften dar. Nachdem die Vaginalschleimhaut verschlossen wurde, werden die Hymenalsaumenden anatomiegerecht vereinigt (▸ Abb. 11.11 d, Farbtafel I). Bei verstärkter Blutung sollte zu diesem

Zeitpunkt nochmals nach vermeintlichen Scheiden- oder Zervixrissen gefahndet werden. Die zur Assistenz bereitstehende Person reicht in diesem Fall Scheidenspekula an, die eine komplette Entfaltung und Inspektion der Scheide ermöglichen. Diese werden in einem gesonderten Set bereitgehalten.

► **Tiefe Dammmuskelnaht.** Es schließt sich die tiefe Dammnaht an. Die Dammmuskeln werden von distal her vereinigt. Mit einer subkutan begonnenen, tiefen und senkrecht zur Oberfläche stehenden durchgreifenden Naht werden die Muskelbäuche erfasst und vereinigt (► Abb. 11.11 e, Farbtafel II). Dazu wird ein resorbierbarer Faden der Stärke 0 (z. B. Vicryl rapid CT plus) verwendet. **Merke:** Vorsicht bei der ersten (distalen) Naht. Auch hier besteht bei einer zu tief geführten Naht die Möglichkeit der versehentlichen Rektumschleimhautverletzung. In der Regel reichen zwei bis maximal drei Nähte aus, die nicht zu fest verknotet werden sollten. Zu viele und zu fest geknotete Nähte erhöhen die Wahrscheinlichkeit einer Gewebsischämie. Diese wiederum fördert Wundheilungsstörungen.

► **Intrakutannaht.** Für die intrakutane Versorgung wird ein resorbierbarer Faden der Stärke 3/0 (z. B. Vicryl rapid FS-1) verwendet. Die Naht wird so gelegt, dass der erste Knoten in der Wunde versenkt werden kann. Streng intrakutan werden dann von distal nach kranial die Hautränder vereinigt (► Abb. 11.11 f, Farbtafel II). Der Abschluss der Naht erfolgt am Hymenalsaum (► Abb. 11.11 g, Farbtafel II). **Merke:** Auch hier hat sich das Anzügeln des Hymenalsaums bewährt, wenn z. B. aufgrund schräg geschnittener Wundränder sich die Anatomie unübersichtlich darstellt (s. o.).

► **Rektale Nachtastung.** Nachdem der armierte Tupfer aus der Scheide entfernt wurde, muss **unbedingt** die rektale Nachtastung erfolgen (► Abb. 11.11 h, Farbtafel II). Sollte anlässlich dieser Untersuchung der Verdacht auf eine zu tief gelegte bzw. durch die Rektumschleimhaut gelegte Naht geäußert werden, müssen in jedem Fall **alle** Nähte wieder eröffnet und entfernt werden. Erst nachdem die zu tief gelegte Naht erkannt und entfernt wurde, erfolgt die erneute Versorgung in der oben beschriebenen Art und Weise. In diesem Fall wird zur Infektionsprophylaxe mit Metronidazol 2 × 0,5 mg/d über 2 – 3 Tage geraten.

► **Probleme und deren Lösung.**

- **stärkere Blutung**, die **nicht aus dem Wundbett** entspringt → Spiegeleinstellung und intensive Suche nach anderen Geburtsverletzungen, wie z. B. Zervix- oder hohe Scheidenrisse
- **stärkere Blutung** aus varikösen Gefäßen **aus dem Wundbett** → Abklemmen der Gefäße mit der Rochester-Péan-Klemme, ggf. Umstechung oder Unterbindung
- anatomisch **unübersichtliche Verhältnisse** → Hymenalsaum anzügeln
- **unruhige und schmerzempfindliche Entbundene** → für ausreichende Anästhesie sorgen (Lokalanästhesie, Opiatanalgesie, Regionalanästhesie)

► **Häufige Fehler und Gefahren.**

- erste Vaginalschleimhaut-Naht **nicht exakt über dem Wundwinkel gelegt** → vermehrte Blutung aus dem Wundbett
- **anatomisch inkorrekte Vereinigung** der Wundränder → schlechtes kosmetisch-funktionelles Ergebnis
- unerkannte, **durch die Rektumschleimhaut gelegte Naht** → Fistula rectovaginalis
- **Weiterreißen der Episiotomie** in den M. sphincter ani externus → subtile chirurgische Versorgung von Grad III und IV

► **Alternativmethoden.** Keine.

► **Postoperative Behandlung.**

- i. d. R. nicht notwendig
- auf ausreichende Hygiene achten, Wunde trocken und sauber halten: Vorlagen häufig wechseln, Spülung der Wunde nach dem Wasserlassen oder Stuhlgang mit Wasser ohne Zusätze ausreichend
- bei schmerzhafter Schwellung oder Hämatombildung großzügige Gabe von Analgetika, z. B. Diclofenac-Natrium 50 – 100 mg (supp.), oft lindern eisgekühlte Vorlagen die akute Schmerzsymptomatik
- symptomatische Behandlung ausgeprägter Hämorrhoiden, z. B. Suppositorien, die sowohl pflanzliche Inhaltsstoffe als auch Kortikostero-

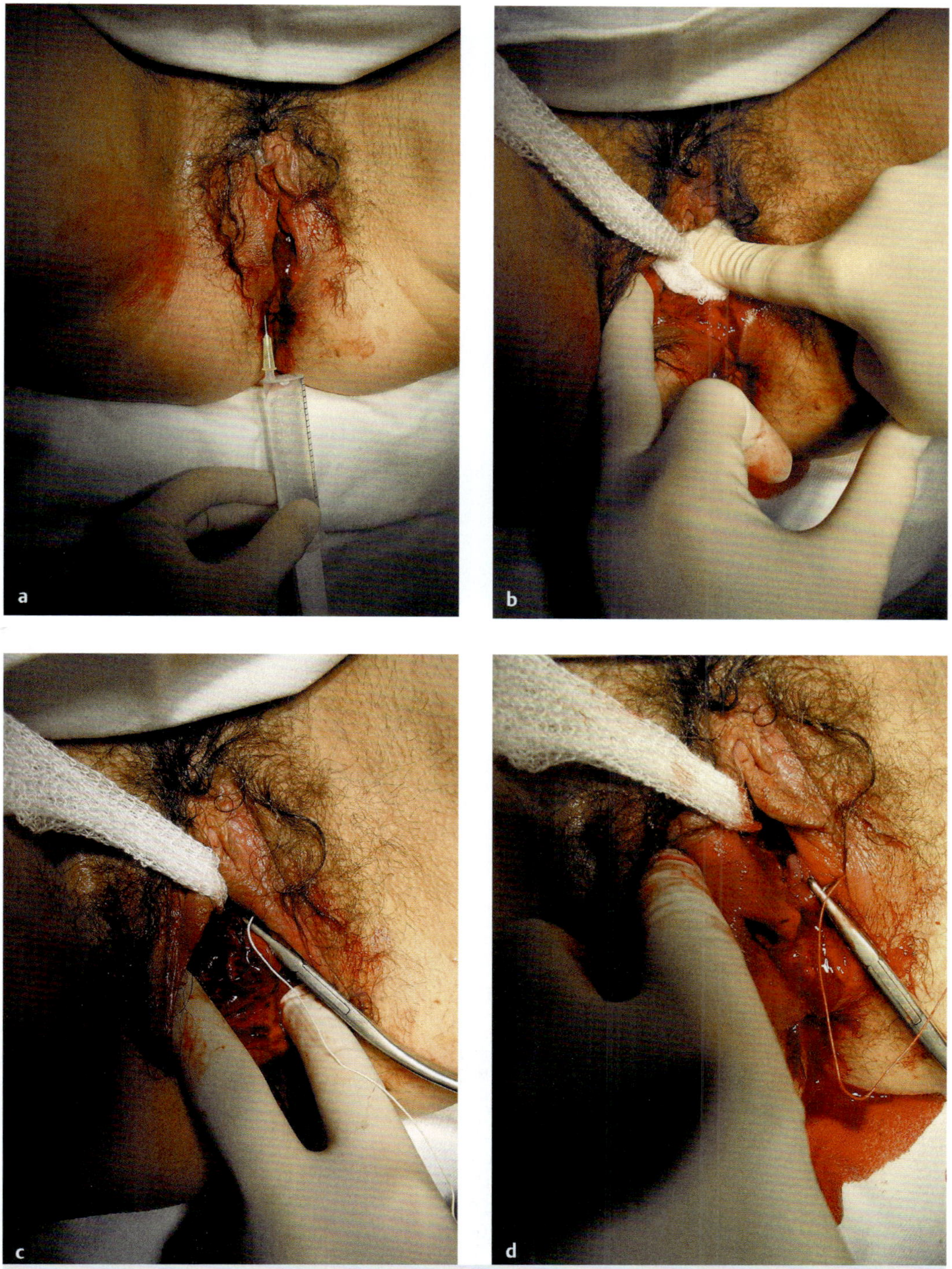

Abb. 11.11 Episiotomie: Operationsablauf.

a Infiltrationsanästhesie
b armierten Tupfer einlegen
c erste Naht im Scheidenhaut-Wundwinkel
d Hymenalsaum adaptieren

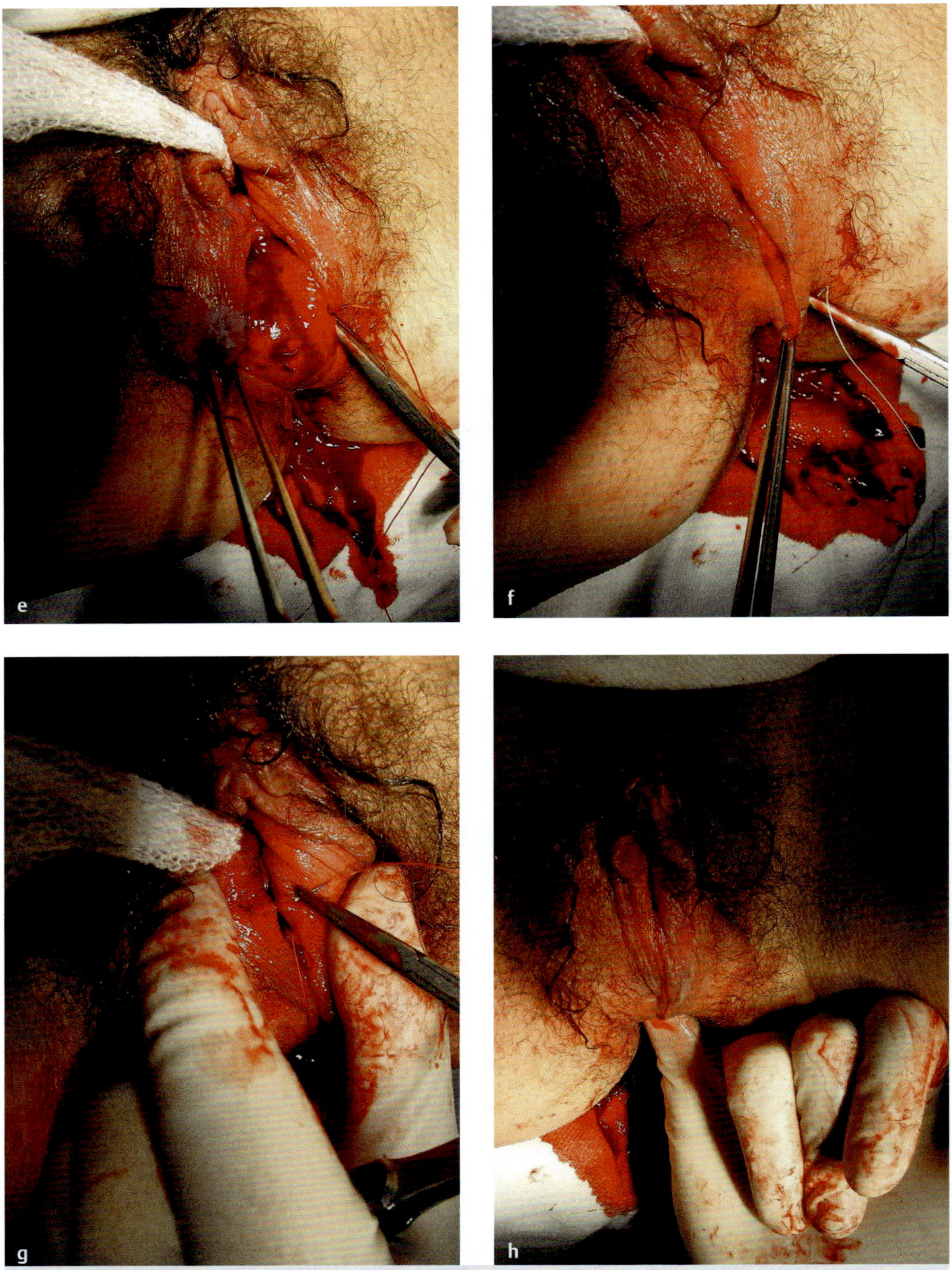

Abb. 11.11 *Fortsetzung*

e tiefe Muskelnaht
f Intrakutannaht der Haut
g Ende der Intrakutannaht am Hymenalsaum
h nicht vergessen: rektale Nachtastung!

ide und Lokalanästhetika beinhalten, mit gekühlten Vorlagen oder mit Vorlage eines kleinen Xylometazolin-getränkten Tupfers

11.6 Vaginal-operative Entbindung

Die vaginal-operativen Maßnahmen werden in **instrumentelle** und **manuelle Techniken** unterschieden. Letztere beinhalten z. B. die gesamten Entwicklungstechniken bei vaginaler Geburt von Feten aus Steißlage: Arm- und Kopfentwicklung, innere Wendung auf den Steiß und die nachfolgende ganze Extraktion des Kindes, z. B. bei der Entwicklung des zweiten Zwillings aus Querlage sowie die Handgriffe zur Lösung einer Schulterdystokie. Zu den **instrumentellen Methoden** werden die Entbindung per forcipem (Zange) und die Vakuumextraktion gezählt. In den beiden folgenden Kapiteln werden diese im Einzelnen erläutert.

Eine bevorzugte Anwendung nur einer Methode sollte nicht von bestimmten ideologischen Auffassungen abhängig gemacht werden. Vielmehr sollte die Wahl eines der Verfahren immer von der individuellen Erfahrung des Geburtshelfers und der geburtshilflichen Situation abhängig gemacht werden. Prinzipiell sollte ein gut ausgebildeter Geburtshelfer beide Verfahren sicher beherrschen. Dabei sind aber auf jeden Fall die Nebenwirkungen der jeweiligen Methode mit in die Entscheidungsfindung einzubeziehen.

11.6.1 Forceps

▶ **OP-Prinzip.** Mithilfe verschiedener Zangenmodelle wird der kindliche Kopf gefasst und unter wehensynchroner Traktion entwickelt.

Gebräuchliche Zangenmodelle (▶ Abb. 11.12):

- Zange nach Naegele
- Zange nach Kjelland
- Parallelzange nach Shute

Die Aufzählung der verschiedenen Zangenmodelle erhebt keinen Anspruch auf Vollständigkeit! Am häufigsten finden die Modelle nach Naegele und nach Kjelland Anwendung (▶ Abb. 11.13). Zwischen dem Naegele- und Kjelland-Forceps besteht ein Unterschied hinsichtlich der Krümmung der Löffel und der Art des Schlosses (▶ Abb. 11.13).

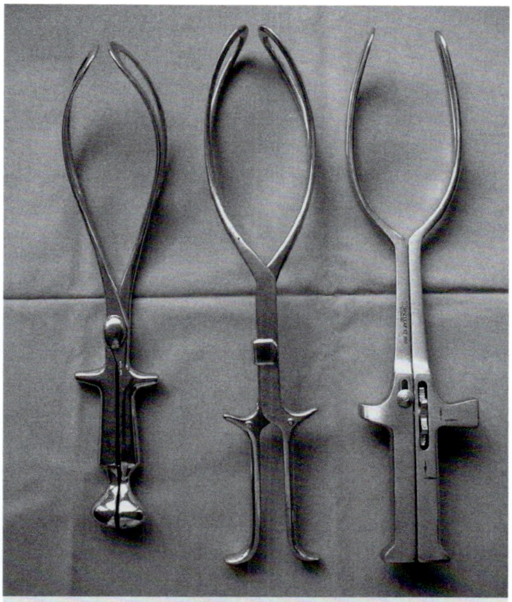

Abb. 11.12 Gebräuchlichste Zangenmodelle: Zange nach Naegele, Kjelland und Parallelzange nach Shute (v. l. n. r.).

Beim **Naegele-Modell** sind die Löffel gegenüber dem Schaft abgewinkelt (▶ Abb. 11.13, oben). Dieses entspricht in etwa der Beckenkrümmung und der gedachten Führungslinie bei der Beckenpassage des kindlichen Kopfes. Zudem müssen die beiden Löffel nach dem Anlegen am kindlichen Kopf im Schloss arretiert werden (▶ Abb. 11.14). Das Naegele-Modell ermöglicht aufgrund seiner gekrümmten Konstruktion eine Forcepsentbindung, bei der der kindliche Kopf **in Beckenmitte oder höher** steht.

Im Gegensatz dazu befinden sich die Löffel beim **Kjelland-Forceps** in der gleicher Ebene wie der Schaft (▶ Abb. 11.13, unten). Es fehlt also die sog. Beckenkrümmung. Zudem besteht das Schloss nur aus einer Führungsschiene (▶ Abb. 11.15). Nach dem Anlegen der Löffel am kindlichen Kopf müssen nur die beiden Schäfte zusammengeführt und in der Führungsschiene vereinigt werden. Der Sitz der Löffel am kindlichen Kopf kann damit variabel gestaltet und diesem angepasst werden. Die gerade

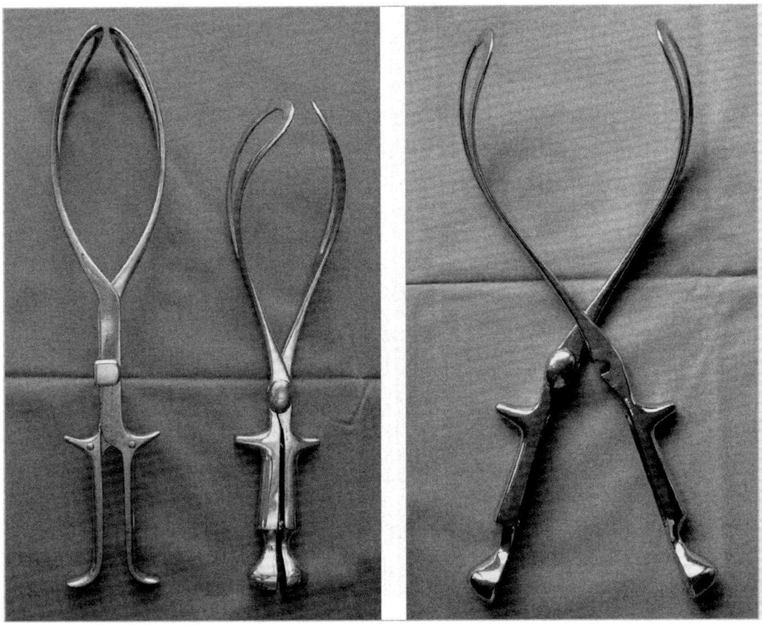

Abb. 11.14 Naegele-Forceps zur Entbindung aus Beckenmitte, Arretierung notwendig.

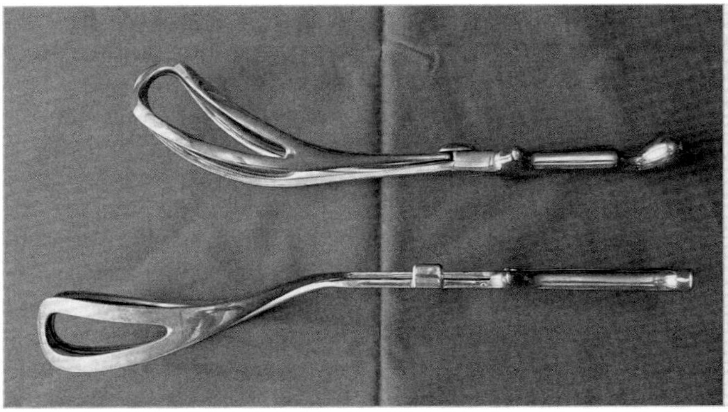

Abb. 11.13 Zangen nach Kjelland und Naegele in Front- und Seitansicht.

Zugachse des Kjelland-Forceps prädestiniert ihn besonders zur Anwendung für einen **Beckenausgangsforceps**.

Aus folgenden Gründen bietet sich der Kjelland-Forceps besonders für **Ausbildungszwecke** bei Berufsanfängern an:

- einfache Handhabung
- Die fehlende Krümmung verhindert zuverlässig einen sog. „hohen" Forceps (Höhenstand des kindlichen Kopfes oberhalb der Beckenmitte).
- Das Schloss besteht nur aus einer Führungsschiene, keine Arretierung notwendig.

Die Anwendung der **Parallelzange nach Shute** (▶ Abb. 11.16) eignet sich **nicht** zur Extraktion des kindlichen Kopfes, sondern nur zu dessen Führung bei der Beckenpassage. Das Prinzip dieses Modells beruht auf dem Auseinanderdrängen des Weichteilgewebes durch die Forcepslöffel nach dem Anlegen am kindlichen Kopf und dem Verschluss der beiden Schäfte. Es soll eine Dehnung und Erweiterung des Beckenbodengewebes erreicht und die Druckbelastung auf den kindlichen Kopf vermindert werden. Daher beschränkt sich der Einsatz ausschließlich auf die **Entbindung eines Frühgeborenen**.

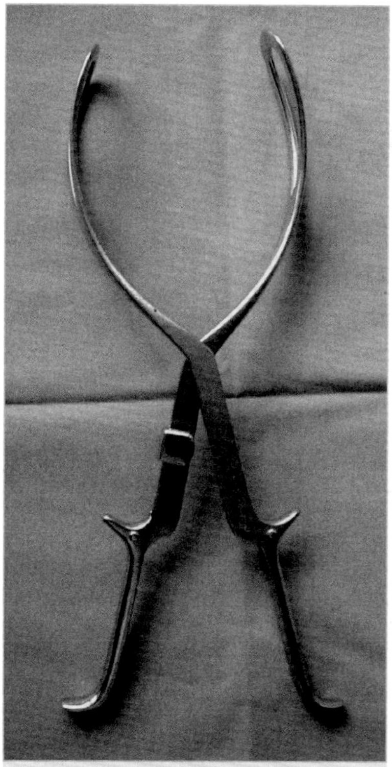

Abb. 11.15 Kjelland-Forceps zur Entbindung am Beckenausgang, keine Arretierung.

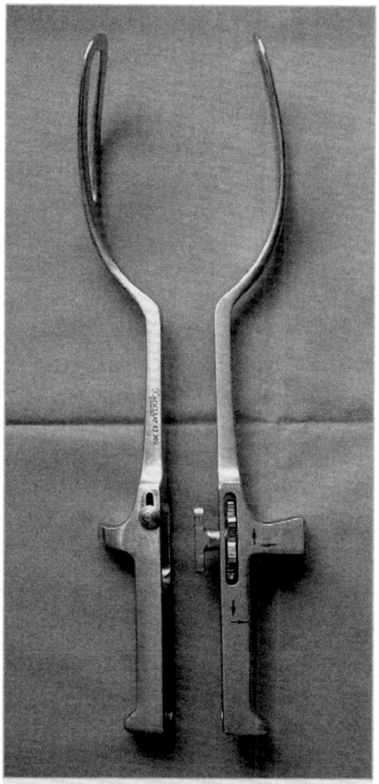

Abb. 11.16 Parallelzange nach Shute zur Führung durch die Beckenpassage bei der Entbindung von Frühgeborenen.

Die Anwendung des Shute-Modells verliert jedoch zunehmend an Bedeutung. In klinischen Studien konnte der angenommene protektive Effekt hinsichtlich der Vermeidung intrakranieller Blutungen und geburtstraumatischer Schädigungen auf den kindlichen Kopf bei Frühgeborenen **nicht** nachgewiesen werden. Wegen fehlender klinischer Evidenz der Methode und einer zusätzlichen Traumatisierung des weiblichen Beckenbodens (Risse, Episiotomie) sollte die Parallelzange nach Shute keine Anwendung mehr finden.

► **Indikationen.**
- sekundäre Wehenschwäche in der Austreibungsperiode (syn. „Erschöpfung der Kreißenden")
- protrahierte Austreibungsperiode bzw. Geburtsstillstand aufgrund von Einstellungsanomalien (z. B. hintere Hinterhauptslage)
- Zeitgewinn bei fetalen Notsituationen in der Austreibungsperiode (terminale fetale Bradykardie) gegenüber der Sectio caesarea bei zangengerechter Position des kindlichen Kopfes

► **Kontraindikationen.** Keine Forcepsentbindung bei **fehlender zangengerechter Situation:**
- Kopf steht zu hoch (Beckeneingang oder über Beckeneingang)
- Kopf nicht ausrotiert (schräg oder quer; **Cave:** Scheitelbeineinstellung!)
- Muttermund ist nicht vollständig eröffnet.
- intakte Fruchtblase
- mangelnde Erfahrung des Geburtshelfers mit instrumentellen vaginal-operativen Entbindungstechniken

► **Patientenaufklärung.**
- in Abhängigkeit von der Situation und Indikation: kurze Erläuterung der Vor- und Nachteile

(Durchführbarkeit, Schnelligkeit, mögliche Schäden etc.), insbesondere gegenüber einer Schnittentbindung
- ausgedehnte Scheiden- und Dammrisse (Grad III und IV) möglich
- kindliche Traumatisierung, z. B. Fazialisparese (bei nicht sachgerechter Anwendung)

▸ **OP-Planung.** Vaginale Untersuchung zur/zum:
- Erhebung der Muttermundsweite
- exakten Höhenstandsdiagnostik des kindlichen Kopfes (größte Zirkumferenz ist Orientierungsebene, nicht der vorangehende Teil!)
- Einstellung des kindlichen Kopfes (Pfeilnaht- und Fontanellendiagnostik)
- Beurteilung der Geburtsdynamik (Tiefertreten des kindlichen Kopfes während der Wehe)
- sonografischen Überprüfung der ermittelten fetalen Haltung und Einstellung
- Harnblasenkatheterismus
- rechtzeitigen Benachrichtigung eines Neonatologen, evtl. des Anästhesie-Teams

OP-Technik

▸ **Lagerung, vaginale Untersuchung, Überprüfung der Indikation.** Die Kreißende wird in steiler Steinschnittlage im Kreißbett („Querbett") oder bei einem sog. „Trial-Forceps" auf dem OP-Tisch gelagert. Es folgt nochmals eine vaginale Untersuchung zur Überprüfung der Befunde und letztlich der Richtigkeit der gestellten Indikation. Auf jeden Fall sollte die Kreißende zum wehensynchronen „Schieben" oder „Pressen" angeleitet werden, um die Geburtsdynamik des kindlichen Kopfes zu erfassen. Hierzu ist gegebenenfalls eine Wehenstimulation (Wehentropf) sinnvoll und hilfreich. **Merke:** Nicht allein der Höhenstand (Beckenmitte) ist die wesentliche Voraussetzung für eine erfolgreiche und schonende Forcepsentbindung. Ein besseres Prognosekriterium ist vielmehr in der Geburtsdynamik – also das Tiefertreten des kindlichen Kopfes in der Wehe – zu sehen. Tritt der kindliche Kopf in der Wehe nicht oder nur unwesentlich tiefer, so ist die Indikation unter Beachtung des Höhenstandes nochmals zu überprüfen. Im Zweifelsfall sollte von einer vermutlich schwierigen vaginal-operativen Forcepsentwicklung abgesehen und in diesem Fall die Indikation zur sekundären Sectio caesarea großzügig gestellt werden.

▸ **Ein- bzw. Anlegen der Forcepslöffel.** Zuerst wird der **linke** Forcepslöffel (mit Schloss!) in die **linke** Hand genommen. Daumen, Zeige- und Mittelfinger umfassen das Ende des Griffes. Der Geburtshelfer geht mit dem Zeige- und Mittelfinger der rechten Hand hinten tief in die Scheide hinein. Nachdem die Löffelspitze auf die in die Scheide eingeführten Finger aufgesetzt wurde, wird der Forcepslöffel in der Wehenpause mit einer bogenförmigen Bewegung eingeführt. Das geschieht mittels Daumen, Zeige- und Mittelfinger der linken Hand, die vom Bauch der Kreißenden kommend unter leichtem Druck abgesenkt werden, bis der Forcepslöffel senkrecht zur Vulva steht. Erst jetzt wird, ebenfalls mit einer leichten, gegenläufigen Bewegung, der Löffel an die linke seitliche Beckenwand positioniert. Dabei begleiten die beiden in die Scheide eingelegten Finger das Manöver. Bei korrektem Sitz verändert der Forcepslöffel nach Entfernung der Finger seine Position nicht mehr.

Anschließend wird der **rechte** Forcepslöffel (ohne Schloss!) in analoger Weise ein- bzw. angelegt. Dabei ist darauf zu achten, dass sich nun der **rechte** Forcepslöffel in der **rechten** Hand des Geburtshelfers befindet und der Zeige- und Mittelfinger der **linken** Hand hinten in die Scheide eingeführt werden.

Diese eben beschriebenen Manöver des Ein- bzw. Anlegens der Forcepslöffel müssen leicht von der Hand und ohne Mühe vonstattengehen! Anderenfalls drohen bei kraftvollen Versuchen mütterliche Becken- bzw. Weichteil- und kindliche Kopfverletzungen.

▸ **Überprüfung des Sitzes – Schließen des Forceps.** Nachdem beide Forcepslöffel am kindlichen Kopf angelegt wurden, wird deren Sitz exakt überprüft und mit „brotbrechenden Bewegungen" korrigiert. Beide Schäfte müssen parallel zueinander stehen. **Merke:** In dieser Situation ist darauf zu achten, dass nicht versehentlich die Muttermundslippe zwischen Löffel und kindlichem Kopf eingeklemmt wurde.

Weiterhin muss die Pfeilnaht senkrecht zur Zugebene stehen. Erst dann dürfen die Forcepslöffel geschlossen werden. Beim **Naegele-Modell** geschieht das, indem die Auskerbung des rechten Schafts in das Schloss des linken Löffels eingerastet und damit fixiert wird. Beim **Kjelland-Forceps** muss lediglich der rechte Schaft in die Führungsschiene des linken Löffels eingelegt werden. **Merke:** In dieser Situation ist es wichtig, dass der Geburtshelfer Ruhe und Kompetenz ausstrahlt – auch in einer fetalen Notsituation! Dies gelingt am besten durch erklärende Worte zum geplanten Vorgehen in **sitzender Position**.

▸ **Vorbereitung zum Probezug.** Der Geburtshelfer umfasst von rechts kommend mit der linken Hand locker den Griff. Zur Verhinderung des versehentlichen Zusammendrückens der beiden Griffhälften sollten der Zeige- und Mittelfinger der linken Hand in den Zwischenraum zwischen den beiden Schäften eingelegt werden. Selbstverständlich kann das auch durch ein Tuch oder eine Windel geschehen. Anschließend fasst die rechte Hand des Geburtshelfers von oben kommend den Griff des Forceps derart, dass Zeige- und Mittelfinger der rechten Hand hakenförmig die dafür vorgesehenen seitlichen Griffausläufer umfassen und der Schaft zwischen beiden Fingern zu liegen kommt. Die Zugkraft darf **nur** mit der rechten Hand entwickelt werden. **Cave:** Niemals die Schäfte mit der linken Hand zusammendrücken!

▸ **Probezug.** Als weiteres wichtiges Prognosekriterium für eine erfolgreiche vaginal-operative Entbindung ist der positive Probezug (Conditio sine qua non!). Folgt der kindliche Kopf ohne Mühe der ersten wehensynchronen Traktion mit dem Forceps, kann mit einer komplikationslosen Entbindung gerechnet werden. **Merke:** Ein positiver Probezug ist ein günstiges Prognosekriterium für den komplikationslosen Abschluss der Forcepsentbindung.

Jetzt besteht die letzte Möglichkeit, den gefassten Entschluss zur vaginal-operativen Geburtsbeendigung zu revidieren. Geht der Forceps „schwer“, d. h. nur unter Aufbietung aller Kraft, stimmt die Indikation oder der Höhenstand des kindlichen Kopfes nicht. In diesem Fall sollten sofort weitere Traktionsversuche unterbleiben und die Forcepsentbindung zugunsten einer sekundären Sectio caesarea aufgegeben werden. **Merke:** Die gesamte Traktionsprozedur wird **im Sitzen** durchgeführt. In dieser Position kann die Zugkraftaufwendung besser gesteuert und dosiert werden als im Stehen vor der Patientin.

▸ **Episiotomie – Entwicklung des kindlichen Kopfes.** Bei jeder folgenden Wehe wird langsam, kräftig und streng nach hinten unten gezogen, bis das kindliche Hinterhaupt an der Symphyse anstemmt und in der Vulva erscheint. Erst in dieser Situation sollte der Forceps angehoben und bogenförmig um die Symphyse nach vorn-oben geführt werden. Die Entwicklung des kindlichen Kopfes sollte generell, selbstverständlich auch in Abhängigkeit vom Höhenstand des kindlichen Kopfes, in zwei bis drei wehensynchronen Traktionen erfolgen. Das gilt besonders auch für **fetale Notsituationen**, wie z. B. bei terminaler fetaler Bradykardie!

Dieses Vorgehen gibt dem Beckenbodengewebe genügend Möglichkeit zur Dehnung und Anpassung. Damit können hohe Scheiden- und ausgedehnte Dammrisse weitestgehend vermieden werden. **Merke:** unbedingt forcierte und einzeitige Traktionen vermeiden!

Das Setzen einer medianen oder mediolateralen Episiotomie ist ausschließlich von den anatomischen Gegebenheiten des Perineums abhängig zu machen. Sie sollte weitestgehend vermieden werden! Das Setzen der Episiotomie erhöht sehr stark das Risiko für schwere und schwerste Dammverletzungen!

Die Traktionen mit dem Forceps sollten ausschließlich wehensynchron unter aktiver Mitarbeit („Schieben“ oder „Pressen“) der Kreißenden erfolgen. Auf keinen Fall sollte gleichzeitig der Kristeller-Handgriff Anwendung finden (**Cave:** iatrogene Schulterdystokie!, kindliche Halswirbelverletzungen).

Wurde der kindliche Kopf geboren, werden die Forcepslöffel entfernt. Die weitere Entwicklung des kindlichen Rumpfes erfolgt wie bei einer Spontangeburt.

▸ **Probleme und deren Lösung.**

- **falsche Höhenstandsdiagnostik** (Kopf steht zu hoch) → Abbruch des Forcepsversuchs, sofortige Indikation zur sekundären Sectio caesarea stellen
- **schwierige Pfeilnaht-** bzw. **Fontanellendiagnostik** → sonografische Überprüfung des Befundes, ggf. Abbruch des Forcepsversuchs
- **sekundäre Wehenschwäche** → Oxytocininfusion (Wehentropf)
- **schwieriges Ein-** und **Anlegen** der **Forcepslöffel** → Wehenpause abwarten, dann erneut versuchen, keine gewaltsamen Aktionen!

▸ **Häufige Fehler und Gefahren.**

- **Muttermund nicht vollständig eröffnet** → schwerste Zervix- und Weichteilverletzungen!
- **keine Geburtsdynamik** des kindlichen Kopfes in der Wehe (kein Tiefertreten) → ungünstige Prognose für erfolgreiche Forcepsentbindung
- kindlicher Kopf folgt während des **Probezuges nicht mühelos** → Kopf steht zu hoch oder ist falsch eingestellt → sofortiger Abbruch des Forcepsversuchs!
- kindlicher Kopf **nicht ausrotiert** → keine exakte Positionierung der Forcepslöffel am kindlichen Schädel → Druckschäden im kindlichen Gesicht (**Cave:** Fazialisparese!)
- **Entwicklung** des kindlichen Kopfes **in einer Wehe** oder nicht wehensynchrone Entbindung → Gefahr ausgedehnter Weichteilverletzungen
- ausgedehntere Weichteilverletzungen im Gegensatz zur Vakuumextraktion möglich
- keine hektischen Traktionsversuche!

▸ **Alternativmethoden.** Sekundäre Sectio caesarea (ggf. Wechsel zur Vakuumextraktion).

▸ **Postoperative Behandlung.** In der Regel nicht notwendig.

11.6.2 Vakuumextraktion

▸ **OP-Prinzip.** Eine zweite Methode zur vaginal-operativen Entwicklung des kindlichen Kopfes ist die Vakuum-Extraktion (VE). Dieses geschieht mithilfe einer sog. Glocke bzw. Saugglocke, die an der kindlichen Kalotte durch Erzeugung eines Unterdrucks angelegt und fixiert wird.

▸ **Indikationen.** Die Indikationen sind prinzipiell die gleichen, wie im Kapitel „Forceps" beschrieben. Zusätzlich:

- nicht exakt ausrotierter kindlicher Kopf in Beckenmitte
- höherstehender Kopf (Beckeneingang/Beckenmitte)

▸ **Kontraindikationen, Patientenaufklärung, OP-Planung.** Siehe Kapitel 11.6.1.

OP-Technik

▸ **Lagerung, vaginale Untersuchung, Überprüfung der Indikation.** Die Kreißende wird wie im Kapitel 11.6.1 beschrieben gelagert. Alle weiteren Maßnahmen entsprechen exakt dem dort erläuterten Vorgehen. Bei ausbleibendem Tiefertreten des kindlichen Kopfes in der Wehe gilt auch hier: Im Zweifelsfall sollte von einer vermutlich schwierigen vaginal-operativen Entbindung abgesehen und in diesem Fall großzügig die sekundäre Sectio caesarea indiziert werden.

▸ **Auswahl bzw. Anlegen der Glocke.** Je nach anatomischer oder geburtshilflicher Situation können verschiedene Glockengrößen Verwendung finden. Folgende Glockengrößen stehen zur Verfügung: 30, 40, 50 und 60 mm. Außerdem existieren Metallglocken und Glocken aus Kunststoff (▸ Abb. 11.17).

Bevor die Glocke an der Kalotte des kindlichen Kopfes angelegt wird, muss das Schlauchsystem der Glocke mit dem des Vakuumgerätes fest verbunden und auf Dichtheit überprüft werden. Sind die Voraussetzungen erfüllt, spreizt der Geburtshelfer mit der linken Hand die Vulva und die Scheide auf, sodass er mit der rechten Hand die Glocke an den kindlichen Kopf heranbringen kann.

Die Glocke wird schräg in die Scheide einführt und unmittelbar vor dem Kopf in die exakte Position am Hinterhaupt gebracht. Anschließend wird sie am kindlichen Kopf, möglichst nahe der kleinen Fontanelle, am Hinterhaupt platziert. Der Geburtshelfer überprüft den exakten Sitz der Glocke. Erst wenn die Position der Glocke richtig gewählt und ein Einklemmen der Muttermundslippe bzw. der Vaginalschleimhaut sicher ausgeschlossen wurde, wird der Unterdruck langsam aufgebaut. Der maximale Unterdruck sollte − 0,8 bar nicht überschreiten.

▶ **Probezug.** Auch bei der Vakuumextraktion (VE) ist der Probezug eine Conditio sine qua non. Er dient nicht nur zur Überprüfung der Richtigkeit der Indikation sowie des exakten Sitzes der Glocke an der kindlichen Kalotte, sondern auch als Prognosefaktor für eine komplikationslose VE. Zieht die Glocke während der Traktion Luft oder reißt sie gar von der kindlichen Kalotte ab, kann ein fehlerhaftes Anbringen der Glocke, eine mangelhafte Dichtheit des Schlauchsystems oder ein falsch eingeschätzter Höhenstand des kindlichen Kopfes als Ursache angenommen werden. Tritt das Luftziehen bzw. Abreißen der Glocke nach wiederholter Positionierung der Glocke am kindlichen Kopf und Ausschluss einer Undichtheit des Schlauchsystems nochmals auf, sollte unbedingt von weiteren Traktionsversuchen Abstand genommen werden. In diesem Fall ist das „Umsteigen" auf den abdominal-operativen Weg einem schwierigen vaginal-operativen Manöver vorzuziehen. Anderenfalls kann auch das „Umsteigen" auf eine Forcepsentbindung sinnvoll sein, wenn sich der kindliche Kopf z. B. in Beckenmitte oder -ausgang befindet.

▶ **Extraktion des kindlichen Kopfes.** Vor dem endgültigen Entschluss zur Vakuum-Entbindung sollte nochmals der exakte Sitz der Glocke am kindlichen Kopf überprüft werden. Folgte der kindliche Kopf dem Probezug ohne Mühe, wird die nächste Wehe abgewartet. (**Cave:** Die Anwendung des Kristeller-Handgriffs zur Unterstützung der Traktion sollte wegen der Gefahr einer iatrogenen Schulterdystokie oder kindlicher Halswirbelverletzungen unbedingt unterbleiben.) Es folgen dann, wie bei der Forcepsentbindung, 2–3 wehensynchrone Traktionen. Zunächst ist die Traktionsrichtung nach hinten-unten gerichtet. Erst wenn das Hinterhaupt in der Vulva sichtbar wird und sich an der Symphyse anstemmt, verändert der Geburtshelfer die Traktionsrichtung entsprechend der Geburtsmechanik nach vorn und oben.

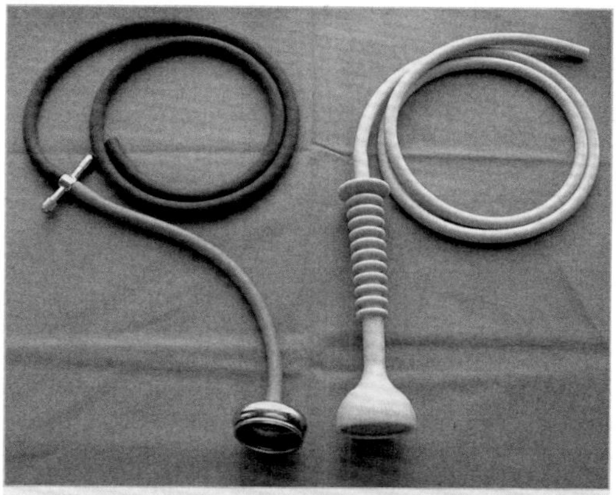

Abb. 11.17 Verschiedene Vakuumglocken.

In dieser Situation ist das Zusammenwirken der Handlungsabläufe zwischen Hebamme (Dammschutz) und Geburtshelfer (Kopfentwicklung) von großer Bedeutung. Es ist darauf zu achten, dass, je nach Höhenstand des kindlichen Kopfes, die Entwicklung langsam geschieht. Bei zu forcierter Traktion oder Setzen einer Episiotomie steigt die Wahrscheinlichkeit für ausgedehntere Weichteilverletzungen stark an.

▶ **Episiotomie.** Im Prinzip gilt auch hier: In Abhängigkeit von den anatomischen Gegebenheiten kann i. d. R. auf eine Episiotomie verzichtet werden. Die Erfahrung zeigt, dass sie gerade bei der VE in den meisten Fällen entbehrlich ist. Ein wesentlicher Faktor für die Unversehrtheit der Weichteile und des Dammes ist die langsame, auf mehrere Traktionen verteilte Entwicklung des kindlichen Kopfes.

▶ **Aufhebung des Unterdrucks, Entfernung der Glocke.** Wurde der kindliche Kopf entwickelt, hebt der Geburtshelfer den Unterdruck langsam auf. Dazu betätigt er vorsichtig das Fußpedal. Anschließend wird die Glocke von der Kalotte entfernt. Die Rumpfentwicklung erfolgt in typischer Weise mit der nächsten Wehe.

▶ **Probleme und deren Lösung.**

- **falsche Höhenstandsdiagnostik** (Kopf steht zu hoch) → Abbruch des Vakuumextraktionsversuches, sofortige Indikation zur sekundären Sectio caesarea stellen
- **schwierige Pfeilnaht-** bzw. **Fontanellendiagnostik** → sonografische Überprüfung des Befundes, bei Einstellungsanomalie Abbruch der VE
- **schwierige Entwicklung** des kindlichen Kopfes bei **dorsoposterioren Lagen** (hintere Hinterhauptslage) oder **Vorderhauptslagen** zu erwarten
- **sekundäre Wehenschwäche** → Oxytocin-Infusion (Wehentropf)
- **Glocke „zieht Luft" oder reißt ab** → Wehenpause abwarten, Sitz der Glocke und Dichtheit des Schlauchsystems überprüfen dann, erneut VE-Versuch

▶ **Häufige Fehler und Gefahren.**

- Muttermund **nicht vollständig eröffnet** → schwerste Zervixrisse!
- **Einklemmen** der Muttermundslippe bzw. der Vaginalschleimhaut → schwere Weichteilverletzung
- **keine Geburtsdynamik** des kindlichen Kopfes in der Wehe (kein Tiefertreten) → ungünstige Prognose für erfolgreiche VE
- kindlicher Kopf folgt während des **Probezuges nicht mühelos** → Kopf steht zu hoch oder ist falsch eingestellt → sofortiger Abbruch des VE-Versuchs!
- **Entwicklung** des kindlichen Kopfes **in einer Wehe** → Gefahr ausgedehnter Weichteilverletzungen
- Keine hektischen Traktionsversuche!

▶ **Alternativmethoden.** Sekundäre Sectio caesarea (ggf. Umsteigen auf Forcepsentbindung).

▶ **Postoperative Behandlung.** In der Regel nicht notwendig.

11.7 Sectio caesarea

Die Sectio caesarea ist der invasivste geburtshilfliche Eingriff. Ihr Stellenwert innerhalb der Geburtshilfe unterliegt in der letzten Zeit dem Wandel von einer Notfall-Operation zur routinemäßig angewendeten Entbindungsmethode. Die Ursachen für diese Entwicklung sind vielfältig.

Die Sectio caesarea diente ursprünglich der Minimierung kindlicher oder/und mütterlicher Risiken bei bestehender Schwangerschafts- oder Geburtspathologie. Da die maternale Morbidität und Mortalität der Sectio caesarea auch heute noch mindestens um den Faktor 3 – 10 höher als bei der vaginalen Geburt ist, sollte die Indikationsstellung nach wie vor sehr streng nach rein medizinischen Gesichtspunkten erfolgen. Hinsichtlich der Risiken stehen neben anästhesiologischen insbesondere die thromboembolischen Komplikationen und die Spätmorbidität der Sectio caesarea im Hinblick auf spätere Schwangerschaften bzw. Geburten, z. B. erhöhte Rate an Placenta praevia oder Rupturgefahr im Z. n. Sectio, Fertilitätsstörung, im Vordergrund (s. a. DGGG-Leitlinie: „Plazentationsstörungen bei Status nach Sectio".

Je nach Indikation kann die Sectio caesarea primär oder sekundär oder als Noteingriff erfolgen. Zudem existieren absolute und relative Indikationen (s. a. DGGG-Leitlinie: „Absolute und relative Indikationen zur Sectio caesarea"). Auf jeden Fall sollte die Indikationsstellung individuell und risikoadaptiert erfolgen.

11.7.1 Indikationen

Primäre Sectio caesarea

Sectio caesarea vor Beginn effektiver Wehentätigkeit oder/und Zervixeröffnung und bei stehender Fruchtblase.

- **Absolute Indikationen zur primären Sectio:**
  - Placenta praevia totalis sive partialis
  - intrauterine Wachstumsretardierung des Feten mit schwerer fetaler Kreislaufdepression, unabhängig vom Gestationsalter oder von der Poleinstellung
  - therapierefraktäres HELLP-Syndrom bzw. schwere Präeklampsie/Eklampsie und fetale Wachstumsretardierung
  - Frühgeburt mit zusätzlichen Risikofaktoren, wie Infektion bei vorzeitigem Blasensprung und unreifem Zervixbefund – ebenfalls unabhängig vom Gestationsalter und von der Poleinstellung

- monochoriale Geminigravidität, insbesondere bei ausgeprägtem feto-fetalen Transfusionssyndrom
- fetale Fehlbildungen (großer Hydrocephalus internus, Steißbeinteratom etc.)
- Uterusanomalien, die sich als Geburtshindernis darstellen (z. B. großes Zervixmyom)
- mütterliche Skelettdeformitäten (Wirbelsäule, Becken)

- **Relative Indikationen zur primären Sectio.**
  - dichoriale Geminigravidität mit diskordantem Wachstum (> 20% geschätzte Gewichtsdifferenz)
  - höhergradige Mehrlinge mit diskordantem Wachstum oder monochorialer Plazentation
  - fetale Fehlbildungen, wie z. B. Gastroschisis, Omphalozele je nach Ausdehnung und Organbeteiligung
  - maternale Erkrankungen (z. B. schwere kardiopulmonale oder maligne Erkrankungen) oder Z. n. Fehlbildungskorrektur-Operation im Genitalbereich
  - HIV-Infektion der Mutter (< 37 kpl. SSW)
  - „Caesarean section on demand“, Sectio caesarea ohne medizinische Indikation (syn.: „Wunschsektio“)

Merke M!

Für alle **anderen Indikationen**, wie Beckenendlage, Gemini- bzw. Mehrlingsgravidität mit konkordantem Wachstum und unabhängig von der Poleinstellung des führenden Mehrlings, Verdacht auf fetale Makrosomie, Verdacht auf zephalo-pelvines Missverhältnis, Z. n. Sectio oder anderen Uterusoperationen, späte Primiparae, Z. n. IVF usw. existieren derzeit keine wissenschaftlichen, evidenzbasierten Daten, die eine Indikation zur primären Sectio caesarea rechtfertigen würden.

Sekundäre Sectio caesarea

Schnittentbindung nach Blasensprung und/oder Beginn effektiver Wehentätigkeit bzw. nach Zervixeröffnung.

Indikationen zur sekundären Sectio.

- protrahierter Geburtsverlauf bei Frühgeburten unabhängig von der Poleinstellung und vom Gestationsalter
- beginnendes Amnioninfektionssyndrom bei protrahierten Geburtsverläufen
- protrahierter Geburtsverlauf oder Geburtsstillstand in der Eröffnungs- oder Austreibungsperiode infolge einer Einstellungsanomalie (häufigste Ursachen: z. B. Scheitelbeineinstellung, hinterer hoher Geradstand u. a.)
- ineffektive Wehentätigkeit, sekundäre Wehenschwäche, Erschöpfung der Kreißenden

Not- oder Eilsektio

▸ **Indikationen zur Notsektio.**

- therapierefraktäre fetale Bradykardie (> 7 – 10 min) ohne Erholungstendenz
- vorzeitige Plazentalösung der richtig sitzenden Plazenta (starke vaginale Blutung unklarer Genese)
- (Verdacht auf) Uterusruptur
- Nabelschnur- oder Extremitätenvorfall
- nachgewiesene fetale Azidose (Skalpblut-pH < 7,05 – 7,10)

11.7.2 Patientenaufklärung

Insbesondere bei der „Sectio on demand“ ist eine penible und sehr umfangreiche präoperative Aufklärung anzustreben. Es gilt: je weniger eine medizinische Indikation vorliegt, desto ausführlicher muss die Aufklärung über alle nur erdenklichen Risiken erfolgen – und vor allem sehr detailliert schriftlich fixiert werden. Hierbei ist neben den „allgemeinen und üblichen“ Risiken vor allem auf die Langzeitwirkungen hinzuweisen und dezidiert zu erläutern (s. a. Leitlinien der DGGG: „Absolute und relative Indikationen zur Sectio caesarea“, „Schwangerenbetreuung und Geburtsleitung bei Zustand nach Kaiserschnitt“ und „Plazentationsstörungen bei Status nach Sectio“).

11.7.3 Klassifizierung der Dringlichkeit

Zur Klassifizierung der Dringlichkeit der Sectio caesarea sollte unbedingt eine eindeutige und schriftliche Vereinbarung mit der Anästhesie- und Operationsabteilung getroffen werden. Missverständnisse in diesem wichtigen Schnittstellenbereich können häufig zu medicolegalen relevanten Auseinandersetzungen führen.

Im Rahmen des „Riskmanagements" zur Minimierung von möglichen Haftpflichtschäden sollte folgendes Stufenschema zur eindeutigen Handlungsanweisung aller beteiligten Personen bei Sectio caesarea mit der Anästhesie- und OP-Abteilung vereinbart werden:

- **Notsektio:** Beginn sofort und ohne Zeitaufschub, Verzicht auf jegliche Anamneseerhebung bzw. Patientenaufklärung
- **eilige Sectio caesarea:** Beginn innerhalb von 30 min, orientierende Anamneseerhebung und knappe Patientenaufklärung
- **sekundäre Sectio caesarea:** Beginn innerhalb von 60 min, Anamneseerhebung und Patientenaufklärung je nach klinischer Situation
- **primäre** (syn.: geplante oder elektive) **Sectio caesarea:** Aufnahme in die hausinterne OP-Planung nach üblicher präoperativer Vorbereitung, Aufklärung mindestens 24 Stunden vor Eingriff!

EE-Zeit

Ein häufiger juristisch relevanter Streitpunkt ist die sog. „EE-Zeit". Sie beinhaltet die Zeitspanne vom Entschluss zur Sectio caesarea (Indikationsstellung) bis zur Entwicklung des Kindes. Nach den Empfehlungen der Deutschen Gesellschaft für Gynäkologie und Geburtshilfe (DGGG-Leitlinie: „Stellungnahme zur Frage der erlaubten Zeit zwischen Indikationsstellung und Sectio (E-E-Zeit) bei einer Notlage") sollen in geburtshilflichen Einrichtungen die organisatorischen Maßnahmen so abgestimmt sein, dass eine Notsektio innerhalb von 20 min erfolgen kann. In verschiedenen Studien in deutschen Geburtshilfekliniken wurde jedoch herausgefunden, dass man diese Richtzeit nur selten einhält. Auch in einigen hochspezialisierten Einrichtungen (Universitätskliniken) wird diese Zeit nicht in jedem Fall erreicht. Daher hat sich in der aktuellen Rechtsprechung der Grundsatz etabliert, dass eine „EE-Zeit" von 20 min anstrebenswert ist und in Abhängigkeit der Struktur der geburtshilflichen Einrichtung eine Zeitspanne von unter 30 min für eine gut eingespielte Organisation spricht.

Die derzeitige Definition der „EE-Zeit" ist jedoch nicht der optimale Qualitätsparameter. Von größerer Bedeutung könnte die **„EEE-Zeit"** sein. Sie umfasst den Zeitraum vom Erkennen der Pathologie über die Entscheidung zur Sectio caesarea (Indikationsstellung) bis zur Entwicklung des Kindes. Die Verkürzung der „EE-Zeit" ist unter optimalen organisatorischen Bedingungen kaum möglich, wenn der Entscheidungsträger in der Klinik präsent ist. Daher kommt der Zeitspanne zwischen dem Erkennen der Pathologie und dem Entschluss zur Sectio caesarea eine stärkere Aufmerksamkeit zu. Diese wird ausschließlich von der Qualifikation des Geburtshelfers bestimmt, der im Kreißsaal tätig ist, und davon, ob er gleichfalls in der Lage ist, als Entscheidungsträger zu fungieren (Facharztstandard).

11.7.4 OP-Techniken, Schnittführung

Die sog. **„klassische"** OP-Methode, Pfannenstiel-Aponeurosenquerschnitt (▸ Abb. 11.17) beinhaltet eine scharfe Präparation bzw. Trennung der einzelnen Schichten nach gynäkologisch-chirurgischer Technik. Die einzelnen Gewebestrukturen wurden nach der Kindsentwicklung beim Verschluss des Abdomens anatomiegerecht und schichtweise durch Nähte adaptiert. Dazu gehörte u. a. auch die Einlage von Redon-Drainagen zur Ableitung des intraabdominalen Wundsekrets. Es schloss sich eine mehrtägige postoperative Immobilisation der Patientin mit parenteraler Ernährung an.

Diese Operationstechnik ist zugunsten einer geweschonenderen Methode (**Technik nach Misgav-Ladach**, fälschlicherweise auch „sanfte Sectio" genannt) von der überwiegenden Mehrheit der geburtshilflichen Einrichtungen in Deutschland aufgegeben worden. Die Technik nach Misgav-Ladach bedient sich der Eröffnung des Abdomens nach Joel-Cohen (▸ Abb. 11.17) und der überwiegend stumpfen, manuellen Präparation, Dehnung und Eröffnung der Gewebeschichten sowie der Reduktion von Gewebenähten und Nahtmaterial. Auf intraabdominale Redon-Drainagen kann in der Regel verzichtet werden. Dadurch verkürzt sich die OP-Dauer erheblich. Das Konzept beinhaltet weiterhin die postoperative Frühmobilisierung der Patientin mit einer unmittelbar postoperativ beginnenden Normalkosternährung, d. h. nach vollständigem Abklingen der Narkose bzw. Regionalanästhesie.

In sehr seltenen Fällen ist eine mediane Unterbauchlaparotomie (▸ Abb. 11.17) anlässlich der Sectio caesarea erforderlich, z. B. bei vorbestehender Längslaparotomie oder bei geplanten intraab-

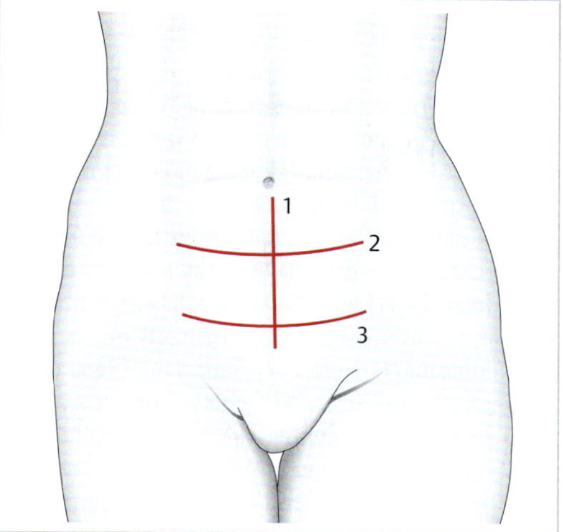

Abb. 11.18 Sectio caesarea. Abdominale Schnittführungen:

1 medianer Unterbauchschnitt
2 interiliakaler Aponeurosenquerschnitt, modif. nach Joel-Cohen
3 Aponeurosenquerschnitt nach Pfannenstiel

dominalen Eingriffen, die in gleicher Sitzung über die Sectio caesarea hinausgehen.

Idealerweise gehören zum Operationsteam neben dem Operateur noch zwei Operationsassistenten. In vielen Kliniken besteht das OP-Team aus unterschiedlichen Gründen nur noch aus dem Operateur und dem 1. Assistenten.

Die folgenden Kapitel beschreiben die unterschiedlichen Techniken der Sectio caesarea.

Klassische OP-Technik

▶ **OP-Prinzip.** Schichtweise Eröffnung des Abdomens und des Uterus zur Entwicklung des Kindes, anatomiegerechter Verschluss der einzelnen Gewebeschichten.

▶ **Indikationen.**

- relative und absolute Indikationen
- Notsektio
- eilige Sectio caesarea
- sekundäre Sectio caesarea
- primäre (syn.: geplante oder elektive) Sectio caesarea nach üblicher präoperativer Vorbereitung

▶ **Kontraindikationen.** Sectio caesarea am toten Fetus (relative Kontraindikation)

▶ **Patientenaufklärung.** Für die Patientenaufklärung ist die Verwendung eines standardisierten Informationsbogens hilfreich. Aufbauend auf die Informationen kann die Patientin individuell und speziell, je nach anamnestischen Befunden und Risiken, aufgeklärt werden. Hierbei gilt: je geringer die medizinische Indikation, desto ausführlicher und umfangreicher die Aufklärung über:

- thromboembolische Komplikationen (Lungenembolie, Fruchtwasserembolie, Becken-/Beinvenenthrombose)
- größerer Blutverlust mit konsekutiver Notwendigkeit der Substitution von Blut und Blutprodukten (Erythrozytenkonzentrate, FFP etc.) inkl. Infektionsgefährdung (CMV, HIV; Hepatitis etc.)
- Wundheilungsstörungen, Laparotomieheilung per secundam, postoperative Hautsensibilitätsstörungen im OP-Gebiet
- postpartale Atonie, Hysterektomie aus vitaler Indikation
- Risiken der Schnittentbindung im Hinblick auf folgende Schwangerschaften und Geburten (Rupturgefährdung im Z. n. Sectio caesarea, Placenta praevia, Fertilitätstörungen)
- Mortalität ca. 1 ‰

▶ **OP-Planung.**

- exakte Anamneseerhebung und Risikoprofilerfassung
- strenge Indikationsstellung nach medizinisch „harten" Kriterien
- bimanuelle vaginale Untersuchung zur Beurteilung des Zervixstatus, Beckenaustastung
- Transabdominalsonografie, fetale Biometrie, Beurteilung von fetaler Lage, Fruchtwassermenge und Plazentalokalisation, spätestens bei Kreißsaalaufnahme
- Einlage eines Blasenverweilkatheters (Dauerkatheter, 16 Ch) und knappe Rasur im Schamhaarbereich (nicht obligat)
- Die Durchführung der Schnittentbindung erfolgt heute überwiegend in Regionalanästhesie (Spinal- oder Periduralanästhesie). Es existieren darüber hinaus auch Indikationen für eine Allgemeinnarkose.

OP-Technik

► **Lagerung, Abdeckung, Zugang.** Die Lagerung erfolgt in typischer Steinschnittlage. Hautdesinfektion und sterile Abdeckung der Patientin in üblicher Weise. Die sterile Abdeckung besteht aus einem speziell für die Sectio caesarea entwickelten flüssigkeitsabweisenden Einwegkunststofftuch, welches mittig eine Aussparung hat. Die inneren Ränder der Öffnung sind mit einem Haftfilm belegt. Dieser ermöglicht die Fixierung des Tuches auf dem Abdomen der Patientin. Alternativ können natürlich auch die bisher üblichen sterilen Textiltücher verwendet werden.

► **Schnittführung und Eröffnung des Abdomens.** Der **rechtshändige** Operateur steht auf der **rechten**, der erste Assistent auf der linken Patientenseite, auf der sich auch die OP-Pflegekraft befindet. Für den Fall, dass eine zweite Assistenz vorhanden ist, stellt sich diese Person zwischen die leicht auseinandergespreizten Beine der Schwangeren. **Linkshändig** betonte Operateure stehen auf der **linken** Seite. Folglich steht dann der erste Assistent auf der rechten Seite.

Die folgende Beschreibung geht von einem OP-Team mit Operateur und zwei Assistenzen aus:

Die Eröffnung des Abdomens erfolgt durch den Pfannenstiel-Aponeurosenquerschnitt. Der Operateur setzt mit der linken Hand durch Abschieben der Bauchdecke nach kranial die Bauchhaut unter Spannung, sodass das Skalpell mit der rechten Hand geführt wird. Die Hautinzision inklusive der Subkutis wird mit dem Skalpell bogenförmig, ca. 2 QF oder 3 – 4 cm kranial der Symphyse, begonnen. Sie sollte max. 10 – 12 cm breit sein. Das subkutane Fettgewebe wird in gesamter Breite und Tiefe mit dem Skalpell scharf bis zur Faszie getrennt. Darstellung des Situs mittels Roux-Haken durch den zweiten Assistenten. Sollte eine Blutstillung im subkutanen Gewebe erforderlich sein, wird diese durch Elektrokoagulation vorgenommen. Dabei hat der Operateur die Elektrokoagulationspinzette und einen Stieltupfer in den Händen, währenddessen der erste Assistent den Situs demonstriert und den Stromapplikator bedient.

► **Durchtrennung der Faszie.** Anschließend wird die Faszie mit dem Skalpell jeweils paramedian auf eine Länge von ca. 2 cm scharf eröffnet. Mittels chirurgischer Pinzetten werden die kranialen und kaudalen Faszienränder, jeweils durch den Operateur und den ersten Assistenten, angehoben und die Faszie von der Muskelschicht distanziert. Der Operateur unterminiert die Faszie nach lateral mit der halb geöffneten Präparierschere, indem er die Schere nach lateral bis zum Wundwinkel voranschiebt. Zuerst wird so die linke Faszienhälfte eröffnet, dann die rechte. Sind beide Seiten eröffnet, spannt der 1. Assistent die Mm. recti mit einem Stieltupfer durch Druck nach kaudal an. Die kranialen Faszienränder links und rechts wurden zuvor mit 2 Kocher-Klemmen gefasst und nach kranial gezogen. Die Aponeurose wird mit kräftigen Scherenschlägen nach kranial von den Mm. recti getrennt. Dabei ist auf die Schonung der Vasa perforantes zu achten. Gegebenenfalls sind diese vor dem Durchtrennen zu koagulieren. Anschließend gleiches Vorgehen nach kaudal. Gegebenenfalls kann die Präparation der Muskeln von der Faszie auch manuell erfolgen. **Merke:** Durch eine ausreichend **breite Präparation der Faszie** nach lateral wird der entscheidende Platzbedarf für die Kindsentwicklung geschaffen, nicht durch die Länge des Hautschnittes!

► **Durchtrennung der Bauchmuskeln, Präparation und Inzision des Peritoneums.** Nun werden die Mm. recti in der Medianlinie, von kranial beginnend, nach kaudal scharf voneinander getrennt. Dabei sollte darauf geachtet werden, dass der M. pyramidalis nicht versehentlich vom Ansatz abgerissen wird.

Das nun sichtbare Peritoneum parietale wird so weit wie möglich kranial mit zwei anatomischen Pinzetten durch den Operateur und den ersten Assistenten angehoben. Der Operateur inzidiert mit dem Skalpell das Peritoneum zwischen den beiden Pinzetten. Anschließend gehen der Operateur und der erste Assistent jeweils mit dem Zeigefinger in die Öffnung des Peritoneums ein und spannen es durch Elevation an. Mit der Schere spaltet der Operateur das Peritoneum bis zur Blasenumschlagsfalte unter Sicht. Der zweite Assistent entfernt jetzt die Roux-Haken. Der Operateur legt die Fritsch-Haken zum Offenhalten des Situs ein und übergibt sie dem zweiten Assistenten.

► **Blasenpräparation.** Mit der linken Hand hebt der Operateur das Blasenperitoneum an der Umschlagfalte mittels anatomischer Pinzette an. Die

Präparierschere befindet sich in der rechten Hand, mit dieser wird die Harnblase von der Uterusvorderwand nach lateral und kaudal abpräpariert. (**Cave:** Vorsicht bei starker Varikosis, da eine erhöhte Blutungsgefahr im Blasenbett besteht.) Der erste Assistent unterstützt die Präparation durch stumpfes Abschieben der Blase nach kaudal mit einem Stieltupfer.

► **Uterotomie.** Anschließend eröffnet der Operateur mit dem Skalpell leicht bogenförmig den Uterus quer im zerviko-isthmischen Übergangsbereich in der Medianlinie auf eine Länge von ca. 2 – 3 cm. **Cave:** größte Vorsicht bei **sekundärer Sektio**: Die scharfe Eröffnung des Uterus sollte hier ganz vorsichtig vorgenommen werden! Bei länger bestehender maximaler Dilatation des Muttermundes kann der Uterusmuskel papierdünn ausgezogen sein. Bei forciertem Schneiden existiert hier leicht die Gefahr der kindlichen Schnittverletzung im Kopf- bzw. Gesichtsbereich! Bei zu tief nach kaudal angesetzter Uterotomie kann versehentlich die Zervix eröffnet werden.

► **Achtung bei Frühgeburten.** Anlässlich einer primären Sectio caesarea vor der 34. SSW kann der Uterusmuskel eine Dicke von 1,5 – 2 cm aufweisen! Unmittelbar nach der Uteruseröffnung kontrahiert sich das Myometrium stark und verkleinert die Uterotomie. Die Entwicklung des vulnerablen Frühgeborenen kann sich dadurch sehr schwierig gestalten. Um eine T-förmige Inzision des Uterus nach kranial zu vermeiden, sollte in diesen Fällen prophylaktisch ein Bolus von 200 – 400 µg Nitroglyzerin (z. B. 1 Amp. Nitrolingual per infusionem = 5 ml = 5 mg, Verdünnung 1 : 9 mit Aqua dest., 1 ml Lösung = 100 µg Nitroglyzerin) unmittelbar vor der Uterotomie intravenös verabreicht werden.

Der Operateur geht mit den Zeigefingern beider Hände in die Uterusöffnung ein und erweitert die Uterotomie mittels kräftigen Zuges nach lateral. Scharfe Eröffnung der Fruchtblase mittels Stichinzision oder stumpf mit der Pinzette, wenn noch ausreichend Fruchtwasser vorhanden ist. Bei am kindlichen Kopf anliegender Amnionmembran kann auch auf eine Eröffnung verzichtet werden. **Merke:** Bei Frühgeburten sollte der Operateur versuchen, das Neugeborene mit intakter Fruchtblase schonend zu entwickeln. Dabei distanziert rechte Hand die Amnionmembran mit ausschälenden Bewegungen von der Uteruswand.

► **Kindsentwicklung.** Der zweite Assistent sorgt durch kräftiges Ziehen an den Fritsch-Haken für den notwendigen Platz bei der Kindsentwicklung. Der Operateur wendet zunächst den sog. Kegelkugelhandgriff zur Mobilisation des kindlichen Köpfchens an. Dabei geht er mit der rechten Hand in die Uterotomie ein, umfasst den Kopf und schiebt ihn mit der rechten Hand aus dem kleinen Becken nach kranial. Danach wird der kindliche Kopf aus dem Uterus heraus luxiert. Die Entwicklung des kindlichen Kopfes wird durch kräftigen Druck auf den Fundus uteri durch den ersten Assistenten unterstützt. Der Operateur fasst den Kopf flach mit beiden Händen und entwickelt die Schultern und den restlichen kindlichen Körper durch Zug am Kopf. **Merke:** Sollte die kindliche Entwicklung aufgrund einer starken Kontraktion des Myometriums erschwert sein, kann auch hier ein Bolus von 200 – 400 µg Nitroglyzerin nützlich sein (s. o.).

Ausstreichen der Nabelschnur zum Neugeborenen hin durch den ersten Assistenten. Nach Setzen von zwei kurzen Kocher-Klemmen wird die Nabelschnur vom Operateur durchtrennt und das Neugeborene dem anwesenden Neonatologen bzw. der Hebamme zur Primärversorgung übergeben. **Cave:** Ein Absaugen des kindlichen Mund- und Rachenraumes sollte unbedingt bei mekoniumhaltigem Fruchtwasser (Mekoniumaspirationssyndrom!) vor dem Abnabeln bzw. vor der Übergabe an den Neonatologen bzw. die Hebamme erfolgen!

► **Plazentaphase.** Anreiben einer Wehe am Fundus uteri und Entwicklung des Plazenta mittels Credé-Handgriffs oder vorsichtiger „Cord traction“ (Cave: Involutio uteri). Manuelle Uterusaustastung mit der rechten Hand. Gleichzeitig Beginn mit der Kontraktionsmittelinfusion (500 ml Ringerlösung + 10 IE Oxytocin). Die Tropfgeschwindigkeit sollte so gewählt werden, dass die Infusionslösung innerhalb von 6 – 8 Stunden infundiert wird. Nur in Einzelfällen ist die Applikation von 1 Amp. Oxytocin (3 – 6 IE) langsam i. v. zur Förderung der Uteruskontraktilität (z. B. bei Atonie) notwendig.

Merke: Bei therapierefraktärer Atonie muss unbedingt Sulproston (1 Amp. Nalador = 7,45 mg, Verdünnung 1 : 19 mit Aqua dest., 1 ml Lösung = 250 µg Sulproston) direkt intrakavitär oder intramural injiziert werden. Dieses führt zur sofortigen Kontraktion des Uterus. Anderenfalls kann eine Infusionslösung mit 7,45 mg Sulproston auf 500 ml

Elektrolytlösung (1 ml Lösung = 5 µg Sulproston) mit einer initialen Tropfgeschwindigkeit von bis zu 8,3 ml/min infundiert werden. Die Erhaltungsdosis beträgt 1,7 ml/min. Alternativ steht zur Prävention einer Uterusatonie noch das Oxytocin-Analogen Carbetocin 100 µg i. v. zur Verfügung. Es hat eine deutliche längere Halbwertszeit gegenüber Oxytocin; ist aber nur bei Sectio caesarea in Regionalanalgesie zugelassen. Sollte auch diese Therapie versagen und die Atonie weiterbestehen, kann durch eine B-Lynch-Naht (Serafix® USP 2/HRX-7, 120 cm, Serag Wiessner) versucht werden, die Atonie organerhaltend zu kupieren. Anderenfalls muss die Hysterektomie aus vitaler Indikation rechtzeitig in Betracht gezogen werden. Parallel dazu muss unbedingt eine adäquate Blutersatztherapie gewährleistet sein!

▶ **Verschluss der Uterotomie.** Fassen der Uterotomieränder im Wundwinkel mit je zwei atraumatischen Organfasszangen und Darstellung des Situs. Der erste Assistent übernimmt die Organfasszangen. Der Operateur setzt die Ecknähte links und rechts mit atraumatischen, resorbierbaren Fäden (z. B. Vicryl 1), die Enden der Fäden werden mit Kocher-Klemmen armiert. Der zweite Assistent übernimmt zusätzlich zu den Fritsch-Haken die armierten Fadenenden. Durch mäßigen Zug an den Kocher-Klemmen stellt sich die Uterotomie gut dar. Es erfolgt ein zweireihiger Verschluss der Uterotomie, wobei die erste Naht fortlaufend überwendlich geführt (Vicryl 1 CTX) und durch eine zweite Reihe Einzelknopfnähte (Vicryl 1) versenkt wird. Kürzung und Entfernung aller Fäden.

▶ **Verschluss des Abdomens in Schichten.** Vereinigung der kaudalen Peritoneallefze mit dem kranialen Blasenperitoneum mit resorbierbarem Faden (z. B. Vicryl 1 CTX), sodass die Uterotomie gedeckt wird. Blutstillung mit bipolarer Koagulationstechnik oder z-förmigen Umstechungen (Vicryl 1). Nun folgt die eingehende Inspektion der Bauchhöhle, der parakolischen Rinnen und des Douglas mit Entfernung von Blut- und Fruchtwasserresten. Der zweite Assistent hebt dazu mit den Fritsch-Haken die jeweilige Bauchdeckenhälfte kräftig an. Anschließend werden die Fritsch-Haken entfernt, der zweite Assistent erhält nun die Roux-Haken. Diese werden am Laparotomierand eingelegt und dienen zur Darstellung der jeweiligen OP-Situation.

▶ **Drainage.** Es folgt die Einlage einer intraabdominalen Redon-Drainage. Sie geschieht mithilfe eines auf dem Redon-Schlauch aufgesetzten Spießes, der lateral eines Wundwinkels von innen nach außen durch alle Gewebeschichten geführt wird. Der Schlauch kann an der Haut mit einem nichtresorbierbaren Faden der Stärke 2/0 (z. B. Prolene 2/0) oder mit Pflaster fixiert werden. Die Wundränder des Peritoneum parietale werden mit fünf Mikulicz-Klemmen so gefasst, dass je zwei Klemmen am seitlichen kranialen und kaudalen sowie die fünfte direkt im kaudalen Wundwinkel zu liegen kommen. Der erste Assistent übernimmt die Mikulicz-Klemmen und stellt die Wundränder durch mäßigen Zug an den Klemmen dar. Es folgt ein fortlaufender U-förmiger Verschluss mit resorbierbarem Faden der Stärke 1 (z. B. Vicryl 1 CT) von kranial nach kaudal, wobei die Naht dicht am Wundrand gelegt und nicht zu fest gezogen wird. Der Ablauf der Einlage einer subfaszialen Redon-Drainage gleicht in der Art und Weise der intraabdominalen Redon-Drainage, wobei der subfasziale Redon-Schlauch an der gegenüberliegenden Seite des Laparotomiewinkels ausgeleitet wird. Der zweite Assistent setzt die Roux-Haken an den Wundwinkeln so ein, dass der Operateur ohne Mühe die Faszienecknähte mit einem resorbierbaren Faden der Stärke 1 (z. B. Vicryl 1 CT-1) legen kann. Die Fadenenden werden wiederum mit kleinen Kocher-Klemmen armiert. Die Roux-Haken können abgegeben werden, der zweite Assistent übernimmt die Kocher-Klemmen und hält sie unter leichtem Zug. Dadurch stellen sich die Faszienränder dar. Sie werden fortlaufendem Faden (z. B. Vicryl 1 CT-1) adaptiert. Nach der elektrochirurgischen Blutstillung im subkutanen Fettgewebe erfolgt mittels adaptierender Einzelknopfnähte die Vereinigung des subkutanen Gewebes (Vicryl 2/0).

▶ **Verschluss der Laparotomie, Urinkontrolle.** Abschließend Verschluss der Laparotomie mittels Klammer-Technik, Einzelknopfnähten oder intrakutan mit resorbierbarem Faden der Stärke 3/0 (z. B. Monocryl FS-1).

Verband und Kontrolle des Katheterurins: Beurteilung von Menge und Farbe.

▸ Probleme und deren Lösung. Siehe Kapitel 11.7.4.2.

▸ Häufige Fehler und Gefahren. Siehe Kapitel 11.7.4.2.

▸ Alternativmethoden. Keine

▸ Postoperative Behandlung.
- Frühmobilisierung der Wöchnerin
- frühzeitige Vollkosternährung
- Thromboembolieprophylaxe in Abhängigkeit der Dauer der Immobilität und Konstitution der Wöchnerin: 1 × 5000 IE Dalteparin (Fragmin P forte®) täglich s. c. inkl. AE-Strümpfe
- Entfernung der Hautklammern bzw. des nichtresorbierbaren Fadens am 7. postoperativen Tag
- Entlassungsuntersuchung: in Abhängigkeit vom klinischen Zustand der Wöchnerin, inkl. Abdominalsonografie zur Beurteilung des Cavum uteri und zur Visualisierung evtl. Hämatome bzw. Serome

Misgav-Ladach-Technik

Die von Michael Stark inaugurierte Operationstechnik orientiert sich an der Eröffnung des Abdomens nach Joel-Cohen (▸ Abb. 11.18). Der Name der Technik wurde vom Jerusalemer Hospital „Misgav-Ladach" abgeleitet, in dem Stark arbeitete. Die Methode erfuhr bisher weltweit verschiedene Modifikationen. Die OP-Methode eignet sich außerdem hervorragend für Notfalleingriffe, da das Intervall „Hautschnitt–Entwicklung des Kindes" in der Regel zwei Minuten nicht überschreitet.

Der postoperative Heilungsverlauf gestaltet sich für die Wöchnerinnen überwiegend schmerzärmer und schneller als nach „klassischer" Sektiotechnik. Ob auch die postoperative Komplikationsrate geringer ausfällt, ist noch nicht ausreichend untersucht worden.

Die Entlassung der Wöchnerin ist in Abhängigkeit von ihrem klinischen Zustand schon ab 3. postoperativen Tag möglich.

▸ OP-Prinzip. Die Eröffnung des Abdomens erfolgt durch einen interiliakalen Aponeurosenquerschnitt, modif. nach Joel-Cohen, und überwiegend durch stumpfe, digitale Präparation und Dehnung der einzelnen Gewebeschichten. Der Einsatz von Nahtmaterial und Gewebenähten ist reduziert. Daraus resultieren eine geringere Gewebetraumatisierung, ein verminderter Blutverlust und eine deutliche Reduzierung der OP-Zeitdauer.

▸ Indikationen, Kontraindikationen, Patientenaufklärung, OP-Planung. Siehe Kapitel 11.7.4.1.

OP-Technik

▸ Lagerung, Abdeckung, Zugang. Die Patientin wird in Steinschnittlage gelagert. Desinfektion des OP-Gebietes und Abdecken der Patientin mit dem speziell für die Sectio caesarea entwickelten Einwegkunststofftuch oder mit sterilen Textiltüchern in üblicher Weise. Wie bei der „klassischen" Sectio steht auch hier der Operateur auf der rechten Seite.

▸ Hautinzision, Eröffnung des Abdomens. Die Schnittführung erfolgt nach Joel-Cohen, kann aber auch tiefer angelegt werden, ca. mittig zwischen der gedachten Intrailiacallinie und dem Aponeurosenschnitt nach Pfannenstiel. Der Operateur setzt mit dem Skalpell, welches sich in seiner rechten Hand befindet, die Hautinzision. Mit der linken Hand hält er die Bauchdeckenhaut unter Spannung, indem er sie nach kranial schiebt. Anschließend trennt er das subkutane Fettgewebe scharf ausschließlich in der Medianlinie bis zur Faszie. Sie wird ebenfalls mittig durchtrennt. Jetzt tritt der erste Assistent in Aktion. Operateur und Assistent gehen mit dem Zeigefinger der rechten Hand in der Medianlinie ein, heben die gespaltene Faszie an und eröffnen das Abdomen durch „Aufziehen" bzw. „Aufdehnen" nach lateral. Mit den Zeigefingern der rechten und linken Hand sucht der Operateur nun die Muskelbäuche der Mm. recti auf und trennt sie manuell in der Medianlinie durch kräftigen Zug in Längsrichtung. Das Peritoneum parietale kann mit etwas Geschick ebenfalls stumpf eröffnet werden. Anderenfalls heben der Operateur und der erste Assistent mit anatomischen Pinzetten das Peritoneum jeweils so weit wie möglich kranial an. Der

Operateur inzidiert es mit dem Skalpell zwischen den Pinzetten und erweitert die Peritonealöffnung gemeinsam mit dem ersten Assistenten durch digitales Auseinanderziehen nach lateral. Anschließend werden durch den Operateur die Fritsch-Haken eingelegt und dem zweiten Assistenten übergeben.

► **Uterotomie.** Der Operateur inzidiert den Uterus mit dem Skalpell in der Medianlinie ca. 1 cm kranial der Blasenumschlagsfalte (**Cave:** keine Präparation der Blase und Abschieben nach kaudal). Digitale Erweiterung der Uterotomie nach lateral durch Einsetzen der beiden Zeigefinger des Operateurs und „Aufziehen" der Uterotomie.

► **Entwicklung des Kindes (s. a. klassische Sectio).** Nach der Amniotomie, die entweder stumpf oder scharf erfolgt, wird das Kind mithilfe des sog. „Kugelkegelhandgriffs" entwickelt. Bei schwieriger Kindsentwicklung aufgrund einer starken Uteruskontraktion ist für die schnelle Uterusrelaxation die Gabe eines intravenösen Bolus von 200 – 400 µg Nitroglyzerinlösung (1 ml Nitrolingual pro infus. + 9 ml NaCl-Lösung → 1 ml = 100 µg Nitrolösung) zum Zeitpunkt der Uterotomie hilfreich. Nach dem Abnabeln des Neugeborenen wird es dem Neonatologen oder der Hebamme zur Erstversorgung übergeben. Beginn mit der Kontraktionsmittelinfusion (500 ml Ringerlösung + 10 IE Oxytocin, ca. 60 – 100 ml/h über etwa 6 Stunden).

► **Plazentaphase.** Abwarten der spontanen Plazentalösung, evtl. unterstützt durch manuelles Anreiben einer Wehe im Fundus uteri. Nach vollständiger Entwicklung der Secundinae erfolgt das manuelle Nachtasten des Cavum uteri mit der rechten Hand des Operateurs. Intraabdominales Blut und Amnionflüssigkeit sollten **ausschließlich** durch Absaugung entfernt werden. **Merke:** Die Verwendung von trockenen Tupfern oder Tüchern sollte unterbleiben! Die Berührung der empfindlichen Darmserosa oder des Perimetriums durch trockene Tupfer kann zu oberflächlichen Verletzungen an diesen Stellen führen und dort zu vermehrter Bridenbildung beitragen.

► **Verschluss der Uterotomie.** Darstellung der Uterotomie-Wundränder mit zwei mittig gesetzten atraumatischen Organfasszangen, die dem ersten Assistenten übergeben werden. Durch leichten Zug an den Organfasszangen gelingt eine gute Darstellung der Wundwinkel. Der Operateur setzt jeweils eine Ecknaht mit atraumatischem, resorbierbarem Faden der Stärke 1 (z. B. Vicryl 1). Die Enden der Fäden werden mit Kocher-Klemmen armiert und dem zweiten Assistenten übergeben. Dieser hält die Fäden unter Spannung, sodass sich die Uterotomie mühelos darstellt. **Cave:** Ein Hervorluxieren des Uterus vor die Bauchdecken sollte nur in Ausnahmefällen vorgenommen werden, wenn z. B. die Uterotomie unübersichtlich weitergerissen ist. Durch die Abknickung des Uterus wird der venöse Abfluss behindert. Die Folge sind ein sich vergrößerndes Corpus uteri und eine verstärkte Stauungsblutung.

Der Operateur beginnt vom rechten Wundwinkel aus, also von sich weg, mit dem einreihig-überwendlichen Verschluss der Uterotomie. (**Merke:** Durch das „Von-sich-weg-Nähen" entstehen die Schlaufen für die überwendliche Naht von selbst.) Dafür verwenden wir einen resorbierbaren Faden der Stärke 1 (z. B. Vicryl 1 CTX), der kräftig im Abstand von ca. 1,5 cm transmural gelegt wird. Anschließend kontrolliert man den intraabdominalen Raum auf Bluttrockenheit. Kleinere Sickerblutungen werden durch elektrochirurgische Blutstillung mit bipolarer Koagulationspinzette oder mit z-förmigen Umstechungen der Blutungsquellen mit atraumatischem, resorbierbarem Faden der Stärke 1 (z. B. Vicryl 1) zum Stehen gebracht. Abschneiden und Entfernung der Fäden. Die Adaptation des Peritoneum parietale durch Nähte entfällt. Nicht entfernte Blut- und Flüssigkeitsreste verbleiben intraabdominal und werden vom Körper problemlos resorbiert. Entfernung der Fritsch-Haken, dafür übernimmt der zweite Assistent die Roux-Haken. Darstellung der Muskelbäuche und der Faszienecken bzw. -ränder mithilfe der Roux-Haken. Elektrochirurgische Stillung kleinerer Blutungen auf den Muskelbäuchen mit der bipolaren Koagulationspinzette. Auf die Einlage einer intraabdominalen oder subfaszialen Redon-Drainage wird verzichtet.

► **Verschluss der Bauchdecken.** Darstellung der Faszienränder mittels Roux-Haken durch den zweiten Assistenten. Der Operateur setzt zwei Faszien-Ecknähte mit atraumatischer, resorbierbarer Naht der Stärke 1 (z. B. Vicryl 1) und armiert die Fäden mit Kocher-Klemmen. Der zweite Assistent gibt die Roux-Haken ab und übernimmt die Kocher-Klemmen, die er unter Spannung hält. Es folgt der fortlaufende Verschluss der Faszie mit einem resorbierbaren Faden der Stärke 1 (z. B. Vicryl 1 CT 1). Eventuelle Blutungen im subkutanen Fettgewebe werden ebenfalls elektrochirurgisch behandelt. Nach dem Kürzen der Fäden werden diese entfernt.

▶ **Verschluss der Kutis, Urinkontrolle.** Die Kutis wird mit einem monofilen, resorbierbaren Faden der Stärke 3/0 (z. B. Monocryl FS-1) intrakutan oder mit dem Metall-Klammerapparat verschlossen. Verband und Kontrolle des Urins: Menge und Farbe.

▶ **Probleme und deren Lösung.**

- **unübersichtlicher Situs** und starke Verwachsungen im Z. n. Laparotomie → scharfe Präparation nach „klassischer OP-Technik" (**Cave:** Blasenverletzung bei Eröffnung des Peritoneums)
- schwierige Kindsentwicklung bei **tief ins kleine Becken eingetretenem kindlichem Kopf** → Hochschieben des vorangehenden Teils bis über Beckeneingang von vaginal durch eine Hilfsperson (Hebamme)
- schwierige Kindsentwicklung aufgrund eines **stark kontrahierten Uterus** (besonders bei Frühgeburten) → i. v.-Bolus von 200 – 400 µg Nitroglyzerin (Nitrolingual per infusionem 1 : 4 mit Aqua dest.) zur schnellen und suffizienten Uterusrelaxation
- **Querlage** → Wendung auf den Steiß bzw. auf die Füße und ganze Extraktion des Fetus
- **Weiterreißen der Uterotomie** nach lateral oder/und distal → Hervorluxieren des Uterus vor die Bauchdecken und Naht unter optimierten Sichtbedingungen
- **gedeckte Uterusruptur** bei Z. n. Sectio caesarea → anatomiegerechte Adaptation der Uteruswundränder, Versuch der Erhaltung des Uterus
- **Uterusruptur** → Kontrolle der Unversehrtheit der Blase (retrograde Blasenauffüllung: Instillation von ca. 300 ml Indigocarmin-Farbstofflösung)
- **nicht sicher darstellbares**, sehr dünn ausgezogenes vorderes, kaudales **Uterinsegment** (verschwindet häufig hinter der Blase) → schrittweises Fassen des Wundrandes und Verfolgung seines Verlaufes mit atraumatischen Organfasszangen vom Wundwinkel ausgehend, nach Abschluss der OP unbedingt Spiegeleinstellung vornehmen und die Zervix einstellen
- **therapierefraktäre Atonie** → (suprazervikale) Hysterektomie (s. o.)

▶ **Häufige Fehler und Gefahren.**

- **Hautinzision zu tief** (kaudal) → erschwerte Eröffnung des Abdomens und Kindsentwicklung
- Verletzung der Harnblase bei **zu tiefer Eröffnung des parietalen Peritoneums**, besonders im Z. n. Laparotomie
- Verletzung der Harnblase aufgrund von **starken Verwachsungen** oder nach **ineffektiver Abpräparation** der Harnblase bei Z. n. Laparotomie
- Abtrennung der vollständig eröffneten Zervix vom vorderen Corpus uteri bei **zu tief angesetzter Uterotomieinzision**
- **Schnittverletzung der Haut** des Kindes bei forcierter Inzision des Uterus, vor allem bei Blasensprung und wenigem Fruchtwasser

▶ **Alternativmethoden.** Keine.

▶ **Postoperative Behandlung.**

- bei Sectio caesarea in Regionalanalgesie (Peri- bzw. Epidural- oder Spinalanalgesie): Flüssigkeits- und Nahrungsaufnahme ab zwei Stunden postoperativ möglich, orale Flüssigkeitsaufnahme mindestens 2000 ml/d, ansonsten parenterale Substitution der Flüssigkeitsdifferenz inkl. des kalorischen Bedarfs
- nach Allgemeinnarkose: Flüssigkeits- und Nahrungsaufnahme ab sechs Stunden postoperativ (s. o.)
- Entfernung des Blasenverweilkatheters spätestens 24 h postoperativ
- Frühmobilisierung, spätestens am 1. postoperativen Tag
- Thromboembolieprophylaxe in Abhängigkeit von der Mobilität und Konstitution der Wöchnerin: 1 × 5000 IE/d Dalteparin s. c. für die Dauer des stationären Aufenthaltes inkl. AE-Strümpfe
- Abschlussuntersuchung ist zu jedem postoperativen Tag in Abhängigkeit des klinischen Zustandes der Wöchnerin möglich, inkl. Abdominalsonografie zur Beurteilung des Cavum uteri und Visualisierung von evtl. Hämatomen oder Seromen
- Hautklammerentfernung am 7. postoperativen Tag (auch ambulant bzw. poststationär)

11.8 Manuelle Techniken zur Entwicklung des Kindes aus Beckenendlage (BEL)

Der Entbindungsmodus bei BEL wird nach wie vor kontrovers diskutiert. Die Term Breech Trial Collaborative Group sprach im Jahr 2000 die Empfehlung zur elektiven Sectio als bevorzugtem Entbindungsmodus gegenüber einer vaginalen Entbindung aus. Die Empfehlung basierte auf dem Ergebnis der Studie, dass die fetale Frühmorbidität (Apgar 1, pHNA, BE) in der Gruppe der vaginal geborenen Kinder gegenüber den durch geplante Sectio geborenen Kindern erhöht war.

Vier Jahre nach der Erstveröffentlichung der Ergebnisse der Term Breech Trial Collaborative Group wurden von ihr die Ergebnisse der maternalen und kindlichen 2-Jahres-Nachuntersuchung publiziert: Die Nachuntersuchung von knapp 1000 Kindern im Alter von zwei Jahren zeigte zwischen den beiden untersuchten Gruppen (geplante Sectio vs. geplante vaginale Geburt) keine Unterschiede hinsichtlich einer neurologischen Entwicklungsverzögerung bzw. des Risikos, innerhalb dieser Zeitspanne zu versterben. Damit wird klar, dass eine erhöhte Frühmorbidität (Azidose in der Nabelarterie – pH, BE sowie niedrigere Apgarwerte nach 1 min) bei reifen, vaginal aus BEL entwickelten Kindern keine Auswirkung auf die spätere kindliche neurologische Entwicklung ausübt. Daraus leiteten die Autoren ab, dass die Schnittentbindung am Termin wegen BEL keinen Vorteil für die geistige und körperliche Entwicklung der Kinder bringt.

Als Resümee der wissenschaftlichen Diskussion um den Entbindungsmodus kristallisierte sich heraus, dass neben dem Risiko der „Poleinstellungsanomalie“ hauptsächlich die fachliche Qualifikation des Geburtshilfe-Teams und die Struktur der Geburtsklinik das Risiko einer Beckenendlagenentbindung bestimmen. Diese Erkenntnisse mündeten in die Empfehlungen der ACOG und des ROCG 2006 ein. Eine ausschließliche Empfehlung zur primären Sectio bei BEL wird darin nicht mehr gegeben.

Äußere Wendung

Die **äußere Wendung** ist ein geburtshilfliches Manöver, bei dem ein Fetus aus BEL oder QL in eine Schädellage gewendet wird. Dieses Vorgehen kann eine praktikable Alternative bei geringer klinischer Expertise bei vaginaler BEL-Geburt sein. Es könnte bei Gelingen eine risikoreichere vaginale Entbindung oder Sectio wegen BEL vermeiden.

Die Aufklärung wird im Rahmen des Beratungsgesprächs (Vorstellung zur Geburt) oder nach Entscheidung der Schwangeren nach Bedenkzeit für diesen Eingriff durchgeführt und dessen Inhalt schriftlich im Krankenblatt fixiert.

▸**Vorbedingungen.** Die Wendung wird bei einer BEL-Einlingsschwangerschaft bei Schwangeren bei bis dahin komplikationsfreiem Verlauf zwischen 36 + 0 und 37 + 0 SSW durchgeführt. Bei über dem Beckeneingang beweglichem Steiß bzw. bei QL kann die Wendung auch am Termin oder bei drohender Frühgeburt versucht werden.

Tab. 11.1 Wendungsscore (Quelle: Kainer, Facharzt Geburtsmedizin, 2. Auflage 2011 München, Elsevier Verlag).

	2 Punkte	1 Punkt	0 Punkte
Plazentalage	**Hinterwand**	**Vorderwand**	**Fundus-Seitenwand**
Fruchtwasserindex	FWI > 7	FWI 4–6	FWI < 3
Nabelschnurumschlingung	keine	einfach	mehrfach
Fetales Gewicht	< 2800 g	2800–3500 g	> 3500 g
Fetale Lage	I./II. Lage	dorso-anterior	dorso-posterior
Beweglichkeit des Steißes	frei beweglich	heraushebbar	fixiert
Parität	Multipara	Zweitpara	Primipara
Uterustonus	weich	unregelmäßige Wehen	tonisiert, regelmäßige Wehen

Nach Ausschluss von Kontraindikationen (▸ Tab. 11.1) kann das Wendungsmanöver ambulant in Sektiobereitschaft durchgeführt werden. Die Schwangere kommt nüchtern zur Kreißsaalaufnahme, das OP-Team wird über den bevorstehenden Eingriff informiert und soll sich während des Eingriffs im „stand-by" befinden.

▸ **Wendungsscore.** Der Score ist das Resultat aus Anamnese, klinischer Untersuchung sowie Sonografie und stellt ein hilfreiches Werkzeug zur Abschätzung des Wendungserfolges dar:

- 16 Punkte: optimaler Wendungsscore, hohe Erfolgsrate bei niedrigem Risiko.
- > 8 Punkte: Wendungsversuch ist zu empfehlen.
- 4–8 Punkte: Individuell abwägen, ob ein Wendungsversuch durchgeführt wird.
- < 4 Punkte: Erfolgreiche Wendung sehr selten, Eingriff nur ausnahmsweise und auf ausdrücklichen Wunsch der Schwangeren durchführen.

Merke **M!**

Der optimale Zeitpunkt für einen Wendungsversuch ist mit ≥ 36 kpl. SSW gegeben. Bei günstigem Score ist eine Wendung jedoch auch mit 42 SSW oder bei drohender Frühgeburt möglich. Bei erfahrenen Geburtshelfern gelingt die Wendung in bis zu 60 %. Ein Z. n. Sektio ist keine Kontraindikation für eine äußere Wendung!

Technik

▸ **Lagerung der Schwangeren und CTG.** Die Lagerung erfolgt auf einer höhenverstellbaren Liege, ein normales „Stationsbett" ist ungeeignet. Die Schwangere wird mit flachem Oberkörper und leicht erhöhtem Becken gelagert. Ein Kissen unter dem Gesäß stabilisiert die Lagerung und gewährleistet eine gute Entspannung der Bauchdecken. Der Arm auf der Seite des fetalen Kopfes wird nach kranial gelegt, um genügend Raum für den kindlichen Kopf zu schaffen. Nach Bestimmung des Wendungsscore wird die Schwangere auf die Seite gelagert, auf die der kindliche Kopf bei der Wendung gedreht werden soll: z. B. bei I. BEL auf die rechte Seite.

In dieser Position erfolgt für 30 min eine CTG-Aufzeichnung. Bei leichter Kontraktionsbereitschaft oder erhöhtem Uterustonus (Primipara): i. v.-Tokolyse mit 1,0 mg Fenoterol auf 500 ml Ringerlösung und ruhige Atmosphäre schaffen. Anschließend werden die CTG-Gurte zwar entfernt, das CTG bleibt während des gesamten Wendungsversuchs eingeschaltet, wobei die Hebamme versucht, die Herztöne zwischendurch stichpunktartig zu dokumentieren.

Bei einer erneuten Sonografiekontrolle wird die Position des kindlichen Rückens und des Hinterkopfes bestimmt. Abschließend wird noch einmal überprüft, ob die Schwangere in einer entspannten und optimalen Position gelagert ist.

▸ **Mobilisation des Steißes und Wendung in Schräglage.** Primär wird eine Vorwärtsrolle versucht. Nach Flexion des Kopfes wird der Steiß mit wiegenden Bewegungen aus dem Becken bewegt. Bei I. BEL wird der Steiß mit dem Daumen der rechten Hand mobilisiert und mit alternierend wiegenden Bewegungen aus dem Becken gedreht und der Fetus in Schräglage gewendet. Dabei nie mit beiden Händen gleichzeitig Druck aufbauen, sondern immer nur wechselseitig: Eine Hand übt Druck aus, die andere Hand verhindert ein Zurückweichen in die Ausgangslage. Bei II. BEL wird der Steiß mit der flachen Hand aus dem Becken mobilisiert. Hilfreich ist eine sonografische Kontrolle, ob der Steiß überhaupt aus dem Becken mobilisiert werden kann, da dies palpatorisch nicht immer gelingt.

▸ **Drehung aus Schräglage in Schädellage.** Ist eine Schräglage erreicht, wird der Kopf nach lateral und kaudal geschoben. (**Cave:** Gelingt die weitere Drehung nicht ohne vermehrten Druck, muss die Wendung abgebrochen werden.) Durchschnittlich dauert eine Wendung 1–2 min. Gelingt die Wendung bei gutem Score (> 8) nicht gleich, sind 2–3 weitere Versuche (auch Rückwärtsrolle) gerechtfertigt. Wenn sich auch danach kein Wendungserfolg einstellt, den Versuch abbrechen. (**Cave:** Bei maternalen Schmerzen den Eingriff immer sofort abbrechen! Während des Wendungsmanövers bei unklaren Palpationsbefunden die Position des Feten mit dem Ultraschall kontrollieren.) Unmittelbar nach erfolgter Wendung wird die fetale Herztätigkeit sonografisch lokalisiert und anschließend im CTG über 30 (– 60) min aufgezeichnet. (**Merke:** Bei Extended legs bleiben die Füße meist kurze Zeit vor dem Kopf liegen, dies ändert sich meist spontan durch Kindsbewegungen.)

Nach erfolgter Wendung und CTG-Aufzeichnung kann die Schwangere entlassen werden, wobei am Folgetag eine CTG-Untersuchung mit einer sonografischen Lagekontrolle empfohlen wird. Bei Rh-Konstellation muss eine Anti-D-Prophylaxe (300 µg Anti-D-Immunglobulin) erfolgen.

▸ **Komplikationen.**
- Nabelschnurkomplikationen: in ca. 5% Auftreten von kurzzeitigen Bradykardien oder Dezelerationen
- In ca. 3 – 5% sind spontane Rückdrehung in BEL möglich.
- selten feto-maternale Transfusionen
- selten vorzeitige Plazentalösung
- Eine Notfallsektio ist möglich, bei entsprechender Wendungstechnik jedoch extrem selten.

Merke M!

Bei geringer klinischer Erfahrung die ersten Wendungen bei Mehrgebärenden mit gut beweglichem Steiß durchführen, da diese Fälle eine sehr hohe Erfolgsrate haben. Ziel ist nicht die gelungene Wendung, sondern ein Wendungsversuch ohne Probleme für Mutter und Fetus.

Leitung der vaginalen Geburt aus Beckenendlage

▸ **Indikationen.** Eine vaginale Geburt aus Beckenendlage benötigt an und für sich keine Indikation und ist unabhängig von der Parität möglich. Eine unauffällige Schwangerschaft mit einem reifen, zeitgerecht entwickelten Fetus in Terminnähe ist allerdings die grundlegende Voraussetzung dafür.

▸ **Kontraindikationen.** Allgemein anerkannte Kontraindikationen zur vaginalen Geburt sind in der Leitlinie der DGGG „Geburt bei Beckenendlage" aufgeführt (siehe dort):
- Wachstumsretardierung des Fetus (< 10. Perzentil)
- sonografisches Schätzgewicht gleich oder größer 3800 g: Diese Forderung ist obsolet und sollte aufgegeben werden! Hierzu existieren keine evidenzbasierten Daten, die dieses Vorgehen rechtfertigen würden. Bekanntermaßen kann die Genauigkeit der ultraschallgestützten Gewichtsschätzung erheblich vom tatsächliche Geburtsgewicht abweichen. Damit ist dieses Verfahren für eine Indikationsstellung ungeeignet!
- Dysproportion (KU > AU)
- Fußlage: Diese Indikation kann nur intra partum gestellt werden, Begründung siehe oben.
- Beckenanomalie

▸ **Patientenaufklärung.** Eine Schwangere soll vor einer geplanten BEL-Geburt speziell beraten und gezielt vorbereitet werden. Dies soll im Rahmen der Vorstellung zur Geburt ca. zwischen 35. und 37. SSW in einer Klinik stattfinden, die ausreichende Erfahrungen bei der vaginalen Geburt bei BEL hat (s. a. MuSchR, Abschn. B 6; Leitlinie der DGGG: „Geburt bei Beckenendlage").

Eine fachärztliche Untersuchung und Risikoselektion ist obligat. Folgende Befunde sollen dabei erhoben werden:
- exakte Anamneseerhebung, insbesondere geburtshilfliche Anamnese
- bimanuelle Untersuchung, Beckenaustastung
- Sonografie mit fetaler Biometrie ist eine Conditio sine qua non. Es sollten die fünf in den Mutterschafts-Richtlinien definierten fetalen Maße erhoben werden (BIP, FOD oder KU bzw. HC, ATD, ASD oder AU bzw. AC, FL). Insbesondere ist auf eine vorhandene Diskrepanz zwischen KU und AU zu achten (Cave: IUGR, s. u.)
- Ausschluss von:
  - maternalen Erkrankungen (z. B. Diabetes mellitus, Präeklampsie) und Beckendeformitäten.
  - fetale Risiken: IUGR, Makrosomie, Anomalien.
  - Oligohydramnion (Hinweis auf mögliche Plazentainsuffizienz)

Das sich anschließende Beratungs- und Aufklärungsgespräch mit der Schwangeren soll ein ausführliches und offenes Informationsgespräch sein. In diesem soll sie über den vaginalen Geburtsablauf, die theoretischen Risiken sowie über die Vor- und Nachteile einer vaginalen oder abdominal-operativen Entbindung aufgeklärt werden. Besonderes Gewicht sollen die Qualifikation der Geburtshelfer bzw. des geburtshilflichen Teams sowie die vorhandene Klinikstruktur erhalten (z. B. Perinatalzentrum Level 1 und 2). Dabei können die eigenen Ergebnisse oder das Notfall-Management dargestellt und eine Bewertung der einzelnen Faktoren vorgenommen werden.

Nulliparität stellt keine Kontraindikation für eine vaginale Entbindung dar. Darüber hinaus soll auf die Möglichkeit der äußeren Wendung (s. u.) sowie auf andere alternative bzw. unkonventionelle, komplementärmedizinische Maßnahmen und Methoden hingewiesen werden.

Unter Berücksichtigung der klinischen Gesamtsituation und Abwägung der verschiedenen maternalen und fetalen Risiken ergibt sich das Beratungsergebnis bzw. die Empfehlung zum Geburtsmodus.

Merke M!

Eine Expertenempfehlung zum Entbindungsmodus am Ende des Beratungsgesprächs ist eine wertvoll Hilfe und nützliche Orientierung für die Schwangere. Sie sollte nicht mit den Informationen und der Entscheidung allein gelassen werden.

Wichtig ist die Erzielung eines Einverständnisses der Schwangeren zum empfohlenen, geplanten Entbindungsmodus (Zustimmung nach Information – „informed consent“).

Der getroffene Konsens soll als kurze, formlose Dokumentation im Krankenblatt niedergeschrieben werden: stichpunktartige Wiedergabe des Gesprächsinhaltes sowie Konsens zum Geburtsmodus aufzeichnen. Eine kurze Notiz im Mutterpass über den geplanten Entbindungsmodus sollte ebenso obligat sein.

▸ **Planung der Geburt.** Der Ablauf einer vaginalen Geburt aus BEL unterscheidet sich zunächst nicht von einer Spontangeburt aus Schädellage. Alle geburtsbegleitenden Maßnahmen, angefangen von der direkten Geburtsvorbereitung im Kreißsaal bis zur fetalen Herztonüberwachung, sind anzuwenden. Eine Analgetikagabe sowie die Anlage einer PDA orientieren sich ausschließlich an der aktuellen geburtshilflichen Situation und sollten immer individualisiert erfolgen. Der Schmerzmittelbedarf der Gebärenden kann durch Mobilisation, vor allem in der Austreibungs- und Pressperiode, deutlich vermindert werden, sie wird von vielen Gebärenden als deutliche Schmerzentlastung empfunden.

▸ **Geburtsprinzip.**

- vaginale Geburt bzw. Entwicklung des Kindes aus Beckenendlage, möglichst (assistierte) Spontangeburt anstreben.
- Am Geburtstermin befinden sich ca. 3 – 5 % aller Feten in Beckenendlage (BEL). Dabei spielt bei der vaginalen Entbindung die fetale Haltung und Einstellung eine wichtige Rolle:
  - reine Steißlage (60 – 70 %)
  - vollkommene und unvollkommene Steißfußlage (20 – 30 %)
  - vollkommene und unvollkommene Fußlage (ca. 10 %). Zu beachten ist, dass eine Fußlage erst dann diagnostiziert werden kann, wenn sich die Geburt im Gang befindet und/oder ein rechtzeitiger Blasensprung erfolgte. Fußlage bedeutet: gesteckte Hüfte und gestrecktes Knie, d. h. das eine Bein bzw. beide Beine sind ausgestreckt. Dieses ist nur nach Blasensprung möglich! Das Ertasten des vor dem Steiß liegenden Fußes bei stehender oder gesprungener Fruchtblase entspricht einer Steißfußlage (Hüfte und Knie sind gebeugt!).

▸ **Techniken zur Entwicklung des Kindes bei BEL.** Eine Übersicht über die verschiedenen Techniken zur Entwicklung des Kindes bei BEL zeigt die folgende ▸ Tab. 11.2.

▸ **Gebärpositionen.**

- **Vierfüßlerstand:** physiologischste aller Gebärpositionen. Halten bzw. Herumführen des sich entwickelnden Steißes ist wegen der gleichgerichteten Schwerkraftwirkung nicht notwendig. Beine, Rumpf, Arme und kindlicher Kopf entwickeln sich spontan. Die Aufgabe des Geburtshelfers ist lediglich, das Neugeborene nach der Geburt des kindlichen Kopfes aufzufangen.
- **Steinschnittlage** (Querbett): sog. klassische Gebärposition. Der vor der Gebärenden sitzende Geburtshelfer muss bei der Kindsentwicklung den austretenden Steiß manuell halten und den

Tab. 11.2 Nomenklatur der vaginalen Entbindung aus Beckenendlage (Quelle: Krause, Feige: Geburtshilfe und Frauenheilkunde. Refresher Vaginale Beckenendlage: Teil 2: Vaginale Entbindung. 2003).

Modus	Beschreibung	Name der Methode
„Spontangeburt"	Kindsentwicklung ohne jegliche Hilfen	Vierfüßlerstand/Knie-Ellenbogen-Lage
		Geburt in der Hocke oder aus dem Stand
		Wassergeburt
Assistierte Spontangeburt	Aufhebung der Schwerkraftwirkung, damit das Planum suboccipitobregmaticum wirksam werden kann	Bracht
		Thiessen

Rumpf um die Symphyse herumführen, um die Schwerkraftwirkung aufzuheben.

- Weitere Gebärpositionen bei BEL: vertikale Position (Stehen/Knien), Geburt in Seitenlage oder Wassergeburt ist ohne Probleme möglich.

▸ **Geburt aus dem Vierfüßlerstand.** Nach einem bis zur Austreibungsperiode unauffälligen Geburtsverlauf sollte die Gebärende zur Entbindung den Vierfüßlerstand (oder eine andere vertikale Gebärhaltung: Stehen, Sitzen oder auch Gebärwanne) einnehmen. Eine Intervention bei der Geburt des Kindes ist nicht erforderlich: Das Kind entwickelt sich ohne Weiteres von selbst. Eine Episiotomie ist in der Regel ebenfalls nicht erforderlich, abgesehen von sehr seltenen Ausnahmefällen. Bei verzögerter Kopfgeburt (z. B. bei „straffem Damm") sollte statt einer Episiotomie ein gleichzeitiger Druck auf beide kindlichen Claviculae ausgeübt werden. Der Austritt des Köpfchens wird dadurch beschleunigt und der Damm bleibt in der Regel intakt.

Empirisch gewonnene Daten zeigen, dass das kindliche Outcome bei Geburten aus vertikaler Position verglichen mit denen aus horizontaler Lage, gemessen an den Parameteren pHNA, Apgar und Interventionsbedarf seitens der Neonatologen, erheblich besser ist. Als wesentliche Ursache ist die physiologische Gebärposition zu nennen: Die Nabelschnur befindet sich beim Durchtritt durch den Geburtskanal bei der Geburt aus dem Vierfüßlerstand auf der Bauch- bzw. Oberseite des Kindes und wird nicht, wie bei Geburt aus Rückenlage, durch das Eigengewicht komprimiert. Das lässt sich auch daran erken-

Klassische Leitung der vaginalen Geburt

▸ **Reine Steißlage (extended legs).** Bei der reinen Steißlage tastet man bei der vaginalen Untersuchung den fetalen Steiß. Die Besonderheit dieser fetalen Einstellung ergibt sich aus dem Schienungseffekt der am Körper des Feten angelegten, gestreckten Beine. Dadurch wird eine Immobilität der fetalen Hüfte hervorgerufen, die in der Austreibungsperiode häufig zu einer Pendelbewegung des Steißes am sog. Geburtskanalknie führt: In der Wehe tritt der Steiß bis auf den Beckenboden tiefer und zieht sich in der Wehenpause bis zum Beckeneingang zurück. Der Geburtsfortschritt schreitet in dieser Phase bei Primiparae nur langsam voran. **Merke:** Diese Situation erfordert vom Geburtshelfer große Geduld, Erfahrung und Entschlusskraft, da sie der Zeitpunkt für eine eventuelle Entscheidung zur sekundären Sectio caesarea sein kann. Tritt nach ≥ 90 Minuten kein wesentlicher Geburtsfortschritt ein, vermindert sich die Wahrscheinlichkeit einer komplikationsarmen vaginalen Geburt. Die Indikation zur sekundären Sectio sollte in diesen Fällen dann großzügig erwogen werden.

Im ungestörten Geburtsverlauf tritt der fetale Steiß in jeder Wehe tiefer und erreicht den Beckenausgang. Wird der Steiß in der Vulva sichtbar und tritt langsam aus ihr heraus, sollte die Gebärende im Querbett gelagert werden. Die Geburtsleitung erfolgt dergestalt, dass der bis zur gesamten Hüftbreite aus der Vulva ausgetretene Steiß über zwei oder drei Wehen zurückgehalten wird. Damit wird die größtmögliche uterine Kraftentwicklung erzeugt. Gewinnt man den Eindruck, dass der fetale Steiß nicht mehr zurückgehalten werden kann, wird das Kind in der folgenden Wehe, ohne Manualhilfe (assistierte Spontangeburt nach Thiessen) oder mit Manualhilfe (Bracht), zügig entwickelt. Bei diesem Vorgehen ist nur in Ausnahmefällen das Hochschlagen der Arme zu beobachten und ein

Veit-Smellie-Handgriff zur Entwicklung des Kopfes notwendig. Bei hochgeschlagenen Armen sind die entsprechenden Manöver zur Lösung der Arme durchzuführen (s. u.).

▸ **Unvollkommene bzw. vollkommene Steiß-Fuß-Lage.** Die gebeugten Knie- und Hüftgelenke des Fetus („Hockstellung") ermöglichen eine gute Beweglichkeit seiner Hüfte. Die Passage des maternalen Beckens in der Austreibungsperiode ist kaum beeinträchtigt und ist mit einer Schädellagengeburt vergleichbar. Im Unterschied zur reinen Steißlage werden bei der Steiß-Fuß-Lage stets als Erstes ein Fuß oder beide Füße durch die Fruchtblase getastet. Deshalb ist sie per definitionem *keine Fußlage*! **Merke:** Die Fruchtblase sollte wegen der Gefahr eines Extremitäten- und/oder Nabelschnurvorfalls nicht iatrogen eröffnet werden. Solange die Fruchtblase intakt ist, besteht eine Steiß-Fuß-Lage und eine vaginale Geburt kann abgewartet werden. Bei rechtzeitigem Blasensprung muss sofort eine vaginale Untersuchung erfolgen. Ziel der Untersuchung sind der Ausschluss eines Nabelschnurvorfalls und die Diagnostik der fetalen Einstellung.

Das weitere Vorgehen entscheidet sich abhängig von den Parametern Muttermundsweite, Geburtsdynamik und fetale Einstellung. Ist die Fruchtblase vor der vollständigen Eröffnung des Muttermundes gesprungen und sind ein oder beide Beine ausgestreckt (per definitionem eine Fußlage: Hüft- und Kniegelenke gestreckt), kann der Versuch einer Reposition der Beine zur Wiederherstellung einer Steiß-Fuß-Lage Erfolg haben. Eine vaginale Geburt kann abgewartet werden. Die einzelnen Phasen der kindlichen Entwicklung aus Steiß-Fuß-Lage sind dann mit denen bei der reinen Steißlage identisch. Gelingt der Versuch der Reposition nicht, ist der sekundären Sectio der Vorzug zu geben.

Selbstverständlich gilt das beschriebene Vorgehen auch für den Fall, dass der Blasensprung nach vollständig eröffnetem Muttermund eintritt und die Steiß-Fuß-Lage fortbesteht. Auch hier hängt das weitere Vorgehen entscheidend von der Geburtsdynamik ab.

▸ **Vollkommene und unvollkommene Fußlage.** Die Fußlage wird ausschließlich intra partum diagnostiziert, da sie sich immer aus einer Steiß-Fuß-Lage entwickelt. Nach einem rechtzeitigen Blasensprung bei vollständiger Eröffnung des Muttermundes kann eine komplikationslose vaginale Geburt aus Fußlage erwartet werden. Wichtig für die Entscheidung ist die Parität und Geburtsdynamik. Voraussetzung sind eine kräftige Wehentätigkeit und ein zügiges Tiefertreten des Steißes. Andernfalls kann man versuchen, das vorgefallene Bein bzw. die vorgefallenen Beine zu reponieren und eine Steiß-Fuß-Lage wiederherzustellen.

Bleibt der Steiß nach misslungenem Repositionsmanöver auf Beckeneingang stehen oder tritt nicht tiefer, ist die sekundäre Sectio indiziert.

▸ **Episiotomie.** Die generelle Anwendung zur Geburtserleichterung bei vaginaler Kindsentwicklung aus Beckenendlage muss zunehmend kritisch hinterfragt werden. Die Episiotomie ist in den vergangenen Jahren zu Recht in die Kritik geraten. In verschiedenen Studien konnte kein Nutzen der Episiotomie hinsichtlich eines verbesserten fetalen Outcomes bzw. zur Senkung der maternalen Spätmorbidität (Harn- bzw. Stuhlinkontinenz) gefunden werden. Somit ist die Episiotomie ein entbehrlicher invasiver Eingriff. Das gilt auch für die vaginale Entwicklung des Feten aus BEL. **Merke:** Eine Episiotomie generell sehr restriktiv und ausschließlich individuell indiziert anwenden.

nen, dass bei Geburten aus dem Vierfüßlerstand bzw. aus horizontaler Position nur sehr selten sog. pathologische CTG-Muster in der Austreibungs- bzw. Pressperiode zu beobachten sind. Eine Spätabnabelung des Kindes ist anzustreben und muss situativ entschieden werden.

▸ **Techniken der Armlösung bzw. Kopfentwicklung.** Das Hochschlagen eines Armes oder beider Arme bei der Geburt aus dem Querbett ist ein Ereignis, bei dem ein Zusammenhang zwischen einem zu frühen Eingreifen des Geburtshelfers bei der Entwicklung des Rumpfes und dem Hochschlagen eines Armes hergestellt werden kann. Je weniger der Geburtshelfer in den Prozess der Kindsentwicklung eingreift, desto seltener tritt das Ereignis auf.

Die aktuelle klinische Situation bestimmt letztlich die Wahl des Manövers. Wichtig ist die mentale Flexibilität des Geburtshelfers: Er sollte die Fähigkeit haben, in der aktuellen geburtshilflichen Situation die Entscheidung zu treffen, welches Manöver sich am besten zur schonenden Armlösung eignet.

Merke M!

Als Routinemethode bietet sich die kombinierte Armlösung nach Bickenbach (s. u.) an, weil sie einfach zu erlernen und anzuwenden ist. Sie sollte deshalb als Erstes angewendet werden. Bei korrekter Anwendung führt sie fast ausnahmslos zur erfolgreichen und schonenden Armlösung.

Keines der unten aufgeführten Manöver hat jedoch Vorteile gegenüber einem anderen, eine korrekte Durchführung vorausgesetzt. Gemeinsam ist allen Manövern, dass in den meisten Fällen nach der manuellen Lösung der Arme und der vollständigen Geburt des Rumpfes der kindliche Kopf mithilfe des Handgriffs nach Veit-Smellie entwickelt werden muss. Ursache ist der durch die manuellen Manipulationen deflektierte kindliche Kopf.

Technik der Manualhilfen

▸**Kombinierte Armlösung nach Bickenbach.** Zunächst Entwicklung des hinteren Armes, wie bei der klassischen Armlösung. Dazu werden die kindlichen Füße an den Knöcheln gefasst, kräftig angehoben und in die maternale Leistenbeuge geführt, die der kindlichen Bauchseite zugewandt ist. Anschließend wird der kindliche Oberarm von dorsal über das Schultergelenk aufgesucht, indem Zeige- und Mittelfinger der freien Hand am kindlichen Rücken in die Vagina eingeführt werden, und der hintere Arm vorsichtig über die Brust des Kindes aus der hinteren Kreuzbeinhöhe herausgestreift. Die Beine des Kindes werden stark nach dorsal gesenkt und der vordere Arm in gleicher Weise über die Brust des Kindes entwickelt.

▸**Armlösung nach Müller.** Erfolgt wie die kombinierte Armlösung nach Bickenbach, jedoch in umgekehrter Reihenfolge. Zunächst wird der kindliche Rumpf stark nach dorsal geführt, bis die vordere Schulter zu erkennen ist. Dann wird der vordere Arm unter der Symphyse durch Herauswischen über die kindliche Brust entwickelt. Nach kräftigem Anheben des Rumpfes des Kindes wird der hintere Arm wie oben dargestellt aus der Kreuzbeinhöhe entwickelt.

▸**Klassische Armlösung.** Dieses Manöver bleibt Situationen vorbehalten, in denen die Techniken nach Bickenbach oder/und Müller erfolglos blieben. Nach Entwicklung des hinteren Armes aus der Kreuzbeinhöhe beginnt der Geburtshelfer mit einer umstopfenden Bewegung des kindlichen Rumpfes um 180° „über den Rücken“. Dabei wird der kindliche Rumpf mit kurzen, waagerecht vorschiebenden und rückziehenden Bewegungen so lange gedreht, bis die ehemals vordere Schulter hinten in der Kreuzbeinhöhe zu liegen kommt. Anschließend wird der hintere Arm nach Elevation des Rumpfes entwickelt.

▸**Armlösung nach Lövset.** Nach starker Elevation des kindlichen Rumpfes durch kräftigen Zug an den Füßen wird die hintere Schulter vor dem dorsalen Anteil des Schambeinastes sichtbar. Es erfolgt eine Drehung des Rumpfes „über den Rücken“, bis die ehemals hinten gelegene Schulter nach vorn zu liegen kommt. Dann wird der Rumpf langsam abgesenkt und die Drehung um 180° vollendet. In dieser Position wird die ehemals hinten gelegene Schulter unter der Symphyse sichtbar und der Arm kann leicht mit Zeige- und Mittelfinger vom Rücken her kommend über die kindliche Brust heraus gewischt werden. Der noch hinten liegende Arm wird in gleicher Weise durch Anheben und Drehung des Rumpfes nach vorn und Absenken des Rumpfes und Vollendung der Drehung um 180° entwickelt. Die Entwicklung des vorderen Armes unter der Symphyse erfolgt wie oben beschrieben.

▸**Kopfentwicklung nach Veit-Smellie.** Bei unzureichender Einstellung (Deflexion) des kindlichen Kopfes im Beckeneingang ist die Passage durch das Becken erschwert, sodass meistens eine Kopfentwicklung nach Veit-Smellie erfolgen muss. Dabei geht der Geburtshelfer nach Entwicklung von Armen, Rumpf und Schultern mit einer Hand an der Bauchseite des Kindes in die Vagina ein, bis der kindliche Rumpf auf seinem Unterarm liegt und der Zeigefinger den kindlichen Mund eingeführt werden kann. Nun wird das kindliche Kinn durch kräftigen Zug gebeugt (Flexion des Kopfes) und mit Zeige- und Mittelfinger leichter Druck auf die kindlichen Skapulae ausgeübt. (**Cave:** Hakenförmiges Umfassen der Schulter mit den Fingern kann zur Plexus-brachialis-Verletzungen führen.) Der Rumpf wird mit beiden Händen gleichmäßig nach dorsal gezogen, bis das kindliche Hinterhaupt unter der Symphyse sichtbar wird. Nun wird der Rumpf angehoben und der kindliche Kopf möglichst behutsam nach kranial um die Symphyse geführt, wobei Letztere als Hypomochlion fungiert. **Merke:** Sollte die Kopflösung nach Veit-Smellie nicht möglich oder erschwert sein, wäre die im angloamerikanischen Sprachraum oft angewandte Zangenextraktion (Piper-Forceps) eine Alternative. Die Anwendung der Zangen-Modelle nach Naegele oder nach Kjelland erfolgt dabei ähnlich wie bei Schädellage.

▸ **Kristeller-Handgriff.** Wehensynchroner Druck auf den Fundus uteri, wenn beide fetalen Schulterblattspitzen in der Vulva sichtbar werden.

Cave

Ungeduld ist der schlechteste Geburtsbegleiter!

▸ **Häufige Fehler und Gefahren.**

- Bei der Geburt aus dem Vierfüßlerstand ist prinzipiell keine manuelle Intervention notwendig. Die Geburt kann in Ruhe abgewartet werden.
- Bei der klassischen Geburtsposition (Querbett) bestehen mehrere Fehlerquellen:
  - Der fetale Steiß ist noch nicht in der Vulva zu sehen und tritt noch nicht heraus: zu frühe Lagerung der Gebärenden im Querbett → zu frühe Anleitung zum Mitpressen bzw. Mitschieben provoziert zusätzlich pathologische CTG-Veränderungen und erschöpft die Gebärende vorzeitig.
  - Entwicklung nach Thiessen bzw. Bracht: Ungeduld verleitet zum „Ziehen“ am Steiß → Hochschlagen der Arme bzw. Deflexion des kindlichen Köpfchens.
  - Kristeller-Handgriffs: Anwendung ausschließlich im Zusammenhang mit der Manualhilfe nach Bracht. Durch ein nicht indiziertes und nicht wehensynchrones Kristellern können eine vorzeitige Plazentalösung und schwere Schäden an der kindlichen Halswirbelsäule ausgelöst werden.

▸ **Alternativen.** Es existieren etliche komplementärmedizinische Möglichkeiten und Varianten zur Unterstützung der spontanen Drehung des Kindes aus BEL in Schädellage jenseits von 36 SSW. Es muss dabei berücksichtigt werden, dass die Rate an spontanen Drehungen ohne jegliches Zutun nach der 37. SSW noch ca. 12% beträgt, natürlich bei Mehrgebärenden mit höherer Wahrscheinlichkeit als bei Primiparae. Es existieren wenige wissenschaftliche Untersuchungen, die eine „erfolgreiche“ Anwendung der unten aufgezählten Maßnahmen nachweisen könnten und einer wissenschaftlichen Überprüfung im Sinne der evidenzbasierten Medizin standhalten.

Komplementärmedizinische Maßnahmen: Moxibustion, Akupunktur und -pressur, Indische Brücke, Knie-Ellenbogen-Lage, Wasser-Shiatsu, sportliche Aktivität (Schwimmen, Spazierengehen etc.), fetale akustische und optische Stimulation durch die mütterliche Bauchdecke, Musiktherapie, Bachblütentherapie und Homöopathie, Hypnose, Ingwerpastete auf den Zhihying-Punkt auftragen, Ohrpflastertherapie, Haptonomie usw.

▸ **Postpartale Behandlung.** In der Regel keine speziellen Maßnahmen notwendig, normales Wochenbett.

11.8.1 Schulterdystokie

Merke M!

- Die Schulterdystokie ist ein schwerer geburtshilflicher Notfall, der umsichtiges, schnelles und korrektes Handeln erfordert.
- Ruhig, überlegt und zielgerichtet handeln! Keine panische Stimmung im Team verbreiten.
- Sofort nach Diagnosestellung Information und Hinzuziehung des Fach- bzw. Oberarztes, einer erfahrenen Hebamme sowie des Anästhesie- und Neonatologie-Teams.
- Möglichst zeitgleich mit der Therapie der Schulterdystokie beginnen. Die Leitung der Geburt übernimmt bis zum Eintreffen des Fach- oder Oberarztes der/die erfahrenste Mitarbeiter (in) im Team.

▸ **Definition.** Die Definition ist schwierig und Folge der diagnostischen Unsicherheit zwischen hohem Schultergeradstand (eigentliche Schulterdystokie) und tiefen Schulterquerstand (häufig „erschwerte Schulterentwicklung") mit unterschiedlichen geburtsmechanischen Störungen, die wiederum ein z. T. unterschiedliches Vorgehen erfordern: Beim hohen Schultergeradstand bleibt die korrekte Schulterrotation in den schrägen Durchmesser im Beckeneingang aus oder erfolgt ungenügend. Dagegen befindet sich beim tiefen Schulterquerstand die kindliche Schulter in Beckenmitte im queren Durchmesser statt im schrägen bzw. geraden.

Die genaueste Definition lautet: Geburtsstillstand nach der Geburt des Kopfes infolge ungenügender Schulterrotation in Beckeneingang. Sie entspricht am ehesten der klinischen Situation und sollte nur dann zur Anwendung kommen, wenn es sich tatsächlich um eine Schulterdystokie im oben genannten Sinne handelt.

Die Häufigkeit der Schulterdystokie wird in der Literatur mit 0,15–2,3% angegeben. Die starke Schwankungsbreite der Angaben beruht auf der o. g. Schwierigkeit einer exakten Diagnostik (s. a. Leitlinien DGGG: Empfehlungen zur Schulterdystokie – Erkennung, Prävention und Management).

Schulterdystokie (hoher Schultergeradstand)

▸ **OP-Prinzip.** Durch Anwendung verschiedener Maßnahmen soll der eingetretene hohe Schultergeradstand sicher, schnell und nach Möglichkeit atraumatisch für das Neugeborene behandelt werden. Die unten aufgeführten Empfehlungen haben sich zur Behandlung eines hohen Schultergeradstandes als praktikabel erwiesen (s. a. Leitlinien DGGG: Empfehlungen zur Schulterdystokie – Erkennung, Prävention und Management).

▸ **Indikationen.** Bei jeder vaginalen Geburt aus Schädellage muss der Geburtshelfer prinzipiell mit dem Eintritt einer Schulterdystokie rechnen. Die Existenz von sog. prädisponierenden Risikofaktoren ist jedoch keine zwingende Voraussetzung für das Eintreten einer Schulterdystokie. Sie haben nur eine geringe prädiktive Aussagekraft: In der Mehrzahl der Fälle tritt eine Schulterdystokie bei Gebärenden auf, bei denen keine prädisponierenden Risikofaktoren und intrapartalen Hinweiszeichen auszumachen sind. Dennoch sollte ihnen Beachtung geschenkt werden.

▸ **Risikofaktoren.**

- **maternales Alter:** wird zwar häufig retrospektiv im Zusammenhang mit dem Auftreten einer Schulterdystokie erwähnt, hat aber per se selbst keinen Einfluss. Vielmehr scheint eine Koexistenz zwischen maternalem Alter, Körpergewicht (Adipositas) und Gestationsdiabetes sowie Multiparität zu bestehen.
- **exzessive Gewichtszunahme:** Bei Zunahme von > 15 kg besteht ein linearer Zusammenhang. Als Ursache dürfte der gleiche Pathomechanismus, wie bei der Adipositas beschrieben, angenommen werden. Sie kann sekundär zur fetalen Makrosomie führen.
- **Adipositas:** Es besteht eine enge Korrelation zwischen Adipositas und Schulterdystokie. Es ist primär der größere Fettanteil des Weichteilgewebes, der zu einer Einengung des Geburtskanals führen kann. Dieser Faktor hat aber nur einen sehr geringen prädiktiven Wert. Infolge des erhöhten Nährstoffangebots im maternalen Blut, v. a. an Kohlenhydraten, entwickelt sich die Adipositas aufgrund einer diabetogenen Stoffwechsellage. Diese wiederum fördert das fetale Wachstum (fetaler Hyperinsulinismus) bis hin zur fetalen Makrosomie. Der Synergismus beider Risikofaktoren erhöht die Wahrscheinlichkeit einer Schulterdystokie und mit der Folge einer Plexus-brachialis-Schädigung.
- **Parität:** Mit zunehmender Parität nimmt die Wahrscheinlichkeit der Schulterdystokie zu.
- **Gestationsdiabetes und Diabetes mellitus:** sind in der Schwangerschaft von großer Bedeutung. Die Wahrscheinlichkeit einer Schulterdystokie ist bei Schwangeren mit einem Gestationsdiabetes bzw. Diabetes mellitus um das 2,5-Fache gegenüber nichtdiabetischen Schwangeren erhöht (1% vs. 0,4%).
- **Geburtsdynamik und vaginal-operative Entbindung:** Infolge eines exzessiv forcierten Entbindungsmanövers (Entwicklung des kindlichen Kopfes in einer Wehe) kann die geburtsmechanische Rotationsbewegung der kindlichen Schulter in den schrägen Durchmesser unvollständig sein oder ausbleiben, sodass sie sich im Beckeneingang statt im geraden Durchmesser einstellt. Damit steigt die Wahrscheinlichkeit eines hohen Schultergeradstandes (iatrogen induzierte Schulterdystokie) stark an, insbesondere bei protrahiertem Geburtsverlauf oder V. a. fetale Makrosomie.

- **Kristeller-Handgriff:** sollte bei V.a. Schulterdystokie strikt vermieden werden, bis die verkeilte Schulter sicher gelöst wurde
- **Sturzgeburt:** Der gleiche Mechanismus einer inkompletten Schulterrotation im Beckeneingang ist auch bei einer Mehrgebärenden denkbar (sog. Sturzgeburt). Infolge einer starken Wehentätigkeit im Zusammenhang mit einem verminderten Weichteilwiderstand des Beckenbodens kann ein rascher Geburtsfortschritt beobachtet werden. Die Passage des kindlichen Kopfes durch das mütterliche Becken kann dabei derart beschleunigt sein, dass die physiologische Rotation der kindlichen Schultern im Beckeneingang nur inkomplett erfolgt. Folglich kann daraus ein hoher Schultergeradstand entstehen.
- **medikamentöse Wehenstimulation:** Eine Geburtseinleitung mit Prostaglandinen und eine intrapartale Oxytocinaugmentation können nach neueren Untersuchungen eher eine Schulterdystokie provozieren als das Vorhandensein der oben genannten „prädisponierenden Risikofaktoren".
- **Gebärposition:** kommt eine große und häufig unterschätzte Bedeutung zu. Eine Geburt aus horizontaler bzw. Rückenlage fördert fetale Einstellungsanomalien und deren Komplikationen! Deshalb strikte Vermeidung der Rückenlage als Gebärposition!

▶ **Patientenaufklärung.** Diese ist wegen des Notfalls nicht möglich! Es sollten jedoch der Gebärenden bzw. mit dem Ehepaar die beabsichtigten Maßnahmen stichwortartig und ruhig erklärt und die Notwendigkeit der Maßnahmen mitgeteilt werden. Die Gebärende soll so zur unbedingten und wichtigen Mitarbeit motiviert werden.

▶ **OP-Planung.** Gedanklich sollte folgende Eskalationskaskade beherrscht werden:

- Vermeidung der Geburtsposition Rückenlage durch Mobilisation der Gebärenden in der Austreibungs- und Pressperiode
- Maßnahmen zur Stellungsänderung der Symphyse
- innere Rotationsmanöver
- traumatisierende Verfahren, non plus ultra
- additive Maßnahmen

▶ **Diagnostik.**

- nur zögerliche und mühevolle Geburt des kindlichen Kopfes über den maternalen Damm
- Turtle-Phänomen: Nach Abklingen der Wehe zieht sich der Kopf des Kindes ein kleines Stück in die Vulva zurück; der „Kopf sitzt aufgepresst".
- Oft äußere Kopfdrehung zur Seite zur Reduktion der starken Halsspannung. (**Cave:** Verwechslungsgefahr mit äußeren Zeichen einer inneren Schulterrotation.) Tritt in der folgenden Wehe keine Veränderung des Befundes ein, muss spätestens zu diesem Zeitpunkt die Diagnose einer Schulterdystokie klar gestellt werden. **Cave:** In dieser Situation sind jegliches Ziehen, Senken oder Heben des kindlichen Kopfes (Lateralflexion) sowie die Anwendung des Kristeller-Handgriffs und der Versuch der äußeren Überdrehung des Kopfes absolut kontraindiziert.
- Allmähliche bläulich-livide Gesichtshautverfärbung des Kindes durch venöse Stauung im Kopfbereich; kein Hinweis auf eine akute fetale Hypoxie. Letztere bzw. deren Folgen treten erst nach einer längeren Zeitspanne auf. Eine ungefähre Zeitangabe, ab der mit einer manifesten Hirnschädigung des Kindes zu rechnen ist, existiert nicht. Pathophysiologisch ist die fetale Hypoxie Folge der venösen Stauung: Durch die venöse Abflussbehinderung sinkt der arterielle Zufluss immer weiter. Die entstehende Hämostase führt im Hirngewebe zu einer Gewebeazidose und konsekutiv zur Gewebsischämie. Diese mündet letztlich in bleibende und inkurable Hirnschäden. Als weitere Ursache für eine fetale Azidose und deren Folgen wird eine Perfusionsstörung der Nabelschnur durch Kompression diskutiert.

Manuelle Techniken

Stellungsänderung der Symphyse
Ziel ist es, den knöchernen Beckenring zu erweitern und die an der Symphyse verhakte vordere oder am Promontorium festsitzende hintere Schulter zu lösen. Am ehesten gelingt das durch sofortige Mobilisation der Gebärenden und strenge Vermeidung einer liegenden Gebärposition (Rückenlage) in der Pressperiode.

Befindet sich die Gebärende rücklings liegend auf dem Kreißbett, kann durch langsame, aber kräftige Beugung und Streckung des Hüftgelenks eine Mobilisation des knöchernen Beckens erzielt werden. Folgende Maßnahmen (Manöver) reichen in der Regel allein oder in Kombination aus, um bei sachgerechter Anwendung die eingetretene Schulterdystokie ohne weitere invasive Manipulationen zu überwinden und das Neugeborene schadfrei zu entwickeln.

► **Walcher-Hängelage.** Sie kann als Auftaktmanöver verstanden werden, ist einfach und überall problemlos anwendbar. Die Gebärende wird aufgefordert, sich an die Bettkante oder an das Bettende des Kreißbettes o. Ä. zu setzen. Anschließend soll sie sich in die Rückenlage begeben und die Beine zu Boden hängen lassen. Eine derartige Überstreckung in der Hüfte führt zur Erweiterung des knöchernen Beckeneingangs und kann damit zur Überwindung der Schulterdystokie führen.

► **Manöver nach McRoberts.** Bei Erfolglosigkeit der Walcher-Hängelage kann ohne Zeitverzug im Anschluss mit dem McRoberts-Manöver begonnen werden. Diese Technik ist auch im deutschsprachigen Raum die bekannteste und am weitesten verbreitete Methode: Bei der sich in Rückenlage befindenden Gebärenden wird die Hüfte mehrmals (> 3-mal) kräftig gebeugt und gestreckt. Zeitgleich wird ein suprapubischer Druck auf die vordere kindliche Schulter von dorsal ausgeführt.

► **Gaskin-Manöver.** Eine Behandlungsmethode bei den Naturvölkern Südamerikas: Die sich in Rückenlage befindende Gebärende wird aufgefordert, sich nach vorn über in den Vierfüßlerstand und zurück in die Ausgangslage zu begeben. Diesen Vorgang mehrmals wiederholen, bis die Schulterdystokie überwunden ist.

In Abwandlung des Gaskin-Manövers kann eine Erweiterung des knöchernen Beckeneingangs ebenfalls erreicht werden, indem sich die Gebärende in den aufrechten Kniestand begibt und ihren Oberkörper nach hinten neigt.

Innere Rotationsmanöver
Durch ein direktes Eingreifen an der kindlichen Schulter soll die im Beckeneingang gerade stehende Schulter in den schrägen Durchmesser gedrückt werden. Aus der Erfahrung heraus kann festgestellt werden, dass die nachfolgend aufgeführten inneren Rotationsmanöver bei sachgerechter und schonender Anwendung zur erfolgreichen Behandlung der Schulterdystokie ausreichend sind und weitestgehend zur atraumatischen Entwicklung des Neugeborenen führen können.

► **Manöver nach Rubin.** Bei der I. Stellung des Feten werden die Finger der rechten Hand des Geburtshelfers auf der anterioren fetalen Skapula positioniert. Die Schulter mit kräftigem Druck so lange in Richtung des kindlichen Thorax drücken, bis sich die vordere Schulter im schrägen Durchmesser unterhalb der Symphyse einstellt. Als besonders wirkungsvoll zur Überwindung der Schulterdystokie hat sich die synergistische Anleitung der Gebärenden zum wehensynchronen Mitschieben bewährt.

Bei der II. Stellung des Feten geht der Geburtshelfer entsprechend mit der linken Hand ein und führt die beschriebene Prozedur entgegengesetzt aus.

Der Erfolg dieser Maßnahme kann durch gleichzeitigen suprasymphysären Druck, der durch eine zweite Person ausgeführt wird, unterstützt werden.

► **„Cork-screw-Manöver" nach Woods („Korkenzieher-Manöver").** Dieses kann nach Erfolglosigkeit des Manövers nach Rubin angewendet werden. Das Vorgehen orientiert sich am Rubin-Manöver. Im Unterschied dazu wird jedoch versucht, die posteriore Schulter in den queren Durchmesser zu bringen. Das geschieht durch ventralen Druck auf die hintere Clavicula (Schulter) in Richtung des kindlichen Rückens. Ein ausschließlich zeitgleicher (!) kontinuierlicher Fundusdruck ist für das Gelingen des Manövers essenziell.

► **Lösung des hinten gelegenen Armes nach Jacquemier.** Dieser entspricht im weitesten Sinne dem Vorgehen einer Armlösung bei BEL: Der Geburtshelfer geht mit der Hand am Rücken des Kindes ein und versucht den posterioren Oberarm des Kindes zu erreichen. Dieser wird dann nach ventral über den Thorax gestreift und hervorluxiert. Damit verringert sich der bisakromiale Diameter, sodass die vordere Schulter hinter der Symphyse freikommen kann.

Traumatisierende Verfahren

Extrem selten erforderliche Manöver, die als Ultima ratio bei Mutter und/oder Fetus angewandt werden. Im Einzelfall sind alle möglichen Alternativen denkbar, um kindliches Leben zu retten.

- **Fraktur der kindlichen Klavikula oder des Humerus** kann in ausweglosen Situationen notwendig werden. Eine neonatale Grünholzfraktur hat eine gute Heilungsprognose gegenüber den Spätfolgen einer fetalen Hypoxämie.
- **Manöver nach Zavanelli:** Zählt im angloamerikanischen Sprachraum zu den häufiger zitierten Maßnahmen. Nach der Geburt des kindlichen Kopfes und dem Eintritt einer Schulterdystokie soll der kindliche Kopf in den Uterus reponiert und anschließend der Fetus durch eine sekundäre Sectio caesarea entwickelt werden. Die publizierten schlechten fetalen Ergebnisse sind Anlass, von diesem Manöver abzuraten.
- **Laparo- und Uterotomie:** wurde nach frustraner Durchführung der o.g. Maßnahmen durchgeführt, um die vordere kindliche Schulter zu lösen und sie anschließend in den Geburtskanal zu geleiten. So konnte das Neugeborene „schonend" vaginal entwickelt werden. Im Vergleich zum Zavanelli-Manöver hat das beschriebene Vorgehen den Vorteil, dass damit das traumatisierende Wiederhochschieben des kindlichen Kopfes entfällt.
- **Symphysiotomie:** kann in Einzelfällen zur Rettung des Neugeborenen beitragen.

► **Additive Maßnahmen.** Folgende additive Maßnahmen können je nach Notwendigkeit und klinischer Situation Anwendung finden. Der therapeutische Nutzen wurde bisher allerdings evidenzbasiert nicht belegt.

- **Episiotomie**: zur Erweiterung des muskulären Beckenausgangs. Sie sollte nur dann Anwendung finden, wenn die Maßnahmen zur Stellungsänderung der Symphyse erfolglos verliefen und die inneren Rotationsmanöver aufgrund eines Platzmangels nicht ausführbar erscheinen. Die Ursache für die Schulterdystokie ist die verkeilte Schulter in Beckeneingang, die Episiotomie erweitert den Beckenausgang. Sie ist daher nicht zur primären Behandlung der Ursache notwendig. In den meisten Fällen ist die Einführung der Hand am Hals des Fetus möglich und die innere Rotation kann ausgeführt werden. Aus diesem Grund ist die routinemäßige Anwendung einer Episiotomie nicht indiziert und sollte auch nicht als Behandlungsfehler anlässlich einer medikolegalen Auseinandersetzung gewertet werden. Aus heutiger Sicht ist die routinemäßige Anlage einer Episiotomie bei der Schulterdystokie allein aus forensischen Aspekten abzulehnen.
- **i.v. Tokolyse:** Anwendung z.B. bei uteriner Polysystolie. Erfahrungsgemäß sind jedoch die Wehenabstände bei einer Schulterdystokie eher verlängert, sodass die Gabe und die Wirksamkeit dieser Maßnahme sehr fragwürdig erscheinen und deshalb eher abzulehnen sind. Es ist jedoch vorstellbar, dass eine i.v. Bolus-Tokolyse beim Zavanelli-Manöver erfolgversprechend sein kann.

► **Probleme und Lösungen.** Eine schwere Schulterdystokie tritt selten auf. Aus diesem Grund werden kein Geburtshelfer und keine Hebamme je ausreichende Erfahrungen mit der Behandlung dieses Notfalls sammeln. Nicht nur aus forensischen Erwägungen ist deshalb die Existenz eines einheitlichen, schriftlich fixierten Therapieschemas (Dienstanweisung), das sowohl für Hebammen als auch für Ärzte gleichermaßen verbindlich ist, sinnvoll (Einweisung schriftlich dokumentieren!). Es ist ratsam, diese Dienstanweisung in bestimmten Abständen immer wieder zum Gegenstand klinikinterner Fortbildungen zu machen. Diese Unterweisung ersetzt allerdings nicht die Notwendigkeit, regelmäßig am geburtshilflichen Phantom die Handgriffe zu üben und so das geburtsmechanische Verständnis zu fördern.

Es ist jedoch darauf hinzuweisen, dass auch lege artis durchgeführte Entbindungsmanöver zur Behandlung der Schulterdystokie keine Garantie für ein atraumatisches Outcome des Neugeborenen sind!

▸ **Häufige Fehler und Gefahren.**
- eine Geburt aus Rückenlage vermeiden
- stark forciertes Anleiten zum Pressen vermeiden
- stark forcierter vaginal-operativer Entbindungsversuch (Forceps, Vacuum-Extraktor) vermeiden
- zu frühe Anwendung des Kristeller-Handgriffs

▸ **Alternativen.** Keine.

▸ **Postoperative Behandlung.** Verhalten nach einer Schulterdystokie mit und ohne kindliche Verletzung:
- Nach Abschluss der Geburt und vor allem nach Feststellung einer Schonhaltung des kindlichen Armes sollten sowohl die Hebamme als auch der Geburtshelfer den Geburtsablauf bzw. die einzelnen Schritte zur Behebung der Schulterdystokie möglichst mit genauer Zeitangabe umfangreich dokumentieren und beschreiben. Dabei ist darauf zu achten, dass ein Zeitabgleich zwischen den beiden Dokumentationen vorgenommen wird und keine größeren Zeit- und inhaltliche Textdifferenzen existieren. Je umfangreicher und detailgetreuer die Beschreibung ausfällt, desto leichter kann später im Rahmen einer medikolegalen Auseinandersetzung der Ablauf rekonstruiert werden. Das kann u. U. zur Verhinderung der Beweislastumkehr führen. Nicht dokumentiert bedeutet: nicht durchgeführt!
- Den Eltern sollte unbedingt ein Gesprächsangebot unterbreitet werden! In einem vertrauensvollen Gespräch in ruhiger Atmosphäre sollte nach Beendigung der Geburt oder am ersten Wochenbettstag die Wöchnerin bzw. die Eltern über die Komplikation sachlich und ohne Schuldbekenntnis oder -zuweisung informiert werden. Mit angemessener Empathie sollte das Bedauern über das Auftreten der Komplikation gegenüber den Eltern ausgedrückt und die Bereitschaft signalisiert werden, die Eltern und das Neugeborene zu begleiten und zu unterstützen.

Tiefer Schulterquerstand

Der tiefe Schulterquerstand ist am ehesten mit dem Begriff der erschwerten Schulterentwicklung zu vereinbaren. Im Unterschied zum hohen Schultergeradstand ist nach Geburt des kindlichen Kopfes kein Zurückziehen des Kopfes in die Vulva zu beobachten. Die kindliche Schulter hat bereits den knöchernen Beckeneingang im schrägen Durchmesser passiert. Lediglich die Rotation aus dem schrägen in den geraden Durchmesser in Beckenmitte bleibt aus, sodass die kindliche Schulter in Beckenmitte im queren Durchmesser stehen bleibt.

Wird ein tiefer Schulterquerstand diagnostiziert, sollte im Wesentlichen das Ablaufschema, welches für den hohen Schultergeradstand gültig ist, angewandt werden:
- Information und Hinzuziehung einer erfahrenen Hebamme und eines Fach- bzw. Oberarztes. Beginn mit den Maßnahmen zur Behandlung des tiefen Schulterquerstandes
- Stellungsänderung der Symphyse: Maßnahmen wie bei hohem Schultergeradstand (Kap. 11.8.2.1)
- wehensynchrone Dammwärtsleitung des kindlichen Kopfes, um die Rotation der Schultern in Beckenmitte zu erleichtern
- Aufforderung der Gebärenden zur aktiven Mitarbeit (Pressen), evtl. mit Unterstützung durch den Kristeller-Handgriff oder/und durch Oxytocin-Bolusgabe (3 IE i. v.).
- Anwendung der inneren Rotationsmanöver nach Rubin und/oder Woods

12 Sonstige Eingriffe

B. Uhl

12.1 Laparoskopie

12.1.1 OP-Ablauf vor und nach dem speziellen Eingriff

► **OP-Prinzip.** Minimal-invasive Methode zur Darstellung des intraabdominellen Situs und Durchführung von Eingriffen. Zur besseren Übersicht wird das Abdomen mit CO_2-Gas aufgebläht oder die Bauchdecke mit einem Spezialinstrument (z. B. Laparolift) gaslos angehoben.

► **Indikationen.** Die Indikation ergibt sich aus der Notwendigkeit des speziellen Eingriffes (s. dort).

► **Kontraindikationen.**

- allgemeine Kontraindikationen für einen operativen Eingriff
- schwere Herz-Kreislauf-Insuffizienz
- generalisierte Peritonitis
- Schwangerschaft mit einem Fundusstand, der einen subumbilikalen Zugang unmöglich macht
- weitere relative Kontraindikationen wie Adipositas oder extreme Adhäsionen abhängig von der Erfahrung des Operateurs

► **Patientenaufklärung.**

- Verletzung von Hohlorganen und Gefäßen (ggf. mit der Notwendigkeit zur Laparotomie, einer Bluttransfusion und dem Risiko einer Peritonitis)
- Gewebeschädigungen intraabdominal oder außerhalb des Abdomens durch HF-Strom, Laserlicht oder Endothermie
- allgemeine operative Risiken wie
  - Lagerungsschäden
  - Harnwegsinfekte
  - Thrombose und Embolie
  - Infektionen und Wundheilungsstörungen (insbesondere nässende Nabelwunden)
- postoperative vaginale Blutung durch den Einsatz eines Uterusmanipulators
- postoperative Schmerzen im Schulterbereich durch Reizung der Zwerchfellkuppel

► **OP-Planung.**

- Abklärung bestehender Beschwerden durch bildgebende Verfahren (z. B. Vaginalsonografie) und Laboruntersuchungen (CRP, Leukozyten, β-HCG im Serum, Tumormarker)
- Patientenvorbereitung
  - Allgemeines s. Kapitel 1
  - Spezielles s. entsprechende Kapitel
  - Rasur nur oberhalb der Symphysenregion, häufig kann auf die Rasur sogar ganz verzichtet werden
  - bei Kombination mit einem vaginalen Eingriff komplette Rasur im Genitalbereich
  - gründliche Nabelpflege mit Entfernung von Zelldetritus und Nabelsteinen (z. B. mit einem desinfizierendem Wattestäbchen)
  - Ist ein **Darmeingriff** zu erwarten (z. B. bei V. a. Darmendometriose), kann die Vorbereitung klassisch oder nach dem Fast-track-Prinzip erfolgen.
    - präoperative Nüchternheit: klassisch 6 Stunden, fast track 2 Stunden
    - Darmvorbereitung: klassisch orthograde Spülung mit 4–5 l isotonischer Lösung oral, Fast-track-Laxanzien (z. B. Fleet Phospho-Soda-Lösung direkt nach dem Abendessen und mindestens 3 große Gläser Flüssigkeit trinken; alternativ z. B. Bisacodyl 10 mg)
    - intraoperative Volumengabe: klassisch 4–6 Liter, fast track deutlich reduziert
    - Narkose: klassisch postoperative Schmerztherapie mit Opiaten, z. B. PCA, fast track Periduralkatheter
    - Magensonde: klassisch 1 Tag, fast track keine
    - Drainage: klassisch 7 Tage, fast track 1–2 Tage
    - Kostaufbau: klassisch 3.–5. Tag, fast track am OP-Tag

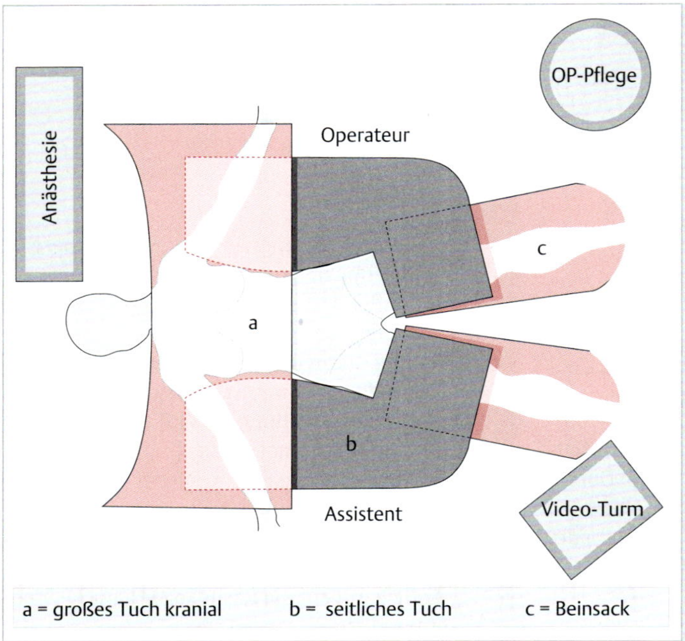

Abb. 12.1 Laparoskopie (z. B. LAVH oder Endoburch): Abdeckung, Personal.

- Mobilisation: klassisch 1. Tag, fast track am OP-Tag
- Entlassung: klassisch 10.–15. Tag, fast track 4.–7. Tag

▸ **Lagerung und Abdeckung.** Bei der Standardlaparoskopie wird die Patientin in Steinschnittlage gelagert. Verhüllung der Beine mit Beinsäcken. Die seitlichen Tücher werden lateral der Spina iliaca anterior superior fixiert. Bei einer allgemeinen Laparoskopie wird kaudal ein großes Tuch auf Höhe der Symphyse und kranial oberhalb des Rippenbogens (eventuellen Zugang in der Medioklavikularlinie unterhalb des linken Rippenbogens ins sterile Feld einplanen!) angelegt. Bei einer LAVH oder einer endoskopischen Kolposuspension nach Burch wird ähnlich der Abdeckung für eine vaginale Operation ein großes Tuch quer, knapp unterhalb des vaginalen Introitus fixiert und ein kleines Tuch quer über die Symphyse gelegt (▸ Abb. 12.1).

Alternativ gibt es für die Laparoskopie Komplettabdeckungen mit den angesprochenen Komponenten. Sind zusätzliche vaginale Eingriffe geplant, wird die Öffnung für den Genitalbereich mit Tapes an der Haut fixiert.

OP-Technik

Die im Folgenden beschriebenen Vorgänge beziehen sich auf den OP-Ablauf vor und nach dem speziellen Eingriff.

▸ **Allgemeines.** Nach der Lagerung der Patientin erfolgen die intravaginale Desinfektion sowie das Einlegen eines Verweilkatheters in die Blase. Bei Eingriffen mit einer Dauer bis zu 2 Stunden ist die Entleerung der Blase mit einem Einmalkatheter anstelle des Verweilkatheters gut zu vertreten.

Zur besseren Darstellung der Verhältnisse hinter dem Uterus bzw. zum Anspannen anatomischer Strukturen neben dem Uterus kann ein Hegar-Stift (6) ins Uteruskavum eingelegt und mit einer an der Portio befestigten Kugelzange per Heftpflaster verbunden werden. Alternativ können andere Uterusmanipulatoren zum Einsatz kommen. Ist die Patientin bereits hysterektomiert, kann zur besseren intraoperativen Lagekontrolle der Scheide intrava-

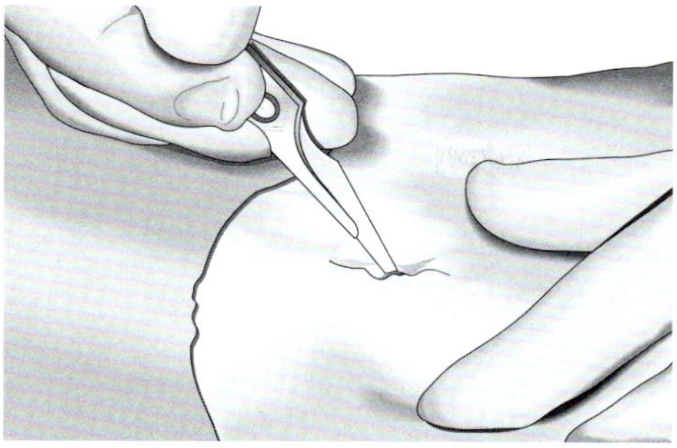

Abb. 12.2 Skalpellhaltung bei Stichinzision. **Cave:** nur im Hautniveau zur Vermeidung der totalen Bauchdeckenperforation bei schlanken Patientinnen.

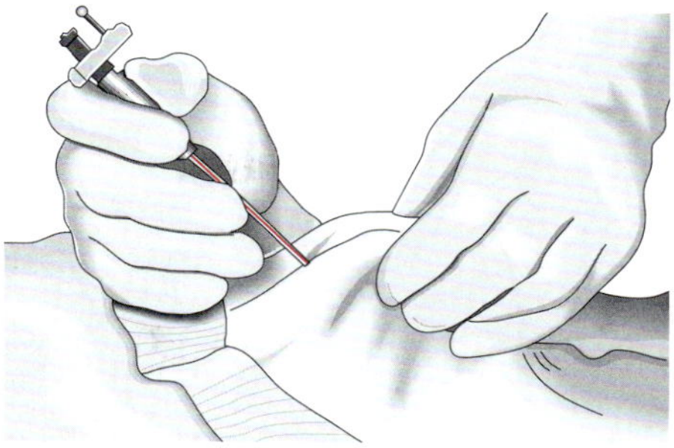

Abb. 12.3 Transumbilikaler Einstich mit der Veress-Nadel. Führungshand liegt der Bauchdecke an, am Ende gefasste Nadel wird im 45°-Winkel zügig in die Bauchhöhle geschoben, Bauchdecke wird mit der anderen Hand hierbei maximal angehoben.

ginal ein Stieltupfer eingelegt werden. Kurze Sichtkontrolle oder Rücksprache mit der Anästhesie, ob eine Magensonde zur Entblähung des Magens gelegt wurde (besonders wichtig beim Einstich unterhalb des linken Rippenbogens).

▸ **Standardzugang: intraperitonealer Zugang.** Anlegen eines kleinen ca. 1,5 cm messenden **Längsschnittes** in der unteren Nabelgrube. Der Schnitt erfolgt mit einem 11er-Stichskalpell (▸ Abb. 12.2) lediglich im Hautniveau, um bei schlanken Patientinnen eine Verletzung intraabdomineller Organe zu vermeiden.

Anheben der Bauchdecke unterhalb des Nabels und Einstechen der **Veress-Nadel** in einem 45°-Winkel nach kaudal. Die Nadel wird hierbei an ihrem griffigen Ende gefasst (▸ Abb. 12.3). Idealerweise gibt ein zweimaliges Klicken das Durchdringen von Muskelfaszie und Peritoneum an.

▸ **Injektions-Aspirations-Test.** Bei sehr adipösen Patientinnen müssen ggf. eine längere Nadel und ein steilerer Einstichwinkel gewählt werden. Zur Lagekontrolle kann der **Injektions-Aspirations-Test** durchgeführt werden. Eine mit 10 ml Kochsalz gefüllte 20-ml-Spritze wird auf die Veress-Nadel aufgesetzt. Die Aspiration schließt aus, dass Blut oder Darminhalt gewonnen wird. Die Injektion des NaCl muss ohne Widerstand möglich sein. Bei korrekter Lage in der freien Bauchhöhle kann die injizierte Flüssigkeit nicht zurückgewonnen werden. Der Sinn dieser Maßnahme ist nicht validiert und wird von vielen Operateuren nicht mehr durchgeführt.

▸ **Pneumoperitoneum.** Fluten des Insufflationsschlauches mit CO_2, um bei versehentlicher Gefäßpunktion eine Luftembolie zu vermeiden. Anschließen des Insufflationsschlauches zum Aufbau des **Pneumoperitoneums**. Der anfängliche Druck liegt normalerweise unter 5 mmHg. Bis zum Erreichen eines Drucks von 12 mmHg werden je nach Konstitution der Patientin etwa 2–3 Liter CO_2 benötigt. Für Eingriffe, bei denen länger als 1 Stunde insuffliert werden muss, empfiehlt sich der Einsatz einer **Flowtherme**, um ein Auskühlen der Patientin durch das ständig nachströmende kalte CO_2-Gas und ein häufiges Beschlagen der Optik zu vermeiden. Perkussion des Abdomens über allen 4 Quadranten, um sich von einer gleichmäßigen Gasverteilung zu überzeugen. Nach Erreichen des Insufflationsdruckes Entfernen der Veress-Nadel.

▸ **Einbringen der Optik.** Das **Einbringen des Optiktrokars** (10 mm, mit einem zu öffnenden Klappenventil zum problemlosen Einführen der 10-mm-Optik) kann nach zwei Prinzipien erfolgen:

1. Möglichkeit: Anheben der Bauchdecke in der Medianlinie, zwischen Symphyse und Nabel, durch die linke Hand des Operateurs, oder durch Operateur und Assistent gemeinsam. Einbringen des Trokars, ähnlich wie die Veress-Nadel, im 45°-Winkel mit Stichrichtung nach kaudal. Hierbei wird der Trokar unter kontrollierter Kraftanwendung und schraubenden Bewegungen vorgeschoben (▸ Abb. 12.4). Kegeltrokare sind zur Vermeidung größerer Verletzungen scharfgeschliffenen Trokaren vorzuziehen. Entweichendes Gas aus dem Insufflationsanschluss und der Hohlbohrung des Innen-

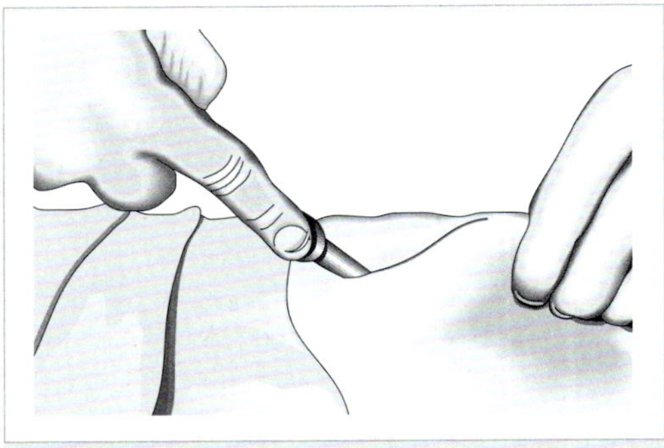

Abb. 12.4 Transumbilikales Einführen des Trokars: Umfassen des Trokars mit ganzer Hand, Ende des Trokardorns auf Daumenballen ruhend, Zeigefinger auf Bauchdecke abgestützt. Trokar schraubenförmig und rasch einbringen.

trokars signalisiert die intraabdominale Lage. Beim Herausziehen des Innentrokars wird der Außentrokar weiter ins Abdomen vorgeschoben, um ein Herausrutschen zu vermeiden. Anschließen des Insufflationsschlauches. Einbringen der Optik, die entweder vorgewärmt ist oder mit einem Antibeschlagtuch abgewischt wurde, um lästiges Beschlagen mit schlechter Sicht zu vermeiden. Inspektion des Omentum majus und des Darmkonvolutes zur Identifikation von Blutungen, Verletzungen und Adhäsionen. **Merke:** Bei sehr straffen Bauchdecken ist oftmals das Greifen in der Medianlinie erschwert. In diesem Fall sollte das Einbringen des Optiktrokars bereits bei einem Druck von 10 mmHg erfolgen, wenn die Bauchdecke noch nicht prall gespannt ist.

- Nachteil: durch den kräftigen Zugriff gelegentlich auftretende Bauchdeckenhämatome und zeltartiges Vorwölben des Peritoneums
- Vorteil: besonders für ungeübte Operateure sichere Methode

2. Möglichkeit: Abwarten, bis die Bauchdecke prall gespannt ist. Senkrechtes Aufsetzen des Trokars, sodass die Spitze die Faszie gerade durchbohrt. Nun erfolgt unter leichtem Druck (damit der Trokar nicht nach kaudal abgleitet) eine Richtungsänderung auf 60° nach kaudal, wobei die linke Hand als Hypomochlion genutzt wird. Sobald die 60° erreicht sind, wird der Trokar in den vorgewölbten darmfreien Bereich des Abdomens vorgeschoben (▶ Abb. 12.5). Weiteres Prozedere wie oben.

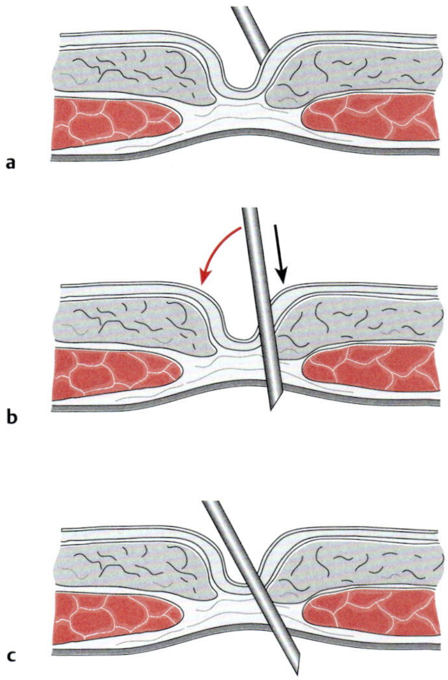

Abb. 12.5 Aufsetzen des Trokars in der unteren Nabelgrube, bis Faszie einstechen, dann unter Richtungswechsel von 60° in Bauchhöhle vorschieben.

- Nachteil: schwieriger zu erlernen als die Möglichkeit 1, da richtige Kraftdosierung wichtig ist
- Vorteile:
  - kürzerer Trokarverlauf durch die Bauchdecke
  - ohne Anheben der Bauchdecke möglich, dadurch keine Bauchdeckenhämatome
  - Eintritt ins Abdomen etwas weiter kranial, dadurch eventuell bessere Übersicht und Bewegungsfreiheit für seitlich kommende Instrumente
  - kein zeltartiges Vorschieben des Peritoneums, da dieses im Nabelbereich fixiert ist
  - besonders bei adipösen Patientinnen weniger Probleme, ins Abdomen vorzudringen

▶ **Zugang bei V. a. Adhäsionen.** Siehe unten Kap. 12.1.2.

▶ **Einbringen der Arbeitstrokare.** Die Platzierung der lateralen Arbeitstrokare im Unterbauch ist immer mit der Gefahr der Verletzung von Bauchdeckengefäßen verbunden. Die Orientierung wird durch den Einsatz der Diaphanoskopie (Darstellen der superfizialen epigastrischen Gefäße) erleichtert. Mit der Optik wird die Bauchdecke durchleuchtet und die Bauchdeckengefäße sichtbar. Eine weitere Orientierung bieten die obliterierten Aa. umbilicales. Etwa 1 – 2 cm lateral von diesen verlaufen die Vasa epigastricae inferiores (meist durch das Peritoneum zu erkennen und nicht, wie häufig irrtümlich angenommen, durch die Diaphanoskopie). Bei großen Befunden oder geplanten Endonähten sollten die Trokare möglichst kranial und lateral, auf Höhe der Spinae iliacae anteriores, gesetzt werden, um möglichst viel Bewegungsspielraum für die Instrumente zu haben. Nach kleiner Hautinzision wird der Trokar unter laparoskopischer Kontrolle mit schraubenden Bewegungen vorgeschoben. Hierbei liegt der Zeigefinger dem Trokar an, um ein unkontrolliertes Vordringen nach Durchdringen der Faszie zu vermeiden. **Cave:** Einmaltrokare mit Klingen an der Spitze dürfen nicht gedreht oder seitlich hin und her bewegt werden, da sonst ein größerer Fasziendefekt mit dem Risiko einer Hernie resultieren kann.

► **Bergen von Präparaten.**

- Zerkleinerung unbedenklich: Das Präparat wird mit der Allis-Zange oder der 10-mm-Löffelzange gefasst und mit der Hakenschere unter ständigem Zug mit der Zange so lange zerkleinert, bis es in den 10-mm-Trokar hineingezogen werden kann.
- Präparat sollte geschützt geborgen werden, um eine Materialverschleppung zu vermeiden:
  Über den 10-mm-Trokar wird ein Bergebeutel eingebracht und im Abdomen entfaltet. Nun wird das Präparat dort hineinbefördert. Größere Zysten können im Bergebeutel punktiert und leer gesaugt werden. Der Beutel wird verschlossen und der leere Anteil durch den 10-mm-Trokar gezogen. Entfernen des Trokars, Erweiterung des Hautschnittes und der Faszie mit dem Skalpell oder der Schere, ohne den Beutel zu verletzen. Dehnen des Einstichs mit dem Zeigefinger, der neben dem Beutel bis ins Abdomen vorgeschoben wird, und Entfernen des Präparates. Viele Bergebeutel sind sehr vulnerabel, sodass nur ein leichter Zug ausgeübt werden sollte. Verschluss der Faszie mit 1 – 2 Einzelknopfnähten (0, resorbierbar). Die Faszie wird hierzu mit 2 kleinen Langenbeck-Häkchen dargestellt. Hautverschluss mit 2 Polyester-Einzelknopfnähten. Erneutes Anlegen eines Pneumoperitoneums, Kontrolle auf Bluttrockenheit im Bereich des erweiterten Einstichs und im OP-Gebiet und Beendigung des Eingriffs wie üblich.

► **Drainage.** Zur postoperativen Blutungskontrolle kann bei Eingriffen mit einem Nachblutungsrisiko eine dünne Silikondrainage über einen der Arbeitstrokare im Unterbauch eingebracht und mit einer Fasszange im Douglas oder OP-Gebiet (z. B. Cavum retzii) platziert werden. Im Sinne einer Fast-track-Behandlung verzichten wir jedoch meist auf das Einlegen einer Drainage.

► **Entfernen des Instrumentariums.** Die Arbeitstrokare werden unter Sicht aus dem Abdomen entfernt, um eventuell durch die Trokarkompression verschleierte Gefäßverletzungen zu erkennen. Die Trokarventile sollten dabei geöffnet werden, um eine Sogwirkung auf intraabdominelle Strukturen und Hernienbildung zu vermeiden.

► **Wundverschluss.** Der subumbilikale Längsschnitt wird mit einer versenkten U-Naht (Knoten nach unten, resorbierbar, 3/0) verschlossen. Die Wundränder der übrigen Einstiche werden mit ein oder zwei Einzelknopfnähten (z. B. Polyester 3/0) adaptiert. Alternativ können resorbierbare Nähte (z. B. Caprosyn) oder Klammerpflaster verwendet werden. Einstiche, die größer als 10 mm sind oder erweitert wurden, sollten zusätzlich mit einer Fasziennaht (0, resorbierbar) versorgt werden, um Hernien vorzubeugen.

► **Probleme und deren Lösung.**

- **CO_2-Insufflation nicht möglich**, Gerät gibt intraabdominellen Druck > 12 mmHg an
- extrem **adipöse Bauchdecke**
  - Überprüfen des ungehinderten Gasflusses (z. B. Abknickung des Schlauches)
  - Bauchdecke anheben und Veress-Nadel einige Zentimeter zurückziehen (liegt evtl. im Omentum majus)
  - ggf. Veress-Nadel entfernen und auf Durchgängigkeit prüfen (evtl. durch ausgestanztes Gewebe verstopft)

Cave

Keine rührenden Bewegungen mit der Nadel durchführen, da ein versehentlich punktiertes Hohlorgan aufgerissen werden könnte.

- **Verletzung von Bauchdeckengefäßen**
  - bei leichter Blutung abwarten, ob diese während des Eingriffs durch die Trokarkompression sistiert
  - Bipolarkoagulation, eventuell nach präparatorischer Darstellung der Blutungsquelle
  - Umstechung von außen mit großer gerader oder gebogener Nadel unter laparoskopischer Kontrolle bzw. Assistenz (Annahme der Nadel und Rückstich mittels Endonadelhalter)
  - Kompression, z. B. mit dem Ballon eines Foley-Katheters

▸ **Häufige Fehler und Gefahren.**

- **Darmperforation** durch unsachgemäße Trokarführung oder Adhäsionen
- Magenperforation durch anästhesiebedingte Magenüberblähung und fehlende Ableitung durch eine Magensonde
- **Läsion** von **V. cava, Aorta** oder **Iliakalgefäßen** durch unkontrolliertes Eindringen ins Abdomen nach dem „Lost of resistence" (d. h. nach dem kraftaufwendigen Durchdringen der Faszie)
- **Läsion** von **Bauchwandgefäßen**, insbesondere der Vasa epigastricae inferiores, durch unsachgemäße, meist zu mediale Positionierung der Unterbauchtrokare

▸ **Alternativmethoden.**

- gaslose Laparoskopie
- Laparotomie

▸ **Postoperative Behandlung.** Soweit durch den speziellen Eingriff nicht anders indiziert, gilt für die postoperative Therapie Folgendes:

- keine postoperative Urinableitung
- peripher-venöser Zugang, bis Patientin sicher kreislaufstabil ist
- Essen, Trinken und Aufstehen, sobald Kreislaufstabilität und Vigilanz normal sind
- Entlassung am OP-Tag bzw. ambulante Therapie sind möglich.
- Ziehen der Drainage, sobald nur noch seröse Flüssigkeit gefördert wird
- Entfernung der Wundabdeckungen am Folgetag
- Duschen ist am Folgetag möglich, da die Wunden durch die Fibrinverklebung ausreichend verschlossen sind. Kein Abseifen der Wunden (hierauf ist besonders hinzuweisen).
- Entfernen des nichtresorbierbaren Nahtmaterials am 5. postoperativen Tag

▸ **Vermeiden und Beherrschen von Komplikationen.**

Merke M!

- Gasschlauch und Filter enthalten etwa 175 ml Raumluft → vor OP-Beginn zur Vermeidung einer Luftembolie mit CO_2 spülen
- 15 % der Darmverletzungen werden während der Laparoskopie nicht erkannt, 20 % der betroffenen Patienten versterben

- **Mögliche Komplikationen und Maßnahmen:**
  - Fehlinsufflation, Probleme beim Zugang
  - **Blasenverletzungen:** Einschichtige oder zweischichtige Naht mit Vicryl 2 – 0, Einzelknopfnähte, Dichtigkeitskontrolle mit 300 ml NaCl (blau) und Dauerkatheteranlage für 7 – 10 Tage
  - **Magen-, Darmverletzungen:** Bei Verletzung mit der Verres-Nadel Antibiotikagabe und postoperative Überwachung, bei Verletzung mit dem Trokar und guter anatomischer Übersicht des Segmentes zweischichtige laparoskopische Übernähung mit PDS 3 – 0 oder 4 – 0. Ansonsten Laparotomie, Adhäsiolyse, chirurgische Versorgung
    Postoperative Diagnose erfolgt im Mittel nach 4,0 – 4,9 Tagen
    Risikofaktoren: Z. n. Längsschnittlaparotomie, entzündliche Darmerkrankungen, Z. n. Peritonitis, Darmadhäsionen an der vorderen Bauchwand
  - **Ureterverletzungen:** Intraoperativ transvesikale Schienung und Reanastomose mit 4 – 5 PDS-Einzelknopfnähten 4 – 0. Postoperative Symptome sind Flanken- und Rückenschmerzen, abdominale Schmerzen, Übelkeit und Erbrechen, Fieber, Leukozytose, Hämaturie. Die Diagnose erfolgt durch Nierensonografie, i. v. Urogramm, Zystoskopie mit retrograder Ureterdarstellung
  - **Gefäßverletzungen** (Vena cava, Aorta, Iliakalgefäße): Blutaustritt aus dem Punktionsinstrument, Blutdruckabfall und Tachykardie,

dunkle Vorwölbung des Retroperitoneums, Blut im Abdomen ohne andere Ursache, CO_2-Embolie (Abfall endexspiratorisches CO_2, Abfall der O_2-Sättigung durch reduzierte pulmonale Durchblutung) → sofortiger medianer Längsschnitt, digitale Gefäßkompression, Ausklemmen des Defektes, Gefäßnaht mit Prolene; 100% O_2-Beatmung und extreme Kopftieflagerung bei CO_2-Embolie, ggf. ZVK oder Pulmonalarterienkatheter mit Versuch der Gasaspiration
    - **Trokarhernie:** Inzidenz 0,18 – 2,8% (offene Chirurgie 3 – 20%), 80% der Trokarhernien bei Trokaren > 10 mm. Patientenbedingte Risikofaktoren: Nabelhernien, Adipositas, Alter > 60 Jahre, Diabetes, Wundinfektion. Von OP und Material ausgehende Risikofaktoren: Ort des Einstichs, Trokardurchmesser, keine Fasziennaht, offene Laparoskopie, Erweiterung des Umbilikaleinstichs, lange OP.
    - Lymphozelen
- **Prophylaxe:**
    - Magensonde (korrekte Lage!)
    - Stichinzision insbesondere bei schlanken Frauen nicht zu tief (nur im Hautniveau)
    - Verres-Kanüle Richtung Os sacrum
    - Palmareinstich bei V.a. periumbilikale Adhäsionen (Ausschluss Splenomegalie per US!)
    - offene Laparoskopie (Hernienrisiko): als Standard kein signifikanter Unterschied zur geschlossenen Technik → nur bei „Risikopatientinnen" (in England und Australien in den chirurgischen Leitlinien empfohlen)
    - optische Trokare
    - **Ureterverletzung:**
        - bei unklarer Anatomie Präparation des Retroperitoneums und Darstellen des Ureterverlaufs
        - intrafasziale Präparation bei der TLH
        - Hohlmanipulator
        - Instrumente mit geringer thermischer Streuung (z. B. Harmonic)
        - Double-J-Schienung bei Sorge vor einer sekundär auftretenden thermischen Läsion (zu dicht am Ureter koaguliert)
    - **Trokarhernie:**
        - keine schneidenden Trokare
        - möglichst kleiner Trokardurchmesser
        - Meiden der Linea alba
        - günstige Trokarposition zur Vermeidung einer Fasziendehnung
        - Fasziennaht unter Sicht bei Trokaren > 10 mm
        - vollständiges Ablassen des Pneumoperitoneums vor Entfernen
        - Öffnen des Trokarventils beim Herausziehen (Sogvermeidung)
        - vorbestehende Faszienlücken (insbesondere periumbilikal) erkennen und chirurgisch verschließen (lassen)

12.1.2 Adhäsiolyse

Adhäsiolyse im Bereich der Adnexen siehe Kapitel 8.1.3.1.

▸ **OP-Prinzip.** Lösen von Verwachsungen, die zwischen intraabdominalen Organen (Darm, Uterus, Tuben, Omentum majus etc.) oder zwischen intraabdominalen Organen mit der Bauchwand bestehen.

▸ **Indikationen.**
- unklare oder adhäsionstypische Schmerzen (z. B. kolikartige Schmerzen besonders nach blähenden oder ballaststoffreichen Speisen)
- Sterilität durch Adhäsionen im kleinen Becken

▸ **Kontraindikationen.**
- allgemeine Gründe, die gegen eine Operation sprechen
- fehlende Beschwerden, da hier das Operationsrisiko in keinem Verhältnis zum Gewinn für die Patientin steht

▸ **Patientenaufklärung.**
- erhöhtes Nachblutungsrisiko
- erhöhtes Verletzungsrisiko für die zu präparierenden Hohlorgane, ggf. Notwendigkeit einer Laparotomie
- sekundäre Darmperforation mit konsekutiver Peritonitis
- Risiko des Rezidivs in ca. 40 – 50% der Fälle

▸ **OP-Planung.**
- alte OP-Berichte anfordern, um eine Vorstellung der intraabdominalen Verhältnisse zu bekommen
- eine präoperative Darmvorbereitung führt evtl. zu geblähten Darmschlingen, ist daher nicht unbedingt zu empfehlen

OP-Technik

▶ **Wahl der Zugangsmethode.** Postoperative Adhäsionen sind aufgrund der Schnittführung am häufigsten in der Medianlinie und am seltensten im linken Oberbauch anzutreffen. Zur Vermeidung von Darmverletzungen ist die offene Laparoskopie oder der Zugang im linken Oberbauch, ggf. auch als offene Laparoskopie, dem klassischen Prozedere vorzuziehen.

Offene Laparoskopie

▶ **Intraperitonealer Zugang.** Anlegen einer 2 cm langen Inzision in der unteren Nabelgrube. Stumpfe Präparation z. B. mit einer Kocherklemme bis zur Muskelfaszie. Einbringen von zwei schmalen Langenbeck-Haken, Darstellen und Fassen der Faszie mit je einer Kocher-Klemme im kranialen und kaudalen Wundwinkel. Anspannen und Inzision mit einer Präparierschere. Ersetzen der Klemmen durch resorbierbare Haltenähte (Stärke 1). Subfasziales Einsetzen der Langenbeck-Haken, Darstellen des Peritoneums und Anspannen mit zwei Kocher-Klemmen.

▶ **Einbringen der Trokare, Pneumoperitoneum.** Spalten des Peritoneums und Einbringen des Optiktrokars ohne Trokardorn. Anlegen des Pneumoperitoneums. Sollte über den Einschnitt Gas entweichen, kann dieser mit einer nahe am Trokar liegenden Einzelknopfnaht abgedichtet werden. Ein ständiger Gasverlust mit resultierendem Nachfluss von kaltem Gas führt sehr schnell zur Auskühlung der Patientin. Ein geringer Insufflationsdruck intraabdominal hat eine schlechte Übersicht zur Folge. Manche Operateure bevorzugen für die offene Laparoskopie ein spezielles Trokar-Set. Der Trokar kann mit den Haltefäden fixiert werden und dichtet mit einem Metallkegel auf Höhe der Bauchdecke besser ab. Die Platzierung weiterer Trokare erfolgt je nach Situs.

▶ **Wundverschluss.** Zur Vermeidung von Hernien wird die Faszie am Ende des Eingriffs mit einer z-gestochenen Einzelknopfnaht verschlossen; oftmals reicht auch die Verknotung der Haltfäden.

Alternativer Zugang im linken Oberbauch

▶ **Ausschluss Splenomegalie.** Präoperativ ist eine Splenomegalie sonografisch auszuschließen. Der Zugang erfolgt am sog. Palmer-Punkt, 2 – 3 cm unterhalb des Rippenbogens in der Medioklavikularlinie. Das technische Prozedere entspricht dem des

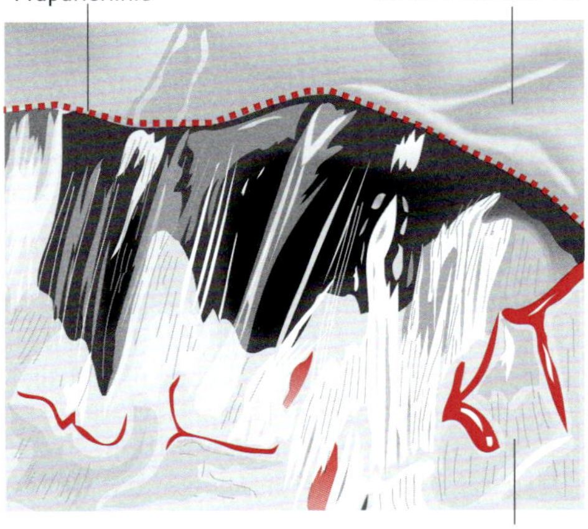

Abb. 12.6 Schichtgerechtes Lösen von Verwachsungen.

subumbilikalen Zuganges. Sofern der Adhäsionssitus es zulässt, wird ein Arbeitstrokar in den linken Unterbauch eingebracht, um zunächst die Verwachsungen in der Medianlinie zu lösen. Danach kann ein Optiktrokar in der unteren Nabelgrube platziert werden. Dies ermöglicht eine bessere Übersicht für die Adhäsiolyse im kleinen Becken.

Adhäsiolyse

Zunächst werden Netzverwachsungen zur vorderen Bauchwand mit einer Metzenbaum-Schere schichtgerecht (▶ Abb. 12.6), d. h. dicht am Peritoneum der Bauchwand, gelöst. Befindet man sich in der richtigen Schicht, treten meist keine Blutungen auf. Falls doch, werden diese bipolar, deutlich entfernt zu adhärenten Darmschlingen, koaguliert. Das schichtgerechte Arbeiten ist die beste Adhäsionsprophylaxe. Alternativ können Instrumente mit einer geringen thermischen Streuung und geringerer Nekrosebildung (z. B. Ultraschallskalpelle) eingesetzt werden.

Sobald es der Situs erlaubt, wird ein weiterer 5-mm-Arbeitstrokar kontralateral zum ersten Arbeitstrokar eingebracht. Über diesen können die zu lösenden Strukturen mit einem atraumatischen Instrument (Overholt oder Tubenfasszange) angespannt werden. So gelingt es meist auch bei breitflächigen Verwachsungen, z. B. zwischen Rektosigma und

Uterus, die richtige Schicht zu finden und mit der Metzenbaum-Schere zu durchtrennen. Im retrouterinen Bereich ist die maximale Antefixation des Uterus mit dem Uterusmanipulator sehr hilfreich. Eine darmnahe Koagulation ist wegen des Risikos einer sekundären Perforation durch eine thermische Nekrose zu vermeiden. Blutende Serosadefekte können mittels einer z-gestochenen Endonaht (3/0, resorbierbar) versorgt werden.

Adhäsionsprophylaxe
Zur Adhäsionsprophylaxe können breitflächige, aber lokal begrenzte Wundgebiete (z. B. im Bereich der Uterushinterwand) mit einem resorbierbaren Netz (Interceed) abgedeckt werden. Ansonsten werden flüssige oder gelartige Barrieremedien (z. B. SprayShield; Adept, Intercoat) zur Adhäsionsprophylaxe ins Abdomen eingebracht. **Merke:** Die beste Adhäsionsprophylaxe besteht in einer atraumatischen und schichtgerechten Operationsweise.

▸ **Probleme und deren Lösung.**
- **Anlage des Pneumoperitoneums** nicht möglich → offene Laparoskopie
- **Zugang ins Abdomen** nicht möglich → Laparotomie bei abklärungsbedürftigem Befund oder starken Beschwerden
- **schichtgerechte retrouterine Lösung** des **Rektosigmoids** bei V. a. Darmendometriose nicht möglich → Laparotomie mit Adhäsiolyse, ggf. Darmteilresektion

▸ **Häufige Fehler und Gefahren.**
- **klassischer Zugang**, wie unter „Laparoskopie" beschrieben, mit dem erhöhten Risiko der Darmperforation
- **Durchtrennen von Netzverwachsungen** („wo es gerade passt"); erhöhtes Rezidivrisiko
- **darmnahe Koagulation** mit dem Risiko der thermischen Darmwandnekrose und sekundärer Perforation
- Gefahr der Darmperforation bei **breitflächiger, darmnaher Adhäsiolyse** (**Cave:** Endometriose)

▸ **Alternativmethoden.** Adhäsiolyse per Laparotomie:
- Vorteil: geringeres Risiko der Darmläsion beim Zugang ins Abdomen
- Nachteil: höheres Rezidivrisiko durch
  - erneute Laparotomiewunde sowie
  - fehlenden Vergrößerungseffekt der Endoskopie

▸ **Postoperative Behandlung.**
- wie nach Laparoskopie üblich
- Information der nachsorgenden Ärzte über mögliche sonografische Muster nach Adhäsionsprophylaxe
  - Flüssigkeit
  - unregelmäßige echoreiche/echoarme Struktur (Interceed)
- Gastrografinschluck und nachfolgende Abdomenübersichtsaufnahmen bei unerklärlichen Schmerzen im Abdomen und/oder Abwehrspannung

12.1.3 Endoskopische Diagnostik und Therapie der Endometriose

▸ **OP-Prinzip.** Optische und histologische Abklärung einer vermuteten Endometriose und ggf. vollständige chirurgische Entfernung von Endometrioseherden durch Destruktion oder besser Resektion. Die Entfernung gilt als Goldstandard der Therapie. Dies erfordert insbesondere bei der tief infiltrierenden Endometriose eine hohe operative Erfahrung (ähnlich der endoskopischen Onkochirurgie) und häufig ein interdisziplinäres Vorgehen.

Tief infiltrierende Endometriose bedeutet Befall folgender Strukturen:
- Septum rectovaginale
- Fornix vaginae
- Retroperitoneum (Beckenwand, Parametrium)
- Darm
- Ureter
- Harnblase

▶ **Diagnostik per Laparoskopie.**
- einzige sichere Diagnostik
- Lokalisation und Stadieneinteilung (das Peritoneum muss **sehr gründlich** abgesucht werden)
- Thermocolortest = Erhitzen eines verdächtigen Bezirks mit dem Endothermiestab; Braunfärbung → Endometriose.
- Biopsie → Histologie und Aktivität (Goldstandard der Diagnostik)
- Zeitpunkt:
  - Sterilitätspatientin periovulatorisch
  - ansonsten perimenstruell
  - zur Therapiekontrolle nach GnRH-Gabe 2 Monate nach der letzten s. c.-Applikation
- Beurteilung des Aktivitätsgrades (Fehlerquote der makroskopischen Differenzierung 20%)
  - **inaktive Herde** → noduläre Implantate: schwarze Knoten, Gefäßarmut der Umgebung, wenig proliferierend, schlecht differenziert, zyklusunabhängig, peritonealer Überzug weißlich und sternförmig verzogen. In diese Gruppe gehören auch dickwandige fibrotische Zysten < 3 cm. Medikamentös nicht beeinflussbar, daher Resektion
  - **aktive Herde** → vesikuläre Implantate: zyklusabhängige Bläschen; perimenstruell dunkelrot bis schwarz, ansonsten rot bis zartrosa. Das umgebende Peritoneum ist hypervaskularisiert. Hierzu gehören auch dünnwandige Zysten > 3 cm. Medikamentöse Therapie möglich (bei den Zysten ist eine Volumenreduktion von 50 – 70% möglich)
  - **atypische Formen** → gelbliche oder weißliche Plaques (hormonell abhängig), Peritonealeinrisse, sternförmige Narben

Cave

- Auch ein Hämangiom oder eine Einblutung färben sich beim Thermocolortest braun, daher kein sicherer Nachweis.
- Eine Salpingitis isthmica nodosa ist nicht gleichbedeutend Endometriose (diese ist nur in 4 – 6% der Fälle nachweisbar).
- Schokoladenzysten sind in 25% der Fälle eingeblutete Corpus-luteum-Zysten → möglichst organerhaltend operieren, ggf. Schnellschnitt. Perforierte Zysten führen nicht zur Neuimplantation.
- Adhäsionen zwischen Ovar und Beckenwand:
  - bis zu 90% Herde in der Beckenwand (Adhäsionen müssen zur korrekten Diagnostik und Therapie gelöst werden)
  - medikamentöse Therapie

Merke M!

- In Zukunft könnte es Schule machen, dass die Kostenübernahme einer teuren Therapie, wie z. B. mit GnRH-Analoga, nur nach histologischer Sicherung der Diagnose erfolgt.
- Die vollständige operative Resektion der Endometriose weist die höchste Erfolgsrate auf und ist daher anzustreben!

Destruktion von Endometriosegewebe (eher obsolet)
- Thermokoagulator
- Bipolarkoagulation
- Monopolarkoagulation

▶ **Indikationen.**
- Schmerzen
- Sterilität
- Organveränderungen

▶ **Individuelle Therapieplanung.** Unter Berücksichtigung der Stadieneinteilung und des Beschwerdebildes der Patientin (▶ Abb. 12.7, ▶ 12.8):
- allgemein:
  - keine Beschwerden, kein Kinderwunsch, kein Adnextumor: → keine Therapie, gynäkologische Kontrolle alle 6 Monate (evtl. höchstens pelviskopische Sanierung, falls dies ohne deutliche Erweiterung des Eingriffs möglich ist)
  - keine Beschwerden, kein Kinderwunsch, Adnextumor: → operative Intervention, keine weitere Therapie, Kontrolle alle 3 Monate
- Familienplanung abgeschlossen, relevante Symptome:
  - Stadium I – III, Stadium IV < 45 Jahre
    - laparoskopische Sanierung
    - medikamentöse Nachbehandlung bei aktiver, endokrin modulierter Endometriose (positive Hormonrezeptoren) über 3 – 6 Zyklen
  - Stadium IV > 45 Jahre
    - definitive chirurgische Sanierung mit bilateraler Adnexektomie
- junge Frau mit Beschwerden, z. Zt. kein Kinderwunsch:
  - Minimalendometriose: pelviskopische Sanierung (Peritoneum lupenoptisch nach atypischen Erscheinungsformen absuchen)

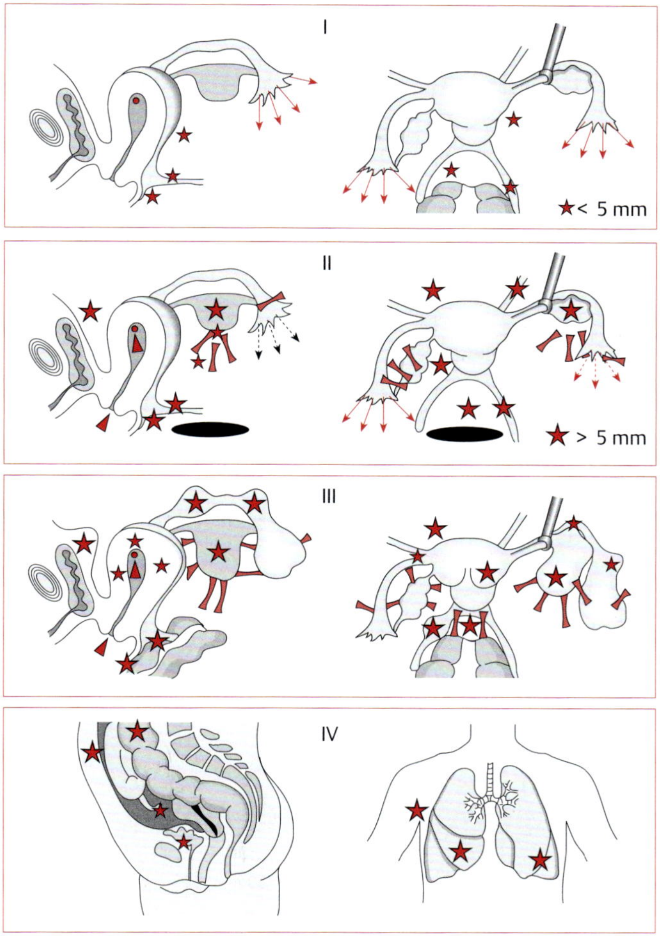

Abb. 12.7 European Endometriosis Classification (Quelle: siehe Bildnachweis [7]).

- ○ Stadium III und IV: pelviskopische Sanierung. Alternativ
  - – nur diagnostische Laparoskopie
  - – medikamentöse Therapie über 3 – 6 Monate
  - – Second-look-Laparoskopie mit Sanierung von Residualbefunden
- ○ Stadium IV mit ausgedehnten Sekundärschäden: mikrochirurgische Sanierung, evtl. nach medikamentöser Vorbehandlung. Zur Rezidivprophylaxe orale Kontrazeptiva vom Kombinationstyp (mit niedriger Transformationsdosis des Gestagens), z. B. Valette, alternativ Visanne (reines Gestagen; zur Kontrazeption nicht zugelassen)

- Patientin mit Kinderwunsch, mit oder ohne Symptomatik: durch umfassende Sterilitätsdiagnostik andere Faktoren ausschließen (diagnostische Pelviskopie mit Chromopertubation, Kap. 8.1.1). Chirurgische Sanierung der Endometriose nur, wenn diese als alleiniger Sterilitätsfaktor anzusehen ist → keine chirurgische Überbehandlung (**Cave:** Adhäsionen, Verminderung der ovariellen Reserve)
  - ○ **Stadium I – II:** sofortige Sanierung und bei histologisch aktiven Herden medikamentöse Nachbehandlung über 3 – 6 Monate. Nach der Behandlung 6 – 12 Zyklen abwarten, ggf. Zyklusoptimierung
  - ○ **Stadium III – IV:** operative Sanierung (ggf. Mikrochirurgie) nach medikamentöser Vorbehandlung; Nachbehandlung ist nicht sinnvoll. Ist eine mikrochirurgische Rekonstruktion nicht möglich oder besteht ein Rezidiv nach

Amerikanische Gesellschaft für Reproduktionsmedizin
Neufassung der Endometriose-Klassifizierung

Name des Patienten .... Datum ....
Stadium I (geringfügig) : 1–5
Stadium II (leicht) : 6–15
Stadium III (mäßig) : 16–40
Stadium IV (schwer) : > 40
Gesamt ....

Laparoskopie .... Laparotomie .... Photographie ....
Empfohlene Behandlung: ....

Prognose: ....

Peritoneum	Endometriose	< 1 cm	1–3 cm	> 3 cm
Peritoneum	oberflächlich	1	2	4
Peritoneum	tief	2	4	6
Ovarium	R oberflächlich	1	2	4
Ovarium	tief	4	16	20
Ovarium	L oberflächlich	1	2	4
Ovarium	tief	4	16	20
	Obliteration des Douglas	teilweise		vollständig
		4		40
Ovarium	Adhäsionen	< ⅓ Einschluss	⅓–⅔ Einschluss	> ⅔ Einschluss
Ovarium	R dünn	1	2	4
Ovarium	dicht	4	8	16
Ovarium	L dünn	1	2	4
Ovarium	dicht	4	8	16
Tuba uterina	R dünn	1	2	4
Tuba uterina	dicht	4*	8*	16
Tuba uterina	L dünn	1	2	4
Tuba uterina	dicht	4*	8*	16

* Ist das mit Fimbrien besetzte Ende der Tuba uterina vollständig eingeschlossen, so ist die Punkteinstellung auf 16 vorzunehmen.

Das Aussehen der Oberflächenimplantattypen ist wie folgt zu benennen: rot ([R], rot, rosarot, feuerfarben, bläschenförmige Kügelchen, klare Bläschen), weiß ([W], Trübungen, peritoneale Defekte, gelbbraun) oder schwarz ([S] schwarz, Hämosiderinablagerungen, blau). Die prozentualen Gesamtanteile sind anzugeben als R ...%, W ...% und S ...%, die Gesamtsumme soll 100% ergeben.

Zusätzliche Endometriose: ....
....
....

anzuwenden bei
normalen Tuben und Ovarien

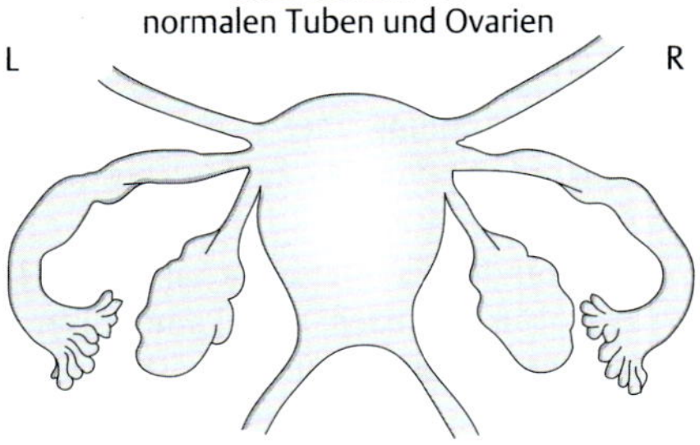

Assoziierte Pathologie: ....
....
....

anzuwenden bei anormalen
Tuben und/oder Ovarien

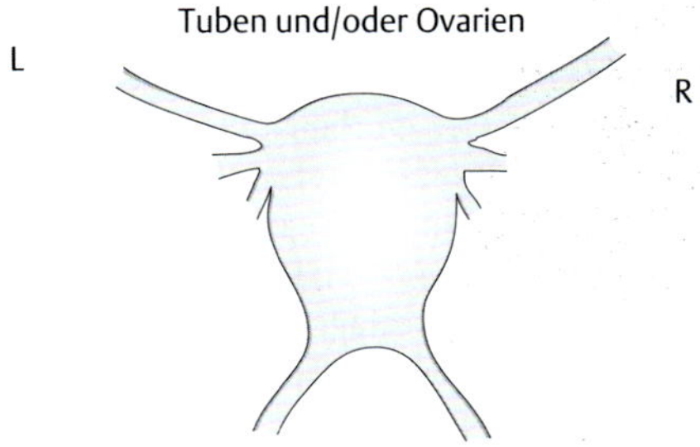

Abb. 12.8 r-AFS-Klassifikation der Endometriose nach der American Fertility Society (Fertility & Sterility, Vol. 56, 1997; 5:818–819) (Quelle: siehe Bildnachweis [7]).

Tab. 12.1 Revidierter ENZIAN-Score (▶ Abb. 12.9).

Stadium	A Septum rectovaginale Scheide	B Ligg. sacrouterina Beckenwand	C Rektuminfiltration
1	< 1 cm	< 1 cm	< 1 cm
2	1 – 3 cm	1 – 3 cm	1 – 3 cm
3	> 3 cm	> 3 cm	> 3 cm

Mikrochirurgie → In-vitro-Fertilisation (GnRH-Agonisten über 3 – 6 Zyklen und direkt anschließende ovarielle Stimulation = Ultra-Long-Protokoll)

Merke M!

Die präoperative medikamentöse Therapie kann zur Verkleinerung der Befunde genutzt werden. Ob eine postoperative medikamentöse Therapie den Langzeiterfolg der Therapie verbessert, wird kontrovers diskutiert.

▶ **Kontraindikationen.** Ein Adnextumor mit dringendem Malignomverdacht schließt ein organerhaltendes Vorgehen aus (Risiko der Tumorzellverschleppung bei Perforation des Tumors).

▶ **Patientenaufklärung.**

- Rezidivrisiko nach organerhaltender Operation 7 – 31 %
- Risiko der Ureterverletzung bei Beckenwandendometriose
- Risiko der Darmperforation bei Darmendometriose
- Risiko der Blasenverletzung bei Resektion von tief liegenden Herden in diesem Bereich
- Insbesondere bei Befall des Septum rectovaginale oder bei entsprechender Darmsymptomatik ist das Einverständnis zur Darmresektion nach entsprechender Aufklärung einzuholen.
- Risiko der Blasenentleerungsstörung nach Rektumresektion bzw. Resektion der Parametrien
- evtl. Notwendigkeit einer postoperativen medikamentösen Therapie
- Einleitung einer speziellen Hormonersatztherapie nach bilateraler Adnexektomie (z. B. Liviella)

▶ **OP-Planung.**

- Anamnese (insbesondere bezüglich endometriosetypischer Beschwerden)
- Spekulumeinstellung (zweiblättrige Specula) insbesondere zur Beurteilung des hinteren Scheidengewölbes. Bläulich schimmernde Herde hinweisend auf eine Endometriose in diesem Bereich.
- vaginale Palpation:
  - Größe, Konsistenz, Oberflächenstruktur und Beweglichkeit von Adnextumoren
  - Veränderungen im Douglas und an den Ligg. sacrouterina
  - gleichzeitige rektale Palpation zur Beurteilung des Spatium rectovaginale
- Vaginalsonografie zur Beurteilung der Verhältnisse im kleinen Becken, insbesondere zur Beurteilung von Adnexbefunden
- Nierensonografie zum Ausschluss einer Harnstauung
- Labor:
  - Standardlabor
  - CA 125: diagnostisch nicht sehr wertvoll, da im Stadium I und II häufig Normalwerte vorliegen. Nur bei 33 % im Stadium III und 100 % im Stadium IV sind die Werte pathologisch, wobei jedoch hier im Allgemeinen ein pathologischer Tastbefund vorliegt. Es gibt Belege dafür, dass präoperative Werte von 16 – 25 U/ml und postoperative Werte unter 16 U/ml höhere Schwangerschaftsraten erwarten lassen.
- Rektoskopie/Koloskopie ggf. mit Biopsie:
  - bei anamnestischem V.a. Darmbeteiligung (Beschwerden meist zyklusabhängig)
  - Blutauflagerungen
  - schmerzhafte Defäkation
  - Häufig ist die Mukosa nicht infiltriert und eine Koloskopie von daher wenig valide.
- MRT ist hoch sensitiv
- Zystoskopie bei entsprechender Symptomatik:
  - Hämaturie
  - Dysurie und Pollakisurie
- Darmvorbereitung nach dem Fast-track-Prinzip (Kap. 12.1.1)

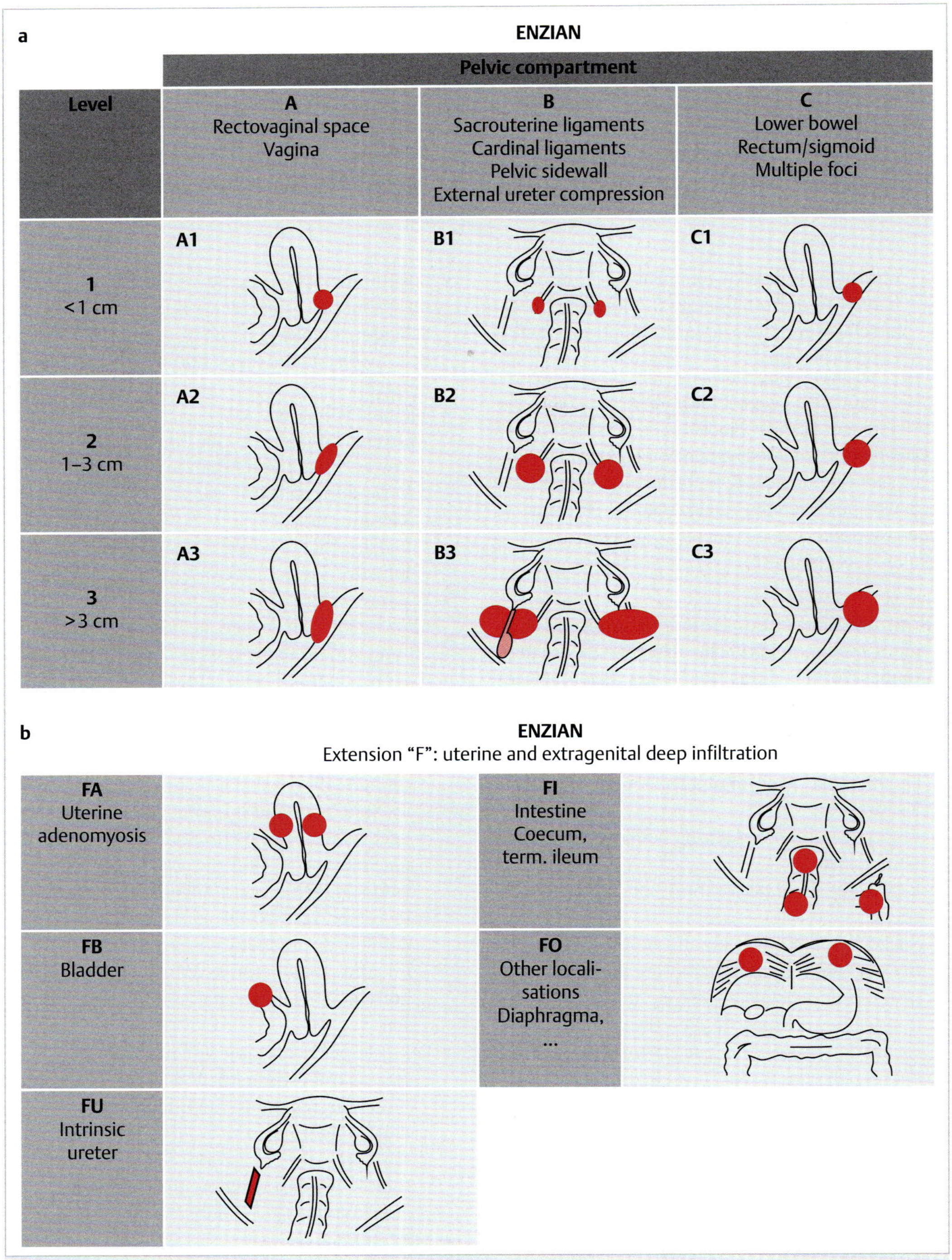

Abb. 12.9 ENZIAN-Score. (Mit freundlicher Genehmigung von Herrn Dr. Frank Tuttlies und Herrn Professor Keckstein, Villach; Quelle: Hackl et al. Die operative Therapie der Endometriose. Frauenheilkunde up2date 2012; 4: 205–236.)

a Raumachsen: A: Douglas-Raum – Septum rectovaginale – Scheide. B. Ligg. sacrouterina – Beckenwand. C. Organüberschreitung zum Rektum.
Ergänzungen: Blase, Darm, Ureter, andere (z. B. Zwerchfell).

b Aus Stadieneinteilung (▶ Tab. 12.1) und Raumachse erstellter Score.

OP-Technik

Allgemeines laparoskopisches Vorgehen s. o. Grundsätzlich sollten suspekte Herde komplett reseziert und histologisch zur Sicherung der Diagnose und immunhistochemisch zur Bestimmung der Hormonrezeptoren untersucht werden.

Peritoneale Endometrioseherde

▸ **Oberflächliche Herde.** Denaturierung (Laser, Endothermie, HF-bipolar oder monopolar sind gleichwertig) oder Resektion durch entsprechende Präparation (Inzision und Unterminieren durch spreizende Scherenbewegungen) mit der Metzenbaum-Schere. Gelegentlich ist eine Unterspritzung mit NaCl (Aquadissektion) hilfreich. Blutende Wundränder werden bipolar koaguliert. Hierdurch wird gleichzeitig eine Verkleinerung des Defektes erreicht. Wenn möglich, sollte der Defekt zur Adhäsionsprophylaxe mit Endonähten (2/0) verschlossen oder mit Interceed abgedeckt werden.

▸ **Tief infiltrierende Herde.** Vorsichtige Resektion möglichst im Gesunden unter Darstellung der umgebenden Strukturen (u. a. Darm oder Ureter). Gegebenenfalls ist der Ureter im gesamten Verlauf durch die Fossa ovarica mittels Präparation im Retroperitoneum darzustellen und sollte vom zu resezierenden Peritoneum teils stumpf, teils scharf distanziert werden. Tief infiltrierte Darmabschnitte (meist Rektum) werden reseziert (s. Darmendometriose).

▸ **Ureterpräparation im Bereich der Fossa ovarica.** Anspannen des betroffenen Peritonealabschnitts und Inzision im gesunden Bereich, parallel zu dem erwarteten Ureterverlauf. Darstellen des retroperitonealen Raumes mittels stumpfer Präparation z. B. mit dem Overholt. Das Peritoneum wird hierbei nach medial angespannt. Der identifizierte Ureter wird mit einem Präpariertupfer oder dem Overholt so weit stumpf abgeschoben, dass der betroffene Peritonealabschnitt, ggf. unter Mitnahme des Lig. sacrouterinum, im Gesunden reseziert werden kann (▸ Abb. 12.10).

Endometriom des Ovars

▸ **Oberflächliche Herde.** Thermische Denaturierung. Eventuelle Verwachsungen zur seitlichen Beckenwand sollten zur besseren Übersicht vor der weiteren Präparation am Ovar gelöst werden. Lassen sich Ovar und Peritoneum aufgrund **massivster Vernarbungen zur Beckenwand** nicht voneinander trennen, ist insbesondere bei älteren Frauen und abgeschlossener Familienplanung die Adnexektomie unter Mitnahme des befallenen Peritoneums nach vorheriger Ureterpräparation (vgl. Kapitel 8 „Adnexektomie“) in Erwägung zu ziehen.

▸ **Zystenexstirpation.** Zum **Ausschälen eines Endometrioms** wird das Ovar z. B. mit einer Allis-Fasszange aufgenommen und die Tunica albuginea mit einer Hakenschere antimesenteriell longitudinal eröffnet. Die Zyste lässt sich meist stumpf mit einem Overholt unter spreizenden Bewegungen vom übrigen Ovarialgewebe trennen. Der Overholt sollte dabei so eingesetzt werden, dass die Biegung des Instrumentes der konkaven Form der Zyste anliegt. Je länger die Zyste bei der Präparation intakt bleibt, umso leichter gelingt die Exstirpation in toto. Während der Präparation wird mit der Allis- oder einer PE-Zange kontinuierlich am Zystenbalg nachgefasst. Kommt es zur Perforation oder muss die Endometriosezyste zur besseren Übersicht (z. B. > 5 cm) eröffnet werden, werden die Umgebung und das Innere der Zyste mit einem Saug-Spül-System vom schokoladenartigen Inhalt gereinigt. Die weitere Präparation erfolgt dann mit zwei PE-Zangen, wobei eine Zange den Zystenbalg nahe der noch fixierten Areale und die andere Zange das ovarielle Gewebe fasst und beide Strukturen durch gegensinnigen Zug stumpf getrennt werden. Im Bereich des Hilum ovarii bzw. des Lig. ovarii proprium ist die Präparation meist erschwert und es kommt zu Blutungen, die bipolar koaguliert werden. Nach Resektion des Zystenbalges werden die Wundränder des Ovars sowie Blutungen im Wundbett bipolar koaguliert. Zur besseren Übersicht kann es sinnvoll sein, die Innenfläche des Ovars nach außen zu stülpen. Durch die Koagulation der Wundränder und die damit verbundene Gewebeschrumpfung erübrigt sich bei kleineren Endometriomen die Ovarrekonstruktion. Bei größeren Befunden ist die Rekonstruktion des Restovars mittels fortlaufender Endonaht (2/0) und intrakorporaler Knotung sinnvoll.

Befall des Spatium rectovaginale

Isolierte Befunde, insbesondere bei Beteiligung der Vaginalwand können am besten von vaginal im Gesunden reseziert werden. Zur weiteren Befundsicherung und ggf. Therapie folgt die diagnostisch-operative Laparoskopie (▸ Abb. 12.11 a).

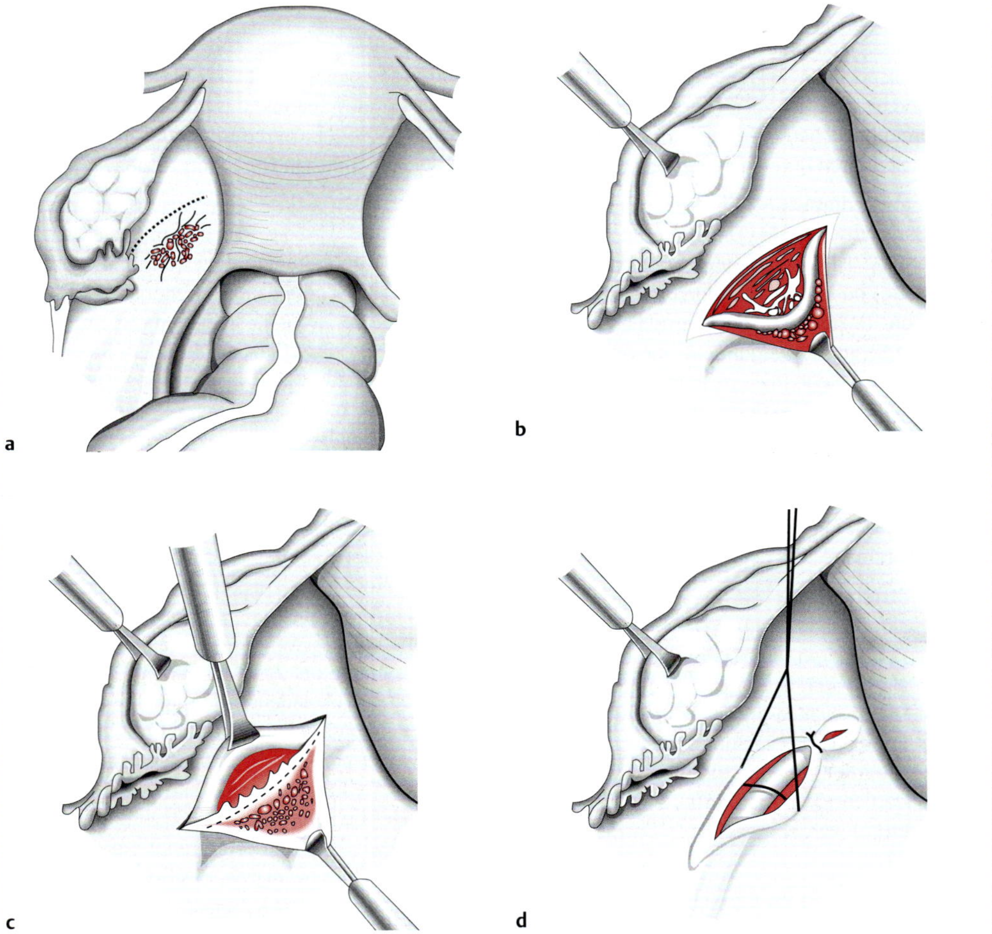

Abb. 12.10 Peritoneale Endometrioseherde (Quelle: siehe Bildnachweis [1]).

a Lokalisation im Bereich der linken Fossa ovarica, darunter Ureter im Retroperitonealraum; Inzision ventral oder lateral im gesunden Bereich zur Freilegung des Ureters
b Darstellung des Ureters auf der Rückseite des Peritoneums nach Eröffnung des Retroperitonealraums; bessere Mobilisation durch Zug am Peritoneum in kontralaterale Richtung
c Distanzierung des Ureters vom Herd (z. B. Ureterfasszange). **Cave:** Gewebe immer unter Zug! Blutstillung mit bipolarer Pinzette, ggf. Aquadissektion
d Resektion der Endometriose und Verschluss des Peritonealdefekts durch Einzelknopfnähte

▸**Resektion der Herde.** Zunächst werden die im Douglasperitoneum sichtbaren Herde im Gesunden mit dem Laser, der monopolaren Nadel oder der Metzenbaum-Schere und Bipolarkoagulation umschnitten und reseziert (▸ Abb. 12.11 b).

▸**ggf. Resektion der Ligg. sacrouterina.** Die Präparation sollte zum Schutz des Ureters median der Ligg. sacrouterina erfolgen. Sind diese in den Prozess einbezogen, müssen vor deren Resektion die Ureteren, wie oben beschrieben, dargestellt und distanziert werden.

▸**Zugang zum Douglas.** Ist die Rektumvorderwand nicht infiltriert, lässt sich diese nun durch stumpfe Präparation nach kaudal von den tiefer lie-

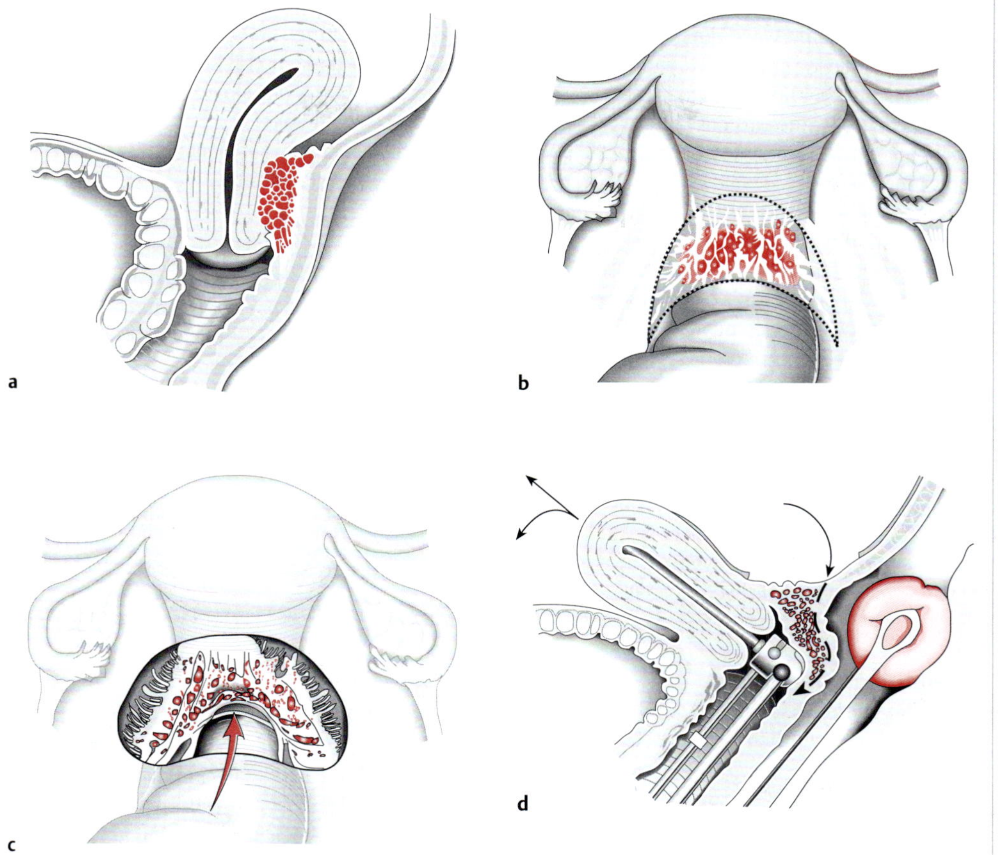

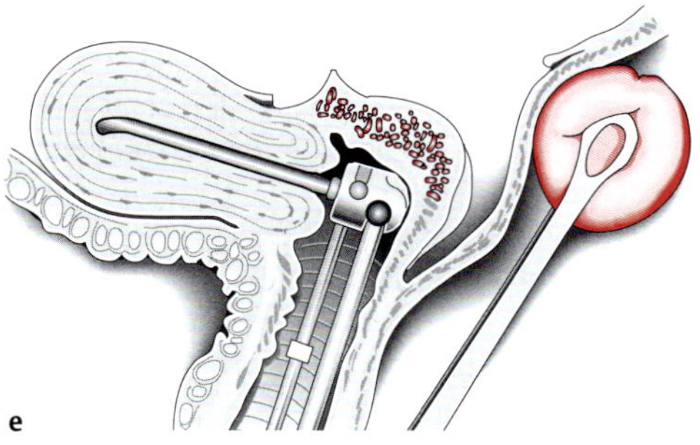

Abb. 12.11 Endometrioseherde im Spatium rectovaginale (Quelle: siehe Bildnachweis [1]).

a Mukosa und Muskularis des Rektums von Endometriose weitgehend nicht betroffen

b Umschneiden der sichtbaren Herde mittels monopolarer Nadel, Harmonic oder CO_2-Laser; mediane Präparation im Bereich der Ligg. sacrouterina (Ureter!), ggf. vorherige Präparation und Darstellung des Ureters an der Beckenwand

c nach Exzision der oberflächlichen Schicht Darstellung des Retroperitonealraums im Douglas-Raum (leichteres Auffinden der pararektalen Schichten); Pfeil zeigt Richtung der Präparation an Rektumvorderwand

d starke Anteflexion des Uterus durch intrakavitären Manipulator (Valtchev), Kopf des Manipulators drückt Scheidengewölbe in Bauchraum → bessere Anspannung der Schichten, einfachere Präparation zwischen Darm und hinterem Scheidenblatt

e Distanzierung des Rektums bei Infiltration des hinteren Scheidengewölbes → Vereinfachung der Präparation durch Stieltupfer im Darm oder Darmmanipulator genden Herden trennen (▶ Abb. 12.11 c). Hierbei sollte die Rektumvorderwand durch einen anal eingeführten Stieltupfer präsentiert und der Uterus mittels Manipulator maximal anteflektiert werden (▶ Abb. 12.11 d, e). Nun wird das hintere Scheidengewölbe mit einem Stieltupfer oder dem Manipulator präsentiert. Die Herde werden dann scharf oder per Laser, monopolarer Nadel, Harmonic an der Zervixhinterwand bzw. der Scheide, ggf. unter Mitnahme von Scheidengewebe, abgesetzt (vorheriges Tamponieren der Scheide mit einer feuchten Kompresse und anschließender querer Nahtverschluss von vaginal, um einen größeren Gasverlust zu vermeiden). Ist die Schicht zwischen Rektum und innerem Genitale schlecht darstellbar, sollten zunächst die pararektalen Räume rechts und links präpariert werden, was meist problemlos möglich ist. Dann wird der Darm von lateral nach medial aus dem endometriotischen Prozess gelöst. Der beidseits seitlich des Darms verlaufende N. hypogastricus inferior wird dargestellt und möglichst geschont.

Infiltration der Parametrien

Sind die Parametrien im Retroperitoneum infiltriert, erfolgt die endoskopische Resektion in Anlehnung an die Präparation der laparoskopischen radikalen Hysterektomie (Kapitel 2.2.5.1). Idealerweise bei abgeschlossener Familienplanung mit totaler laparoskopischer Hysterektomie.

Darmendometriose

Infiltriert ein Endometrioseherd im Septum rectovaginale oder auch in höheren Darmabschnitten die Darmwand oder ist das Lumen durch einen Herd stark eingeengt, sollte eine Rektumvorderwand- oder eine Segmentresektion endoskopisch (oder per Laparotomie) durchgeführt werden. Wird der endoskopische Weg präferiert, ist der Segmentresektion der Vorzug zu geben, da die Rate an Nahtinsuffizienzen nach endoskopischer Vorderwandresektion erhöht ist. Weitere Informationen in Lehrbüchern der Chirurgie oder Operationslehren zum endoskopischen Operieren.

▶ **Probleme und deren Lösung.**

- **starke Rauchentwicklung** bei Einsatz des CO_2-Lasers und gelegentlich auch bei Einsatz der HF-Chirurgie
  - Verwendung einer speziellen Rauchabsaugung
  - Gasaustausch durch kurzfristiges Ablassen des Pneumoperitoneums

Merke **M!**

Bei häufigem Gaswechsel ist eine Flowtherme zu benutzen, um ein Auskühlen der Patientin durch das nachströmende kalte Gas zu vermeiden.

▶ **Häufige Fehler und Gefahren.**

- **thermische Schäden** bei der Destruktion oder Resektion von Endometrioseherden → primäre oder sekundäre Läsion von Ureter, Darm oder Blase
- Schäden beim **Einsatz von Monopolarstrom** außerhalb des eigentlichen Operationsfeldes (besonders bei breitflächigem Einsatz zur Koagulation) → andere Techniken zur Koagulation einsetzen
- Ureter durch **narbige Infiltrationen des Peritoneums** nicht eindeutig darstellbar → Ureterpräparation zur Vermeidung von Ureterläsionen
- **Rektumläsionen** bei Präparation im Septum rectovaginale
  - bessere Darstellung der Rektumvorderwand durch Einbringen eines Stieltupfers
  - Auffüllen des Rektums mit Patentblau (1 ml in 20 ml NaCl 0,9%ig) über einen geblockten Blasenkatheter zur Überprüfung der Dichtigkeit

▶ **Alternativen.** Laparotomie zur Sanierung der Befunde

- wenn laparoskopisches Vorgehen nicht möglich
- ist der Laparoskopie bzgl. des Therapieerfolgs eher unterlegen

▶ **Postoperative Behandlung.**

- Nahrungsaufbau nach darmnaher Präparation oder Darmresektion wie nach Rektumeingriffen üblich (Fast-track-Prinzip)
- ggf. postoperative medikamentöse Therapie entsprechend der individuellen Therapieplanung (s. o.)

12.1.4 Appendektomie

► **OP-Prinzip.** Endoskopische Entfernung der Appendix vermiformis.

► **Indikationen.** Die typische Indikation zur Appendektomie, die akute Appendizitis, sollte schon aus forensischen Gründen den chirurgischen Fachkollegen vorbehalten bleiben. Aufgrund postoperativer Probleme empfehlen manche Autoren bei einem akuten entzündlichen Geschehen eher den konventionellen Zugang.

Weitere Indikationen, mit denen auch der gynäkologische Operateur konfrontiert werden kann:
- chronische rechtsseitige Unterleibsschmerzen ohne laparoskopisches Korrelat (oftmals bestätigt der Pathologe die Verdachtsdiagnose der chronischen Appendizitis am Operationspräparat)
- Endometriose der Appendix
- Adhäsionen im Appendixbereich als Zeichen einer chronischen Appendizitis (bei Beschwerdefreiheit eine relative Indikation)

► **Kontraindikationen.** Bei einer akuten Appendizitis empfehlen manche Autoren den konventionellen Zugang.

► **Patientenaufklärung.** Neben der üblichen Aufklärung zur Laparoskopie sollte über folgende Punkte aufgeklärt werden:
- Keimverschleppung oder Nahtinsuffizienz mit dem Risiko einer Peritonitis oder einer Abszessbildung
- Nachblutung
- thermische Schädigung des Zökums

► **OP-Planung.**
- laborchemischer und klinischer Ausschluss eines akuten entzündlichen Geschehens (Portioschiebeschmerz → V. a. Adnexitis)
- Ausschluss einer Extrauteringravidität per Vaginalsonografie und β-HCG im Serum
- endoskopischer Ausschluss anderer Ursachen der persistierenden oder rezidivierenden rechtsseitigen Unterleibsschmerzen (z. B. Crohn-Krankheit)

OP-Technik

► **Inspektion des Situs, Bakteriologie.** Zunächst Inspektion des gesamten Abdomens zum Ausschluss anderer Ursachen der Symptomatik. Besteht aufgrund einer vermehrten Gefäßinjektion (kann auch durch das CO_2-Gas bedingt sein) der Verdacht auf eine Adnexitis, werden ein Chlamydien- und ein bakteriologischer Abstrich dem Douglas-Sekret entnommen. Eine Endometriose wird wie im entsprechenden Kapitel beschrieben behandelt. Besteht eine der oben genannten Indikationen, ohne dass eine akute Appendizitis apparent ist, kann der Entschluss zur Appendektomie erfolgen.

► **Adhäsiolyse, Durchtrennung des Mesenteriolums.** Zunächst wird die Appendix aus eventuellen Verwachsungen gelöst und das Mesenteriolum an der Basis dargestellt. Hier erfolgen deutlich von der Wand des Zökums entfernt die Bipolarkoagulation des Mesenteriolums an zwei nebeneinanderliegenden Stellen und die Durchtrennung mit der Hakenschere bis zur Wand der Appendix. Alternativ kann mit der Metzenbaum-Schere an der Basis des Mesenteriolums ein Fenster präpariert werden. Hierdurch wird eine Endoligatur (0, resorbierbar) geführt und endokorporal oder extrakorporal (Roeder-Knoten und Knotenschieber oder industriell vorgefertigte Ligatur mit Fadenführungsstab) geknotet.

► **Durchtrennung der Mesoappendix.** Nach der Ligatur der Mesoappendix wird diese distal durchtrennt. Nun werden drei Endoschlingen an der Basis der Appendix platziert und die Appendix unterhalb der distalen Ligatur mit einer Hakenschere abgetrennt, sodass zwei Ligaturen am basalen Stumpf verbleiben.

► **Alternativ.** Abtrennen der Appendix unter Mitnahme der Basis mit einem Klammer-Schneide-Gerät. Dies ist ohne weitere Präparation des Mesenteriolums möglich.

Bergung des Präparats, Drainage, Naht

Das Präparat wird mit einer Allis-Fasszange an der abgetrennten Stelle so gefasst, dass möglichst nichts abtropft, und über den linksseitigen Unterbauchtrokar (10 mm) entfernt. Der Stumpf wird mit einer Z-Naht oder Tabaksbeutelnaht (2/0, resorbierbar) und intrakorporaler Knotung im Zökum versenkt. Es erfolgen nochmals die Kontrolle auf Bluttrockenheit, Einlegen einer Robinson-Drainage und Beendigung der Laparoskopie in üblicher Weise.

▶ **Probleme und deren Lösung. Abrutschen der distalen Ligatur** an der abgetrennten Appendix → ausreichend Distanz zwischen den beiden zökumnahen Ligaturen und der distalen Ligatur einplanen

▶ **Häufige Fehler und Gefahren. Sekundäre Wandnekrose** des Zökums durch thermische Schädigung beim Koagulieren des Mesenteriolums → ausreichende Distanz zum Zökum, ohne jedoch einen zu großen Reststumpf zu hinterlassen (**Cave:** Stumpfappendizitis).

▶ **Alternativen.** Konventionelle Appendektomie per Wechselschnitt (insbesondere bei akutem entzündlichem Geschehen.

▶ **Postoperative Behandlung.** Entfernen der Drainage am folgenden Tag, wenn die Sekretion serös ist. Eine Nahrungskarenz ist nicht notwendig.

12.1.5 Alternative endoskopische Zugangswege

▶ **Single-Port-Laparoskopie.** Laparo-Endoscopic Single Site (LESS) und Single Incision Laparoscopic Surgery (SILS)

- Zugang über nur einen, meist transumbilikalen Zugang, d. h. die Inzision erfolgt nicht sub- oder supraumbilikal, sondern durch den gesamten Nabel
- Spezialport mit mehreren Arbeitskanälen
  - Es gibt auch einen Port, über den sogar ein Morcellator eingebracht werden kann.
  - Nabelinzision von 12 – 20 mm für einen Port mit drei Arbeitskanälen
  - Nabelinzision von 25 – 65 mm für einen Port mit vier Arbeitskanälen
- Spezielle, teils mehrfach geschwungene Instrumente um die intraabdominale Triangulation der Instrumente wiederherzustellen
- Ziel ist eine bessere Kosmetik durch fehlende abdominale Einstiche.
- Kritiker sehen insbesondere bei den großen transumbilikalen Inzisionen ein Hernienrisiko.
- Ebenfalls diskutiert wird ein erhöhtes Risiko von Infektionen im Bereich der Nabelinzision
- Hilfreich sind Optiken mit abwinkelbarer Spitze.

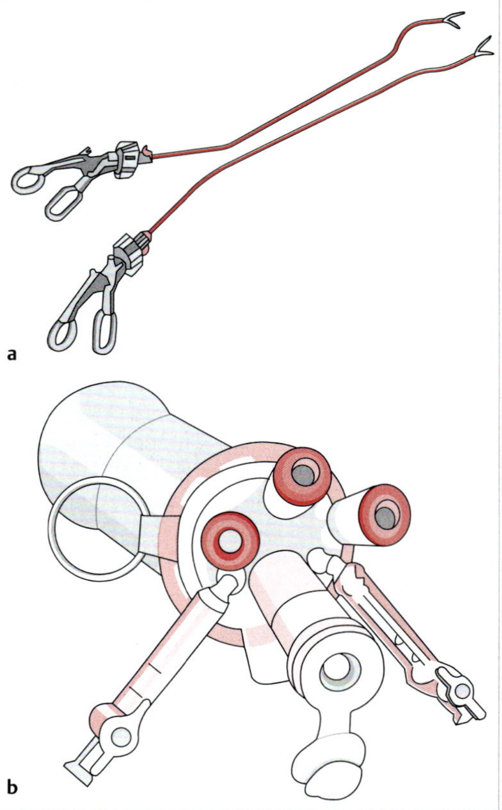

Abb. 12.12 Single-Port-Laparoskopie.
a Single-Port-Instrument
b Nabelport mit 4 Arbeitskanälen

▶ **Natural Orifice Transluminal Endoscopic Surgery (NOTES).** Häufigstes Verfahren ist der transvaginale Zugang, kombiniert mit einem subumbilikalen Zugang, vor allem in der Chirurgie für die transvaginale Cholezystektomie (85 % aller in Deutschland dokumentierten NOTES-Eingriffe). Eigentlich handelt es sich um keinen NOTES-Zugang im klassischen Sinne. **Cave:** über das Risiko der Dyspareunie aufklären.

Technik: Nach subumbilikaler Inzision und Anlegen des Pneumoperitoneums werden ein Trokar und eine Optik eingebracht. Der Douglas wird in Kopftieflage dargestellt und von vaginal (hinteres Scheidengewölbe) unter Sicht von abdominal ein überlanger 10-mm-Trokar sowie eine 5-mm-Fasszange (direkt, ohne Trokar) eingebracht. Wechsel der Optik nach vaginal. Herstellen einer Fußtieflage. Halten der Gallenblase mit der transvaginalen Fasszange und Präparation mit einem Instrument vom Nabel aus. Transvaginale Bergung. Verschluss der vaginalen Inzisionen mit Einzelknopfnähten (z. B. Vicryl 0).

▶ **Transgastrischer, transkolonischer und transvesikaler Zugang.** Befinden sich derzeit in Erprobung. Inbesondere bei transgastralen und transkolonischen Zugängen muss über ein erhöhtes intraabdominales Infektionsrisiko aufgeklärt werden.

12.2 Laparotomie

12.2.1 Unterbauchquerschnitt

▶ **OP-Prinzip.** Eröffnung des Abdomens in Wechselschnitttechnik über einen suprasymphysär gelegenen querverlaufenden Hautschnitt. Aufgrund der kosmetisch günstigen Lage wird dieser Zugang für viele gynäkologische Operationen bevorzugt. Von Nachteil ist der eingeschränkte Zugang zum Mittel- und Oberbauch. Ist eine Erweiterung des Eingriffs außerhalb des kleinen Beckens wahrscheinlich, sollte dieser Zugang nicht gewählt werden.

▶ **Indikationen.** Die Indikation ergibt sich aus der Notwendigkeit des speziellen intraabdominalen Eingriffs.

▶ **Kontraindikationen.** Neben den üblichen Kontraindikationen, die für einen operativen Eingriff gelten, ist der Pfannenstiel-Querschnitt für onkologische Eingriffe und für Operationen, die eventuell in den Mittel- und Oberbauch erweitert werden müssen, eher nicht geeignet.

▶ **Patientenaufklärung.** Über folgende Risiken und mögliche Komplikationen sollte aufgeklärt werden:
- Verletzungen von Blase oder Darm (insbesondere, wenn Adhäsionen zu erwarten sind)
- Nachblutungen oder Hämatombildung
- Risiko von Bluttransfusionen je nach Transfusionsrisiko des speziellen Eingriffs
  - Hepatitisrisiko
  - HIV-Risiko (1 : 1 Mio. Blutkonserven)
  - Information über Möglichkeit der Eigenblutspende
  - gesonderter Aufkärungsbogen bei zu erwartender Bluttransfusion
- Peritonitis und Wundinfektionen
- postoperative Adhäsionen bis hin zum Bridenileus
- Ausbildung von Narbenkeloiden
- Schmerzen, Taubheitsgefühl oder Missempfindungen im Narbenbereich
- Narbenhernie
- Lagerungsschäden mit Taubheitsgefühlen und/oder Bewegungseinschränkungen im Bereich der unteren Extremitäten
- Hautverbrennungen beim Einsatz von HF-Geräten
- Harnwegsinfektionen durch die Einlage eines Verweilkatheters
- Risiko der Thrombose und Lungenembolie

▶ **OP-Planung.** Neben den üblichen allgemeinen und gynäkologischen Untersuchungen sollten Inspektion und Palpation des Abdomens durchgeführt werden, um lokale Entzündungsherde oder Hernien zu erkennen und in die Planung miteinzubeziehen. Die Rasur sollte am OP-Tag bis ca. 1 QF unterhalb der zu tastenden Symphyse erfolgen. Eine einmalige präoperative Antibiotikagabe (z. B. Cephalosporin der 2. Generation) wird insbesondere bei Hysterektomien, Darmeingriffen und Inkontinenzeingriffen empfohlen.

▶ **Lagerung und Abdeckung.** Die Lagerung erfolgt bei Hysterektomien und Inkontinenzoperationen in Steinschnittlage. Die Desinfektion der Scheide mit einem entsprechenden Desinfektionsmittel (z. B. Octenisept) ist obligat. Bei allen anderen, rein intraabdominalen Eingriffen können die Patientinnen auf dem geraden OP-Tisch gelagert werden. Dies wirkt sich günstig auf den venösen Rückfluss aus den Beinen aus. Allen Patientinnen wird nach entsprechender Desinfektion ein transurethraler Verweilkatheter in die Blase eingelegt, da eine gefüllte Blase das Operationsgebiet im kleinen Becken überdeckt. Das OP-Gebiet wird desinfiziert und mit einem kaudalen, zwei seitlichen und einem kranialen Tuch abgedeckt.

OP-Technik

Die im Folgenden beschriebenen Techniken beziehen sich auf den OP-Ablauf vor und nach dem speziellen Eingriff.

► **Eröffnung des Abdomens, Hautinzision.** Anlegen einer medianen querverlaufenden Hautinzision 2 cm oberhalb der Symphyse über 10 – 12 cm Länge. Falls erkennbar, dient die suprasymphysäre Hautfalte als Schnittlinie. Zur korrekten Ausrichtung des Schnittes zeichnen manche Operateure die Schnittführung mit einem Hautstift vor.

► **Durchtrennung des Fettgewebes.** Das subkutane Fettgewebe und die Externusaponeurose werden mit dem Skalpell mittig quer durchtrennt (► Abb. 12.13 a). Die weitere quere Durchtrennung des subkutanen Fettgewebes erfolgt entweder stumpf mit den Fingern oder scharf mit Skalpell bzw. mit der Schere nach Sims (► Abb. 12.13 b). Vorteil der stumpfen Präparation ist die eventuelle Schonung von Gefäßen und Nerven im Bereich der lateralen Wundwinkel. Es erfolgt die Blutstillung im subkutanen Fettgewebe, bis Bluttrockenheit hergestellt ist.

► **Durchtrennung von Muskeln und Faszien.** Die kranialen und kaudalen Anteile der mittig durchtrennten Externusaponeurose werden rechts und links mit insgesamt vier Mikulicz-Klemmen gefasst und die Faszie mit der Schere nach Sims von medial nach lateral quer durchtrennt (► Abb. 12.13 c, d). Der laterale Wundwinkel wird hierbei mit einem Roux-Haken dargestellt. Erfolgt die Schnittführung deutlich nach lateral, werden auch Teile des M. obliquus internus und M. transversus durchtrennt. **Cave:** Blutungen aus Ästen der A. epigastrica inferior sollten sorgfältig koaguliert oder ligiert werden. **Merke:** Weniger die Größe des Hautschnittes als die Breite des Faszienquerschnitts bestimmt die Bewegungsfreiheit im Abdomen.

Das Ablösen der Externusaponeurose von der darunterliegenden Bauchmuskulatur erfolgt teils stumpf, teils scharf. Von der Muskulatur durch die Faszie ins subkutane Fettgewebe verlaufende Gefäße werden koaguliert und mit der Schere durchtrennt. Die Mm. pyramidales verbleiben entweder auf der Muskulatur oder auf der Faszie. Keinesfalls sollten sie wegen der erhöhten Blutungsgefahr unsauber präpariert werden. Die beiden Bäuche des M. rectus abdominis werden mittig in der Linea alba stumpf, ggf. scharf auseinandergedrängt. Dies erfolgt in der gesamten Längsausdehnung des Schnittes.

► **Intraperitonealer Zugang: Darstellung des Situs.** Präperitoneales Fettgewebe wird mit der leicht geöffneten Schere stumpf zur Seite geschoben. Das darunterliegende Peritoneum wird blasenfern im kranialen Wundanteil mit zwei Pinzetten rechts und links gefasst und mit der Schere scharf durchtrennt (► Abb. 12.13 e). **Cave:** Vor dem Schnitt sollte man sich sicher sein, dass keine intraabdominellen Strukturen erfasst und verletzt werden (besonders bei voroperierten Patientinnen mit Darmadhäsionen besteht ein hohes Risiko der Darmläsion).

Unter Sicht und nach digitaler Kontrolle der intraabdominalen Peritoneumseite wird der Schnitt nach kranial und kaudal erweitert. Auflegen eines Rahmens und seitliches und kaudales Einbringen von 3 selbsthaltenden Valven. Das Darmkonvolut wird vorsichtig mit der linken Hand aus dem Douglas herausgeholt und mit 2 – 3 Bauchtüchern nach kranial abgestopft. Die vierte kraniale Valve hält die Bauchtücher und damit den Darm im oberen Bereich des Abdomens.

► **Spezieller Eingriff.** Nun erfolgt der spezielle Teil des Eingriffs (s. entspr. Kapitel).

► **Verschluss des Abdomens.** Nachdem vom OP-Personal die Vollständigkeit der Instrumente, Bauchtücher und Kompressen bestätigt wurde, wird das Peritoneum parietale am kranialen und kaudalen Wundwinkel und am rechten und linken Wundrand mit insgesamt vier Mikulicz-Klemmen gefasst und mit fortlaufender Naht (Stärke 0) verschlossen. Die Adaptation der Rektusbäuche ist nur bei einer Rektusdiastase obligat und erfolgt durch Einzelknopfnähte oder fortlaufende Naht (Stärke 0). Nach Einlage einer subfaszialen Redon-Drainage wird die Externusaponeurose mit einer fortlaufenden Naht (Stärke 1) verschlossen. Die Faszienränder werden hierbei mit zwei Roux-Haken dargestellt. Bei einer dicken subkutanen Fettschicht empfiehlt sich die Wundadaptation mit subkutanen Einzelknopfnähten (2/0) nach Einlage einer weiteren Redon-Drainage. Der Hautverschluss kann mit Hautklammergeräten (**Cave:** Invertieren der Wundränder → Wundränder beim Klammern mit zwei Pinzetten evertieren) oder mit einer Intrakutannaht durchgeführt werden.

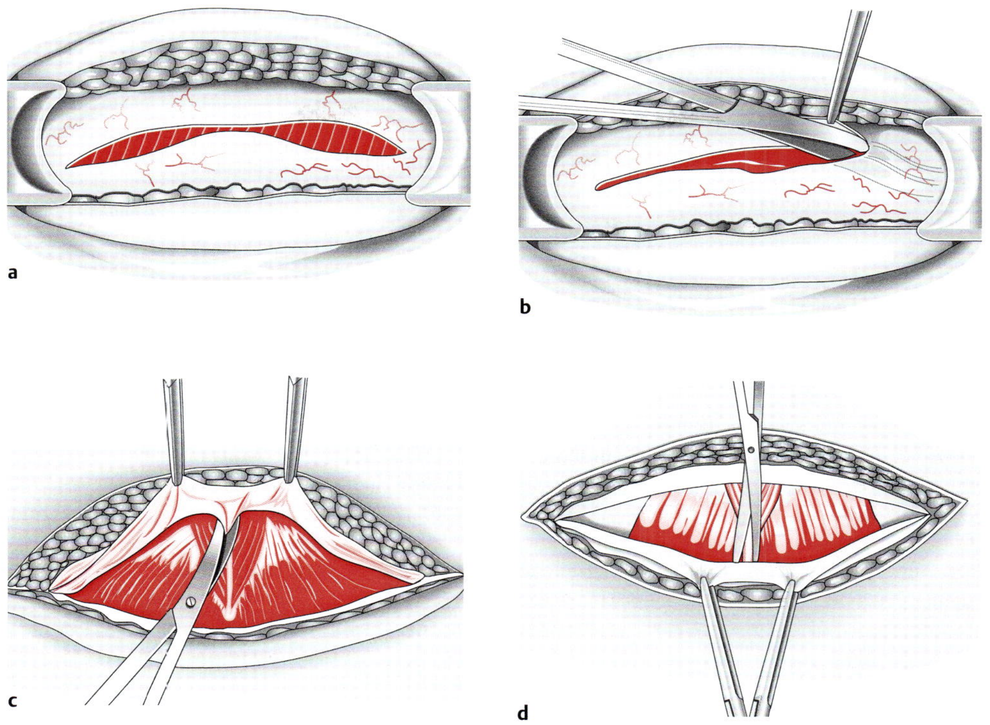

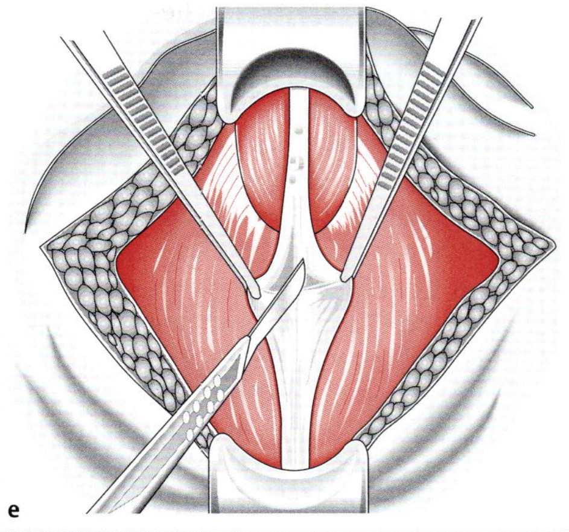

Abb. 12.13 Eröffnen des Abdomens bei Laparotomie (Quelle: siehe Bildnachweis [2]).

a Spalten der Externusaponeurose
b Erweitern der Inzision
c Präparation des kaudalen Aponeurosenlappens
d Ablösen des kranialen Aponeurosenlappens
e Eröffnen des Peritoneums

▸ **Häufige Fehler und Gefahren.**
- Unter dem Peritoneum liegender oder adhärenter **Darm** wird bei der **Eröffnung des Peritoneums miterfasst** und schlimmstenfalls eröffnet.
- Ein **zu straffes Knoten des fortlaufenden Fadens** bei der Naht des Peritoneum parietale führt zu einem Hochziehen des Blasenfundus und damit zur Gefahr der Blasenläsion bei einer Relaparotomie wegen untypischer Lage der Blase. Aus diesem Grund sollte besonders bei einer Relaparotomie das Peritoneum parietale möglichst kranial eröffnet werden.

▸ **Alternativmethoden.**
- **laparoskopischer Zugang:** Diesem sollte, wenn technisch und medizinisch möglich und sinnvoll, immer der Vorzug gegeben werden.
- **vaginaler Zugang:** Hauptsächliche Indikation bei der Hysterektomie. Wegen der deutlich geringeren postoperativen Morbidität ist dieser Zugang ggf. in Kombination mit einer laparoskopischen Assistenz zu bevorzugen. Die Entfernung von über 1000 g schweren Uteri ist auf diesem Weg möglich.
- **Längsschnittlaparotomie:** Dieser Zugang ist bei allen onkologischen Eingriffen, bei sehr großen, über den Nabel hinausreichenden Befunden (z. B. Kystom des Ovars) oder bei zu erwartender Erweiterung des Eingriffs in den Mittel- und Oberbauch sinnvoll.

▸ **Postoperative Behandlung.**
- Entfernen der Drainagen, sobald Sekretion serös
- Kostaufbau je nach Art des speziellen Eingriffs

12.2.2 Medianer Längsschnitt

▸ **OP-Prinzip.** Eröffnung des Abdomens mittels eines medianen, über der Linea alba liegenden Längsschnitts durch sämtliche Schichten. Dieser beginnt über der Symphyse und wird entsprechend der operativen Notwendigkeit nach kranial, ggf. bis zum Xyphoid, geführt.

▸ **Indikationen.**
- onkologische Eingriffe am inneren Genitale
- große, über den Nabel hinausreichende Befunde (Kystom, Uterus myomatosus etc.)
- vermutliche Notwendigkeit der Eingriffserweiterung in den Mittel- und Oberbauch
- unklare abdominelle Symptomatik mit dem Verdacht auf eine Peritonitis
- zusätzlicher Darmeingriff eventuell notwendig
- schneller, notfallmäßiger Zugang ins Abdomen; z. B. nach Verletzung eines großen Gefäßes während einer Laparoskopie

▸ **Kontraindikationen.** Entsprechend den üblichen Ausschlusskriterien für einen operativen Eingriff.

▸ **Patientenaufklärung und OP-Planung.** Siehe Kap. 12.2.1.

▸ **Lagerung und Abdeckung.** Besonders bei länger dauernden Eingriffen ist der Lagerung auf dem geraden OP-Tisch der Vorzug zu geben. Die Desinfektion der Scheide ist notwendig, wenn ein Inkontinenzeingriff oder eine Hysterektomie zum operativen Konzept gehören. Ein Verweilkatheter wird bei jedem Eingriff in die Blase gelegt. Um einem Auskühlen der Patientin mit möglicher Störung von Stoffwechselprozessen (z. B. Produktion von Gerinnungsfaktoren) entgegenzuwirken, sollte bei großen Operationen eine Aufwärmung über eine Wärmematte erfolgen. Die Abdeckung wird kaudal über die Symphyse, kranial über das Xyphoid und lateral je über die Spina iliaca anterior superior gelegt.

OP-Technik

Die im Folgenden beschriebenen Techniken beziehen sich auf den OP-Ablauf vor und nach dem speziellen Eingriff.

▶ **Eröffnen des Abdomens, Hautinzision, Durchtrennung des subkutanen Fettgewebes.** Anlegen eines medianen Längsschnittes mit dem Skalpell durch Haut und subkutanes Fettgewebe. Soll der Schnitt über den Nabel nach kranial führen, wird dieser links umschnitten, um bei Eröffnung des Peritoneums das Lig. teres hepatis zu schonen. Blutstillung mit einer Pinzette und monopolarem HF-Strom.

▶ **Durchtrennung von Muskeln und Faszie.** Darstellen der Externusaponeurose und Spalten der Faszie mit dem Skalpell. Anklemmen der Ränder mit zwei Mikulicz-Klemmen, Unterminieren und Durchtrennen der Aponeurose mit einer Cooper-Schere.

▶ **Eröffnung des Abdomens: Darstellung des Situs.** Scharfes Trennen der beiden Rektusbäuche in der Medianlinie und Darstellen des Peritoneum parietale. Dieses wird im kranialen Bereich mit zwei Pinzetten gefasst und, wenn keine intraabdominale Struktur anliegt, mit dem Skalpell oder einer Schere eröffnet. Operateur und Assistent gehen mit dem Zeigefinger in die Öffnung ein und heben das Peritoneum an. Liegt keine Adhäsion im Schnittbereich, wird das Peritoneum nach kranial und kaudal entsprechend der Schnittgröße mit der Schere eröffnet. Auflegen eines Rahmens und seitliches und kaudales Einbringen von 3 selbsthaltenden Valven. Das Darmkonvolut wird vorsichtig mit der linken Hand aus dem Douglas herausgeholt und mit 2 – 3 Bauchtüchern nach kranial abgestopft. Die vierte kraniale Valve hält die Bauchtücher und damit den Darm im oberen Bereich des Abdomens.

▶ **Spezieller Eingriff.** Nun erfolgt der spezielle Teil des Eingriffs.

▶ **Verschluss des Abdomens.** Nachdem vom OP-Personal die Vollständigkeit der Instrumente, Bauchtücher und Kompressen bestätigt wurde, wird das Peritoneum parietale am kranialen und kaudalen Wundwinkel und am rechten und linken Wundrand mit insgesamt vier Mikulicz-Klemmen gefasst und mit fortlaufender Naht (Stärke 0) verschlossen. Alternativ kann dieses zusammen mit der fortlaufenden Fasziennaht (Stärke 1) in einem Arbeitsgang erfolgen.

▶ **Drainage. Naht.** Bei adipösen Patientinnen wird eine subkutane Redon-Drainage eingelegt und die Subkutis mit Einzelknopfnähten (2/0) adaptiert. Der Hautverschluss erfolgt durch Hautklammern (**Cave:** Invertieren der Wundränder → Wundränder beim Klammern mit zwei Pinzetten evertieren) oder Allgöwer-Nähte.

▶ **Häufige Fehler und Gefahren.** Siehe Kap. 12.2.1.

▶ **Alternativmethoden.** In einigen Kliniken kommen auch bei onkologischen Eingriffen zunehmend laparoskopische Methoden zur Anwendung. Die Patientinnen sind darauf hinzuweisen, dass es sich um ein Verfahren außerhalb des Standards handelt.

▶ **Postoperative Behandlung.**
- Entfernen der Drainagen, sobald Sekretion serös
- Kostaufbau je nach Art des speziellen Eingriffs

12.2.3 Appendektomie

▶ **OP-Prinzip.** Die klassische Appendektomie per Laparotomie bleibt der Chirurgie vorbehalten. Aus diesem Grund soll in diesem Kapitel nur auf die simultane Appendektomie u. a. im Rahmen eines onkologischen Eingriffs (z. B. Ovarialkarzinom) eingegangen werden.

▶ **Indikationen.**
- akute und chronisch rezidivierende Appendizitis
- Ovarialkarzinom (häufig okkulte Metastasen in der Appendix)
- Wunsch zur prophylaktischen Appendektomie

▶ **Kontraindikationen.** Andere Ursache für die Beschwerdesymptomatik erkennbar (relativ).

▸ **Patientenaufklärung.**

- Keimverschleppung oder Nahtinsuffizienz mit dem Risiko einer Peritonitis oder einer Abszessbildung
- Nachblutung

▸ **OP-Planung.** Entsprechend dem Rahmen der eigentlichen z. B. onkologischen Operation. Eine prophylaktische Single-shot-Antibiose, z. B. mit einem Cephalosporin, ist zu empfehlen und sollte bei einer Eingriffsdauer über 4 Stunden wiederholt werden.

OP-Technik

▸ **Darstellung, Adhäsiolyse.** Darstellen der Appendix. Liegt diese retrozökal und/oder ist die Appendix durch Verwachsungen schlecht auffindbar, werden zunächst die Adhäsionen mit der Präparierschere gelöst und ggf. das Peritoneum in der Umschlagsfalte lateral des Zökums eröffnet. Nun lassen sich Zökum und Colon ascendens stumpf nach medial mobilisieren und die Appendix kann dargestellt werden.

▸ **Ligatur.** Fassen des Mesenteriolums an der Appendixspitze mit einer stumpfen Klemme. Fenstern des Mesenteriolums z. B. mit einem Overholt an der Basis der Appendix, Setzen von zwei Ligaturen und Durchtrennen mit der Präparierschere. Die Basis der Appendix sollte vollständig skelettiert sein. Dann wird mit einer Klemme die Basis gequetscht, die Klemme distal davon über die Appendix gesetzt und über die Quetschung eine Ligatur (2/0, resorbierbar) gelegt.

▸ **Abtragung der Appendix, Stumpfnaht.** Über einem Tupfer wird die Appendix mit einem Skalpell zwischen Ligatur und Klemme abgetragen. Der Stumpf wird desinfiziert und mit einer Tabaksbeutelnaht (2/0, resorbierbar) versenkt. Diese Naht sollte nicht in das Lumen des Zökums eindringen, sondern nur Serosa und Muscularis erfassen. Ist der Stumpf nicht vollständig versenkt, erfolgt dies durch eine darüberliegende Z-Naht gleicher Stärke. Alle möglicherweise kontaminierten Instrumente werden abgegeben.

▸ **Probleme und deren Lösung. Retrozökale** Lage der Appendix: Mobilisierung des Zökums von lateral, wie oben beschrieben. Der Abgang der Appendix liegt nahe der Einmündung des terminalen Ileums ins Zökum in Verlängerung der Taenia libera.

▸ **Häufige Fehler und Gefahren.** Mangelnde Stumpfversenkung mit der Gefahr der **Abszessbildung**.

▸ **Postoperative Behandlung.** Diese richtet sich nach den Notwendigkeiten des großen simultanen Baucheingriffes.

12.2.4 Netzresektion

▸ **OP-Prinzip.** Entfernung des Omentum majus. Man unterscheidet die technisch einfachere **infrakolische** Netzresektion entlang des Colon transversum von der **infragastrischen** Netzresektion entlang der großen Kurvatur des Magens, distal der Magenkranzgefäße. Vorteil der infragastrischen Resektion ist die Möglichkeit, die Bursa omentalis auszutasten, und das geringere Rezidivrisiko am Querkolon.

▸ **Indikationen.**

- Netzmetastasen maligner Tumoren
- beim Ovarialkarzinom, auch wenn Netz makroskopisch nicht befallen
- Borderline-Tumoren (LMP = niedrig maligne Potenz) des Ovars

▸ **Kontraindikationen.** Keine Kontraindikation, wenn nichts gegen den simultanen großen Eingriff spricht. Jedoch sollte von der komplikationsreicheren infragastrischen Resektion abgesehen werden, wenn aus operationstechnischen Gründen oder wegen der Morbidität der Patientin nicht alle anderen Tumorreste entfernt werden können.

▸ **Patientenaufklärung.**

- postoperative Darmadhäsionen zur vorderen Bauchwand
- thermische Verletzungen am Querkolon nach HF-Koagulation (selten)
- Milzblutungen mit der evtl. Notwendigkeit zur Splenektomie bei der infragastrischen Resektion
- Blutungen im Gebiet von Leber und Gallenblase bei der infragastrischen Resektion
- Vorteil der routinemäßigen infragastrischen Resektion ist noch nicht geklärt; bei suprakolischem Tumorbefall im Sinne des Tumordebulking auf jeden Fall indiziert

▸ **OP-Planung.** Entsprechend der Planung des großen simultanen Eingriffs.

OP-Technik

Infrakolische Netzresektion

▶ **Mobilisation.** Darstellen des gesamten infrakolischen Netzanteils. Gegebenenfalls müssen die rechte und die linke Kolonflexur mobilisiert werden, indem das Peritoneum lateral der Umschlagsfalte gespalten wird.

▶ **Umschlagen des Netzes, Gefäßklemmen, Absetzen des Netzes.** Nun wird das Netz nach oben geschlagen, um die Abgrenzung zum Mesokolon besser erkennen zu können. Häutige, gefäßfreie Verbindungen zwischen Netz und Kolon transversum werden mit der Präparierschere durchtrennt. Anschließend werden infrakolisch an der Resek-

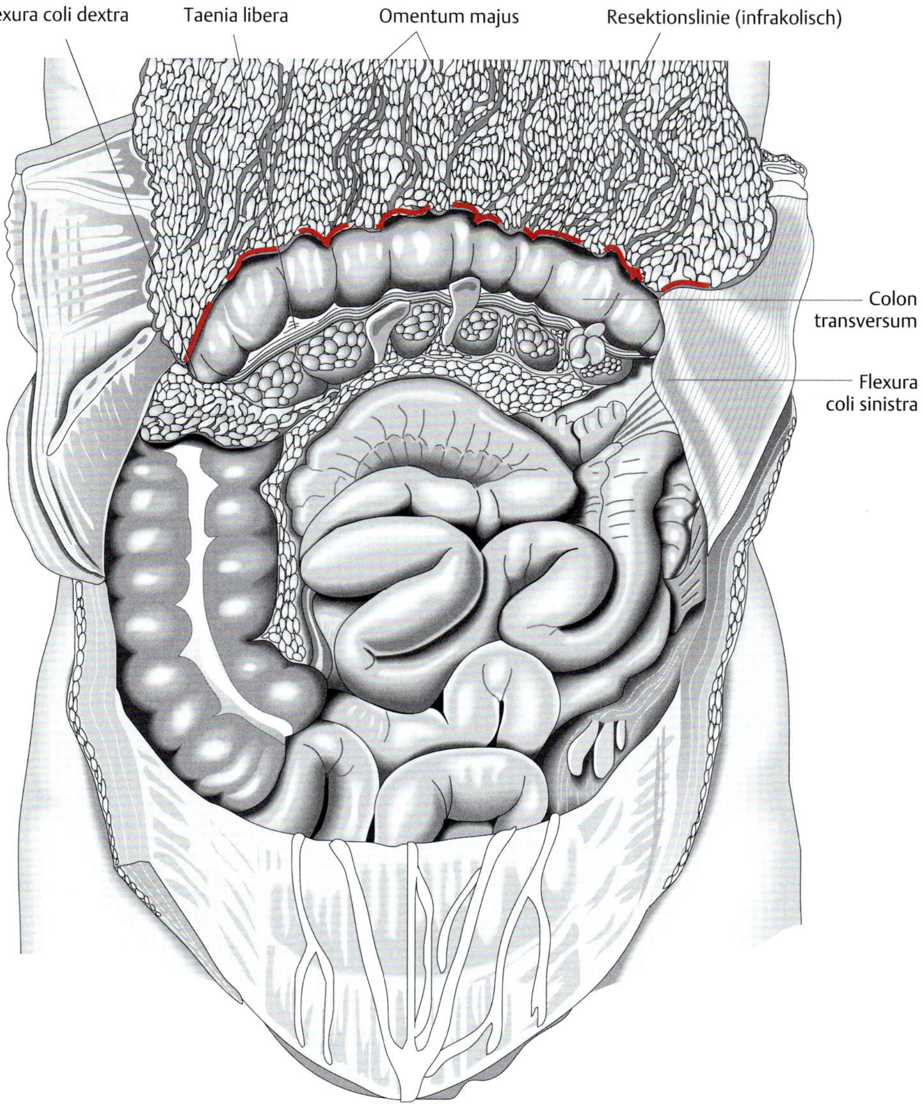

Abb. 12.14 Infrakolische Netzresektion.

tionslinie Overholt-Klemmen nebeneinandergesetzt und das Netz schrittweise dazwischen abgesetzt (s. ► Abb. 12.14).

► **Ligatur.** Die Klemmen werden durch Ligaturen (2/0, resorbierbar) ersetzt. Alternativ kann das Netz infrakolisch mit einem Gefäßversiegelungsgerät (z. B. Ligasure, Enseal, BiCision) abgesetzt werden.

Infragastrische Netzresektion

► **Lösung des Querkolons.** Zunächst entspricht das Prozedere dem der infrakolischen Resektion. Das Querkolon wird dann komplett mit der Präparierschere vom Netz gelöst. Kleinere Gefäße werden ligiert oder vorsichtig koaguliert. Nun ist die Bursa omentalis hinter dem Magen zugänglich und kann ausgetastet werden (**Cave:** keinen zu kräftigen Druck auf das Pankreas ausüben).

► **Darstellung der Vasa gastroepiploicae, Absetzen des Netzes.** Die Magenkranzgefäße an der großen Kurvatur sowie die ins Omentum majus abgehenden Gefäße können gut dargestellt werden. Zunächst wird das Netz, wie bei der infrakolischen Resektion beschrieben, distal der Kranzgefäße schrittweise abgesetzt. Dann wird der linke Netzzipfel weiter präpariert und mobilisiert und nahe der Milz abgetrennt (**Cave:** Milzblutungen). Ebenfalls vorsichtig muss im Bereich der Leber und Gallenblase präpariert werden, da es hier leicht zu Blutungen kommen kann. Auf jeden Fall muss man sich klar auf die Strukturen des Omentum majus beschränken.

► **Probleme und deren Lösung. Milzblutung** nach Präparation des linksseitigen Netzzipfels bei der infragastrischen Resektion:

- Versuch der konventionellen Blutstillung
- Aufbringen einer mit Fibrinkleber getränkten Gaze (z. B. Tachokomb)
- Splenektomie als Ultima ratio (postoperativ an **Pneumokokkenimpfung** denken!)

► **Häufige Fehler und Gefahren.** Oft ist das Netz mit dem Mesokolon verbacken. Hier ist darauf zu achten, dass die Gefäße des Mesokolons beim Absetzen des Netzes erhalten bleiben.

13 Nahttechniken

M. Wunsch

13.1 Hautnaht

Merke M!

- Der Hautverschluss erfolgt fortlaufend intrakutan, mittels Einzelknopfnaht oder durch Hautklammern.
- Bei allen Techniken ist darauf zu achten, dass die Cutis **exakt adaptiert** wird und **keine Stufenbildungen** und seitlichen Verziehungen entstehen. Dieses Ziel ist – abhängig von der Dicke der Haut – mit den verschiedenen Nahttechniken unterschiedlich gut zu gewährleisten.
- Es werden ein kurzer Nadelhalter (evtl. mit Schere) und eine Hautpinzette (z. B. Adson-Pinzette) verwendet.

▶ **Einzelknopfnähte.** Verwendung bei kleineren Wunden, leichter Wundspannung oder diffuser Blutungsneigung im Hautbereich.

- **Donati-Naht** (▶ Abb. 13.1 a): Der Ein- und Ausstich liegen 5–10 mm von der Inzisionslinie entfernt, es wird kräftig Subkutangewebe gefasst. Die Rückstiche werden in exakt gleicher Höhe transkutan nahe am Wundrand gelegt. Diese Naht erreicht den besten Kompressionseffekt.
- **Allgöwer-Naht** (▶ Abb. 13.1 b): Sie erreicht einen besseren kosmetischen Effekt (fehlender Ausstich).
- **Intrakutannaht** (▶ Abb. 13.1 c): Fassung von horizontal subepithelial gleichmäßig viel Gewebe. Der Einstich liegt auf der Höhe des Ausstiches der Gegenseite, Stufenbildungen sind zu vermeiden. Bei längeren Strecken (> 10 cm) ist das spätere Entfernen eines Intrakutanfadens schwierig. Die Naht kann dann unterteilt werden: Ausstich und Knoten oder Ausstich und Wiedereinstechen ins Wundgebiet. An der Durchstichstelle wird der Faden durchtrennt. Auf diese Weise wird von den Wundwinkeln aus jeweils eine Fadenhälfte gezogen.
- **Subkutannaht:** Meist nicht notwendig, bei stärker klaffenden Wunden kann die Positionierung von einzelnen subkorialen, versenkt gelegten Nähten die Wundspannung reduzieren (3/0 oder 4/0, resorbierbare Nähte mit scharfer Nadel, ▶ Abb. 13.1 d).

▶ **Fadenstärke.** Zur Hautnaht werden entweder nicht resorbierbare Fäden der Stärke 3/0 oder resorbierbare Fäden 3/0 – 5/0 verwendet. Bei der Verwendung sehr dünner Fäden ist eine subkorealen Adaption notwendig (z. B. 4/0, resorbierbar). Diese Nahttechnik verlangt eine exakte Adaptation der Haut und vermeidet so Verziehungen und Stufenbildungen. Die Fadenenden werden nicht geknotet und nach 10 Tagen abgeschnitten.

Bei **Hautklammern** (▶ Abb. 13.1 e) sollen die Wundränder nicht nach innen schlagen: Durch 2 Hautpinzetten werden die Ränder nach außen gedreht.

13.2 Darmnaht/ Anastomosentechnik

Serosadefekte oder kleine Lumeneröffnungen des **Dünndarms** werden durch Vernähung quer zur Achse des Darmlumens mit Einzelknopfnähten verschlossen (4/0, resorbierbar). Bei der Durchstechung der Darmwand ist die Mukosa zu schonen (▶ Abb. 13.2). Auch kleine **Dickdarmläsionen** werden mit Einzelknopfnähten (4/0, resorbierbar) versorgt. In diesem Bereich ist die Stenosierungsgefahr gering, es kann parallel zu den Taeniae genäht werden.

Bei größeren Defekten im Dünndarmbereich oder tumorösen Veränderungen ist eine Segmentresektion des Dünndarmes indiziert. Dies ist – wie auch bei Resektionen im Dickdarmbereich – ohne Darm-

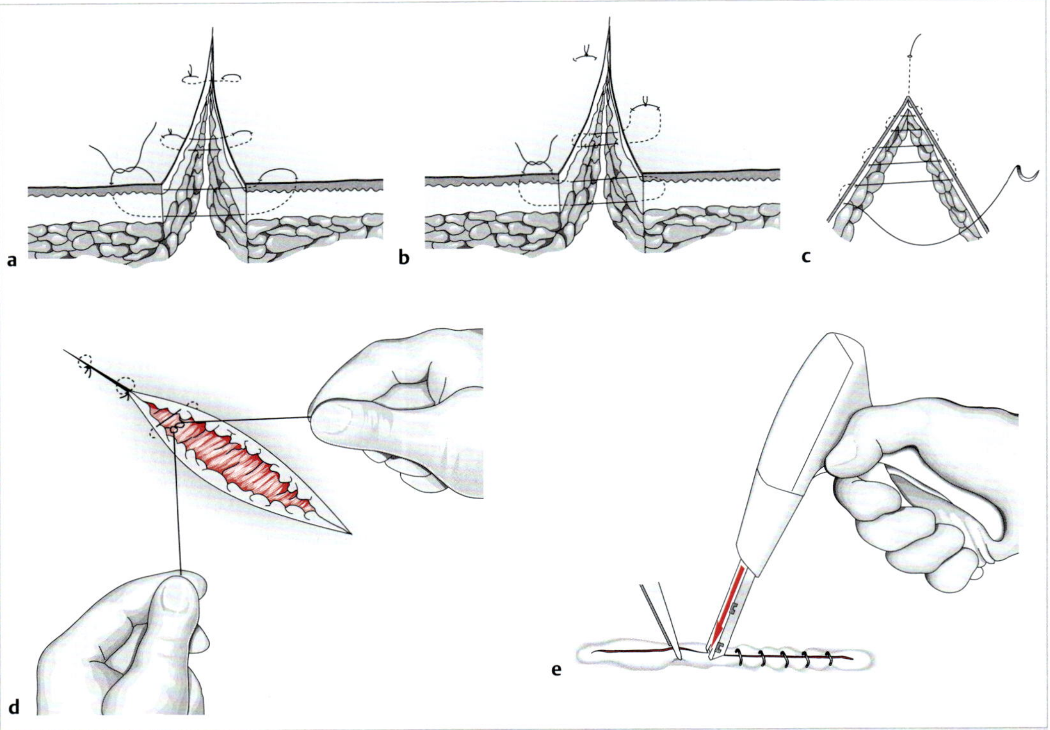

Abb. 13.1 Hautnaht.

a Donati-Rückstichnaht
b Allgöwer-Naht
c Intrakutannaht
d subkoriale Naht: versenkte Knotentechnik
e Klammertechnik

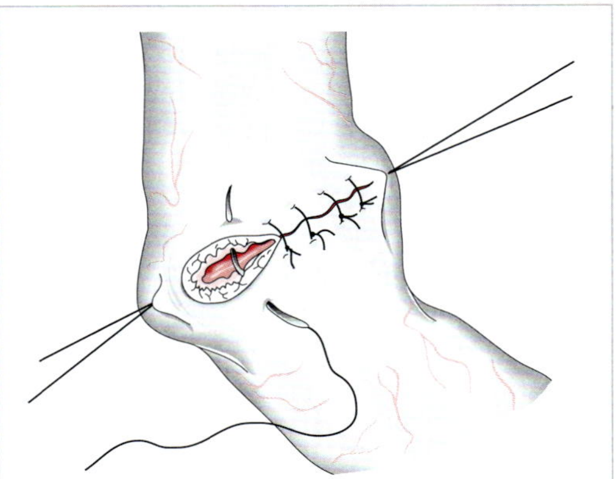

Abb. 13.2 Darmübernähung: Vernähung des Defektes quer zur Lumenrichtung.

vorbereitung möglich. Neben Nahttechniken kommen auch Klammernahttechniken zum Einsatz.

▸ **Vorbereitung und Nachbehandlung.** Die Behandlung erfolgt nach den Regeln des „Fast-track-Konzeptes".

- kurze präoperative Nüchternheit
- keine orthograde Lavage
- intensive Analgesie (einschließlich Peridualkatheter)
- Vermeidung intraoperativer Hypothermie
- weitgehender Verzicht auf Drainagen, schnelle Entfernung von Katheter und Magensonde
- Flüssigkeit, Joghurt, Suppe am OP-Tag
- Frühmobilisierung

13.2.1 Dünndarmsegmentresektion

Nach Diaphanoskopie Festlegung der Resektionsgrenzen. Am Mesenterialansatz wird die Darmserosa über ca. 1 cm von Fettgewebe und Gefäßen freipräpariert. **Nahtreihenfolge:** Ecke → Hinterwand → Ecke → Vorderwand. **Nahttechnik:** Stichabstand 0,5 cm, wenig Mukosa, viel Serosa fassen, Prüfen der Lumenweite und Verschluss des Mesos (▸ Abb. 13.3 a – e).

Bei Verwendung von Klammergeräten wird das Darmlumen durch 3 Hilfsnähte in eine dreieckige Form gebracht, über die Klammernähte überstehendes Gewebe reseziert (▸ Abb. 13.3 f – j).

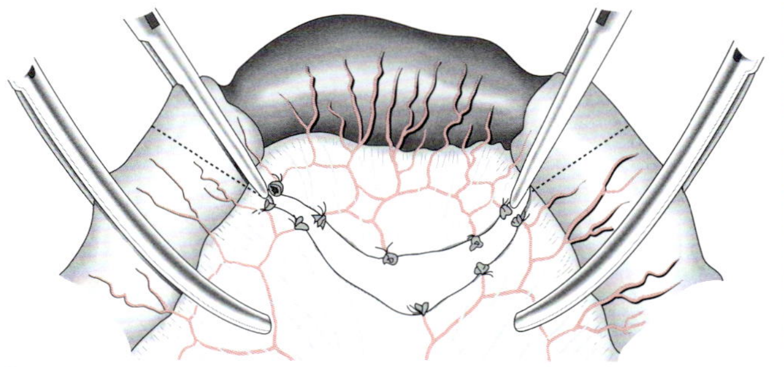

a

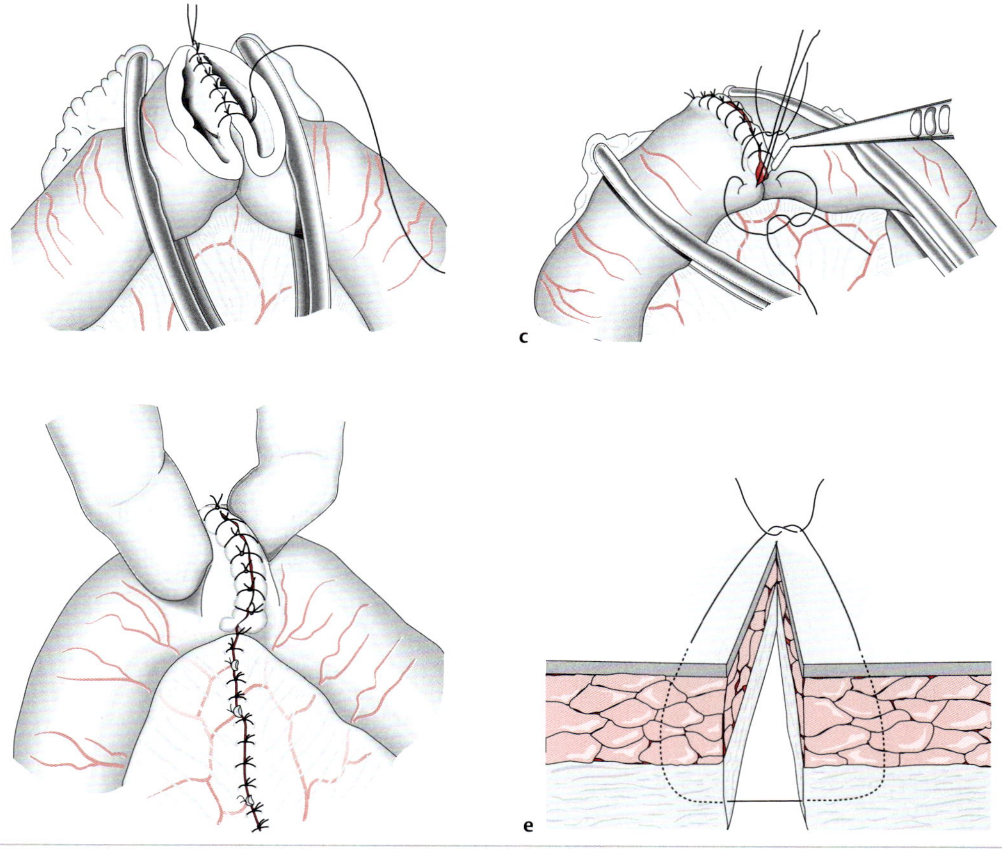

b c d e

Abb. 13.3 Dünndarmresektion.
a – e Fadentechnik;
f – k Klammertechnik

a Festlegung der Resektionsgrenzen mittels Diaphanoskopie, Befreiung der Serosa an Resektionsgrenze 1 cm von Mesothel

b Ecknaht, einreihige Allschichtnaht, 3/0, resorbierbar → Schonung der Mukosa

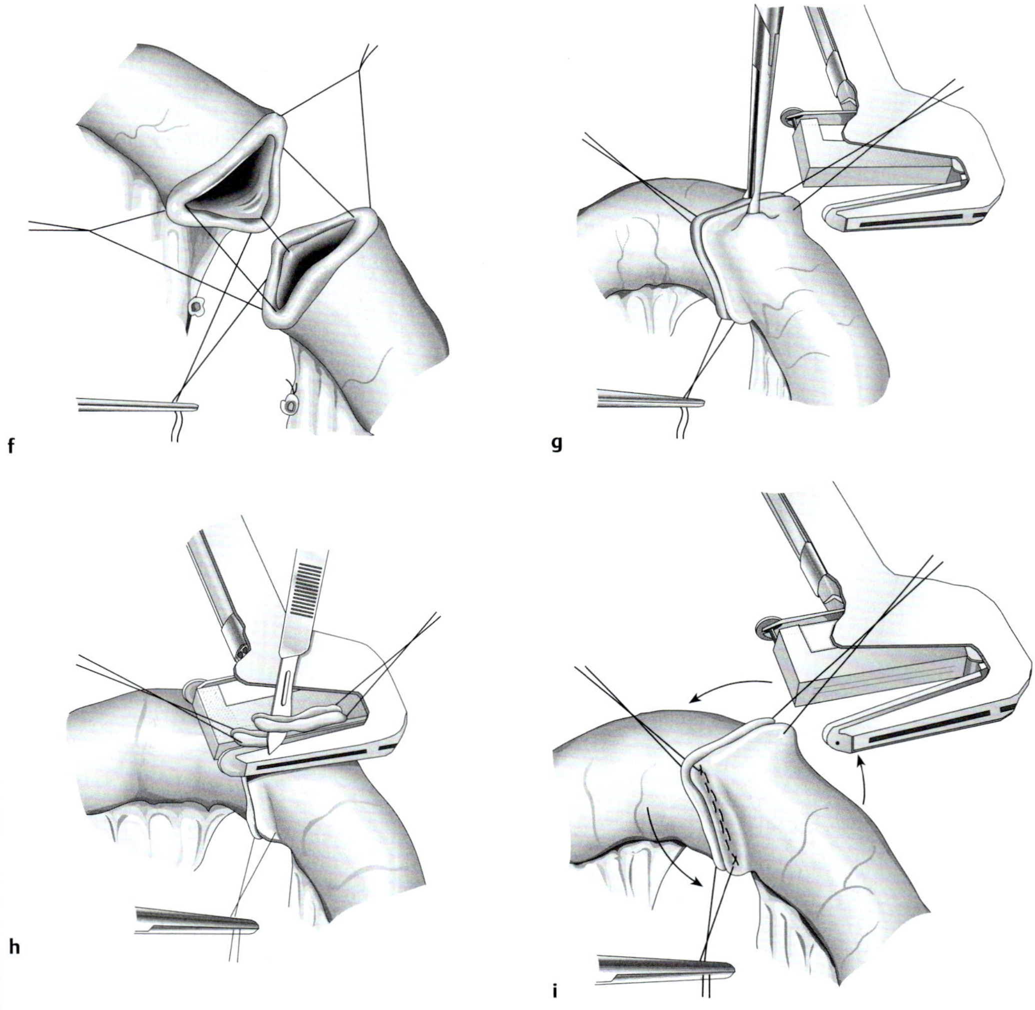

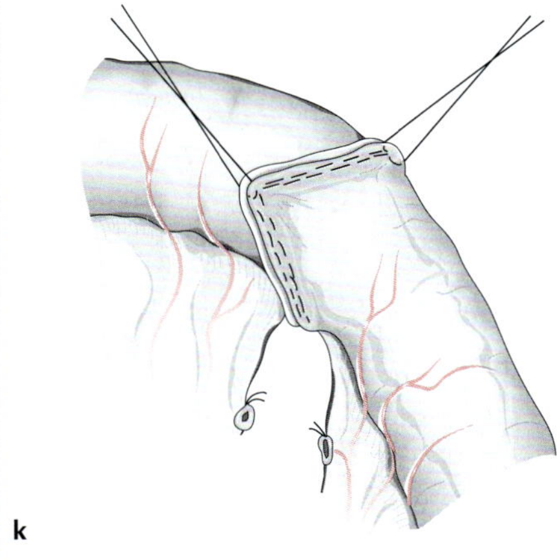

c Vorderwand fast verschlossen; lumenwärtiges Einschlagen des letzten lang gelassenen Fadens der Hinterwand, darüber sero-seröse Naht legen; Prüfung der Nahtdichtigkeit mit Pinzettenspitze
d Prüfung des Lumens zwischen Daumen und Zeigefinger
e Stichführung: umgekehrte Stichrichtung bei Hinterwandnaht
f Formung des dreieckigen Lumens durch Hautfäden
g Beginn der Anastomose
h Resektion des überstehenden Gewebes
i Drehen der Anastomosenregion mittels Hautfäden
k Abschlussbild vor Verschluss des Mesenteriums: überlappendes Setzen der Klammerreihen im Bereich der Haltefäden

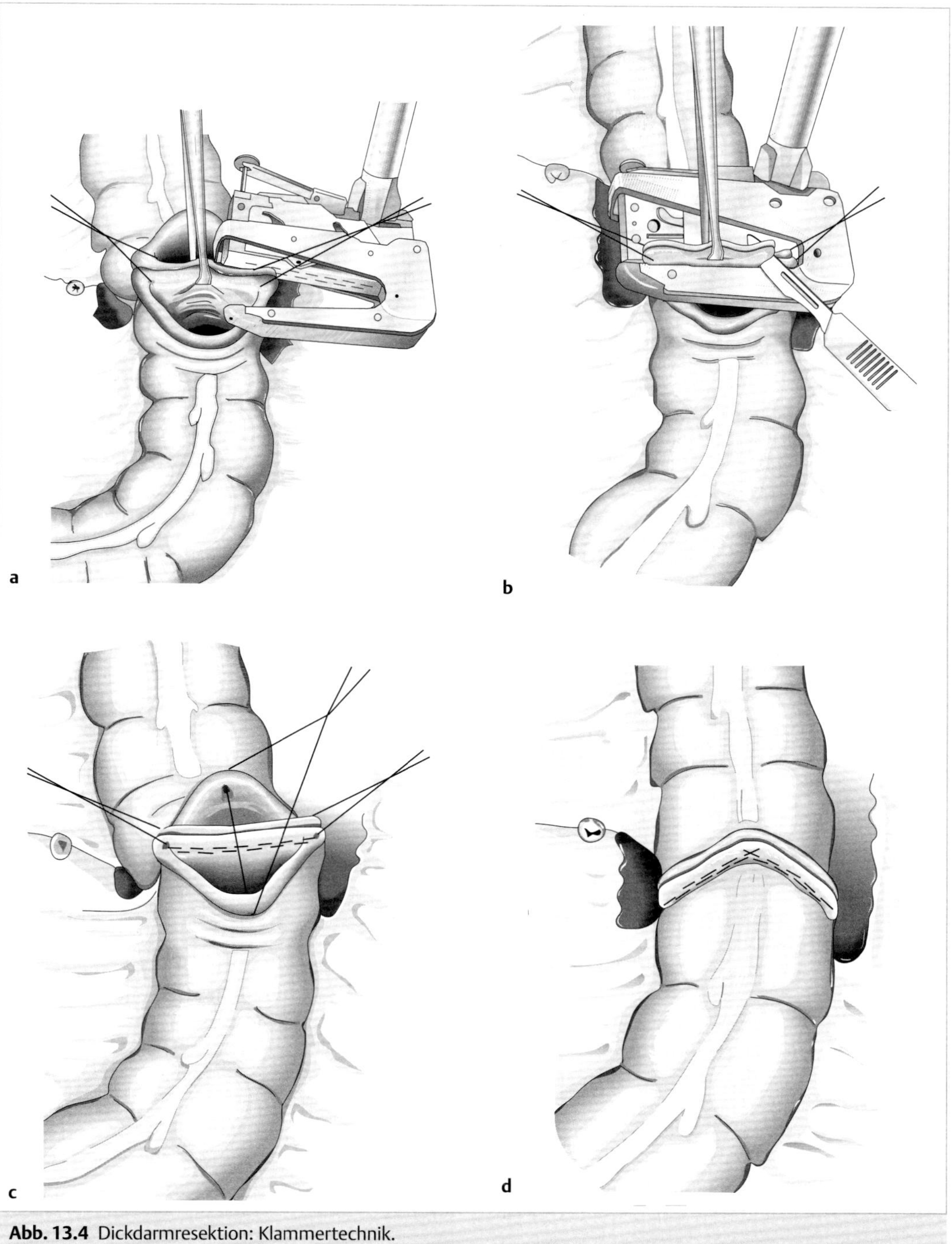

Abb. 13.4 Dickdarmresektion: Klammertechnik.

a Adaptation der Hinterwand durch 2 Hilfsfäden, Allis-Klemme zieht alle Gewebsschichten in Klammergerät
b Abtrennen des überstehenden Gewebes
c dritter Hilfsfaden durch Vorderwand, Verschluss des Lumens durch 2 weitere Schritte; Resektion überstehenden Gewebes wie in b; Klammerreihen müssen sich überkreuzen
d Abschlussbild

13.2.2 Dickdarmresektion

Die Anastomose muss spannungsfrei sein, das Kolon ist ausreichend weit zu mobilisieren.

Das Mesosigma wird skelettiert, Gefäße ligiert. Die Anastomosierung erfolgt wie bei der Dünndarmanastomose. **Nahtreihenfolge:** Ecknaht → Hinterwandnaht → Ecknaht → Vorderwandnaht. Die Eckfäden der Hinterwandnaht werden eingeschlagen und durch eine sero-seröse Naht gesichert. **Nahttechnik:** einreihige Allschichtnaht, schräge Stichrichtung, wenig Mukosa, viel Serosa. Nahtabstand 0,5 cm, 3/0, resorbierbar.

Bei der Verwendung von Klammerinstrumenten wird nach Adaptation der Hinterwand eine Hilfsnaht durch die Vorderwand gelegt, sodass eine dreiecksförmige Anastomose entsteht. Die Klammerreihen müssen sich im Endbereich überlappen, um Lücken zu vermeiden (▸ Abb. 13.4).

Merke M!

- Gefahr der Milzverletzung und Ureterläsion links.
- Durch Hilfsfäden werden proximaler und distaler Schenkel angenähert und fixiert.

13.3 Ureternaht/ Ureteranastomose

Die Versorgung einer Ureterläsion hängt
- vom Ausmaß des Defektes
- vom Grad des Erhaltes der Gefäßversorgung und
- von der Lokalisation der Verletzung ab.

Präventiv müssen unklare intraoperative Situationen geklärt werden: sichere Ureterdarstellung, ggf. Einlage eines Ureterenkatheters, Injektion von Indigocarmine-Lösung.

Die Quetschung des Ureters mit einer Klemme wird durch eine Schienung für 1 Woche (Ch 4–6) und gleichzeitige Drainage der Umgebungsregion beherrscht. Bei **inkompletter Durchtrennung** des Ureters kann bei erhaltener Gefäßversorgung eine Ureternaht erfolgen. Diese wird mit 4/0- oder 5/0-Nähten durchgeführt (resorbierbares Nahtmaterial). Die Naht erfolgt quer zum Lumen. Ureterenkatheter (Ch 6) für 1 Woche, das umgebende Gewebe wird drainiert. Die Drainage wird einen Tag **nach** der Entfernung des Ureterenkatheters gezogen, um einen evtl. Defekt zu erkennen: Nach Ziehen des Katheters steigt die Fördermenge.

13.3.1 Ureteranastomose

Bei einer kompletten Durchtrennung im mittleren Ureterbereich oder bei schweren Quetschungsverletzungen in dieser Region ist eine End-zu-End-Anastomose durchzuführen. Voraussetzungen wie bei intestinaler Anastomose:
- ausreichende Durchblutung beider Seiten der Anastomose
- spannungsfreie Adaptation
- dichte Anastomosierung
- Drainage der Anastomosenregion

Um eine Stenose der Anastomose zu vermeiden, werden die Vorderwand des einen Segments sowie die Rückwand des anderen Uretersegments über 0,5–1 cm längs gespalten. Nach transluminal gestochenen Nähten werden insgesamt 6–8 weitere Nähte gelegt. Es wird ein Ureterenkatheter eingelegt (Ch 6–10, möglichst der Harnleiterwand anliegend). Die Umgebung wird über einige Tage drainiert. Der Ureterenkatheter verbleibt 2–4 Wochen, danach i. v.-Pyelogramm (▸ Abb. 13.5).

13.4 Blasennaht

13.4.1 Abdominale Läsion

Läsionen der Blase entstehen bei abdominalen Eingriffen meist bei Eröffnung des Peritoneums oder dem Abpräparieren der Blase vom unteren Uterinsegment. In allen unübersichtlichen anatomischen Situationen wird ausschließlich scharf präpariert, bei stumpfem Präparieren oder Abschieben der Blase mit einem Tupfer kommt es leicht zum Einriss der Blasenwand. Wenn eine Läsion aufgetreten ist, muss entschieden werden, ob die Versorgung sofort durchgeführt wird oder bestimmte Operationsschritte erst zu Ende geführt werden. In diesem Fall werden die lateralen Wundränder der Läsion mit einem lang gelassenen Faden markiert.

Die Blasennaht erfolgt zweischichtig mit 3/0 resorbierbarem Nahtmaterial. Die erste Nahtreihe wird

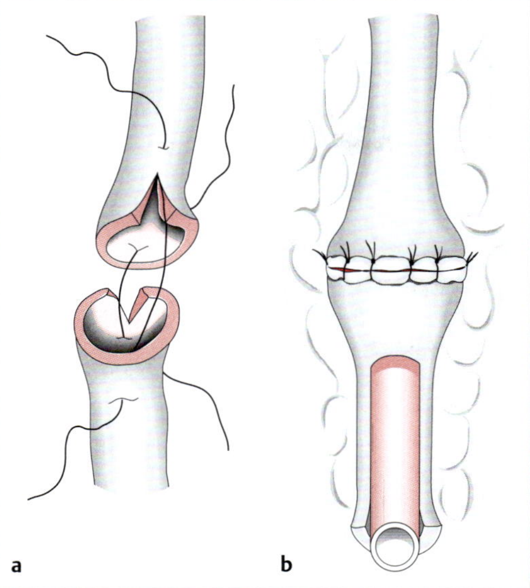

Abb. 13.5 Ureteranastomose.

a Spaltung der Vorder- und Rückwand, danach je eine Naht, um die Ränder anzunähern
b Abschlussbild; Schienung der Anastomose durch Ureterenkatheter

muskulo-muskulär gelegt, bei sehr dünner Blasenwand muss evtl. die Mukosa miterfasst werden. Bei unübersichtlichen Verhältnissen werden die Fäden erst geknotet, nachdem alle Fäden gelegt sind.

Die zweite Nahtreihe fasst Serosa und Muskularis (Einzelknopf oder fortlaufend). Danach Dichtigkeitsprobe der Blase im Rahmen einer Zystoskopie: nicht zu schnell und zu massiv auffüllen (ca. 150 ml)! Bei der Zystoskopie wird die Lage des Defektes in Bezug zu den Ureterostien festgestellt. Bei einem Abstand von weniger als 1 cm ist ein Ureterenkatheter einzulegen. Nach der Zystoskopie wird mit Methylenblau angefärbte Flüssigkeit in die Blase instilliert (Dichtigkeit überprüfen), ein suprapubischer Katheter eingelegt und dieser 10 Tage offen gelassen (▸ Abb. 13.6).

13.4.2 Vaginale Läsion

Vaginale Blasenläsionen treten in der Regel im Bereich des Trigonum vesicae und damit in der Nähe der Ureterostien auf. Stumpfe Präparation in nicht eindeutigen Gewebsschichten ist zu vermeiden. In der Regel wird man den vaginalen Eingriff zunächst beenden. Der Rand des Defektes wird mit einer Naht markiert, die Fäden lang gelassen.

Zur Naht muss die Blasenwand ausreichend mobil sein, Ziel ist eine spannungsfreie Adaptation. Nach der ersten Nahtreihe (3/0, resorbierbar) wird zystoskopiert. Fäden lang lassen – eine ungünstig liegende Naht kann so besser wiedereröffnet werden. Identifizieren der Ureterostien. Langsames Füllen der Blase ohne hohen Druck, damit die Nähte nicht ausreißen (in der Regel 150 – 200 ml Flüssigkeit). Danach zweite Nahtreihe, 3/0, fortlaufend, resorbierbar. Befindet sich das Ureterostium näher als 1 cm an der Läsion: Einlage eines Ureterenkatheters (Ch 6) für 7 Tage. Je nach Katheterart endet dieser entweder in der Blase (Pigtail) oder der Katheter wird aus der Urethra herausgeleitet und an einem transurethral gelegten Katheter mit einem Pflaster fixiert. Suprapubischer Katheter, 10 Tage offen lassen.

Wenn eine Blasenverletzung im Bereich der Uretereintrittstelle liegt, ist urologische Hilfe notwendig. Es muss über eine evtl. Ureterneuimplantation entschieden werden.

13.5 Endoskopische Nahttechnik

Ein Großteil der endoskopischen Wundversorgung erfolgt durch Elektrokoagulation, Clipapplikation, Klammernahtgeräten sowie mit vorgeknoteten Ligaturschlingen. Es gibt jedoch Situationen, in denen endoskopische Nahttechniken angewendet werden. Welche der angebotenen Nadeln verwendet wird, ist individuell zu entscheiden.

13.5.1 Intrakorporale Knotentechnik

Benötigt werden 2 Nadelhalter und 2 Arbeitstrokare von mindestens 5 mm Durchmesser. Es werden geflochtene Fäden verwendet. Eine durch intrakorporale Knotentechnik versorgte Wunde darf nicht unter Spannung stehen.

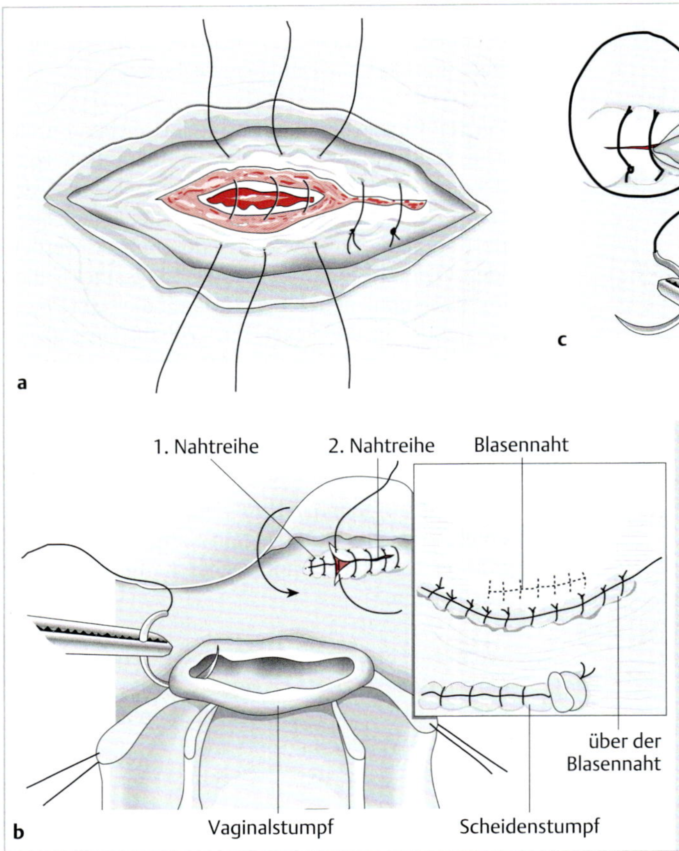

Abb. 13.6 Blasennaht.

a erste Nahtreihe: muskulo-muskulär
b Versorgung bei abdominaler Läsion: zweite Nahtreihe sero-muskulär, danach Peritonisierung
c fortlaufende Allschichtnaht bei sehr dünner Blasenwand

Nach Legen der Naht und leichtem Anziehen des ersten Knotens müssen die **Fadenenden gewechselt** werden, damit der Knoten richtig läuft, anschließend Platzierung eines Sicherungsknotens. Die Nadel darf nur unter Sicht aus dem Bauchraum entfernt werden (▸ Abb. 13.7).

13.5.2 Extrakorporale Knotentechnik

Benötigt werden 2 Arbeitstrokare sowie entweder 1 Nadelhalter und 1 Knotenschieber oder bei vorbereitetem Nahtmaterial (eingearbeiteter Knotenschieber) 2 Nadelhalter. Mit dieser Technik können auch unter Spannung stehende Wundränder adaptiert werden (▸ Abb. 13.8). Es werden monofile Fäden verwendet (Gleitfähigkeit).

Bei Verwendung eines eingearbeiteten Knotenschiebers (▸ Abb. 13.9) wird der Faden nach Legen des **Röder-Knotens** etwa 4 cm über dem Knoten abgeschnitten. Danach wird der Knoten nach innen geführt. Im Abdomen wird dann ein 2- oder 3-fach um den Nadelhalter gelegter Sicherheitsknoten auf den Röder-Knoten gesetzt. Die Fadenführung entspricht hierbei der intrakorporalen Knotentechnik.

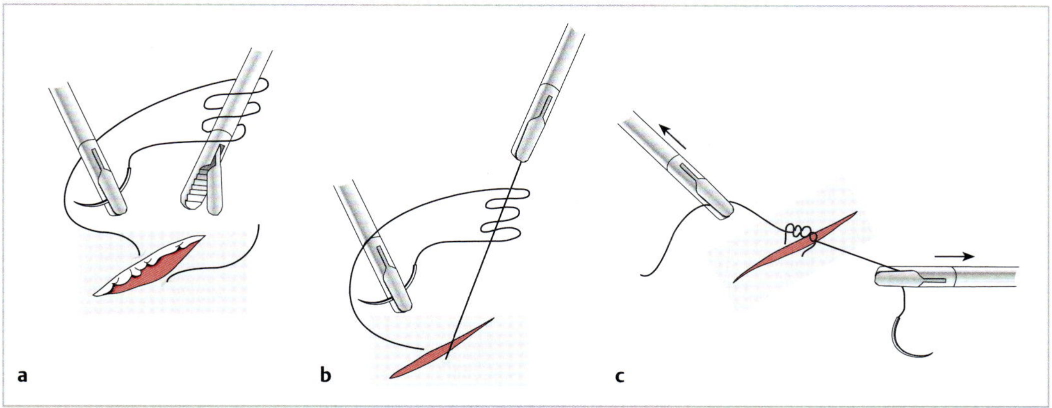

Abb. 13.7 Intrakorporale Knotentechnik.

a Faden 2 × um Nadelhalter schlingen
b Durchziehen des Fadens
c Wechseln der Fadenenden: Laufrichtung des Fadens beachten, danach Sicherungsknoten

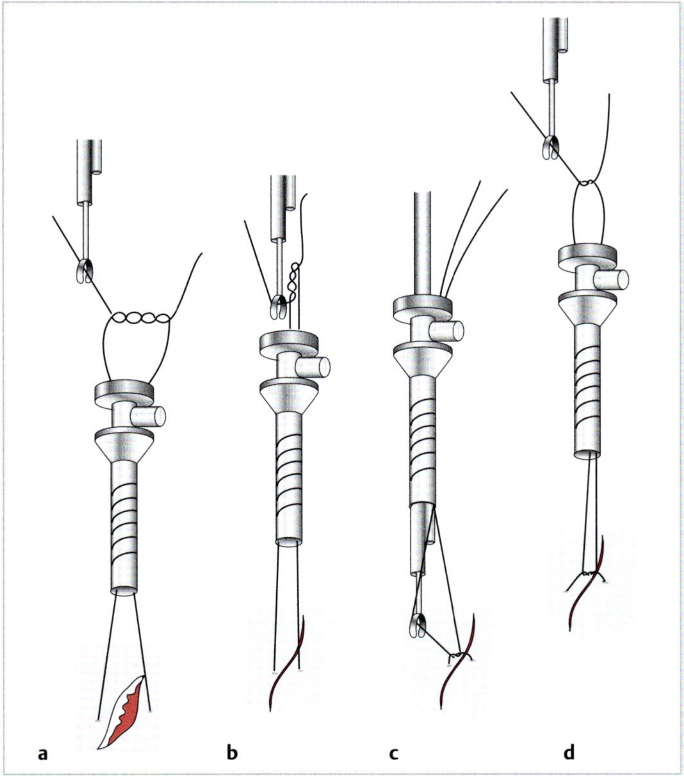

Abb. 13.8 Extrakorporale Knotentechnik.

a, b Knoten nach innen schieben
c Fäden unter Spannung halten, Laufrichtung beachten
d Sicherungsknoten

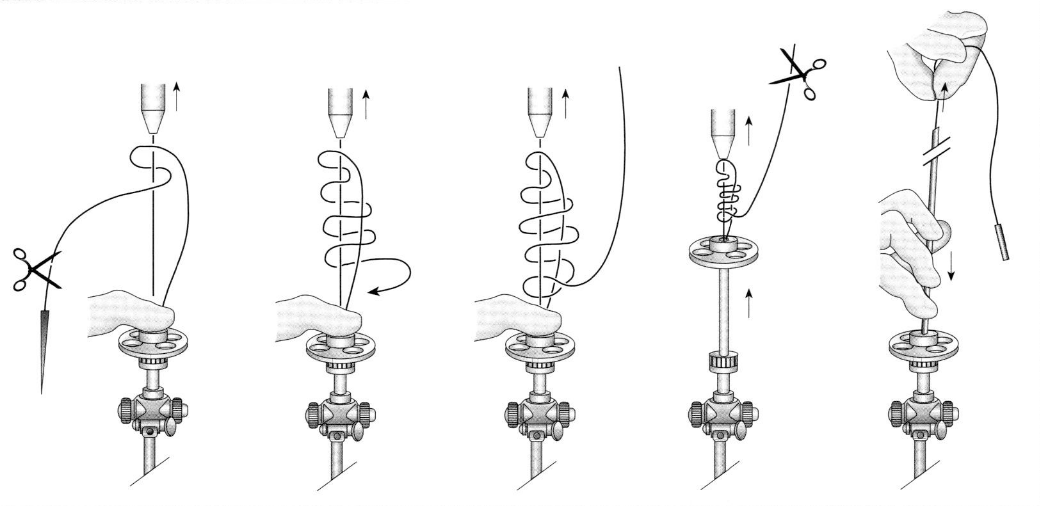

Abb. 13.9 Röder-Knoten bei Verwendung eines Fadens mit eingearbeitetem Knotenschieber.

14 Komplikationen

M. Wunsch

14.1 Hämatombildung

Nach jeder operativen Maßnahme kann es in den ersten 10 postoperativen Tagen zu Nachblutungen kommen, meist treten Blutungen in den ersten 24 postoperativen Stunden auf. In mehr als 50% der Fälle postoperativer Blutungen sind bereits während der Erstoperation überdurchschnittliche Blutverluste zu beobachten: Die Überwachung muss daher in diesen Fällen intensiviert werden. Blutungen können arteriell, venös oder durch eine Gerinnungsproblematik bedingt sein. Intraoperativ kann eine Verdünnungskoagulopathie auftreten, wenn bei Blutverlusten eine massive Volumensubstitution erfolgt: Die Verdünnung der Hämostasefaktoren verhindert eine ausreichende Blutstillung.

Risikosituationen für eine Nachblutung müssen frühzeitig erfasst und an die weiterbetreuende Station gemeldet werden: Ausmaß einer Operation, besondere intraoperative Blutverluste, Risiken aufseiten der Patientin (Alter, Vorerkrankungen, medikamentöse Behandlungen). Die Fördermengen von Drainagen müssen beachtet, ggf. Verlaufsbestimmungen von Blutbild und Gerinnung veranlasst werden. Zur Wundbeurteilung sowie zur Erfassung einer evtl. intraabdominellen Blutung ist die Sonografie ergänzend hilfreich.

Bei der Beurteilung von Drainagefördermengen ist daran zu denken, dass die Perforationsöffnungen bei stärkeren Blutungen durch Koagel verschlossen sein können.

► **Allgemeine Maßnahmen bei Blutungsverdacht.**

- ausreichend großer venöser Zugang
- Kreislaufstabilisierung
- ggf. Blut kreuzen lassen

14.1.1 Wundhämatom

► **Leitsymptom.**

- Drainage fördert kontinuierlich
- Schmerzen, Spannungsgefühl in einer Wunde

► **Diagnostik.**

- klinischer Aspekt
- in unklaren Fällen (Adipositas, subfasziale Hämatombildung) Sonografie

► **Therapie.** Wundrevision, Absaugen, Drainage. Bei Brustoperationen müssen die lange Resorptionszeit eines Hämatoms sowie die evtl. Verschlechterung der Kosmetik berücksichtigt werden: großzügige Revision.

14.1.2 Vaginale Blutungen

► **Diagnostik.** Spekulumeinstellung: Assistenz, gute Lichtverhältnisse.

► **Therapie.**

- bei Wundrandblutungen Umstechungen (Z-Nähte, 2/0, resorbierbare Naht)
- nach Konisation: bei spritzenden Blutungen Elektrokoagulation, bei diffusen Blutungen Tamponade (Clauden, Tabbotamp) für 24 h
- bei vaginalen Hämatomen: Eröffnung, Absaugen, Säumung; straffe Vaginaltamponade für 24 h, evtl. Katheter legen

Cave

Keine unkontrollierten Manipulationen und Umstechungen im paravaginalen Bereich (unkontrollierbare Blutungen, Ureter).

14.1.3 Abdominelle Blutungen

Abdominelle Blutungen können intraabdominell oder retroperitoneal auftreten. Die Symptomatik ist abhängig von der Geschwindigkeit des Blutverlustes sowie Allgemeinzustand und Alter einer Patientin. Sie kann verschleiert sein. ▶Tab. 14.1 gibt einen Überblick über die bei verschiedenen Volumenverlusten zu erwartenden klinischen Zeichen.

▶**Symptomatik.**
- abdominale Schmerzen (evtl. lokalisiert), Rückenschmerzen
- Fieber
- Agitiertheit, Bewusstseinstrübung
- Hautblässe, Kaltschweißigkeit
- Tachypnoe, Hyperventilation
- Hypotonie, Tachykardie
- Oligurie

▶**Diagnostik.**
- Erfassung der Leitsymptome
- bei akuten Verlusten und in unklaren Situationen Bestimmung von Hb, Hkt, Thrombozyten, Quick, PTT, Fibrinogen; bei fortschreitendem Verlust Kontrollen nach maximal 30 min, nach Stabilisierung zunächst stündlich
- Vaginalultraschall
- rektovaginaler Tastbefund
- CT (selten)

▶**Therapie.** Typische Blutungslokalisationen:
- Gebiet der A. uterina
- Bereich des Lig. cardinale und vesicouterinum
- tiefe Äste der V. iliaca interna (Beckenboden)
- im ovariellen Absetzungsrand

▶**Operative Maßnahmen.**
- in unklaren Situationen: Laparoskopie
- keine frustranen Versuche der Blutstillung einer abdominalen Blutung von vaginal: Die Blutstillung gelingt meist nicht, es besteht die Gefahr der Verletzung von Blase und Ureter.
- Laparotomie
- Spülung (reichlich Flüssigkeit) und Inspektion der gesamten OP-Region sowie immer auch des gesamten sonstigen Abdomens – auch wenn die Blutungsquelle klar ersichtlich scheint!
- zunächst Inspektion der Hauptblutungsquellen im Uterina- und Ovargebiet
- Gefäße möglichst klar darstellen, vor Ligaturen der Umstechungen Ureter identifizieren!
- bei Blutungen im Ovarbereich Gefäßbündel darstellen: Spaltung des Peritoneums parallel zu den Gefäßen, Klemme oberhalb der blutenden Stelle setzen und erneut ligieren (Ureterverlauf beachten)

▶**Notfallmaßnahmen.**
- **Internaligatur:** Die Ligatur muss nur den ventralen Anteil der A. iliaca interna nach Abgang der A. glutealis inferior erfassen. Dies ist in unübersichtlichen Situationen nicht möglich, die Ligatur wird dann direkt nach dem Abgang aus der A. iliaca communis gelegt (▶Abb. 14.1).
- Tamponade des Beckens mit Bauchtüchern und spätere Relaparotomie
- bei massiven Blutverlusten und Gerinnungsstörung zunächst Abtamponieren der Blutungsregion und Abwarten der Stabilisierung von Kreislauf und Gerinnung

Tab. 14.1 Volumenverlust und klinisches Bild (nach Larsen).

Volumenverlust [ml]	Abnahme des Blutvolumens [%]	Schweregrad	klinische Zeichen
0–500	0–10	kein Schock	keine
500–1200	10–25	leichter, kompensierter Schock	leichte Tachykardie, geringer Blutdruckabfall, leichte periphere Vasokonstriktion
1200–1800	25–35	mäßiger Schock	Puls fadenförmig, Herzfrequenz 100–120/min, systolischer Druck 90 mmHg, Schwitzen, Angst, Unruhe
1800–2500	35–50	schwerer Schock	Puls fadenförmig, Herzfrequenz > 120/min, systolischer Druck < 60 mmHg, ausgeprägte Vasokonstriktion, starkes Schwitzen, Anurie

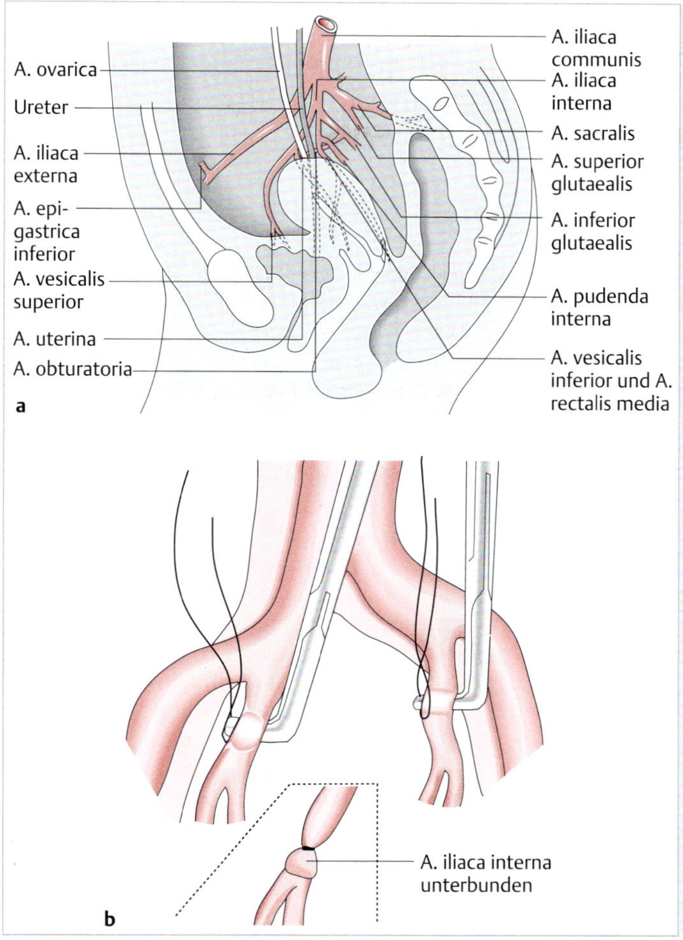

Abb. 14.1 Ligatur der A. iliaca interna.

a Anatomische Situation: Die Ligatur wird in Notsituationen an der am besten erreichbaren Stelle gelegt, kurz unterhalb des Abganges aus der A. iliaca communis. **Cave:** dicht darunterliegende V. iliaca interna!

b Unterfahren mit einer Overholt-Klemme und Ligatur

Die Substitution von Blut und Blutbestandteilen wird mit dem Anästhesisten abgestimmt. Eine Substitution von Blut darf nicht nur von Laborwerten abhängig gemacht werden, zusätzliche Entscheidungsparameter sind:

- klinischer Zustand einer Patientin
- Begleiterkrankungen (vor allem Herzkreislauf- und Lungenerkrankungen)
- Alter der Patientin (über 60 Jahre großzügigere Gabe)
- spezielle Operationssituationen, z. B. bei Lappenplastiken

Bei ansonsten gesunden Patientinnen werden perioperativ eine Hb-Konzentration von etwa 7 g/dl und ein Hämatokrit von 20 – 25 % angestrebt. Bei vorbelasteten Patientinnen sollte ein HB von 10 g/dl nicht unterschritten werden, insbesondere auch nicht bei Lappenplastiken. ▸Tab. 14.2 gibt Richtwerte für die Therapie mit Blutkomponenten bei akuten Blutungen.

Merke **M!**

- Um den Hb-Gehalt einer Empfängerin um etwa **1 – 1,5 g/dl** zu erhöhen, wird bei einem Patientengewicht von 70 kg **ein** Erythrozytenkonzentrat benötigt (Richtwert).
- Bei der Substitution mit Thrombozytenkonzentraten ist die Gabe von **6 – 10** Einfach-Thrombozytenkonzentraten notwendig, um im Empfängerserum einen Anstieg der Thrombozytenzahl um **30 000 pro µµl** zu erhöhen.

Tab. 14.2 Grenzwerte für die Therapie mit Blutkomponenten bei akuten Blutungskomplikationen (aus Rath und Heimann).

Parameter	Grenzwert
Hämoglobin	< 8,5 g/dl bei persistierender Blutung
Thrombozytenzahl	< 50 000/µl
Quick-Wert	< 40 %
aPTT	> 1,5-fache Verlängerung des Normwerts
Fibrinogen	< 100 mg/dl

14.2 Serom

Die Ansammlung von seröser Flüssigkeit in einer Wunde führt zu Wundheilungsproblemen:
- Distanzierung der Wundränder
- Verminderung der Gewebedurchblutung durch Druck des Seroms
- Anstieg des Infektionsrisikos

▸ Prophylaxe.
- Blutstillung unter Vermeidung ausgedehnter Nekrosen, keine ausgedehnten Koagulationen und Umstechungen
- Einlegen von Saugdrainagen in größere potenzielle Hohlräume (z. B. bei Adipositas subkutan)
- Verwendung geschlossener Systeme

Drainagen werden zur Vermeidung von Infektionen so früh wie möglich gezogen (Richtwert: Fördermenge unter 50 ml/d).

▸ Therapie.
- Punktion ggf. unter Sono-Kontrolle
- bei rezidivierenden Seromen in größeren Wundhöhlen evtl. Drainage: Punktion z. B. mit Zystofix-Katheter (für suprapubische Drainage) und Belassen für einige Tage
- Die Injektion von 1 Amp. Vibravenös kann die Verklebung von Wundhöhlen fördern!
- Selten müssen chronische Serome operativ revidiert werden: Die gesamte epithelisierte Kapsel wird abgetragen und die Wundhöhle erneut drainiert.

Merke M!

Zur Vermeidung von Infekten auf steriles Arbeiten achten.

14.3 Infektionen

Die Häufigkeit postoperativer Infektionen wird durch prophylaktische Maßnahmen deutlich reduziert.

▸ Präventivmaßnahmen.
- atraumatische Operationstechnik
- sorgfältige Blutstillung
- keine Massenligaturen (Vermeidung ausgedehnter Gewebsnekrosen)
- möglichst dünnes Nahtmaterial
- Vermeidung ausgedehnter Elektrokoagulationen
- Vermeidung von Serom oder Hämatombildung (gute Wachstumsbedingungen für Bakterien)
- perioperative Antibiotikaprophylaxe bei OP-Beginn bzw. bei Narkoseeinleitung, bei Sectio caesarea nach Abnabeln des Kindes
- präoperatives Screening des vaginalen Milieus auf Infektionszeichen (pH-Wert, Nativpräparat)
- Vermeidung unnötiger Katheterisierungen bei Kleineingriffen, kurze Liegedauer von Blasenkathetern
- Rasur unmittelbar vor der Operation

▸ Risikofaktoren.
- maligne Erkrankungen
- Diabetes mellitus
- Adipositas
- Unterernährung
- Kortisonbehandlung

▸ Symptomatik.
- Fieber, wobei postoperatives Fieber nicht immer infektiöser Ätiologie ist
- unmittelbar postoperativ tritt – meist in den ersten 24 Stunden – bei vielen Patientinnen eine Temperaturerhöhung bis etwa 38 °C ohne weitere klinische Beschwerden auf

▸ Diagnostik.
- zunächst zuwarten
- von einer postoperativen Infektion ist auszugehen bei:

  - erhöhter Temperatur > 38 °C, 2 × gemessen im Abstand von 4 – 6 Stunden
  - Leukozytenerhöhung > 15.000
  - Linksverschiebung im Differenzialblutbild mit mehr als 10 % unreifen Zellen
- zusätzliche klinische Beschwerden:
  - nach vaginalen Operationen schmerzhafter Scheidenstumpf
  - tastbare Resistenz am Scheidenstumpf
  - fötider, in der Regel gelblicher Ausfluss
  - postpartal schmerzhafter Uterus, Schmerzhaftigkeit im Parametrienbereich, klaffende Zervix
- Bei Zeichen einer manifesten Infektion sind folgende Untersuchungen durchzuführen:
  - Rachenbeurteilung, Auskultation der Lunge, Klopfschmerzhaftigkeit im Nierenbereich
  - Beurteilung der Einstichstelle einer Braunüle
  - Ausschluss von Thrombosezeichen
  - Beurteilung aller Inzisionsstellen
  - nach vaginalen oder abdominalen Operationen sonografische Beurteilung der Nierenregion (Stau), ggf. vaginale Sonografie zum Ausschluss eines Hämatoms und freier Flüssigkeit
  - Labor: Blutbild, CRP, Urinstatus
  - bei septischen Temperaturen: Blutkultur, Entnahme eines Wundabstriches (vaginal, OP-Wunde), bei V. a. Braunüleninfekt Einschicken der Katheterspitze
- mögliche Lokalisationen:
  - Braunüleninfekt oder Infektionen des zentralen Venenkatheters (ZVK)
  - Endomyometritis
  - pelvine Entzündungen
  - Tuboovarialabszess
  - pelviner Abszess
  - Infektion eines Hämatoms am Vaginalstumpf
  - septische Beckenvenenthrombose
  - Zystitis
  - Wundinfektion
  - Pneumonie, Pyelonephritis, Bakteriämie

▸ **Therapie.** Bei konservativer Behandlung einer Infektion muss eine antibiotische Behandlung gewählt werden, welche das erwartete Keimspektrum erfasst: In der Regel handelt es sich um Infektionen mit Keimen der normalen Vaginalflora und häufig zusätzlich anaeroben Keimen. Die gewählte Antibiotikatherapie sollte innerhalb von 48 bis max. 72 Stunden zu einer Verbesserung der Situation führen, die Patientinnen müssen täglich in ihrem Krankheitsverlauf beurteilt werden:

- abdominale und ggf. vaginale Untersuchungen
- Erfragen und Dokumentation von Beschwerden
- Temperaturverlauf
- Verlauf der Laborparameter (Blutbild, CRP)

Kommt es in einer Wunde zu einem klinisch oder ggf. auch sonografisch erfassbaren abgekapselten Prozess (Sonografie bei Adipositas ggf. hilfreich), wird dieser eröffnet und ausreichend drainiert.

Verschlechtert sich der klinische Zustand, muss die bis dahin gewählte Vorgehensweise neu überdacht werden:

- Wechsel der Antibiotikakombination
- Durchführung einer Laparoskopie zur Klärung der Situation
- bei entsprechend fassbaren Befunden ggf. Laparotomie/Relaparotomie

▸ **Differenzialdiagnosen.** Differenzialdiagnostische Überlegungen bei postoperativen fieberhaften Zuständen:

- **virales Fieber:** hohe Temperaturen, Leukozyten meist nicht über 13 – 15 000/ml, keine klaren klinischen Infektionszeichen, meist starkes subjektives allgemeines Krankheitsgefühl und Myalgien
- **durch Medikamente ausgelöstes Fieber:** erhöhte Temperatur bei unauffälliger Klinik, normale Pulsfrequenz, unauffällige Leukozyten, häufig Eosinophilie; nach Absetzen der auslösenden Medikamente Normalisierung des Zustandes nach maximal 48 h
- **septische Venenthrombose:** hohes Fieber, unauffälliger allgemeiner Untersuchungsbefund, hoher Puls, deutliche Leukozytose über 20 000/ml

14.4 Abszessbildung

Abszesse können als Komplikation einer pelvinen Infektion (Adnexitis, Appendizitis usw.) oder postoperativ auftreten.

Wurde eine postoperative Infektion zunächst mit einer antibiotischen Kombinationstherapie behandelt und bessert sich der Zustand nicht innerhalb einer Zeit von maximal 72 Stunden oder tritt innerhalb dieser Zeit eine Verschlechterung des Zustandes ein, muss eine Abszedierung ausgeschlossen werden. Im Rahmen einer klinischen Untersuchung muss neben einer rektovaginalen Palpation auch die Vaginalsonografie als wichtigste apparative Methode mit herangezogen werden, die Abdominalsonografie kann ggf. freie Flüssigkeit und höher liegende Herdbefunde nachweisen, evtl. muss ein CT des Abdomens veranlasst werden.

14.4.1 Postoperativer Abszess

▸**Diagnostik.** Hat sich – primär oder sekundär – postoperativ ein Abszess entwickelt, muss, abhängig vom klinischen Gesamtbild und abhängig davon, wie sich Abszesshöhlen bildgebend darstellen lassen, das Vorgehen festgelegt werden:

- Kann die Abszesshöhle durch eine perkutane Punktion erreicht werden?
- Ist bei einem Abszess im kleinen Becken eine vaginale Drainage möglich?
- Kann die Situation durch laparoskopische Intervention geregelt werden?
- Muss eine Laparotomie/Relaparotomie durchgeführt werden?

Insbesondere bei sonografisch darstellbaren Höhlen können ggf. eine sonografisch gesteuerte perkutane Punktion der Abszesshöhlen und Einlage von Drainagen erfolgen. Drainagen müssen alle Abszesshöhlen versorgen. Sie sollen ausreichend lange liegen und werden gezogen, wenn die Fördermenge deutlich zurückgeht und sich der klinische Zustand gebessert hat.

Bei postoperativen Beckenabszessen (vaginale oder abdominale Hysterektomie) oder bei Douglas-Abszessen kann unter bestimmten Bedingungen auch eine vaginale Drainage infrage kommen:

- Fluktuation in der Mittellinie
- feste Verbindung der Abszesshöhle zum parietalen Peritoneum
- Vorwölbung des Septum rectovaginale

Der Befund wird durch eine vaginale Sonografie objektiviert (Nachweis einer Abszesshöhle).

▸**Operatives Vorgehen.**

- nach Allgemeinanästhesie nochmalige klinische und vaginalsonografische Kontrolle des Befundes, um sicherzustellen, dass die o.g. Bedingungen erfüllt sind
- Anhaken der Zervix bzw. Anspannen des Scheidenfundus
- quere Inzision am Übergang der Zervixrückwand zum bzw. im Fornix vaginae
- stumpfes Dehnen der Inzisionsstelle mit einer Klemme, kein Stochern in der Abszesshöhle
- nach Abstrichentnahme digitales Austasten und evtl. nochmalige sonografische Überprüfung des Restbefundes
- Einlegen eines weichen Silikonkatheters, evtl. geblockter Foley-Katheter
- Ziehen der Drainage frühestens 24 h nach Sistieren der Sekretion; Weiterführung der Antibiose gemäß Antibiogramm insgesamt 10 Tage

Ist eine Laparotomie nötig, wird ein Zugangsweg gewählt, welcher die Exploration der Bauchhöhle ausreichend ermöglicht. Dies ist in aller Regel ein Unterbauchlängsschnitt. Bei der Exploration ist auf die Beurteilung der Subdiaphragmaregion, der subhepatischen Region sowie auf eine sorgfältige Inspektion der Dünndarmschlingen zum Ausschluss eines Schlingenabszesses zu achten. Die Bauchhöhle wird mit warmer Kochsalzlösung gespült, um die Keimzahl zu reduzieren (mehrere Liter warme Flüssigkeit vorbereiten). Nach Inspektion der Abszessregion muss über das weitere Vorgehen entschieden werden. Ist eine Organentfernung vorangegangen, werden die Abszesshöhlen eröffnet, gespült und drainiert. Bei ausgedehnteren Entzündungszuständen muss die gesamte abdominale Region durch mehrere Drainagen versorgt werden, Verwendung finden weiche Silikondrainagen. Die antibiotische Behandlung wird weitergeführt.

Viele Situationen lassen sich durch die laparoskopische Drainage von Abszessen beherrschen. Die Laparoskopie sollte auch in unklaren Situationen eingesetzt werden.

14.4.2 Tuboovarialabszess

Tuboovarialabszesse können nach konservativer Behandlung einer Adnexitis oder primär auftreten. Es ist von einer polymikrobiellen Infektion auszugehen. Die gefährlichste Komplikation eines Tuboovarialabszesses ist die Ruptur in die freie Bauchhöhle. Neben klinischen und laborchemischen Veränderungen findet sich bei einem Tuboovarialabszess sonografisch eine meist homogene, oft symmetrisch erscheinende zystische dünnwandige Struktur im kleinen Becken.

▸**Therapie.** Bei den meist jungen Frauen wird zunächst versucht, eine Verbesserung der Situation durch eine antibiotische intravenöse Kombina-

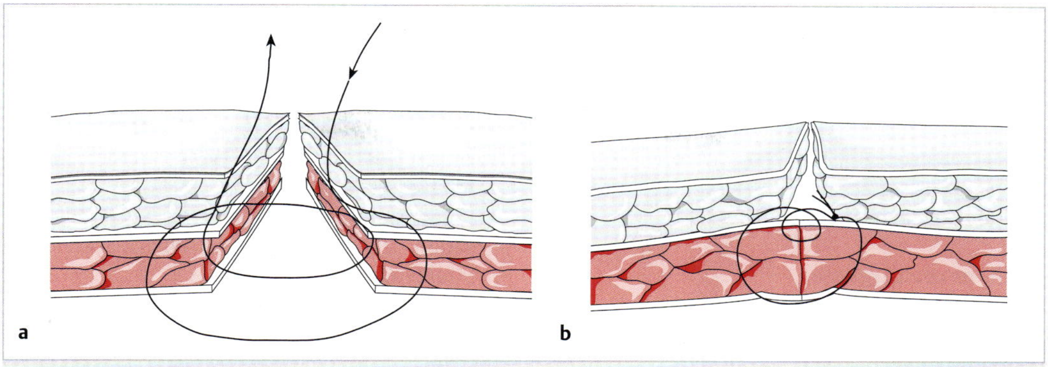

Abb. 14.2 Smead-Jones-Naht.

a Fadenführung: Nahtabstand 1 cm, auf beiden Seiten 1,5 cm Faszie fassen, nicht zu fest knoten, Wundränder annähern, nichtresorbierbare Fäden (0 oder 2/0)
b fertige Naht

tionstherapie zu erreichen. Die Laparoskopie mit Einlage von Drainagen in die Abszesshöhle und massives Spülen (mehrere Liter warmer NaCl-Lösung) kann zusätzlich hilfreich sein.

Wenn ein antibiotischer Behandlungsversuch nicht innerhalb maximal 72 Stunden zu einer Verbesserung des klinischen Zustandes führt, muss über eine chirurgische Intervention entschieden werden. Eine direkte chirurgische Intervention ist indiziert, wenn ein Abszess rupturiert ist oder ein septisches Krankheitsbild vorliegt. In diesen Fällen muss das infizierte Gewebe im Becken reseziert werden. Im Falle einer Adnexektomie ist auf den häufig sehr atypischen Ureterverlauf durch entzündliche Verziehungen zu achten: Das Adnex ist an der Beckenwand adhärent, der Ureter wird bogenförmig nach ventral verzogen. Die Ureterdarstellung ist deswegen notwendig.

Bei ausgedehnten entzündlichen Prozessen im Abdomen (diffuse Peritonitis) kann ein zweizeitiger Verschluss der Laparotomiewunde durchgeführt werden: Durch Einzelknopfnähte z. B. nach Smead-Jones (▶ Abb. 14.2) wird das Abdomen verschlossen, Haut und Subkutangewebe offen gelassen, in die Wunde werden gut angefeuchtete Kompressen gelegt und das Ganze mit einer sterilen Folie abgeklebt. Die Kompressen werden täglich gewechselt, die Wunde in der Regel am etwa 4. Tag verschlossen (Naht oder Klammern).

▶ **Differenzialdiagnose.** Beim sog. **Tuboovarialkomplex** handelt sich um infizierte, entzündete Beckenstrukturen mit Ödemen und Adhäsionen. Es bestehen jedoch keine Abszesse. Die entzündlichen Reaktionen können eine erhebliche Größenausdehnung annehmen und sind palpatorisch von einem Tuboovarialabszess nur schwer zu unterscheiden. Der Tuboovarialkomplex kommt in den meisten Fällen durch konservative Maßnahmen zur Abheilung. Eine wesentliche differenzialdiagnostische Hilfe ist der Ultraschall: Bei einem Tuboovarialkomplex liegt eine heterogene dickwandige Struktur vor, unscharfe Abgrenzung. Es finden sich keine relevanten zystischen Anteile, kein symmetrisches sonografisches Bild.

Die Behandlung erfolgt mittels Antibiotika (Kombinationstherapie). Bei Frauen im geschlechtsreifen Alter sollte nach konservativer Behandlung eines entzündlichen Geschehens im kleinen Becken nach Abschluss der Behandlung ggf. über eine laparoskopische Kontrolle entschieden werden (späterer Kinderwunsch, Risiko von extrauterinen Schwangerschaften).

14.5 Fisteln

14.5.1 Urogenitale Fisteln

Unkontrollierter Abgang von Flüssigkeit aus der Vagina nach Operationen, Bestrahlung oder Geburten kann Zeichen einer Urinfistel sein.

▶ **Differenzialdiagnose.**
- Überlaufblase
- verringerte Blasenkapazität
- schwere Urgeinkontinenz

Meist sind gynäkologische Operationen die Ursache von Fistelbildungen. Postoperative Fisteln können durch Verletzung oder durch Nekrosen entstehen, entsprechend unterschiedlich ist die Symptomatik.

▶ **Zeitpunkt des Urinabgangs.**
- Bei Auftreten innerhalb der ersten 10 Tage (meist erste 48 h postoperativ) liegt eine **operationsbedingte Verletzung** vor.
- Bei Auftreten innerhalb 10 – 30 Tagen nach einer Operation handelt es sich meist um **Nekrosefisteln:** sekundär infizierte Hämatome, Druck eines Hämatoms, zu starke Skelettierung von Blase und Ureter, Nahtdehiszenz nach Blasennaht, Nähte im Blasen- und Ureterbereich.
- Späteres Auftreten wird **nach Bestrahlung** beobachtet.

▶ **Klinik.** Bei kleinen **vesikovaginalen** Fisteln besteht neben unkontrolliertem Urinabgang auch eine normale Miktion.

Bei **urethrovaginalen** Fisteln ist bei intakter blasennaher Urethra die Blase ggf. kontinent, die Symptomatik entsteht nach der Miktion: Es tritt Urin in die Scheide über. Dieser läuft nach Positionswechsel ab. Vesikozervikale und vesikouterine Fisteln (in der Regel nach Sektio) können abhängig von der Zyklusphase symptomatisch werden: Austritt von Urin abhängig von der Weite der Zervix.

▶ **Diagnostik.**
- Der Urinabgang muss objektiviert werden.
- Die Fistel soll durch die Diagnostik nicht vergrößert werden.
- Spekulumeinstellung: Kleine Fistelöffnungen sind ggf. nicht zu sehen, Vorsicht vor weiterer Traumatisierung des Gewebes.
- Auffüllen der Blase mit Methylen-Blau-Lösung: erneute Inspektion ggf. Lagewechsel, Umherlaufen; Einlegen von einem oder mehreren Tupfern in die Scheide
- i. v.-Pyelogramm (zusätzlich Ureter gestaut?)
- Ultraschall: Nierenstau, freie Flüssigkeit, Füllungszustand der Blase
- Zystogramm: evtl. Feststellung der Fistellokalisation im lateralen und anterioposterioren Strahlengang
- Zystoskopie: bei größerer Fistel schwierig, dann Einlage eines mit etwa 50 ml gefüllten Katheters in die Scheide

▶ **Therapie.** Um Fistelrezidive zu vermeiden, werden operativ bedingte Fisteln erst dann verschlossen, wenn der Fistelbereich entzündungsfrei ist (nach 2 – 4 Monaten). Bis dahin hängt das Vorgehen von Größe und Lokalisation einer Fistel ab.
- **vesikovaginale Fistel:** Einlage eines suprapubischen Katheters
- **Ureterscheidenfistel:** perkutane Nephrostomie, zusätzlich Ureterenkatheter

Ein Teil der Fisteln schließt sich auf diese Weise spontan. Lokale Östrogenisierung, evtl. Antibiose.

Ist durch i. v.-Pyelogramm oder Ultraschall ein Aufstau der Niere nachgewiesen, wird eine perkutane Nephrostomie mit ante- oder retrograder Einlage eines Ureterenkatheters durchgeführt (**endourologische** Therapie). Sofortige operative Maßnahmen nur bei Diagnose innerhalb der ersten 24 – 48 Stunden (z. B. komplette Ligatur). Ansonsten spätere Intervention nach 8 – 12 Wochen.

Die zum Einsatz kommenden abdominalen oder vaginalen Verfahren verschließen z. T. primär oder verwenden Lappenplastiken bzw. Interpositionstechniken. Folgende Bedingungen müssen für einen Fistelverschluss erfüllt sein (Symmonds 1980):
- Mobilisierung der Organe, dabei keine Verletzungen angrenzender Strukturen
- Exzision des gesamten Narbengewebes
- schichtweiser Verschluss von Blase und Scheide, spannungsfrei in gut vaskularisiertem Gebiet
- atraumatische Technik, dünnes Nahtmaterial
- gute Blutstillung, Blasendrainage, Vermeidung von Infektionen

14.5.2 Dünndarmfisteln

Diese Fisteln sind selten, Risiken bestehen bei
- diffuser Peritonitis
- Z.n. Bestrahlung
- Anastomoseninsuffizienz
- Adhäsiolyse

Die Festlegung des weiteren Vorgehens erfolgt nach röntgenologischer Darstellung mittels wasserlöslichen Kontrastmittels. Ist die aborale Passage gegeben, kann unter parenteraler Ernährung und medikamentöser Ruhigstellung des Magen-Darm-Traktes ein spontaner Verschluss abgewartet werden. Die Fistelöffnung wird zur Vermeidung von Hautschäden nach den Regeln der Stomaversorgung behandelt. Bei Erfolglosigkeit dieser Maßnahmen ist die operative Versorgung indiziert.

14.5.3 Rektovaginale Fisteln

Rektovaginale Fisteln entstehen postpartal, nach gynäkologischen Eingriffen oder nach Strahlentherapie.

▸ **Klinik.** Die Symptomatik hängt von Größe und Lokalisation einer Fistel ab.
- **geburtsbedingte Fistel:** Diese sind meist in der unteren Scheidenhälfte lokalisiert, häufig bei Z.n. sekundär verheilter Episiotomie oder sekundär verheilten Dammrissen III. und IV. Grades. Wenn die puborektale Schlinge erhalten ist, besteht eine Inkontinenz nur für Luft und flüssigen Stuhl.
- **postoperative Fistel:** Lokalisation in der Regel in der oberen Scheidenhälfte. Es besteht eine vollständige Stuhlinkontinenz.

▸ **Diagnostik.**
- Spekulumeinstellung
- Sondierung kleiner Fistelgänge
- ggf. Installation von Farbstofflösungen (Methylen-Blau, Milch) über geblockten Katheter im Rektum, Tampon in die Scheide einlegen
- Röntgendarstellung mit wasserlöslichem Kontrastmittel

▸ **Therapie.** Allgemeine Kriterien der Fistelbehandlung müssen beachtet werden (s.o.). Bei tief sitzenden Fisteln sollte ca. 6 Monate abgewartet werden, da ein Spontanverschluss möglich ist. Ansonsten wird die Operation durchgeführt, wenn keine entzündlichen Veränderungen mehr bestehen. Unter Therapie ist dies nach ca. 8 – 12 Wochen der Fall.

14.6 Stuhlinkontinenz

Anorektale Inkontinenz tritt in unterschiedlicher Form auf:
- Inkontinenz für Luft
- Inkontinenz für dünnen Stuhl
- Inkontinenz für festen Stuhl

Die Symptomatik muss anamnestisch exakt erfasst werden:
- Auftreten nur bei Belastung (Husten/Niesen)
- Unterscheidung zwischen gasförmigem und festem Stuhldrang (verminderte Diskrimination)
- verkürzte „Warnzeit" (zeitliches Intervall zwischen Stuhldrang und Stuhlentleerung)

▸ **Ursachen.**
- Z.n. Trauma; meist geburtshilfliche Ereignisse
- Erkrankungen im anorektalen Bereich
- neurologische Erkrankungen
- altersbedingte muskuläre Störungen und Innervationsprobleme
- Laxanzienabusus

▸ **Diagnostik.**
- klinische Untersuchung: Inspektion des Perineums: Narben, Asymmetrien, Einziehungen
- Spekulumeinstellung: Beurteilung der hinteren Vaginalwand: Rötung? Fluor? (→ Hinweis auf Fistelbildung)
- rektale Tastuntersuchung: Sphinktertonus, Lücken im Sphinkter, Anspannung des Sphinkters möglich?
- Inspektion des Anus: Narben, Fissuren, Asymmetrien, Einziehung bei Anspannung des Sphinkters, Schleimhautprolaps?
- Zusatzdiagnostik:
  - Rektosigmoidoskopie zum Ausschluss von nicht durch Störungen des Sphinkterapparates bedingten Erkrankungen
  - rektale Sonografie zur Feststellung der Integrität des Sphinkterapparates
  - evtl. Sphinkter-/Rektummanometrie zur Objektivierung der Leistung des Schließmuskelapparates

  - im Einzelfall Elektromyografie (EMG) sowie die Messung der Nervenleitgeschwindigkeit des Nervus pudendus sinnvoll

▶ **Therapie.** Zunächst wird in der Regel versucht, konservativ vorzugehen: diätetische und stuhlregulierende Maßnahmen, Beckenbodentraining (Elektrostimulation, Biofeedbackverfahren). Erst nach Ausschöpfung dieser Möglichkeit werden operative Verfahren eingesetzt.

14.7 Narbenhernie

Wundheilungsstörungen betreffen meist Epidermis und Subkutis. Wenn ein Verlust der Faszienkontinuität auftritt, kann ein Narbenbruch entstehen. Die schwerste Form der Wundheilungsstörung nach Laparotomie ist der Platzbauch.

▶ **Risikofaktoren.**
- Diabetes mellitus
- Nieren- und Leberfunktionsstörungen
- Anämie und Hypovolämie
- schwere Allgemeininfektionen
- Tumorerkrankungen
- Alter > 60 Jahre
- schlechter Allgemein- und Ernährungszustand
- Adipositas
- Z. n. Chemotherapie oder Chemotherapie innerhalb einer Woche nach Operation
- Z. n. Radiatio
- Kortikoidtherapie

▶ **Postoperative Risiken.**
- Meteorismus
- rezidivierendes Erbrechen
- Hustenattacken

▶ **Präoperative Diagnostik.** Sonografie: Bruchlücken und in der Bruchlücke befindliche Darmschlingen können mit Hochfrequenzschallköpfen (≥ 7,5 MHz) dargestellt werden.

▶ **Operative Versorgung.** Die Hautnarbe wird ausgeschnitten, Bruchsack und Haut bzw. Bauchdecke sind meist eng verwachsen, es können mehrere Bruchpforten vorliegen. Bei der Ausschneidung der Narbe besteht die Gefahr, in der Bauchdecke liegende Darmschlingen zu verletzen!

- Exzision des narbigen Gewebes einschließlich defekter Faszienanteile; Anspannen der Faszienränder mit scharfen Klemmen zur besseren Präparation
- Ablösung von am Peritoneum anhaftenden Darmschlingen (gesamter Wundrand muss frei sein)
- Abpräparation von Fett am Faszienrand (mindestens 3 cm weit)
- Verschluss der Bruchlücke mit Einzelknopfnähten der Stärke 0 (PDS)
- bei größeren Längsschnittdefekten Eröffnung der Rektusscheide und 3 Einzelknopfnahtreihen zum Verschluss: Peritoneum/Rektusbäuche/Faszie
- Bei Spannung auf den Fasziennähten: Längsschnitte einige Zentimeter lateral der Naht lateral als Entlastungsinzisionen in die freipräparierte Faszie legen.
- Bei instabilen Faszienrändern und großen Defekten wird **auf** das verschlossene Peritoneum **unter** den Muskel ein Prolene-Netz gelegt. Dieses wird mit nichtresorbierbaren Nähten (2/0) transfaszial fixiert.

▶ **Nachbehandlung.**
- Redon-Drainage für 2 – 3 Tage
- Atemtherapie
- reduzierte Belastung für 3 Monate

▶ **Prophylaxe.**
- Erfassung von Risikosituationen, Verwendung von langsam oder nicht resorbierbarem Nahtmaterial, Wundnaht nach Smead-Jones (s. ▶ Abb. 14.2)
- in Einzelfällen Entlastung durch Kunststoffplattennähte

14.7.1 Platzbauch

Auftreten meist zwischen dem 5. und 8. postoperativen Tag, meist ohne vorherige Symptomatik. Gelegentlich ist vorher eine blutig-seröse Flüssigkeitssekretion aus der Wunde oder Stichkanälen zu beobachten. Es liegt eine Notfallsituation vor, welche sofortige Intervention verlangt.

15 Bildnachweis

[1] Aus: Keckstein, Hucke. Die endoskopischen Operationen in der Gynäkologie. München: Elsevier GmbH, Urban & Fischer; 2000

[2] Dürig M, Harder F. Eröffnung und Verschluß der Bauchdecke. In: Hirsch HA, Käser O, Iklé FA, Hrsg. Atlas der gynäkologischen Operationen. 6. Aufl. Stuttgart: Thieme; 1999: 75–88

[3] Hirsch HA, Käser O, Iklé FA, Hrsg. Atlas der gynäkologischen Operationen. 6. Aufl. Stuttgart: Thieme; 1999

[4] Petri E, Eberhard J. Differenzierter Einsatz verschiedener Inkontinenz- und Deszensusoperationen. In: Petri E, Hrsg. Gynäkologische Urologie. 3. Aufl. Stuttgart: Thieme; 2001: 219–242

[5] Petri E, Frohneberg D. Peritherapeutisches Blasenmanagement. In: Petri E, Hrsg. Gynäkologische Urologie. 3. Aufl. Stuttgart: Thieme; 2001: 91–100

[6] Schmidt EH, De Wilde RL. Standardverfahren der minimal-invasiven Chirurgie in der Frauenheilkunde. Stuttgart: Thieme; 1998

[7] Uhl B. Gynäkologie und Geburtshilfe compact. 4. Aufl. Stuttgart: Thieme; 2010

[8] Petersen E. Infektionen in der Gynäkologie und Geburtshilfe. 5. Aufl. Stuttgart: Thieme; 2003: 184

Sachverzeichnis

A

B

I

K

L

M

N

O

P

R

S

T

U

V

W

Z